U0275241

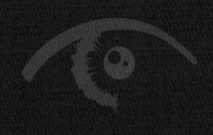

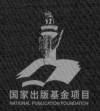

国家出版基金项目
NATIONAL PUBLICATION FOUNDATION

"十四五"国家重点出版物出版规划入选图书

Ocular Oncology

眼肿瘤学

范先群 著

人民卫生出版社
·北京·

图书在版编目（CIP）数据

眼肿瘤学 / 范先群著 . —北京：人民卫生出版社，2024.8

ISBN 978-7-117-35807-1

Ⅰ.①眼… Ⅱ.①范… Ⅲ.①眼病 – 肿瘤 – 诊疗 Ⅳ.①R73

中国国家版本馆 CIP 数据核字（2024）第 021901 号

人卫智网	www.ipmph.com	医学教育、学术、考试、健康，购书智慧智能综合服务平台
人卫官网	www.pmph.com	人卫官方资讯发布平台

眼 肿 瘤 学
Yanzhongliuxue

著　　者：范先群

出版发行：人民卫生出版社（中继线 010-59780011）

地　　址：北京市朝阳区潘家园南里 19 号

邮　　编：100021

E - mail：pmph @ pmph.com

购书热线：010-59787592　010-59787584　010-65264830

印　　刷：北京瑞禾彩色印刷有限公司

经　　销：新华书店

开　　本：889×1194　1/16　印张：42

字　　数：1044 千字

版　　次：2024 年 8 月第 1 版

印　　次：2024 年 8 月第 1 次印刷

标准书号：ISBN 978-7-117-35807-1

定　　价：438.00 元

打击盗版举报电话：010-59787491　E-mail：WQ @ pmph.com

质量问题联系电话：010-59787234　E-mail：zhiliang @ pmph.com

数字融合服务电话：4001118166　E-mail：zengzhi @ pmph.com

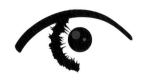

范先群，男，1964年生于安徽省寿县。中国工程院院士，长江学者特聘教授，上海交通大学讲席教授，第十四届全国人大代表。现任上海交通大学副校长，上海交通大学医学院院长，上海市眼部疾病研究中心主任，上海市眼眶病眼肿瘤重点实验室主任，教育部视觉系统疾病医药基础研究创新中心主任，上海交通大学医学院附属第九人民医院眼科学科带头人。兼任中国医学科学院学部委员，国际眼科科学院院士，英国皇家眼科学院院士，英国爱丁堡皇家外科学院荣誉院士，亚太眼科科学院院士，亚太眼肿瘤眼病理学会第二届主席，亚太眼整形外科学会第五届主席，中国抗癌协会副理事长。

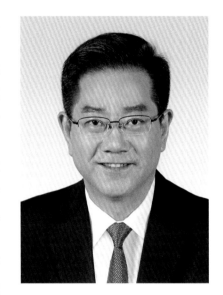

我国著名眼科学专家，致力于眼科疾病的临床诊疗和基础研究，特别聚焦眼肿瘤和眼眶病诊疗技术创新与发病机制研究，是我国眼肿瘤和眼眶外科的主要开拓者。作为第一负责人主持国家基础科学中心项目，国家重点研发计划，国家863计划，国家自然科学基金重大项目、重点项目和国际合作重大项目等。以第一或通信作者发表SCI论文360余篇，授权专利32项，实现成果转化4项。以第一完成人荣获国家科技进步奖二等奖2项、国家级教学成果奖一等奖1项、上海市科技进步奖一等奖3项，以及何梁何利基金科学与技术进步奖、亚太眼科科学院首届创新者大奖、亚太眼科最高学术成就奖、中华眼科杰出成就奖。

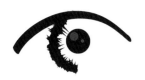

为推进我国眼健康事业高质量发展，《"十四五"全国眼健康规划》提出，要防盲治盲，满足人民群众多层次多样化的眼健康需求，为人民群众提供覆盖全生命周期的眼健康服务。眼肿瘤是致盲、致残甚至致死的严重眼科疾病，由于早期发现难，我国晚期患者多、病情重，严重危害视力和生命，是眼科疾病中亟待解决的临床难题。我国眼肿瘤专业起步较晚，专科人才队伍不能满足眼肿瘤患者的临床需求。因此，我国眼肿瘤专业发展任务艰巨，需要持续加强技术创新、基础研究和队伍建设。

中国工程院院士范先群教授作为亚太眼肿瘤眼病理学会主席、国际眼科科学院院士、英国皇家眼科学院院士和英国爱丁堡皇家外科学院荣誉院士，在眼肿瘤学领域深耕细研，扎实开展基础研究和临床治疗技术创新，同时具有广泛的国际视角，是我国眼肿瘤领域的主要开拓者和领军者。他带领团队建立了眼恶性肿瘤介入化疗新技术和手术治疗新模式，建成了国际最大的眼肿瘤诊疗中心；开展全球首个视网膜母细胞瘤眼动脉介入化疗的多中心前瞻性随机对照研究；率先建立了眼肿瘤转移瘤细胞系和PDX动物模型，不断探索眼肿瘤表观遗传新机制，在眼肿瘤的发生机制探索和治疗技术发展上取得了突出成绩。

《眼肿瘤学》汇聚了范先群院士三十余年的研究成果，代表了中国科学家在这个领域的高水平原创性学术成就，提升了我国在此领域的国际竞争力。《眼肿瘤学》包括总论与各论：总论部分对眼肿瘤的流行病学、遗传学、病因学、免疫学、分类、检查及治疗原则进行了全面的概括和总结；各论部分以解剖位置为依据，分别对眼睑、角结膜、视网膜脉络膜、泪器和眼眶等150余种眼肿瘤进行了详细论述，包括眼肿瘤发病机制、临床特点、诊疗方法和最新研究进展，尤其在临床诊疗方面，既借鉴了国外先进经验，又总结了丰富的医疗实践方法，提出了更适合中国国情的眼肿瘤诊疗方案。全书共有700幅彩图帮助理解，内容全面，内涵丰富，图片精美。每个章节都附有经典病例的诊疗和思考，聚焦眼肿瘤难点问题进行深入探析。

作为国内第一本全面系统论述眼肿瘤专业的学术著作，期待《眼肿瘤学》的出版能提高眼科医务人员对眼肿瘤疾病的认识，推动我国眼肿瘤学临床与基础研究的开展，让更多的眼肿瘤诊疗创新成果惠及患者，为中国眼科学事业发展、建设健康中国、打造人类卫生健康共同体作出新的重要贡献。

中国工程院院士

山东第一医科大学终身教授　　谢立信

山东第一医科大学附属青岛眼科医院院长

2024 年 7 月

序 二

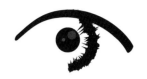

　　肿瘤是影响人类生命健康的重大疾病。近年来，受全球人口数量增加、老龄化、饮食及生活习惯不良，以及环境污染等一系列问题影响，肿瘤患者发病率仍逐年增加。眼肿瘤是致盲、致畸甚至致死的严重危害人民健康的疾病。眼肿瘤学是一门兼具肿瘤学的普遍特征和自身特殊性的交叉科学，在治疗上要兼顾功能和外观，既要提高治愈率、生存率，又要充分考虑保眼球、保视力、保护面中部外形，全面提高眼肿瘤患者的生活质量。目前，国内尚未有眼肿瘤专业方面的专著或教材，专业人才缺乏，导致我国眼肿瘤整体治疗水平与发达国家有较大差距。

　　范先群院士是我国眼科学领域的一代领军人才，他胸怀"国之大者"，矢志创新发展，推进学科融合，以特有的睿智和远见率先开展了眼肿瘤领域临床与基础研究，辛勤耕耘三十多年，开展了眼肿瘤发病机制研究，提出了眼肿瘤治疗新理念，创新了眼肿瘤治疗新技术和新方法，提高了我国眼肿瘤患者的保眼率和生存率。在他的带领下，中国眼肿瘤的临床治疗与基础研究为世界眼科学的发展贡献了中国智慧和中国方案。

　　《眼肿瘤学》是范先群院士多年来致力于眼肿瘤基础研究与临床诊疗成果和经验的全面总结，展现了眼肿瘤发病机制、诊疗方法和手术治疗的最新成果，全面系统介绍了各类眼肿瘤性疾病的诊断、治疗和具有我国特点的经验、成果，填补了我国眼肿瘤专著的出版空白。全书共分六篇四十六章，是范院士团队多年来基础研究和临床实践的全面总结，内容兼具深度、广度、高度、新度，以专业、实用为基本目的，结合大量直观、生动、新颖的案例图片进行归纳综合，剖析入微、图文并茂，具有较强的可读性、可看性、可用性和启发性。《眼肿瘤学》尤其注重眼肿瘤在诊断、治疗和康复上的特殊性，以及眼肿瘤与全身性疾病的关系，全书贯穿以人为本的辩证思维，交叉融合社会人文科学思维，体现了锐意进取和守正创新的时代精神。

　　衷心期望《眼肿瘤学》为广大眼科和肿瘤科医务工作者提供全面系统的参考信息，促进眼肿瘤专业人才队伍建设，提升眼肿瘤临床诊疗水平，让更多的眼肿瘤诊疗创新成果惠及患者，为推动我国眼健康事业的高质量发展、建设健康中国作出贡献。

中国工程院院士

中国抗癌协会名誉理事长　　郝希山

国家恶性肿瘤临床医学研究中心主任

2024 年 7 月

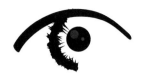

凝结 30 多年眼肿瘤诊疗经验和研究成果，历经五载、数易其稿，在上海交通大学医学院附属第九人民医院眼肿瘤团队的共同努力下，《眼肿瘤学》出版问世。

眼睛也会生肿瘤？是的，眼球及其附属器，如角膜、葡萄膜、视网膜、结膜、眼睑、泪器和眼眶等，都会发生肿瘤。眼肿瘤不但致盲、致残，还会危害患者生命。如发生于视网膜的肿瘤——视网膜母细胞瘤，是儿童眼内最常见的恶性肿瘤，95% 发生于 3 岁以内婴幼儿。孩子小，肿瘤影响视力不会说，当家长发现时往往已是晚期，需要摘除眼球，并且三分之一的患儿是双眼发病。视网膜母细胞瘤一旦侵犯和转移到颅内，往往导致患儿死亡。因此，如何保生命、保眼球、保视力？是摆在医生面前的难题。

30 多年前，眼肿瘤专业医生很少，治疗办法不多、效果不好。"地上本没有路，走的人多了，也便成了路。"我选择眼肿瘤专业，就是希望攻克疑难重症，为患者带来光明。30 多年来，我和我的学生迎难而上、敢于创新、勇于探索，参与和见证了眼肿瘤诊疗技术的进步、治疗水平的提高，以及专业的发展。

创新治疗方法始终是我临床工作的重点。面对严重影响患儿视功能和生命安全的视网膜母细胞瘤，我带领团队开展眼动脉超选择介入治疗，从股动脉插管，经过腹主动脉、胸主动脉到大脑颈内动脉，将微导管插入直径不到 1mm 的眼动脉，通过眼动脉将药物注入肿瘤内，剂量只是全身化疗的 1/10，浓度提高 14 倍，对肿瘤的杀伤作用大，全身副作用小，显著提高了患儿的保眼率。葡萄膜黑色素瘤是成人最常见的原发性眼内恶性肿瘤，约 50% 患者最终发生远处转移，其中几乎 90% 是肝脏转移，转移后患者的中位生存期不足 12 个月。我们开展了巩膜敷贴放疗、经玻璃体肿瘤切除联合放疗、靶向治疗和免疫治疗，以及多模态分析和遗传学分型预后预测等，提高了葡萄膜黑色素瘤患者的生存率和保眼率。建立眼睑和结膜恶性肿瘤的冰冻切缘控制手术切除、边缘冷冻切除、地图样活检、术区化疗和选择性颈淋巴结清扫等手术治疗模式，提高了患者生存率。应用靶向药物联合手术、放疗、化疗等综合治疗眼眶淋巴瘤，显著降低复发率。眼恶性肿瘤的诊断和治疗涉及眼科、肿瘤科、放射科、放疗科、病理科等多个专业，我们开展了多学科诊疗模式，为患者制订个性化诊疗方案。主持开展多中心临床研究，牵头制定眼肿瘤的诊疗指南和专家共识，提出眼肿瘤诊疗的中国方案，提高眼肿瘤的整体诊疗水平，为推动我国眼肿瘤专业的高质量发展作出贡献。

眼恶性肿瘤既有恶性肿瘤的共性，又有其特殊性，深入研究眼恶性肿瘤的发生、发展和转移机制至关重要。为此，我牵头成立了上海市眼眶病眼肿瘤重点实验室、上海市眼部疾病研究中心、教育部视觉系统疾病医药基础研究创新中心等研究平台。我主持实施了国家基础科学中心项目、国家重点研发计划、国家 863 计划、国家自然科学基金重大项目和重点项目、国家卫生行业科研专项等研究项目。我带领团队聚焦临床的关键问题，开展眼肿瘤的基础研究，揭示眼恶性肿瘤发生新机制，建立泪液和房水痕量检测新技术，探索靶向治疗和基因治疗新方法，为转化研究和临床创新打下了坚实的基础。相关研究成果获国家科技进步奖二等奖和上海市科技进步奖一等奖。

应该看到，虽然我国眼肿瘤的诊疗水平和人才队伍得到很好的发展，但眼肿瘤专业医师的数量和质量还不能满足临床诊疗的需求，加强专业医师队伍的培养刻不容缓。值得高兴的是，上海九院眼科目前拥有荣获教育部"长江学者奖励计划"特聘教授、科技部"万人计划"领军人才、国家杰出青年科学基金、国家优秀青年科学基金、国家海外高层次人才和教育部青年长江学者等国家级人才8位，以及一批眼肿瘤诊疗专家；建立了眼内肿瘤、眼眶肿瘤、眼睑肿瘤、结膜肿瘤和泪器肿瘤等多个临床诊疗和研究团队；建成了眼肿瘤手术量最多、手术难度最大和解决疑难重症能力最强的临床诊疗中心。一花独放不是春，百花齐放春满园。撰写本书的目的，旨在为我国培养更多高水平眼肿瘤专业医师，为推动眼肿瘤专业发展提供参考专著。

《眼肿瘤学》共有6篇46章，涵盖约150种眼部肿瘤性疾病，以发病部位作为分类依据，对每种疾病从基础理论、基本知识、诊疗方法和最新进展进行详细论述。第一篇总论，总体阐述眼肿瘤的特点、分类、临床检查和诊治方法。第二篇眼睑肿瘤，除了介绍原发于眼睑的肿瘤，还增加了眼睑肿瘤相关综合征，强调了眼睑肿瘤与全身性疾病的关系。第三篇结膜肿瘤，由于单独原发于角膜的肿瘤十分罕见，故将角膜肿瘤也纳入本章节中。第四篇眼内肿瘤，重点论述视网膜母细胞瘤和葡萄膜黑色素瘤，对其他眼内肿瘤如虹膜、睫状体、脉络膜肿瘤等简要介绍。第五篇泪器肿瘤，主要阐述泪腺肿瘤、泪囊肿瘤、鼻泪管肿瘤的临床表现、诊断和治疗。第六篇眼眶肿瘤，按照组织来源逐一展开论述。

路漫漫其修远兮，吾将上下而求索。作为一名眼肿瘤医生，我深感责任重大。尽管在眼肿瘤领域取得点滴成果，面对复杂棘手的眼肿瘤病例，我始终如履薄冰，择一事终一生、信念如磐、初心不改、粗粝能甘、纷华不染，坚信能够持续优化治疗方案，造福患者。

《眼肿瘤学》的出版，汇聚了上海九院眼科全体同事的辛勤劳动，在此致以衷心的感谢。感谢上海九院病理科、放射科、核医学科、放疗科、肿瘤科等科室的大力支持。感谢我的学生贾仁兵、汪朝阳、陆琳娜、肖彩雯、徐晓芳、施沃栋、靳晓亮、宋欣、王业飞、周一雄、范佳燕、许诗琼、庄艾、张蕾蕾、李一敏等为《眼肿瘤学》付出的艰苦努力。感谢父母对我的培养。感谢我爱人汪幼海教授的最大力支持。

书中难免存在不足或疏漏之处，恳请各位同道和读者不吝批评和指正！

范先辉

2024 年 7 月

目 录

第二篇

眼睑肿瘤

第三篇

眼表肿瘤

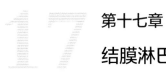
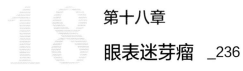

第四篇

眼内肿瘤

第五篇

泪器肿瘤

第六篇
眼眶肿瘤

35

第三十五章

眼眶炎性肿瘤样病变　_501

36

第三十六章

眼眶血管源性肿瘤　_521

37

第三十七章

眼眶淋巴源性肿瘤　_533

第一篇

总　论

1

CHAPTER

第一章

眼肿瘤基础理论和
主要特点

眼肿瘤主要是发生于眼睑、眼表、眼内、泪器和眼眶的良性和恶性肿瘤，是致盲、致残和致死的重要眼病。眼球及其附属器是人类获得外界信息的最重要感觉器官，功能重要、结构特殊、空间狭小。了解眼肿瘤的流行病学、遗传学、病因学、免疫学、病理学等，以及其发生机制、临床表现、转移方式、治疗方法等基础理论和特殊性，对开展眼肿瘤研究、诊断、治疗和预防具有重要意义。

第一节 眼肿瘤流行病学

流行病学（epidemiology）主要研究特定人群中某种疾病或健康相关事件的发生与分布情况，探索其决定因素，并应用相关研究结果预防疾病、控制疾病和促进健康。眼肿瘤流行病学研究有助于发现眼肿瘤的遗传和环境影响因素，开发眼肿瘤预防和控制的新方法。

一、流行病学基本概念

眼肿瘤流行病学研究中常用到一些基本概念和观察指标，包括发病率、患病率、死亡率、病死率、生存率和保眼率等，理解这些概念有助于理解眼肿瘤在人群中的发生和发展规律。

（一）发病率

发病率（incidence）是衡量疾病发生的常用指标，指特定时间内，特定人群中某疾病新发病例数和可能患该病的人数之比。发病率通常以每年每百万人计。由于眼肿瘤是不易确定发生时间的疾病，一般以初次诊断时间作为眼肿瘤的发生时间。发病率通常由队列研究获得，是描述疾病发生情况的动态指标。

（二）患病率

患病率（prevalence）是指特定时间内，特定人群中某疾病新旧病例数和总人数之比。患病率通常由横断面研究获得，是描述疾病分布情况的静态指标。

（三）病死率

病死率（fatality）指特定时间内，患某疾病的人群中死于该疾病的人数占总人数之比，亦称疾病特异性死亡率（disease specific mortality）。病死率不仅受疾病严重程度的影响，也反映了特定区域内的医疗水平情况。

（四）死亡率

死亡率（mortality）是衡量疾病死亡危险的常用指标，指特定时间内，特定人群中死亡人数和总人数之比。病死率高的眼恶性肿瘤如葡萄膜黑色素瘤、结膜黑色素瘤、泪腺腺样囊性癌等，其死亡率通常近似于病死率。而非致死性疾病如眼良性肿瘤，一般对其不采用死亡率描述疾病。死亡率也是衡量人口健康状况的重要指标，人类死亡率通常以每年每千人为单位来表示。

（五）生存率

生存率（survival）是衡量疾病远期疗效的常用指标，指有某疾病的患者在随访一定时间后存活的病例数和总病例数之比。一般根据疾病的严重程度确定随访时间，常用的指标有 1 年、3 年、5 年和 10 年生存率。

（六）保眼率

保眼率是眼部疾病，尤其是眼肿瘤中特有的测量指标，指有某眼部疾病的患者在随访一定时间后保留眼球的病例数和总病例数之比。在保生命的基础上，保眼球有望保留有用视力，有助于患者眼眶发育、改善面容外观、提高生活质量，保眼率是眼肿瘤防治中的重要指标。

二、流行病学的主要研究方法

根据是否存在人为干预，流行病学研究分为实验性研究和观察性研究。认识和掌握不同研究方法的定义和适用情况，有助于开展眼肿瘤流行病学研究。

（一）观察性研究

1. 病例报告（case report）和病例系列报道（case series） 是对某疾病患者临床演变和诊疗经过的详细描述。与评估大量个体的研究相比，可更好地展示每名患者的具体情况。但这类研究方法存在许多局限性：①无法计算发病率，缺乏患病对象所在人群的总人数；②缺乏对照组，无法评估暴露因素和疾病的相关性；③缺乏普适性，由于研究对象往往来自同一机构，研究结果无法推广到更一般的人群中；④抽样误差，由于研究对象数量的限制，其共有的特征存在偶然性，需要更大样本量的研究验证。

2. 横断面研究（cross-sectional study） 是指对特定时间点、特定人群中，某疾病的分布情况和疾病相关特征的研究方法。横断面研究同时测量暴露和结局事件，因此，无法建立暴露与结局事件之间的时间关系。横断面研究通常用于计算某疾病的患病率。

3. 队列研究（cohort study） 是指根据是否存在暴露因素将特定人群分为不同亚组，随访一定时间后，比较不同亚组之间结局事件发生率的差异。由于队列研究可以辨别暴露和结局之间的时间关系，因此，可估算结局事件的发生率。

4. 病例对照研究（case-control study） 是指根据结局事件发生与否将特定人群分为不同亚组，比较两组人群既往存在暴露因素的比例差异。相较于队列研究，病例对照研究无法计算发生率，然而在结局事件罕见或发生结局事件的潜伏期较长时，病例对照研究较队列研究有优势。

（二）实验性研究

实验性研究是指将特定人群分为实验组和对照组，对实验组实施干预措施，比较实验组和对照组结局事件发生率的差异，判断干预措施的效果和价值。实验性研究是前瞻性研究，其证据等级高于观察性研究。其中，随机对照研究（randomized controlled trials）遵循随机、对照、均衡和盲法的原则，被认为是证据等级最高的研究方法。

三、眼肿瘤流行病学概况

（一）我国眼肿瘤流行病学变化特点

近20年来，我国眼肿瘤患者总体数量呈上升趋势。主要原因可能有以下几点：第一，经济快速发展，人民生活条件改善，医保覆盖面不断扩大，眼肿瘤患者能够得到及时就诊；第二，我国人均寿命进一步提高，使老年人在人口中的比例增加，老年人的眼肿瘤发病率较高，包括原发眼肿瘤，如基底细胞癌、鳞状细胞癌等，也包括转移癌，如肺、乳房、肠道、肝脏等脏器肿瘤转移到眼部；第三，眼肿瘤诊断水平显著提高，过去无法诊断或容易误诊的眼肿瘤得到及时诊断和治疗，如眼附属器淋巴瘤、眼睑和结膜鳞状上皮来源的肿瘤、色素性肿瘤和视网膜淋巴瘤等。

眼肿瘤构成比例也受生活习惯、基础健康状态等因素影响。户外活动和日光暴露增加，导致发生于眼睑皮肤的恶性肿瘤和癌前病变增加，如角化棘皮瘤、光化性角化病、鳞状细胞癌等。免疫功能受损者，如获得性免疫缺陷综合征患者、器官移植术后长期服用免疫抑制药物患者、因免疫性疾病治疗须长期服用免疫抑制药患者等，也容易罹患某些眼恶性肿瘤，包括卡波西肉瘤、鳞状细胞癌、淋巴瘤、梅克尔细胞癌等。

（二）眼睑肿瘤流行病学

眼睑肿瘤包括眼睑上皮源性肿瘤、血管源性肿瘤、腺体源性肿瘤、色素性肿瘤、神经源性肿瘤和淋巴源性肿瘤等。其中,基底细胞癌、鳞状细胞癌和皮脂腺癌是最常见的眼睑恶性肿瘤,乳头状瘤和毛细血管瘤是主要的眼睑良性肿瘤。

眼睑恶性肿瘤每年的发病率为 0.5/1 000 000～1.6/1 000 000。其中,基底细胞癌是最常见的眼睑恶性肿瘤,占 86%～96%。鳞状细胞癌占 3.4%～12.6%,皮脂腺癌占 0.6%～10.2%。值得注意的是,皮脂腺癌在亚洲较其他地区更为常见,是非亚洲地区的 6.21 倍。有报道显示,我国皮脂腺癌占眼睑恶性肿瘤的比例甚至可达 32.7%～41.6%。基底细胞癌转移率极低,仅为 0.03%。鳞状细胞癌的区域淋巴结转移率高达 24%,远处转移率为 6.2%,3 年生存率约为 79%。皮脂腺癌国外相关的数据差异较大,如淋巴结转移率为 8%～18%,远处转移率为 3%～8%,病死率为 1.6%～31.0%。我国眼睑皮脂腺癌 5 年和 10 年转移率分别为 20.4% 和 25.0%,死亡率分别为 11.9% 和 22.1%。

眼睑良性肿瘤的患病率高于眼睑恶性肿瘤,约占眼睑肿瘤的 85%。在西方国家,乳头状瘤最常见,占眼睑良性肿瘤的 26%;其他常见良性肿瘤为光化性角化病、色素痣和黄色瘤。在我国及亚洲其他国家,色素痣的患病率与乳头状瘤的患病率相当。

(三)角结膜肿瘤流行病学

鳞状细胞癌和黑色素瘤是常见的角结膜恶性肿瘤,良性角结膜肿瘤以色素痣最多见。

结膜恶性肿瘤的发病率为 0.003/1 000 000～0.19/1 000 000,常见于 60 岁以上老人。结膜鳞状细胞癌是最常见的结膜恶性肿瘤,淋巴结转移率为 9%,病死率为 4.5%。结膜黑色素瘤是第二常见的结膜恶性肿瘤,占眼部黑色素瘤的 1%～2%。结膜黑色素瘤的发病在不同人种间差异较大。在高加索人种(欧罗巴人种)中,发病率为每年 0.2/1 000 000～0.8/1 000 000,并在过去的 30 年间呈上升趋势。亚洲的流行病学研究较少,韩国人的发病率为 0.12/1 000 000。在高加索人种中,5 年生存率为 74%～93%,10 年生存率为 41.0%～77.7%。

在我国,结膜黑色素瘤患者的 5 年生存率 69.5%,10 年生存率为 62.6%。

结膜良性肿瘤占结膜肿瘤的 73%,其中结膜色素痣是最常见的结膜良性肿瘤,发病率为 4%,85%～89% 的结膜色素痣见于白人。

(四)眼内肿瘤流行病学

眼内肿瘤主要包括葡萄膜(虹膜、睫状体、脉络膜)肿瘤和视网膜肿瘤,其中,视网膜母细胞瘤(retinoblastoma, RB)和葡萄膜黑色素瘤(uveal melanoma, UM)分别是婴幼儿和成人最常见的原发性眼内恶性肿瘤,虹膜痣和脉络膜痣是眼内主要的良性肿瘤。

2/3 的 RB 患者在 3 岁以内发病,95% 的 RB 患者在 5 岁以内确诊。美国流行病学项目数据库(Surveillance, Epidemiology and End Results, SEER)显示,RB 发病率在 5 岁以下儿童中为 11.8/1 000 000。英国一项跨越 40 年的研究表明,RB 发病率在 15 岁以下儿童中为 3.5/1 000 000。世界卫生组织人口数据库报道,RB 发病率在人群中一致,活产婴儿发病率为 1/18 000～1/16 000,估计全世界每年有 7 202～8 102 名 RB 患者。RB 患者的病死率和保眼率在不同国家和地区之间差异较大,全球每年估计有 3 001～3 376 名儿童死于 RB。在美国和欧洲等发达国家,RB 患儿的 5 年生存率大于 95%。而在亚洲和非洲国家,RB 患儿的 5 年生存率为 20% 至 86% 不等。根据对我国 31 个省区市 38 家单位的调查,1989—2017 年间,我国 RB 生存率为 87%,保眼率为 58%,且总体呈上升趋势。

全球每年 UM 新发病例数为 6 679～7 095 例。UM 发病率在不同的人种间差异较大,从 <1/1 000 000 到 >9/1 000 000 不等。欧美人群发病率为 5/1 000 000～6/1 000 000,非洲发病率约为 0.3/1 000 000,亚洲的发病率为 0.4/1 000 000～0.6/1 000 000,西班牙裔的发病率为 1.6/1 000 000～2.5/1 000 000,非西班牙裔白人发病率为 5.5/1 000 000～6.0/1 000 000。在过去的几十年中,UM 的发生

率相对稳定,澳大利亚和新西兰发病率分别为 9.8/1 000 000 和 9/1 000 000。UM 的 5 年生存率平均 70%,10 年生存率平均 65%,15 年生存率平均 55%。

虹膜痣和脉络膜痣是主要的眼内良性肿瘤。虹膜痣的患病率在人群中小于 5%。脉络膜痣的患病率为 0.3%~6.5%。美国 40 岁以上成年人中脉络膜痣的总体患病率为 4.7%,白人中更常见,为 5.6%。我国脉络膜痣患病率为 2.9%。

(五)泪器肿瘤流行病学

泪器肿瘤主要包括泪腺、泪囊、鼻泪管和泪小管肿瘤。其中,泪腺腺样囊性癌是最常见的泪器恶性肿瘤,泪腺多形性腺瘤是最常见的泪器良性肿瘤。

泪腺腺样囊性癌占泪腺上皮源性肿瘤的 25%~40%。由于其沿眼眶神经进行性浸润,病死率高,是唾液腺腺样囊性癌的 3.5 倍。泪腺腺样囊性癌进展缓慢,在西方国家,5 年生存率可达 85%,但 10 年生存率仅为 37%。我国患者的预后更差,1 年、3 年和 5 年生存率分别为 95.5%、71.9% 和 42%。

泪腺多形性腺瘤是泪腺最常见的良性肿瘤,约占泪腺上皮源性肿瘤的 50%。完整切除后,泪腺多形性腺瘤的复发率较低。

(六)眼眶肿瘤流行病学

眼眶肿瘤包括眼眶囊肿、炎性肿瘤样病变,以及血管源性、淋巴源性、神经源性、肌源性、纤维结缔组织源性、脂肪组织源性、组织细胞源性、骨和软骨组织源性肿瘤等。

眼眶横纹肌肉瘤是儿童最常见的眼眶恶性肿瘤,发病年龄多在 10 岁以下。横纹肌肉瘤的总生存率为 70%,眼眶横纹肌肉瘤的预后较其他部位好,总生存率可达 90%。眼眶淋巴瘤是成人最常见的眼眶恶性肿瘤,占眼附属器淋巴瘤的 50%~60%,眼眶淋巴瘤患者的预后与淋巴瘤亚型相关,结外边缘区 B 细胞淋巴瘤和滤泡性淋巴瘤的预后较好,10 年生存率分别为 92% 和 71%。弥漫性大 B 细胞淋巴瘤和套细胞淋巴瘤的预后较差,10 年生存率分别为 41% 和 32%。

眼眶良性肿瘤占眼眶肿瘤的 68%,在 60 岁以下患者中,良性肿瘤的发生率高于恶性肿瘤。眼眶海绵状血管瘤是成人最常见的眼眶良性肿瘤,约占眼眶肿瘤的 4.3%。眼眶皮样囊肿是儿童最常见的眼眶良性肿瘤,占眼眶肿瘤的 3%~9%。

第二节　眼肿瘤遗传学

肿瘤遗传学(cancer genetics)是指应用遗传学的基本原理和方法探讨肿瘤与遗传关系的学科,主要研究恶性肿瘤的发生与遗传和环境的关系。肿瘤遗传主要受基因调控,但也与后天环境有密切关系。肿瘤遗传学主要研究内容包括:①恶性肿瘤易感性的遗传因素;②遗传物质的变化或遗传信息表达与恶性肿瘤发生的关系;③应用遗传学方法研究环境因素对恶性肿瘤发生的影响。

一、肿瘤发生的遗传因素

肿瘤发生的遗传因素主要体现在以下几个方面:①家族聚集性,某些癌症具有家族性聚集倾向,表现为一个家系几代人多个成员的同一/不同器官发生乳腺癌、结直肠癌、肺癌、胃癌等恶性肿瘤,一级亲属再发风险高于一般群体 3~10 倍,如 Lynch 癌家族综合征、Li-Fraumeni 综合征;②同卵双生子发病一致率,同卵双生者发病一致率高,同一部位的同一肿瘤患病率高；③肿瘤发生率的种族差异，不同种族中某些肿瘤发病率有明显差异，如华人鼻咽癌发病率是西方国家的7.5倍，原发性颅内生殖细胞肿瘤在日本的发病率是西方国家的4.3倍。

二、单基因遗传肿瘤

遗传性肿瘤是指一些按孟德尔方式遗传的肿瘤，即由单个基因的异常决定，其通常为常染色体显性方式遗传，例如家族性结肠息肉综合征、基底细胞痣综合征、神经纤维瘤病（neurofibromatosis，NF）等。神经纤维瘤病分为1型神经纤维瘤病（neurofibromatosis type 1，NF1）和2型神经纤维瘤病（neurofibromatosis type 2，NF2），如果父母一方患有NF，子女有50%的概率患上NF，且父母病情严重程度不影响孩子发病率。1型神经纤维瘤病的发生由抑癌基因 *NF1* 失活突变引起，该基因位于染色体17q11.2，其产物有特异的抑制 *RAS* 癌基因的作用。

遗传性肿瘤既有遗传型，也有散发型，前者按常染色体显性遗传方式进行，常为双侧性或多发性，发病早于散发型病例。这类肿瘤大多来源于神经或胚胎组织，如RB、肾母细胞瘤、神经母细胞瘤等，在肿瘤病因研究中具有重要意义。如大约1/3的RB属遗传型，患者常为双侧或多发肿瘤，发病早；另外2/3属非遗传型，以单侧发病为主，且多在2岁以后发病。针对既表现为遗传型又有散发型的肿瘤，1971年，Knudson提出肿瘤发生的"二次打击"学说（"two-hit" hypothesis），是在对儿童RB发病率分析的基础上提出的。RB发生是两次突变的结果：第一次突变发生于生殖细胞，第二次突变发生于出生后的体细胞。"二次打击"的本质是视网膜母细胞抑癌基因 *RB1* 的一对等位基因都发生了突变而导致的事件。

三、多基因遗传肿瘤

多基因遗传的肿瘤是遗传因素和环境因素共同作用的结果，大多是一些常见的恶性肿瘤，如乳腺癌、胃癌、肺癌、前列腺癌、子宫颈癌等。这些肿瘤按照经典的孟德尔方式传递，但在更多情况下遗传的只是肿瘤的易感性，即易感基因（predisposing genes），在个体易感状态下如再发生体细胞突变，突变细胞就容易转化为肿瘤细胞。遗传型肿瘤大多数病例为散发，但也有部分患者存在明显家族史，患者一级亲属发病率高于一般人群3～4倍。这类肿瘤的遗传方式尚不清楚，一些肿瘤呈家族聚集现象，或家族成员对一些肿瘤的易感性增高。易感基因筛查包括化学物质代谢酶系统，DNA损伤修复酶系统，免疫识别、调节、反应系统，生物因素在细胞内的相互作用因子，细胞凋亡基因等。易感基因研究的意义在于对高危人群进行预报，有利于尽早采取干预措施。

四、体细胞癌变易感性的遗传基础

（一）染色体异常
染色体异常包括染色体数目和结构异常。如果一种染色体的结构异常经常出现于某一种肿瘤细胞中，可以作为该种肿瘤染色体的特殊结构，称为标记染色体，若能稳定遗传，则形成了特异性标记染色体，如慢性粒细胞白血病中的费城染色体t（9；22）（q34；q11）、Burkitt淋巴瘤中的14q+染色体t（8；14）（q24；q32）等。

（二）癌基因激活
癌基因是促使细胞发生癌变、引起细胞无限增殖和恶性转化的基因，按照编码产物功能可分为生长因子、生长因子受体、信号传递因子、核转录因子、细胞周期素、周期蛋白依赖性激酶和激酶抑制因子等。

（三）抑癌基因失活
正常细胞中存在一类调节细胞生长、增殖、分化的基因，具有抑制肿瘤细胞增殖作用，即抑癌基因，当这些基因失活或缺失时，会出现细胞非正常分裂，正常细胞有可能转化为肿瘤细胞，*RB1* 基因就是第一个被克隆的抑癌基因。

第三节 眼肿瘤病因学

肿瘤病因学主要研究引起肿瘤的始动因素，查明肿瘤的病因是预防和治疗肿瘤的关键问题。肿瘤病因非常复杂，主要分为外源性和内源性两大类，不同因素促进肿瘤发生的机制不同，眼肿瘤也不例外。外源性因素主要是环境因素中的致癌物质，包括化学因素、物理因素和微生物感染等；内源性因素主要因患者自身的特殊条件使其更易罹患肿瘤，包括遗传因素、表观遗传因素和免疫因素等。

一、外源性因素

（一）化学因素

80%～85% 的肿瘤与化学致癌物质相关。目前，已经发现超过 1 000 种可以致癌的化学物质，根据来源不同可分为：①来自食物霉变、食物制作不当或农药污染的致癌物，包括亚硝酸盐、黄曲霉素、苯并芘等，如亚硝酸盐可增加消化道肿瘤风险、黄曲霉素可诱发肝癌等；②来自环境污染，包括空气污染、吸烟和职业暴露等，如长期接触煤焦油沥青、石油沥青可引起皮肤癌；③药物副作用，包括糖皮质激素、雌激素、免疫抑制剂等，如长期服用雌激素易增加乳腺癌患病风险等。

（二）物理因素

许多物理因素也可导致癌症产生，如电离辐射（X 射线、γ 射线、亚原子微粒的辐射），热辐射，紫外线照射等。高剂量的电离辐射暴露可引起 DNA 损伤，导致白血病、肺癌等恶性肿瘤发生。紫外线的长期辐照与多种眼肿瘤发病相关，包括 UM、眼睑基底细胞癌、眼睑和结膜鳞状细胞癌等。放疗是肿瘤的重要治疗方法，但放疗的电离辐射也可导致肿瘤发生，如 RB、鼻咽癌等患者放疗后可罹患第二肿瘤。

（三）微生物感染

细菌、真菌、病毒和寄生虫的感染可促进肿瘤发生和进展。一方面，微生物感染引起的慢性溃疡或炎症，可导致异常的细胞增殖活化。另一方面，某些微生物感染可破坏基因组稳定性，并促进癌基因表达，驱动肿瘤发生。例如，幽门螺杆菌可增加胃癌发生风险，EB 病毒感染可增加鼻咽癌发生风险，人乳头状瘤病毒可增加宫颈癌、RB 和结膜乳头状瘤发生风险。

二、内源性因素

（一）遗传因素

肿瘤患者具有遗传易感性，包括基因突变、染色体畸变、基因组不稳定等。例如，*BRCA1* 突变可导致 50% 以上的女性患者罹患乳腺癌，而 *P53* 突变的患者更倾向于罹患肠癌、肺癌等多种肿瘤。染色体畸变在肿瘤发生中也很重要，例如，慢性粒细胞性白血病患者常有 9 号染色体长臂上的原癌基因 Abl 转位至 22 号染色体的 BCR 区域，形成 *BCR-Abl* 融合基因（费城染色体），促进肿瘤恶变。在 RB 中，超过 90% 的肿瘤组织和 1/3 的患者外周血都表现为 *RB1* 突变；在 UM 中，3 号染色体长臂缺失导致抑癌基因 *BAP1* 拷贝数丢失，促进 UM 向肝脏转移。

（二）表观遗传因素

表观遗传包括 DNA 甲基化、组蛋白修饰、RNA 修饰、染色体构象和非编码 RNA 等。研究显示，在几乎所有类型的肿瘤中，都可观察到表观调控因子的获得性体细胞突变和 DNA 甲基化水平失调，说明表观遗传稳态失衡是肿瘤发生的共性。例如，染色体构象因子 CTCF、组蛋白甲基化酶 EZH2、染色质重塑因子 ARID1A 等都在肿瘤中高频突变，进一步导致全基因组的转录紊乱，表现为原癌基因的激活和抑癌基因的失活等。在眼肿瘤中，脾酪氨酸激酶（SYK）启动子区的低 DNA 甲基化导致 SYK 转录激活,促进 RB 发生,长非编码 RNA-CANT1 可触发 RNA 级联反应,促进抑癌转录本 XIST 表达,抑制 UM 进展。

（三）免疫因素

免疫系统失活(如自身免疫病、长期应用激素和艾滋病等)均可导致机体不能完全清除肿瘤,导致肿瘤发生。不仅如此,肿瘤细胞也会表达各种免疫抑制分子,主动逃脱免疫细胞监视,例如,丙种蛋白缺乏症患者更易患白血病和淋巴造血系统肿瘤,艾滋病患者的恶性肿瘤发生率明显增高。在 UM 中,*BAP1* 缺失会导致肿瘤 T 细胞失活,使得肿瘤逃脱 T 细胞的免疫逃逸。

（四）其他因素

除外源性和内源性因素之外,患者年龄、性别、种族、生活习惯、营养水平、精神状况等都与肿瘤发生相关。长期高糖、高脂饮食可引起高血压、糖尿病和肥胖等慢性疾病,这些患者更容易罹患肿瘤。长期精神紧张、焦虑抑郁可促进内分泌紊乱,使患肿瘤风险增加。某些肿瘤的发病率在不同人种的患者中表现为一定的倾向性。例如,UM 在高加索人种中的发病率较高,因为高加索人种的虹膜色素较浅,对紫外线导致的 DNA 损伤更加敏感。

第四节　眼肿瘤免疫学

免疫系统(immune system)是机体执行免疫应答及免疫功能的重要系统,由免疫器官、免疫细胞和免疫分子组成。免疫系统具有识别和排除抗原性异物、与机体其他系统相互协调、共同维持机体内环境稳定和生理平衡的功能。肿瘤免疫学(tumor immunology)是利用免疫学的理论和方法,研究机体的免疫功能与肿瘤发生和发展的相互关系,机体对肿瘤的免疫应答及其抗肿瘤免疫的机制、肿瘤的免疫诊断和免疫防治等。肿瘤免疫可根除肿瘤细胞,但肿瘤细胞可逃避免疫监视。

一、免疫系统

（一）免疫器官

免疫器官是免疫细胞产生、定居和发挥效应的场所,可分为中枢免疫器官与外周免疫器官。中枢免疫器官是免疫细胞产生、分化的场所,包括骨髓与胸腺。血液系统肿瘤可侵犯中枢免疫器官如淋巴瘤的骨髓转移,提示不良预后。外周免疫器官是免疫细胞聚集与发挥免疫应答效应的场所,包括淋巴结、脾与黏膜相关淋巴组织。肿瘤可通过淋巴管向周围淋巴结转移,如眼眶肉瘤与眼部皮肤鳞状细胞癌易发生腮腺、下颌下、颈部淋巴结转移。眼附属器的黏膜相关淋巴组织可发生结外边缘区 B 细胞淋巴瘤。

（二）固有免疫系统

固有免疫系统的细胞使用模式识别受体,识别病原体或损伤细胞的分子结构。参与固有免疫的细胞主要包括巨噬细胞、粒细胞、树突状细胞、肥大细胞与自然杀伤细胞(NK 细胞)。包括巨噬细胞在内的吞噬细胞可通过接触消除病原体。补体系统也属于固有免疫系统,存在于血清、组织液和细胞膜表面,被抗原抗体复合物激活后具有酶活性,可清除复合物。

（三）适应性免疫系统

适应性免疫系统由 B 细胞、T 细胞等淋巴细胞组成。适应性免疫反应是抗原特异性的免疫反应,由记忆细胞维持针对特定抗原免疫反应的能力。B 细胞可向 T 细胞呈递抗原,分化为浆细胞产生抗体进行体液免疫。T 细胞主要包括杀伤性 T 细胞、辅助 T 细胞与调节性 T 细胞。杀伤性 T 细胞可与病原体接触、释放细胞毒素杀伤病原体进行细胞免疫。淋巴细胞可恶变产生淋巴瘤、浆细胞瘤，并可累及眼部。

（四）肿瘤免疫监视

在肿瘤细胞产生的早期，免疫系统可识别肿瘤细胞为异常细胞，包括树突状细胞在内的抗原呈递细胞（antigen-presenting cell，APC）加工肿瘤抗原，联合主要组织相容性复合体（major histocompatibility complex，MHC）在细胞表面表达，T 细胞激活并导致肿瘤细胞凋亡，产生有效免疫监视，避免肿瘤发生。

二、肿瘤的免疫异常

（一）肿瘤微环境

肿瘤组织并非由单一的肿瘤细胞组成，而是由多种细胞组分构成的复杂系统，即肿瘤微环境（tumor microenvironment，TME）。肿瘤微环境包括肿瘤组织浸润的免疫细胞（tumor infiltrated immune cell，TIL），基质细胞，血管内皮细胞，以及癌症相关成纤维细胞。TIL 可分为抗肿瘤免疫细胞和促肿瘤免疫细胞，部分细胞存在双相性功能，在肿瘤进展的不同阶段发挥不同作用（表 1-4-1）。

表 1-4-1　TME 中不同免疫细胞类型与功能

细胞类型	主要功能	免疫作用
效应 T 细胞	通过颗粒胞吐作用和 FAS 配体介导的细胞凋亡诱导杀死靶细胞；分泌 IFN-γ 和 TNF-α	抗肿瘤
NK 细胞	释放穿孔素和颗粒酶来介导肿瘤杀伤反应，诱导靶细胞凋亡；分泌促炎细胞因子和趋化因子（如 IFN-γ、TNF 等）促进抗肿瘤活性	抗肿瘤
树突状细胞	呈递抗原并为 T 细胞活化提供共刺激信号	抗肿瘤
调节性 T 细胞	阻止效应 T 细胞对癌细胞的有效反应	促肿瘤
骨髓来源抑制细胞	可诱导癌细胞迁移并促进转移；抑制免疫治疗有效性；抑制效应 T 细胞功能	促肿瘤
M2 型肿瘤相关巨噬细胞	产生抗炎性细胞因子；产生乳酸	促肿瘤
M1 型肿瘤相关巨噬细胞	产生促炎细胞因子和活性氧/氮物质以杀死肿瘤细胞；促进肿瘤细胞 EMT 以及肿瘤转移	双相性
B 细胞	产生与 CTL 活性相协调的细胞因子，并作为有效的抗原呈递细胞；通过产生细胞因子募集 MDSC，增强血管生成，具有促癌潜能	双相性

注：IFN-γ，干扰素 -γ；TNF-α，肿瘤坏死因子 -α；EMT，上皮间质转化；CTL，细胞毒性 T 淋巴细胞；MDSC，髓源性抑制细胞。

（二）免疫原性异常

肿瘤免疫原性是指肿瘤抗原性物质引起宿主免疫反应的性能，不同的抗原性物质具有强弱不等的免疫原性。基于免疫系统的选择压力，以及肿瘤基因组的不稳定性，肿瘤细胞经历基因突变与表观遗传学改变，产生较低免疫原性的肿瘤亚克隆，从而逃避免疫识别。肿瘤可通过低表达 MHC-I 类分子、特异性表达免疫检查点分子，维持低免疫原性。

免疫检查点分子 PD-1/PD-L1 表达异常与结膜黑色素瘤的不良预后相关。

（三）固有免疫通路异常

肿瘤细胞中固有免疫通路异常调节可导致干扰素分泌异常，从而调节肿瘤微环境，改变免疫细胞组分，以及调节免疫细胞的激活状态。固有免疫通路主要包括 CGAS-STING 信号通路、Toll 样受体信号通路、RIG-I 信号通路、NF-κB 信号通路。RB

的突变基因 *RB1* 和 UM 的突变基因 *GNAQ*、*BAP1* 异常均可导致固有免疫通路激活。

（四）眼免疫豁免与眼内肿瘤

免疫排斥是指器官、组织或细胞移植后，移植物在宿主体内引发免疫反应，使移植物丧失功能。眼在植入异体组织后不发生或较少发生排斥，移植组织可长期存活，称为免疫豁免。免疫豁免的作用在于保护机体自身组织不会因局部免疫应答反应而损伤，是一种重要的生理性自我保护机制。眼的免疫豁免提高了免疫反应产生的阈值，与眼内较少发生肿瘤密不可分。但部分眼内肿瘤也可独立于免疫豁免存在，如 UM 中存在 T 细胞、B 细胞、单核吞噬细胞在内的免疫细胞，且可造成循环血中 T 细胞 CD3zeta 链表达降低，以及骨髓来源抑制性粒细胞百分比上升。眼内缺乏淋巴细胞，但仍可发生淋巴源性肿瘤，推测可能由于眼内遗留的淋巴母细胞发展而来。

三、肿瘤免疫治疗

免疫治疗是肿瘤治疗的重要方法，旨在增强机体免疫功能以消除肿瘤细胞，主要包括细胞因子疗法，过继细胞转移（adoptive cell transfer，ACT）和免疫检查点抑制剂（immune checkpoint inhibitor，ICI）治疗。

（一）细胞因子疗法

细胞因子疗法是通过外源性补充特殊细胞因子激活免疫反应的治疗方法。细胞因子由免疫细胞和非免疫细胞释放，以响应感染、炎症和肿瘤发生等细胞应激。如干扰素 -α（IFN-α）是肿瘤治疗中的经典治疗性细胞因子，大剂量 IFN-α 在慢性髓细胞白血病和皮肤黑色素瘤中具有积极治疗作用，白细胞介素 -6（IL-6）可用于改善 UM 肝转移患者预后。

（二）过继细胞疗法

过继细胞疗法是利用基因工程技术编辑自体免疫细胞消除肿瘤细胞的治疗方法。目前主要使用靶向肿瘤新抗原的 T 细胞，即嵌合抗原受体 T 细胞（CAR-T）和 T 细胞受体工程化 T 细胞（T-cell receptor engineered T cell therapy）。过继细胞疗法可改善 UM 肝转移患者预后。

（三）免疫检查点抑制剂治疗

免疫检查点抑制剂治疗是通过阻断共抑制信号通路、重塑抗肿瘤免疫反应的治疗方法。目前使用较多的靶点是细胞毒性 T 淋巴细胞相关分子 -4（CTLA-4）、程序性细胞死亡受体 -1（PD-1）和程序性细胞死亡配体 -1（PD-L1）。其中，CTLA-4 被证明可用于改善高级别结膜恶性黑色素瘤患者与眼部皮肤鳞状细胞癌患者预后。

第五节　眼肿瘤病理学

病理学（pathology）是研究疾病的病因、发病机制、病理变化、结局和转归的基础医学科学。肿瘤病理学（tumor pathology）是探讨肿瘤的病因、发病机制、病理变化、临床病理联系，并对肿瘤作出定性诊断，为肿瘤的临床治疗及预后提供依据的学科，是病理学的一个重要分支，也是肿瘤学的重要内容。

一、肿瘤病理基本染色方法

（一）HE 染色

苏木素 - 伊红染色法（hematoxylin-eosin staining，HE）是肿瘤病理切片中最常用的染色方法。苏木精染液为碱性，可以将嗜碱性的组织结构染成蓝紫色，如核糖体、细胞核及细胞质中的核糖核酸等；

伊红染液为酸性,可以将嗜酸性的组织结构染成粉红色,如细胞内及细胞间的蛋白质,包括路易体以及细胞质的大部分,使整个细胞组织的形态清晰可见。HE 染色应用范围广泛,便于全面观察组织构造,适用于各种固定液固定的材料,染色后不易褪色可长期保存。大多数眼肿瘤所需的染色方法为 HE 染色,可初步判断眼肿瘤细胞的形态,如小圆细胞肿瘤,包括视网膜母细胞瘤、横纹肌肉瘤、尤因肉瘤等,或梭形细胞肿瘤,包括眼眶纤维瘤、神经纤维瘤等。

(二)油红O脂肪染色

油红 O 脂肪染色用于显示组织内脂肪成分。油红 O 为脂溶性染料,在脂肪内能高度溶解,可特异性地将组织内甘油三酯等中性脂肪染成红色,对脂肪来源肿瘤诊断具有重要作用,如眼眶脂肪瘤、脂肪肉瘤等。

(三)Masson 三色染色

Masson 三色染色又称马松染色,是结缔组织染色中最经典的一种方法。利用两种或三种阴离子染料混合作用完成染色,使胶原纤维染色呈蓝色,肌纤维染色呈红色,多用于观察病变组织中纤维结缔组织的增生和分布、纤维性肿瘤与肌源性肿瘤的鉴别等,如眼眶横纹肌肉瘤、纤维瘤等。

二、肿瘤细胞病理形态的主要特点

(一)分化

细胞分化(cell differentiation)是指同一来源的细胞逐渐产生出形态结构、功能特征各不相同的细胞类群的过程,其结果是在空间上细胞产生差异,在时间上同一细胞与其从前的状态有所不同。细胞分化的本质是基因组在时间和空间上的选择性表达,通过不同基因表达的开启或关闭,最终产生标志性蛋白质。

肿瘤分化是指肿瘤组织在形态和功能上与某种正常组织的相似之处,相似的程度称为肿瘤的分化程度,其组织形态越类似某种正常组织,说明其分化程度越高或分化越好,恶性度越低;反之,与正常组织相似性越小,则分化程度越低或分化越差,恶性度越高;分化极差,以致无法判断分化方向的称为未分化肿瘤,恶性度很高。分化差的眼恶性肿瘤单凭病理形态很难判断组织来源,必须给予分子病理检查,才能进一步确诊,如分化差的眼眶肉瘤和眼睑上皮性癌等。此外,高分化的眼肿瘤,如黏膜相关淋巴组织淋巴瘤,与淋巴组织增生不易鉴别,也需要采用分子病理、基因重排等方法,方可明确诊断。

(二)异型性

异型性是指肿瘤组织结构和细胞形态与其来源的正常组织有不同程度的差异。肿瘤的细胞异型性可表现为:细胞多形性,大小和形态很不一致,出现瘤巨细胞,即体积巨大的肿瘤细胞;肿瘤细胞核体积增大,胞核与细胞质的比例增高;核的大小、形状和染色差别较大,出现巨核、双核、多核或奇异形核;核仁明显,体积大,数目增多;核分裂象增多,出现异常核分裂象,如不对称核分裂、多极性核分裂等。异型性越大,肿瘤组织和细胞成熟程度和分化程度越低,肿瘤的恶性程度就越高。一些良性病变或癌前病变转化而来的眼恶性肿瘤,在发展进程中,可表现出细胞异型性逐步加重的改变,如结膜黑色素瘤。

三、肿瘤分子病理主要作用

20 世纪 70 年代开始,随着单克隆抗体技术的发展,在病理学上开展了免疫组织化学(immunohistochemistry,IHC)染色技术。该技术利用免疫学基本原理,即抗原抗体的特异性结合,标记显色剂的抗体和组织细胞内抗原(多肽和蛋白质)发生化学反应。IHC 推动肿瘤病理学研究由形态学深入到分子水平,在肿瘤诊断及鉴别诊断、肿瘤分类、预后判断方面起重要作用。

(一)判断肿瘤的组织起源

IHC 可用于判断肿瘤的组织起源或转移性肿

瘤的原发部位，如上皮性标记常用高分子细胞角蛋白（HCK）、低分子细胞角蛋白（LCK）、光谱细胞角蛋白（CK-pan）、细胞角蛋白7（CK7）、细胞角蛋白19（CK19）、细胞角蛋白20（CK20）等，软组织标记常用波形蛋白（vimentin）、结蛋白（desmin）、平滑肌肌动蛋白（SMA）、MyoD1、白细胞分化抗原31（CD31）等，神经组织标记常用神经胶质细胞标记物胶质纤维酸性蛋白（GFAP）、神经丝蛋白（NF）、S-100、嗜铬粒蛋白A（CgA）、突触素（SY）等。对于某些眼眶转移性肿瘤，可通过CK7、CK20、甲状腺转录因子-1（TTF1）、E-钙黏蛋白（E-cadherin）等确定原发肿瘤的来源。

（二）肿瘤诊断及分期

IHC可用于肿瘤的诊断与分期。肿瘤相关抗原如甲胎蛋白（AFP）、癌胚抗原（CEA）、糖类抗原153（CA153）、糖类抗原199（CA199）、糖类抗原125（CA125）等常用于临床病理诊断和鉴别诊断。肿瘤的分期常需要区分原位癌或浸润癌，有无血管、淋巴管或神经侵犯等，层粘连蛋白和Ⅳ型胶原染色可显示基底膜受损破坏情况，用于区分原位癌和浸润癌，胃癌中白细胞分化抗原34（CD34）、D2-40染色则有助于判别血管浸润和淋巴结转移。

（三）发现微小转移灶

利用常规病理组织染色方法鉴定正常组织中的单个转移性肿瘤或几个肿瘤细胞是非常困难的，IHC则有助于发现微小转移灶，如发现胃黏膜中的印戒细胞癌、寻找淋巴结内极少的转移性瘤细胞、认定骨髓内个别转移性瘤细胞等，使微小癌、微小转移灶等不易察觉的病变得以确诊。

（四）检测肿瘤增殖活性

肿瘤增殖活性的高低直接影响临床治疗与预后，用IHC检测增殖细胞核抗原（PCNA）、Ki-67简便、可靠。标记指数高者常有淋巴结甚至远处转移，无瘤缓解期和存活时间短，预后不良。如乳腺癌中Ki-67高表达与雌性激素受体（ER）阴性相关，人类表皮生长因子受体-2（HER-2）阳性与淋巴结转移相关，是重要的预后指标。睑板腺癌中Ki-67

多见于中低分化类型的肿瘤，可作为肿瘤淋巴结转移的独立危险因素。

（五）辅助分子靶向治疗

IHC可辅助确定肿瘤分子靶向治疗方案。如在非小细胞肺癌中存在表皮生长因子受体（EGFR）的异常高表达，可用EGFR酪氨酸激酶抑制剂（TKI）进行单药治疗；在转移性睑板腺癌中，程序性死亡配体1（PD-L1）表达量显著高于原发灶，针对转移性睑板腺癌进行抗PD-L1免疫治疗可能取得满意效果。

四、眼肿瘤病理检查的一些特点

与其他部位肿瘤相比，眼肿瘤病理检查既有共性之处，也呈现出一些独特性。视网膜母细胞瘤病理染色除了定性诊断，还需要评估是否存在病理高危因素，包括：肿瘤累及前房；肿瘤侵犯脉络膜最大直径≥3mm；筛板后视神经受累；脉络膜受累最大直径<3mm且合并筛板前（视盘）或筛板内视神经受累；肿瘤侵犯眼球外，如视神经断端、视神经周围鞘、巩膜全层并巩膜外受累、眼外软组织、结膜、眼睑等。上述高危因素对是否进行全身化疗等治疗方案的制订具有十分重要的价值。

根据病理染色的细胞形态将UM分为三个亚型：梭形细胞型、上皮样细胞型和混合细胞型，其中梭形细胞型预后最好，15年死亡率约20%；而上皮样细胞型预后最差，15年死亡率约75%。转移性UM通常表现为上皮样细胞型和混合细胞型。UM还可以根据肿瘤内血管形态分为九种类型：正常型、沉默型、直线型、平行型、平行联合交叉型、弧型、分叉弧型、环型和网状型，其中环型、网状型微血管是肿瘤死亡的独立危险因素。此外，高有丝分裂活动度、高微血管密度、过碘酸希夫染色阳性、肿瘤内淋巴细胞和肿瘤相关巨噬细胞浸润增多等病理表现均被报道与UM不良预后相关。

睑板腺癌按病理形态可以分为小叶型、局灶坏死型、乳头型、混合型、派杰样(pagetoid)浸润型；按病理分级可以分为高分化、中分化、低分化。研究显示，派杰样上皮内瘤变是睑板腺癌的主要生长模式，与肿瘤相关死亡的风险显著相关，因此，有派杰样侵犯的患者可能需要更强化的治疗。此外，Ki-67作为细胞增殖标志物，与肿瘤细胞的增殖和分化密切相关，多见于中低分化的睑板腺癌，可作为其淋巴结转移的独立危险因素。

第六节　眼肿瘤主要特点

眼肿瘤既有一般肿瘤的共性，如基因突变、增生、占位、侵袭、转移等，也有很多自身特点，包括独特的遗传和表观遗传发病机制、复杂多变的临床表现、儿童肿瘤的特殊性等。全面认识眼肿瘤的这些特点，对开展眼肿瘤研究和临床诊疗具有重要意义。

一、发生机制特点

眼肿瘤的发生机制研究主要聚焦于 RB 和 UM。原因包括：①RB 和 UM 分别起源于视网膜和葡萄膜，是眼部特有的肿瘤，加之眼内独特的微环境，因此 RB 和 UM 具有鲜明特点。②眼睑、结膜、泪腺等部位组织缺乏特异性，这些部位的肿瘤与身体其他部位类似组织来源的肿瘤生物学特点差别不大，如眼睑基底细胞癌与其他部位皮肤基底细胞癌、结膜黑色素瘤与其他黏膜黑色素瘤、泪腺腺样囊性癌与涎腺腺样囊性癌等。③眼肿瘤多为罕见肿瘤，患者数量少，多数眼恶性肿瘤未建立相应的细胞系和动物模型，缺乏机制研究手段。④RB 和 UM 具有相应的细胞系和动物模型，研究深入。UM 发病率具有人种差异性，RB 的致病基因和发病机制研究在肿瘤研究史上具有标志性意义，对其他肿瘤研究具有较强的借鉴意义。

（一）RB 发病机制特点

1. "二次打击"学说　视网膜母细胞瘤发病的"二次打击"学说是肿瘤研究的标志性事件。1971年，Knudson 基于对 48 例 RB 患者发病特点的观察和总结，提出 RB 发生仅需两次驱动基因突变即可，遗传型患者两次致病突变均发生于生殖细胞，非遗传型患者两次突变先后发生于生殖细胞和体细胞。而在此之前，普遍认为肿瘤发生需要多次遗传突变，不同肿瘤需要的突变次数不同。1986年，*RB1* 被完整克隆，这是人类克隆出的第一个抑癌基因。*RB1* 不仅是 RB 的致病基因，也参与很多肿瘤的发生，如肺癌、乳腺癌、结肠癌等。但 *RB1* 在 RB 发病中具有特殊性，*RB1* 单基因突变即可导致 RB 发生，其他肿瘤的单基因突变发病率均低于 *RB1* 在 RB 中的发病率，*RB1* 和 RB 一直是单基因突变肿瘤研究的范例。

2. 细胞起源　RB 发病机制的第二个特点表现在细胞起源上。肿瘤组织中存在数量稀少的癌细胞，在肿瘤形成过程中充当干细胞的角色，即肿瘤来源于肿瘤干细胞。从 1994 年 Lapidot 等在急性髓性白血病中发现肿瘤干细胞证据以来，目前已在乳腺癌、肺癌、直肠癌、胰腺癌、前列腺癌等肿瘤中鉴定出肿瘤干细胞。与大多数肿瘤不同，RB 很可能起源于视锥前体细胞，并非起源于肿瘤干细胞，因为在视锥前体细胞中敲除 RB1 蛋白可导致 RB 发生，而在其他视网膜细胞中敲除 RB1 蛋白并无肿瘤发生。单细胞测序技术进一步证明了视锥前体细胞和 RB 细胞转录组的高度相似性，很可能是 RB 的细胞起源（图 1-6-1）。

3. 表观遗传改变　RB 发病机制的第三个特点

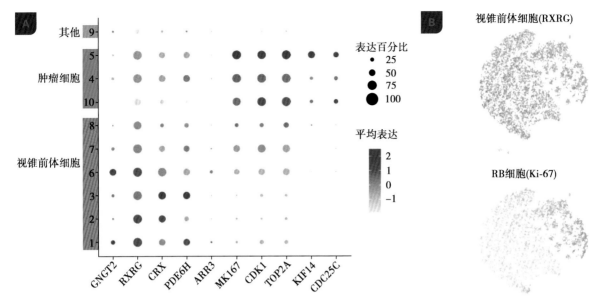

图 1-6-1　RB 细胞和视锥前体细胞的单细胞测序基因图

RB 细胞和视锥前体细胞(RXRG)表达的标志基因高度类似,利用 RXRG 标记视锥前体细胞,用 Ki-67 标记 RB 细胞,发现两簇细胞亚群分布表现类似。

是表观遗传在 RB 发生中起重要作用。*RB1* 基因突变,以及表观遗传包括 DNA 甲基化异常、长非编码 RNA 调控和染色体构象等促进 RB 发生发展(图 1-6-2)。

染色体结构异常导致 RB 的发生发展。RB 中常见 1q、2p、6p 染色体倍数增加和 16q 染色体缺失,其中 1q 和 6p 染色体倍数增加可促进癌基因表达,激活 RB 发生,2p 染色体倍数增加可导致 MYCN 表达升高,促进 RB 发生。视网膜母细胞瘤样 2(*RBL2*)、钙黏蛋白 11(*CDH11*)等多个基因表达下调与 16q 染色体缺失相关。这些基因改变在晚期 RB 中尤其明显,说明这些获得性基因突变在 RB 后期演进中起重要作用。

表观遗传异常促进 RB 发生发展。脾酪氨酸激酶(SYK)启动子区 DNA 低甲基化可导致癌基因 *SYK* 高表达,促进 RB 恶性进展。RB 组织和细胞系中长非编码 RNA 视网膜母细胞瘤相关转录本 1(lncRNA RBAT1)异常激活,并顺式激活细胞周期因子 E2F 转录因子 3(E2F3)表达,促进 RB 发生发展。染色体构象异常导致 RB 发生,RB1 启动子区常发生染色体构象因子 CCCTC 结合因子

(CTCF)结合位点突变,说明染色体高级构象参与 *RB1* 基因表达调控。RB 12 号染色体上的 GAU1 染色体区域异常开放可促进 GALNT 反义上游转录本 1/转录延伸因子 A1(lncGAU1/TCEA1)复合体形成,进一步顺式激活癌基因 *GALNT8* 表达,促进肿瘤细胞恶性生长。长非编码 RNA MYCN 反义链 1(lncRNA MYCNOS1)在无 *RB1* 突变的 RB 中显著高表达,可通过维持 MYCN 蛋白的稳定,进而促进 MYCN 高表达,激活 RB 发展。RB 中不仅存在许多"致癌区",也存在许多"抑癌区",RB 中抑癌基因长非编码 RNA 钙激活核苷酸酶 1(lncCANT1)表达缺失。在 RB 细胞中过表达 lncCANT1,通过排斥组蛋白甲基化酶混合系白血病(MLL)复合物,锚定磷脂酰肌醇三羟基激酶 γ(PI3Kγ)的靶基因启动子区,抑制 *PI3Kγ* 基因表达,沉默 PI3K 通路活性,从而抑制 RB 发生发展。

(二)UM 发病机制特点

1. 基因突变特点　在基因突变和发病机制等方面,UM 与身体其他部位的皮肤、黏膜等组织来源的黑色素瘤差异很大。UM 的遗传学突变主要包括:①鸟嘌呤核苷酸结合蛋白 G(q)亚

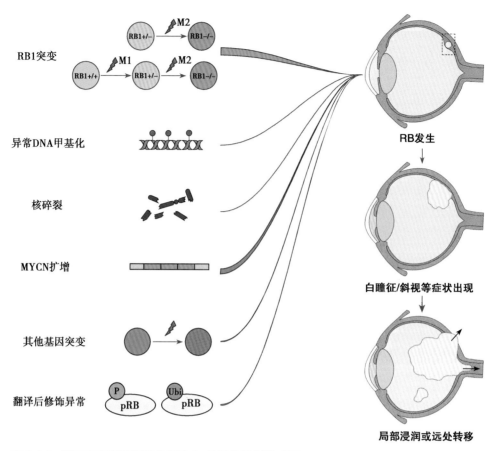

图 1-6-2 基因突变和表观遗传调控 RB 的发生机制模式图

基 / 鸟嘌呤核苷酸结合蛋白 G（11）亚基（GNAQ/QNA11）功能获得性突变，该突变是 UM 的标志突变；②BRCA1 相关蛋白 1（BAP1）丢失；③剪接因子 3B 亚基 1（SF3B1）、富含丝氨酸 / 精氨酸的剪接因子 2（SRSF2）和真核翻译起始因子 1A 和 X 连锁（EIF1AX）突变；④染色体结构异常等。基因突变等遗传因素、染色体结构异常和构象异常等表观遗传因素促进 UM 发生发展的作用机制（图 1-6-3），不同于全身皮肤和黏膜的黑色素瘤，后者以 *BRAF*、*NRAS* 和 *TERT* 等基因突变为特征。

2. **GNAQ/GNA11 突变** *GNAQ/GNA11* 编码鸟嘌呤核苷酸结合蛋白（G 蛋白）的 α 亚基 Gαq 和 Gα11，是 G 蛋白 α 亚基家族的重要成员，α 亚基的种类决定 G 蛋白功能特异性。生理状态下，G 蛋白失活和激活保持动态平衡，对细胞发育和代谢起着重要作用。80%～93% UM 患者出现 *GNAQ/GNA11* 突变，突变细胞比例分别为 20%～50% 和 43%～

60%。*GNAQ/GNA11* 突变后，导致 MAPK、PI3K/Akt 和 YAP 等信号通路激活，促进细胞过度增殖，进而促进 UM 发生。

3. **BAP1 突变** BRCA1 相关蛋白 1（BRCA1-associated protein-1，BAP1）是位于染色体 3p21.1 的抑癌基因，在 45%～47% 的原发 UM 中发生突变。BAP1 是一种去泛素化酶，可与多种蛋白形成复合物，在细胞信号通路调控发挥重要作用，包括 DNA 损伤反应（DDR）、细胞分化和细胞死亡等。BAP1 突变失活后，上述通路生物学功能受损，促进 UM 生长。BAP1 不仅与 UM 发生有关，与 UM 转移密切相关，BAP1 突变可见于 84% 的转移性 UM。在 BAP1 突变的同时，常伴随体细胞 3 号染色体单拷贝缺失，促进 UM 转移。

4. **其他基因突变** 约 25%UM 患者发生剪接因子 *SF3B1* 基因突变，突变主要位于 p.R625，K666 和 K700 位点，作用机制为改变某些 mRNA 的剪接

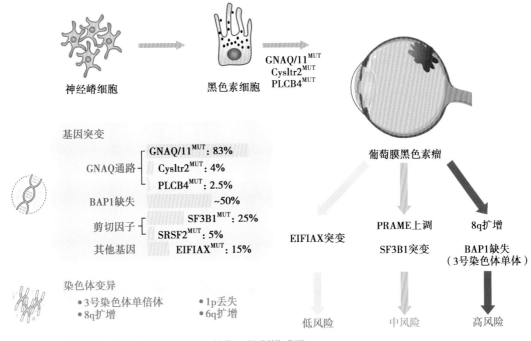

图 1-6-3　遗传和表观遗传因素调控 UM 的作用机制模式图

过程,进而形成错误剪切的异常转录本,对 UM 发生起促进作用。在 13% 的 UM 中可检测到 *EIF1AX*（p.N4S）突变,使翻译起始过程的真核翻译起始因子 1A（eIF1A）丧失功能。

5. **表观遗传改变**　除基因突变外,表观遗传异常也参与 UM 的发生发展。3 号染色体的单倍体缺失,6 号和 8 号染色体长臂扩增。其中,3 号染色体的单体性是最常见的核型畸变,可见于 50%～60% 患者。3 号染色体缺失常合并 BAP1 缺失,预示肿瘤预后不良,容易发生肝脏转移。8 号染色体扩增与 UM 预后不良相关。6 号染色体长臂扩增常预示低危 UM,患者的转移和死亡风险较低。

除了染色体结构异常,其他表观遗传失稳态在 UM 的发生发展中起重要作用。UM 细胞中组蛋白 K27 甲基化异常高表达可抑制 UM 细胞的抗原呈递过程,促进 UM 免疫逃逸。同时,UM 12 号染色体上的异常染色体构象促进癌增强子的形成,进而激活癌基因 *NTS* 表达。此外,m⁶A RNA 甲基化调控、组蛋白乳酸酰化调控、长非编码 RNA 调控也调控 UM 的发生发展。

二、临床表现特点

眼睛是心灵的窗户,是人体最重要的感觉器官,其组织成分和结构复杂,导致眼肿瘤临床表现复杂多样。眼肿瘤的临床特点主要基于:①视功能的极端重要性;②双眼功能的协调性,如双眼单视功能;③眼肿瘤性质、位置和遗传特性;④对邻近组织结构的影响,如颅内侵犯等。

（一）损伤视力

眼肿瘤对视功能的影响包括视力下降或丧失、视野缺损、复视等。眼肿瘤所致的视力损伤可因肿瘤本身,也可因某些眼肿瘤治疗措施引起。①RB、UM 和淋巴瘤等眼内肿瘤,视神经胶质瘤和视神经鞘脑膜瘤等眶内肿瘤,以及海绵状血管瘤和神经鞘瘤等眶尖肿瘤,均可造成视力下降甚至丧失;如肿瘤压迫视神经,可导致视力下降并可伴有视盘水肿、视野缺损等改变（图 1-6-4）。②有些眼肿瘤如 RB,可双侧同时发病,危及双眼视力。也有些眼肿瘤如视神经鞘脑膜瘤,可在一眼先发病,导致该侧眼睛视力下降,当病变沿视神经蔓延到视交叉时,可导致对侧眼视力下降。③眼恶性肿瘤发展到一

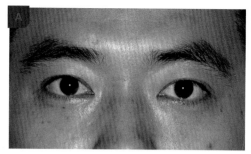
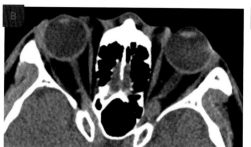
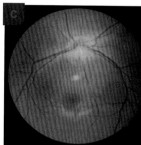

图 1-6-4　海绵状血管瘤的患者照片、CT 影像和眼底照片

A. 患者外观,未见左眼球突出;

B. 水平位 CT,左眶尖占位,视神经受挤压移位;

C. 眼底照片,左眼视乳头水肿。

定程度,需要施行眼球摘除术或眶内容剜除术时,手术本身将导致眼球和视力丧失。④眼肿瘤导致动眼神经麻痹和眼外肌损伤,以及机械性限制等,引起眼球运动障碍,影响双眼融合功能,造成复视。

(二)危害生命

黑色素瘤一旦出现远处转移,患者平均生存时间为 3~6 个月。睑板腺癌是眼睑特有的肿瘤,也是导致眼睑肿瘤患者死亡的重要原因之一。泪腺腺样囊性癌发生远处转移后,患者仍可能存活几年甚至更长时间。淋巴瘤是好发于结膜、泪器和眼眶的恶性肿瘤,我国患者以 B 细胞来源的黏膜相关淋巴样组织(**MALT**)淋巴瘤为主,恶性程度低,死亡率低。

(三)侵犯眶周和颅内

眼眶周围毗邻或沟通很多重要的器官和组织结构,如通过视神经管和眶上裂沟通颅脑,通过鼻泪管沟通鼻腔,通过眶下裂沟通颞下窝和翼腭窝,通过菲薄的眼眶内侧壁和下壁内侧毗邻鼻窦,通过眶外侧壁毗邻颞窝等。眼眶肿瘤尤其是恶性肿瘤,通过眼眶的孔、裂和菲薄骨壁侵犯周围重要器官和组织。视神经胶质瘤、视神经鞘周围脑膜瘤、视神经周围炎型的炎性假瘤等均可通过视神经孔向颅内蔓延。神经鞘瘤和泪腺腺样囊性癌等具有沿神经条索和裂隙生长的特点,可经眶上裂进入颅内(图 1-6-5)。原发泪囊肿瘤,如泪囊鳞状细胞癌和泪囊黑色素瘤等,易蔓延到鼻泪管和鼻腔;泪点附近的结膜或眼睑黑色素瘤,可通过泪道累及或播散到泪囊(图 1-6-6)。筛窦和上颌窦毗邻的眼眶内侧壁和底壁内侧十分菲薄,病变容易突破侵犯鼻窦。病程长或侵袭性强的眼眶肿瘤,可破坏眶外侧壁,肿瘤侵犯颞窝和颅内等广泛区域(图 1-6-7)。眶下裂与翼腭裂和翼窝相延续,眼眶肿瘤可侵犯翼腭窝区域。

图 1-6-5　眼眶神经鞘瘤侵犯颅内患者的照片和 MRI 影像

A. 患者外观,右眼球突出;

B. 眼眶 MRI T_1 加权增强水平位,眼眶占位,不均匀增强,通过眶上裂累及颅内。

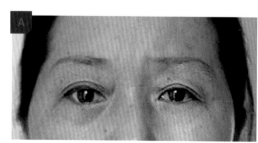
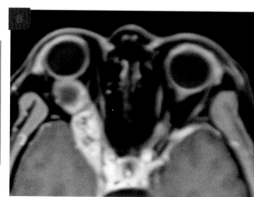

图 1-6-6　右泪点黑色素瘤侵犯泪囊患者的外观和 MRI 影像

A. 患者外观, 右泪下点附近黑色肿物伴破溃出血;
B. 眼眶 MRI T$_2$ 加权冠状位, 右泪囊区占位, 累及右侧鼻腔。

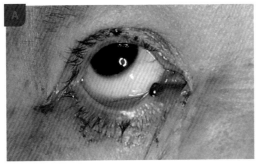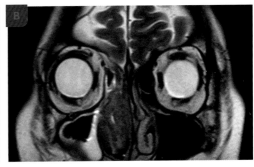

图 1-6-7　右泪腺多形性腺瘤复发恶变患者照片和 CT 影像

A. 患者外观, 右眼球突出、上睑下垂;
B. 眼眶 CT 水平扫描, 眶外侧壁广泛溶骨性破坏, 病变累及颞窝和颅内。

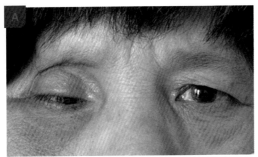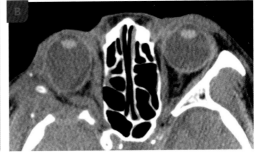

（四）造成眼睑和眶周畸形

眼球、眼睑和眼眶居于颅面部中央, 对面部外形和容貌起到关键性的作用。眼睑、眼表和眼周的肿瘤处于暴露部位, 肿瘤本身即可导致外观严重损害, 包括局部肿块、色泽改变、上睑下垂、破溃和出血等。眼眶和泪器肿瘤引起眼球突出、移位等影响患者外观。眼肿瘤可损害患者面部外形, 造成面中部畸形, 严重影响患者的生存质量。

手术治疗是大多数眼肿瘤的主要方法, 手术主要是肿瘤切除及术后缺损的修复和重建。手术治疗包括破坏性很大的眼球摘除术和眶内容剜除术, 给患者造成的严重的外观残缺, 严重影响生活质量。眼睑恶性肿瘤如眼睑的睑板腺癌、黑色素瘤、梅克尔细胞癌等, 即使肿瘤很小, 手术往往造成较大范围的眼睑缺损, 修复重建难度大, 术后效果不佳, 严重影响外观和功能。眼内肿瘤如 RB 和 UM 的治疗原则是保生命、保眼球和保视力, 保生命是首要原则, 当肿瘤发展到一定阶段, 如进展期 RB 伴高危因素, 必须施行眼球摘除术, 造成严重的面部畸形。眼睑、结膜和眼眶恶性肿瘤, 如广泛侵犯眼睑和眼眶, 眶内容剜除术可能是不得已的选择, 给患者造成极其严重的容貌破坏。

三、转移特点

由于眼部组织和胚胎来源的多样性, 导致眼肿瘤种类繁多, 既包含眼部特有的肿瘤, 如睑板腺癌和 RB 等, 也包含和身体其他部位相同的肿瘤, 如基底细胞癌和鳞状细胞癌等。眼球和眼眶的解剖学特点为: 通过孔和裂与颅脑相通, 通过鼻泪管与鼻腔相通, 通过眶下裂与颞下窝和翼腭窝沟通等。眼肿瘤的特殊性和局部解剖特点, 使眼恶性肿瘤转移表现出特异性。UM 以远处转移为主, 很少出现局部转移, 远处转移具有高度的肝转移倾向, 90% 以上患者因肝转移死亡。RB 远处转移率低, 患儿主要因颅内转移死亡（图 1-6-8）。

眼睑恶性肿瘤中, 基底细胞癌最多见, 但极少发生局部和远处转移。眼睑睑板腺癌在亚洲人群中的发病率较高, 在我国占眼睑恶性肿瘤的 32.7%～41.6%, 可发生局部和远处转移, 5 年转移率超过 20%。上睑睑板腺癌大多局部转移至耳前和腮腺淋巴结, 下睑睑板腺癌多转移至下颌下和颈部淋巴结, 远处转移到肝、肺和骨等。眼睑和结膜黑色素瘤容易发生转移, 且较易发生多部位转移（图 1-6-9）。

图 1-6-8 RB 患者颅内转移 MRI 影像

A. RB 患者颅内转移外观,枕部结节状隆起(红色圆圈);
B. 头颅 MRI T₁ 加权增强矢状位,枕叶占位(红色箭头);
术后病理证实为 RB 颅内转移。

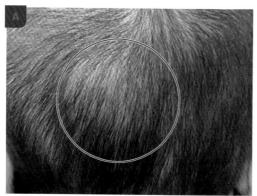
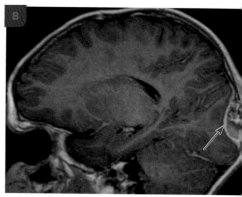

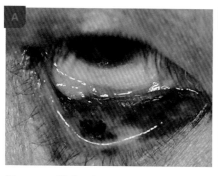
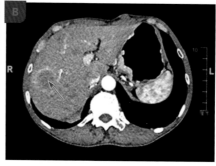
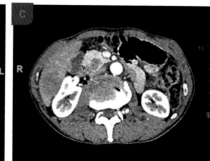

图 1-6-9 结膜黑色素瘤患者照片和肝、胰转移 CT 影像

A. 患者右眼结膜黑色素瘤;
B. 腹部 CT 显示肝脏多发占位,最大直径约为 4.2cm(红色实线箭头);
C. 腹部 CT 显示胰头占位(红色虚线箭头)。

眼眶肿瘤种类繁多,包括来源于三个胚层组织的肿瘤,转移能力和远处转移的器官特异性取决于细胞类型、分化程度和基因突变等特点。泪器恶性肿瘤以泪腺腺样囊性癌多见,局部和远处转移能力较强。泪囊恶性肿瘤少见,但泪囊黑色素瘤转移能力强。泪囊原发或继发的恶性肿瘤,甚至可经过鼻泪管,跨过鼻腔,转移到咽部,形成罕见的种植转移。

眼恶性肿瘤存在转移路径依赖性和转移偏侧性。转移路径依赖性是指绝大多数眼肿瘤首先局部转移到前哨淋巴结,即耳前淋巴结等,很少首先跳跃到其他淋巴结。转移偏侧性是指眼肿瘤局部淋巴结转移以同侧为主,极少发生双侧转移。眼是全身对称性器官之一,即使已经发生全身转移的眼肿瘤患者,也鲜见转移至对侧淋巴结。

四、儿童眼肿瘤的特殊性

儿童眼肿瘤在发生类型、年龄、三侧性肿瘤、第二肿瘤和合并肿瘤等方面均表现出特殊性。

(一)部位特点

儿童眼肿瘤主要以眼内、眼眶和结膜为好发部位,眼睑和泪器少见。RB 是儿童最常见的眼内恶性肿瘤,其他眼内恶性肿瘤在儿童很少见。儿童眼眶肿瘤类型多样,主要包括皮样囊肿、神经纤维瘤、视神经胶质瘤、横纹肌肉瘤、尤因肉瘤、朗格汉斯细胞组织细胞增生症、绿色瘤、转移瘤等。儿童结膜肿瘤多见于皮样脂肪瘤和乳头状瘤。儿童眼睑肿瘤以血管瘤为主,其他如色素痣、毛母质瘤等。

(二)年龄特点

儿童眼肿瘤存在特定的好发年龄段,是临床诊断的重要线索之一。遗传型 RB 和双眼 RB 的发病年龄较小，双眼 RB 平均发病年龄约 10 个月，单眼非遗传型 RB 平均发病年龄约 20 个月。三侧肿瘤和第二肿瘤主要发生于 RB，约 10% 的双眼 RB 患儿同时伴有松果体或鞍区的原发 RB，称为三侧 RB（图 1-6-10），极少数单眼 RB 也可伴颅内原发 RB。神经纤维瘤和眼睑血管瘤等往往发病很早，部分

具有家族史的遗传性神经纤维瘤可先天发病，绝大多数眼睑血管瘤出生后几天到几周内发病。结膜皮样脂肪瘤也可先天发病，出生后即存在，但并非遗传性肿瘤。横纹肌肉瘤、朗格汉斯细胞组织细胞增生症等发病年龄相对较大，一般介于 5～10 岁之间。眼眶腺泡状软组织肉瘤、尤因肉瘤等多见于学龄期儿童或青少年。

图 1-6-10　三侧性 RB 患者眼底照片和 MRI 影像

A. 眼底照相检查显示左眼视网膜占位，视网膜部分脱离；
B. 眼眶 MRI T₁ 加权增强水平位，鞍区占位。

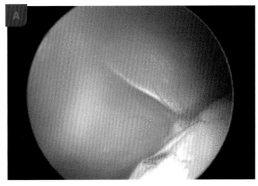
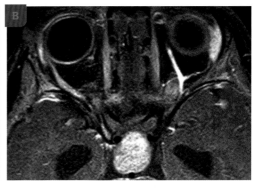

（三）第二肿瘤

儿童眼肿瘤患者接受治疗后，可能会发生与治疗有关的第二肿瘤，如 RB 患者接受外放疗，可在数年甚至更长时间出现骨肉瘤。20 世纪 60 时代以前，放疗所致的第二肿瘤一度是 RB 患者死亡的首要原因。目前，外放疗在 RB 的治疗中已经很少应用，放疗相关的第二肿瘤发生率大大减少。RB 静脉化疗的主要方案是由长春新碱、依托泊苷和卡铂组成的 VEC 方案，其中依托泊苷可能导致化疗相关的第二恶性肿瘤如白血病，原因是依托泊苷通过拓扑异构酶Ⅱ介导 DNA 双链断裂，或损伤环磷酸腺苷反应成分结合蛋白

和 T 细胞蛋白酪氨酸激酶。此外，一些婴幼儿时期放疗过的血管瘤也可能在多年以后局部恶变（图 1-6-11）。

（四）合并肿瘤

儿童眼肿瘤还可合并其他肿瘤，即一种以上的不同眼肿瘤可同时存在，主要表现为神经组织来源的儿童肿瘤，如神经纤维瘤可合并视神经胶质瘤或视神经鞘脑膜瘤，反之亦然（图 1-6-12）。合并肿瘤不同于病理学和生物学特点相似的三侧肿瘤，不同于因放疗或化疗等治疗措施引起的第二肿瘤，也不同于具有特征性基因突变的肿瘤相关综合征所表现的多部位肿瘤。

图 1-6-11　血管瘤经同位素放疗后发生恶变的患者照片

患者左上睑和眉外侧红色隆起，幼时因该区域血管瘤接受同位素放疗，术后病理报告为平滑肌肉瘤。

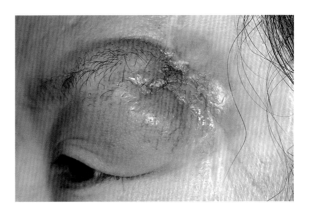

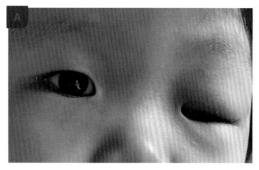
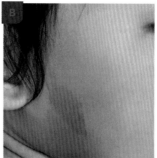
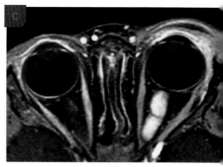

图1-6-12 左眼神经纤维瘤合并视神经胶质瘤患儿照片和MRI影像

A. 左眼上睑肥厚，上睑下垂；

B. 右面部咖啡斑；

C. MRI T₁加权水平位增强，左侧视神经不均匀增粗，强化明显。

参考文献

1. KIVELÄ T. The epidemiological challenge of the most frequent eye cancer: Retinoblastoma, an issue of birth and death. Br J Ophthalmol, 2009, 93(9): 1129-1131.

2. LUO Y, ZHOU C, HE F, et al. Contemporary update of retinoblastoma in China: Three-decade changes in epidemiology, clinical features, treatments, and outcomes. Am J Ophthalmol, 2022, 236: 193-203.

3. ZHOU C, WEN X, DING Y, et al. Eye-preserving therapies for advanced retinoblastoma: A multicenter cohort of 1678 patients in China. Ophthalmology, 2022, 129(2): 209-219.

4. CHEN Y N, WANG Y N, CHEN M X, et al. Machine learning models for outcome prediction of Chinese uveal melanoma patients: A 15-year follow-up study. Cancer Commun(Lond), 2022, 42(3): 273-276.

5. OLSEN T G, HOLM F, MIKKELSEN L H, et al. Orbital lymphoma-an international multicenter retrospective study. Am J Ophthalmol, 2019, 199: 44-57.

6. GALLO B, THAUNG C, HAY G, et al. Invasive conjunctival melanoma mimicking ocular surface squamous neoplasia: a case series. Br J Ophthalmol, 2021, 105(6): 775-778.

7. ZHOU C, WANG Y, JIA R, et al. Conjunctival melanoma in Chinese patients: Local recurrence, metastasis, mortality, and comparisons with Caucasian patients. Invest Ophthalmol Vis Sci, 2017, 58(12): 5452-5459.

8. CURTIUS K, GUPTA S, BOLAND C R. Review article: Lynch syndrome-a mechanistic and clinical management update. Aliment Pharmacol Ther, 2022, 55(8): 960-977.

9. CHAI P, LUO Y, ZHOU C, et al. Clinical characteristics and mutation Spectrum of NF1 in 12 Chinese families with orbital/periorbital plexiform Neurofibromatosis type 1. BMC Med Genet, 2019, 20(1): 158.

10. MAGRIN L, FANALE D, BRANDO C, et al. POLE, POLD1, and NTHL1: The last but not the least hereditary cancer-predisposing genes. Oncogene, 2021, 40(40): 5893-5901.

11. SO R, ANDERSEN Z J, CHEN J, et al. Long-term exposure to air pollution and mortality in a Danish nationwide administrative cohort study: Beyond mortality from cardiopulmonary disease and lung cancer. Environ Int, 2022, 164: 107241.

12. ABBOTT M, USTOYEV Y. Cancer and the Immune system: The history and background of immunotherapy. Semin Oncol Nurs, 2019, 35(5): 150923.

13. HINSHAW D C, SHEVDE L A. The tumor microenvironment innately modulates cancer progression. Cancer Res, 2019, 79(18): 4557-4566.

14. DURANTE M A, RODRIGUEZ D A, KURTENBACH S, et al. Single-cell analysis reveals new evolutionary complexity in uveal melanoma. Nat Commun, 2020, 11(1): 496.

15. MCKENNA K C, CHEN P W. Influence of immune privilege on ocular tumor development. Ocul Immunol Inflamm, 2010, 18(2): 80-90.

16. MASAOUTIS C, KOKKALI S, THEOCHARIS S. Immunotherapy in uveal melanoma: Novel strategies and opportunities for personalized treatment. Expert Opin Investig Drugs, 2021, 30(5): 555-569.

17. FABIAN I D, ONADIM Z, KARAA E, et al. The management of retinoblastoma. Oncogene, 2018, 37(12): 1551-1560.

18. JAGER M J, SHIELDS C L, CEBULLA C M, et al. Uveal melanoma. Nat Rev Dis Primers, 2020, 6(1): 24.

19. OWEN J L, KIBBI N, WORLEY B, et al. Sebaceous carcinoma: evidence-based clinical practice guidelines. Lancet Oncol, 2019, 20(12): e699-e714.

20. CHAI P, YU J, JIA R, et al. Generation of onco-enhancer enhances chromosomal remodeling and accelerates tumorigenesis. Nucleic Acids Res, 2020, 48 (21): 12135-12150.

21. YU J, CHAI P, XIE M, et al. Histone lactylation drives oncogenesis by facilitating m6A reader protein YTHDF2 expression in ocular melanoma. Genome Biol, 2021, 22(1): 85.

22. XU X L, SINGH H P, WANG L, et al. Rb suppresses human cone-precursor-derived retinoblastoma tumours. Nature, 2014, 514(7522): 385-388.

23. BERRY J L, XU L, MURPHREE A L, et al. Potential of aqueous humor as a surrogate tumor biopsy for retinoblastoma. JAMA Ophthalmol, 2017, 135(11): 1221-1230.

24. DECATUR C L, ONG E, GARG N, et al. Driver mutations in uveal melanoma: Associations with gene expression profile and patient outcomes. JAMA Ophthalmol, 2016, 134(7): 728-733.

25. HARBOUR J W, ONKEN M D, ROBERSON E D, et al. Frequent mutation of BAP1 in metastasizing uveal melanomas. Science, 2010, 330(6009): 1410-1413.

26. ROBERTSON A G, SHIH J, YAU C, et al. Integrative analysis identifies four molecular and clinical subsets in uveal melanoma. Cancer Cell, 2017, 32(2): 204-220.

27. FAN J, XU Y, WEN X, et al. A cohesin-mediated intrachromosomal loop drives oncogenic ROR lncRNA to accelerate tumorigenesis. Mol Ther, 2019, 27(12): 2182-2194.

28. TSE D T, BENEDETTO P W, TSE B C, et al. Neoadjuvant intra-arterial cytoreductive chemotherapy for lacrimal gland adenoid cystic carcinoma: A long-term follow-up study of a trimodal strategy. Am J Ophthalmol, 2022, 240: 239-251.

29. FRANCIS J H, ABRAMSON D H, GAILLARD M C, et al. The classification of vitreous seeds in retinoblastoma and response to intravitreal melphalan. Ophthalmology, 2015, 122(6): 1173-1179.

2

第二章

眼肿瘤的分类

眼肿瘤种类繁多，仅以淋巴瘤为例，已经报道的眼部淋巴瘤就有 20 多种。根据临床诊断和治疗的需要，本章将从部位、性质和发生方式三方面阐述眼肿瘤的分类。

第一节　按发生部位分类

根据眼的解剖和肿瘤发生部位，眼肿瘤分为眼内肿瘤、眼睑肿瘤、眼表肿瘤、泪器肿瘤和眼眶肿瘤。眼内恶性肿瘤主要包括视网膜母细胞瘤和葡萄膜黑色素瘤，两者分别为儿童和成人最常见的眼内恶性肿瘤，占所有眼内恶性肿瘤的 90% 以上。良性肿瘤以血管瘤为主。其他罕见的眼内肿瘤有视网膜淋巴瘤、睫状体髓上皮瘤、睫状体无色素上皮瘤、睫状体无色素上皮腺癌、脉络膜骨瘤、葡萄膜黑色素细胞瘤等。

眼睑肿瘤在眼肿瘤中相对多见，各种皮肤肿瘤均可发生于眼睑。常见的皮肤恶性肿瘤为基底细胞癌、睑板腺癌和鳞状细胞癌；其他眼睑恶性肿瘤少见，如黑色素瘤、淋巴瘤（图 2-1-1）、梅克尔细胞癌等。儿童眼睑良性肿瘤多为血管瘤、色素痣、毛母质瘤等；成人主要为乳头状瘤、黄色瘤、色素痣等。

儿童结膜肿瘤以迷离瘤为主，如皮样囊肿和皮样脂肪瘤（图 2-1-2），可来源于单一胚层或多个胚层，有时是综合征的一部分。其次是婴幼儿血管瘤，儿童结膜血管瘤往往是眼睑血管瘤的一部分。

儿童结膜色素性病变以肿瘤色素痣和色素增多症较为常见。成人结膜肿瘤类型多、发生率较高，主要包括乳头状瘤、角化棘皮瘤、鳞状细胞癌、黑色素瘤和血管性肿瘤等。

泪器肿瘤包括泪腺肿瘤、泪囊肿瘤和泪道肿瘤，以泪腺肿瘤多见。泪腺良性肿瘤绝大多数为上皮来源的多形性腺瘤；恶性肿瘤以淋巴瘤为主，其次为腺样囊性癌、多形性腺癌、腺癌等（图 2-1-3）。乳头状瘤是泪囊最常见的良性肿瘤，需要注意的是，泪囊内翻型乳头状瘤具有恶变倾向。泪囊区恶性肿瘤按发生率高低依次为鳞状细胞癌、黑色素瘤和腺癌（图 2-1-4）等。原发于泪小管、泪总管和鼻泪管的肿瘤罕见。

眼眶肿瘤来源于三个胚层，因此，眼眶肿瘤类型远多于眼部其他部位肿瘤。根据组织来源，原发性眼眶肿瘤一般分为九个类型：①囊肿，包括皮样囊肿、表皮样囊肿、黏液囊肿、骨囊肿、呼吸道上皮植入性囊肿等；②血管性肿瘤，包括血管内皮细胞瘤、血管外皮细胞瘤、血管肉瘤等；③外周神经肿瘤，多见于神经纤维瘤、神经鞘瘤、颗粒细胞瘤等；

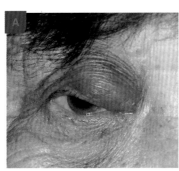
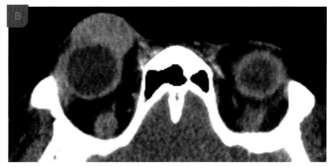

图 2-1-1　眼睑淋巴瘤患者照片和 CT 影像

A. 患者右上睑肿物，主要累及上睑内侧，上睑下垂；
B. 眼眶 CT 水平扫描，肿瘤包绕前部眼球壁，呈铸造样改变。

图 2-1-2 皮样脂肪瘤患者照片和CT影像

A. 患者左眼结膜下黄白色肿块；
B. 眼眶CT水平位，病变低密度，内见钙化。

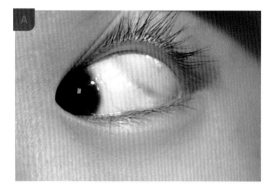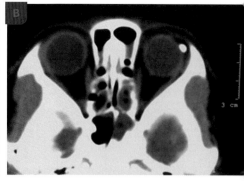

图 2-1-3 泪腺多形性腺癌患者照片和CT影像

A. 患者右眼球突出，眼眶外上方隆起；
B. 眼眶CT水平位，右眼眶外上方占位，骨质不规则破坏。

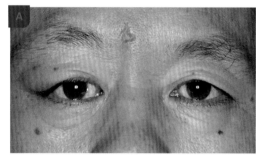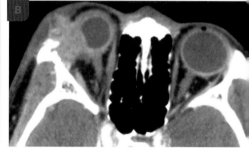

图 2-1-4 泪囊腺癌患者照片和CT影像

A. 患者左眼球突出，向上移位；
B. 眼眶CT冠状位，泪囊区占位，累及鼻泪管和邻近眶内软组织；术后病理证实为腺癌。

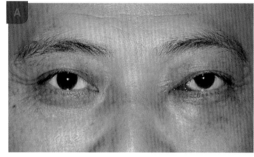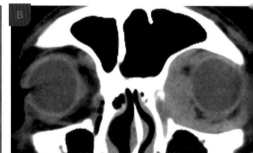

④视神经肿瘤，表现为视神经胶质瘤、视神经鞘脑膜瘤、视神经淋巴瘤等；⑤肌源性肿瘤，主要为横纹肌肉瘤和平滑肌肉瘤等；⑥纤维组织来源肿瘤，包括纤维瘤、纤维肉瘤、组织细胞瘤、纤维组织细胞瘤、朗格汉斯细胞组织细胞增生症、黄色肉芽肿等；⑦骨组织来源肿瘤，包括骨瘤、骨化纤维瘤、骨纤维异常增生症、骨肉瘤、软骨瘤、软骨肉瘤、尤因肉瘤等；⑧脂肪来源肿瘤，主要是脂肪瘤和脂肪肉瘤等（图2-1-5）；⑨淋巴组织来源肿瘤，包括反应性淋巴组织增生和淋巴瘤等。

图 2-1-5 眼眶脂肪肉瘤患者照片和MRI影像

A. 患者右眼球突出，向外侧移位；
B. 眼眶MRI T₁加权水平位增强，右眼眶内侧占位，内直肌受累增粗，病变部分突入筛窦，不均匀增强。

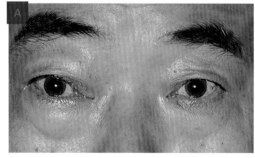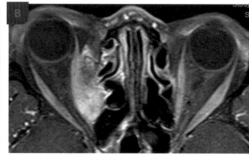

第二节　按肿瘤性质分类

眼肿瘤根据性质和发展阶段,可以分为良性肿瘤、癌前病变、原位癌、恶性肿瘤,但仅有少数组织如结膜可以看到这些不同类型的病变。良性肿瘤细胞呈非克隆性增生、膨胀性生长,不具有浸润和转移能力。恶性肿瘤细胞克隆性增生,细胞失去正常形态,呈浸润性生长,可全身转移。极少数眼良性肿瘤表现出局部侵袭性生长的特点,如神经纤维瘤。癌前病变是良性肿瘤与恶性肿瘤之间的过渡阶段,肿瘤细胞出现一定的异型性,具备转化为恶性肿瘤的潜能,一定比例癌前病变最终转变为恶性肿瘤。原位癌是已经形成病理学上的细胞癌变,但病变局限于上皮层内,尚未突破基底膜。

眼肿瘤的癌前病变和原位癌少见,主要发生于眼睑和结膜。眼睑和结膜鳞状上皮来源的肿瘤,既可表现为不典型细胞增生的癌前病变,也可表现为原位癌,即鲍恩病(图 2-2-1)。眼睑及其周围皮肤的光化性角化病系长期日光或辐射刺激等所致,是眼睑皮肤的癌前病变(图 2-2-2)。结膜黑色素瘤多继发于原发性获得性黑色素增多症(primary acquired melanosis,PAM),在肿瘤形成以前,往往经历由轻度不典型增生、中度不典型增生到重度不典型增生的癌变的转化过程(图 2-2-3)。但临床上很难观察到完整的癌变过程,有些病变甚至直接转化为恶性(图 2-2-4)。眼眶一些免疫相关性疾病,如反应性淋巴组织增生、IgG4 相关性眼眶病,有人认为是低度恶性淋巴瘤的癌前病变,因为这些病变与低度恶性淋巴瘤在大体病理和细胞形态上经常很难鉴别。眼内肿瘤癌前病变罕见,有观点认为,视网膜细胞瘤可演变为视网膜母细胞瘤,儿童的UM 也被认为可能由黑色素细胞瘤演化而来。

图 2-2-1　结膜鲍恩病患者外观照片和病理图片(HE 染色,×100)

A. 患者左眼鼻侧球结膜病变,累及角膜缘;
B. 异型增生的细胞几乎累及全层,基底膜基本完整。

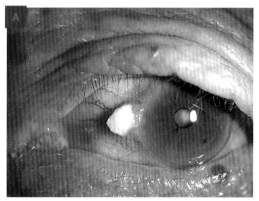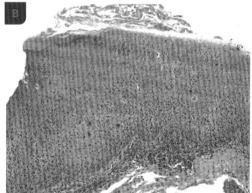

图 2-2-2　眼睑周围皮肤光化性角化患者外观照片和病理图片(HE 染色,×100)

A. 患者右眉弓外侧缘病变,轻度隆起,色素沉着明显;
B. 表皮上可见角化过度伴不全角化,细胞排列极性消失,异型细胞累及皮肤附属器。

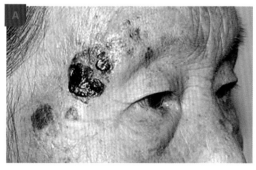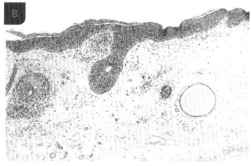

图 2-2-3 结膜 PAM 伴
细胞异型性患者外观
照片和病理图片（HE 染
色，×200）

A. 患者右眼球结膜、睑结膜
病变，无明显隆起，累及部
分眼睑皮肤；
B. 可见中度异型性细胞，尚
未突破基底膜，有向上皮内
派杰样浸润趋势。

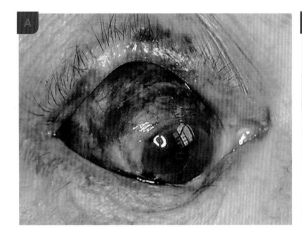

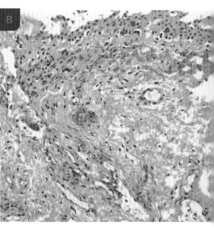

图 2-2-4 结膜 PAM 恶
变患者外观照片和病理
图片（HE 染色，×100）

A. 患者右眼结膜 PAM 恶
变，累及部分下睑皮肤；
B. 结节型黑色素瘤，肿瘤厚
度＞4mm，可见核分裂，突
破基底膜进入垂直生长期。

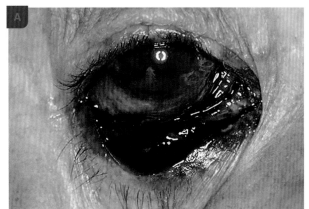

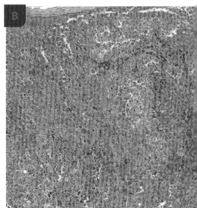

第三节　按发生方式分类

　　依据肿瘤的发生方式，眼肿瘤可分为原发性眼
肿瘤、继发性眼肿瘤和转移性眼肿瘤。原发性眼肿
瘤是指肿瘤起源于眼部组织本身，由起源部位向周
围其他眼部组织或眼部以外区域组织侵犯或浸润，
继发性眼肿瘤主要指起源于眼周组织的肿瘤向眼
部浸润形成的肿瘤，转移性眼肿瘤则指起源于远处
器官的恶性肿瘤，经血液转移到眼部。原发性眼肿
瘤多见、继发性眼肿瘤次之、转移性眼肿瘤罕见。

　　眼及其附属器位于颅面部中央，毗邻颅脑、鼻
腔、鼻窦、颞窝、颞下窝、翼腭窝和颌面部等区域组
织结构，发生于这些部位的原发肿瘤均可能向眼部
蔓延，形成继发性眼肿瘤，如鼻型自然杀伤 T 细胞

（NKT）淋巴瘤、鼻窦鳞状细胞癌、颅中窝脑膜瘤、
颞窝或颞下窝肉瘤、翼腭窝腺样囊性癌和颌面恶性
肿瘤等（图 2-3-1）。

　　眼部转移癌有 20 多种，包括肺癌、肝癌、乳腺
癌、胃癌、肠癌、肾癌、白血病等眼转移，这些转移
癌可在原发肿瘤未根治以前发生，也可在原发肿瘤
根治多年以后出现，甚至在眼转移癌出现以后，原
发肿瘤部位仍未发现复发迹象。眼内转移癌主要
集中于脉络膜（图 2-3-2）、眼眶转移癌多见于眼外
肌（图 2-3-3），可能与这两个部位血供特别丰富有
关。眼睑、结膜、泪器、眼外肌以外眼眶部位转移
癌少见。

图 2-3-1　鼻窦鳞状细胞癌侵犯眼眶的患者照片和 CT 影像

A. 患者右眼球突出，向上移位，右眶外下方隆起；
B. 冠状位，右上颌窦和筛窦占位，向眶外下方侵犯，骨质不规则溶骨性破坏。

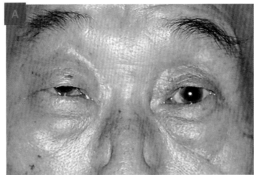
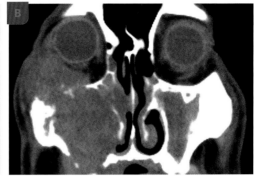

图 2-3-2　肺癌眼内转移患者的胸部 CT 和眼眶 MRI 影像

A. 胸部 CT 平扫，患者左下肺占位；
B. 眼眶 MRI T 加权水平扫描，眼底后极部条状占位，呈等信号；
C. T₂ 加权水平扫描，病变呈低信号；
D. T₁ 加权水平增强，明显强化；患者病理证实为肺鳞癌脉络膜转移。

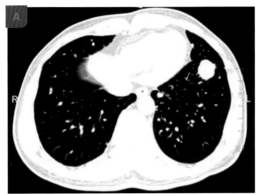
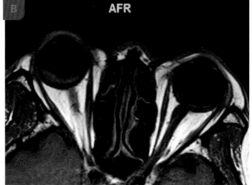
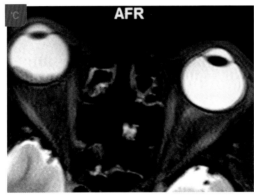
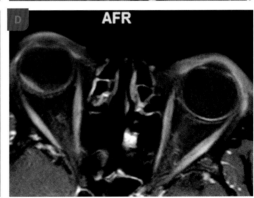

图 2-3-3　胸腺癌眼眶转移患者照片和 CT 影像

A. 患者左眼球正前方突出；
B. 眼眶 MRI T₁ 加权矢状位增强，左眼上直肌占位，累及邻近眶内软组织，明显强化；术后病理证实为胸腺癌转移。

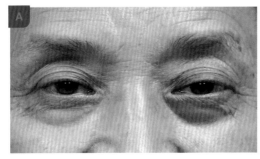
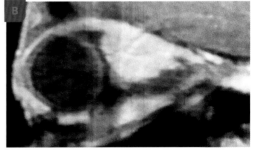

参考文献

1. SHIELDS J A，SHIELDS C L. Eyelid, Conjunctival, and Orbital Tumors, An Atlas and Textbook. 3rd ed. Philadelphia：Lippincott Williams & Wilkins，2016.

2. MANCERA N，SMALLEY K S M，MARGO C E. Melanoma of the eyelid and periocular skin：Histopathologic classification and molecular pathology. Surv Ophthalmol，2019，64（3）：272-288.

3. SHIELDS J A, SHIELDS C L. Orbital cysts of childhood-classification, clinical features, and management. Surv Ophthalmol, 2004, 49(3): 281-299.

4. MAGAN T, RAPUANO C J, AYRES B D, et al. Actinic granuloma of the conjunctiva: Case series and review of the literature. Am J Ophthalmol, 2021, 229: 120-126.

5. MEYER D, SMIT D P. Eyelid and orbital involvement in HIV infection-An African perspective. Ocul Immunol Inflamm, 2020, 28(7): 1-9.

6. OWEN J L, KIBBI N, WORLEY B, et al. Sebaceous carcinoma: Evidence-based clinical practice guidelines. Lancet Oncol, 2019, 20(12): e699-714.

7. RAJPUT R, MATHEWSON P, MUDHAR H S, et al. Periocular cutaneous sarcoid: Case series and review of the literature. Eye (Lond), 2019, 33(10): 1590-1595.

8. SONG X, JIA R, FAN X. An update on eyelid sebaceous cell carcinoma. Int Ophthalmol Clin, 2019, 59(2): 1-11.

9. CHALKIA A K, BONTZOS G, SPANDIDOS D A, et al. Human papillomavirus infection and ocular surface disease (Review). Int J Oncol, 2019, 54(5): 1503-1510.

10. HÖLLHUMER R, WILLIAMS S, MICHELOW P, et al. Ocular surface squamous neoplasia: Management and outcomes. Eye (Lond), 2021, 35(6): 1562-1573.

11. CICINELLI M V, MARCHESE A, BANDELLO F, et al. Clinical management of ocular surface squamous neoplasia: A review of the current evidence. Ophthalmol Ther, 2018, 7(2): 247-262.

12. SINGH S, ALI M J. Primary malignant epithelial tumors of the lacrimal drainage system: A major review. Orbit, 2021, 40(3): 1-14.

13. RAMBERG I, TOFT P B, HEEGAARD S. Carcinomas of the lacrimal drainage system. Surv Ophthalmol, 2020, 65(6): 691-707.

14. SEE T R O, STÅLHAMMAR G, TANG T, et al. Primary ductal adenocarcinoma of the lacrimal gland: A review and report of five cases. Surv Ophthalmol, 2020, 65(3): 371-380.

15. TAILOR T D, GUPTA D, DALLEY R W, et al. Orbital neoplasms in adults: Clinical, radiologic, and pathologic review. Radiographics, 2013, 33(6): 1739-1758.

16. BONAVOLONTÀ G, STRIANESE D, GRASSI P, et al. An analysis of 2, 480 space-occupying lesions of the orbit from 1976 to 2011. Ophthalmic Plast Reconstr Surg, 2013, 29(2): 79-86.

3

CHAPTER

第三章

眼肿瘤检查和
诊断方法

依据发生的部位,眼肿瘤可分为眼睑肿瘤、眼内肿瘤和眼眶肿瘤。眼肿瘤诊断除了依据临床特点,还需要结合眼科专科检查和影像学检查。病理检查仍然是眼肿瘤诊断的"金标准",除传统的组织切片检查、免疫组织化学检查外,分子杂交技术,二代测序检查等新技术也逐渐应用于眼肿瘤的诊断,指导靶向用药和提供预后评价。

第一节　病史采集

病史对疾病的诊断和治疗极端重要,包括"一诉五史"。病史应反映患者病后的全过程,即疾病发生、发展和诊治经过。现病史中应注重起病情况、主要症状特点、病因与诱因、病情发展与演变,以及眼部伴随病状和全身情况等。发病年龄对于眼肿瘤的诊断有提示意义,不同年龄对应相应的常见肿瘤:皮样脂肪瘤、神经纤维瘤为先天发病,血管瘤和 RB 多见于婴幼儿,横纹肌肉瘤、朗格汉斯细胞组织细胞增生症和绿色瘤好发于儿童,尤因肉瘤、炎性肌成纤维细胞瘤易发于儿童和青少年,基底细胞癌、皮脂腺癌和鳞状细胞癌则是中老年人常见的眼睑恶性肿瘤。发病缓急则与肿瘤良恶性相关,一般来说,恶性度越高,病情进展越快,如黑色素瘤、梅克尔细胞癌、弥漫大 B 细胞淋巴瘤、T 细胞淋巴瘤等。但也有例外,横纹肌肉瘤的恶性度并不是很高,但生长速度很快;RB 恶性度较低,但如果出现了毒素释放诱发无菌性炎症反应,可导致眶周或结膜急性水肿,呈现出肿瘤迅速进展的表现(图 3-1-1)。

图 3-1-1　左眼视网膜母细胞瘤患者照片、CT 影像、眼底照片和 B 超影像

A. 患者左眼眼睑红肿、下垂,结膜充血水肿;
B. 眼眶 CT 水平位显示,左眼球内占位,病变内部钙化;
C. 左眼底可见黄白色占位,约 7~8PD 大小,表面血管增生扩张伴出血;
D. B 超显示玻璃体中等不均匀回声填充,伴散在钙化;术后病理证实为 RB。

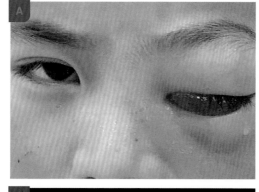
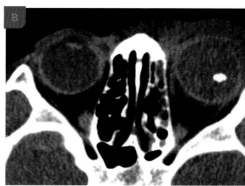
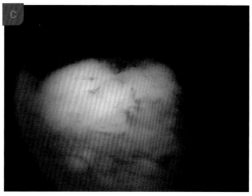
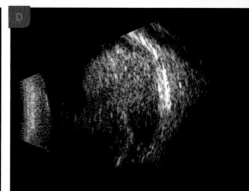

既往史有助于初步预判肿瘤类型。如发病部位是否发生过肿瘤，是初发还是复发；邻近部位是否发生过肿瘤，是原发还是继发；全身肿瘤病史，是原发还是转移，或是某种肿瘤综合征的一部分，如 Muir-Torre 综合征、皮脂腺痣综合征等。

家族史对遗传性眼肿瘤的诊断意义重大，应尽可能了解连续至少三代的家族成员情况。家族史可反映遗传性眼肿瘤的特性，如眶周神经纤维瘤表现为遗传早现的特点，一代比一代病情明显严重（图 3-1-2）。

此外，还要全面了解可能影响诊疗的系统性非肿瘤性疾病，如高血压、糖尿病、心肺功能障碍、肝肾功能不全、活动性传染性疾病、是否有器官移植和免疫抑制剂使用史、是否有抗凝血药物使用史等。

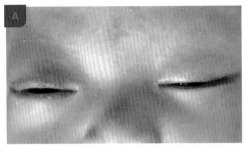
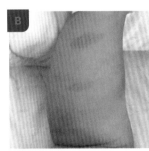
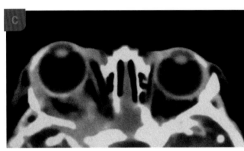
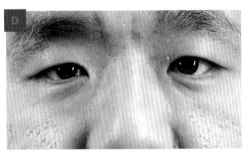
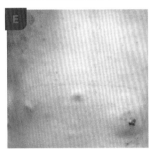
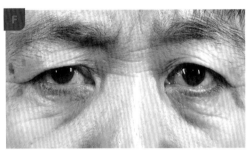

图 3-1-2　神经纤维瘤患儿、父亲、奶奶照片和患儿 CT 影像

A. 患儿出生后 1 个月，右眼球突出；
B. 患儿右下肢咖啡斑；
C. 患儿眼眶水平位 CT，眶后外侧占位，眶上裂扩大，病变与颅内相通；
D. 患儿父亲面部外观照片；
E. 患儿父亲胸部咖啡斑、腰部神经纤维瘤；
F. 患儿奶奶照片。

第二节　临床检查

一、视功能检查

主要包括视力和视野。眼肿瘤患者只要能够配合检查，均应进行视力检查，详细记录患者的远、近视力和屈光状态。视野检查对于眶尖部位肿瘤或视神经来源的肿瘤尤为重要，这种情况下视野受损往往先于视力下降。视功能检查还应包括双眼融合视力情况，是否存在复视及复视的类型等。

二、眼球位置检查

眼球突出是眼眶肿瘤最常见临床表现，大多

数眼眶肿瘤最主要的表现或首发症状是眼球突出，特别是眼眶赤道部以后的肿瘤。重点检查眼球是否有突出、移位，突出是否伴有搏动，移位的方向等，眼球突出的程度和方向对判断眼眶肿瘤位置、大小十分重要。肌锥内的肿瘤往往导致轴性眼球突出，常见如海绵状血管瘤、视神经来源的肿瘤等。肌锥外肿瘤若位于眼眶后深部，主要表现为眼球突出但眼球移位并不明显，如神经鞘瘤。位于眼眶前部的肿瘤，则眼球移位常见，如泪腺或泪囊来源的肿瘤（图3-2-1）。有些肿瘤如神经纤维瘤，在眼球突出的同时伴有搏动，是因为蝶骨缺损范围大，搏动的脑组织通过缺损部位疝入眼眶，向眼球传导压力，引起眼球搏动，严重时肉眼可见。眼肿瘤患者眼球内陷罕见，部分神经纤维瘤患者可因眶腔扩大，发生眼球内陷。

图 3-2-1　泪腺多形性腺瘤患者照片和 CT 影像

A. 右眼球向前向下移位；
B. 眼眶水平位 CT，右眼眶外上方泪腺区占位，眶外侧壁上方局部压限性改变，病变内部可见低密度囊变区；术后病理证实为泪腺多形性腺瘤。

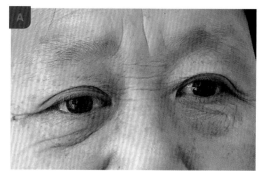
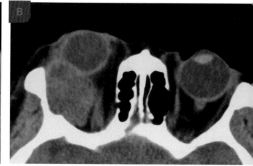

三、眼球运动检查

眼肿瘤所致的眼球运动受限多因肿瘤占位引起，其次是眼外肌部位原发肿瘤或转移癌，导致肌肉功能受损，眼球运动障碍。眼肿瘤相关的神经麻痹性运动障碍少见。眼肿瘤患者眼球运动受限以部分方位为主，眼眶淋巴瘤若广泛包绕眶内组织结构，包括眼外肌、眼球和视神经，患者可有眼球各个方向运动受限。

四、泪道冲洗检查

泪道冲洗是眼肿瘤手术前的常规检查，对于泪囊区肿瘤尤为重要，可判断肿瘤来源、与周围组织关系。如泪道冲洗不畅，提示肿瘤侵犯泪囊，或肿瘤原发于泪囊，或肿瘤压迫泪囊。血泪往往提示泪囊来源的恶性肿瘤，肿瘤进展到一定程度，血泪可自发出现，但早期体积较小的泪囊肿瘤，通过泪道冲洗方可发现血泪。

五、局部转移检查

眼肿瘤患者的体格检查，一定要注意局部淋巴结的检查。淋巴结触诊检查，可初步判断患者是否存在淋巴结转移。触诊范围包括耳前、耳后、下颌下、锁骨上、颈部等部位的淋巴结。应同时行双侧检测，一是为了对比，二是为了与一些累及双侧涎腺部位的炎症性疾病鉴别，如米库利兹病。明显的淋巴结转移肉眼可见（图3-2-2）。临床检查未见明确淋巴结转移表现，并不能完全排除淋巴结转移，尤其是恶性度很高的眼肿瘤，如结膜或眼睑黑色素瘤，局部触诊、B超、CT和MRI检查未见淋巴结转移，但选择性颈部淋巴结清扫手术可发现一定比例的淋巴结转移阳性率。

六、眼表检查

眼睑和结膜肿瘤肉眼可见，应对其进行详细检查和记录，包括肿瘤位置、大小、范围、形态、颜

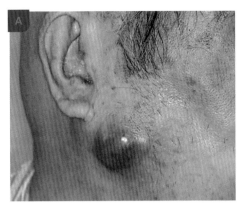

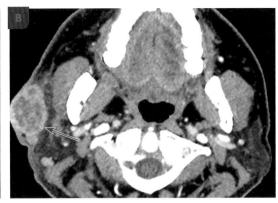

图 3-2-2　右眼眶小汗腺汗孔癌淋巴结转移照片和CT影像图片

A. 患者右侧腮腺区淋巴结肿大;

B. 颈部增强 CT 水平位显示,右侧腮腺区淋巴结肿大,对不增强不均匀强化,包膜强化明显(红色箭头)。

色、溃疡、出血、压痛等。大小、位置和范围有助于肿瘤临床分期,如眼睑恶性肿瘤 T 分期主要基于肿瘤直径、是否侵犯睑缘或睑板。眼肿瘤形态是否规则,边界是否光滑,对良性和恶性肿瘤有鉴别意义。眼睑肿瘤的颜色常常也提示着肿瘤的性质和来源,如色素来源的肿瘤大多有明显的色素沉着,呈棕褐色,部分低色素或无色素;基底细胞癌是最常见的伴有色素沉着的非色素性肿瘤;其他特征性的颜色改变包括基底细胞癌的珍珠白色、皮脂腺癌的黄白色、蓝痣的蓝色、色素细胞增多症的青灰色、黄色瘤的黄色外观,以及眼眶绿色瘤的淡绿色(图 3-2-3)。溃疡主要见于基底细胞癌和鳞状细胞癌,前者常表现为边缘内卷,而后者为外卷的溃疡形态,两者明显不同。恶性肿瘤生长迅速,血管丰富。部分眼肿瘤具有神经侵犯特点,如泪腺腺样囊性癌和眼睑鳞状细胞癌,当嗜神经生长时,患者出现疼痛、压痛,特别是鳞状细胞癌,侵犯神经的压痛体征十分明

显,患者表现为不自主躲避触诊。

角膜肿瘤的检查,应记录肿瘤的位置、大小、颜色、边界、形状和质地等,裂隙灯显微镜检查角膜透明度、曲度,有无混浊、新生血管和角膜后沉着物等。可进一步借助前节相干光断层扫描(OCT)等检查,明确肿瘤侵犯深度等。

七、眼内检查

前房检查:观察前房深度,当睫状体、虹膜等部位发生肿瘤,虹膜发生粘连、膨隆等现象时,前房不规则变浅,可见肿瘤占据部分或全部前房。观察房水是否混浊,有无细胞、色素、纤维性渗出物等,有无积血、积脓等现象。

虹膜睫状体检查:观察虹膜颜色有无改变,色素分布是否均匀,有无色素脱失、萎缩、结节、纹理情况,表面有无局限性隆起、粘连等情况。必要时可散瞳后检查,可见虹膜后或者根部肿物,超声生物显微镜(UBM)检查可进一步显示虹膜病变的范围,肿瘤大小、隆起度及边界,以及睫状体是否受累等情况。

瞳孔检查:观察瞳孔的直径大小、形状、位置,瞳孔边缘是否整齐,双侧是否等大,直接和间接对光反射情况。

眼底检查:通过直接检眼镜、间接检眼镜、前置镜、三面镜、欧宝眼底照相系统、广域数字化小儿视网膜成像系统和相干光断层扫描等检查眼底情况。注意观察玻璃体腔、视网膜、脉络膜以及视

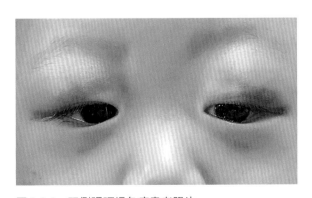

图 3-2-3　双侧眼眶绿色瘤患者照片

患者双眼上睑胀隆起、下垂,局部呈淡绿色;患者有白血病病史,术后病理证实为粒细胞肉瘤。

盘有无占位性病变，病变大小、颜色、形状、隆起高度，有无混浊、积血等。同时注意观察双眼视盘大小、形态、颜色、边界情况，中央生理凹陷色泽、杯盘比，以及双眼是否对称。视网膜有无渗出、出血、色素改变或脱离，视网膜血管走行是否正常、管径粗细是否均匀、管壁反光等。黄斑部色泽，有无水肿、渗出、色素改变和中心凹反光是否存在等。

第三节　实验室检查

实验室基本检查包括血常规、出凝血时间、肝肾功能和血糖等，主要是为了全麻手术前评估患者基础状态的需要，有时也可为诊疗提供线索，如眶周神经纤维瘤合并内脏病变，慢性出血可导致贫血，白血病累及眼眶患者可有早期的血象改变等。

血清学免疫或炎症指标检测有助于眼眶非特异性炎症等诊断和鉴别诊断，如韦格纳肉芽肿患者血液抗中性粒细胞胞浆抗体（ANCA）升高、IgG4相关眼病患者血液 IgG4 升高、结节病患者血液血管紧张素转换酶（ACE）升高、干燥综合征患者血液干燥综合征 A/ 干燥综合征 B（SSA/SSB）抗体升高。

一些眼肿瘤患者存在特异性的血液指标改变，如浆细胞瘤或骨髓瘤患者可有单链蛋白的异常升高等。

血液的基因检测在眼肿瘤诊断和治疗中的重要性日益凸显。RB、神经纤维瘤等遗传性肿瘤的特异性发病基因检测，有助于辅助临床诊断、判别发病类型、筛选高危对象、指导遗传咨询等。一些致病基因的突变检查，是开展靶向治疗的依据，如眼睑、结膜黑色素瘤的 *BRAF/NRAS* 突变检查。突变基因检测还有助于判断眼肿瘤相关的综合征，如痣样基底细胞癌综合征的 *PTCH2* 突变、Muir-Torre综合征的 *MSH2* 突变等。

第四节　影像学检查

影像学检查在眼肿瘤的诊疗中具有突出重要的地位，尤其在眼内肿瘤和眼眶肿瘤的诊断中发挥着至关重要的不可替代的作用，主要包括：B 型超声（B 超）、UBM、OCT、计算机断层扫描（CT）、磁共振成像（MRI）、正电子计算机断层显像 / 计算机断层显像（PET/CT）、数字减影血管造影（DSA）等检查。

眼肿瘤影像学检查的意义：①多数眼肿瘤都具有特异性或相对特异性的影像特点，有助于诊断和鉴别诊断；②用于判断肿瘤治疗的缓解情况，如 CT用于原发眼眶淋巴瘤放疗后是否完全或部分缓解、

PET/CT 用于评估眼肿瘤转移后化疗缓解情况等；③影像技术是肿瘤治疗的重要手段，如 RB 的介入化疗，必须在 DSA 引导下完成；④结合影像组学的人工智能研究方兴未艾，今后在眼肿瘤诊疗中将发挥越来越重要的作用。

一、B超检查

B 超是最常用的眼科影像学检查方法，根据超声频率的不同可以判断不同组织的差异。当屈光

间质不清妨碍直接观察眼底时,超声可不受屈光间质的影响而判断眼内肿瘤存在与否。超声检查可帮助进一步了解肿瘤的大小、形状及内部声学特征,以进一步鉴别诊断。多普勒成像(Doppler imaging)是通过多普勒技术获取的人体血流(或组织)的运动速度在组织平面上分布并以灰阶或彩阶方式形成的运动速度分布图。在二维声像图的基础上,用彩色图像实时显示血流的方向和相对的速度的技术,称为彩色多普勒血流成像(CDFI),CDFI在血管的识别、血流动力学的探测上具有敏感性。造影剂可显著增强超声检测信号,清晰显示组织血流灌注,超声造影为眼内良恶性肿瘤的诊断和鉴别诊断提供帮助。恶性肿瘤病灶内造影剂主要表现为快速增强,消退速度也较快,为典型的快进快出型;良性肿瘤瘤体内的造影剂一般与正常组织同步

增强,但强度较正常组织高,且消退速度较慢,为典型的快进慢出型。

眼内常见的肿瘤RB和UM在B超均有特征性表现。RB的B超特点:玻璃体腔内回声不均匀占位,多数可探及内部强回声斑块(钙化斑),甚至很小的肿瘤内也可探及钙斑,此为RB的特征性表现,见于约80%以上病例。CDFI显示与中央动、静脉相连的动、静脉血流,呈高速、高阻的血流频谱(图3-4-1)。

UM超声所见:肿瘤自球壁呈圆屋顶形突出隆起,形状规则,大小各异,如蘑菇形。半球形及蘑菇形的肿瘤前缘光滑、锐利,回声光点较强,向后逐渐变弱,接近球壁处有一暗点,即挖空现象(挖空征),此为UM的特异性表现。CDFI显示在球内病灶异常的多普勒血流信号,表现为中高速的收缩期血流速度(图3-4-2)。而脉络膜转移癌常表现为沿

图 3-4-1　视网膜母细胞瘤超声图像

A. 玻璃体内可见中高不均匀回声,伴散在钙化,正常视网膜结构不清;
B. CDFI 显示与中央动、静脉相连的动、静脉血流。

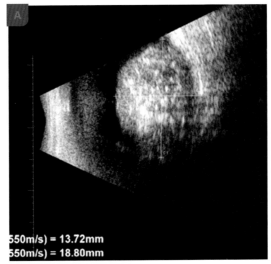
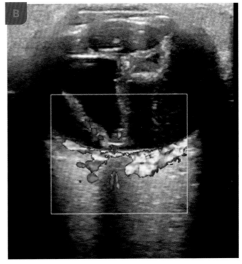

图 3-4-2　葡萄膜黑色素瘤超声图像

A. 患者 B 超显示自球壁呈蘑菇形突出隆起肿块,形状规则,可见挖空征;
B. CDFI 显示球内病灶异常的多普勒血流信号,表现为中高速的收缩期血流速度。

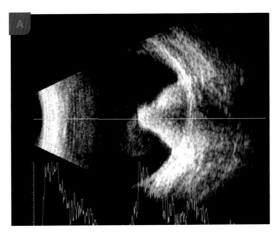
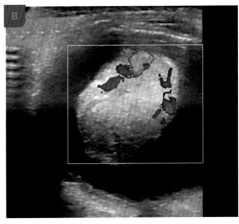

脉络膜生长的肿物,不穿透 Bruch 膜,表面常崎岖不平呈分叶状,宽基底扁平隆起,边界不清楚,肿瘤内部结构不均质,内回声较强或强弱不等,常伴广泛的视网膜脱离(图 3-4-3)。

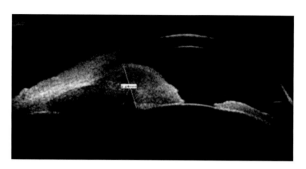

图 3-4-4　虹膜黑色素瘤 UBM 图像

虹膜根部可见虹膜隆起肿块,回声不均匀,形态欠规则,厚度约 2.24mm,阻塞房角。

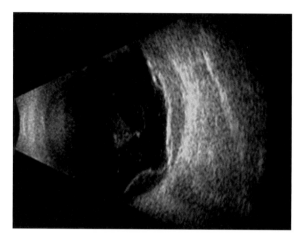

图 3-4-3　脉络膜转移癌超声图像

视网膜前厚薄不一的扁平隆起,基底较宽,>15mm,回声不均质,强弱不等,无脉络膜凹陷,无回声衰减,伴视网膜脱离。

二、超声生物显微镜检查

超声生物显微镜检查(ultrasound biomicroscopy,UBM)是一种超高频超声检查方法,具有无损伤、高分辨率、可在活体上详尽观察眼前节的特点,对于眼前节肿瘤诊断具有重要的临床价值。对虹膜病变可鉴别囊性与实性病变,同时观察病变的大小及其与周围组织的关系。虹膜囊肿表现为边界清晰的圆形或椭圆形囊样病变,内部为无回声区;而虹膜色素痣则为梭形、半球形边界清晰的局限性隆起,内部回声均匀且与虹膜组织相同。UBM 对睫状体肿瘤诊断更有独到之处,是鉴别缘于睫状体原发肿瘤或虹膜侵及房角和睫状体病变的最佳方法。睫状体肿瘤表现为睫状体局限性隆起,半球形或蘑菇形,内部回声不均匀,前回声强,后回声弱(图 3-4-4)。

三、相干光断层扫描检查

相干光断层扫描(optical coherence tomogra-

phy,OCT)是利用光的干涉现象成像的断层扫描技术,结合计算机图像技术,可观察眼内超微组织结构的横断面图像。具有高分辨率、非接触、无创伤性、可重复、能定量测量等优点。OCT 在眼肿瘤主要应用于:①发现微小的肿瘤病灶,如隐匿性 RB 或初期复发,表现为视网膜内层或外层圆形的高反射性病变;②明确病变的范围,如是否有视网膜下或神经上皮层下积液以及范围、是否有脉络膜浸润;③脉络膜色素痣和黑色素瘤的鉴别诊断;④可以对肿瘤进行精确的测量,用于眼内肿瘤的随访观察;⑤评估肿瘤治疗疗效;⑥记录治疗的并发症,如动脉介入化疗后脉络膜变薄,敷贴治疗后放射性黄斑水肿和视神经病变,评估视功能(图 3-4-5 和图 3-4-6)。

四、电子计算机断层扫描检查

电子计算机断层扫描(computed tomography,CT)主要利用 X 射线逐层扫描检测对象断层的横截面,经计算机处理获得断层图像。CT 在成像方面具有的优势:①可得到无重叠、无层面以外结构干扰的横断面图像,对病灶定位准确,尤其是 CT 导向下穿刺活检和肿瘤靶向治疗,准确性优于普通透视下的定位;②密度分辨率高,可分辨出人体组织内微小的差别,还可通过调节窗宽、窗位满足各种观察的需要;③通过对病灶进行动态扫描,可观察病灶部位的血供和血流动力学变化,如动态扫描和灌注成像等,除了能分辨血管的解剖结构,还能

图 3-4-5　视盘黑色素
细胞瘤 OCT 图像

OCT 显示视盘隆起病灶,高
度<2mm,不伴有视网膜
下液等继发性改变。

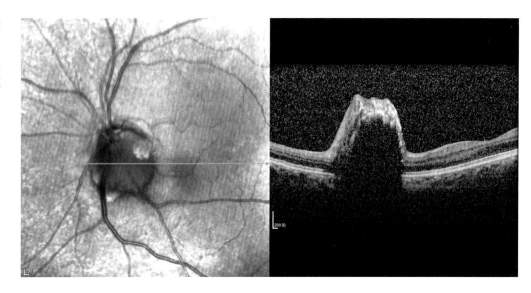

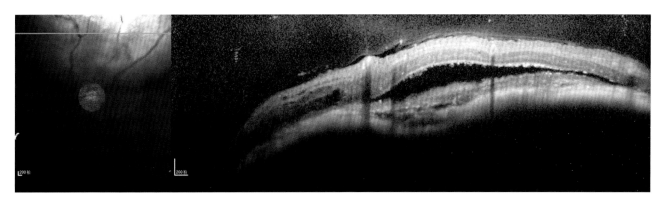

图 3-4-6　脉络膜转移癌 OCT 图像

瘤体沿着脉络膜平面生长,视网膜厚度>2mm,伴视网膜下液,与视网膜下液相邻的视网膜外层光
感受器细胞层呈"毛茸茸"的改变。

观察血管与病灶之间的关系;④具备一定的定量分析功能,如病灶增强前后的 CT 值变化,血流灌注成像测定血流性能等;⑤后处理功能强大,目前较为常用的图像后处理技术有多平面重建、最小密度投影、仿真内窥镜技术、容积再现、表面遮盖显示等,图像后处理技术有助于病变更为清晰立体显示。图像效果不佳者还可通过增强扫描进一步处理、观察,如多平面重组、曲面重组、容积重组仿真内镜和灌注成像软件分析等,转化为提高诊断准确性所需的二维或三维图像。

(一) CT 扫描方法和新技术

除常规平扫外,CT 影像技术发展也为眼肿瘤的诊断和治疗提供强有力的支持。

1. 增强扫描　静脉注入水溶性有机碘对比剂,再按普通扫描方法进行扫描。多层螺旋 CT 的多期增强扫描与图像后处理技术能够更为清晰地显示病变的具体位置、与周围组织关系,尤其是肿瘤对眼外肌、视神经、眶壁的侵犯情况等,提高了眼肿瘤临床分期的准确性。

2. CT 血管成像　静脉内快速注射高浓度对比剂后,靶血管内的对比剂浓度将达峰值时进行螺旋 CT 容积扫描,经后处理重建靶血管的数字化多维图像,包括 CT 动脉成像、CT 静脉成像和 CT 微循环灌注成像,临床上,CT 血管成像常指 CT 动脉成像和 CT 静脉成像,其中 CT 动脉成像对于显示眼眶肿瘤与周围血管关系具有重要作用。

3. **CT 灌注成像** 是结合高速注射和快速扫描技术的一种成像方法,通过分析动态增强图像获得一系列组织参数,主要用于了解组织的血流灌注情况,区别于传统 CT 影像学只是对形态学进行诊断。CT 灌注成像对于了解眼眶肿瘤的血流灌注情况有作用,但因为辐射剂量高的原因,其临床使用受到限制。

4. **低剂量扫描技术** 指在保证诊断要求的前提下,降低螺旋 CT 的扫描参数,既能清楚显示组织及其内部的结构,同时又极大减轻受检者的辐射剂量。眼内晶状体对放射线敏感,因此,眼眶低剂量扫描是必要的,联合图像重建技术对病情进行诊断,可以在充分保证诊断准确性的同时,最大限度降低辐射剂量。

5. **能量成像** 又称双能 CT,是指在同一次扫描中,CT 产生高低两种不同能量的射线(80kVp、140kVp)进行数据同步扫描采样,探测器接收后进行单能量重建。能量成像可以提高小病灶的检出率,有利于消除金属、钙化等的硬化伪影,观察术后图像、优化图像质量和对比噪声比等。

6. **CT 导航** 由于 CT 能清晰显示病变大小、形态、位置、坏死空洞区,明确显示与邻近血管神经的解剖关系,因此,临床上在 CT 导航下精准操作,可避免损伤神经血管等重要结构,从而提高眼眶肿瘤手术的安全性。

(二)眼肿瘤常见的 CT 表现

CT 能显示肿瘤的位置、大小、范围,是眼肿瘤尤其眼眶肿瘤重要的检查方法,眼肿瘤在 CT 上常见的表现有:

1. **占位性病变** 是最主要的表现,根据病变的形状、边界、内密度、强化情况,可对一些病例作出定性诊断。良性肿瘤一般表现为边缘清楚、光滑的圆形、类圆形、椭圆形的高密度占位性病变,内部密度均匀(图3-4-7);囊肿则为边缘清楚的低密度区;血管瘤边缘清楚、光滑,强化显著且均匀;恶性肿瘤形态多不规则,密度不均匀,边界也不清楚,常有眶骨破坏,并向邻近结构如颅内、鼻窦等延伸(图3-4-8)。

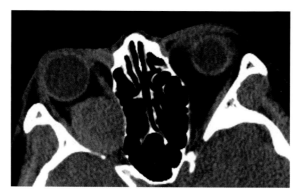

图 3-4-7 眼眶海绵状血管瘤患者 CT 影像

眼眶 CT 水平位显示,右眼眶肌锥内占位,类圆形,边缘光滑,密度均匀。

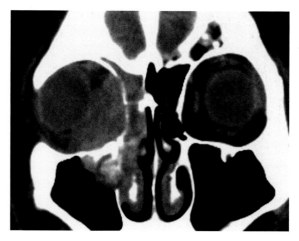

图 3-4-8 眼眶腺癌患者 CT 影像

眼眶 CT 冠状位显示,左眼眶内侧占位,病变累及筛窦、鼻腔、上颌窦,骨质破坏。

2. **继发性骨改变** ①骨破坏,骨壁呈不规则、虫蚀状或蜂窝状缺损,常见于恶性肿瘤、转移癌和肉芽肿性病变,如泪腺恶性肿瘤可引起泪腺窝扩大,骨质破坏;朗格汉斯细胞组织细胞增生症导致眼眶外上方骨质破坏(图3-4-9);②骨增生,主要见于以下两类病变:一种是骨纤维异常增生症,表现为累及额骨、蝶骨上颌骨甚至全颅骨的弥漫性骨增生,另一种是累及蝶骨嵴的脑膜瘤,主要表现为眼眶外侧壁密度增高;③骨缺失,多为先天性疾病所致,如神经纤维瘤导致的眶顶壁、外侧壁和颅骨的缺失,缺失的边界清楚、光滑(图3-4-10);④毗邻结构破坏,尤其是鼻窦受累,常见于恶性肿瘤;⑤眶腔扩大,长期眼眶占位性病变均可造成眶腔普遍性

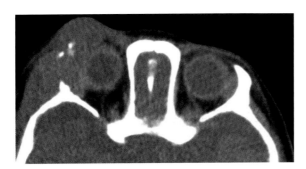

图 3-4-9 朗格汉斯细胞组织细胞增生症患者 CT 影像

眼眶 CT 水平位显示左眼眶外上方病变,眼眶外侧壁广泛溶骨性破坏改变。

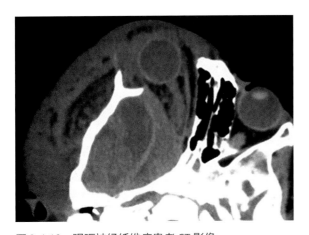

图 3-4-10 眼眶神经纤维瘤患者 CT 影像

CT 水平位显示左眼眶内外不规则软组织病变,眶外侧壁后方大范围骨缺损,边界光滑。

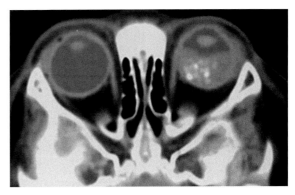

图 3-4-11 RB 患者 CT 影像

眼眶 CT 水平位显示左眼球内占位,病变内部见广泛散在钙化。

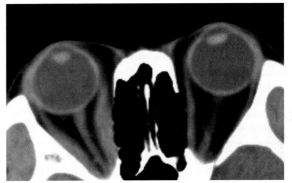

图 3-4-12 眼眶特发性炎症(肌炎型)患者 CT

眼眶 CT 水平位显示左眼内直肌全段增粗,包括肌腱和肌腹。

或局限性扩大,在儿童,3 个月的眶内占位即可造成眶腔扩大。

3. **钙化** 钙化在眼眶肿瘤主要分两种,具有一定特征性和诊断意义。一种在血管内,见于静脉畸形、静脉曲张等,因其呈圆形,又称静脉石;另一种为不规则钙化,见于脑膜瘤、畸胎瘤、神经鞘瘤和泪腺上皮性恶性肿瘤。约 60% 以上 RB 可见眼内钙化灶,是其主要鉴别点之一(图 3-4-11),其次常见的眼内钙化见于脉络膜骨瘤。

4. **眼眶内软组织改变** ①眼外肌肥大,多见于甲状腺相关性眼病、特发性炎症、颈动脉-海绵窦瘘、蜂窝织炎、恶性肿瘤细胞的直接浸润。甲状腺相关性眼病为多条肌肉受累、肌肉附着点正常,肌腹受累呈棱形肿大;而肌炎多发生于一条肌肉,肌腹及肌腱均粗大(图 3-4-12)。②视神经增粗,常

见于视神经胶质瘤、视神经鞘脑膜瘤、转移癌、甲状腺相关性眼病、特发性炎症等。视神经胶质瘤显示为棱形增粗,视神经鞘脑膜瘤呈管状增粗,在薄层面像上可见车轨样改变。RB 患者出现视神经增粗则是肿瘤向颅内侵犯的征兆。③眼上静脉扩张,水平 CT 扫描眼上静脉呈膝状弯曲高密度影,位于上直肌与视神经之间,冠状面显示为视神经上方圆形高密度影。眼上静脉增粗常见于颈动脉-海绵窦瘘。④眶脂体积增大,可由水肿、充血和炎细胞浸润所致,常见于特发性炎症、甲状腺相关性眼病。

五、磁共振成像检查

磁共振成像(magnetic resonanle imaging,MRI)是基于原子核的核磁共振现象产生的技术,即质子

在外部磁场中的运动。在外部磁场作用下，质子进行规律自旋和排列，方向平行于磁场方向。与外部磁场平行同向排列的质子多于平行反向排列质子，形成了一个与外部磁场方向一致的纵向磁化矢量（即 T_1 加权像的基础）。外部磁场中质子还围绕磁场轴进行旋转摆动，即质子的进动，这是原子核自旋形成的磁场与外部磁场相互作用的结果，并且进动与外部磁场场强成正比。质子的进动形成了横向矢量（即 T_2 加权像的基础）。核磁共振的特点是流动液体不产生信号，称为流动效应或流动空白效应。因此，血管是灰白色管状结构，而血液为无信号的黑色，使得血管很容易与软组织分开。MRI 检查有以下优点：①无电离辐射损伤；②可以多方位成像，能获得原生三维断面成像而无须重建就可获得多方位的图像；③软组织分辨力高，对眼外肌、眼球、视神经等检查明显优于 CT 检查；④可以获得多种成像序列，其多组织参数、多序列成像，为明确病变性质提供更丰富的影像信息。

（一）MRI 扫描方法和新技术

眼球和眼眶检查时，常规扫描序列包括横断面 SE T_1WI、横断面 FSE T_2WI，根据需要加扫冠状面和矢状面 SE T_1WI 和 / 或 FSE T_2WI。此外，还可以根据临床具体需求，选择特殊的 MRI 扫描技术获得病灶更清晰完整的影像。

1. **加权成像** 加权即突出权重的意思。在成像过程中组织各种特性（包括质子密度、T_1 值、T_2 值）对 MR 信号均有影响，调整成像参数后使图像主要反映组织某方面特性，并抑制组织其他特性对 MR 信号影响。

2. **脂肪抑制成像技术** 脂肪组织中质子密度较高，在 T_1WI 上呈极高信号，在 T_2WI 上呈较高信号，由于大多数肿瘤在 T_2WI 也表现为中高信号，脂肪组织影响了对病变的显示。脂肪抑制成像技术是指在 MRI 中选择性抑制脂肪的信号，包括脂肪饱和、短时间反转恢复技术、频率选择反转脉冲脂肪抑制技术、Dixon 技术、预饱和带技术等。脂肪饱和技术可用于多种序列，能抑制脂肪组织信号且

对其他组织影响较小。但对磁场均匀度要求高、周边视野脂肪抑制效果差、对运动区域脂肪抑制效果不佳。短时间反转恢复技术基于反转回复序列，其特点在于对场强依赖性小、对磁场均匀度要求低，但对脂肪信号选择性较低。

3. **增强扫描** 经静脉注射某种造影药物后进行 MR 扫描。对比剂含不配对电子，具有顺磁性，可缩短 T_1 时间、增强信号。对比剂注入静脉后随血液分布，因各组织的血液供应量和供应来源不同，因而对比剂的分布量、分布时间及清除速度有差别。肿瘤、炎症等疾病往往对比增强明显，有利于判断病变的真实范围和血供情况（图 3-4-13）。

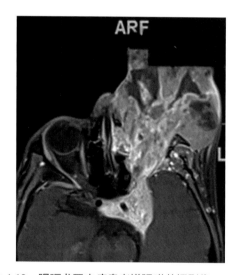

图 3-4-13　眼眶尤因肉瘤患者增强磁共振影像
T_1 增强水平位显示左眼眶占位，病变累及眼眶内外、筛窦、鼻腔、颅中窝、海绵窦等部位，不均匀强化。

4. **弥散加权成像** 弥散加权成像可反映活体组织中水分子的扩散运动，用于判断病变组织的致密程度。使用表观弥散系数描述水分子运动能力，表观弥散系数越大，分子弥散运动越强。弥散加权成像最早用于颅内血管性疾病诊断，近年来在颅外病变，包括眼眶病变中应用广泛，如应用表观弥散系数辅助鉴别诊断眼眶特发性炎症和眼眶MALT 淋巴瘤。

（二）常见眼肿瘤的 MRI 表现

MRI 对占位病变的显示表现在形态和信号两

方面,形态所见和 CT 等其他影像学检查相似,而信号则有所不同。MRI 在一个层面可有 T_1WI、T_2WI 和质子图像三种,病变信号高低的判断是与同层面的正常组织相比较,高、中、低三种信号分别用白、灰、黑颜色表示。由于眼肿瘤有一定的好发部位与形态、边界和信号特点,通常按五分法将眼眶分为眼球区、视神经区、肌锥内区、肌锥外区和骨膜外区,每个区域均有其代表性的肿瘤及特异性表现。

1. **眼球区** 最常见的是 RB 和 UM。RB 在 MRI 表现为眼球内异常的软组织信号,可呈不均匀轻度增强。由于黑色素的顺磁性作用,UM 典型表现是瘤体 T_1WI 高信号,T_2WI 低信号(图 3-4-14)。T_1WI 信号强度与肿瘤色素沉着明显相关,T_1WI 高亮度的肿瘤中度或重度色素沉着,而 T_1WI 低亮度的肿瘤则是少量或无色素沉着。

图 3-4-14　UM 患者磁共振影像

A. T_1 水平位显示右眼球内占位,高信号;
B. T_2 水平位低信号。

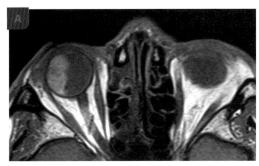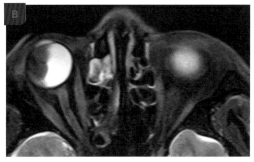

2. **视神经区** 以视神经胶质瘤和脑膜瘤最为常见。视神经胶质瘤在 MRI 上表现为视神经迂曲、增粗,呈梭形或不规则肿块,如同时累及眶内段、管内段及颅内段则可表现为哑铃形。其在 T_1WI 上表现为低信号、等信号,T_2WI 上表现为等信号、高信号,增强后可轻度-明显强化。视神经鞘脑膜瘤 MRI 表现为视神经呈管形或梭形增粗,T_1WI、T_2WI 上均表现为等信号,增强后明显强化,可表现为典型车轨征(图 3-4-15)。

3. **肌锥内区** 常见肿瘤包括海绵状血管瘤、神经鞘瘤、神经纤维瘤。海绵状血管瘤为类圆形、边界清楚的肿块,T_1WI 中、低信号,T_2WI 高信号,动态增强扫描呈渐进性增强模式为其特征性改变。神经鞘瘤表现为类圆形或不规则形边界清晰肿块,T_1WI 呈低或等信号,T_2WI 呈高或混杂信号,常合并坏死、囊变在 T_1WI 呈低信号,T_2WI 呈显著高信号,增强后实性部分强化明显(图 3-4-16)。孤立性纤维瘤较少见,多表现为 T_1WI、T_2WI 等信号肿块,明显强化。

4. **肌锥外区** 常见淋巴瘤、泪腺混合瘤、泪腺腺样囊性癌。淋巴瘤常弥漫性生长,包绕眼球是其特点,MRI 扫描可见不规则肿块,包绕眼球呈铸形,T_1WI 呈低、等信号,T_2WI 上呈等、高信号,增强后轻度-中度强化。泪腺混合瘤 MRI 上显示为眶外侧泪腺窝圆形或类圆形肿块,边界清楚、光滑,T_1WI 呈中等信号,T_2WI 为中、高信号,增强扫描肿瘤明显强化。泪腺腺样囊性癌在 T_1WI 呈中或低信号,T_2WI 呈中或高信号,可明显强化。MRI 还可清晰显示肿瘤的形态及是否侵犯颅底、蝶骨大翼、颞窝等毗邻结构。良性肿瘤泪囊囊肿则表现 T_2WI 上等信号占位性病变,边界清晰、圆形或类圆形。

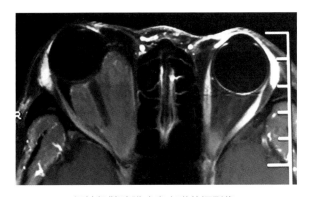

图 3-4-15　视神经鞘脑膜瘤患者磁共振影像

T_1 水平位显示右眼眶占位,视神经周围病变增强,视神经不增强,表现为"车轨征"。

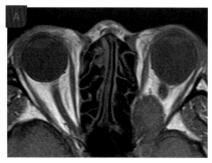 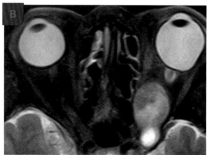 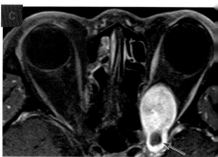

图 3-4-16　神经鞘瘤患者磁共振影像

A.水平位显示左眼眶占位，T_1 低信号；

B.T_2 高低混杂信号；

C.T_1 增强，实性部分强化明显，囊变区域不增强（红色箭头），囊性病变部分累及颅内。

5. **骨膜外区**　最常见皮样囊肿，其 MRI 具有一定特征性，T_2WI 多为高信号，T_1WI 信号强度与脂肪含量有关，如果内容物脂肪含量高，T_1WI 呈高信号，在脂肪抑制序列上高信号影被抑制；如脂肪含量很少，则 T_1WI 多为低信号，且脂肪抑制后信号无明显改变。

六、正电子发射计算机断层显像 / 计算机断层显像检查

由于绝大多数恶性肿瘤细胞糖代谢旺盛，对葡萄糖的需求明显增加，静脉注射显像剂氟代脱氧葡萄糖（^{18}F-FDG）后，恶性肿瘤细胞会大量摄取 ^{18}F-FDG，通过 PET/CT 探测患者体内的 ^{18}F-FDG 分布，可以发现原发肿瘤及其转移病灶在全身分布情况。近年来，正电子发射计算机断层显像 / 计算机断层显像（positron emission computed tomography/computed tomography，PET/CT）已应用于眼肿瘤术前分期、疗效评估及预测预后，尤其适用于眼眶淋巴瘤的分期、眼肿瘤的转移灶的探查。

1. **眼眶淋巴瘤**　是成人眼眶最常见的原发性恶性肿瘤，Anderson 癌症中心的研究显示，58% 的眼眶淋巴瘤患者在治疗前已出现区域或远处受累（图 3-4-17）。因此，使用 PET/CT 检查对眼眶淋巴瘤患者分期至关重要。目前，PET/CT 检查已成为眼眶淋巴瘤标准分期的一部分。此外，PET/CT 在黏膜相关淋巴组织淋巴瘤和滤泡性淋巴瘤患者的诊断和治疗反应评估中具有一定价值。

2. **UM**　PET/CT 可以用于检测 T_2 和 T_3 期 UM，是诊断大结节性 UM 的可靠方法。并且患者的标准摄取值（SUV）和最大基底直径与转移性死亡显著相关，初始 SUV 值与转移时间成负相关。对于 UM 来说，PET/CT 是用于全身评估的可靠方法（图 3-4-18）。

3. **横纹肌肉瘤**　是儿童时期最常见的间叶性肿瘤，眼眶是头颈部最常见的发病部位。对于初始横纹肌肉瘤分期，由于 PET/CT 对转移淋巴结和远处转移具有更高的准确性，PET/CT 始终优于常规成像（增强 CT、MRI 和全身骨显像）。

4. **眼眶转移癌**　眼眶转移癌约占所有眼眶恶性肿瘤的 20%。大部分的眼眶转移癌都表现为对 ^{18}F-FDG 高摄取，并且 PET/CT 能够检测出大部分的原发肿瘤，对疾病准确分期和评估疗效。

总之，PET/CT 是一种对眼肿瘤，尤其是恶性肿瘤患者全身评估相对可靠的方法，其结果很大程度上可以影响患者的治疗方案的制订。值得注意的是，并不是所有的转移病灶都对 ^{18}F-FDG 表现为高摄取，有少数眼肿瘤的转移灶可能对 ^{18}F-FDG 表现为轻微摄取，甚至无摄取，所以还需要结合其他检查方法（如 MRI 等）综合评估。

七、数字减影血管造影检查

数字减影血管造影（digital subtraction angiogra-

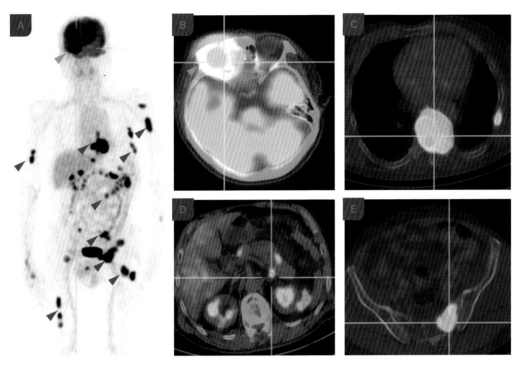

图 3-4-17 右眼眶弥漫大 B 细胞淋巴瘤患者 PET/CT 影像

A. 提示全身多发糖代谢增高病灶；

B～E. PET/CT 融合图像见右眼眶肿物（B）、胸椎（C）、胰周（D）、骶骨（E）等处多发异常糖代谢增高。

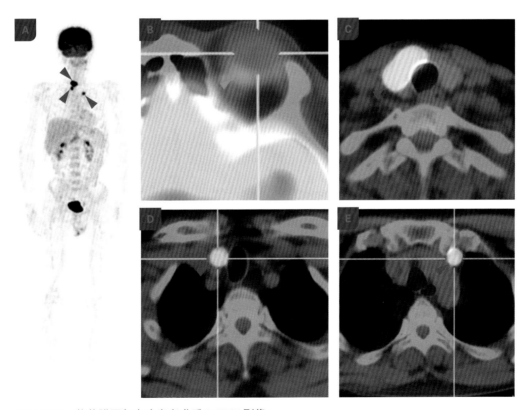

图 3-4-18 葡萄膜黑色素瘤患者术后 PET/CT 影像

A. PET MIP；

B～E. PET/CT 融合图像，右眼眶术后炎症（B）和右颈Ⅳ区（C）、纵隔Ⅱ区（D）、纵隔Ⅵ区（E）多发转移。

phy，DSA）是将造影剂注入动脉或静脉血管后，使血管显影，并通过数字化处理，去除不需要的组织影像，仅保留血管影像。该技术能准确显示血管的位置、形态和分布情况，实时显示血管内血流动力学特点，清晰度和分辨率高，对眼部血管性疾病和肿瘤的诊断和治疗具有重要作用。

DSA造影能精确显示眼动脉从颈内动脉发出后的走行和分支，明确眼动脉及其分支狭窄的部位、程度和范围等，发现眼动脉变异情况。对于眼部血管性疾病，DSA造影可明确血管异常情况，明确其病变范围、供血动脉和回流静脉等信息，是眶周血管瘤、动静脉畸形和动静脉瘘等眼部血管性疾病诊断的"金标准"。在眼部肿瘤的诊断中，由于造影导管直径限制，造影精度不足，目前尚不能精确显示眼内占位的具体情况。但对于眼眶肿瘤，DSA可显示肿瘤血管和肿瘤染色，有助于判断占位血供情况。

在DSA辅助下开展经导管介入治疗，因其血管内操作，存在创伤小、可直达病灶、局部给药疗效好、见效快、全身副作用小等优势。对于眶周血管瘤、眼眶动静脉畸形等血管异常，介入治疗可经皮、经动脉或经静脉阻断供血动脉或回流静脉，破坏病灶，高效安全地改善患者预后。随着对疾病认识和治疗手段的发展，近年来，介入治疗在眼肿瘤的治疗中应用也得到了广泛的认可。对于最常见于婴幼儿的RB，在DSA影像引导下，将微导管插入眼动脉开口处，将药物直接注射到眼动脉，由于局部药物浓度高、疗效好、全身毒副作用小，逐渐成为该肿瘤的一线治疗方案。此外，动脉介入治疗还可用于眼眶神经纤维瘤和泪腺腺样囊性癌，前者可减少术中出血，极大降低手术风险，后者则可减容后完整切除肿瘤，极大改善患者预后。虽然仍需开展高质量的临床研究来证实其疗效和安全性，DSA引导下的介入治疗是眼肿瘤临床值得期待的治疗方式。

影像检查是眼肿瘤诊断、分级或分期的重要手段，也是评判疗效、预后的主要依据，新的影像检查技术发展为眼肿瘤的治疗提供新的方式，临床上常常需要依据患者的病情特点，联合应用多种检查手段，进行合理的诊断并指导治疗方案的制订。

第五节　病理学检查

病理学检查是眼肿瘤诊断的"金标准"，对于判断眼肿瘤性质、类型和恶性程度具有重要意义。此外，病理学检查在衡量治疗效果、指导靶向用药、提供预后评价，以及获取分子遗传信息等方面同样不可或缺。

一、标本制作要点

眼球组织结构精细、复杂，被致密的眼球壁包裹，属于相对独立的器官。晚期的眼内恶性肿瘤，如RB和UM，常需行眼球摘除术。对摘除的眼球进行规范的组织病理学检查、评估组织病理学高危因素，可为后续治疗方案提供重要的客观依据。为达到以上目的，需要制作高质量的组织病理学切片。在标本取材时，不仅要通过标本组织最大径的肿瘤主体，而且要通过瞳孔-视神经轴平面（P-O切面）剖开，使切片能够包括筛板和视神经的中央部位。此外，还应切取视神经断端以评估断端是否受累。

应大力提倡快速病理或冰冻病理切缘控制肿瘤切除术。冰冻病理诊断是明确肿瘤性质、减少肿瘤复发、提高患者生存率的有效措施。在眼睑恶性肿瘤冰冻切片的制作中，需要定位定点将瘤体、切缘和基底不同部位组织分别标记，送病理检查。若切缘组织有肿瘤存在，则应扩大切除，直至组织中未见残留的肿瘤细胞为止。

二、病理检查分类

（一）冰冻切片检查

冰冻切片病理诊断是将切下的病变组织在冰冻切片机中迅速冷冻后制成切片，由病理科医生迅速作出病理诊断。通过冰冻切片病理检查，可以确定肿瘤的性质，确定手术切缘有无肿瘤残留，了解肿瘤扩散情况，包括肿瘤是否浸润相邻组织、有无区域淋巴结转移等，依据冰冻病理诊断结果，由手术医生决定进一步手术方案。因受时间和技术等影响，冰冻切片病理不能细分组织起源，故不适用于来源于淋巴、脂肪、骨组织肿瘤的诊断，尤其是采样困难的小组织。

（二）诊断性活体检查

从肿瘤部位直接切取一定数量的肿瘤组织进行病理学检查，明确病变性质和类型，为制订治疗方案提供依据。活检时应沿病灶垂直切取，要有一定的深度，避免组织挤压，避开坏死区。

（三）切除性活体检查

将病变全部切除，既达到了活体检查的目的，又是一种治疗手段。送检时应在手术切缘做好标记并在申请单上注明，帮助病理医生准确报告病变累及范围和各手术切缘情况。

（四）针吸穿刺活体检查

利用细针或粗针穿刺吸取组织进行活体检查的方法，主要用于某些眼内或眶内深部肿瘤。细针穿刺操作简便，损伤轻微，但细针穿刺活检很难准确到达肿瘤部位，且取得标本量很少，通常会受到不同程度的挤压，因此，对穿刺医生和病理医生要求都极高。

（五）减容性活体检查

在确保功能和外观前提下，尽可能多切除病变组织，既用于病理诊断，又能减少瘤体，为后续放疗、化疗创造条件，主要适用于淋巴瘤和恶性肿瘤姑息性手术。

（六）细胞学检查

又称细胞涂片检查。眼内液（包括玻璃体和房水）、针吸活检液和囊腔内容物等组织标本，因不成形无法进行常规病理学固定检查，可均匀涂抹在玻片上观察细胞形态，如果有效细胞达一定量时还可用于免疫或分子检测。但该方法无法显示细胞间结构且阳性率低，不作为病理诊断的首选方法。

三、病理诊断相关技术

病理诊断常用的石蜡切片及苏木素 - 伊红（HE）染色技术可对绝大多数送检标本作出准确诊断，但 HE 染色无法回答与诊断相关的一些细节或特殊问题，需要结合其他临床病理技术进行诊断。

（一）组织化学

组织化学（histochemistry）是指以常用化学试剂研究组织中某特定成分的化学构成，并通过显色法呈现出来。如刚果红染色法判定组织是否存在淀粉样变性，阿尔辛蓝 - 过碘酸希夫反应（alcian blue-periodic acid Schiff，AB-PAS）可染色真菌的孢子与菌丝。

（二）免疫组织化学

免疫组织化学（immunohistochemistry）是指在抗体上结合可显色的化学物质，通过抗原和抗体间特异性结合反应确定组织内抗原，可定位也可半定量，有利于判定肿瘤来源。如细胞角蛋白可提示肿瘤来源于上皮，程序性死亡 - 配体 1（PD-L1）可检查肿瘤免疫抑制点等。

（三）分子杂交

分子杂交（molecular hybridization）是指不同的DNA 片段、RNA 片段，以及 DNA 片段与 RNA 片段之间按照互补碱基配对原则，使不完全互补的两条多核苷酸相互结合的过程。荧光原位杂交是其中一种杂交方式，通过特定分子的标记探针与染色体原位杂交，最终以荧光显色判读，该技术可诊断肿瘤或指导靶向用药。如眼眶腺泡状横纹肌肉瘤中存在特征性融合基因 *PAX3-FOXO1*，是预后差的标志，可与其他恶性肿瘤鉴别。利用分子杂交技术还能检测相关基因重排，如 *IGH/BCL2* t（14；18）（q32；q21），*MALT1/ATI2* t（14；18）（q32；q21）基因重排，在滤泡性淋巴瘤、MALT 淋巴瘤和弥漫性大 B 细胞淋巴瘤诊断中具有重要作用。其他分子杂交法包括 southern 印迹杂交、northern 印迹杂交、液相杂交等。

（四）聚合酶链式反应

聚合酶链式反应（polymerase chain reaction，PCR）是一种体外迅速扩增 DNA 片段的技术，它能以极少量的 DNA 为模版，在几小时内复制出上百万份的 DNA 拷贝，用于肿瘤特殊基因的检测，据此进行肿瘤精准诊断与预后判断。如 PCR 技术可检测到 UM 患者中存在 3 号染色体丢失、8 号染色体 q 臂获得、6 号染色体 p 臂丢失、8 号染色体 p 臂丢失等染色体异常，这些与肿瘤预后相关。

（五）一代测序技术

又称 Sanger 法，利用 DNA 聚合酶延伸结合在特定序列模板上的引物，直到掺入一种链终止核苷酸为止，是一种快速测定 DNA 序列的技术，也被称作双脱氧终止法，主要用于淋巴瘤的辅助诊断，眼部 MALT 淋巴瘤基因重排等。

（六）二代测序技术

二代测序技术（NGS）边合成边测序，即通过捕捉新合成末端的标记来确定 DNA 序列。其特点是能一次并行几十万到几百万条 DNA 分子的序列测定，且一般读长较短。目前在肿瘤病理诊断、靶向用药指导、感染源查找等领域应用较广。

近年来，随着基因诊断技术的发展，单细胞测序和空间转录组学等技术也逐渐应用到眼肿瘤的诊断。

四、病理样本采集和病理报告解读

眼肿瘤组织少，要得到高质量的病理诊断，眼

肿瘤组织样本采集相当关键。眼肿瘤的标本采集的关键点：①取最可疑病灶，多发病变要分别取材；②病变与正常组织交界处要取材；③避开坏死及明显感染区；④沿病灶垂直切取，要有一定深度；⑤活检取样要避免组织挤压，不用组织钳钳夹；⑥淋巴结活检须完整切取；⑦送检标本应完整，手术医师为了科研或其他目的需要分取标本时，必须首先满足临床病理检查的需要，以免造成漏诊误诊。

病理标本的固定和送检。冰冻标本应将新鲜组织放在不加任何液体的玻璃、塑料、金属容器中，避免用纱布包裹造成标本干枯，离体后第一时间送检。常规标本使用 4% 的中性甲醛固定，固定液至少为标本体积的 4～5 倍，按标本的大小一般固定几个小时至 24 小时以上。同一患者的不同标本应分别置于不同的容器中。送检标本要做好标记，并和申请单核对一致，避免错误。

病理报告包括肿瘤分型分类、肿瘤分化、侵犯部位、累及范围、是否有脉管和神经侵犯、淋巴结和远处转移情况、TMN 分期，以及组织病理学高危因素等内容。如果眼肿瘤需要精准治疗，应进行基因检测，以完善病理信息，为靶向治疗、预后评估和疗效评价等提供重要参考，此时要求病理医生出具一份更全面、更丰富的整合精准报告，内容可涵盖常规病理学、免疫病理学、分子病理学、遗传病理学，以及预测病理学信息。遇到疑难病例时，有必要组织临床病理讨论会，共同探讨疾病的诊断及治疗，这也是提高临床诊疗水平、促进临床医学发展的重要途径。

参考文献

1. 李永平. 重视病理检查在眼肿瘤治疗中的应用. 中华眼科杂志, 2010, 46（4）：289-291.
2. 李彬, 项晓琳. 从眼科病理学角度深入认识眼内肿瘤. 中华实验眼科杂志, 2015, 33（11）：965-968.
3. 中华医学会眼科学分会眼整形眼眶病学组. 中国单侧眼内期视网膜母细胞瘤诊疗专家共识（2019 年）. 中华眼科杂志, 2019, 55（4）：250-254.

4. WANG L, DING L, LIU Z, et al. Automated identification of malignancy in whole-slide pathological images: Identification of eyelid malignant melanoma in gigapixel pathological slides using deep learning. Br J Ophthalmol, 2020, 104(3): 318-323.

5. BERRY J L, XU L, POLSKI A, et al. Aqueous humor is superior to blood as a liquid biopsy for retinoblastoma. Ophthalmology, 2020, 127(4): 552-554.

6. KIVELA T. The epidemiological challenge of the most frequent eye cancer: Retinoblastoma, an issue of birth and death. Br J Ophthalmol, 2009, 93(9): 1129-1131.

7. DHANJAL S, KAKOUROU G, MAMAS T, et al. Preimplantation genetic diagnosis for retinoblastoma predisposition. Br J Ophthalmol, 2007, 91(8): 1090-1091.

8. KNUDSEN M K H, RASMUSSEN P K, COUPLAND S E, et al. Clinicopathological features of ocular adnexal mantle-cell lymphoma in an international multicenter cohort. JAMA Ophthalmol, 2017, 135(12): 1367-1374.

9. TAKAHASHI H, USUI Y, UEDA S, et al. Genome-wide analysis of ocular adnexal lymphoproliferative disorders using high-resolution single nucleotide polymorphism array. Invest Ophthalmol Vis Sci, 2015, 56(6): 4156-4165.

10. CANI A K, SOLIMAN M, HOVELSON D H, et al. Comprehensive genomic profiling of orbital and ocular adnexal lymphomas identifies frequent alterations in MYD88 and chromatin modifiers: New routes to targeted therapies. Mod Pathol, 2016, 29(7): 685-697.

4

CHAPTER

第四章

眼肿瘤治疗

眼肿瘤治疗方法多样,包括手术、化疗、放疗、激光、冷冻、靶向治疗、免疫治疗等。大多数良性眼肿瘤,如色素痣、黄色瘤、乳头状瘤等,应用单一方法即可治愈,但眼恶性肿瘤往往需要根据分期,采用多种方法进行综合序列治疗肿瘤。如对放疗敏感的 MALT 眼部淋巴瘤,常在术后进行放疗;对局部难以手术根治的眼部鳞状细胞癌,可先行诱导化疗,再行手术治疗;对存在 *BRAF* 突变、进展阶段的结膜或眼睑黑色素瘤,可在术后给予靶向治疗;对恶性度高的眼肿瘤,如 T 细胞淋巴瘤、横纹肌肉瘤等,即使病变局限于原发部位,术后也需要接受放疗、化疗等进行巩固。

第一节　手术治疗

手术治疗是眼肿瘤的最主要治疗方式。眼肿瘤手术包括肿瘤切除术、恶性肿瘤根治和淋巴结清扫术、眼球摘除术和眶内容剜除术等。依据眼肿瘤的性质和特点,有的眼肿瘤首先采用非手术治疗、冷冻治疗、激光治疗和靶向治疗等。对于眼恶性肿瘤,强调综合序列治疗,实现保生命、保眼球和保视力的目的。

一、手术分类

根据手术目的,眼肿瘤手术分为诊断性手术、减容性手术、减压性手术、根治性手术、预防性手术等。

诊断性手术主要指手术活检,是切取一定数量的肿瘤组织进行病理检查,明确肿瘤性质和类型,为制订治疗方案提供依据。

减容性手术主要有两种情况:一是最大限度切除瘤体,为后续非手术治疗创造条件,如 MALT 淋巴瘤;二是肿瘤引起顽固性高眼压、严重眼球突出、瘤体破溃出血等难以耐受的情况,非手术治疗无效而且患者不具备完全切除肿瘤的条件,减容性手术切除部分瘤体,能减轻患者痛苦。

减压性手术主要针对眶尖病变压迫视神经引起的视力下降,通过手术去除部分眶尖周围骨壁,释放空间,常用于眼良性病变,如眶尖硬化性炎性假瘤(图 4-1-1)。完全切除炎性假瘤手术的风险很大,容易损伤视神经导致视力丧失,可施行炎性假瘤部分切除和眼眶减压术,挽救视力。

根治性手术,是指病理学意义上完整切除肿瘤。根治性手术是眼肿瘤最有效的治疗方法,对没有发生远处转移且身体情况允许、可以耐受根治

图 4-1-1　眶尖硬化性炎性假瘤患者照片和 MRI 影像
A. 患者右眼球突出、上睑下垂;
B. 眼眶 MRI T$_2$ 加权像,右眶内侧占位病变,中等信号,累及眶尖;病理证实为硬化性炎性假瘤。

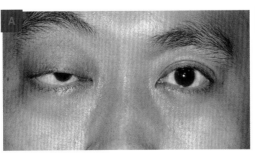
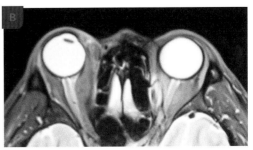

性手术的眼恶性肿瘤患者,均应积极施行根治性手术。

预防性手术主要用于眼恶性肿瘤的选择性淋巴结清扫。恶性度高的晚期眼恶性肿瘤,如大于 T_3 期的结膜黑色素瘤、T_4 期的睑板腺癌,如果患者病史短、进展快,即使术前没有临床证据明确显示淋巴结转移,在原发灶根治的同时,也可考虑选择性淋巴结清扫。临床研究发现,结膜黑色素瘤患者隐匿性淋巴结转移率约为 12.5%。

依据眼肿瘤的发生部位,眼睑肿瘤、眼表肿瘤、眼内肿瘤和眼眶肿瘤可选择不同的手术技术和手术方式,如冰冻病理切缘控制肿瘤切除术、结膜黑色素瘤和泪腺多形性腺瘤的无接触切除、眼睑和眼表肿瘤根治和颈部淋巴结清扫术、眼内肿瘤冷冻术、眼内肿瘤激光光凝术、眼内肿瘤切除术和巩膜敷贴放疗、眼眶肿瘤切除和眶内植入放疗、眼眶肿瘤内镜摘除术等。

根据是否存在表面可见切口,眼肿瘤手术分为外路手术和内镜手术。眼部结构毗邻鼻腔和鼻窦,具有使用内镜进行手术的天然条件。选择性使用内镜手术治疗眼肿瘤或肿瘤样病变,如眶尖的海绵状血管瘤、神经鞘瘤、黏液囊肿等,既可减少手术损伤,也可提高手术安全性。

二、手术联合其他方法的综合治疗

眼肿瘤尤其眼恶性肿瘤强调综合序列治疗,手术联合其他治疗方法的综合应用,综合治疗的顺序至关重要。如眼眶淋巴瘤的手术治疗主要作为诊断需要,关键是术后的化疗和放疗。泪腺恶性肿瘤,如腺样囊性癌和多形性腺癌,手术后往往需要进行预防性放疗,最大限度防止复发和转移。局部

难以完全切除的泪腺恶性肿瘤,也可首先给予介入化疗减容,再接受手术治疗,有望在切除肿瘤的同时保留眼球。对 UM 首选巩膜敷贴放疗,但当肿瘤体积较大时,巩膜敷贴放疗不能完全覆盖肿瘤,此时需要先行玻璃体手术治疗,切除大部分瘤体以后再给予巩膜敷贴放疗。RB 的手术治疗主要分为肿瘤切除术、眼球摘除术和眶内容剜除术。RB 手术治疗在综合治疗中的作用主要体现在以下情况:双眼 RB 患者一眼已经摘除或失明,另一眼仍有视力,一般应先行静脉化疗联合局部治疗,无效则行动脉介入化疗和/或玻璃体腔化疗,仍无效,且患儿没有临床高危因素,可考虑行肿瘤切除术;有临床或病理高危因素的患儿,须行眼球摘除术,术后给予静脉化疗防止复发;眼眶侵犯的 RB 患儿,根据侵犯的严重情况,可先静脉化疗再行眶内容剜除术,或先手术再化疗。

RB 综合治疗比较典型,根据眼内期视网膜母细胞瘤国际分期(IIRC)和 TNM 分期依次选用冷冻、激光、化疗、介入化疗、巩膜外敷贴、手术切除、眼球摘除等。

三、多学科联合手术

眼肿瘤可由邻近组织器官继发而来,也可以侵犯邻近组织结构,根治性手术不能单纯从眼科角度考虑,要从肿瘤根治和多学科诊疗的角度确定治疗方案。如果患者有局部淋巴结转移,根治要包括原发灶和局部转移灶,不应两个手术分次进行。扩大眶内容的根治性手术,要同期做好修复手术,包括应用游离皮瓣修复等,这既是修复创面的需要,也有利于后期选择性辅助治疗的实施,如放疗等。

第二节　化学治疗

化学治疗，简称化疗。化疗是指用药物治疗肿瘤，在肿瘤治疗中具有重要地位。现代意义上的化疗始于20世纪40年代，研究者首次用氮芥治疗淋巴瘤，取得惊人疗效。历经几十年的发展，化疗已成为十分常用的肿瘤治疗方法，包括眼肿瘤治疗。根据适应证，化疗主要分为以下几种。

一、根治性化疗

根治性化疗指通过化疗即可使肿瘤得到根治，主要用于血液系统、淋巴系统等来源的肿瘤，这些肿瘤往往对化疗高度敏感。眼部血液和淋巴系统来源的肿瘤均为实体瘤，淋巴瘤较多见，但以低度恶性的MALT淋巴瘤为主，放疗即可根治。对于恶性度高的眼部淋巴瘤，如弥漫性大B细胞淋巴瘤，主要采用化疗联合放疗，根治效果高于单纯化疗。因此，根治性化疗在眼肿瘤中应用很少。

二、姑息性化疗

姑息性化疗，顾名思义，是通过化疗对肿瘤起到暂时控制或缓解的作用，用于广泛转移的晚期肿瘤患者，或者身体条件无法承受局部根治性手术的肿瘤患者，目的是改善症状，减轻痛苦，延长生命。例如，结膜黑色素瘤脑、肝、骨等多发转移，或T_4期眼睑、结膜的上皮性癌，且患者存在严重的基础疾病。

三、辅助化疗

辅助化疗也称术后化疗，用于巩固手术治疗效果。有些眼肿瘤，即使手术做到了病理学意义上的根治，很多肿瘤仍有较高的复发转移率，术后辅助化疗能够最大限度地减少肿瘤复发转移的机会，提高患者生存率。例如，伴有高危临床或病理因素的视网膜母细胞瘤、眼眶横纹肌肉瘤、眼眶骨肉瘤等。

四、新辅助化疗

新辅助化疗也称诱导化疗或术前化疗，有助于缩小肿瘤体积，迅速改善症状，促使肿瘤边界清晰化，使手术或其他局部治疗更易于进行。其常用于手术无法完全切除的原发病灶，或为了施行保留眼球的肿瘤切除手术，如巨大睑板腺癌、眼眶横纹肌肉瘤、泪腺腺样囊性癌等；也可用于继发性的眼眶鳞状细胞癌、NKT细胞淋巴瘤等。

五、同步化放疗

同步化放疗是指化疗与放疗同时进行，既可以通过化疗增敏，提高放疗的效果，也可通过化疗的全身作用，降低肿瘤转移机会。高度恶性的眼部淋巴瘤，如弥漫性大B细胞淋巴瘤、NKT细胞淋巴瘤，或进展迅速的眼肿瘤，如眼眶横纹肌肉瘤，有时采用同步化放疗的方法进行治疗。

六、眼肿瘤的特殊化疗

眼肿瘤化疗还用到一些特殊的方法，包括眼表局部化疗、眼动脉介入化疗、玻璃体腔注射化疗、前房注射化疗等。眼表局部化疗主要用于眼表肿瘤，如鳞状细胞癌、黑色素瘤等，为防止术后复发和转移，将氟尿嘧啶等化疗药，配成眼药水的方式用于患者。眼动脉介入化疗和玻璃体腔、前房注射化疗主要用于视网膜母细胞瘤的保眼治疗。眼动脉介入化疗也见于泪腺腺样囊性癌治疗，眼内淋巴瘤也可用玻璃体腔注射化疗。

第三节 放射治疗

放射治疗,简称放疗。放疗是用高能射线电离辐射作用杀死癌细胞,达到治疗肿瘤的目的。很多眼肿瘤需要应用放射治疗,可作为一线治疗方法,如眼附属器淋巴瘤放疗,或作为辅助治疗手段,如泪腺腺样囊性癌术后放疗。在眼肿瘤的治疗方案中,放射治疗方案的制订需要考虑肿瘤的起源、扩散、位置和肿瘤自身特点,单用或结合其他方法开展综合治疗。正常眼组织对辐射的耐受性不同,放疗后可出现副作用,如眼眶骨、肌肉和脂肪可以耐受相对较高的剂量,而晶状体、角膜、视网膜等对辐射敏感。因此,放疗的治疗方案设计要保护视网膜、角膜和晶状体等射线敏感部位,最大限度减少副作用。

一、放疗基本原理和分类

放射线可以直接作用于生物大分子如核酸、蛋白质等,导致其分子结构改变和生物活性丧失,这种直接由射线导致的生物大分子损伤称为射线的直接作用,DNA 是电离辐射的关键作用靶点。放射线也可以作用于水分子,引起电离激发,形成化学性质非常活泼的自由基如 H_2O_2、OH 等,进而作用于生物大分子造成损伤,这种作用方式称为射线的间接作用。由于机体细胞中含有大量水分子,所以间接作用对于生物大分子损伤有更重要的意义。只有高线性能量传递(linear energy transfer, LET)射线如中子和重离子等,或组织含水量很低等特殊情况下,射线的直接作用才发挥主要作用。此外,放疗还可以通过激活机体系统免疫功能,实现肿瘤杀伤作用。

眼肿瘤放疗技术包括外照射放疗(external beam radiation therapy, EBRT)和近距离放疗。EBRT 是放射源发出的射线通过体外某一固定距离的空间,并经过人体正常组织及邻近器官照射到人体的某一病变部位的放射治疗方式,又称外照射。大体上分为固定源皮距治疗技术、等中心治疗技术和旋转照射技术。EBRT 主要利用光子(伽马射线或 X 射线)或粒子(质子或中子)进行,大部分由直线加速器(linear accelerator, LINAC)完成。LINAC 使用高频电磁波加速电子穿过微波加速器结构,产生高能光子,这种相对低能量的电子束提供有限的穿透力,可用于治疗皮肤等浅表肿瘤。电子束用于撞击高 LINAC 内 Z 靶区,可产生能量更高、更具穿透力的轫致辐射 X 射线,用于治疗深层肿瘤。常规分割外放疗是大多数眼恶性肿瘤标准治疗模式,包括眼睑肿瘤、泪腺肿瘤、眼眶肿瘤、转移瘤等。近年来,EBRT 已从传统的放疗发展为更先进治疗模式,如调强放射治疗(intensity modulated radiation therapy, IMRT),图像引导放射治疗(image-guided radiotherapy, IGRT),立体定向放射外科(stereotactic radiosurgery, SRS),立体定向放射治疗(stereotactic body radiation therapy, SBRT),以及质子和重离子放疗。

近距离放疗是通过手术将粒子等放射性物质直接放置肿瘤内部或附近进行治疗,植入物可以是临时性的,也可以是永久性的。眼肿瘤的近距离放疗主要是巩膜敷贴放疗和眶内植入放疗。近距离放射治疗可在低剂量率或高剂量率下进行,与 EBRT 相比,近距离放射治疗允许在更短的时间内对更小的区域进行更高的总剂量。近距离放疗可用作单独治疗,也常与 EBRT 联合治疗,增加对肿瘤区域的辐射剂量,减少正常眼部结构总暴露剂量。植入物的放射性需要几个月的时间才能大部分或完全消失。因此,主要用于治疗辐射敏感结构附近的眼肿瘤。一旦达到处方剂量,去除放射源就可以消除不必要的辐射副作用。

二、放疗在眼肿瘤的应用

(一)调强放射治疗

调强放射治疗(IMRT)是一种三维适形放疗,

要求辐射野内剂量强度按一定要求进行调节，将更高的辐射剂量聚焦于肿瘤靶区，同时对周围正常组织的辐射暴露降至最低。IMRT 使用 3D 计算机断层扫描图像，使放射治疗最大限度地符合肿瘤形状。与标准的外放射治疗技术相比，IMRT 允许对肿瘤实施更高和更有效的放射剂量，对正常组织的副作用更少。如在 RB 治疗中，IMRT 可减少照射对眼眶发育的抑制作用。在治疗眼附属器淋巴瘤、泪腺腺样囊性癌等眼肿瘤时，也可以尽量规避对晶状体、视网膜、视神经等重要结构的损伤。

IGRT 是一种四维放射治疗技术，是在三维放疗技术基础上加入时间因数概念，充分考虑肿瘤组织在治疗过程中的运动和分次治疗间的位移误差对放疗剂量分布变化和治疗计划的影响，在治疗前和治疗中利用各种先进的影像设备对肿瘤及正常器官进行实时监控，并根据器官位置的变化调整治疗条件使照射野紧紧"追随"靶区，使之能做到真正意义上的精确治疗。在眼肿瘤治疗中，IGRT 既可以用于良性病变，如血管瘤，也可用于恶性肿瘤，包括眼眶转移癌。

（二）立体定向放射外科

立体定向放射外科（SRS）是一种精确的放射疗法，以 CT、MRI、DSA 和 PET/CT 等影像技术确定病灶及靶区位置，在立体定向及计算机的精确计算和控制下，采用多源低能放射线聚焦于病灶或靶区，形成一个高能量的放射野毁损靶区内的病灶组织，靶区外正常组织因剂量锐减避免遭受损害，得到类似于外科手术的效果。SRS 特征是三维、小视野、聚焦、单次、大剂量照射。虽然 SRS 通常在一个疗程内完成，但分段 SRS 可以在数天或数周内完成。SRS 有三种基本类型：①伽马刀，使用 200 多条汇聚伽马射线束，是治疗中小病变的理想选择；②LINAC，更适合优选用于将高能 X 射线、光子或电子传递到较大的肿瘤；③质子等带电粒子辐照。

伽马刀的工作原理是多个辐射束在三维空间汇聚，聚焦在一个相对较小的体积上。当治疗一次完成时，伽马刀被称为 SRS，当治疗需要几天时，它

被称为 SBRT。伽马刀的计算机规划系统决定了肿瘤和框架之间的空间关系，这允许伽马刀的剂量计算和控制。治疗过程中，头架被连接到伽马刀单元，以便在一次治疗过程中可以将 200 个精确瞄准的、汇聚的钴 -60 产生的伽马辐射束传送到靶上。伽马刀目前在眼肿瘤中主要用于对视神经保护有很高要求的眼肿瘤，如视神经胶质瘤、视神经鞘脑膜瘤等。

LINAC 类似于伽马刀，有四个阶段：头架放置、成像、计算机化剂量计划和放射治疗。与伽马刀不同的是，伽马刀在手术过程中保持不动，而 LINAC 机架必须围绕患者旋转，从不同的角度发射辐射束。与伽马刀相比，LINAC 可以发射更大的 X 射线束，因此，通常用于照射更大的肿瘤。

SBRT 是通过精确放疗手段，用一次或分割次数给予病灶高剂量照射的治疗方式。SBRT 除了对肿瘤细胞有直接杀伤作用，还可以导致微血管损伤，引起肿瘤死亡。近年来发现，SBRT 对肿瘤杀伤的同时可以释放肿瘤相关抗原，增加抗原呈递细胞、树突状细胞的作用，进而增强了针对肿瘤的自身免疫。在病例报道中，SBRT 对眼眶浸润的基底细胞癌具有良好的缓解效果。

（三）质子和重离子放疗

质子放疗是最常见的粒子放射治疗方法，可用于治疗眼眶肿瘤，并允许进行高度适形的放疗。质子以直线路径穿过组织，与周围电子的接触和偶尔的核相互作用而减慢，与 LINAC 技术相比，质子束提供的辐射场的侧向或后向剂量较少。在实验室条件下，入口平台上有一个相当恒定的剂量，随后在粒子路径的末端有一个锐利的布拉格吸收剂量峰，高峰期的剂量通常是平台期的四倍。在临床实践中，使用各种技术扩展布拉格峰，以完全照射肿瘤瘤体。

重离子放疗也是重要的放射治疗方法，重离子束通过比质子重的带电核加速而获得的辐射。在各种离子束中，碳离子束具有选择性照射和强杀伤作用，是目前重离子治疗广泛使用的离子束。将碳离子加速到大约 70% 的光速，可以治疗身体内部的肿瘤。在传统的 X 射线放射治疗中，辐射剂量随

穿透深度的增加而减少，但在重离子放射治疗中，辐射剂量随深度的增加而增加，对肿瘤细胞的杀伤作用也随之增加，并在峰值区域达到最大。

中子是另一种用于外放射治疗的基本粒子。现代中子治疗机产生的中子束具有相当于 6mV X 射线的深度剂量特征。裂变中子虽然适用于中子俘获疗法，但由于其能量低、穿透性差，因此不能用于身体深部肿瘤的治疗。

在眼肿瘤治疗中，质子和重离子放疗目前主要用于 UM 和泪腺腺样囊性癌等。中子治疗在眼肿瘤中的应用有待进一步开发。

（四）近距离放疗

眼肿瘤近距离放疗主要包括巩膜敷贴放疗和眼内植入放疗。巩膜敷贴放疗是中小 UM 的一线治疗方法，对较大体积的 UM，也可选择性使用。一些结膜恶性肿瘤，如黑色素瘤和鳞状细胞癌，如果患者拒绝手术、身体条件不适合手术、担心外放射可能导致的放射性视网膜病变和溃疡性角膜病变等副作用，可采用巩膜敷贴放疗。对化疗、局部治疗等其他治疗方法均不能控制的 RB，巩膜敷贴放疗可作为替代治疗方法。眼眶内植入放疗主要用于眼眶肿瘤治疗，可治疗原发的眼眶肿瘤如眼眶淋巴瘤，也可用于手术切除术后的眼眶恶性肿瘤如泪腺腺样囊性癌，以及眼眶肿瘤术后再次复发，且已经接受过足量外放射治疗的眼眶肿瘤。

第四节　激光治疗

一、激光治疗原理和分类

激光是一种具有高亮度、高定向、高单色的相干光源，在医学上主要利用激光热效应、光化学反应、电磁场作用和光致强作用等特点，在极短时间内使病变组织凝固、分解、熔融和气化，起到缝合、切割、止血、封闭、汽化和细胞光热作用。

目前医用激光器主要分为四种类型：气体激光器、固体激光器、医用半导体激光器和液体激光器。按照不同的原理和作用方式，目前用于眼肿瘤的激光治疗有 CO_2 激光、氩激光、铒激光、二极管激光等，通过直接切除或高功率照射消除眼肿瘤。

二、激光治疗在眼肿瘤的应用

（一）激光治疗眼睑肿瘤

主要用于较浅表的良性肿瘤治疗，如眼睑色素痣、黄色瘤、传染性软疣、毛细血管瘤、鳞状细胞乳头状瘤等。在临床上，最常用的激光为 CO_2 激光和 Nd∶YAG 激光，利用激光的光热作用对肿瘤进行切割和气化，安全有效，创伤小、并发症少、术后恢复快，在去除肿瘤的同时也能得到很好的美容效果。

（二）激光治疗眼内肿瘤

主要用于 RB、UM、转移性视网膜肿瘤、血管增殖性肿瘤、视网膜星形胶质细胞瘤等，以氩离子激光和经瞳孔温热疗法（transpupillary thermotherapy，TTT）为主。氩离子激光波长为 532nm，能阻断肿瘤组织的供养血管，破坏肿瘤组织，主要适用于位于后极部、体积较小且远离视盘的肿瘤。TTT 是运用半导体近红外激光，通过眼内通路，把热能传到肿瘤组织，使局部温度升高至 45～60℃，引起细胞凋亡以及新生血管内血栓形成，达到治疗肿瘤的目的。激光波长为 810nm，用大光斑直径 0.5～4mm，照射时间 1～3 分钟。TTT 治疗效率高、对周围组织损伤小，已被广泛应用于葡萄膜黑色素瘤、视网膜母细胞瘤、脉络膜血管瘤等。

第五节　冷冻治疗

一、冷冻治疗原理和分类

冷冻治疗是一种微创消融技术，利用其致冷物质的物理特性，作用于病变组织，引起一系列物理化学变化，使局部病变组织快速降温，破坏细胞结构，而达到治疗目的。当细胞处于低温时，细胞内外形成冰晶，造成细胞脱水、皱缩，致使细胞受损，去除制冷源后，即逐渐出现水肿、坏死、脱落，血液流动缓慢或淤滞。因此，致冷剂温度越低，对细胞的破坏作用越大，并且多次反复冻融对局部组织细胞的抑制和破坏作用也越大，同时，与手术切除相比，冷冻治疗对正常组织破坏少，可反复施行。

冷冻治疗目前已广泛应用于角膜、巩膜、睫状体、视网膜、眼睑等部位的眼病中，目前使用的致冷剂有：液氮（−196℃）、液氧（−183℃）、固体二氧化碳（−70℃）、氧化亚氮（−40℃）、氟利昂12（−60℃）、氟利昂13（−90℃）、氟利昂22（−70℃）及半导体致冷器（−30℃）等，其中以液氮及固体二氧化碳较为常用。根据冷冻后眼组织的变化，用于眼科的冷冻治疗可分为冷冻粘连、冷冻炎变、冷冻坏死、冷冻免疫。冷冻治疗可在特定治疗区域内快速达到极低温度，形成一个边界明确、可预测的治疗范围，在眼肿瘤治疗中作为独立和辅助治疗方式出现。

二、冷冻治疗在眼肿瘤的应用

（一）冷冻治疗眼睑结膜肿瘤

人面部皮肤的平均厚度为2.5mm，眼睑皮肤菲薄厚度只有0.6mm，结膜组织更加菲薄，因此，冷冻疗法特别适用于治疗眼睑结膜肿瘤。治疗方式主要包括直接接触冷冻、夹冻法、冻-切-冻法等。直接接触冷冻主要适用于直径8mm以内的眼睑良性肿瘤，如各类疣、血管瘤、色素痣、乳头状瘤、肉芽肿、黄色瘤等，手术操作方便，术后瘢痕小。但是直接接触冷冻深度有限，操作时须注意反复连续冷冻，或者同时联合喷洒方式，破坏深部和周边的肿瘤细胞。夹冻法主要适用于高于皮肤面较多的眼睑良性肿瘤。冻-切-冻法主要适用于眼睑结膜恶性肿瘤，如鳞状上皮癌、睑板腺癌、基底细胞癌和黑色素瘤等，冷冻可阻断肿瘤细胞可能的淋巴及血行播散，减少术中出血。尤其对高度怀疑的结膜恶性黑色素瘤，采用无接触技术切除肿瘤和冷冻边缘结膜，可显著减少肿瘤种植和转移。

（二）冷冻治疗眼内肿瘤

对位于赤道部前、锯齿缘附近、直径小于3.5mm、高度小于2mm的RB，冷冻治疗可作为首选治疗方式。利用二氧化碳冷凝源经巩膜进行2～3次冻融冷冻治疗，通过快速降温，使肿瘤细胞内冰晶形成和蛋白变性。对视网膜后极部的肿瘤，也可打开球结膜进行冷冻治疗。冷冻治疗不仅可以直接杀伤肿瘤，同时也可以破坏血视网膜屏障，有利于化疗药物的渗透，提高化疗效果。冷冻治疗可引起视网膜脱离、视网膜裂孔和出血等并发症，所以每次冷冻治疗不可超过4个孤立肿瘤病灶和2个象限，治疗过程中根据瘤体及周边视网膜组织变化，严格控制冷冻强度和大小。

2020年，美国国家综合癌症网络的UM临床诊疗指南指出，对怀疑球外侵犯进入眼眶的UM，术中应行冷冻治疗，可最大限度地杀伤肿瘤细胞，防止肿瘤细胞扩散，降低转移和复发率。

视网膜血管增生性肿瘤是一种少见的视网膜血管和神经胶质细胞增生形成的良性肿瘤，对于以异常血管为主的小肿瘤可选择冷冻治疗。

第六节　基因治疗

癌基因的异常活化或信号通路异常是肿瘤发生发展的重要原因。因此，一些作用于这些基因和通路的小分子化合物、单克隆抗体等可用于治疗肿瘤。1997年，利妥昔单抗（rituximab，RTX）首次用于治疗淋巴瘤，极大地延长了患者生存时间，从此，分子靶向治疗得到迅速发展。不同于常规化疗，靶向治疗具有高度选择性，可靶向细胞受体、调控分子或致癌基因，对人体正常组织的损害很小。眼肿瘤常见的信号通路异常包括MAPK通路、c-Kit通路和Hedgehog信号通路，这些信号通路中一些关键因子已成为目前靶向治疗的主要靶点。

一、SMO拮抗剂

维莫德吉和索尼德吉是目前为数不多通过批准应用于临床的药物，主要治疗进展期基底细胞癌，其缓解率可达到38.5%～43%，基底细胞癌患者对该药耐受性较好，显示出较好的临床应用前景。

二、鼠类肉瘤病毒癌基因同源物B1抑制剂

临床使用的鼠类肉瘤病毒癌基因同源物B1（BRAF）抑制剂包括维莫非尼、达拉菲尼和康奈非尼等，主要用于伴有BRAF突变的黑色素瘤，包括眼睑黑色素瘤和结膜黑色素瘤，客观有效率可达50%以上。

三、丝裂原活化蛋白激酶激酶抑制剂

丝裂原活化蛋白激酶激酶（MEK）主要药物为曲美替尼和考比替尼。其中曲美替尼已被批准用作治疗BRAF V600突变的转移性黑色素瘤的单一药物，尤其与BRAF抑制剂联合应用，可提高治疗的有效性和安全性。

四、KIT抑制剂

目前获批的药物有伊马替尼和尼罗替尼。Ⅱ期临床研究证实，伊马替尼治疗c-Kit基因突变转移性黑色素瘤，可获得23.3%的缓解率和54%的疾病控制率。

五、表皮生长因子受体抑制剂

临床上有两大类表皮生长因子受体（EGFR）抑制剂：①阻断受体胞外域的单克隆抗体，包括西妥昔单抗、帕尼单抗、尼妥珠单抗、扎鲁单抗等；②小分子酪氨酸激酶抑制剂，如吉非替尼、厄洛替尼、阿法替尼、拉帕替尼、那拉替尼、达克替尼，可通过抑制RAS/RAF/MEK/MAPK及PI3K/AKT/mTOR信号通路有效治疗鳞状细胞癌。

六、血管内皮生长因子和血管内皮生长因子受体抑制剂

肿瘤内血管增生是肿瘤生长和转移的重要条件，血管内皮生长因子的上调与肿瘤的侵袭性相关。血管内皮生长因子抗体贝伐单抗已广泛用于实体肿瘤的治疗。研究显示，在视网膜母细胞瘤、梅克尔细胞癌、眼睑睑板腺癌中均存在血管内皮生长因子异常表达，提示血管内皮生长因子和血管内皮生长因子受体（VEGFR）是上述肿瘤治疗的潜在靶点。

七、其他

哺乳动物雷帕霉素靶蛋白（mTOR）抑制剂雷帕霉素、鼠双微体2（*MDM2*）基因抑制剂、肿瘤血管靶向药物考布他汀A4磷酸盐、糖酵解抑制剂和组蛋白去乙酰化酶抑制剂等，对视网膜母细胞瘤均有抑制肿瘤细胞增殖的作用。视黄酸受体和雄激素受体抑制剂可作为治疗眼睑睑板腺癌的潜在药物。靶向GNAQ/GNA11编码蛋白Gαq的抑制剂YM-254890和FR900359、全PI3K抑制剂GSK2126458、激酶C抑制剂AEB071也可用于眼肿瘤治疗，如UM。

第七节　免疫治疗

免疫治疗是指通过诱导或增强免疫反应的方法治疗疾病。相较于其他治疗方法，肿瘤免疫治疗主要具有"生存拖尾效应"，对免疫治疗响应的患者往往能够高质量长期存活。目前临床常用的肿瘤免疫治疗主要有T细胞过继疗法和免疫检查点抑制剂疗法等。

一、T细胞过继疗法

指的是从患者淋巴细胞中扩增肿瘤特异性T细胞进行回输。目前，T细胞过继疗法在眼肿瘤中主要用于UM治疗，尤其是转移性患者。研究显示，从UM转移灶中鉴定出的肿瘤反应性T淋巴细胞回输患者，2年后肿瘤完全消退。然而，由于肿瘤特异性T细胞早期分离需要新鲜肿瘤组织、扩增有难度，且扩增后细胞功能受损、淋巴细胞迁移等原因，目前T细胞过继疗法尚未得到广泛应用。嵌合抗原受体T细胞免疫疗法（CAR-T）也是一种过继免疫治疗，通过基因修饰的方法，在T细胞表面表达能够识别肿瘤抗原的受体。

二、免疫检查点抑制剂疗法

该疗法是利用抗体阻断细胞毒性T淋巴细胞相关蛋白4（CTLA-4）、程序性死亡受体1（PD-1）/PD-L1等免疫抑制分子。针对抗CTLA-4单抗如ipilimumab，2011年开始用于晚期黑色素瘤患者。研究显示，接受ipilimumab治疗的UM患者总生存期明显延长。此外，ipilimumab联合PD-1单抗治疗皮肤恶性黑色素瘤的疗效优于单一使用，在转移性UM中联合使用CTLA-4单抗和PD-1单抗显示出持久应答。

但由于眼肿瘤发病机制复杂，单一靶向治疗往往效果有限，因此，靶向治疗局限于特定条件下使用。

第八节　光动力治疗

一、光动力治疗原理

光动力疗法（PDT）是使用光敏药物和激光活化治疗肿瘤的一种新方法。血卟啉的衍生物光敏剂可在新生血管增生活跃的肿瘤组织中选择性地凝聚滞留，通过特定波长照射后，使聚焦在肿瘤组织的光敏药物活化,引发光化学反应,进而杀伤肿瘤细胞。

二、光动力治疗在眼肿瘤中的应用

早在20世纪70年代,PDT即被用于治疗眼内肿瘤,主要包括UM和RB。PDT疗法的光化学反应主要作用于肿瘤细胞,对周围正常组织损伤低,可保留更多的视功能。随着UM和RB治疗方法的进步,PDT目前主要用于治疗脉络膜血管瘤、视网膜毛细血管瘤、脉络膜骨瘤等眼内良性肿瘤,其中以脉络膜血管瘤最多见。脉络膜血管瘤多位于后极部,尤以视盘颞侧多见,从肿瘤性质和所处解剖部位看,PDT是一种较为理想的治疗手段。

参考文献

1. SHIELDS C L, SHIELDS J A, ARMSTRONG T, et al. Management of conjunctival and corneal melanoma with surgical excision, amniotic membrane allograft, and topical chemotherapy. Am J Ophthalmol, 2001, 132(4): 576-578.

2. RENTKA A, GRYGAR J, NEMES Z, et al. Evaluation of carbon dioxide laser therapy for benign tumors of the eyelid margin. Lasers Med Sci, 2017, 32(8): 1901-1907.

3. DEMIRCI H, KAUH C Y, RAJAII F, et al. Intralesional rituximab for the treatment of recurrent ocular adnexal lymphoma. Ophthalmic Plast Reconstr Surg, 2017, 33(3S Suppl 1): S70-S71.

4. PINNIX C C, DABAJA B S, MILGROM S A, et al. Ultra-low-dose radiotherapy for definitive management of ocular adnexal B-cell lymphoma. Head & Neck, 2017, 39(6): 1095-1100.

5. OLSEN T G, HOLM F, MIKKELSEN L H, et al. Orbital lymphoma-an international multicenter retrospective study. Am J Ophthalmol, 2019, 199: 44-57.

6. ABRAMSON D H, DUNKEL I J, BRODIE S E, et al. A phase I/II study of direct intraarterial(ophthalmic artery) chemotherapy with melphalan for intraocular retinoblastoma initial results. Ophthalmology, 2008, 115(8): 1398-1404.

7. SUZUKI S, YAMANE T, MOHRI M, et al. Selective ophthalmic arterial injection therapy for intraocular retinoblastoma: the long-term prognosis. Ophthalmology, 2011, 118(10): 2081-2087.

8. ABRAMSON D H, SHIELDS C L, MUNIER F L, et al. Treatment of retinoblastoma in 2015: Agreement and disagreement. JAMA Ophthalmol, 2015, 133(11): 1341-1347.

9. FRANCIS J H, ABRAMSON D H, GAILLARD M C, et al. The classification of vitreous seeds in retinoblastoma and response to intravitreal melphalan. Ophthalmology, 2015, 122(6): 1173-1179.

10. PEREIRA P R, ODASHIRO A N, LIM L A, et al. Current and emerging treatment options for uveal melanoma. Clin Ophthalmol, 2013, 7: 1669-1682.

11. THIAGARAJAN A, MECHALAKOS J, LEE N. Feasibility of reirradiation of recurrent sinonasal carcinoma in the periorbital region using hypofractionated image-guided intensity-modulated radiation therapy. Head Neck, 2011, 33(9): 1372-1378.

12. RIVA G, AUGUGLIARO M, PIPERNO G, et al. Cyber-Knife radiotherapy for orbital metastases: A single-center experience on 24 lesions. Eur J Ophthalmol, 2019, 29(1): 1-8.

13. PONTORIERO A, IATÌ G, CONTI A, et al. Treatment of periocular basal cell carcinoma using an advanced stereotactic device. Anticancer Res, 2014, 34(2): 873-876.

第二篇

眼睑肿瘤

5
CHAPTER

第五章

眼睑上皮源性肿瘤

眼睑上皮源性肿瘤有多种类型,良性病变主要有鳞状细胞乳头状瘤、基底细胞乳头状瘤、角化棘皮瘤等,恶性病变以基底细胞癌和鳞状细胞癌为多见。眼睑上皮源性肿瘤还包括癌前病变,如光化性角化病等。

第一节　眼睑乳头状瘤

鳞状细胞乳头状瘤是眼睑最常见的良性上皮性肿瘤,各年龄均可发病,发病率随年龄增长而增加,无性别和种族差异。以乳头状生长和鳞状上皮细胞增生为特征。

一、病因和发病机制

病因尚不明确,多倾向于病毒感染,也与炎症刺激、环境、紫外线、变态反应等因素有关。

二、临床表现

肿瘤好发于睑缘,病程进展缓慢。临床表现多样,可单发或多发,伴色素沉着或与邻近皮肤颜色相近,有蒂或无蒂,大小不一,呈乳头状生长。表面粗糙,触之毛刺感,质地软脆,可伴角化及色素增生(图 5-1-1)。

组织学上,肿瘤表面见鳞状上皮细胞增生,棘层增厚,指状凸起含丰富血管和纤维结缔组织,

伴角化过度或角化不全,可伴慢性炎症反应(图 5-1-2)。

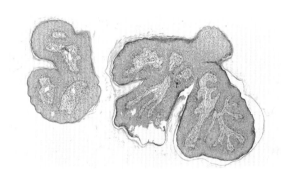

图 5-1-2　鳞状细胞乳头状瘤病理图片(HE 染色,×5)

鳞状上皮细胞增生,棘层增厚,指状凸起内含丰富血管和纤维结缔组织,表面覆盖过度角化的角质物。

三、诊断与鉴别诊断

(一)诊断

根据瘤体乳头状生长的特点,再结合鳞状上皮细胞增生的病理特点,可明确诊断。

(二)鉴别诊断

1. **基底细胞乳头状瘤**　又称脂溢性角化病或老年疣,是基底细胞增生导致的良性上皮增殖性病变。多见于中老年人,常单发,生长缓慢。表现为隆起的疣状、乳头状、结节状肿物,呈棕黑色或灰褐色,质软、油腻、边界清晰、与周围正常皮肤分界明显(图 5-1-3)。突然多发的基底细胞乳头状瘤可能提示消化道肿瘤。

组织学上可见上皮细胞增生,棘层肥厚,基底

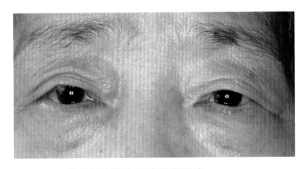

图 5-1-1　鳞状细胞乳头状瘤患者照片

右眼上睑缘鳞状细胞乳头状瘤,肿瘤乳头状生长,伴角化。

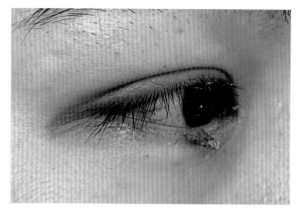

图 5-1-3　基底细胞乳头状瘤患者照片
右眼下睑瘤体呈疣状生长,有色素沉着。

细胞过度角化,存在充满角蛋白的假性角化囊肿。其可分为棘层肥厚型、角化过度型、腺样型等(图5-1-4)。

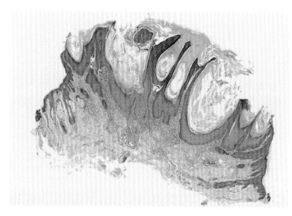

图 5-1-4　基底细胞乳头状瘤病理图片(HE 染色,×5)
瘤体呈乳头状生长,组织学显示基底细胞角化过度。

　　2. **角化棘皮瘤**　以假性上皮瘤样增生为特征的良性上皮性肿瘤。多见于中年男性,生长迅速,病程短,有自发消退趋势。病变呈较坚实的结节状,直径为约 0.5~2cm,中央火山口样,内充满角蛋白,边缘隆起(图 5-1-5)。多发角化棘皮瘤与 Muir-Torre 综合征相关,是该综合征的重要标志。

　　组织学上,角化棘皮瘤由分化良好的鳞状细胞组成,向真皮内生长,伴角化珠形成,与周围组织界线清楚。中央火山口内含角蛋白(图 5-1-6)。

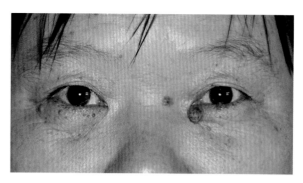

图 5-1-5　角化棘皮瘤患者照片
左眼内眦结节状肿物。

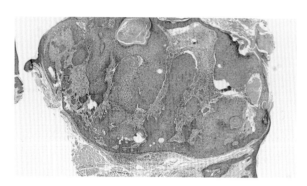

图 5-1-6　角化棘皮瘤病理图片(HE 染色,×5)
瘤体中充满角质蛋白。

四、治疗

　　以手术治疗为主,彻底切除以防复发。也可使用二氧化碳激光、氩激光或光动力疗法消融。预后良好。

五、典型病例

(一)病史特点

　　患者,男,65 岁,右眼肿物生长 1 年。查体:双眼矫正视力 1.0,右眼内眦见 10mm×8mm×5mm 大小的黑色肿物,质硬,表面粗糙,未见出血及溃疡(图 5-1-7)。双眼结膜无充血,角膜透明,前房清,瞳孔圆,直径约 3.0mm,对光反射灵敏,晶状体透明,眼底未见异常。

(二)治疗经过

　　手术完整摘除肿物(图 5-1-8),同时行病理检

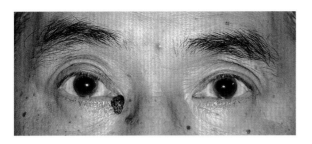

图 5-1-7　鳞状细胞乳头状瘤患者术前照片

右眼内眦黑色肿物。

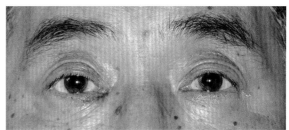

图 5-1-8　鳞状细胞乳头状瘤患者术后照片

肿瘤切除干净,切口对合良好,双眼对称。

查,明确诊断。

（三）治疗结果

病理结果:肿瘤表面可见鳞状上皮细胞增生,呈指状凸起,棘层增厚伴有角化过度和角化不全,伴有慢性炎症反应,诊断为鳞状细胞乳头状瘤。

患者肿瘤完全切除,随访2年无复发。

第二节　眼睑光化性角化病

眼睑光化性角化病也称日光性角化病,是一种皮肤癌前病变。

一、病因

眼睑光化性角化病由眼睑皮肤暴露区域表皮细胞受损引起,与长期紫外线照射有关。

二、临床表现

该病多见于中老年,下睑多于上睑,表现为一至多个红色或灰褐色斑块,表面粗糙附有鳞屑,直径1~10mm,有时呈结节状或疣状(图5-2-1)。

根据组织病理学表现可分为肥厚型、萎缩型、棘层松解型、原位癌型、色素型等。特点包括角化过度、表皮萎缩变薄、棘层松解细胞、不典型增生、基底层内见黑色素颗粒(图5-2-2)。

三、诊断与鉴别诊断

（一）诊断

根据中老年患者眼睑斑块状病变的临床特点,结合组织病理学特点可诊断。

（二）鉴别诊断

眼睑光化性角化病是主要发生于肤色浅、日光

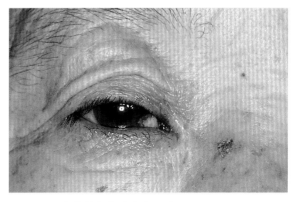

图 5-2-1　光化性角化病患者照片

右眼内眦旁灰褐色斑块,表面粗糙。

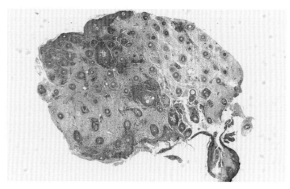

图 5-2-2 眼睑光化性角化病病理图片（HE 染色，×5）
角化不全及角化过度，表皮萎缩，基底层细胞呈非典型性，真皮浅层见慢性炎细胞浸润。

照射强、暴露部位的皮肤病变，由于临床表现多样和不典型，易误诊为脂溢性角化病、原位鳞状细胞癌、盘状红斑狼疮等疾病。组织病理学有助于明确诊断。

1. **眼睑脂溢性角化病** 是基底细胞增生导致的良性上皮增殖性病变。而鳞状细胞无异常增生。

与光化性角化病相比，脂溢性角化病边界清晰。

2. **原位鳞状细胞癌** 即鲍恩病，被认为是光化性角化病的一种进展形式。表现为暴露在阳光部位的红斑、鳞片状斑块或角化性病变等，临床上可能与光化性角化病非常相似。病理上可见细胞异型性累及整个表皮，但未侵袭基底膜。与光化性角化病相比，不典型增生更明显。

四、治疗

治疗方法较多且治愈率较高，根据皮损大小、部位、数目、年龄和美容要求采用个体化治疗。局限性眼睑光化性角化病最常用的治疗是冷冻治疗或冷冻联合手术切除。大面积的眼睑光化性角化病可外用 5- 氟尿嘧啶、咪喹莫特、双氯芬酸、维 A 酸或光动力治疗，光动力治疗尤其适用于对美容要求较高的患者。

第三节 眼睑基底细胞癌

基底细胞癌是眼睑最常见的恶性肿瘤，发病年龄通常为 60～80 岁。80% 的基底细胞癌发生在头颈部，其中 20% 位于眼睑。基底细胞癌通常预后良好，但 1.6%～2.5% 可向眼眶侵犯。复发性基底细胞癌通常为侵袭性，总体预后差于原发性肿瘤。

一、病因和发病机制

基底细胞癌危险因素包括浅肤色、年龄、紫外线照射、电离辐射、局部慢性炎症、溃疡、烧伤、瘢痕、放疗、免疫缺陷等。

（一）环境因素

基底细胞癌同众多环境因素相关，其中紫外线辐射是最重要的危险因素。另外，电离辐射、致癌化学药物等均会增加罹患基底细胞癌的风险。

（二）基因突变

基底细胞癌与 *PTCH1* 和 *SMO* 基因的遗传或获得性突变有关。

1996 年，Johnson 等首次报道了 *PTCH1* 基因突变与痣样基底细胞癌综合征和散发型基底细胞癌相关。*PTCH1* 是人体重要的抑癌基因，它和原癌基因 *SMO* 一起通过 Hedgehog 信号通路调控细胞增殖与分化。PTCH1 蛋白及 SMO 蛋白均是跨膜受体蛋白，未与 Hedgehog 结合的 PTCH1 蛋白可以抑制 SMO 蛋白活性，通过抑制下游通路阻止靶基因的转录。Hedgehog 同 PTCH1 蛋白结合后，PTCH1 蛋白失去对 SMO 蛋白的抑制作用，SMO 蛋白可通过激活 *GLI* 转录因子控制靶基因的转录。

除 Hedgehog 信号通路之外，*GLI* 转录因子还受到信号通路的调控，如 *KRAS* 基因、转化生长因子 β（TGF-β）、PI3K-AKT 和蛋白激酶 C-α（PKC-α）的正向调控，以及 p53、蛋白激酶 A（PKA）和蛋白激酶 C-δ（PKC-δ）的负向调控。

超过 90% 的基底细胞癌患者存在 PTCH1 功能失活突变，而 10%～20% 的散发型基底细胞癌患者存在 SMO 功能激活突变，两者均可使得 Hedgehog 信号通路异常活化，从而导致肿瘤的发生。除此之外，p53、Hippo-YES 相关蛋白（YAP）信号通路相关基因、MYCN/F 框 /WD-40 域蛋白 7（FBXW7）信号通路相关基因、端粒酶逆转录酶（TERT）、含氧化酶 NAD 结合域 1（OXNAD1）等在基底细胞癌的发生、发展中也发挥着重要作用。

二、临床表现

（一）症状和体征

多见于老年人，好发于下睑（50% 以上），其次为内眦（30%）、上睑（15%）、外眦（5%）。发生于内眦的基底细胞癌，侵袭性更强，侵犯眼眶概率更高。年轻人也可发生基底细胞癌，多见于痣样基底细胞癌综合征、着色性干皮病等。

基底细胞癌表现多样，从临床特征上可分为结节溃疡型、色素型、硬化型、表浅型、冰山型。

1. **结节溃疡型** 最常见，呈半透明珍珠状，周围毛细血管扩张，随生长血供不足，表面常出现小溃疡，基底硬而不平，边缘增厚隆起，呈卷边潜行的硬性溃疡（图 5-3-1）。

2. **色素型** 含有较多色素，呈灰黑或青灰色，易误诊为色素痣或黑色素瘤（图 5-3-2）。

3. **硬化型** 也称浸润型，表现为质硬的灰白色肿块，与周围边界不清，可向深部组织侵犯（图 5-3-3）。硬化型是基底细胞癌侵袭眼眶的主要亚型。

4. **表浅型** 呈缓慢生长的瘢痕状、红斑或类似慢性皮炎的病灶（图 5-3-4）。

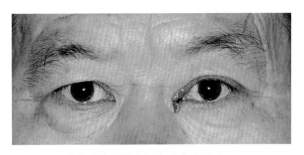

图 5-3-1　结节溃疡型基底细胞癌患者照片
左眼内眦部结节状病灶，表面溃疡，边缘隆起。

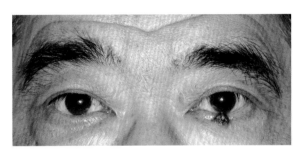

图 5-3-2　色素型基底细胞癌患者照片
左眼下睑病灶呈灰黑色。

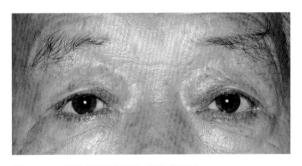

图 5-3-3　硬化型基底细胞癌患者照片
右眼外眦部病灶呈灰白色肿块、质硬、边界不清。

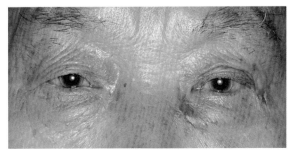

图 5-3-4　表浅型基底细胞癌患者照片
左眼下睑内侧病灶呈瘢痕状。

5. **冰山型** 是一种特殊临床亚型,特征是肿瘤组织在外部很小,而在眼眶深处体积较大,多见于外眦部基底细胞癌。

基底细胞癌可向邻近组织侵犯,包括眼球、泪道、眼眶等。侵犯方式包括:①连续生长并破坏邻近组织;②沿骨膜生长;③神经周围浸润,神经周围浸润可能无症状,也可能因疼痛、感觉或运动异常而引起注意;④极少数病例中基底细胞癌可通过眶上裂或突破眶壁侵犯颅内。

当肿瘤侵犯骨壁,眼外肌运动受限,上睑下垂或眼球移位时提示肿瘤已侵袭眼眶(图 5-3-5)。多见于长期未治疗的基底细胞癌、复发性多灶性基底细胞癌和高危型基底细胞癌。眼眶受累的患者通过影像学检查可发现骨骼和软组织受累。基底细胞癌可转移至局部淋巴结,极少远处转移。

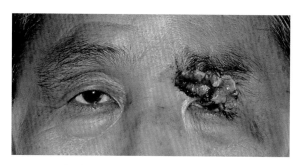

图 5-3-5 基底细胞癌累及眼眶患者照片
病灶累及左眼上睑、结膜和眼眶,眼球固定。

(二)病理类型

基底细胞癌起源于表皮基底层上皮生发细胞,肿瘤细胞形态类似表皮基底细胞,瘤细胞小、核深染,典型结构为栅栏样排列。根据细胞分化程度可分为未分化型和分化型。其中未分化型又分为实体型、色素型(图 5-3-6)、表浅型、硬化型;分化型又分为角化型、囊性(图 5-3-7)、腺样型(图 5-3-8)等。混合型包含两种或更多亚型,风险程度取决于更具侵袭性的亚型。

(三)国际分期

肿瘤分期可用于评估预后和指导治疗。美国癌症联合委员会(AJCC)分期系统第 8 版对眼睑恶

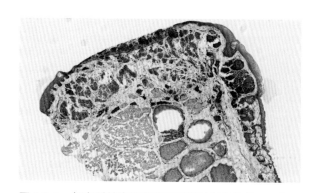

图 5-3-6 色素型基底细胞癌病理图片(HE 染色,×5)
癌组织中含大量色素。

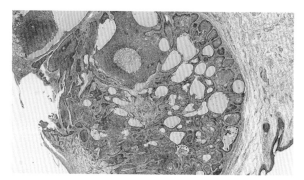

图 5-3-7 囊性基底细胞癌病理图片(HE 染色,×5)
癌组织内出现囊性结构。

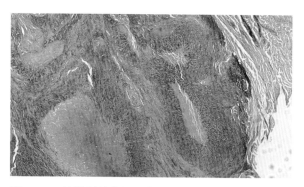

图 5-3-8 腺样型基底细胞癌病理图片(HE 染色,×5)
癌细胞呈管腔样或腺腔样结构。

性肿瘤(基底细胞癌、皮脂腺癌和鳞状细胞癌)进行分期(表 5-3-1、表 5-3-2)。

三、诊断与鉴别诊断

(一)诊断

眼睑基底细胞癌的诊断应包括肿瘤名称、分期和组织学亚型。

表 5-3-1　AJCC 第 8 版眼睑恶性肿瘤分期

T（肿瘤大小）	
T_X	原发肿瘤无法评估
T_0	无原发肿瘤证据
Tis	原位癌，上皮内肿瘤
T_1	肿瘤最大直径≤10mm
T_{1a}	不侵犯睑缘及睑板
T_{1b}	侵犯睑缘或睑板
T_{1c}	侵犯眼睑全层
T_2	10mm＜肿瘤最大直径≤20mm
T_{2a}	不侵犯睑缘及睑板
T_{2b}	侵犯睑缘或睑板
T_{2c}	侵犯眼睑全层
T_3	20mm＜肿瘤最大直径≤30mm
T_{3a}	不侵犯睑缘及睑板
T_{3b}	侵犯睑缘或睑板
T_{3c}	侵犯眼睑全层
T_4	侵犯眼附属器、眼眶或面部结构
T_{4a}	侵犯眼周或眶内
T_{4b}	侵犯眶壁、鼻窦、泪囊、鼻泪管、脑组织
N（区域淋巴结）	
N_X	区域淋巴结无法评估
N_0	区域淋巴结无转移证据
N_1	单个同侧淋巴结转移，最大直径≤3cm
N_{1a}	临床或影像学发现单个同侧淋巴结转移
N_{1b}	活检发现单个同侧淋巴结转移
N_2	单个同侧淋巴结转移，最大直径＞3cm，或双侧/对侧淋巴结转移
N_{2a}	临床和/或影像证据
N_{2b}	活检证实
M（远处转移）	
M_0	无远处转移
M_1	有远处转移

表 5-3-2　AJCC 预后分期组合

临床 TNM 分期	T	N	M
0	Tis	N_0	M_0
ⅠA	T_1	N_0	M_0
ⅠB	T_{2a}	N_0	M_0
ⅡA	$T_{2b\sim 2c}$, T_3	N_0	M_0
ⅡB	T_4	N_0	M_0
ⅢA	任意 T	N_1	M_0
ⅢB	任意 T	N_2	M_0
Ⅳ	任意 T	任意 N	M_1

1. **病史**　多见于老年人，应详细询问患者长期紫外线暴露、药物及外伤史等。年轻患者考虑到综合征可能，询问病史应包括胃肠道疾病、全身情况以及家族史等。

2. **体格检查**　先观察肿瘤外观，再用裂隙灯显微镜详细检查，翻转眼睑检查睑缘及结膜受累情况。肿瘤位置、大小、厚度、形态、血管、有无色素等均应详细记录并进行眼前节摄像。瘤体触诊有助于鉴别肿物性质及侵犯程度。

3. **影像检查**　怀疑眼眶浸润者应行 CT 及增强 MRI，区域淋巴结 B 超及腹部 B 超检查。

4. **病理检查**　基底细胞癌病理类型多样，诊断时应明确具体组织学亚型，以及是否侵犯神经、血管、淋巴管。

5. **风险评估**　低危因素包括：边界清晰、原发病变、无免疫抑制、无放疗史、结节型、表浅型，以及无神经受累。高危因素包括：边缘不清、复发病变、免疫抑制状态、有放疗史、浸润性生长和神经受累。

（二）鉴别诊断

基底细胞癌临床表现多样，其中色素痣、黑色素瘤和脂溢性角化病均含有丰富色素，须鉴别诊断。

1. **色素痣**　可发生在眼睑皮肤或睑缘，为棕褐色、黑褐色略隆起的病灶，表面光滑、边界清晰（图 5-3-9）。可分为皮内痣、交界痣和复合痣。皮内痣表面多有毛发，极少恶变。交界痣和复合痣有

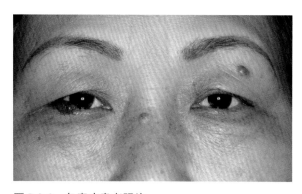

图 5-3-9 色素痣患者照片
右眼下睑缘色素痣,色黑灰。

恶变可能。若痣突然变大、变黑、破溃出血、痛痒、红肿及出现卫星灶,提示恶变可能。

2. **黑色素瘤** 眼睑黑色素瘤多发生于睑缘,上睑多见。色黑,浸润性生长,可有卫星灶。特点是病灶不对称,边界不规则,颜色不均一,高出皮面(图 5-3-10)。

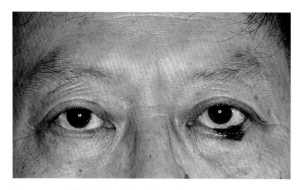

图 5-3-10 眼睑黑色素瘤患者照片
左眼下睑缘黑色肿物,累及全层,深浅不均,边界不清。

3. **脂溢性角化病** 即基底细胞乳头状瘤。多见于中老年人,常为单个病变,生长缓慢。表现为隆起的疣状、乳头状、结节状肿物,呈棕黑色或灰褐色,表面粗糙,边界清晰、质软。组织学上可见基底细胞良性增生,而鳞状细胞无异常。

四、治疗

治疗方法包括手术、放疗、化疗和靶向治疗等,以手术为主。基底细胞癌对放疗较敏感,术后可进行辅助放疗。肿瘤转移患者、痣样基底细胞癌综合征患者可行化疗或靶向治疗。所有治疗决策均应个性化,综合考虑疾病特点和患者需求。

(一)手术治疗

手术通常是眼睑基底细胞癌最有效的治疗方法,目的是完整切除肿瘤并最大程度地保障眼睑功能和外形。术前须明确有无眼眶侵袭、淋巴结转移或远处转移的情况。手术方式主要包括扩大切除术、冰冻切缘控制手术和 Mohs 手术,T_4 期患者须行眶内容剜除术。完全切除肿瘤后行一期重建。

1. **扩大切除术** 眼睑恶性肿瘤的侵袭性越强,切缘通常越大。基底细胞癌结节型切缘为 3mm,浸润型为 5mm,硬化型为 8mm。切缘越远,完整切除肿瘤的可能性越大,但如此大范围切除必然会造成眼睑畸形,这种切缘在眼周是不切实际的。

2. **冰冻切缘控制切除术** 冰冻切缘控制切除术需眼科医师和病理科医师密切合作,先由眼科医师将疑似眼睑恶性肿瘤以及上、下、鼻、颞侧区域和基底部软组织分别切除并进行标记,然后由病理学医师检查,如果切缘阳性则继续定向切除,直至切缘阴性。

3. **Mohs 手术** Mohs 手术的适应证包括连续侵袭生长的皮肤恶性肿瘤、伴有神经周围浸润的肿瘤、边缘不清以及未完整切除的肿瘤。通过切除肿瘤、定向标记、冰冻切片检测、继续定向切除残余肿瘤的方式,在完整切除肿瘤的前提下最大程度地保留了正常组织,为一期重建手术提供了优势。

4. **眶内容剜除术** 如果肿瘤侵犯眼球、泪道、眼眶或鼻窦,须行眶内容剜除术。依据病变侵犯程度可分为部分、全眶和扩大眶内容剜除术:①部分眶内容剜除术:适用于较局限的病变,在保证病变彻底切除的情况下,适当保留眶内组织;②全眶内容剜除术:沿眶缘一周切除皮肤、皮下组织,剥离骨膜,沿骨膜下,游离眶内容物后摘除;③扩大眶内容剜除术:是指将眶内容剜除后,再将肿瘤侵犯的骨壁、鼻窦等结构一起切除。

复发率取决于基底细胞癌的部位、大小、浸润程度、组织学亚型和手术方式等多种因素。大多数复发性基底细胞癌位于内眦，可能与较早的深部浸润有关。结节型和浅表型基底细胞癌最常见，侵袭性较小。在伴有眼眶侵犯的基底细胞癌中，浸润型占80%。当有神经周围侵犯时，肿瘤侵袭性更强，复发率更高。原发性结节型基底细胞癌很少复发，但浸润型复发率可达3.8%。对侵袭性强的基底细胞癌，在未进行切缘控制的情况下，很可能切除不完整。原发性基底细胞癌切缘阳性者5年复发率约为25%，而采用Mohs法切缘阴性者5年复发率约为2.5%。有报道称冰冻切缘控制手术在治愈率方面与Mohs手术无显著差异。对复发性基底细胞癌，再次Mohs法术后的5年复发率为7.8%。肿瘤长期被忽视、炎症反应、复发和切除不完全会诱发基底细胞癌更具侵袭性，并发生高级别转化。

冰冻切片技术假阴性风险大于石蜡切片，因此，术后报告仍以石蜡切片为准。多数情况下复发性基底细胞癌Ki-67指数高于原发性基底细胞癌，可用Ki-67评估基底细胞癌的增殖活性，作为其预后指标。

（二）辅助治疗

包括放射治疗、光动力治疗、冷冻治疗、免疫治疗等。

1. **放射治疗**　适应证包括侵袭性和复发性患者，伴有神经周围浸润的高危基底细胞癌，或不能接受手术者的姑息治疗患者。禁忌证为痣样基底细胞癌综合征等皮肤癌易感患者。此外，对复发性疾病，之前的放射野不应再次放疗。副作用包括干眼、白内障、睑外翻、泪道狭窄、新生血管性青光眼、放射性视网膜病变和放射性视神经病变等，甚至可导致严重视力下降或失明。

2. **光动力治疗**　细胞内的血卟啉衍生物是强光敏剂，用630nm波长光照射，局部产生活性氧杀伤肿瘤细胞。早期基底细胞癌对光动力疗法反应良好。

3. **冷冻治疗**　适用于肿瘤最大直径<10mm的基底细胞癌。通过直接作用于组织，使细胞内形成结晶，破坏细胞内及胞膜结构，达到治疗作用。并发症包括治疗部位一过性水肿、睫毛缺失等，瘢痕性倒睫等并发症可通过手术矫正。

4. **免疫治疗**　对于无法进行手术治疗的患者，局部免疫疗法可作为替代方法。咪喹莫特作为免疫调节剂，可刺激先天性和获得性免疫并诱导肿瘤细胞凋亡。副作用包括结膜炎、角膜炎、异物感、流泪、外翻和不适，通常在治疗结束后消失。

（三）靶向治疗

多灶性、转移性及晚期基底细胞癌难以手术切除，辅助治疗亦疗效不佳。Hedgehog信号通路对调节细胞早期生长和发展起关键作用。*PTCH1*和*SMO*突变均会造成Hedgehog信号通路异常活化，导致肿瘤发生。靶向治疗针对Hedgehog通路上下游发挥作用，显示出令人鼓舞的前景。

1. **维莫德吉**　为Hedgehog抑制剂，于2012年被美国食品药品管理局（FDA）批准用于无法手术和放疗的晚期基底细胞癌及转移性基底细胞癌患者。

维莫德吉治疗后，不适合手术的局部晚期基底细胞癌患者的客观缓解率为60.3%，转移性基底细胞癌患者的客观缓解率为48.5%，有效降低了进展期眼睑基底细胞癌患者的眶内容剜除率。

2. **索尼德吉**　为SMO抑制剂，于2015年获美国食品药品管理局批准用于无法手术和放疗的局部晚期基底细胞癌，以及手术或放疗后复发的患者。

索尼德吉有效性和安全性已被临床试验证实。200mg剂量组客观缓解率为58%，其中完全缓解率为5%，部分缓解率为53%。

3. **Libtayo（Cemiplimab）**　为PD-1抑制剂，于2018年获美国食品与药品管理局批准用于治疗转移性皮肤鳞状细胞癌、无法手术和放疗的局部晚期皮肤鳞状细胞癌患者。2021年适应证拓宽至先前已用Hedgehog抑制剂治疗或不适合Hedgehog抑制剂治疗的局部晚期基底细胞癌和转移性基底细胞癌患者。

治疗后，转移性基底细胞癌客观缓解率为21%，晚期局部基底细胞癌患者客观缓解率29%，其中完全缓解率为6%。

治疗完成后，前5年每半年进行随访，之后每年1次。同时对患者进行健康宣教，注意防晒及自检。若出现局部复发，治疗同原发基底细胞癌，若出现淋巴结和/或远处转移，进行多学科会诊，可选择靶向药物、免疫治疗、手术、放疗等综合序列治疗。

五、典型病例

（一）病史特点

患者，男，50岁，主诉左眼"黑痣"10余年，长大1年（图5-3-11）。

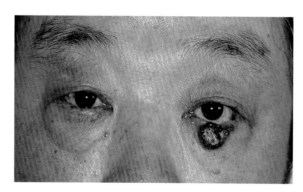

图5-3-11　色素型基底细胞癌患者术前照片
左眼下睑中央病变色黑，隆起，累及睑缘及眼睑全层，颞侧睑缘米粒大小卫星灶。

1. **眼部检查**　双眼视力1.0，左眼下睑中央肿物，色黑，质硬，上有破溃，形状不规则，累及睑缘及眼睑全层，大小约10mm×7mm，下睑成角畸形。下睑颞侧见另一黑色肿物，累及睑缘，大小约1.5mm×1.5mm。两肿物之间皮肤色红。眼前后节未见异常。

2. **体检**　局部淋巴结未触及，眼眶CT和MRI显示病变未累及眶内，颈部淋巴结及腹部B超均未发现明显异常。

（二）治疗经过

结合患者临床表现和年龄，初步诊断为左眼下睑恶性肿瘤。

1. **手术切除**　入院后在冰冻切缘控制下将两个肿物做整体切除，术中冰冻显示为基底细胞癌，且各切缘均为阴性。

2. **一期修复**　采用游离硬腭移植修复眼睑后层、颞侧旋转皮瓣修复眼睑前层，术中一期修复下睑全层缺损（图5-3-12）。

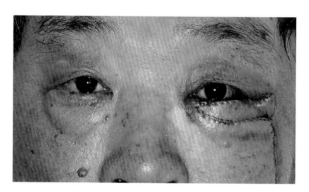

图5-3-12　色素型基底细胞癌患者术后照片
肿瘤切除后，硬腭移植＋颞侧旋转皮瓣修复下睑全层。

3. 石蜡报告显示病理类型为色素型基底细胞癌（ⅠA，$T_{1c}N_0M_0$）。

4. 基因检测显示患者存在 *PTCH1* 突变。

（三）诊疗思考

1. **诊断**　患者病变累及下睑全层、有破溃及卫星灶，倾向恶性肿瘤。结合病灶色黑，基底细胞癌及黑色素瘤可能性大。完善眼眶及淋巴结、腹部脏器影像学检查后，选择手术治疗。

2. **治疗**　采用术中冰冻切缘控制手术，完整切除病灶的前提下尽可能保留正常组织。各切缘阴性后，下睑水平缺损大于1/2，且垂直缺损大于15mm，采用颞侧旋转皮瓣＋硬腭移植修复眼前后层缺损。

3. **随访**　嘱患者每半年复诊，日常防晒。

第四节　眼睑鳞状细胞癌

鳞状细胞癌简称鳞癌,其发病率位居我国眼睑恶性肿瘤第三位,多见于老年人,好发于阳光照射部位。

一、病因和发病机制

鳞状细胞癌与基底细胞癌有许多共同危险因素,如紫外线照射和浅肤色,但鳞癌侵袭性更强,神经周围浸润、淋巴结和远处转移的风险更高。光化性角化病进一步突变可进展为原位鳞癌或侵袭性鳞癌。

（一）环境因素

人乳头状瘤病毒可诱导鳞癌的发生。长期暴露于紫外线辐射、电离辐射、砷、多环芳烃(焦油、沥青和烟灰)、亚硝胺和烷化剂的人群更易罹患鳞癌。

（二）基因及蛋白水平

1. *p53*　*p53* 是眼睑鳞癌患者中最常突变的抑癌基因,通常由紫外线损伤诱导,主要特征是嘧啶位点中胞嘧啶向胸腺嘧啶发生单碱基突变。*p53* 基因突变使角质形成细胞能够抵抗细胞凋亡,最终导致角质形成细胞的克隆扩增。TAp63 是有效的肿瘤抑制因子,归属于 p53 家族。在一项小鼠实验中,研究者将小鼠的 *TAp63* 基因敲除,通过紫外线诱导鳞癌的发生,结果提示 *TAp63* 基因的缺失可促进紫外线介导的肿瘤发生。

2. **成纤维细胞生长因子受体**　成纤维细胞生长因子受体是免疫球蛋白超家族的跨膜受体酪氨酸激酶。成纤维细胞生长因子及其受体可调控细胞增殖、分化和运动。成纤维细胞生长因子受体磷酸化后可激活多个细胞内级联反应,包括 RAS-RAF-MAPK-ERK、PI3K/AKT、Stat3 和 NFKB 等多个信号通路。而 RAS 或 PI3K 可激活下游雷帕霉素靶蛋白,该蛋白是一种丝氨酸/苏氨酸激酶,通过抑制细胞凋亡和诱导细胞增殖而在肿瘤的发生发展中发挥重要作用。研究表明,鳞癌中的成纤维细胞生长因子受体 2 过表达,提示该基因的扩增及异常激活在鳞癌的发展中发挥了重要作用。

3. **表皮生长因子受体**　表皮生长因子受体是酪氨酸激酶受体家族的成员之一。在鳞癌中,表皮生长因子受体常过表达,与预后不良有关。表皮生长因子与其受体结合激活以下通路,包括 RAS-RAF-MEK-MAPK,PLC-γ/PKC 和 PI3K/AKT/mTOR,从而促进细胞增殖和迁移。

4. **其他**　紫外线诱导的 *p53* 基因突变是鳞癌发生的早期事件,这一事件进一步导致了基因组的不稳定,因此一些其他基因也随之发生改变。在鳞癌中,细胞周期蛋白依赖性激酶抑制剂 *2A*、*RAS* 及 *NOTH1* 等基因发生突变,进一步促进其发生发展。

二、临床表现

（一）症状和体征

鳞癌多见于老年人,好发于阳光照射部位,尤其是头颈部。睑缘多见,受累频率从高到低依次是下睑、内眦、上睑和外眦。鳞癌可原发,亦可继发于眼睑良性病变和癌前病变。

鳞癌临床表现多样,可分为原位鳞癌和侵袭性鳞癌。①原位鳞癌,临床特征是暴露在阳光部位的红斑、鳞片状斑块、角化性病变。病理上可见表皮全层被不同分裂程度的角蛋白细胞所取代。临床上可能与光化性角化病非常相似。原位鳞癌有 3%~8% 的概率恶变为侵袭性鳞癌。②侵袭性鳞癌,呈隆起的浸润性斑块或结节状肿物,表面常有溃疡,周围隆起,边界不清(图 5-4-1、图 5-4-2)。

鳞癌可存在神经周围浸润,肿瘤沿三叉神经、面神经和动眼神经分支侵入眼眶和颅内,导致麻木、疼痛、上睑下垂、复视和眼球移位,提示预后不

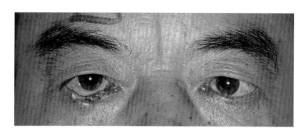

图 5-4-1　右眼下睑侵袭性鳞癌患者照片

右眼下睑缘正常结构消失,代之以溃疡,边界不清。

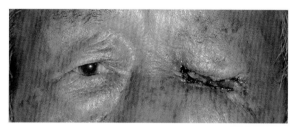

图 5-4-2　T₄眼睑鳞癌患者照片

患者左眼上下睑溃疡,与眼球粘连,眼球固定。

良。鳞癌可发生局部和远处转移,耳前、腮腺和下颌下淋巴结常受累。鳞癌须行眼眶 MRI、CT、区域淋巴结和腹部 B 超检查(图 5-4-3)。

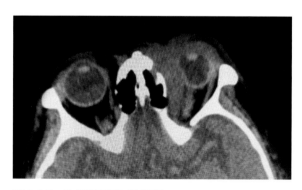

图 5-4-3　T₄眼睑鳞癌 CT 影像

左眼球正常形态消失,局部受压变形,眼环尚完整;左眼眶内、眶周、眶壁见软组织密度影;左上颌骨额突、左眼眶内壁、鼻泪管、左侧筛骨局部骨质吸收。

(二)病理类型

根据肿瘤分化程度分为高、中、低分化。高分化的肿瘤细胞巢中央可见角化珠(图 5-4-4),有丰富的嗜伊红胞浆,可见细胞间桥。低分化鳞癌瘤细胞呈条索状,排列不规则,核深染,异型性明显,核分裂象多见。

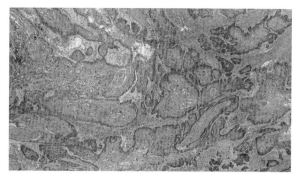

图 5-4-4　高分化眼睑鳞癌病理图片(HE 染色,×5)

癌巢中可见角化珠。

(三)国际分期

美国癌症联合委员会(AJCC)对眼睑恶性肿瘤(基底细胞癌、皮脂腺癌和鳞状细胞癌)进行分期(第 8 版,见表 5-3-1),依据 AJCC 分期对眼睑鳞癌进行分期分级诊断,对治疗方案选择、评估预后有重要价值。

三、诊断与鉴别诊断

(一)诊断

眼睑鳞癌完整诊断应包括肿瘤名称、分期和组织学亚型。

1. **病史**　多见于老年人,应询问患者长期紫外线暴露、用药史及工作环境。

2. **体格检查**　先观察肿瘤外观,再用裂隙灯显微镜详细检查,翻转眼睑检查睑缘及结膜受累情况。肿瘤位置、大小、厚度、形态、血管、有无色素等均应详细记录并进行医学摄影。详细检查患者有无感觉异常,若感觉异常怀疑神经周围浸润。

3. **影像检查**　怀疑眼眶浸润者应行 CT 平扫及增强 MRI,常规行区域淋巴结 B 超及腹部 B 超检查。怀疑颈部淋巴结转移者应补充颈部增强 CT。

4. **病理检查**　鳞癌诊断时应明确组织学亚型、分级、有无神经周围浸润及血管、淋巴管浸润。

5. **风险评估**　低危因素包括:边界清晰、原发病变、无免疫抑制、无放疗史、非炎性病变部位、肿瘤生长速度慢、无神经及脉管受累、中高分化等。高危因素包括：边缘不清、复发病变、免疫抑制状态、有放疗史、有慢性炎症、肿瘤生长迅速、神经及脉管受累、低分化等。

（二）鉴别诊断

鳞癌可类似基底细胞癌、皮脂腺癌、梅克尔细胞癌，以及良性病变如光化性角化病、脂溢性角化病、假性上皮瘤性增生和角化棘皮瘤；亦可能"伪装"成慢性睑缘炎，造成误诊。最终确诊依靠病理诊断。

1. **浸润型基底细胞癌**　表现为质硬的灰白色肿块，与周围边界不清，可向深部组织侵犯。此特点与侵袭性鳞癌相似。

2. **皮脂腺癌**　位于睑缘者，病变表现为受累部位增厚、隆起、溃疡，与鳞癌表现相似。

3. **梅克尔细胞癌**　多见于老年人，表现为紫红色或蓝红色皮肤结节，表面毛细血管扩张。

4. **角化棘皮瘤**　多见于中年男性，位于眼睑，病程短，生长迅速。病变呈较坚实的结节状肿瘤，表面中央部位呈一火山口样或杯状凹陷，边缘隆起，其内充满角质蛋白。组织学上：肿瘤内充满角质蛋白，表面鳞状细胞增生。

四、治疗

眼睑鳞癌的治疗目标是彻底切除肿瘤，同时最大程度地保护功能和外形。手术是最有效的手段，原位鳞癌可考虑光动力疗法、局部咪喹莫特等，但治愈率不及手术。

（一）手术治疗

首选手术治疗。无论是原位还是侵袭性鳞癌，手术彻底切除肿瘤极为重要。手术方式包括扩大切除术、冰冻切缘控制术以及 Mohs 手术。首选冰冻切缘控制手术和 Mohs 手术。若无术中冰冻条件，2020 版美国国家综合癌症网络皮肤鳞癌指南推荐切缘为 4～6mm，且具高危因素者应考虑扩大切缘。对侵犯眼眶的鳞癌须行眶内容剜除术，若淋巴结转移须行淋巴结清扫。

鳞癌术后局部复发率为 3.6%～36.9%，局部淋巴结转移率为 1.3%～24%，远处转移率为 0.8%～6.2%。手术切除不彻底和肿瘤复发是增加鳞癌转移风险的主要危险因素。与原发肿瘤相比，复发性鳞癌在生物学上更具侵袭性，更易发生神经周围和 / 或淋巴管浸润。与单发鳞癌患者相比，多发鳞癌患者更易复发，且预后更差。

（二）辅助治疗

用于广泛或转移性病变、不能或不愿做手术的患者，包括放疗、化疗、光动力治疗等。

1. **放射治疗**　可作为高危鳞癌术后的辅助治疗，也可用于晚期和转移性鳞癌、病情恶化或不适合手术的患者，以及颈部淋巴结清扫术后的淋巴结区域治疗。禁忌证为携带皮肤癌易感基因患者，已经放射治疗的复发性鳞癌患者。根治性放疗 5 年复发率为 12.5%，但在高危病变中高达 50%。

2. **化学治疗**　用于无法手术患者的姑息或辅助治疗。单独或联合使用顺铂、阿霉素（多柔比星）、博来霉素、肽霉素、甲氨蝶呤、卡培他滨和 5-氟尿嘧啶。异维 A 酸可降低复发和高危人群新发肿瘤的概率。

3. **光动力疗法**　细胞内的血卟啉衍生物是强光敏剂，630nm 波长光照射使局部产生活性氧杀伤肿瘤细胞。

（三）靶向治疗

转移性鳞癌治疗困难，靶向药物治疗具有广阔前景。

1. **表皮生长因子受体抑制剂**　超过 90% 的皮肤鳞癌患者肿瘤细胞表面表达表皮生长因子受体，该受体在鳞癌发生发展中发挥重要作用，通过 RAS-RAF 蛋白激酶通路来调控细胞周期、增殖、血管生成和转移。可通过抑制 RAS-RAF-MEK-MAPK 及 PI3K/AKT/mTOR 通路治疗鳞癌。表皮生长因子受体抑制剂治疗眼睑鳞癌展现了较好的临床前景。

表皮生长因子受体抑制剂主要分为两大类：

（1）阻断受体胞外域的单克隆抗体：如西妥昔单抗、帕尼单抗、尼妥珠单抗、扎鲁单抗等。西妥昔单抗已被美国 FDA 批准用于治疗头颈部鳞癌。通过与细胞外配体结合，竞争性抑制其他配体以阻止细胞内酪氨酸激酶激活。临床研究发现 50%～75% 的患者完全或部分缓解。

（2）小分子酪氨酸激酶抑制剂：可阻断酪氨酸激酶活性从而阻断下游信号通路，如吉非替尼、厄洛替尼、阿法替尼、拉帕替尼、那拉替尼、达克替尼等。小分子酪氨酸激酶抑制剂在鳞癌的治疗中也展现了较好的疗效。

2. **PD-1 抑制剂** Libtayo（Cemiplimab）于 2018 年获美国食品药品管理局批准用于治疗转移性皮肤鳞癌、无法手术和放疗的局部晚期皮肤鳞癌患者。

Libtayo 治疗后，转移性和局部晚期皮肤鳞癌客观缓解率为 50.0%，其中完全缓解率为 7.7%，部分缓解率为 42.3%。

3. **其他靶向药物** EGFR 下游信号通路 RAS-RAF-MEK-MAPK 及 PI3K/AKT/mTOR 的靶点受到关注。雷帕霉素是 mTOR 抑制剂，已被用于控制免疫抑制患者的鳞癌。除此之外，研究发现曲美替尼及考比替尼作为 MEK 抑制剂可诱导鳞癌细胞系衰老并减慢小鼠体内肿瘤生长。这些靶向药物仍需要更多的临床试验来评估其安全性及有效性。

治疗完成后，前 2 年每半年随访 1 次，之后每年 1 次。同时对患者进行健康宣教，注意防晒及自检，侵袭性鳞癌患者应学习区域淋巴结自检。若出现局部复发，治疗同原发基底细胞癌，若出现淋巴结和/或远处转移，进行多学科会诊，可选择靶向药物、手术、放疗等综合序列治疗。

五、典型病例

（一）病史特点

1. **病史** 患者，女，65 岁，主诉左眼"肉痣"生长 10 余年（图 5-4-5）。

2. **眼部检查** 双眼视力 0.6，左眼下睑泪点外

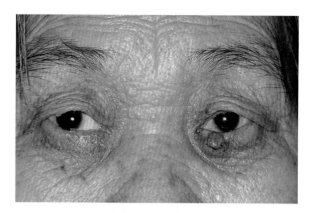

图 5-4-5 左眼下睑鳞癌患者照片
病变结节状隆起，累及睑缘及眼睑全层。

侧见结节状肿物，上有扩张血管，周边破溃，累及睑缘，相应睑结膜面充血，肿物大小约 7mm×7mm。双眼晶状体混浊，余未见明显异常。

3. **体检** 局部淋巴结未触及，眼眶 CT、MRI 示病变未累及眶内，颈部淋巴结及腹部 B 超均未及明显异常。

（二）诊疗经过

结合患者临床表现和年龄，初步诊断为左眼下睑恶性肿瘤。

1. **手术切除** 入院后在冰冻切缘控制下切除肿物，术中冰冻显示为鳞状细胞癌，且各切缘均为阴性。

2. **眼睑缺损修复** 采用外眦切开，游离外眦韧带下支，下睑皮瓣滑行修复眼睑全层缺损（图 5-4-6）。

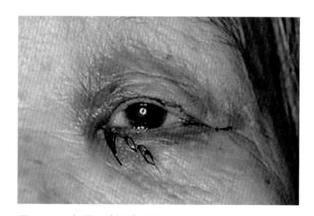

图 5-4-6 左眼下睑鳞癌患者术后照片
冰冻切缘控制下切除肿瘤，皮瓣滑行修复眼睑缺损。

3. 病理报告为侵袭性鳞癌（ⅠA，$T_{1c}N_0M_0$）。

4. 基因检测显示患者存在 *p53* 突变。

（三）诊疗思考

1. **诊断** 患者老年女性，病变累及下睑全层、有破溃，倾向恶性肿瘤。完善眼眶、颈部淋巴结和腹部脏器影像学检查后，选择手术治疗。

2. **治疗** 采用冰冻切缘控制，完整切除肿瘤病灶的前提下，尽可能保留正常眼睑组织。所有切缘阴性后，下睑水平缺损约 1/3，通过外眦切开和外眦韧带下支离断、皮瓣滑行修复眼睑全层缺损。

3. **随访** 嘱患者每半年复诊，日常生活中防止日晒。

参考文献

1. SCHMULTS C D, BLITZBLAU R, AASI S Z, et al. Basal cell skin cancer, version 2.2024, NCCN clinical practice guidelines in oncology. J Natl Compr Canc Netw, 2023, 21（11）: 1181-1203.

2. NASR I, MCGRATH E J, HARWOOD C A, et al. British association of dermatologists guidelines for the management of adults with basal cell carcinoma 2021. British Journal of Dermatology, 2021, 185（5）: 899-920.

3. SILVERMAN N, SHINDER R. What's new in eyelid tumors. Asia Pac J Ophthalmol（Phila）, 2017, 6（2）: 143-152.

4. COOK B E, Jr, BARTLEY G B. Treatment options and future prospects for the management of eyelid malignancies: an evidence-based update. Ophthalmology, 2001, 108（11）: 2088-2098.

5. ALLEN R C. Surgical management of periocular cancers: High-and low-risk features drive treatment. Curr Oncol Rep, 2017, 19（9）: 57.

6. WEESIE F, NAUS N C, VASILIC D, et al. Recurrence of periocular basal cell carcinoma and squamous cell carcinoma after Mohs micrographic surgery: A retrospective cohort study. Br J Dermatol, 2019, 180（5）: 1176-1182.

7. SUN M T, ANDREW N H, O'DONNELL B, et al. Periocular squamous cell carcinoma: TNM staging and recurrence. Ophthalmology, 2015, 122（7）: 1512-1516.

8. SHI Y, JIA R, FAN X. Ocular basal cell carcinoma: A brief literature review of clinical diagnosis and treatment. Onco Targets Ther, 2017, 10: 2483-2489.

9. COSTACHE M, GEORGESCU T A, OPROIU A M, et al. Emerging concepts and latest advances regarding the etiopathogenesis, morphology and immunophenotype of basal cell carcinoma. Rom J Morphol Embryol, 2018, 59（2）: 427-433.

10. BURTON K A, ASHACK K A, KHACHEMOUNE A. Cutaneous squamous cell carcinoma: A review of high-risk and metastatic disease. Am J Clin Dermatol, 2016, 17（5）: 491-508.

11. MAHESHWARI A, FINGER P T. Cancers of the eye. Cancer Metastasis Rev, 2018, 37（4）: 677-690.

12. HOLLIDAY E B, ESMAELI B, PINCKARD J, et al. A multidisciplinary orbit-sparing treatment approach that includes proton therapy for epithelial tumors of the orbit and ocular adnexa. Int J Radiat Oncol Biol Phys, 2016, 95（1）: 344-352.

13. TAN E, LIN F P, SHECK L H, et al. Growth of periocular basal cell carcinomas. Br J Dermatol, 2015, 172（4）: 1002-1007.

14. GILL H S, MOSCATO E E, CHANG A L, et al. Vismodegib for periocular and orbital basal cell carcinoma. JAMA Ophthalmol, 2013, 131（12）: 1591-1594.

15. MAVRIKAKIS I, MALHOTRA R, BARLOW R, et al. Linear basal cell carcinoma: a distinct clinical entity in the periocular region. Ophthalmology, 2006, 113（2）: 338-342.

16. ALAM M, RATNER D. Cutaneous squamous-cell carcinoma. N Engl J Med, 2001, 344（13）: 975-983.

17. XU S, SAGIV O, RUBIN M L, et al. Validation study of the AJCC cancer staging manual, eighth edition, staging system for eyelid and periocular squamous cell carcinoma. JAMA Ophthalmol, 2019, 137（5）: 537-542.

18. MIGDEN M R, KHUSHALANI N I, CHANG A L S, et al. Cemiplimab in locally advanced cutaneous squamous cell carcinoma: Results from an open-label, phase 2, single-arm trial. Lancet Oncol, 2020, 21（2）: 1-12.

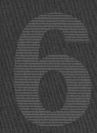

第六章

眼睑血管源性肿瘤

血管源性肿瘤是起源于血管的一组增生性疾病。血管源性肿瘤可分为良性、局部侵袭性（交界性）及恶性三类。良性血管源性肿瘤包括婴幼儿血管瘤、先天性血管瘤、丛状血管瘤、梭形细胞血管瘤、化脓性肉芽肿、其他良性血管肿瘤；交界性血管肿瘤包括卡波西型血管内皮瘤、网状血管内皮瘤、卡波西肉瘤等；恶性血管肿瘤包括血管肉瘤、上皮样血管内皮瘤。

发生在眼睑部位的血管源性肿瘤多数为良性肿瘤，其发病机制不同，表现形式多样，治疗方法也不同。本章主要讨论婴幼儿血管瘤、血管性肉芽肿和血管球瘤。

第一节　眼睑婴幼儿血管瘤

依据血管内皮细胞有无增殖能力，1982年，Mulliken首次将"血管瘤"分为血管瘤和脉管畸形。血管瘤为血管内皮细胞的异常增殖，主要包括婴幼儿血管瘤、先天性血管瘤；脉管畸形是脉管管腔的异常扩张，包括单纯性脉管畸形、混合性脉管畸形、主要知名血管的畸形和并发其他畸形。

一、病因和发病机制

眼睑婴幼儿血管瘤（infantile hemangioma，IH）是指在胚胎期间，发生于眼睑皮肤、皮下和软组织，由血管内皮细胞异常增生形成的先天性良性肿瘤。目前，发病原因尚不清楚。

婴幼儿血管瘤的发生机制并非单一假说和理论可以解释。其发病机制包括：

①胎盘假说，胎儿接受绒毛膜取样时，脱落的绒毛碎片可能进入胎儿体内，激活内皮细胞异常增殖。②内皮祖细胞假说，内皮祖细胞在出生后从骨髓释放，并在外周循环中运行、迁移、归巢到相应的病变部位。分离婴幼儿血管瘤患者病灶发现其表达葡萄糖转运子1、Lewis-r、Fc-r RII及mersion，这些染色阳性提示血管瘤起源于内皮祖细胞突变和祖细胞的克隆扩增。③血管发生失衡假说，血

管内皮生长因子、碱性成纤维细胞生长因子在增殖期血管瘤组织中的mRNA表达上调，而在消退期肿瘤中表达显著降低，推测两者上调可引起血管增殖。④基因突变理论，多数基因检测聚焦于血管内皮细胞。成纤维细胞生长因子受体-4、成纤维细胞生长因子受体-3、血小板衍生生长因子受体-b这三个基因突变与婴幼儿血管瘤的发生有关。⑤发育缺陷假说，血管瘤有时伴随发育相关综合征，包括PHACE综合征，PHACE分别代表颅后窝畸形（P=posterior fossa brain malformations）、面部血管瘤（H=hemangiomas of the face）、动脉异常（A=arterial cerebrovascular anomalies）、心血管系统异常（C=cardiovascular anomalies）、眼部异常（E=eye anomalies）和胸骨裂和/或脐上裂缝。假说认为，此类综合征患者颜面部常表现为节段型，病变区域主要位于额颞部、上颌骨、下颌骨、额鼻部。病变位于额颞部的患者常伴有眼部异常。⑥雌激素假说，血管瘤男女比例为1∶3，妇女妊娠时血管瘤增大，推测雌激素与血管瘤的发展有关。⑦凋亡假说，细胞凋亡是程序性的细胞死亡，在血管瘤的发生过程中，细胞凋亡的水平低，速度相当于消退期血管瘤组织的五分之一；凋亡因子包括BCL-2，p53与血管瘤的消退成正相关。⑧免疫假说，血管

瘤特异性表达 CD32，启动免疫细胞的吞噬作用，运用咪喹莫特软膏可加强免疫细胞活性，加速血管瘤消退。

二、临床表现

（一）症状

眼睑婴幼儿血管瘤包括快速增殖期、晚期增殖期和消退期，男女发病比例约为 1∶3。在出生时往往不明显，5%～30% 的患儿在出生时表现为眼睑异常的淡红色擦伤样红斑区域，或充血性毛细血管扩张性斑片。患儿出生 1 周左右发现眼睑鲜红色或暗红色隆起，约有 74% 的血管瘤在出生后 4 周被发现。出生后 6 个月内为快速增殖期，此期瘤体迅速增大，明显隆起，大小可达到最终体积的 80%，又称为第一阶段生长期。位于软组织的婴幼儿血管瘤瘤体呈青紫色的圆形肿块，可造成机械性上睑下垂，遮挡部分瞳孔，压迫眼球，引起不规则散光（图 6-1-1）。此后瘤体增殖变缓，称晚期增殖

期，该期可持续 12 个月左右。到患儿 3 岁时，约有 50% 的瘤体可完全消失，部分患者到学龄期才缓慢消退，历时数月至数年不等，以缓慢、稳定的消退为特征，消退阶段血管瘤颜色变淡，体积缩小，组织学表现为纤维化和脂肪沉积，称为消退期（图 6-1-2）。目前没有可靠的方法来预测哪些血管瘤会自行消退，消退期将持续多长时间，血管瘤是否会完全消退，但较早进入消退阶段的病变往往会消退更彻底。最终残留部分消退缓慢，常伴有局部瘢痕形成、色素减退、皮肤萎缩等（图 6-1-3）。眼睑位于面部重要的位置，眼睑血管瘤若不进行干预，可能影响视力发育，还存在毁容风险，因此在血管瘤分级中，那些影响视力发育，对外观造成损毁的眼睑血管瘤属于高危风险级别。

（二）体征

婴幼儿血管瘤好发于上睑、下睑及内眦部。按发病部位将眼睑婴幼儿血管瘤分为表浅型、深部型和混合型。表浅型眼睑婴幼儿血管瘤病变位于皮肤层，瘤体颜色鲜红，边界清晰，形态不规则，压之

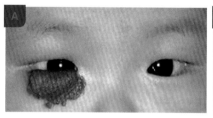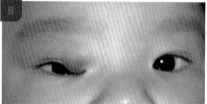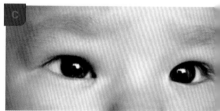

图 6-1-1　眼睑婴幼儿血管瘤患儿照片

A. 快速生长期；
B. 血管瘤造成机械性上睑下垂；
C. 1 年后血管瘤完全消退。

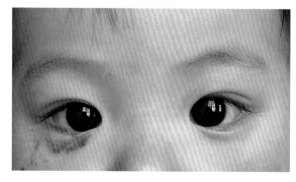

图 6-1-2　右眼下睑消退期血管瘤患儿照片

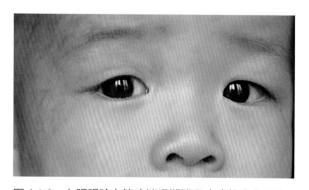

图 6-1-3　右眼眼睑血管瘤消退期残留瘢痕的患儿照片

褪色,高出皮面,高低不平,旧称草莓痣(图6-1-4)。深部型病变位于皮下软组织中,呈青紫色,位于上下眼睑深部型或表浅型血管瘤常常遮挡视轴,造成形觉剥夺性弱视,肿瘤体积较大者,眼睑畸形,同时压迫眼球,造成眼球移位,或形成不规则散光,甚至斜视,当眼睑婴幼儿血管瘤对角膜和巩膜施加压力,导致散光,随后出现弱视时,通常会影响视觉发育(图6-1-5)。混合型病灶既有皮肤层的侵犯,又有软组织侵犯。在9月龄前消退的血管瘤,对角膜压迫引起的散光将同时消退;而1岁以后,若压迫性散光仍然存在,这种散光可能变为永久性的,最终约有43%~60%的患儿发展为弱视。眼睑血管瘤可合并结膜血管瘤,查体时应尽可能翻转患儿眼睑,检查结膜。部分患儿可伴有颜面部血管瘤,甚至全身多部位的血管瘤,应仔细询问患儿早产史,检查并记录全身其他部位血管瘤。

眼睑婴幼儿血管瘤又可分为局灶性病变、节段性病变、多灶性病变。局灶性病变表现为孤立性肿块,好发部位为上下睑内侧和眶上缘,血管瘤浸润软组织,破坏眼睑组织正常结构。例如,常见的眼睑

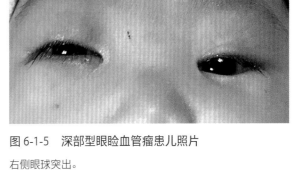

图 6-1-5　深部型眼睑血管瘤患儿照片

右侧眼球突出。

鼻内侧血管瘤直接侵犯提上睑肌,导致上睑下垂(图6-1-6),MRI可见血管瘤侵犯提上睑肌(图6-1-7),导致提上睑肌正常结构消失,被血管瘤所取代,即使在消退期,也因提上睑肌脂肪化而形成上睑下垂。节段性病变沿三叉神经眼支分布,呈典型的上半面血管瘤,在三叉神经分隔处不生长。多灶性病变除眼部血管瘤外,另可见全身多处血管瘤,应仔细检查患者全身皮肤、脏器发病情况。

对患者的眼部外观应进行全面的记录,包括血管瘤的位置,最大直径,有无高出皮面,颜色是鲜

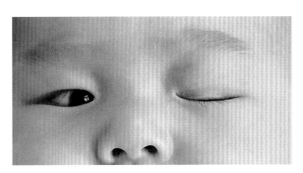

图 6-1-6　左眼上睑血管瘤患儿照片

血管瘤直接侵犯提上睑肌,导致上睑下垂。

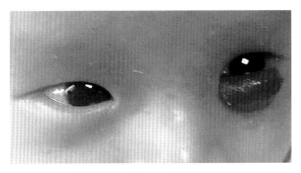

图 6-1-4　表浅型眼睑血管瘤患儿照片

图 6-1-7　左眼上睑血管瘤 MRI 影像

显示血管瘤压迫提上睑肌。

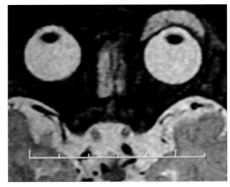

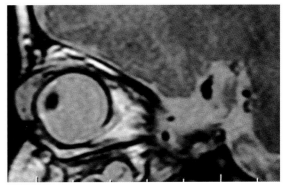

红的还是暗紫色的,这对随访有重要的参考价值。由于婴幼儿对眼科检查不配合,往往不易早期发现因压迫造成的散光,因此检影验光具有一定的参考价值。此外,眼部 B 超定期探查球内情况和 A 超测量眼轴长短可监测血管瘤是否对眼球发育造成影响。

三、诊断与鉴别诊断

(一)诊断

婴幼儿血管瘤根据典型病史、临床表现可做出初步诊断。影像学检查上,临床怀疑婴幼儿血管瘤的患者,应该施行彩色多普勒超声和 MRI 检查。多数患者可通过彩色多普勒超声检查和 B 超检查明确累及范围和周围组织的关系,皮肤或表浅部位的皮下病变可明确肿瘤大小,表现为内部低回声区域,彩色多普勒超声检查见丰富血流信号,可测及动静脉谱,以动脉谱为主(图 6-1-8)。对于眼睑深部血管瘤患儿,建议在给予镇静剂后,行眼眶 MRI 检查。目的是明确血管瘤与周围组织的关系,是否累及重要结构。在 MRI 上,婴幼儿血管瘤以 T_1WI 和 T_2WI 中等信号为特征,造影剂给药后明显增强。典型特点为瘤体内可见分隔,肿瘤内和肿瘤附近常可见明显的血管结构。这点可与静脉畸形的均匀强化相鉴别,同时静脉畸形表现为 T_2WI 高信号,是另一个婴幼儿血管瘤的鉴别点。由于 CT 检查的射线辐射,婴儿应尽量避免。

图 6-1-8　眼睑血管瘤多普勒超声图像

探头加压后见血管瘤内丰富血流。

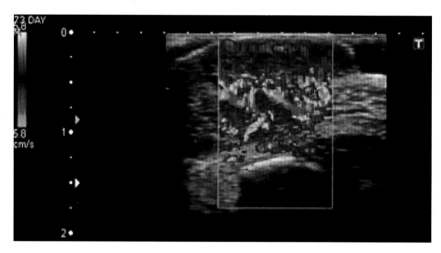

在组织学上,增殖期婴幼儿血管瘤是由致密的毛细血管组成,这些毛细血管由丰富的内皮细胞构成,有丝分裂增加。除了内皮细胞外,血管瘤还包括间质成分,包括成纤维细胞、周细胞和肥大细胞。消退期婴幼儿血管瘤细胞有丝分裂逐渐减少,内皮细胞凋亡增加,血管组织逐渐被纤维脂肪组织替代。

眼睑婴幼儿血管瘤应进行风险评估。风险等级分为三级,眼睑血管瘤若发生如下情况,定义为高风险性婴幼儿血管瘤。①血管瘤生长造成视轴遮挡,可能引起形觉剥夺性弱视;②压迫眼球,造成不规则散光;③溃疡;④局部组织变形,有形成永久瘢痕或毁容风险。若眼睑婴幼儿血管瘤可能存在中等程度的毁容风险和功能受损风险,定义为中等风险性婴幼儿血管瘤。若仅具有较低毁容风险和功能损害风险,则定义为低风险性婴幼儿血管瘤(表 6-1-1)。

(二)鉴别诊断

1. **血管性肉芽肿**　发病人群以青少年为主,病因多由于眼睑外伤或睑板腺囊肿、睑缘炎等局部刺激,患者可表现为反复接触性出血。病理学上,新生成的毛细血管周围纤维血管组织增生,血管性肉芽肿呈外生型、分叶状,位于真皮层。小叶结构发育良好,内皮细胞扁平,可见炎症细胞;累及皮下

表 6-1-1 眼睑婴幼儿血管瘤的风险等级及分级依据

风险特征	分级依据
高风险	
节段性血管瘤＞5cm——面部	伴随结构异常（PHACE），瘢痕，眼/气道受累
非节段性大面积血管瘤——面部（厚度达真皮或皮下，或明显隆起皮肤表面）	组织变形，有形成永久瘢痕/毁容性风险
早期有白色色素减退的血管瘤	溃疡形成的标志
面中部血管瘤	存在高度毁容性风险
眼周、鼻周及口周血管瘤	功能损害，毁容性风险
中度风险	
面部两侧、头皮、手、足血管瘤	毁容性风险，中等的功能受损风险
躯体皱褶部位血管瘤（颈、会阴、腋下）	高度形成溃疡的风险
节段性血管瘤＞5cm——躯干、四肢	溃疡形成风险和皮肤永久的残留物
低风险	
躯干、四肢（不明显）	低度的毁容和功能损害风险

组织和真皮。

2. 非消退型先天性血管瘤 为出生后即有，不自行消退。病理表现为充血的毛细血管，周围有一层被纤维化带隔开的周细胞层。不同程度萎缩的表皮和附属结构。

3. 脉管畸形 婴幼儿血管瘤应与脉管畸形相鉴别，可从患者临床表现和免疫组化标志物鉴别。婴幼儿血管瘤发生于出生后 1 周左右的婴儿，多数患儿出生时仅见局部血管擦伤样改变，其生长速度不与患儿生长发育速度成正比，女性多于男性。而脉管畸形为先天性疾病，但婴儿期罕有临床症状，直到青年时期才迅速发展，男女比例相当，表现为缓慢的血管扩张，依据血流动力学特性，又可分为高流速和低流速脉管畸形，通过体位试验可以鉴别（表 6-1-2）。

4. 鲜红斑痣 鲜红斑痣可能与节段性婴幼儿血管瘤相混淆，其共性表现为病灶呈节段性分布于额颞部，部分患者可伴有眼压升高、伴眼底弥漫脉络膜血管瘤表现。鲜红斑痣可随着患儿年龄增大而进展，病灶面积变大、颜色变深，颜色由粉红变为紫红，甚至增厚出现结节（图 6-1-9）。

表 6-1-2 婴儿血管瘤和脉管畸形临床鉴别点

特点	婴儿血管瘤	脉管畸形
发病人群	婴儿	青年
性别	女性＞男性	无性别差异
病程进展	快速的良性增生	缓慢血管扩张
出生时即有	不一定	是
生长速度	生长速度不与发育速度成正比	发病进展快
消退	缓慢消退	不消退

四、治疗

（一）治疗原则

眼睑婴幼儿血管瘤主要以局部外用和系统用药为主，辅以激光或局部注射等，目的是抑制血管内皮细胞增生，促进瘤体消退，减少瘤体残留物。①高风险婴幼儿血管瘤：尽早治疗。一线治疗为口服普萘洛尔，若有禁忌证，则可系统使用糖皮质激素。②中风险婴幼儿血管瘤：也应尽早治疗。病变早期或菲

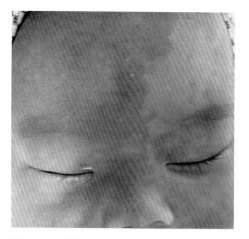

图 6-1-9　鲜红斑痣患儿照片

右面部可见呈半面节段性分布的色素性斑块。

薄的病灶可给予外用 β 受体阻滞剂,也可加用脉冲染料激光;治疗过程中,若不能控制瘤体生长进程,则遵循高风险血管瘤方案。③低风险血管瘤:如果瘤体稳定缩小,可以随诊观察,或尝试使用外用药物,如果瘤体生长迅速,则遵循中度风险血管瘤方案。治疗还应根据血管瘤的亚型、深度、分期进行。

（二）治疗方法

1. 观察随访　眼周婴幼儿血管瘤良性病程,大多数可在 1 岁或 1 岁以后自发消退,对于下列情况的婴幼儿血管瘤,可严密观察随访。①有自行消退趋势;②无压迫眼球或遮挡视轴的;③无容貌损毁或损毁风险极低的;④体积小。应明确观察随访的时间间隔、观察终止的时间和治疗指征,治疗的主要关注点是预防弱视。若视轴遮挡或散光,造成跟随运动减弱,便有治疗指征。可每月拍摄病灶,比较血管瘤的变化,定期进行随访评估。

2. 药物治疗

（1）β 受体阻滞剂类:2008 年,Léauté-Labrèze 等意外发现普萘洛尔可诱导婴幼儿血管瘤消退,该发现彻底改变了婴幼儿血管瘤的治疗方法。作用机制为:β 受体阻滞剂通过丝裂原活化蛋白激酶和含半胱氨酸的天冬氨酸蛋白水解酶级联途径介导血管收缩、抑制血管生成和诱导细胞凋亡,缩小病变。儿茶酚胺通过环磷酸腺苷和蛋白激酶 A 信号通路上调血管内皮生长因子 A（VEGF-A）和缺氧诱导因子 1（HIF1 蛋白）,普萘洛尔阻断儿茶酚胺的刺激,并导致其他促血管生成因子（如 MMPs 和 IL-6）的下调,抑制血管瘤的形成。

使用方法:①局部涂抹,患儿用药前体检,包括血压、心率、呼吸频率及体温等生命体征检查,检查还包括血糖水平和心电图结果进行评估。排除有禁忌证的患者,特别是呼吸或心脏疾病。表浅的血管瘤可涂抹眼膏或眼水,包括噻吗洛尔乳膏、普萘洛尔软膏、噻吗洛尔滴眼液、卡替洛尔滴眼液。涂抹在血管瘤表面,2~4 次 /d,持续用药 3~6 个月或至瘤体颜色完全消退,通常用药第 2~3 个月疗效最为明显,治疗应该持续到消退期后。②局部注射:瘤内注射普萘洛尔,建议每厘米直径使用 0.2ml（1mg/ml 普萘洛尔）,每次注射的最大体积为 1ml。病灶可在注射后 24 小时内缩小,持续约 3 周。对于病变体积和颜色反复的患者,可能须间隔 4~8 周后再次注射。③口服治疗:当眼睑血管瘤位于深部或合并全身其他部位血管瘤时,应选择系统治疗。建议剂量为 1.5~2mg/（kg·d）,分 2 次服用,使用该药治疗时注意适应证。用药前应对患儿做全面的体格检查,包括心肌酶、血糖、肝肾功能、心电图、心脏彩超、甲状腺功能、胸片等。治疗可在有经验医师指导下在门诊进行,由患儿家长对患儿服药后情况进行监测。治疗起始剂量为每天 1.0mg/kg,分两次口服。首次服药后观察患儿有无肢端湿冷、精神萎靡、呼吸困难和明显烦躁等现象。如患儿能够耐受,首次服药 12 小时后继续给药,追加剂量为 0.5mg/kg。如患儿仍然无明显异常,第 2 天增量至每天 1.5mg/kg,分 2 次口服,并密切观察。如无异常反应,第 3 天增量至每天 2.0mg/kg,分 2 次口服,后续治疗以此剂量维持。服药期间定期复诊,服药后的前 3 个月 4 周复诊一次,3 个月后可 6~8 周复诊一次,每次复诊应复查生化、心脏彩超及局部 B 超,以评估不良反应及疗效,若出现心肌损害、心功能受损、喘息、低血糖等情况,应对症治疗或相应科室会诊,在此期间,普萘洛尔剂量应减半,不良反应严重时须停用。口服普萘洛尔治疗婴幼儿血管瘤无确切停药年龄限制,4 岁以内均可用药,临床及 B 超检查瘤体基本消退,可在 1 个月内逐渐减量至停药。因为可能会出现停药后复发现象,服药疗程通常为 12 个月,停药年龄可延长到 15 个月龄以上。

疗效及安全性:①病灶体积及颜色改变,眼周血管瘤的大小、体积或外观影响是主要的结果指标,因此疗效的首选衡量标准是瘤体大小的改变。②视功能改善,β 受体阻滞剂可降低散光度,改善上睑下垂。但与病灶内注射曲安奈德相比,并没有显著性差异。③安全性,口服普萘洛尔最常见的副作用是睡眠障碍,其他可能的副作用是心动过缓、低血压和支气管亢进,尤其是对气道反应、低血糖、高钾血症、睡眠障碍和胃肠道紊乱的患者。大多数普萘洛尔相关不良事件在剂量减少和停止口服普萘洛尔后消退。

(2)糖皮质激素:在 β 受体阻滞剂应用之前,口服或病灶内注射糖皮质激素是治疗婴幼儿血管瘤的主要方法。糖皮质激素通过抑制血管内皮生长因子,可以减缓血管瘤的血管生成。此外,它还可抑制其他促血管生成因子,如尿激酶纤溶酶原激活物受体、白介素 -6、单核细胞趋化蛋白 1 和基质金属蛋白酶 -1,起到软化病变的作用。

使用方法:适用于口服普萘洛尔、局部涂抹 β 受体阻滞剂无效的患者,或是 β 受体阻滞剂涂抹后复燃的患者。口服泼尼松 3～5mg/kg(总量不超过 50mg),隔日早晨 1 次顿服,共服 8 周;第 9 周减量 1/2;第 10 周,每次服药 10mg;第 11 周,每次服药 5mg;第 12 周停服,完成 1 个疗程。如须继续,可间隔 4～6 周重复同样疗程。用药期间可能有身高、体重和血压等的暂时性影响,应密切监测。服药期间应停止疫苗接种,直至停药后 6 周以上。由于口服糖皮质激素的潜在副作用,许多人转向局部注射糖皮质激素。根据皮损的大小和数量,于瘤体内注射 40mg/ml 的曲安奈德 1～5ml/ 次。

安全性:口服糖皮质激素对患儿的副作用以生长迟缓为甚,有时候可增加感染风险、免疫抑制、情绪改变;瘤体内注射类固醇最严重的并发症为视网膜中央动脉阻塞,为了降低这种并发症的风险,应缓慢注射,避免一次大剂量的注射,也避免局部血管压力升高。眼睑色素减退、皮下脂肪萎缩、皮肤坏死和眼周钙化是其他罕见的并发症。

(3)其他治疗:包括局部应用咪喹莫特和博来霉素注射治疗。近年来,肾素血管紧张素系统药治疗增殖期婴幼儿血管瘤的疗效被证实。在一项随机对照试验中,研究人员发现与婴幼儿血管瘤儿童口服 2.0mg/(kg·d)普萘洛尔(分两次给药)6～12 个月相比,婴幼儿血管瘤患儿口服 0.5～1.0mg/(kg·d)卡托普利 8～13 个月治疗组有一定疗效,但疗效不如普萘洛尔明显,卡托普利治疗组有 4 例出现低血压、头晕等不良反应。另一项研究表明,雷米普利和血管紧张素 Ⅱ 受体阻滞剂抑制体外培养的婴幼儿血管瘤组织增殖,表明肾素血管紧张素系统药的潜在治疗作用,但其疗效及安全性有待进一步研究。

3. 激光治疗 通过高能量脉冲,选择性作用于血管瘤中的含氧血红蛋白,从而使发色团吸收光,以破坏红细胞和凝固毛细血管,起到治疗作用。而周围组织则不受传导热的影响,不受损伤。主要适用于药物治疗后,自然消退后的残留病灶。然而,不同的激光器有不同的应用范围,脉冲染料激光器(pulsed dye laser, PDL)、Nd∶YAG 激光和分数二氧化碳激光(fractional CO_2 laser)被用于治疗眼睑婴幼儿血管瘤。

脉冲染料激光主要用于婴幼儿血管瘤的激光治疗,其常用参数为波长 585～595nm,脉冲宽度 0.45～40ms,光斑尺寸 2～12mm,能量密度 3～15J/cm²,主要用于治疗早期局限的病变,并在消退期迅速缩小残余病变。长脉冲染料激光具有透皮深度大的优点,治疗婴幼儿血管瘤效果更好。在先前的研究中,血管瘤患儿在脉冲染料激光治疗后出现皮肤萎缩和色素沉着等不良反应的发生率较高。具有冷却功能的脉冲燃料激光技术已被证实可以降低上述不良反应的发生率。一项随机对照试验和回顾性研究表明,595nm 具有降温功能的脉冲染料激光具有更好的治疗效果,治疗后色素沉着明显较少,皮肤纹理改变的风险也较低。脉冲染料激光

联合 β 受体阻滞剂治疗血管瘤较单纯脉冲染料激光治疗有更好的疗效和更短的恢复时间。因此，临床上多采用脉冲染料激光联合普萘洛尔或其他 β 受体阻滞剂。常见不良反应，包括局部水肿、疼痛，罕见不良反应，如剧烈疼痛、永久性瘢痕、溃疡伴出血。

Nd：YAG 激光是一种波长为 1 064nm 的红外激光，氧合血红蛋白吸收能力差，但能深入皮肤，对厚层血管瘤有很好的治疗效果。Nd：YAG 激光治疗按能量输出方式分为两类：连续 Nd：YAG 激光和脉冲 Nd：YAG 激光。连续 Nd：YAG 激光适用于黏膜血管瘤。当用于皮肤的婴幼儿血管瘤时，能量过高可能会损害周围的正常组织并留下瘢痕。脉冲 Nd：YAG 激光治疗与连续 Nd：YAG 激光治疗相比，具有更好的疗效和安全性，并且比脉冲染料激光治疗具有更深的渗透性。

分数 CO_2 激光器属于分数激光，具有很强的穿透能力，能深入真皮。具有去角质作用，能促进表皮再生，实现皮肤表面重建，恢复时间短。可用于治疗血管瘤消退后纤维脂肪残留及萎缩斑块。

4. 手术治疗　药物治疗是眼睑婴幼儿血管瘤的首选治疗方法。然而，对于一些有血管畸形、皮肤瘢痕、药物治疗后无效和复发、溃疡或出血的婴幼儿血管瘤患儿，手术切除治疗具有治疗时间短、病灶清除快、病变部位外观改善明显等优点，3 岁以上的婴幼儿血管瘤患儿比 3 岁以下患儿的手术不良事件更少。手术治疗还可用于血管瘤消退期及消退期后患儿，主要目的是重建眼睑形态，改善残留眼部瘢痕造成的畸形。

五、典型病例

患儿男性，8 月龄，因出生后 1 个月时发现左眼下睑渐进性肿物增大就诊。体检发现，左眼下睑青紫色隆起，大小约 26mm×15mm，压之褪色变小（图 6-1-10）。在排除用药禁忌证后，给予 2mg/（kg·d）普萘洛尔一日两次顿服。由患儿家长对患儿服药后情况进行监测。治疗起始剂量为每天 1.0mg/kg，分两次口服。3 个月后复诊，血管瘤体积缩小 70%（图 6-1-11）。

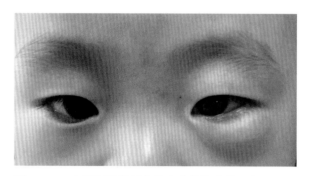

图 6-1-10　左眼下睑深部血管瘤患儿治疗前照片

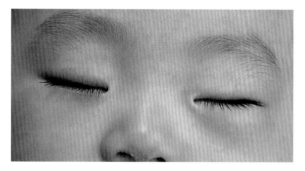

图 6-1-11　左眼下睑深部血管瘤患儿治疗后随访 3 个月照片

第二节　眼睑血管性肉芽肿

眼睑毛细血管扩张性肉芽肿（granuloma telangiectaticum）又称血管性肉芽肿（pyogenic granuloma，PG）是一种常见的良性血管源性肿瘤，属于血管增生类疾病。由于组织病理学上表现不一，因此命名未统一，其他名称有：获得性结节样毛细血管和获得性毛细血管瘤、肉芽肿型。

一、病因和发病机制

病因多由于眼睑外伤或睑板腺囊肿、睑缘炎等局部刺激引起，新生成的毛细血管周围纤维血管组织增生，伴随反复出血，常发生于病灶中央区或者缝线线结部位。血管性肉芽肿中存在体细胞GNAQpArg183Gln 突变。BRAF V600G 可能是孤立性血管性肉芽肿的驱动因素，RAS/MAPK 信号通路上调可能是血管性肉芽肿发生的关键机制。

二、临床表现

血管性肉芽肿可发生于任何年龄，以青少年为主，男女发病率相当。病情时常反复、迁延，可能与患者自身未引起重视，或未解除病因有关。血管性肉芽肿多单发，形态各异，可发生于眼睑的任何部位，以近睑缘处居多（图 6-2-1），多发生在外睑腺炎局部用药无效，或用药后皮肤破溃脓肿未排尽患者，严重时可发生视轴遮挡。其次，可发生于内眦部，近泪点处，有时伴泪囊瘘管，患者表现为溢泪、分泌物增多（图 6-2-2 ）。也有发生于眼睑外伤清创缝合后，伤口愈合不佳，多表现为鲜红色或暗红，带或不带蒂的隆起，表面破溃，中心有坏死，轻碰出血，拆除缝线可好转。

三、诊断与鉴别诊断

（一）诊断

结合患者外伤或炎症刺激病史，临床典型红色凸起肿物，伴易碎出血。血管性肉芽肿病理学上由散布在成纤维细胞、纤维细胞和增殖性毛细血管小叶之间的急性和慢性炎症细胞组成。

（二）鉴别诊断

1. **血管瘤** 血管瘤发病年龄早，可在 1 月龄内发病，1 岁进入消退期，5～7 岁时大部分血管瘤病灶消失；而血管性肉芽肿多与局部感染、反复刺激有关，可发生于任何年龄段，有易出血的特点，因

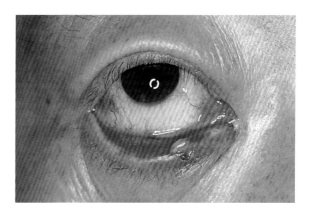

图 6-2-1　右眼下睑结膜缘血管性肉芽肿患者照片

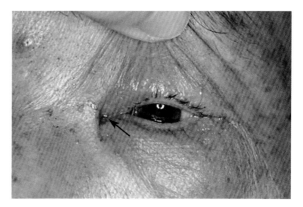

图 6-2-2　左眼内眦部血管性肉芽肿患者照片

此在年龄上和临床病程上可相鉴别。

2. **外睑腺炎** 眼睑睑缘部位的血管性肉芽肿与外睑腺炎容易混淆，两者早期都表现为化脓性病变，脓肿破溃后，脓与坏死组织流出，局部使用抗生素有效。鉴别点在于脓肿破溃后，若原发灶渐进性缩小，逐渐形成硬结，则表示外睑腺炎已愈合；若原发灶仍然红肿糜烂，而再无脓性分泌物，则为血管性肉芽肿。病理表现为皮肤或黏膜的慢性炎症，息肉样增生。黏膜或皮肤上皮增生伴慢性炎症细胞浸润。

四、治疗

治疗原则为去除病因，睑腺炎患者应行脓肿切开，充分引流，同时给予抗生素足量局部涂抹患处，合并热敷。部分患儿组织反应大，眼睑瘢痕较大，可选用病灶内注射激素以减轻瘢痕形成，远期残留瘢痕可采取二期手术。泪道系统炎性刺激造成的

血管性肉芽肿,需要解除泪道阻塞,切除黏膜面病灶,同时局部定期在泪道内镜联合鼻内镜下观察鼻泪道黏膜、清洗泪道;瘢痕期可选用管腔内注射激素联合泪道激光治疗,可采用二氧化碳、Nd：YAG激光和脉冲染料激光。

五、典型病例

患者,3 岁,左眼上睑睑腺炎 2 个月余。起初红肿 1 周,并予以热敷、抗生素局部涂抹后,脓肿局限自行破溃,尔后该处反复破溃,并且导致局部睫毛缺失。图示起病 2 个月后复诊,上睑中央睑缘处肿块,色红,伴皮下波动感(图 6-2-3)。

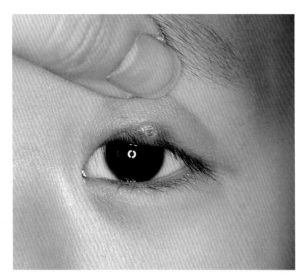

图 6-2-3　上睑血管性肉芽肿患者照片
睑腺炎反复破溃所致,睫毛缺失。

第三节　眼睑血管球瘤

眼睑血管球瘤(glomangioma)是起源于血管球体的良性血管病变。血管球体是外周血管压力和温度的重要感受器,由血管球细胞和平滑肌细胞构成。

一、病因和发病机制

眼睑血管球瘤临床上罕见,发病原因不明。血管球瘤可以出现在血管球细胞通常不存在的区域,包括眼睑、结膜和面部皮肤。在散发性血管球瘤中发现了包括 *AKT1*、*BRAF*、*CTNNB1*、*EGFR*、*ERBB2*、*FGFR1/2/3*、*HRAS*、*KIT*、*KRAS*、*MEK1/2*、*NRAS*、*PDGFRA* 和 *PIK3CA*、*A BRAF V600E* 等多个基因突变。

二、临床表现

眼睑和眼周血管球瘤根据其在真皮或皮下的深度,通常会发展成红色或蓝色的小结节,伴局部疼痛及压痛,这可能与血管球体受到压力引起有关。散发的血管球瘤通常是孤立性结节,但在神经纤维瘤基因突变的患者中,可呈多发、家族遗传性病灶。病理检查表现为无包膜的弥漫性和浸润性病变,由血液和血栓构成管腔内容物,内皮细胞、平滑肌细胞构成管壁,纤维细胞构成管腔间隔。

三、诊断与鉴别诊断

(一)诊断
临床上通常不会做出诊断,主要依靠手术切除后的组织病理学确诊。

(二)鉴别诊断
眼睑血管球瘤可"伪装"成淋巴管瘤、化脓性肉芽肿、蓝痣、黑色素瘤、平滑肌瘤、血管内乳头状内皮增生和血管肉瘤。

四、治疗

血管球瘤可以手术切除或简单观察。

参考文献

1. XU S, JIA R, ZHANG W, et al. Beta-blockers versus corticosteroids in the treatment of infantile hemangioma: an evidence-based systematic review. World J Pediatr, 2013, 9(3): 221-229.

2. XU S, JIA R, GE S, et al. Treatment of periorbital infantile haemangiomas: A systematic literature review on propranolol or steroids. J Paediatr Child Health, 2014, 50(4): 271-279.

3. LÉAUTÉ-LABRÈZE C, BASELGA TORRES E, WEIBEL L, et al. The infantile hemangioma referral score: A validated tool for physicians. Pediatrics, 2020, 145(4): e20191628.

4. BASELGA E, DEMBOWSKA-BAGINSKA B, PRZEWRATIL P, et al. Efficacy of propranolol between 6 and 12 months of age in high-risk infantile hemangioma. Pediatrics, 2018, 142(3): e20173866.

5. LÉAUTÉ-LABRÈZE C, ROQUE E, HUBICHE T, et al. Propranolol for severe hemangiomas of infancy. N Engl J Med, 2008, 358(24): 2649-2651.

6. BOOCKVAR W, WESSELY Z, BALLEN P. Recurrent granuloma pyogenicum of limbus. Arch Ophthalmol, 1974, 91(1): 42-44.

7. TAY Y, WESTON W, MORELLI J. Treatment of pyogenic granuloma in children with the flashlamp-pumped pulsed dye laser. Pediatrics. 1997, 99(3): 368-370.

8. CHAKRAPANI A, WARRICK A, NELSON D, et al. BRAF and KRAS mutations in sporadic glomus tumors. Am J Dermatopathol, 2012, 34(5): 533-535.

9. SAXE J, GROSSNIKLAUS E, WOJNO H, et al. Glomus cell tumor of the eyelid. Ophthalmology, 1993, 100(1): 139-143.

10. 中华医学会整形外科分会血管瘤和脉管畸形学组. 血管瘤和脉管畸形诊断和治疗指南. 组织工程与重建外科杂志, 2019, 15(10): 277-317.

11. 中华医学会整形外科分会血管瘤和脉管畸形学组. 血管瘤和脉管畸形诊断和治疗指南. 组织工程与重建外科杂志, 2016, 12(2): 63-94.

7

CHAPTER

第七章

眼睑腺体源性肿瘤

眼睑含有丰富的腺体，主要包括睫毛汗腺（Moll 腺）、皮脂腺（Zeis 腺）和深层的睑板腺（Meibomian 腺）。汗腺分外分泌型和顶分泌型两种：外分泌型亦称小汗腺，遍布全身；顶分泌型又称大汗腺，仅分布于腋窝、外耳、眼睑等特殊部位，依附毛发而存在，眼睑的大汗腺开口与睫毛密切相关。眼睑腺体来源肿瘤良性居多，包括汗腺及汗管瘤、潴留性汗腺囊肿、大汗腺囊腺瘤和皮脂腺囊肿等，恶性肿瘤最常见的是皮脂腺癌。

第一节　眼睑汗管瘤

汗管瘤又称汗管囊肿腺瘤（syringoma）或汗管囊瘤（syringocystoma），是最常见的眼睑良性分泌性肿瘤，来源于末端汗管或真皮内小汗腺导管。汗管瘤含有典型的小汗腺起源的磷酸化酶和水解酶，本质上是向小汗腺末端导管分化的一种错构瘤。多见于青年女性，以硬韧的小丘疹为主要表现，好发于眼睑及颊部。部分患者有家族史，常染色体显性遗传。

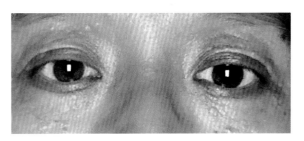

图 7-1-1　眼睑汗管瘤患者照片
双眼上下眼睑多发、扁平的丘疹，大小不等，略高出皮面。

一、病因和发病机制

具体发病原因不清，一般认为与内分泌、妊娠、月经和家族遗传等因素有关。汗管瘤是由于小汗腺管堵塞，汗液不能正常代谢，刺激汗腺管表皮增生增厚，引起脂肪代谢功能障碍，汗腺导管外壁细胞的过度增生，在皮肤表面形成凸起的丘疹。

二、临床表现

女性多见，女性发病率是男性的 2 倍，可发生于任何年龄，部分人出生时或出生后不久出现，但半数以上患者在青春期出现。

（一）症状和体征

表现为眼周皮肤多发、扁平的丘疹，直径 1～3mm，颜色淡黄，略高出皮肤（图 7-1-1）。一般无主

觉症状，少数患者有瘙痒感，尤其在出汗期间。成年后停止生长，妊娠、月经前期或服用雌激素时病变可增大肿胀。眼睑是最常见的部位，颈部、锁骨上区及躯干部亦可出现同样的病损。Friedman 和 Butler 依据临床特征将汗管瘤分成四种主要类型。

1. **局限型（localized syringoma）**　皮损局限于身体体表某一部位，是临床最为常见的类型，多见于眼睑及其周围皮肤，其次是外阴和肢体远端如手背。

2. **家族型（familial syringoma）**　罕见，既往认为汗管瘤不具遗传性，目前发现少数女性患者呈家族性、遗传性、常染色体显性遗传。有文献报道三代汗管瘤家系，其中 2 人与多发性脂肪囊肿有关。

3. **泛发型（generalised syringoma）**　又分为多发型（multiple syringoma）和暴发型（eruptive syringoma）两种。暴发型汗管瘤于 1887 年被首次报道，女性居多，在青春期或儿童时期持续性出现

大量病损,生长部位非常广泛,常成批出现于眼睑、颈部、躯干前面及上臂屈侧,数量多。生长速度较快,颜色略深,呈有光泽的淡玫瑰色。病灶由多个小的坚固的黄棕色丘疹组成,通常双侧对称分布,少见单侧或全身分布。病程可自发缓解,但更常见的情况是长期保持稳定,可有瘙痒症状。由于暴发型汗管瘤常出现在接触性皮炎、剃须、激光脱毛、脱发性斑秃、放射性皮炎等皮肤炎症之后,皮疹可能是炎症导致的增生性反应所致。

4. 与唐氏综合征相关型 部分患者汗管瘤的发生与全身综合征相关,包括唐氏综合征、马方综合征、Ehler Danlos 综合征和 Nicolas Balus 综合征,其中最常见的是唐氏综合征。

此外,还有其他少见的特殊形式,如扁平苔藓样、粟丘疹样、线型等。

(二)病理

肿瘤由致密的纤维基质内小管组成,管壁由两排上皮细胞构成,大多扁平,内排细胞偶有空泡化,管腔内含有黏液样无定形物质或角化蛋白,特征性的表现是一端呈导管状,另一端为实体条索,形如蝌蚪状。青春发育期的皮损在真皮内可见大量成熟或接近成熟的皮脂腺,无皮脂腺导管,直接与毛囊漏斗相连,其上方的表皮呈疣状或乳头状瘤样增生。透明细胞汗管瘤是十分罕见的病理类型,由于细胞内糖原含量增加,导管上皮细胞胞浆变得明亮而清晰。透明细胞汗管瘤在临床表现上与普通汗管瘤无异,可能是糖尿病的皮肤标志物。

三、诊断与鉴别诊断

眼睑汗管瘤诊断要点:①青年女性多见;②眼周皮肤多发、扁平的丘疹,直径 1~3mm,略高出皮肤;③一般无自觉症状,偶有瘙痒;④病理检查肿瘤由致密的纤维基质内小管组成,管腔内含有黏液样无定形物质或角化蛋白。需要与以下常见的皮肤病变鉴别。

1. 扁平疣 人乳头状瘤病毒引起的皮肤感染性疾病,好发于青少年,具有一定传染性,可通过直接或间接接触传染。皮损多发于颜面部、手背和前臂,表现为大小不等的扁平丘疹,边界清晰,呈圆形或椭圆形,表面时有色素沉着,有时因搔抓导致病毒传播使病损呈线状排列。一般无自觉症状,部分患者有轻微瘙痒。

2. 粟丘疹 表皮或皮肤附属器上皮的良性肿瘤或潴留性囊肿,可能与光照损伤、外伤或遗传因素有关。可发生于任何年龄,皮损多见于面部,尤其是眼睑、面颊和额部,为乳白色或黄色的丘疹,针尖至米粒大小,表面覆盖薄层表皮。病理检查为表皮样囊肿,囊壁由复层扁平上皮细胞组成,囊腔内充满排列呈同心圆的角质细胞。

3. 痤疮 常见的毛囊皮脂腺的慢性炎症,多发生于青春发育期。痤疮的发生机制未完全明了,目前公认的发病机制包含以下四个发病环节:毛囊漏斗部角化过度;雄性激素与皮脂腺功能亢进;毛囊皮脂中微生物的作用;炎症及宿主的免疫反应。此外,很多因素可以使痤疮加重或诱发本病的发生,如内分泌失调、遗传、药物、个人精神状态、不良的饮食习惯和卫生习惯以及化妆品等。皮损好发于面颊、额部和鼻颊沟,其次是胸部、背部、肩部。初发为圆锥形丘疹,顶端因黑色素沉积,形成黑头粉刺。加重时黑头粉刺形成炎性丘疹,顶端可有小脓疱。炎症继续发展,可形成结节或者囊肿,严重的可形成瘢痕和窦道,伴有明显疼痛。

4. 扁平苔藓 病因不明的特发性、炎症性皮肤病,与精神、内分泌、感染、免疫等因素有关,常累及皮肤、毛囊、指甲和黏膜等,部分患者可累及神经、消化系统。好发于中年人,典型的扁平苔藓表现为多角形或圆形的紫红色扁平丘疹,边界清楚,表面蜡样光泽,排列成带状或环状,少数皮疹中央有胶质栓和脐窝样的凹陷。自觉瘙痒,皮疹持续数月至数年后消退,部分遗留色素沉着。少数患者可累及口腔或外阴黏膜,出现树枝状或网状的白色细纹。

5. 色素性荨麻疹　皮肤肥大细胞增生病中最常见的类型，由肥大细胞释放各种介质引起的皮肤反应。发病率为1∶8 000～1∶1 000，无性别差异，表现为红色或棕红色的圆形、椭圆形斑疹、丘疹，直径2～3cm。由于色素沉着，皮损颜色逐渐变深，常出现风团和潮红反应，发作期可伴厌食、腹泻和关节疼痛等不适。

四、治疗

无症状的汗管瘤可不予处理，随访观察。如影响外观，可采取物理治疗，包括电解、刮除、冷冻、二氧化碳激光。由于病灶位于真皮层，复发的概率很高。对于较大的融合性病变，可以考虑手术切除。局部应用阿托品可缓解暴发型汗管瘤引起的瘙痒。

第二节　眼睑毛发上皮瘤

毛发上皮瘤（trichoepithelioma）是一种起源于毛囊的上皮-间充质细胞向毛发结构分化的良性肿瘤。比较罕见，分为多发型和单发型，主要位于面部，大多没有症状，但有恶变的潜在风险。

一、病因和发病机制

多发型与遗传有关，多为常染色体显性遗传，一般认为是染色体9q21区或16q12-q13区肿瘤抑制基因 *CYLD* 发生突变；单发型与遗传无关，无家族史。毛发上皮瘤与哺乳动物中雷帕霉素靶蛋白（mammalian target of rapamycin，mTOR）通路激活有关，部分患者可见神经胶质瘤相关癌基因（glioma-associated oncogene，*Gli*）表达上调，从而间接上调 *CYLD* 基因表达，导致毛发上皮瘤的发生。

二、临床表现

（一）症状和体征

通常分为多发型和单发型两种。

1. 多发型　女性多见，幼年发病。皮损常发生在鼻部、额部、眼睑及上唇。皮疹多为半球形透明的小结节，表面光滑，质地坚实，结节表面有时可见毛细血管扩张。皮疹大小不等，直径在2～8mm，小的损害可融合成较大结节，数量少则数十个，多则可达数百个不等。患者常无自觉症状，皮损可维持数年不变，但可慢慢发生新的皮疹。

2. 单发型　发病年龄常在20～30岁，好发于面部，皮损质地坚韧，与肤色相近，直径约5mm（图7-2-1）。

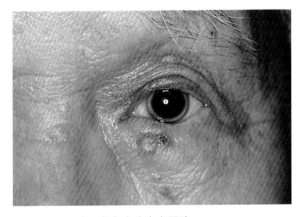

图7-2-1　眼睑毛发上皮瘤患者照片
左眼下睑单个丘疹样结节，病理证实为毛发上皮瘤。

（二）病理

肿瘤位于真皮层，由基底样细胞团索组成，基底样细胞在周边排成栅栏状，中央排列为筛状结构，团块外围有明显的纤维性间质包绕。肿瘤内含多个角囊肿,中心充满完全角化物质,角蛋白囊肿是最具特征的肿瘤成分。囊肿周围可有钙沉积,染色深蓝,如角囊肿破裂,间质内可出现异物巨细胞反应。

三、诊断与鉴别诊断

眼睑毛发上皮瘤诊断要点:①女性多见,幼年发病;②面部多发性皮损,半球形透明的小结节,表面光滑,质地坚实,皮疹大小不等,可融合成较大结节;③单发型见于青年人,面部单发皮损,质地坚韧,直径约5mm;④不典型病变则需要行病理检查确诊。需要鉴别的疾病主要包括汗管瘤、皮脂腺增生和基底细胞癌。

1. 汗管瘤 多见于青春期女性,表现为下眼睑或颈部多个蜡黄色小结节,结节较毛发上皮瘤小,直径约1～3mm。

2. 皮脂腺增生 是皮肤内正常的皮脂腺良性增大,与外伤或局部慢性炎症刺激有关,分为早熟性皮脂腺增生和老年性皮脂腺增生。早熟性皮脂腺增生皮疹好发于面部,黄色丘疹,直径1～2mm,可汇集成片。老年性皮脂腺增生常见于50岁以上老人,好发于面颊部,多发或单发,直径2～3mm淡黄色柔软结节。病理检查病变由单独生长的皮脂腺组成。

3. 基底细胞癌 多见于50～70岁的老人,男性多见,好发于下睑近内眦部。初起时为小结节,表面可见毛细血管扩张,质地坚硬,生长缓慢。病程稍久肿瘤中央部出现溃疡,形状如火山口。毛发

上皮瘤罕见溃疡。病理检查,毛发上皮瘤与基底细胞均起源于多潜能的基底细胞,但基底细胞癌更多出现炎症、萎缩、细胞凋亡和有丝分裂。部分病例则需要行免疫组化检查鉴别,毛发上皮瘤中基质细胞 CD34 染色阳性及 CD10 染色阳性率高于基底细胞癌。

四、治疗

(一)手术切除

主要适用于单发型患者,应完整切除瘤体。

(二)局部治疗

包括电灼、冷冻和激光治疗,适用于皮损较小者。冷冻多采用 CO_2 冷冻治疗仪,缺点是产生永久性瘢痕、色素沉着和萎缩。激光治疗是一种非常有效的治疗措施,分为连续 CO_2 激光、半导体激光等。多发者可选择皮肤磨削,但易发生瘢痕。

(三)药物治疗

由于局部治疗容易产生瘢痕,近年来,药物治疗引起重视。局部使用 5% 咪喹莫特乳膏结合口服维 A 酸治疗毛发上皮瘤,用药 32 周,80% 有效,但停药后易复发。雷帕霉素是一种特异性 mTOR 抑制剂,外涂 1% 雷帕霉素有利于缩小毛发上皮瘤的厚度和大小,并降低新病变的发生。雷帕霉素总体有效率低,一方面因为仅 1/3 患者 mTOR 染色阳性,另一方面是药物的渗透性不强、肿瘤厚度太大。添加增溶剂提高雷帕霉素的生物利用度、使用更高浓度的配方,或者联合使用激光消融减少病变厚度,可能会取得更好的疗效。

第三节 眼睑皮脂腺痣

皮脂腺痣(nevus sebaceous)是一种由皮脂腺构成的错构瘤,又称器官样痣。1895 年由 Jadassohn

首次报道,被认为是一种表皮痣。常见于头颈部,由增生的皮脂腺构成,初期光滑平坦,青春期后可

快速增长呈疣状，在增长过程中会发生继发性肿瘤，大的皮脂腺痣也可能伴有相关的眼部和神经系统异常，皮脂腺痣有10%～15%的恶变率。

一、病因和发病机制

皮脂腺痣是皮肤中皮脂腺异常增多所致的增生性疾病。皮损常沿着 Blaschko 线分布，提示病变是在发育过程中特定细胞发生嵌合体突变所致。对切除的病变组织进行基因测序，证实皮脂腺痣的发生与 RAS 蛋白家族突变相关，95% 的皮脂腺痣存在 *HRAS* 突变，5% 存在 *KRAS* 突变。RAS 主要通过丝裂原激活的蛋白激酶（MAPK）信号转导途径促进细胞生长，该基因家族活化突变与多种癌症发生有关。免疫组化检查发现，皮脂腺痣中存在 RAS-MAPK 通路过度活化，且与皮脂腺痣继发性肿瘤的发生有关。人乳头状瘤病毒感染可能是皮脂腺痣的病因之一。

二、临床表现

（一）症状和体征

皮脂腺痣在新生儿中发病率约为 0.3%，通常在出生或幼儿期出现，好发于头、颈部，尤其见于头皮。皮脂腺痣的发展分三个临床阶段：出生时，皮损表现为边界分明的斑块，其颜色可表现为粉红色、黄色、橙色或棕褐色，有蜡样外观（图 7-3-1），多数为单发，少数为多发，表面无毛发生长；病变通常与患病个体成比例增长，至青春期损害增厚扩大，表面呈乳头状瘤样隆起，黄色明显；成年后，病变呈疣状凸起，质地坚实，可呈棕褐色。

皮脂腺痣在增殖过程中可伴发多种良性和恶性肿瘤，主要包括基底细胞癌、乳头状囊腺瘤、毛母细胞瘤和汗腺腺瘤等。

皮脂腺痣可伴发多系统 / 器官缺陷，包括中枢神经系统、眼、骨骼和心血管系统，称为皮脂腺痣综合征，是极其罕见的家族性遗传病，由神经外胚

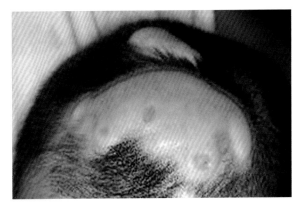

图 7-3-1　皮脂腺痣患者照片
头皮边界清晰的斑块，蜡样外观，表面无毛发生长。

层异常所致，发生率不到全部皮脂腺痣患者的 1%，主要表现为线形皮脂腺痣、抽搐和智力减退。线形皮脂腺痣在出生时即有，或出生后不久发生，呈单侧性不规则排列，好发于头部、颈部和躯干上部，常由头部向鼻唇部蔓延。患者有智力发育不全、癫痫发作、骨骼畸形、色素改变、眼部病变和心血管畸形（图 7-3-2）。

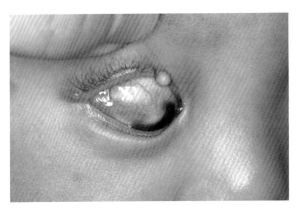

图 7-3-2　皮脂腺痣综合征患者眼部照片
右眼睑多发粉红色、黄白色结节，合并上眼睑缺损和角膜新生物。

（二）皮肤镜检查

婴儿期皮损特征是黄色分叶状结构，散布与毛囊无关的黄色亮点；儿童时期，呈鹅卵石图案排列的微黄色小球，淡黄色的小球对应组织病理学上真皮增生的皮脂腺。由于腺体的增生，血管被推向外周，这些血管被称为冠状血管。至成人阶段，裂隙和峰排列成脑回状，淡黄色小球颜色变为

棕色。

（三）病理

在婴幼儿期，表皮层可见乳头状增生、皮脂腺发育不良、小毛囊和未分化的基底细胞条索或胚芽。到青春期，真皮层中可见大量成熟或近于成熟的皮脂腺，上方表皮往往呈乳头状瘤样增生，棘层肥厚，而真皮深处则出现异位的顶泌腺。在老年患者皮损中，表皮多呈疣状增生，有时可见皮脂腺呈肿瘤样增生。

三、诊断与鉴别诊断

皮脂腺痣诊断要点：①婴幼儿期发病；②头颈部皮损，多为单发，可表现为粉红色、黄色、橙色或棕褐色，表面无毛发生长；③少数患者伴中枢神经系统、眼、骨骼和心血管系统缺陷。

鉴别诊断包括：

1. **先天性皮肤发育不良** 在一个或几个区域出现表皮、真皮甚至皮下组织的先天性缺损，常染色体显性或隐性遗传，可能与原发性分化缺陷及邻近的羊膜发育缺陷有关。可伴有其他发育异常，如大疱性表皮松解症。好发于头顶或下肢，出生时即有边界清楚的皮肤缺损，基底粗糙呈红色肉芽肿样，一般直径约 2cm，最大可达 9cm，呈三角形、长椭圆形，创面可缓慢愈合，反复结痂，留下光滑灰色羊皮脂样外观。病理显示表皮、真皮结构缺失，皮下组织中脂肪可部分或全部缺失，表皮长出后无附属器是其特征。

2. **表皮痣** 表皮细胞发育过度引起的先天性发育异常，常于出生时或幼儿期出现。表现为淡黄色至棕黑色疣状皮肤损害，可发生于身体任何部位。初期为小的角化性丘疹，逐渐扩大成密集型过渡性丘疹，质地粗糙坚硬，皱襞处常有浸渍。病理显示表皮角化过度、乳头状瘤样增生、棘层肥厚，无痣细胞。

3. **孤立性肥大细胞瘤** 肥大细胞在皮肤局部聚集所致，较少见，约占肥大细胞增生症的 10%。患儿出生时即有皮损，单发，为红色、暗红色、黄色或橙色圆形或类圆形大小不一的结节或浸润性斑块，可伴瘙痒，一般不出现系统性损害。皮损随年龄增长逐渐减轻或消退，局部留有色素沉着或色素减退斑。病理检查显示皮损组织中真皮内大量肥大细胞浸润，伴少量嗜酸性粒细胞和巨噬细胞。

4. **幼年黄色肉芽肿** 非朗格汉斯细胞组织细胞增多症的一种，发生于婴儿和儿童，最常见的表现是头颈部皮肤病变，多数为单发，边界清楚，坚硬有弹性的圆形丘疹或结节。直径为 0.5～2cm，最初略带红色，然后演变为黄色。除皮肤病变外，还可以累及眼、肺、肝脏、脾脏等腹腔脏器和中枢神经系统。组织学检查，病变主要分布在真皮浅层，早期以致密浸润的单形性、不含脂质的巨噬细胞为特征，具有丰富的嗜酸性的胞浆。随着时间推移，巨噬细胞的胞浆充满脂质，形成泡沫状。成熟的病变含有泡沫细胞、异物巨细胞和 Touton 巨细胞。

四、治疗

既往认为皮脂腺痣约有 8% 的恶变率，预防性切除是常采用的治疗方式。但近年来的研究表明，继发性肿瘤大多为良性，主要是毛母细胞瘤、乳头状囊腺瘤和汗腺腺瘤，基底细胞癌的发生率不到 1%，且多发生于 40 岁以后，故对婴幼儿和儿童时期的皮脂腺痣可予以观察。青春期后皮损增厚呈疣状，影响美容，可手术切除，应全层切除皮肤减少复发。如病损在短期内快速扩张，形成溃疡或发展成外生性结节，则是恶性转化的征象，应早期切除并行病理确诊。CO_2 激光虽然可以达到美容的效果，但其治疗深度仅能达到真皮的乳头层，真皮深层残留的细胞可能会产生恶性变，故一般不推荐 CO_2 激光治疗皮脂腺痣。

第四节　眼睑汗腺腺癌

汗腺是重要的皮肤附属器,最主要的功能是参与体温调节。人类汗腺分外分泌和顶分泌两种类型。外分泌汗腺导管直接开口于皮肤表面,分泌含盐和水的汗液,在人体表面广泛分布,尤其在手掌和脚底上最密集;顶分泌汗腺是毛囊的附属物,通过毛囊口释放液体和某些油性物质,局限于眼睑、腋窝、会阴和乳腺乳晕等多毛部位,并与性激素水平相关。1865 年,法国病理学家 V. Cornil 首次报道汗腺腺癌,表现为年龄相关的恶性肿瘤,具有较高的复发率和转移率,局部淋巴结是最常见的转移部位,远处肺、肝和骨骼转移也常有发生。

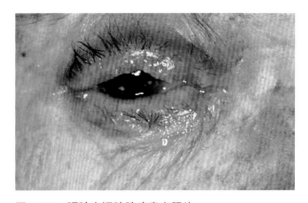

图 7-4-1　眼睑大汗腺腺癌患者照片

右眼上睑肿块,表面血管扩张,呈菜花状,病理证实为汗腺腺癌。

一、病因和发病机制

发病机制和分子机制不明,部分是由良性汗腺腺瘤恶变而来。肿瘤发生与 *p53* 基因突变及染色体 17p 杂合性缺失有关。

二、临床表现

(一)症状和体征

汗腺腺癌比较少见,占总体皮肤恶性肿瘤的 2.2%～8.4%,多见于 50～60 岁中老年人,最常见的部位是生殖器皮肤和会阴(34.5%),其次是躯干(26.4%),头颈部(18.3%)和下肢(13.9%)。其临床可分为两种类型。

1. **大汗腺腺癌**　常于 40 岁后发病,男性多见,好发于眼睑、腋下、外阴、阴囊、乳头等大汗腺分布区域。表现为无痛性的单个或多个肿块,质地坚硬,有弹性或囊性肿块,直径在 2cm 以上,常与表面皮肤粘连,表面皮肤呈红色至紫色,有时有毛细血管扩张。大多数患者肿瘤增长缓慢,少数患者肿瘤短期内迅速增大,中央破溃呈菜花状(图 7-4-1)。肿瘤可向眼眶浸润性生长,累及鼻泪管、上颌骨、筛窦,造成眼球突出,早期即可向腮腺及颈部淋巴结转移。

2. **小汗腺腺瘤**　好发于足跖及手掌、大腿等部位,呈圆形淡红色结节、斑块或溃疡性肿瘤,常在良性肿瘤基础上发展而来。

(二)病理

病变累及眼睑的真皮和皮下组织,偶有浸润眼眶常常误诊为眼睑炎症。不同类型的汗腺癌具有特征性的病理改变。外分泌腺癌在组织学上表现为坚实的细胞索包埋于致密的纤维组织中,有或没有导管和鳞状微囊肿。黏液性汗腺腺癌好发于眼睑,有孤立的和巢状的肿瘤细胞漂浮在真皮内的黏蛋白池内,被一些细纤维组织分隔开来。黏液细胞汗腺腺癌还有一种特殊类型印戒细胞癌,肿瘤由高分化的导管腺和大量的印戒细胞组成,印戒细胞含有大量的细胞质液和偏心的变形的细胞核,印戒细胞癌更倾向于浸润整个真皮和扩散至皮下组织和邻近的软组织。巨大囊性病液体蛋白(gross cystic disease fluid protein-15, GCDFP-15)被认为是其特异性标志。透明细胞汗腺腺癌,肿瘤细胞富含糖原,细胞内出现液体囊泡,呈强嗜酸性,PAS 染色呈弥漫性阳性。Moll 腺癌是一种顶泌腺腺癌,是极为罕见的睑缘肿瘤,组织学表现为含丰富嗜酸性细胞质的大细胞呈腺样排列，导管上皮有分泌物脱落到管腔内。

三、诊断与鉴别诊断

眼睑汗腺腺癌诊断要点：①中年男性多见；②眼睑单个或多个肿块，质地坚硬，直径在 2cm 以上，常与表面皮肤粘连；③大多生长缓慢；④早期即可出现区域淋巴结转移。眼睑汗腺腺癌在临床表现上有时与脂溢性角化病、角化棘皮病、基底细胞癌、眼睑黑色素瘤等眼睑上皮或附属器来源的肿瘤难以鉴别，除组织病理检查外，有时需行免疫组化检测，包括 GCDFP-15、雄激素受体和细胞角蛋白7。

四、治疗

汗腺腺癌易发生转移，特别是小汗腺腺癌，转移发生较早，应早期治疗。首选肿瘤扩大切除术，切除足够的范围及深度。如果临床上存在局部淋巴结阳性，应同时行区域淋巴结清扫术。有学者主张施行预防性区域淋巴结清扫术，特别是对广泛切除后复发病变或高度未分化肿瘤。辅助性治疗包括放疗和 5-氟尿嘧啶化疗。尽管汗腺腺癌放疗不敏感，但研究显示放疗可延长患者寿命。部分汗腺腺癌，尤其是发生于腋窝部位的类型，可能起源于乳腺，有学者建议选用针对雌激素和孕激素受体的化疗。他莫昔芬是雌二醇竞争性拮抗剂，广泛用于绝经期前雌激素和孕激素受体阳性的乳腺癌患者，他莫昔芬作为晚期汗腺腺癌患者的辅助治疗，取得一定疗效。5-氨基乙酰丙酸（ALA）是合成血红素原料之一，作为光敏剂在前列腺癌、皮肤癌等多种癌症的治疗中已初显成效。局部涂抹 5-氨基乙酰丙酸，经激光照射激发，可在皮肤毛囊和皮脂腺等靶细胞中转变成光敏剂原卟啉Ⅳ，产生多种高活性物质如单线氧等，诱导肿瘤细胞凋亡。局部应用 5-氨基乙酰丙酸后，波长 570～670nm 红光照射（75J/cm^2）汗腺腺癌表面，首次治疗后间隔 7 天行第二次局部光动力治疗，是有效的术后辅助治疗方法。

由于报道的病例数少，影响汗腺腺癌预后的因素很难确定，可能的因素包括肿瘤大小、组织类型、是否有淋巴结转移和远处转移。无淋巴转移的患者，10 年生存率约为 60%，一旦淋巴结转移，则 10 年生存率降至 10% 以下。

第五节　眼睑皮脂腺癌

皮脂腺癌（sebaceous carcinoma）是起源于皮脂腺细胞的皮肤恶性肿瘤，多见于老年人，好发于眼睑、面部、头皮等处，其中眼睑是最好发的部位，约占整体患者的 34.5%～59%，其他部位少见，故通常把皮脂腺癌分为眼部皮脂腺癌和眼外皮脂腺癌。眼睑皮脂腺癌多起源于睑板腺，其次是 Zeis 腺。眼睑皮脂腺癌在东方人种中的发病率高于高加索人种，在印度、日本等国家，皮脂腺癌发病率甚至超过了基底细胞癌。眼睑皮脂腺癌可向邻近组织和眼眶蔓延，低分化的肿瘤可造成周围神经和淋巴管浸润，还可以转移到区域淋巴结和远处器官，肿瘤相关死亡率达 30%。近年来，随着治疗策略的改善，10 年生存率上升至约 79.2%。

一、病因和发病机制

皮脂腺癌的病因和肿瘤发生学尚不清楚，已知的高危因素包括高龄、女性、放射治疗史、免疫抑制和遗传易感性。目前研究较为明确的分子机制主要包括以下方面。

1. *p53* 突变或功能失调　*p53* 是一种抑癌基因，正常情况下在细胞中维持较低水平，一旦被激活，通过调节转录基因保护细胞免受进一步损伤。紫外线辐射可导致特异性和特征性 *p53* 突变，与多种皮肤肿瘤有关。头颈和面部频繁暴露于紫外线辐射，可能是眼部皮脂腺癌多发的潜在诱因。约 2/3 皮脂腺癌患者中存在 *p53* 突变，但在某些病例中，*p53* 突变并不是紫外线损伤引起的典型级联反应。皮脂腺肿瘤标本中存在 *p53* 过表达，细胞核 *p53* 强染色几乎仅在皮脂腺癌中发生，且 *p53* 染色阳性的标本中错配修复蛋白均完好无损，微卫星稳定性正常，提示 *p53* 功能失调和 *p53* 信号改变可能是皮脂腺癌独立的发生机制之一。

2. Hedgehog 信号通路异常　Hedgehog 分子是一种局域性蛋白质配体，Hedgehog 信号传递受靶细胞膜上受体 Patched（PTC）和 Smoothened（SMO）控制，正常情况下 PTC 抑制 SMO 蛋白活性，从而抑制下游通路。参与 Hedgehog 信号转导的核内因子包括转录因子 Ci/Gli、丝氨酸 / 苏氨酸蛋白激酶 Fused（Fu）、Fu 抑制剂（SuFu）、类运动蛋白 Costal-2（Cos2）、蛋白激酶 A（PKA）等。Hedgehog 信号通路控制细胞增殖与分化，该信号通路被异常激活时，可引起肿瘤的发生与发展。研究证实，在眼部皮脂腺癌肿瘤和周围基质组织中均存在完整的 Hedgehog 通路（包括 PTCH1、SMO、Gli1 和 Gli2）高表达，其表达水平甚至超过基底细胞癌，而后者已明确受 Hedgehog 驱动，表明异常的 Hedgehog 信号传导在眼部皮脂腺癌的发生中起促发作用，也为眼部皮脂腺癌的靶向治疗提供潜在可能。

3. 人类表皮生长因子受体 2 扩增或过表达　表皮生长因子受体是具有络氨酸激酶活性的蛋白，一旦与表皮生长因子结合，就可以启动细胞核内的相关基因，促进细胞的增殖分裂。研究显示，人类表皮生长因子受体 2（HER2）扩增和表观遗传变化

如 *CDKN2A* 启动子-甲基化与皮脂腺癌的发展相关。通过对皮脂腺癌患者全外显子二代基因测序，发现了 139 个非同义的体细胞突变，其中 *TP53*、*RB1*、*PIK3CA*、*PTEN*、*ERBB2* 和 *NF1* 是最常见的突变。这些突变都和 PI3K 信号级联反应激活有关，提示 PI3K 途径激活是皮脂腺癌重要驱动因素。

4. 病毒感染　人乳头状瘤病毒（human papilloma virus，HPV）在眼睑皮脂腺癌的发生发展中发挥着重要作用。研究发现，HPV 相关的眼睑皮脂腺癌患者不存在基因突变，且这类患者年龄普遍偏小。

5. 其他　眼部皮脂腺癌的发病机制复杂，多种分子和信号转导通路参与。已报道的其他机制包括：①Wnt/β-Catenin 通路激活过表达，与皮脂腺癌的侵袭行为有关；②p21/WAF1 是一种细胞周期蛋白依赖性激酶抑制剂，受 *p53* 上调或单独被激活，主要参与细胞周期调控，在眼部皮脂腺癌中存在 p21/WAF1 的缺失，并且与淋巴结转移相关；③雄激素受体（androgen receptor，AR），p53 通过直接与 *AR* 启动子结合或抑制 AR 蛋白活性的方式抑制 *AR* 基因表达，而过强的 AR 活性也可以抑制 p53 表达和活性，在眼部皮脂腺癌中，p53 和 AR 的表达成反比；④全外显子测序发现，眼睑皮脂腺癌患者亦存在 *RB1*、*NOTCH1*、*ZNF750* 和 *PCDH15* 基因突变，且 *NOTCH1* 基因突变常与 *p53* 和 *RB1* 基因突变相伴出现，*PCDH15* 基因突变与眼睑皮脂腺癌转移相关。

二、临床表现

（一）症状和体征

多见于老年人，发病中位年龄 70～72 岁，女性略多见。上睑的睑板腺密度高，是最常见的发病部位，部分患者同时累及上下眼睑。皮脂腺癌另一个特征是多中心性，此类患者局部复发率较高。

肿瘤主要有结节状和弥漫性两种生长方式，结节状皮脂腺癌表现为眼睑皮下小结节，与睑板腺囊肿相似，单发、黄色或橙黄色坚实性结节，直径常

小于 2cm，常缓慢增长（图 7-5-1）。肿瘤逐渐增大，直径可达 5cm 甚至 20cm，形成菜花样，顶部中央破溃成凹陷性溃疡（图 7-5-2）。弥漫性皮脂腺癌表现为单侧眼睑、睑板弥散性增厚，容易引起睫毛脱落，与慢性睑结膜炎和睑缘炎相似，易误诊（图 7-5-3）。

眼睑皮脂腺癌恶性度较高，肿瘤可以直接侵犯周围邻近组织，造成眼部结构组织破坏（图 7-5-4）或转移至耳前、下颌下、腮腺和颈部淋巴结（图 7-5-5）。眼睑皮脂腺癌可经血液转移至远处器官。派杰样（Pagetoid）浸润是一种较特殊的蔓延方式，肿瘤细胞在上皮内以不连续的方式扩散到眼睑表皮和结膜上皮，使肿瘤发展呈现出跳跃式。据报道，在眼部皮脂腺癌中，26%～51% 患者存在派杰样浸润，派杰样浸润最常见的症状和体征是眼部刺激症状和眼睑弥漫性增厚，通常与眼眶扩散、局部复发和远处转移正相关。

皮脂腺癌的发生可与内脏恶性肿瘤有关，称为 Muir-Torre 综合征，Muir-Torre 综合征由 Muir

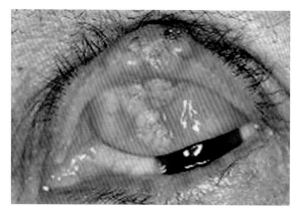

图 7-5-1　结节状眼睑皮脂腺癌患者照片
眼睑及对应的睑板面多发黄色结节。

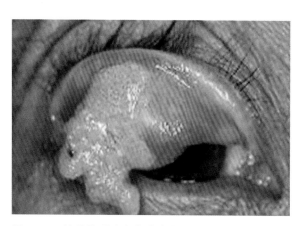

图 7-5-2　结节状眼睑皮脂腺癌患者照片
眼睑巨大肿瘤，呈菜花样突出于睑结膜面。

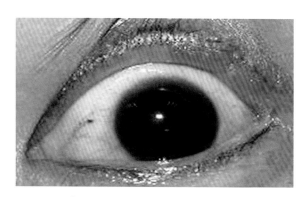

图 7-5-3　弥漫性眼睑皮脂腺癌患者照片
睑缘充血、肥厚，无明显肿块。

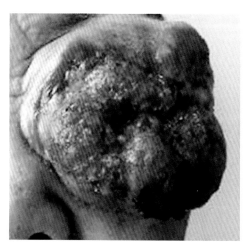

图 7-5-4　左眼皮脂腺癌侵犯周围组织患者照片
眼睑巨大肿瘤，眼睑和眼球正常组织均破坏。

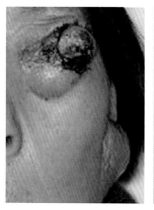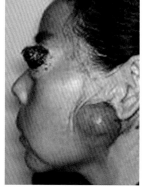

图 7-5-5　眼睑皮脂腺癌患者照片
肿瘤侵及眼眶伴同侧腮腺淋巴结肿大。

和 Torre 等人于 1967 和 1968 年报道, 是一种罕见的常染色体显性遗传性疾病。Muir-Torre 综合征是 Lynch Syndrome(遗传性非息肉性结直肠癌)的变异表型, 临床特征是皮脂腺肿瘤或角化棘皮瘤合并至少一种内脏恶性肿瘤。Muir-Torre 综合征由 DNA 错配修复基因突变引起, 错配修复基因产生的蛋白质负责纠正 DNA 复制过程中碱基配对产生的错误。这些基因缺陷导致未修复错误的碱基数量增加, 最终导致肿瘤发生。Muir-Torre 综合征易突变的基因包括 MLH1、MSH2、MSH6 和 PMS2, 其中 MSH2 最为常见, 见于 90%Muir-Torre 综合征患者。部分患者由于碱基切除修复基因 MYH 的缺陷所致, 少数散发病例见于他克莫司和环孢素引起的免疫抑制者。Muir-Torre 综合征常见的皮肤肿瘤有皮脂腺腺瘤、角化棘皮瘤、皮脂腺癌、基底细胞癌等, 皮脂腺腺瘤最常见, 见于约 68% 患者, 表现为无痛、生长缓慢的粉红色或黄色丘疹、结节, 偶尔可见中央溃疡或凹陷。最常见的内脏恶性肿瘤是大肠腺癌, 其次是泌尿生殖系统肿瘤、乳腺癌和肺癌等。

(二)病理

按照肿瘤细胞的分化程度分为高分化、中分化和低分化三型: ①高分化型, 肿瘤细胞呈皮脂腺细胞分化, 细胞大而明亮, 细胞质丰富, 淡染, 呈泡沫状; ②中分化型, 大多数肿瘤细胞核深染, 核仁明显, 细胞质丰富; ③低分化型, 肿瘤细胞呈多形性, 核仁明显, 细胞质稀少, 病理性核分裂象明显。

按照肿瘤细胞构成不同, 组织学上有四种形式: 小叶状、粉刺样癌、乳头状和混合型。①小叶状: 肿瘤细胞排列成不规则小叶状或巢状, 癌细胞呈现基底细胞样特征; ②粉刺样癌: 大的小叶中心有坏死灶, 形成假腺, 细胞脂肪染色阳性; ③乳头状: 肿瘤呈乳头样生长, 有皮脂腺分化灶; ④混合型: 上述类型的混合。

HE 染色仍是诊断的重要依据, 免疫组织化学染色则广泛应用于鉴别诊断。皮脂腺癌肿瘤细胞上皮膜抗原(EMA)强阳性, 角蛋白、Ber-EP4、环

氧化酶 2、过氧化物酶增殖物激活的受体 γ 和雄激素受体阳性, 油红 O 染色证实油脂存在, 有助于皮脂腺癌和基底细胞癌、鳞状细胞癌鉴别。与良性皮脂增生性疾病相比, 皮脂腺癌高表达 p53 和 Ki-67, 低表达 BCL-2 和 p21。约 33.8% 的患者 HER2 蛋白表达阳性, 且预后较好。癌胚抗原(CEA)、S-100 阴性。

(三)国际分期

肿瘤分期是确定临床治疗方案和评估预后的重要依据, 目前眼睑皮脂腺癌分期标准参照美国癌症联合委员会(American Joint Committee of Cancer, AJCC)第 8 版 *Cancer Staging Manual* 提出的眼睑恶性肿瘤分期。

三、诊断与鉴别诊断

眼睑皮脂腺癌诊断要点: ①老年女性多见; ②眼睑单发、黄色或橙黄色坚实性结节, 逐渐增大, 形成菜花样, 顶部中央破溃成凹陷性溃疡; ③部分患者表现为单侧眼睑、睑板弥散性增厚, 睫毛脱落; ④确诊和分型依赖组织病理和分子病理检查。需要与下列疾病相鉴别。

1. **睑板腺囊肿** 多见于青少年或中年人。常见于上睑, 也可以上睑和下睑或双眼同时发生。表现为眼睑皮下圆形肿块, 大小不一, 一般无疼痛。与肿块对应的睑结膜面, 呈紫红色或灰红色的病灶。肿块可逐渐长大, 质地变软。也可自行破溃, 排出胶冻样内容物, 在睑结膜面形成肉芽肿或在皮下形成暗紫红色的肉芽组织, 但一般不会形成菜花样溃疡。结节状眼睑皮脂腺癌在发病初期与睑板腺囊肿非常相似, 临床上对年龄较大、反复发作的睑板腺囊肿, 术后应行病理检查排除皮脂腺癌。

2. **慢性睑缘炎** 是睑缘表面、睫毛毛囊及其腺体组织的亚急性或慢性炎症, 分为鳞屑性、溃疡性和眦部睑缘炎三种。主要症状是异物感、烧灼感、刺痛、瘙痒, 鳞屑性睑缘炎特点是睑缘充血、潮红, 睫毛和睑缘表面附着上皮鳞屑, 形成黄色蜡样

分泌物。溃疡性睑缘炎特点是睫毛根部散布小脓疱，有痂皮覆盖，睫毛根部形成浅小溃疡。睫毛容易脱落，因毛囊被破坏不能再生，形成秃睫。眦部睑缘炎特点是睑缘及皮肤充血、肿胀，可有浸润糜烂。睑缘炎病程长，易反复，迁延不愈，临床表现与弥漫性眼睑皮脂腺癌或伴有派杰样浸润的皮脂腺癌不易区分，后者也表现为弥漫性的眼睑增厚，结膜充血，睫毛脱落，但对于多种抗生素治疗无效。临床上对怀疑皮脂腺癌的患者应行眼睑活检或结膜活检。

3. **皮脂腺瘤** 由分化完全的皮脂腺细胞和基底样上皮细胞组成的良性肿瘤。女性多见，好发于头颈部皮肤，通常单发，偶有多发，皮损表现为相对较小的黄色、淡黄色至橙色或棕褐色丘疹和结节，直径 1～3mm，边界清晰。组织病理学显示肿瘤内基底细胞和皮脂腺细胞围绕导管排列，形成不规则的小叶状，皮肤附件在肿瘤周围形成领巾状结构，边界清楚，但细胞分化成熟，几乎无核分裂。皮脂腺瘤通常与表皮相连，表皮可能被角蛋白和细胞碎片覆盖。

4. **基底细胞癌** 多见于中老年人，男性略多见，患者一般无疼痛等症状。好发于下睑近内眦部，初起时为小结节，表面可见毛细血管扩张，富含色素，隆起较高，质地坚硬，生长缓慢。病程稍久肿瘤中央部出现溃疡，形状如火山口，并逐渐向周围组织侵蚀，但罕有转移。组织学上，肿瘤细胞小，细胞嗜碱性，形态一致，胞质少，核呈杆状、染色深，核分裂象少见。梭形细胞外层排列成栅栏状，浸润常在同一平面。癌性间质往往黏液变性伴炎症细胞浸润，形成上皮-间质裂隙，免疫组化 EMA 和 BRST-1 阴性。

5. **鳞状细胞癌** 多发生于 60 岁以上老年人，好发于睑缘皮肤黏膜移行处，开始时像乳头状瘤，生长缓慢，逐渐形成溃疡，边缘稍隆起，质地坚硬，可发生坏死和继发感染。肿瘤生长较快，恶性度高，可侵犯皮下组织、睑板、眼球表面和眼眶，可转移至耳前、下颌下等局部淋巴结甚至远处脏器。组织病理检查肿瘤由不规则表皮细胞构成，向真皮增生。多角形或梭形细胞呈镶嵌状排列，细胞较大，呈巢状、片状分布，浸润性生长。有单个细胞内角化及角化珠，部分可见细胞间桥，与皮脂腺癌鉴别要点是有无皮脂腺分化。

6. **梅克尔细胞癌** 梅克尔细胞癌（Merkel cell carcinoma，MCC）是非常罕见的原发于皮肤的恶性肿瘤。多见于老年人，高加索人种多见，肿瘤好发于阳光暴露部位，主要发生在头颈部和四肢，约 10% 患者出现在眼睑和眉弓。典型的临床表现是无痛性迅速增大的皮肤包块，为粉红色、紫红色或者蓝红色皮肤结节，表面毛细血管扩张。梅克尔细胞癌侵袭性很高，手术切除后，易局部复发，也可远处转移，在皮肤源性肿瘤中病死率最高。病理显示肿瘤细胞呈圆形或椭圆形，大小一致，核分裂多，胞浆少，肿瘤细胞可弥漫性分布或排列成小梁状或巢状。免疫组化染色肿瘤细胞呈 CgA、NF、Syn、LCK 和 NSE 阳性。肿瘤细胞具有独特的超微结构，电镜下肿瘤细胞分化原始，细胞器少，胞质形成凸起，胞质内含有数量不等的神经内分泌颗粒，有膜包绕，核心致密，直径 80～150nm，成簇分布于细胞凸起或胞质周围，故梅克尔细胞癌也被称作原发于皮肤的神经内分泌癌。

四、治疗

眼睑皮脂腺癌以手术治疗为主，术前应进行全面的临床评估。①既往史：包括皮肤肿瘤史，日晒、辐射暴露史和免疫状态。②眼部检查：重点是肿瘤的大小和侵袭范围，尤其是睑缘、结膜和泪阜是否受累以及累及的范围和深度。③区域淋巴结触诊：应仔细检查耳前、下颌下、腮腺和颈部淋巴结，CT 增强扫描，进一步明确是否有淋巴结肿大。④MRI 检查：判断晚期肿瘤侵犯眶内情况。⑤胸腹部 CT 或 B 超：了解是否有远处脏器转移。⑥结膜地图样活检：由于眼睑皮脂腺癌有派杰样浸润倾向，结膜地图样活检有助于确定肿瘤的边缘和手术范围，尤其对怀疑弥漫性浸润累及睑结膜和球结膜患者。结膜地图样活检包括 4 个睑缘活检和 6 个球结膜活检,如果怀疑角膜受累,再行 4 个角膜缘活检。⑦组织活检:如果病变小且局限,多完整切除后行病理检查;如果病变范围广泛,则先行活检,采取包括皮肤、睑板和结膜的眼睑全层切除活检。⑧前哨淋巴结活检:肿瘤引流的第一站淋巴结称前哨淋巴结,眼睑皮脂腺癌的前哨淋巴结为腮腺、耳前及下颌下腺淋巴结,淋巴结转移率为 7%～30%。前哨淋巴结活检主要用于鉴定恶性肿瘤的亚临床状态或淋巴结微转移,因为在这些情况下,患者无自觉症状,触诊或高分辨率的超声、CT 和 MRI 通常也无法检测到。前哨淋巴结活检在眼睑皮脂腺癌中的作用尚有争议,尚无确切的指征,建议对 T_{2b} 期以上或直径 10cm 以上肿瘤进行前哨淋巴结活检。

治疗方法选择主要依据 TNM 分期和病理分型,强调手术治疗联合化疗、放疗、靶向治疗等综合序贯治疗。

(一)手术治疗

首选手术治疗,完整切除肿瘤。依据肿瘤侵袭的范围,选择手术方法。

1. **病理监控下肿瘤切除术**　术中快速病理控制切缘,在完整切除肿瘤组织的同时,最大程度地保留正常眼睑组织。由于皮脂腺癌具有多中心、上皮内扩散和跳跃式浸润的特点,快速病理控制切缘仍难以确保肿瘤完全切除干净,术后的局部复发率仍可达 6.4%～11%。如果肿瘤浸润结膜,或快速病理提示派杰样浸润,则施行结膜地图样活检,所有切缘阴性后修复眼睑缺损。

2. **分次扩大切除术**　手术切缘离肿瘤边缘 5～8mm,术后病理和免疫组化检查,如果切缘阳性,再次切除眼睑组织,直至切缘阴性;病理显示派杰样浸润患者,行结膜地图样活检。扩大切除术的缺点是眼睑组织切除多,缺损修复难。

3. **眶内容剜除术**　如果肿瘤侵犯眼球并且侵入眼眶,则考虑行眶内容剜除术,依据病变的范围分为部分、全眶和扩大眶内容剜除术:①部分眶内容剜除术,适用于眶内病变较局限,在完全切除病变的前提下,保留适当的眶内组织;②全眶内容剜除术,沿眶缘一周,骨膜下完全切除眶内所有组织;③扩大眶内容剜除术,完全切除眶内组织后,将肿瘤侵犯的骨壁、鼻窦等结构一并切除。

(二)全身化疗

皮脂腺癌对化疗不敏感,化疗仅作为辅助治疗或姑息性治疗手段,主要适用于:①全身情况不适合或不能耐受手术者;②化学减容,肿瘤范围较大,术前全身化疗以缩小肿瘤;③转移性或复发性皮脂腺癌患者。5-氟尿嘧啶和铂类在转移患者中取得疗效,顺铂联合 5-氟尿嘧啶或卡铂联合 5-氟尿嘧啶可以降低眶内容剜除术等破坏性手术的比例。

(三)放射治疗

尽管皮脂腺癌具有放射抵抗性,对于 T_3 及以上的晚期患者、眶周神经侵犯的高危患者和淋巴结转移患者,术后放疗尤其是近距离放疗,可作为辅助治疗或姑息性治疗手段,部分患者取得满意疗效。

(四)冷冻治疗

冷冻直接作用于组织,使细胞内形成结晶,破坏细胞内及胞膜结构,达到破坏肿瘤细胞的作用。冷冻导致血管先收缩,后舒张,继而增加通透性。在融化过程中,内皮细胞水肿,血液停滞,间接导致细胞缺氧,组织坏死。眼睑皮脂腺癌的眼睑手术和结膜活检中均可行冷冻治疗。

(五)局部化疗

结膜或角膜派杰样浸润施行结膜地图样活检的创面,可以局部应用丝裂霉素 C 联合冷冻治疗。

(六)靶向治疗

EGFR 抑制剂、Hedgehog 抑制剂和 mTOR 抑制剂有望应用于眼睑皮脂腺癌患者,目前尚无系统的临床研究报道。

五、预后

眼睑皮脂腺癌的死亡率高达 18%～30%,预后差。随着治疗新方法的开展，尤其是综合序贯治疗方案的应用，死亡率降低至5.2%～8.6%。即使施行病理监控下的肿瘤切除术，术后复发率仍达到15.7%，远处转移率可达7.8%，术后应随访5年或更长时间。预后差的因素包括：病程超过6个月，上下眼睑均受累，眼眶受累，肿瘤最大直径大于10cm，T_3及以上的患者，肿瘤弥漫性生长，肿瘤多中心起源，病理显示派杰样浸润、淋巴结和周围神经受累。

六、典型病例

（一）病例一

1. **病史特点** 患者，女，82岁，右上眼睑肿物10余年，逐渐增大，肿块无溃破、流血、疼痛。全身一般情况良好，否认系统性疾病。专科检查：右眼睑外侧可见黄白色肿块，对应的结膜面隆起，边界不清，睑板增厚（图7-5-6）。角膜透明，晶状体中度混浊，眼底未见异常。局部淋巴结触诊阴性。辅助检查：增强CT显示右眼上睑软组织增生性病变，未见颈部淋巴结增大。胸部CT及腹部B超未见异常。

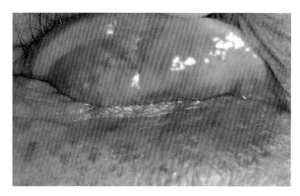

图7-5-6 右眼上睑皮脂腺癌患者照片

右眼上睑外侧黄白色肿块，对应的结膜面隆起，边界不清，睑板增厚。

2. **治疗经过** 根据临床特点，初步拟诊"右眼睑肿瘤，皮脂腺癌可能"。患者无局部淋巴结和远处转移征象，首选手术治疗。全麻下施行病理监控下肿瘤切除术，眼睑切缘阴性，右眼上睑全层完全缺损（图7-5-7）；病理显示派杰样浸润，同时施行结膜地图样活检，结膜所有切缘阴性。术中即期施行眼睑和结膜缺损修复术，利用同侧下睑全层组织皮瓣向上滑行，修复上睑缺损，右眼上睑松弛的皮肤向下滑行和下睑组织皮瓣创缘缝合，上下眼睑呈融合状态（图7-5-8）。术后病理符合皮脂腺癌，切缘阴性，免疫组化结果：CK（＋），EMA（＋），AR（－），Adipophilin（＋），S-100（－），Ki（＋），Ber-EP4（－），P63（＋）。诊断：右眼睑皮脂腺癌（ⅡA期，$T_{3e}N_0M_0$）。

3. **治疗结果** 术后半年，右眼睑缘融合状态（图7-5-9）。二期手术切开睑缘，眼睑形态位置良好（图7-5-10）。随访5年，未见肿瘤复发。

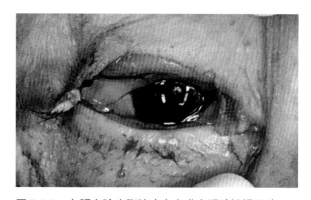

图7-5-7 右眼上睑皮脂腺癌患者术中眼睑缺损照片

右眼上睑全层完全缺损15mm×30mm。

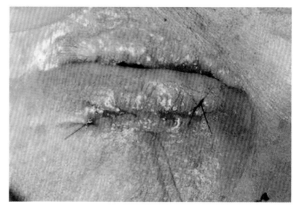

图7-5-8 右眼上睑皮脂腺癌患者肿瘤切除和眼睑缺损修复术后照片

右眼下睑全层组织皮瓣向上滑行，修复上睑缺损，右眼上睑松弛的皮肤向下滑行和下睑组织皮瓣创缘缝合，术后上下眼睑呈融合状态。

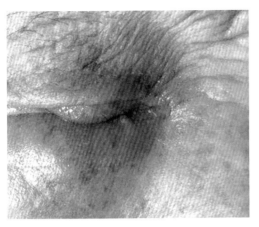

图 7-5-9　右眼上睑皮脂腺癌患者术后半年照片

右眼上下眼睑呈融合状态。

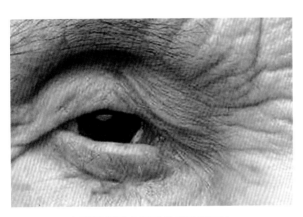

图 7-5-10　右眼睑缘融合切开术后患者照片

右眼眼睑形态良好，上睑弧度和睑裂大小正常，下睑无明显内翻和外翻。

（二）病例二

1. **病史特点**　患者，64 岁，右眼上睑肿块反复发作 1 年余。患者曾在外院行肿块切除术，未行病理检查，术后复发。病程中，一般情况良好，否认全身系统性疾病。专科检查：右眼上睑中央轻度隆起，相应睑结膜面可见黄白色肿块，约 11mm×10mm 大小，有血管长入，周围结膜充血（图 7-5-11）。眼前节和眼底未见异常。辅助检查：B 超检查头颈部、下颌下腺未见肿大淋巴结；肝胆胰脾和腹膜后未见明显异常。

2. **治疗经过**　根据临床特点，门诊以"右眼睑肿瘤，皮脂腺癌可能"收治入院。患者无局部淋巴结和远处转移征象，首选眼睑肿瘤切除手术。全麻

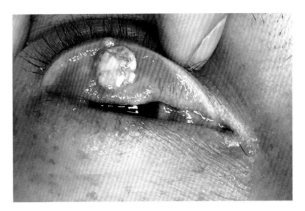

图 7-5-11　右眼上睑皮脂腺癌患者术前照片

右眼睑肿块，睑结膜面黄白色结节。

下施行病理监控下肿瘤切除术，快速病理显示切缘阴性。此时，眼睑全层缺损 12mm×15mm 大小，即期行眼睑缺损修复术，选取左眼上睑睑板游离移植修复右眼睑板缺损（图 7-5-12）。外眦韧带松解，眼睑皮肤滑行皮瓣与内侧切缘皮肤分层缝合，修复眼睑缺损（图 7-5-13）。病理结果：右眼上睑皮脂腺癌，切缘阴性，免疫组化：CK（+）、EMA（+）、AR（−）、Adipophilin（+）、S-100（−）、CKHi（+）、Ber-EP4（−）、P40（+）、Ki-67（+）、CEA（−）、Melanoma（−）。诊断：右眼上睑皮脂腺癌（ⅡA 期，$T_{2b}N_0M_0$）。

3. **治疗结果**　术后 1 周，眼睑伤口愈合良好（图 7-5-14）。术后 3 个月，眼睑形态功能正常（图 7-5-15）。随访 5 年，未见肿瘤复发。

（三）诊疗思考

眼睑皮脂腺癌位置表浅，临床易于发现，早期诊断和治疗较其他肿瘤更具可行性，因此对于中老年人群，眼睑类似睑板腺囊肿的肿块应常规行病理

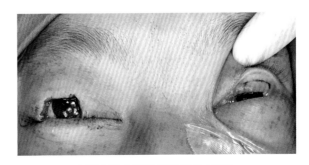

图 7-5-12　右眼上睑皮脂腺癌患者术中照片

完整切除肿瘤后眼睑全层缺损，取左眼上睑睑板修复缺损。

图 7-5-13　右眼上睑皮脂腺癌切除后患者眼睑缺损修复照片

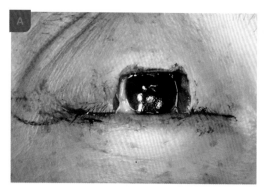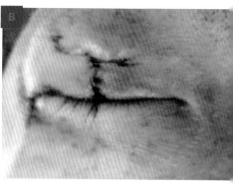

A. 右眼上睑皮脂腺癌切除后眼睑缺损，设计外侧滑行皮瓣；
B. 外眦韧带松解滑行皮瓣和内侧缺损分层缝合，修复眼睑缺损。

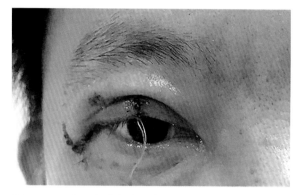

图 7-5-14　右眼上睑皮脂腺癌患者术后 1 周照片
伤口愈合良好，缝线在位，眼睑轻度肿胀。

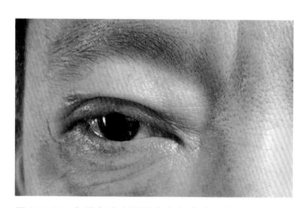

图 7-5-15　右眼上睑皮脂腺癌患者术后 3 个月照片
右眼上睑形态正常，眼睑弧度和高度好。

检查。手术切除是眼睑皮脂腺癌首选治疗方法，眼睑皮脂腺癌具有多中心性、上皮内扩散和派杰样浸润等特点，术后复发和远处转移率较高。采用显微标记切除和冰冻切缘控制的手术方法，在完整切除肿瘤的前提下最大程度保留了正常组织。即期的眼睑修复重建，不仅改善外观，更重要的是建立功能性眼睑，保护眼球并尽可能维持视力。眼睑重建的修复方式取决于肿瘤切除后眼睑缺损的位置、

层次、范围、深度等因素。眼睑结构上常分为前后两层，前层由皮肤和轮匝肌组成，后层由结膜、睑板和提上睑肌组成。前层缺损尽量用来自邻近组织的皮瓣修复，如滑行皮瓣、旋转皮瓣等。面积较大者可游离植皮，供区有耳后、锁骨上及腹股沟等处。后层缺损可应用 Hughes 瓣、Switch 瓣、Cutler-Beard 瓣、Tenzel 瓣滑行睑板或眼睑全层、睑缘等修复。全层缺损可综合运用各种方法进行修复，如游离睑板 + 滑行肌瓣 + 游离植皮相结合。这两例患者均采用显微标记切除和冰冻切缘控制下肿瘤切除 + 即期眼睑修复重建，既有效治愈肿瘤，又维持了眼睑正常的形态功能，疗效显著。

参考文献

1. FRIEDMAN S J, BUTLER D F. Syringoma presenting as milia. J Am Acad Dermatol, 1987, 16（2 Pt 1）: 310-314.

2. CIARLONI L, FROUIN E, BODIN F, et al. Syringoma: A clinicopathological study of 244 cases. Ann Dermatol Venereol, 2016, 143（8-9）: 521-528.

3. SINGH S K, RAI T. Familial Syringomas. Indian J Dermatol, 2013, 58（5）: 412.

4. DRAZNIN M. Hereditary syningomas: A case report. Dermatol Online J, 2004, 10（2）: 19.

5. BRINKHUIZEN T, WEIJZEN C A, EBEN J, et al. Immunohistochemical analysis of the mechanistic target of rapamycin and hypoxia signalling pathways in basal cell carcinoma and trichoepithelioma. PLoS One, 2014, 9（9）: e106427.

6. MOHAMMADI A A, SEYED JAFARI S M. Trichoepithelioma: A rare but crucial dermatologic issue. World J Plast Surg, 2014, 3（2）: 142-145.

7. ALESSI S S, SANCHES J A, OLIVEIRA W R, et al. Treatment of cutaneous tumors with topical 5% imiquimod cream. Clinics (Sao Paulo), 2009, 64(10): 961-966.

8. DREYFUS I, ONNIS G, TOURNIER E, et al. Effect of topical rapamycin 1% on multiple trichoepitheliomas. Acta Derm Venereol, 2019, 99(4): 454-455.

9. SEGARS K, GOPMAN J M, ELSTON J B, et al. Nevus sebaceus of Jadassohn. Eplasty, 2015, 15: ic38.

10. SUN B K, SAGGINI A, SARIN K Y, et al. Mosaic activating RAS mutations in nevus sebaceus and nevus sebaceus syndrome. The Journal of investigative dermatology, 2013, 133(3): 824-827.

11. ANKAD B S, BEERGOUDER S L, DOMBLE V. Trichoscopy: The best auxiliary tool in the evaluation of nevus sebaceous. Int J Trichology, 2016, 8(1): 5-10.

12. MOODY M N, LANDAU J M, GOLDBERG L H. Nevus sebaceous revisited. Pediatr Dermatol, 2012, 29 (1): 15-23.

13. WOLLENSAK G, WITSCHEL H, BOHM N. Signet ring cell carcinoma of the eccrine sweat glands in the eyelid. Ophthalmology, 1996, 103(11): 1788-1793.

14. MORABITO A, BENLAQUA P, VITALE S, et al. Clinical management of a case of recurrent apocrine gland carcinoma of the scalp: Efficacy of a chemotherapy schedule with methotrexate and bleomycin. Tumori, 2000, 86(6): 472-474.

15. HE X, YANG Y, YANG Y, et al. Treatment of sweat gland carcinoma with topical aminolevulinic acid photodynamic therapy: An effective treatment method to improve surgical outcomes. Photodiagnosis Photodyn Ther, 2017, 17: 233-235.

16. SHALIN S C, SAKHARPE A, LYLE S, et al. P53 staining correlates with tumor type and location in sebaceous neoplasms. Am J Dermatopathol, 2012, 34 (2): 129-135.

17. XU Y, LI F, JIA R, et al. Updates on the clinical diagnosis and management of ocular sebaceous carcinoma: A brief review of the literature. Onco Targets Ther, 2018, 11: 3713-3720.

18. LEIVO T, SARMELA J, AALTONEN M E, et al. Nordic treatment practices survey and consensus for treatment of eyelid sebaceous carcinoma. BMC Ophthalmol, 2020, 20(1): 103.

19. LEE S H, JUNG Y H, YOO J Y, et al. A case report of recurrent metastatic sebaceous carcinoma which showed favorable response tt non-fluorouracil based chemotherapy. Am J Case Rep, 2018, 19: 1192-1196.

20. TUMULURI K, KOURT G, MARTIN P. Mitomycin C in sebaceous gland carcinoma with pagetoid spread. Br J Ophthalmol, 2004, 88(5): 718-719.

21. XU S, YU H, FU G, et al. Programmed death receptor Ligand 1 expression in eyelid sebaceous carcinoma: A consecutive case series of 41 patients. Acta Ophthalmol, 2019, 97(3): e390-e396.

22. ZHANG L, HUANG X, ZHU X, et al. Differential senescence capacities in meibomian gland carcinoma and basal cell carcinoma. Int J Cancer, 2016, 138(6): 1442-1452.

23. ZHOU C, WU F, CHAI P, et al. Mohs micrographic surgery for eyelid sebaceous carcinoma: A multicenter cohort of 360 patients. J Am Acad Dermatol, 2019, 80 (6): 1608-1617.

24. ZHOU C, SHI Y, CHAI P, et al. Contemporary update of overall prognosis and nomogram to predict individualized survival for Chinese patients with eyelid sebaceous carcinoma. EbioMedicine, 2018, 36: 221-228.

8
CHAPTER

第八章

眼睑色素性肿瘤

黑色素细胞源自多能神经嵴细胞，广泛分布于皮肤的表皮层和真皮层以及眼内的葡萄膜。黑色素细胞产生黑色素，传递给周围的角质形成细胞，防止DNA受光线辐射损伤并决定毛发和皮肤的颜色。眼睑源自黑色素细胞的肿瘤包括色素痣、色素沉着性疾病和黑色素瘤。

第一节　眼睑色素痣

眼睑色素痣是来源于痣细胞或黑色素细胞的良性肿瘤。痣细胞是一种特殊的黑色素细胞，在个体发育过程中，黑色素细胞沿着神经嵴向表皮转移，如果受到自身因素和/或外界环境因素影响，该过程受阻，导致黑色素细胞在局部储留聚集，从而在皮肤表面形成新生物。色素痣的发生、发展是在遗传因素和环境因素共同影响下的多因素参与的过程。眼睑色素痣分先天性色素痣和获得性色素痣两大类：前者包含蓝痣、分裂痣，后者包含发育不良痣、Spitz痣等特殊类型。

一、病因和发病机制

（一）先天性色素痣

先天性色素痣存在 NRAS 基因突变。NRAS 基因位于 1 号染色体，是 GTP 酶蛋白 RAS 家族成员，RAS 蛋白激活 BRAF，触发 MAPK 信号传导，导致黑色素细胞生长和增殖。NRAS 基因突变的频率取决于病变大小，大型痣和中等痣突变率分别是 63% 和 45%，而小型痣几乎没有突变。其他突变基因包括：在中等痣和小型痣中，MC1R 的错义突变和 TP53 的沉默突变率分别是 17% 和 11%；具有增生性结节的中等痣，HRAS，KRAS 和 GNAQ 突变率在 3%～7% 之间。此外，大型痣中 Sox10 表达增加，沉默 Sox10 可阻断神经嵴干细胞功能，抑制黑色素瘤形成，故 Sox10 可作为防止色素痣恶性转变的潜在靶标。

先天性色素痣的突变在胚胎开始发育之后，发生马赛克样嵌合突变。如果突变发生得足够早，它可能影响多能祖细胞，导致皮肤多发性色素痣，有时甚至累及其他器官系统。在这些皮肤病变和中枢神经系统黑色素细胞和非黑色素细胞中，可以检测到同样的突变，但在未受累的皮肤和血液中则没有改变。

（二）获得性色素痣

BRAF 突变是获得性色素痣中最常见的遗传变异，见于约 83% 患者，该突变的存在与早期和/或间歇性日晒有关。BRAF 突变频率在皮内痣、交界性痣和复合痣中分别是 69%、36% 和 76%。其他与获得性色素痣相关的遗传因素包括 IRF4 rs12203952、CDK6 rs2079147 多态性、CDKN1B、MTAP 和 PARP1 单核苷酸多态性。

发育不良痣存在肿瘤抑制蛋白 p16 和 p14 突变，这些抑制蛋白由 MAPK 信号通路中的下游基因 CDKN2A 编码，p16 和 p14 分别通过间接激活 RB/E2F 和 MDM2/p53 途径参与细胞周期控制。遗传性生殖细胞 CDKN2A 突变和 p16 丢失与家族性非典型多发性黑痣瘤综合征相关，p16 和 p14 的共同丧失与癌症易感综合征有关。其他与发育不良痣显著相关的突变基因包括 CDK6 和 XRCC1，CDK6 受 p16 调节并抑制 RB1 的活性，XRCC1 涉及 DNA 修复，XRCC1 表达的逐步丧失与发育不良痣、黑色素瘤的发生及黑色素瘤转移有关。

Spitz 痣是获得性色素痣的一种特殊表现，大多数 Spitz 痣不伴有染色体畸变，仅 12% 患者在 11p 有孤立的染色体增益。研究表明，Spitz 痣中癌基因 *HRAS* 突变率约为 21%。*HRAS* 突变与良性病程相关，伴 *HRAS* 突变的 Spitz 痣并无转移征兆，而 Spitz 痣性黑色素瘤中也未发现 *HRAS* 突变。16% 的 Spitz 痣病灶中可观察到 *BRAF* 突变，其中一些具有非典型的组织学特征。此外在 Spitz 痣中还观察到 *ROS1*、*NTRK1*、*ALK*、*BRAF* 和 *RET* 相互排斥的基因重排，导致激酶融合和原癌信号通路激活。

二、临床表现

（一）症状和体征

1. **先天性色素痣** 是最常见的色素痣类型，总体发病率约为 2.4%，大多出生时即有，新生儿发病率约为 1%，少数患者在满月至 2 岁期间出现，称为迟发性先天性色素痣。最常见于躯干，其次是四肢和头颈部，眼睑色素痣和身体其他部位的色素痣具有相同的病理结构。常表现为边界不规则的斑块样病变，棕褐色、深棕色或黑色，可以是一种颜色或多种颜色。先天性色素痣在最初几年可能会发生许多变化，病变内可能会出现较小的褐色斑点或丘疹，或整个病变会变成凸起的斑块，颜色会逐渐变深或变浅。出生时常有多毛症，毛发的数量通常会随时间而增加，而毛发的质地会变粗，陈旧的病灶可以呈现疣状外观（图 8-1-1、图 8-1-2）。通常根

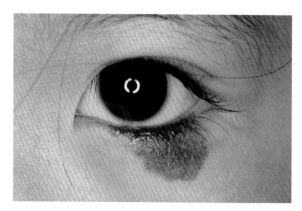

图 8-1-1 眼睑先天性色素痣患者照片

下眼睑褐色斑块，累及睑缘。

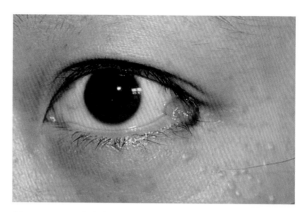

图 8-1-2 下睑睑缘先天性色素痣患者照片

外侧下睑睑缘见高出皮肤面的丘疹，色素少，有毛发。

据病变直径将色素痣分为小型痣（直径＜1.5mm），中等痣（1.5mm≤直径＜20mm）和大型痣（直径≥20mm）。

先天性色素痣有两种最常见的生长方式：增殖性结节和神经样过度生长。经典的增殖性结节病变具有明确的边缘，圆形或椭圆形轮廓，光滑且有时有光泽，表面柔软或坚硬。呈粉红色或淡黑色，一般直径 0.5～2cm，最大可达 5cm。神经样过度生长型病变区域边缘不清，通常为圆形、卵圆形或梭形，直径为数厘米，甚至直径＞2cm，呈粉红色或轻度红色，类似脂肪瘤，由于质地柔软可以下垂。此外还有一些在临床和病理具有特殊表现的少见的先天性色素痣。

（1）蓝痣：通常在儿童期或青春期出现，女性多见，有多种变异形式，包括普通型、细胞型、硬化型和上皮样型。好发于面部、上肢伸侧，特别是手、足背面，以及腰部和臀部等处，偶见于结膜、口腔黏膜等处。大多数蓝痣为孤立性病变，灰蓝、蓝黑色丘疹或小结节，质地坚实，直径一般为 3～10mm，病灶呈分叶状，边界清楚。特有的灰蓝色是由于 Tyndall 效应引起的，是真皮内黑色素对光散射的结果。

组织学上，蓝痣由梭形、树突状和星状黑色素细胞构成，分为普通蓝痣和细胞蓝痣两种组织学类型。普通蓝痣由松散的梭形或树突状细胞聚集而成，细胞无有丝分裂活性。而细胞蓝痣中，细胞排

列呈岛状,中心有一个细胞性结节,其中含有淡染的梭形或多边形细胞,有丝分裂活性低。蓝痣也可能与其他色素痣同时出现,形成合并的黑色素细胞痣。

（2）分裂痣:是先天性色素痣一种罕见形式,色素痣发生于妊娠第9~20周,此时上下眼睑尚未分开。当外胚叶发育成熟,上下眼睑分开将色素痣一分为二。色素痣同时累及上下睑缘对应的位置,眼睑闭合时会形成一个较大的痣,又称为Kissing痣。分裂痣大小变异较大,巨大者可累及整个眼睑,导致上睑下垂,遮挡视线引起视物障碍(图8-1-3~图8-1-6)。病变有时会波及睑缘和部分睑结膜,引起眼睑内翻和倒睫,出现角膜刺激症状。

（3）太田痣:又称皮肤黑变病。1939年,Ota首次将这种病变定义为特别类型的皮肤痣,其本质

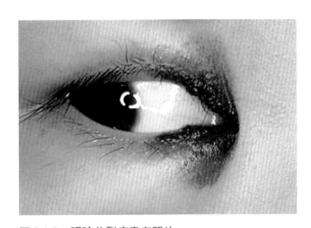

图 8-1-3　眼睑分裂痣患者照片
累及内眦部上下眼睑对称位置的色素性斑块。

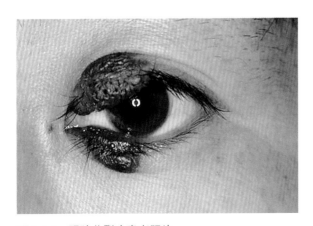

图 8-1-4　眼睑分裂痣患者照片
突出皮肤面的色素性肿块,累及睑缘。

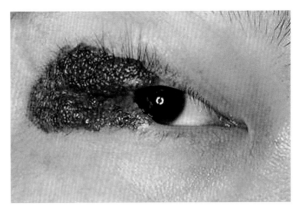

图 8-1-5　眼睑分裂痣患者照片
累及外眦部的眼睑分裂痣。

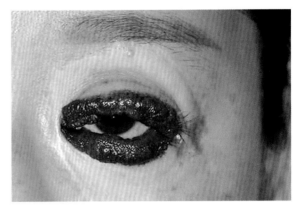

图 8-1-6　眼睑分裂痣患者照片
累及上下眼睑和内外眦的分裂痣。

是病变处组织良性过度增长,因此属于错构瘤范畴。约50%的人在出生时或出生后不久出现,有报道称在20岁以后才出现色素的病例。80%为女性,因此,有人提出了激素触发假说,认为雌激素促进了无黑色素痣细胞中色素的形成。

表现为暗灰色先天性皮肤色素过度的沉着,沿三叉神经第一和第二分支分布,耳、脸颊、鼻和眼睑受累最常见。如果色素性变化仅涉及眼睛,称为眼部黑色素细胞增多症。95%是单侧,双侧罕见。眼内最易受累的组织是巩膜、葡萄膜和前房角,约2/3病例可见巩膜斑块状色素沉着,受影响的虹膜颜色变深,虹膜出现微小的星状黑色小结节。脉络膜色素沉着过多,患眼的眼底颜色深,此类患者有青光眼和黑色素瘤的潜在风险。

2. 获得性色素痣　到一定年龄因某种原因形

成的色素痣,可以发生在任何皮肤部位,通常直径小于6mm,其特征是色素痣的连续出现和消失,在50岁之前,色素痣的形成速度超过消失速度,色素痣的数量一直增加。此后,色素痣消失的速度超过形成速度,全身色素痣的数量开始减少。

根据生长方式和病理特点,通常把获得性色素痣分为三种类型。①皮内痣:圆顶状或有蒂的丘疹,表面光滑或乳头状,颜色与皮肤相近。皮内痣表面常有毛发或棕色色素沉着(图8-1-7)。在较大的病灶可以看到假性角状囊肿(表皮内陷的角蛋白聚集)。②复合痣:略高出皮面的病灶,伴色素沉着,表面光滑或乳头状,颜色均质,从棕褐色到深棕色。③交界性痣:常出现在儿童期,呈颜色均匀分布的浅棕至深褐色斑块,通常较皮内痣和复合痣小。

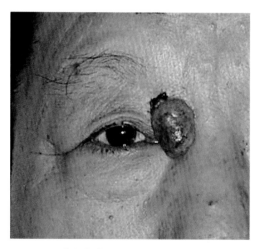

图8-1-7 获得性色素痣患者照片(皮内痣)

眼睑内侧圆顶状隆起,表面光滑伴色素沉着。

获得性色素痣还包括两种特殊类型。

(1)发育不良:发育不良痣在白种人中患病率2%至18%不等。好发于青春期或成年早期,也可于儿童期发病,病变可以出现在任何位置,但更常见于躯干,特别是上背部。表现为痣状,轮廓不规则,颜色多变,直径一般超过5mm。此外,亦有其他多种临床亚型报道,煎蛋样、表面平坦且呈均质黑棕色或黑色的雀斑样、靶样、脂溢性角化样、红斑型和黑色素瘤样。发育不良痣在临床表现、皮

肤镜和组织学特征上与黑色素瘤有一定重叠。发育不良痣与黑色素瘤明显相关,单个发育不良痣,黑色素瘤发病风险增加1倍,10个以上发育不良痣,黑色素瘤发病风险增加15倍。

(2)Spitz痣:又称良性幼年黑色素瘤,好发于儿童和青少年,约一半至2/3出现在20岁以下人群中,无性别差异。好发于面部,表现为单个坚实结节,粉红色至红色或肤色圆顶形丘疹,色素均匀,直径通常小于1cm。表面光滑、无毛,或略呈疣状或乳头状,高出皮面,偶尔呈现扁平状或息肉状。多个病变者,可能与先前的创伤如手术或放疗有关。轻微外伤可引起出血和结痂,但很少破溃。持续多年后常发展为皮内痣。部分学者把Reed痣认为是Spitz痣的变异体,Reed痣最常见于四肢,尤其是青年女性的小腿,通常表现为深棕色至黑色的丘疹或斑块,直径一般比Spitz痣小。

(二)皮肤镜检查

1. **先天性色素痣** 皮肤镜表现有以下类型:网状、球状或鹅卵石状和均质状。网状图案表现为弥漫浅棕色背景上相互连接的褐色、黑色线条组成的网格状,内含带有色素沉着的网孔。球形图案特征是多个形状、大小一致的圆形或椭圆形色素性结构组成的棕色、灰色或黑色病灶,与真皮内或真皮表皮交界处的黑色素细胞巢有关。鹅卵石图案是球状图案的一种变体,由较大的小球聚集而成,其成角的边界类似于鹅卵石。均质图案的特征是均匀分布的色素沉着,其颜色可以从粉红色到棕褐色到棕色。先天性色素痣皮肤镜下表现因部位和年龄而异,球状或鹅卵石状是12岁以下儿童中最常见的类型,老年患者中网状和均质图案较为常见,躯干、头部和颈部的色素痣更有可能呈球状图案,而四肢的色素痣网状图案更常见。

2. **获得性色素痣** 皮肤镜表现有四种类型:网状、球状或鹅卵石状、星爆状和均质状。某一种获得性色素痣的皮肤镜表现可以是一种,也可以是

多种,而且皮肤镜的表现亦随着病程出现动态改变。网状图案主要见于成年人,与交界性痣的组织学相关。色素网络表现为斑块样散布在整个病变中,或中央色素沉着,网状图案分布在周围。球状图案在儿童时期更为普遍,上躯干的病变常见,周围球状体的存在与痣的生长相关。皮内痣中经常见到均质状图案,逗号样血管明显而分支状血管很少见。

发育不良痣可表现出所有类型的图案,但结构紊乱,如颜色或结构分布混乱或不对称,这些特征容易与黑色素瘤混淆。

Spitz 痣可表现出多种图案,包括星爆状、非典型性、球状、色素性或无色素性均质状和网状,最常见的是星爆状、球状和非典型性。在进展性的病灶中可观察到从球状到星爆状再到均质状的变化,可能代表病变的不同阶段。星爆状图案占 50% 以上,由灰蓝色至棕黑色色素组成,均匀分布在整个病灶上,周围有条纹或多行小球,形似伪足,还可以看到规则分布的色素网络。球状图案约占 22%,小球倾向于分布在整个病灶,但中心可能呈现出均质的蓝灰色色素沉着或蓝白色薄幕。超过一半的非典型性或多成分图案的病灶,在组织学上也呈现出非典型性,病灶具有不规则的轮廓,显示出不对称和不均匀的颜色和 / 或结构分布。均质状图案可以有色素或无色素,色素沉着的病例表现为弥漫性褐色至蓝黑色病变,有时在周围伴有红色色素沉着。无色素沉着或色素沉着不足的变异体表现为弥散性粉红病变,伴有或没有可见血管。网状图案可以是清晰和规则的,或由于网线增宽增厚而变得不典型。

(三)病理

1. **先天性色素痣** 表现为真皮网状层或皮下组织内痣细胞聚集,约 90% 患者显示痣细胞进入真皮网状层,约 50% 累及皮下组织。约 30% 存在核不典型性,但未发现其与病灶大小以及黑色素瘤转化之间的关系。

2. **获得性色素痣** 依据细胞学特征将黑色素细胞分为 A,B 和 C 三型。A 型细胞大小同于角化细胞,具有上皮样外观,具有丰富的细胞质,缺少突出的核仁。B 型细胞类似于淋巴细胞,较小,缺乏突出的核仁,胞质很少。C 型细胞呈纺锤形,类似于施万细胞,可有多个核。

皮内痣的特征是痣细胞完全位于真皮内,痣细胞成熟,在真皮浅层存在由 A 型细胞构成的细胞巢,细胞巢和表皮之间有薄的纤维组织隔膜。B 型和 C 型细胞则存在于病变的较深部分,许多皮内痣可能只包含一种或两种细胞类型。交界性痣位于表皮和真皮交界处,在网状嵴的顶端存在结合性巢(至少 3 个痣细胞构成的细胞簇),这些巢多由 A 型细胞组成,细胞具有一定的异型性,可见核分裂,在真皮乳头层内常出现黑色素吞噬或淋巴组织细胞浸润。复合痣兼具交界痣和皮内痣特征,结合成分由 A 型细胞组成,而位于真皮表皮接合处和真皮内成分由 B 型细胞组成。痣细胞还可以侵犯毛囊、汗腺等皮肤附属器。

发育不良痣最重要的组织学特征是表皮内黑色素细胞增生异常和核异型。结构紊乱是指与普通获得性复合痣不同的生长偏离,包括但不限于:病变轮廓不对称,细胞巢大小和形状变异,细胞巢位置不规则,黑色素细胞在真皮上方或沿网状嵴顶端或侧面大量生长,细胞巢融合导致网状桥接很常见,在网状黑色素细胞巢周围,通常存在与层状纤维组织增生相关的炎症和纤维化基质反应。核异型包括核仁增大,不规则核计数以及染色质模式的改变,例如染色质过多或突出的核仁。

Spitz 痣多数为复合痣,由大型梭形和 / 或上皮细胞垂直排列的细胞巢或束组成,巢的大小和形状较为一致,组织切片上常可见人工裂隙。梭形痣细胞呈长梭形,胞质呈原纤维状,核呈椭圆形或圆形,核仁较大,边界清楚,可见多少不等的正常核分裂象,排列成束,常与表皮垂直。上皮样痣细胞大而呈多边形,胞质丰富,质地均匀或细颗粒状,核大深染,有丝分裂象少见。结构上,Spitz 痣是对称、边界清楚的,穹顶状或楔形增殖体,具有明显的横向分界。表皮增生是典型特征,真皮乳头上方表皮基底细胞层内出现类似胶样小体的红色小体,称为 Kamino 小体,对 PAS 反应可呈阳性。真皮上部水肿,毛细血管扩张,有明显炎症细胞浸润,主要为淋巴细胞和组织细胞,在整个真皮浅层呈绕血管性、弥漫性或带状分布。

三、诊断与鉴别诊断

眼睑色素痣诊断要点:①大多数出生时即有;②眼睑皮肤边界不规则的斑块样病灶,棕褐色、深棕色或黑色;③成年人常表现为包括眼睑在内的颜面部,圆顶状或有蒂的丘疹,表面光滑或乳头状,略高出皮面的病灶,伴色素沉着,颜色从棕褐色到深棕色;④少数有恶性变可能;⑤病理检查可见真皮网状层或皮下组织内痣细胞聚集。

眼睑色素痣主要需要与眼睑黑色素瘤相鉴别,两者临床表现相似,与色素痣相比,黑色素瘤特征性表现为不对称性、边界不规则、颜色不均一、直径较大和隆起度较高。皮肤镜通过观察皮肤表面状态以诊断疾病,具有方便、非侵入性、图像清晰和分辨率高等特点,有助于色素痣的临床评估和分类。组织病理学仍然是鉴别色素痣和黑色素瘤的"金标准"。

四、治疗

小的静止性痣一般不需要治疗,如有美容需要或防止恶变,可行激光、微波、冷冻和手术等治疗。

(一)手术切除

手术切除是眼睑色素痣的首选治疗方法,可完整切除病灶,并行病理检查明确性质。根据创面缺损大小,采取直接缝合、转移皮瓣等方法修复。

(二)激光治疗

适合直径<5mm 的痣,CO_2 激光操作简单,出血少,瘢痕小,但是对于较大的痣,激光切除常会导致明显的酒窝样凹陷。直径在 5~10mm 的色素痣可采取系列激光切除法,即将病损划分为 2~4 个区域,以 2~4 周的时间间隔连续用 CO_2 激光烧灼病灶。尽管治疗周期比手术切除和单次激光治疗要长,但病变取得最佳的颗粒化和再上皮化,最终获得满意的外观效果。对于短期内增大、出血等有恶变倾向的色素痣,不建议行激光治疗,避免治疗不彻底,不当刺激促进肿瘤恶变或转移。

(三)其他治疗

冷冻、微波等治疗方法仅仅适用于较小的病灶,会留下局部浅的瘢痕或色素沉着,由于无法确定病变的真正范围,往往治疗不彻底需要多次治疗。有刺激色素痣恶性变的可能,目前临床已较少应用。

第二节　眼睑皮肤色素沉着性疾病

色素沉着是一种症状,皮肤病学把以皮肤色素沉着为主要表现的疾病统称为皮肤色素沉着过度性疾病。其发病机制是黑色素细胞数量增多或其活性增强,从病因上又可分为遗传性、代谢性、炎症性、药物性和肿瘤性等。除了肿瘤性疾病,眼睑皮肤色素沉着性疾病主要包括雀斑、雀斑样痣和日光性着色斑。

一、雀斑

雀斑是一种常染色体显性遗传性皮肤病,女性多见,常有家族史。雀斑在很大程度上由遗传决定，但由日光诱导。皮损为褐色小斑点，因外观如鸟啄食，或雀卵上的斑点，故称雀斑。

（一）病因和发病机制

雀斑常见于肤色白、红色或金色头发的白人，在儿童早期出现，表明雀斑的形成在很大程度上由遗传决定。已经证实许多基因对于雀斑的形成很重要，包括 *MC1R*、*IRF4*、*ASIP*、*TYR* 和 *BNC2*。其中 *MC1R* 是雀斑形成的主要因素，*MC1R* 是跨膜 G 蛋白偶联受体，位于黑色素细胞的细胞膜中，它可以和不同配体结合。α 黑色素细胞刺激素和促肾上腺皮质激素配体通过受体激活信号传导，导致环状 AMP 的产生增加，使 cAMP 响应元件结合蛋白磷酸化，从而激活黑色素细胞主调节剂 MITF 的表达。在动物中，*MC1R* 的突变可导致蛋白持续性激活和黑色素沉着。一种或两种 *MC1R* 变异体的携带者，在儿童期发生雀斑的风险增加 3～11 倍，而且与皮肤类型和头发颜色无关。

此外，*IRF4*、*ASIP* 和酪氨酸酶基因的单核苷酸多态性也与雀斑的形成有关。*ASIP* 是 MC1R 受体拮抗剂，因此 *ASIP* 的单倍型与 *MC1R* 变异体表型相似。位于 6 号染色体上的 *IRF4* 和 *EXOC2* 基因之间的 *rs1540771* 单核苷酸多态性，也显示出与雀斑形成、棕色头发和皮肤光敏性有关。

日晒是雀斑形成最主要的环境因素，日光暴露可诱发雀斑或者使病情加剧。其他环境因素包括 X 射线以及紫外线照射，不良的饮食及作息习惯也可加重雀斑。

（二）临床表现

1. **症状和体征**　典型的雀斑在出生时一般没有，多在 3～5 岁左右出现，女性较多，其数目随年龄增长而逐渐增加。无自觉症状，皮损好发于颜面部，尤其是鼻与两颊周围最为常见，可累及颈、肩、手背等暴露部位。表现为散布的小而平坦的棕色皮肤斑点，呈点状或圆形、卵圆形，或各种不规则的形态。雀斑大小如同针尖至米粒大，直径一般在 2mm 以下，呈淡褐色至深褐色不等，数量少者几十个，多者成百，多数呈密集分布，但互不融合

（图 8-2-1）。其特征是暴露于阳光下会变暗，在没有阳光的情况下会褪色。夏季经日晒后皮疹颜色加深、数目增多，冬季则减轻或消失。

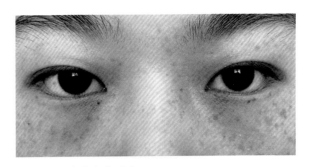

图 8-2-1　**雀斑患者照片**
面部多发淡褐色斑点，大小不一，互不融合。

2. **病理**　组织学雀斑是表皮基底细胞层色素沉着过度，不延伸到网状嵴。与周围正常皮肤内的黑色素细胞相比，雀斑病灶内的黑色素细胞体积较大，多巴染色强阳性，色素沉着更多，拥有更多更长的树突，但细胞数量并不增加。

（三）诊断与鉴别诊断

1. **诊断要点**　①面部小而平坦的棕色皮肤斑点，呈点状或圆形、卵圆形，数量和大小不等；②女性多见；③与日晒有关，夏季加重，冬季减轻。

2. **鉴别诊断**　①黄褐斑：淡褐色或深褐色的色素斑对称分布于面部，边界清楚，育龄期女性多见；②雀斑样痣：皮肤上褐色或黑色斑点，颜色较雀斑深，可发生于身体任何部位，与日晒和季节无关。

（四）治疗

雀斑不会对身体健康造成影响，但面部雀斑常会造成美容方面的困惑，带来心理负面影响，需要积极治疗。

1. **预防**　减少或避免日晒，减少雀斑的发生和减轻雀斑色泽加深。

2. **脱色治疗**　常用 3% 氢醌霜、10%～20% 氯化氨基汞软膏、20%～30% 过氧化氢或 3% 过氧化氢与 10% 软皂水等量混合溶液局部涂抹，减轻色素沉着，适用于颜色较轻的患者。

3. **激光** 调 Q 激光对雀斑的治疗具有高度的选择性,是目前治疗雀斑的常用且有效的方法。治疗后皮肤会轻微发红,表面黄白色痂皮,1 周左右脱落。激光后部分患者会复发,须多次治疗。

4. **强脉冲光** 是一种物理治疗方法,光子的能量选择性地被雀斑中的色素小体吸收,在瞬间产生爆破效应被击碎。击碎的黑色粉尘或随皮屑脱落,或由巨噬细胞吞噬后随淋巴循环排出体外。由于光子只被色素吸收,周围的正常皮肤不会受损伤,所以祛斑作用非常安全,副作用少,恢复快,不影响工作和生活。一般每月 1 次,3~5 次为 1 个疗程,雀斑的清除率可达到 75%~100%。

5. **腐蚀性治疗** 冷冻、三氯醋酸或酚点涂、机械磨削、高频电、普通 CO_2 激光等治疗,均能使雀斑剥脱,但以上治疗对病灶并无选择性,常引起一些后遗症,治疗过深易引起凹陷性瘢痕或增生性瘢痕,并可能导致色素沉着或减退。

二、雀斑样痣

雀斑样痣是指皮肤或黏膜上的褐色或黑色斑点,可发生于身体任何部位,皮疹持续存在,颜色不加深,不会自行消退。有多种不同的类型,如单纯性雀斑样痣、日光性雀斑样痣、墨点样雀斑样痣、泛发性雀斑样痣、簇集性雀斑样痣、黏膜黑子、PUVA(补骨脂素联合 UVA 照射)相关的雀斑样痣、晒床相关的雀斑样痣、放疗相关的雀斑样痣等。

(一)病因和发病机制

发病原因尚不清楚,该病与色素性肠道息肉综合征等病相关,推测多半是由于基因突变使神经外胚层发育过程异常所致,累及的基因和细胞通路可能有 Ras-MAP 激酶、PTEN、mTOR 信号转导等。另有研究显示病变中存在黑色素细胞功能缺陷或黑色素合成异常。紫外线照射,光疗特别是 PUVA 治疗、放疗均可引起雀斑样痣。

(二)临床表现

1. **症状和体征** 自婴幼儿至成年人各时期均可发病,可局限于某一部位,亦可泛发全身。多无自觉症状,表现为颜色一致的褐色或深褐色斑点,病灶内色素分布非常均匀,呈圆形、卵圆形或不规则形,米粒至豌豆大小,边界清楚。病变可单发,直径常不超过 5mm,表面光滑或轻微隆起,亦可多发,数目较多,呈簇状聚集或散在分布。少数患者合并其他发育异常,如黏液瘤综合征、多发性雀斑样痣综合征、面中部雀斑样痣病,Peutz-Jeher 综合征等。

2. **病理** 表皮增厚,基底层黑色素细胞增多,并向网状嵴延伸,但一般不形成细胞巢。真皮上层中散布着嗜黑色素细胞和少量炎性细胞浸润,角化细胞中的黑色素颗粒增多。

(三)诊断与鉴别诊断

通常根据典型的临床外观做出诊断。需要鉴别的疾病主要是交界性痣和黑色素瘤,可以借助皮肤镜或活检协助诊断。

(四)治疗

多数不需要治疗。局部涂抹氢醌霜、维生素 C、维 A 酸乳膏可以减轻病灶的色素沉着,使之颜色变浅。永久性去除的方法有冷冻、强脉冲光和激光,如病灶局限,可手术切除。

三、日光性着色斑

急性和慢性紫外线照射引起的局部基底黑色素细胞轻度增殖及随后的黑化作用增强所致,是日晒后的一种光损伤,又称老年性色素斑。

(一)病因和发病机制

日光性着色斑与环境因素相关。皮肤中累积的光损伤,随着时间的推移,病灶中角化细胞在基因表达方面产生遗传性或表观遗传性改变。通过旁分泌或细胞间的通信信号,角化细胞决定黑色素细胞的生长、树突和黑色素生成,从而导致色素沉着过度。日光性着色斑与Ⅲ型和Ⅳ型皮肤和深色皮肤类型有关,可能是由于这些皮肤类型中的黑色素细胞系统更加活跃。

有研究显示，一些色素形成相关性基因与日光性着色斑形成有关，如 *MC1R*、*FGFR3*、*PIK3CA*、内皮素 1 受体、内皮素 B 受体、肝细胞生长因子和角质形成细胞生长因子等。但这些研究的样品量很少，没有可重复性，数据并不充分，需要进一步研究以验证其在日光性着色斑病变中的作用。

日光性着色斑也可是综合征系列表现之一，常见的如卡尼综合征、Leopard 综合征和 Peutz-Jeghers 综合征。这些综合征多有明确的基因突变，如 *PRKAR1A* 基因和丝氨酸 / 苏氨酸激酶 11 基因，但尚不清楚这些基因在日光性着色斑中的作用。

（二）临床表现

1. **症状和体征**　见于老年人，白种人和亚洲人最容易受到影响，好发于长期暴露在阳光下部位，如脸、手、前臂、胸部和背部等。表现为不规则、扁平、边界清晰的皮肤色素斑块，具有不同的颜色和大小。比普通雀斑大，直径范围从数毫米至数厘米，病变颜色为浅棕色、深棕色到黑色，色素沉着不受季节影响。

2. **病理**　HE 染色显示沿基底细胞层黑色素细胞数量增加，黑色素合成增加和色素沉着。就面部日光性着色斑而言，其组织病理学特征有两种模式：一种是扁平的表皮伴基底黑色素沉着，另一种表现为表皮增生，由深色素基底细胞构成的网状嵴呈棍状或不规则扭曲样伸长。

（三）诊断与鉴别诊断

1. **诊断要点**　①老年人多见；②白种人和亚洲人多发；③阳光暴露部位如脸、手和胸背部，不规则、扁平、边界清晰的皮肤色素斑块；④病理显示沿基底细胞层黑色素细胞数量增加，黑色素合成增加和色素沉着。

2. **鉴别诊断**　主要与黑色素瘤相鉴别，黑色素瘤初起为扁平的色素斑，但肿瘤进展较快，肿块表面粗糙，血管扩张，容易出血，病灶呈菜花状，中心出现溃疡。如果病变快速增长或出现症状性病变，如疼痛、瘙痒、易出血、愈合不良等，非典型性病变或可疑黑色素瘤的病变应进行活检。

（四）治疗

主要包括药物治疗和消融治疗两大类。

1. **药物治疗**　最有效的治疗，常用药物包括对苯二酚和类维生素 A。对苯二酚疗效确切，但会导致超敏反应和痤疮。类维生素 A 药物如他扎罗汀（0.1% 乳膏），维 A 酸（0.025%~0.05%）和阿达帕林凝胶（Differin，0.1% 或 0.3%）可以减少过度色素沉着。研究显示，三联疗法（0.01% 氟轻松 +4% 对苯二酚 +0.05% 维 A 酸）疗效确切，尤其和冷冻联合应用，可以增强日光性着色斑消退率，并具有良好的耐受性。

2. **消融治疗**　30%~35% 的三氯乙酸溶液或液氮冷冻疗法可显著减轻日光性着色斑的色素沉着，但长期改善的数据有限，复发常见。冷冻治疗常导致疼痛，同时色素沉着的风险增加。多次重复的短期冷冻疗法比一次高强度的治疗更有效。光和激光治疗也很有效，但更容易引起炎症后的色素沉着。

第三节　眼睑黑色素瘤

皮肤黑色素瘤起源于黑色素细胞，黑色素细胞主要存在于皮肤表皮和毛囊中，在受到紫外线照射时，会产生并释放黑色素，屏蔽紫外线辐射，减少紫外线诱导的 DNA 损伤。

皮肤黑色素瘤位列常见恶性肿瘤第 15 位，发病率在不同国家差异很大，主要影响因素是皮肤表型的种族差异和日晒。在过去的 10 年内,全球皮肤黑色素瘤发病率平均每年增长 1.5%。皮肤黑色素瘤确诊的中位年龄是 57 岁,好发于阳光暴露的部位如头面部、颈部或头皮、手掌、足底等经常遭受摩擦的部位。皮肤黑色素瘤是最具有侵略性的皮肤癌,易发生淋巴结和远处转移,随着免疫治疗和靶向治疗的进展,在发达国家皮肤黑色素瘤的 5 年生存率已超过 90%。

一、病因和发病机制

皮肤黑色素瘤的发生是自身的遗传背景和环境相互作用的结果。近年来,对黑色素瘤的发生机制已经有较深刻的认识,不同类型的黑色素瘤从不同前体病变转化而来,涉及不同的基因突变。

（一）紫外线照射

紫外线照射(ultraviolet, UV)是皮肤黑色素瘤最主要的环境危险因素,UV 暴露的强度、暴露的时间和方式、UV 波长决定了皮肤黑色素瘤风险系数,中频中波、高强度、间歇性日照方式风险更高。儿童期或青少年期晒伤史也增加了皮肤黑色素瘤发病风险。人工源性紫外线暴露,如接受 UVA(长波紫外线)光疗和使用日光浴浴床,同样是高风险因素,日光浴床的紫外线已经被正式列为人类致癌物。

不同的 UV 暴露方式导致的致癌驱动因素、突变负荷及临床特点也不相同。长期慢性光暴露引起的黑色素瘤,多见于 55 岁以上中老年,病变多见于头颈部和上肢的背部侧。主要的遗传驱动因素是 B-RAF 原癌基因(BRAF),神经纤维蛋白 1 基因(NF1)和 NRAS 基因突变,且具有较高的突变负荷。而与间歇性日晒相关的黑色素瘤发生在年龄较小的个体中,病变位于日晒较少的区域,例如躯干和四肢近端,通常与 BRAF V600E 突变相关,突变负荷低。

（二）色素痣

大约 25% 的黑色素瘤来自先前存在的色素痣,色素痣的数量、大小和类型,尤其是非典型痣,是发生黑色素瘤的独立危险因素。孤立的发育不良痣使罹患黑色素瘤的危险性升高 2 倍,而 10 个以上发育不良痣则使其危险性增高 12 倍。痣的大小也与黑色素瘤危险性有关,50～90 个小型痣和超过 10 个的大型痣使黑色素瘤的危险性升高 2 倍。

（三）遗传易感性

遗传性黑色素瘤很少见,表现为多代、单侧系,多发性原发灶和早期发病。7%～15% 的黑色素瘤来自有黑色素瘤病史的家庭中,提示黑色素瘤的遗传性。黑皮质素 1 受体基因(melanocortin 1 receptor, MC1R)的多态性决定了人类不同的肤色表型,浅肤色、浅色眼睛、红色或金色头发的人,色素沉着较少,对紫外线暴露的敏感性增强。黑色素瘤常发生于某些特定的恶性肿瘤家庭中,例如家族性非典型多发性黑痣综合征(FAMMM 综合征)及其变体、黑色素瘤 - 星形细胞瘤综合征(MAS)。在这些家族中,最常见的遗传异常是细胞周期蛋白依赖性激酶抑制剂 2A(CDKN2A 或 p16)中的种系突变和细胞周期蛋白依赖性激酶 4(CDK4)的突变。与罹患黑色素瘤风险增加相关的其他遗传性疾病包括色素干性皮肤病、家族性视网膜母细胞瘤、Ⅱ型 Lynch 综合征和 Li-Fraumeni 癌症综合征等。

（四）外伤与刺激

本病常发生于头皮、手掌、足底等经常遭受摩擦的部位,据统计,10%～60% 患者有外伤史,包括压伤、刺伤、钝器伤、拔甲、烧伤等。

（五）饮食

流行病学证据表明,摄入咖啡因对皮肤黑色素瘤有保护作用,而柑橘类水果和饮酒则有害。不饱和脂肪酸、烟酸 / 烟酰胺、叶酸摄入量和维生素 D 等与黑色素瘤发生之间的关系有待进一步研究。

（六）病毒感染

在人的黑色素瘤细胞中发现病毒样颗粒存在,提示病毒感染可能是皮肤黑色素瘤的发病原因之一。

2

（七）免疫反应

黑色素瘤的发病年龄以及存在自行消退现象，说明本病的发生与机体免疫力有一定关系。

二、临床表现

（一）症状和体征

眼睑皮肤黑色素瘤发病率低，约占所有眼睑恶性肿瘤的1%，但其恶性程度高，易扩散转移。大多数黑色素瘤来源于原先存在的交界痣、复合痣等。眼睑黑色素瘤多见于老年人，好发于睑缘，其次是上下眼睑。初期表现为小结节或扁平的色素斑，颜色深浅不一。肿瘤逐渐向四周进展，出现卫星灶，肿瘤表面粗糙，血管扩张，容易出血，病灶呈菜花状，中心出现溃疡（图8-3-1）。即使很小的肿瘤，也可能已经发生区域淋巴结转移。临床上常把皮肤黑色素瘤分为以下类型。

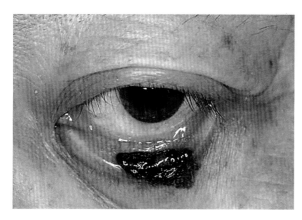

图8-3-1　眼睑黑色素瘤患者照片

左眼下睑睑缘处可见色素性肿块，肿瘤表面高低不平，易出血，累及睑板和结膜。

1. 表浅播散型黑色素瘤　最常见类型，占所有皮肤恶性黑色素瘤的70%。多见于50岁男性，病变较小，早期为扁平状、稍隆起的斑片，颜色不等，边界不规则。病情进展，皮损进一步增大，发展为结节，出现局部浸润、溃疡和出血。

2. 结节型黑色素瘤　占所有皮肤恶性黑色素瘤的15%～30%，身体任何部位均可发生，但最常见于足底。表现为小的蓝黑色或灰色的带蒂结节，类似血泡或血管瘤，也有红色、灰色、紫色，甚至无色，周围可见散在的棕色黑瘤踪迹。该型黑色素瘤进展快，侵袭性较强，可迅速增大，形成溃疡，或隆起如菜花样。

3. 雀斑型黑色素瘤　较少见，占所有皮肤黑色素瘤的4%～10%，常见于老年人，多发生于身体暴露部位，几乎均局限于头颈部。病变多为棕黄色，圆形，扁平状，直径通常在3～6cm或更大，轮廓不规则。颜色可由浅棕色至黑色，或黑色病变中夹杂有灰白色或淡蓝色区域。随着病程进展，病变中出现单个或多个黑色结节。该型黑色素瘤呈辐射性生长，较晚发生转移，转移多倾向于局部淋巴结。

4. 特殊类型的黑色素瘤　临床上还有一些比较罕见和特殊的黑色素瘤。

（1）肢端雀斑型黑色素瘤：仅占所有皮肤恶性黑色素瘤的2%～8%，多发生于老年人，以黑人和东方人较为常见，可能与外伤有关。其特点是发病于掌、跖、甲床和甲床周围无毛部位，特别好发于足跖。早期表现为深浅不一的色素沉着斑，边缘不规则，边界不清楚。该型侵袭性强，发病较快，容易出现转移。

（2）无色素性黑色素瘤：较为少见，在黑色素瘤中约占1.8%，病变通常呈结节状，缺乏色素。初起为正常肤色的结节或丘疹，后期增大呈菜花样，形似鳞状细胞癌。该型常被延误诊断，发展快，约2/3可发生转移，预后较差。

（3）恶性蓝痣：更为罕见。可在原有蓝痣或太田痣的基础上恶变而来，也可以一开始即为恶性蓝痣。常见于女性臀部，皮损表浅，可溃破，可侵犯局部淋巴结或全身广泛转移。

（4）巨毛痣中的黑色素瘤：出生时即存在，以病变面积巨大为特征，一般认为病变面积>900cm²或>2%体表面积者即为巨痣。通常呈棕褐至深黑色，深浅不一，表面粗糙，高低不平，可有疣状凸起，多生长有粗而长的毛发。如巨毛痣中出现结节和溃疡,并有颜色改变,应高度怀疑恶变的可能。

（5）纤维增生性黑色素瘤：好发于头颈部,呈结节状生长,约2/3病例无色素沉着。其组织学特征是,少数黑瘤细胞位于大量的纤维组织之中,预后较差。

（6）原发病灶不明的黑色素瘤：该型黑色素瘤找不到原发病灶,黑色素瘤仅在区域淋巴结或其他器官被发现。其预后与原发灶明确并有区域淋巴结转移者无显著差别。

根据基因变异特点黑色素瘤可分为新的四种基本类型,即肢端型、黏膜型、慢性日光损伤型和非慢性日光损伤型。目前成熟的靶点是 *BRAF*、*CKIT* 和 *NRAS*,其中日光损伤型主要包括头颈部和四肢等日光暴露较多的部位,高倍镜下可观察到慢性日光晒伤小体。肢端型和黏膜型发生 *KIT* 基因变异较多,其次为 *BRAF* 突变;非慢性日光损伤型,如躯干黑色素瘤,大部分发生 *BRAF* 基因 *V600E* 突变（60%）和 *NRAS* 突变（20%）。多因素分析显示 *KIT* 基因和 *BRAF* 基因突变均是黑色素瘤的独立预后因素。

（二）辅助检查

主要包括影像学检查和组织活检,其目的是明确肿瘤侵犯的范围、肿瘤的定性,进行临床分期并指导制订治疗方案。

1. 影像学检查

（1）B超：如临床怀疑区域淋巴结转移,首选B超检查局部淋巴结情况,转移的淋巴结超声表现特征：淋巴结呈类圆形,髓质消失,边缘型血流。

（2）CT：头颅、胸部和腹部CT扫描或增强扫描有助于判断是否有远处转移。PET/CT检查能发现隐匿的微小病灶（＞5mm）,但假阳性较多,特异性低,对转移风险低的患者,无明确指征时不建议行PET/CT检查。

（3）MRI：由于黑色素瘤的顺磁特点,MRI是黑色素瘤诊断和疗效评估的常用影像技术。

2. 活检
如临床表现和影像学检查初步判断无远处转移的黑色素瘤患者,应完整切除肿瘤后病理检查,不建议穿刺活检或局部切除。部分切取活检不利于组织学诊断和厚度测量,增加了误诊和错误分期的风险。如肿瘤面积过大或已有远处转移征象,可行局部切除活检以明确诊断。

3. 前哨淋巴结活检
前哨淋巴结活检（SLNB）是评估区域淋巴结是否转移的重要手段,是提供精确分期的有效途径,有利于局部病灶的控制。皮肤黑色素瘤 SLNB 的指征包括：①任何部位的肿瘤厚度≥1mm;②合并溃疡;③Breslow法检测肿瘤厚度为 1～4mm。通常不推荐对原发肿瘤厚度≤0.8mm 的患者行 SLNB,病灶厚度在 0.8～1mm 之间,可结合临床特征考虑行 SLNB。

（三）病理

黑色素瘤在显微镜下的典型表现为黑色素细胞异常增生,在表皮内或表皮-真皮交界处形成一些细胞巢,这些细胞巢大小不一,可以相互融合。黑色素细胞的大小与形状,核的形状存在不同程度的变异,有丝分裂尤其异常的有丝分裂增多,核仁呈嗜酸性的鸟眼样。

1. 病理分型
黑色素瘤的常见病理类型为浅表扩散型、结节型、恶性雀斑型和肢端雀斑型。肿瘤细胞有两种生长方式：辐射生长期和垂直生长期。瘤细胞沿着表皮基底层和真皮乳头层之间离心性地向四周蔓延,称为辐射生长,见于浅表扩散型、恶性雀斑型和肢端雀斑型肿瘤的早期,可持续多年,此期原发灶极少向淋巴结转移。当肿瘤向着真皮层、皮下组织深部浸润时称为垂直生长,结节型可越过辐射生长期直接进入垂直生长期,易发生淋巴结转移。

2. 病理分级
除了病理类型与预后密切相关,肿瘤的范围和深度也是影响预后的重要因素,目前有两种常用的病理分级方法。

1996年,Clark依据肿瘤的侵袭深度将黑色素瘤分为五级,分级越高,侵袭深度越深,预后越差。

Ⅰ级：肿瘤细胞局限于基底膜以内的表皮层;

Ⅱ级：肿瘤细胞突破基底膜侵犯真皮乳头层;

Ⅲ级：肿瘤细胞充满真皮乳头层,并向深层进一步侵犯，但尚未到真皮网状层；

Ⅳ级：肿瘤细胞已经侵犯真皮网状层；

Ⅴ级：肿瘤细胞穿过真皮网状层，侵犯皮下脂肪层。

1970年，Breslow研究了黑色素瘤的垂直厚度与预后的关系，应用目镜测微器测量从颗粒层到肿瘤最深处的最大厚度，将黑色素瘤分为五级：<0.75mm，0.76~1.50mm，1.51~3.0mm，3.1~4.5mm，>4.5mm。

其他与肿瘤分期及预后相关的病理指征包括：溃疡、有丝分裂率和微卫星灶。有丝分裂率是指每平方毫米的有丝分裂细胞数，是肿瘤增殖的指标。微卫星灶是指直径大于0.05mm，距离原发灶至少0.3mm的真皮网状层、脂膜和脉管中的瘤巢，与区域淋巴结转移相关性高。

一份完整的黑色素瘤的病理报告应包括肿瘤的大体特征、病理分型和分级、光化损伤、最大垂直厚度、是否存在退化及其程度、切缘的清除率，以及是否有溃疡、卫星灶等危险因素。

（四）国际分期

目前临床广泛采用美国癌症联合委员会（AJCC）第8版 *Cancer Staging Manual* 提出的皮肤黑色素瘤分期。TNM分期代表了肿瘤原发灶大小、淋巴结转移和远处转移情况（表8-3-1）。黑色素瘤的预后取决于多个因素，AJCC综合考虑各临床要素后提出临床分期，以指导治疗方案的选择和评估预后（表8-3-2）。

三、诊断与鉴别诊断

眼睑黑色素瘤大多数来源于既往存在的色素痣，当患者尤其是中老年患者的色素痣存在以下变化时，提示恶变可能：①突然增大，隆起度高；②易出血，溃破；③颜色加深；④出现瘙痒或疼痛；⑤色素痣周围有卫星状损害或附近淋巴结肿大；⑥组织病理学确诊。其他需要鉴别的疾病包括：

1. 色素性基底细胞癌 基底细胞癌多见于70

表 8-3-1　AJCC 第 8 版皮肤黑色素瘤 TNM 分期

T 分期（原发肿瘤大小）	
T_X	原发肿瘤厚度无法评估
T_0	无原发肿瘤证据
Tis	原位癌
T_1	肿瘤厚度≤1.0mm
T_{1a}	肿瘤厚度<0.8mm，无溃疡
T_{1b}	肿瘤厚度<0.8mm，有溃疡或肿瘤厚度 0.8~1.0mm
T_2	1.0mm<肿瘤厚度≤2.0mm
T_{2a}	无溃疡
T_{2b}	有溃疡
T_3	2.0mm<肿瘤厚度≤4.0mm
T_{3a}	无溃疡
T_{3b}	有溃疡
T_4	肿瘤厚度>4.0mm
T_{4a}	无溃疡
T_{4b}	有溃疡
N 分期（淋巴结转移）	
N_X	区域淋巴结无法评估
N_0	无区域淋巴结区转移证据
N_1	单个淋巴结转移，或无淋巴结转移但出现：移行转移、卫星结节和/或微卫星转移
N_{1a}	1 个临床隐匿淋巴结转移（镜下转移，例如经前哨淋巴结活检诊断）
N_{1b}	1 个临床显性淋巴结转移
N_{1c}	无区域淋巴结转移但是出现：移行转移、卫星转移和/或微卫星转移
N_2	2~3 个淋巴结或 1 个淋巴结伴有移行转移、卫星转移和/或微卫星转移
N_{2a}	2~3 个临床隐匿淋巴结转移（镜下转移，例如经前哨淋巴结活检诊断）
N_{2b}	2~3 个淋巴结转移中至少 1 个临床显性淋巴结转移
N_{2c}	至少 1 个淋巴结转移（临床显性或隐性）伴有移行转移、卫星转移和/或微卫星转移
N_3	4 个及以上淋巴结；或 2 个以上淋巴结伴有移行转移、卫星转移和/或微卫星转移；融合淋巴结无论是否伴有移行转移、卫星转移和/或微卫星转移

N 分期（淋巴结转移）	
N_{3a}	4 个及以上临床隐匿淋巴结转移（镜下转移，例如经前哨淋巴结活检诊断）
N_{3b}	4 个及以上淋巴结转移中至少 1 个临床显性淋巴结转移或可见融合淋巴结
N_{3c}	2 个及以上临床隐匿淋巴结转移或临床显性淋巴结转移伴 / 不伴融合淋巴结且伴有移行转移、卫星转移和 / 或微卫星转移
M 分期（远处转移）	
M_0	无远处转移
M_1	有远处转移
M_{1a}	转移至皮肤、软组织（包括肌肉）和 / 或非区域淋巴结转移
$M_{1a(0)}$	LDH 正常
$M_{1a(1)}$	LDH 升高
M_{1b}	转移至肺，伴或不伴 M_{1a} 转移
$M_{1b(0)}$	LDH 正常
$M_{1b(1)}$	LDH 升高
M_{1c}	非中枢神经系统的其他内脏转移伴或不伴 M_{1a} 或 M_{1b} 转移
$M_{1c(0)}$	LDH 正常
$M_{1c(1)}$	LDH 升高
M_{1d}	转移至中枢神经系统伴或不伴 M_{1a} 或 M_{1b} 或 M_{1c} 转移
$M_{1d(0)}$	LDH 正常
$M_{1d(1)}$	LDH 升高

表 8-3-2　AJCC 第 8 版皮肤黑色素瘤临床分期（cTNM）

临床分期	临床特征		
0 期	Tis	N_0	M_0
Ⅰ A 期	T_1	N_0	M_0
Ⅰ B 期	T_{2a}	N_0	M_0
Ⅱ A 期	$T_{2b\sim d}$, T_3	N_0	M_0
Ⅱ B 期	T_4	N_0	M_0
Ⅲ A 期	任意 T	N_1	M_0
Ⅲ B 期	任意 T	N_2	M_0
Ⅳ期	任意 T	任意 N	M_1

岁左右老人，男性略多发，85% 患者发生于头颈部。早期症状为小的蜡样结节，常无疼痛或压痛。病灶缓慢增大，形成溃疡，边缘隆起似珍珠状向内卷曲，表面出现糜烂、渗血。大约 5% 基底细胞癌伴有黑色素沉着，色素播散于病灶内并彼此融合呈棕色、黑色或蓝色，称为色素性基底细胞癌，与黑色素瘤容易混淆，鉴别诊断依据组织学检查。

2. **色素性脂溢性角化病**　是一种中老年人较常见的良性表皮性肿瘤，尤以男性多见。好发生于脂溢部位，如头面，尤其是颞部、颈部、胸部，早期表现为边界清楚的浅褐色或茶色斑片。直径一般不超 3cm，边界清楚，表面光滑。病变逐渐扩大隆起，色素加深，呈深褐色或黑色。表面粗糙呈疣状，可形成一层油脂性痂皮，质软而脆，揭去痂皮后呈粗糙、湿润的基底，表面呈乳头状瘤样，毛囊角栓是重要特征之一。通常无自觉症状，偶有瘙痒感。组织病理以表皮角化过度、棘层肥厚和乳头状瘤样增生为特征。

3. **皮肤纤维瘤**　是成纤维细胞和组织细胞灶性增生引起的一种真皮内的良性肿瘤，中青年多见，女性多于男性，可自然发生或由外伤引起。表现为黄褐色或淡红色的皮内丘疹和结节，与深部组织不粘连，酒窝征阳性。生长较为缓慢，长期存在，极少可自行消退。

四、治疗

皮肤黑色素瘤的治疗方法有手术切除、靶向治疗、免疫治疗、化疗和放疗。

（一）手术治疗

黑色素瘤恶性度高，侵袭性强，手术切除范围较其他眼睑恶性肿瘤如基底细胞癌、皮脂腺癌大，一般认为距离肿瘤 10mm 的切缘能降低局部复发率，但考虑到眼睑结构和功能的特殊性，很难切除如此大的范围。手术中应该进行冰冻和快速病理，证实肿瘤切缘阴性。原发灶的切除要求完整切除皮肤及深达肌筋膜的皮下组织，一般不需要切除筋膜,当浸润较深的原发灶(>4mm)可考虑切除筋膜。

(二)放疗

辅助放疗可以提高对局部病灶的控制,但对无复发生存时间和总体生存时间并无益处,仅适用于以控制局部复发为首要目的的患者。

(三)免疫治疗

黑色素瘤有自发消退的现象,表明疾病和机体的免疫状态有关,近年研究发现,黑色素瘤为免疫原性较高的肿瘤,免疫治疗也逐渐应用于临床。

1. **白介素 -2** 白介素 -2(IL-2)是一种免疫调节剂,可以刺激免疫系统攻击癌症细胞,是最早批准用于黑色素瘤的免疫治疗药物。研究显示仅有少部分患者(5%~10%)对其有持久性的反应,因为一些显著的副反应,IL-2 治疗的死亡风险为1%~2%。

2. **干扰素** 干扰素(IFN)是一组具有多种功能的活性蛋白质,由单核细胞和淋巴细胞产生的细胞因子,具有免疫调节作用。临床研究证实,大剂量 IFNα-2b 能延长黑色素瘤患者的无复发生存期,存在溃疡的ⅡB 期以上患者,大剂量干扰素辅助治疗能降低复发和远处转移风险。

3. **抗细胞毒性 T 淋巴细胞相关抗原 4 抗体** 抗细胞毒性 T 淋巴细胞相关抗原 4 抗体(CTLA-4)是一种抑制性免疫检查点,表达于 T 细胞表面,下调免疫反应。伊匹单抗是全球第一个免疫检查点抑制剂,可通过靶向 CTLA-4 激活免疫系统,增强 T 细胞的活化与增殖,刺激抗肿瘤免疫应答。2011 年,美国 FDA 批准将其用于治疗不可切除的或转移性黑色素瘤;2015 年,将其适应证扩大至Ⅲ期黑色素瘤患者的辅助治疗,以降低术后黑色素瘤复发风险。

4. **抗程序性细胞死亡蛋白 1 抗体(PD-1)** 抗程序性细胞死亡蛋白 1 抗体(PD-1)通过结合 T 细胞上的 PD-1 受体,阻止 PD-1 与 PD-L1 结合,激活机体内的免疫系统攻击肿瘤。2014 年 12 月,纳武利尤单抗获得美国 FDA 批准用于治疗无法手术切除或已经出现转移且对其他药物无应答的晚期黑色素瘤患者。

5. **T-VEC** T-VEC 是 HSV-1 衍生的溶瘤免疫治疗药物,已被美国 FDA 批准用于治疗黑色素瘤,并可诱导远处部位肿瘤细胞死亡。对部分无法切除的转移性黑色素瘤,T-VEC 瘤内注射持续超过 6 个月的有效率约为 16%。

(四)靶向治疗

黑色素瘤中最常见的信号通路异常出现在 MAPK 通路和 c-Kit 通路,常见的两个突变位点为 *BRAF V600E* 位点和 *c-Kit* 位点,BRAF 抑制剂可以通过抑制 BRAF 蛋白活性而有效抑制 MAPK 通路的异常活跃,同理,MEK 抑制剂也可抑制 BRAF 下游 MEK 的活性,达到抑制肿瘤发展的作用。

1. **BRAF 抑制剂** 我国黑色素瘤患者的 BRAF 突变率为 20%~25%,用于临床的 BRAF 抑制剂有维莫非尼、达拉菲尼和康奈菲尼。维莫非尼治疗 *BRAF V600E* 突变的黑色素瘤患者,客观有效率超过 50%,疾病控制率达到 79%,耐受力良好,没有发现 4 级不良反应。达拉菲尼是第一个被证明对颅内转移的黑色素瘤患者有效,专门用于防止黑色素瘤的血脑屏障渗透。康奈菲尼是一种新型的 *BRAF V600E* 选择性抑制剂,Ⅰ期临床试验指出该药的耐受性良好。

2. **MEK 抑制剂** 主要药物有曲美替尼和考比替尼,曲美替尼主要用于治疗 *BRAF V600E* 突变的转移性黑色素瘤患者,但与单药 BRAF 抑制剂相比,效果较差,因此很少单独使用。该药主要用于联合用药,常见的用法是与 BRAF 抑制剂达拉菲尼联用,目前 BRAF 和 MEK 抑制剂叠加使用的有效率在 60%~80%,有效时间长达 15 个月以上。

3. **KIT 抑制剂** 中国黑色素瘤患者 *c-Kit* 突变率约为 10%,目前获批的药物有伊马替尼和尼罗替尼。伊马替尼治疗 *c-Kit* 基因突变的转移性黑色素瘤,可获得 23.3% 的总缓解率和 54% 的疾病控制率。

（五）化疗

适用于已有转移的晚期患者，可使症状得到缓解，但远期效果并不满意。由于免疫疗法和靶向治疗取得良好临床疗效，化疗已经成为二线甚至更进一步的治疗选择。应用于黑色素瘤的化疗药物有达卡巴嗪、替莫唑胺、紫杉醇、白蛋白紫杉醇和福莫司汀等。

（六）治疗方案

黑色素瘤的治疗应根据肿瘤的分期和病理分级选择综合治疗方案。目前眼睑黑色素瘤的治疗主要还是参照皮肤黑色素瘤的治疗原则，推荐方案如下。

1. **0 期患者** 原位黑色素瘤，建议完整切除原发性肿瘤，手术切缘至少 0.5cm。

2. **ⅠA 期患者** 如肿瘤厚度＜0.8mm，完整切除原发性肿瘤，手术切缘至少 1cm。如 0.8mm≤肿瘤厚度＜1mm 且伴有溃疡等危险因素，除切除原发性肿瘤，手术切缘至少 1cm，结合患者临床特征可行前哨淋巴结活检。

3. **ⅠB 期患者** 不伴溃疡者，完整切除原发性肿瘤，手术切缘至少 1cm，前哨淋巴结活检。伴溃疡者，完整切除原发性肿瘤，手术切缘 1～2cm，前哨淋巴结活检。

4. **ⅡA 期患者** 无溃疡者，完整切除原发性肿瘤，手术切缘 1～2cm，前哨淋巴结活检。有溃疡者，完整切除原发性肿瘤，手术切缘 2cm，前哨淋巴结活检。

5. **ⅡB、ⅡC 期患者** 原发灶切除，手术切缘 2cm，前哨淋巴结活检。

6. **Ⅲ 期患者** 手术为主，辅以免疫治疗或靶向治疗。①经前哨淋巴结证实的淋巴结微转移者，原发病灶扩大切除；②淋巴结转移，原发病灶扩大切除＋区域淋巴结清扫；③有卫星结节或移行转移灶，原发病灶扩大切除＋转移灶切除。辅助治疗可选择高剂量干扰素治疗 1 年；携带 *BRAF V600E* 突变者 BRAF 抑制剂单药 1 年或 BRAF 抑制剂＋MEK 抑制剂联合应用。

7. **Ⅳ 期患者** ①单个转移病灶或多个转移病灶可完全切除者，完全切除病灶＋PD-1 单抗 1 年；②不伴有脑转移，PD-1 单抗 1 年，携带 *BRAF V600E* 突变者，BRAF 抑制剂单药或达卡巴嗪/替莫唑胺 5＋ 单药或联合恩度；③存在脑转移者，局部手术切除或立体定向放疗和/或全脑放疗；全身治疗用药，替莫唑胺或抗 PD-1 单抗或携带 *BRAF V600E* 突变者 BRAF 抑制剂单药。

五、随访

目前尚无关于随访和影像检查频率共识，建议前 3 年每 3 个月随访 1 次，此后 6～12 个月 1 次，可根据患者的风险和个人需求调整随访间隔。对于肿瘤厚度薄、直径小的原发性黑色素瘤，复发风险很小，因此不建议对该患者人群使用常规影像检查。对于原发肿瘤较厚的高危患者、肿瘤转移患者，随访时进行淋巴结超声、CT、PET/CT 检查，以早期发现局部复发和全身转移病灶。血清 S-100 的升高对疾病进展的特异性高于乳酸脱氢酶，因此是黑色素瘤患者随访中最准确的血液检查。应指导黑色素瘤患者避免晒伤、长时间无防护的日光或人工紫外线照射，终身定期皮肤和周围淋巴结自我检查。

六、预后

原位肿瘤的平均生存率为 80%，如局部淋巴结受累则生存率为 30%～35%，远外转移者仅有 10% 生存率。在转移过程中可出现原发皮损的自行消退。

参考文献

1. PE'ER J. Pathology of eyelid tumors. Indian J Ophthalmol, 2016, 64（3）: 177-190.

2. SWANN P G, KWONG E. The naevus of ota. Clin Exp Optom, 2010, 93（4）: 264-267.

3. PLENSDORF S, LIVIERATOS M, DADA N. Pigmenta-

tion disorders：Diagnosis and management. Am Fam Physician，2017，96（12）：797-804.

4. PRAETORIUS C，STURM R A，STEINGRIMSSON E. Sun-induced freckling：Ephelides and solar lentigines. Pigment Cell Melanoma Res，2014，27（3）：339-350.

5. LEONARDI G C，FALZONE L，SALEMI R，et al. Cutaneous melanoma：From pathogenesis to therapy （Review）. Int J Oncol，2018，52（4）：1071-1080.

6. DUMMER R，HAUSCHILD A，LINDENBLATT N，et al. ESMO guidelines committee. Cutaneous melanoma：ESMO clinical practice guidelines for diagnosis，treatment and follow-up. Ann Oncol，2015，26 Suppl 5：v126-132.

7. Cancer Genome Atlas Network. Genomic classification of cutaneous melanoma. Cell，2015，161（7）：1681-1696.

8. OCANHA-XAVIER J P，XAVIER-JUNIOR J C C，MARQUES M E A. Melanoma：Clinical，evolutive and histopathological characteristics of a series of 136 cases. An Bras Dermatol，2018，93（3）：373-376.

9. XING Y，BRONSTEIN Y，ROSS M I，et al. Contemporary diagnostic imaging modalities for the staging and surveillance of melanoma patients：A meta-analysis. J Natl Cancer Inst，2011，103（2）：129-142.

10. ZULUAGA-SEPÚLVEDA M A，ARELLANO-MENDOZA I，OCAMPO-CANDIANI J. Update on surgical treatment of primary and metastatic cutaneous melanoma. Cir Cir，2016，84（1）：77-84.

11. YUN S，VINCELETTE N D，GREEN M R，et al. Targeting immune checkpoints in unresectable metastatic cutaneous melanoma：A systematic review and meta-analysis of anti-CTLA-4 and anti-PD-1 agents trials. Cancer Med，2016，5（7）：1481-1491.

第九章

眼睑神经源性肿瘤

眼部含有丰富的神经组织，包括由神经管和神经嵴分化而来的中枢和周围神经组织，神经节和神经纤维，这些神经组织均可发生肿瘤。眼睑神经源性肿瘤以神经纤维瘤病（neurofibromatosis，NF）最多见，眼睑部位可发生罕见的皮肤神经内分泌性肿瘤——梅克尔细胞癌（Merkel cell carcinoma，MCC）。虽然两种肿瘤同为神经源性肿瘤，但其发生及病程进展存在显著的差别，诊断标准和治疗方法也有很大的不同。

第一节　眼睑神经纤维瘤病

眼睑神经纤维瘤（eyelid neurofibroma）是由源于神经嵴的施万细胞异常分化而形成。根据临床表现和病理学类型可分为孤立性神经纤维瘤、丛状神经纤维瘤和弥漫性神经纤维瘤。神经纤维瘤病（neurofibromatosis，NF）是一种常染色体显性遗传全身病，眼睑的神经纤维瘤可孤立性发病，但多属于神经纤维瘤病的局部表现。公元前 247 年，伊朗帕提亚王国时代的货币和文学作品中多次出现神经纤维瘤的描述。众所周知，19 世纪法国小说家维克多·雨果在《巴黎圣母院》中的人物卡西莫多，根据描述很可能是神经纤维瘤病患者。1882 年，冯·雷克林豪森（von Recklinghausen）首次描述该疾病为一种以神经外胚层异常为特征的遗传性疾病，临床表现为全身性进行性受累，主要影响皮肤、神经系统、骨骼、眼睛及可能的其他器官，并将此病命名为神经纤维瘤。此后该病被分为 1 型及 2 型，其中 1 型神经纤维瘤病（neurofibromatosis type1，NF1）较为多见，为常染色体显性遗传，外显率不规则。遗传特性表现为多变性，新生儿发病率为1/3 000～1/2 500。

神经纤维瘤病原发于神经外胚叶组织，因细胞生长发育障碍，导致周围神经纤维增殖而形成肿瘤样结节，可侵入皮肤、内脏、神经系统并伴有皮肤色素沉着斑。其中，临床特点以皮肤色素异常斑，以及躯干、四肢和眼部周围神经多发性肿瘤样

增生为主要表现，又称为多发性神经纤维瘤病。眼睑进展性丛状神经纤维瘤（progressive plexiform neurofibromas，pPN）属于 NF1 型，可在出生时、儿童后期、成人时发病。

一、病因和发病机制

（一）*NF1* 突变

神经纤维瘤病的发病机制目前认为是定位于 17 号染色体长臂（17q11.2）的 *NF1* 突变，导致其编码的 NF1 蛋白表达减少甚至缺如。NF1 蛋白主要负责抑制鸟苷三磷酸酶（guanosine triphosphatase，GTPase）活性，NF1 的功能缺失型突变可引起细胞内 GTP 水平增高，激活 RAS 信号通路，进而促进神经鞘细胞异常增殖。患者的基因型与表型之间存在相关关系。总的来说，*NF1* 突变是 NF1 型患者发病的主要原因。在眼睑神经纤维瘤患者中，*NF1* 突变率超过 90%。

NF1 容易发生多种突变，是人类基因突变率最高的基因位点之一。由于 *NF1* 突变的范围较广和表观遗传如甲基化等因素导致临床表现差异大，即使是在同一家系中，每一代人约有半数的患者出现新的突变，导致临床表现轻重不一。

（二）其他因素

除 *NF1* 突变以外，血管内皮生长因子、自噬和

低氧诱导因子 -1（HIF1）也可出现异常激活。不仅如此，成纤维细胞的过度活化和免疫细胞失活也参与调控神经纤维瘤病。这说明神经纤维瘤病的发生是多因素、多细胞参与的复杂过程。

二、临床表现

眼睑是神经纤维瘤病最常受累的部位之一，以1型神经纤维瘤病为主，最常见的类型是丛状型。

（一）眼部表现

1. 眼睑表现　　上睑发病多见，多为单侧也可在双上睑及双下睑发病。眼睑皮下的瘤细胞弥漫性增生，瘤体质软、肥厚、边界不清。因瘤体重力作用引起机械性上睑下垂，可出现特征性的S状上睑畸形（图 9-1-1）。病变进展可侵犯提上睑肌，发展为重度上睑下垂，影响幼儿视力发育导致剥夺性或屈光性弱视。随着瘤体生长浸润周围组织，导致上、下睑板肥厚，睑板外翻，以上睑为多见，睑裂延长、外眦畸形，严重者也可表现为内眦畸形（图 9-1-2）。

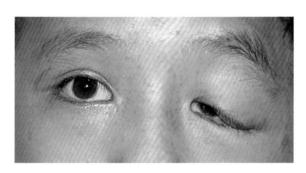

图 9-1-1　眼睑丛状神经纤维瘤患者照片
眼睑畸形改变：上睑下垂，S状上眼睑畸形。

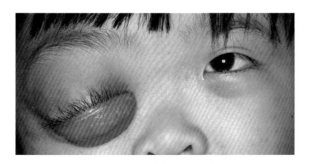

图 9-1-2　眼睑丛状神经纤维瘤患者照片
睑板外翻和外眦软组织结构改变：外眦延长，眼睑外翻。

2. 眼部其他表现

（1）虹膜错构瘤（Lisch 结节）：虹膜呈半球形白色或黄棕色隆起斑点，边界清楚的胶样结节，还可发生先天性葡萄膜外翻和虹膜异色（图 9-1-3）。

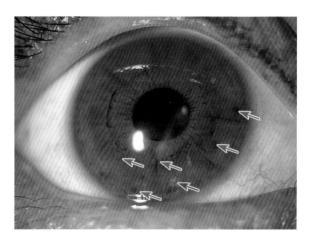

图 9-1-3　眼睑丛状神经纤维瘤患者虹膜错构瘤照片
虹膜错构瘤呈半球形黄棕色隆起斑点，边界清楚的胶样结节（红色箭头），伴有虹膜异色（蓝色箭头）。

（2）脉络膜错构瘤：呈棕黑色扁平状或轻度隆起。

（3）角膜神经感觉异常，结膜和浅层巩膜可出现纤维增生、肿物或色素沉着。

（4）前房角有异常组织阻塞导致青光眼。

（5）可累及眼睑及眶周区域，形成丛状或局部带蒂的纤维瘤、多伴有色素斑，眶上及颞侧皮肤受累，颞部色素增多和颞骨缺失（图 9-1-4）。

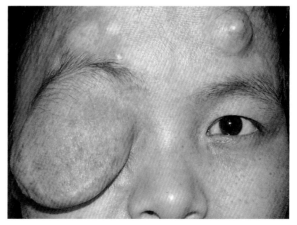

图 9-1-4　眼睑丛状神经纤维瘤病患者照片
眼睑及眶周区域形成局部带蒂的纤维瘤。

（二）全身表现

1. **皮肤咖啡样色素斑** 皮肤咖啡样斑（café-au-lait macules，CALMs）是最常见的体征，表现为多发性、大小不等、边缘不规则、颜色不一的咖啡斑，多位于躯干部，包括背部和腋下，多数患者出生或出生后不久即出现，在儿童期皮肤斑的大小和数量会增多，皮肤咖啡斑在 6 个以上、直径在 1.5cm或单个斑直径在 6cm 以上有诊断意义（图 9-1-5）。

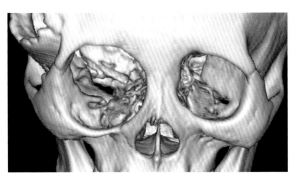

图 9-1-6　右眼眶神经纤维瘤病患者眼眶三维重建影像
右侧眼眶蝶骨大翼骨性缺损，右眼眶腔扩大。

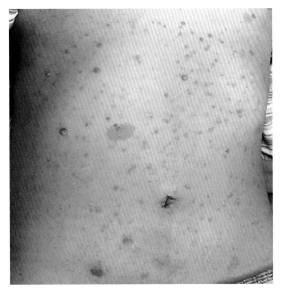

图 9-1-5　丛状神经纤维瘤病患者皮肤咖啡斑照片
腹部多发性、大小不等、边缘不规则、颜色不一的咖啡样色素斑，腹部多发纤维软疣及带有色素和带蒂的皮下瘤结节。

2. **皮肤神经纤维瘤** 弥漫性丛状神经瘤，多在青春期出现，随着年龄增长瘤体的数量逐渐增多。肿瘤表面皮肤变厚和褶皱，由结缔组织、增生的神经鞘细胞和增大的皮神经组成，表现为纤维软疣，也可表现为带有色素和带蒂的皮下瘤结节，病变多发，可达数十至数百个，遍布全身。

3. **骨骼系统** 原发性发育缺陷及肿瘤侵蚀引起的骨骼病变。可有颅面骨骼的发育畸形，如蝶骨大翼发育异常和缺损，下颌骨和颅骨出现溶骨性缺损（图 9-1-6）。四肢骨骼畸形，如先天性胫骨假关节，病变多发生在血供较差的胫骨中下 1/3 段，表现为双下肢长短不一，病变侧缩短且变细，无明显疼痛，有时可在皮下扪及神经纤维瘤结节。

4. **神经症状** 神经胶质瘤是 NF1 型中主要的中枢神经系统肿瘤，好发于视神经、脑干和小脑。当中枢或周围神经肿瘤压迫可引起听神经、面神经、三叉神经等脑神经引起的相应症状，椎管内神经压迫可引起痛觉感觉异常如脊髓半切综合征（Brown-Sequard syndrome）。另外，脊髓、脑神经、周围神经、交感神经和肾上腺等均可累及。

5. 依据神经纤维瘤的全身表现，进行病情分级，神经纤维瘤病分为四级。

Ⅰ级：最轻度，表现为皮肤色素斑、没有并发神经纤维瘤。

Ⅱ级：轻度，表现为轻度脊柱侧曲，早熟青春期行为障碍。

Ⅲ级：中度，偏侧肥大，胃肠道受累，精神症状，可控制发作，需医学照顾。

Ⅳ级：重度，主要是感觉或运动中枢损害，表现为颅内肿块，严重脊柱侧曲，严重精神发育迟缓，不能控制发作。

三、诊断与鉴别诊断

（一）诊断

1. **诊断要点** 依靠病史、典型皮肤咖啡斑等临床表现，结合 CT 的骨质缺损改变，以及 NF1 患者家族史可作出诊断。

2. **诊断标准** 目前，神经纤维瘤的临床诊断主要参考国家卫健委《儿童及青少年神经纤维瘤病诊疗规范（2021年版）》。1987年，美国国立卫生研究院（NIH）共识会议初次制定了NF1的诊断标准。尔后，经过多次国际会议及专家组讨论修订，2020年公布新的NF1诊断标准，加入基因学诊断，更利于早期诊断。

（1）6个或以上皮肤咖啡斑：在青春期前直径＞5mm或在青春期后直径＞15mm。

（2）2个或以上任何类型的神经纤维瘤或1个丛状神经纤维瘤（plexiform neurofibroma，pNF）。

（3）腋窝或腹股沟区雀斑。

（4）视神经胶质瘤（optic pathway glioma，OPG）。

（5）裂隙灯检查到2个或以上Lisch结节，或相干光断层成像（OCT）/近红外（NIR）影像检查到2个或以上的脉络膜异常。

（6）特征性骨病变，如蝶骨发育不良、胫骨前外侧弯曲，或长骨假关节生成。

（7）在正常组织（如白细胞）中具有等位基因变体分数达50%的致病杂合子NF1变异体。

对于无父母患病史者，满足2条或以上临床特征可被诊断为NF1；有父母患病史者，满足1条或以上临床特征可被诊断为NF1；如患者只有皮肤咖啡斑和腋窝或腹股沟区雀斑，须同时考虑Legius综合征的可能性，尤其是双侧色斑患者。

（二）病理学特点

大体病理表现为灰白色肿物，肿物形态和质地依据神经纤维瘤分类而异，孤立性病变呈类椭圆形包块，无包膜，质地韧；丛状性病变呈条索状穿梭于提上睑肌和眶隔之间，可以有细胞神经鞘组成的假包膜。组织病理学上，三类病变表现也不尽相同。孤立性结节由交织状排列的梭形细胞束组成，瘤细胞呈细长的波浪状，间质内可见散在的肥大细胞、淋巴细胞和少量的泡沫样组织细胞；丛状型病变边界不清，瘤细胞呈卵圆形，间质多为均质纤维并见成簇分布的Meissner小体；弥漫性镜下见迂曲膨大的神经束，阿辛蓝染色阳性，间质伴有黏液变性。

（三）影像学检查

1. **MRI表现**　神经纤维瘤与神经鞘瘤信号相似，T_1WI呈低信号，T_2WI表现为中等至高信号，眼睑部位的高信号会产生一个靶形征。MRI的强度和不均一程度反映了肿瘤的组织学特征，高细胞区和多胶原区呈低信号，黏液样区含水量较大，T_2WI表现为高信号（图9-1-7、图9-1-8）。

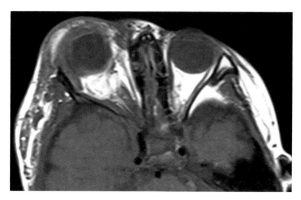

图9-1-7　右眼神经纤维瘤病患者MRI影像

右眼眶周、眼睑及额颞部见不规则软组织增厚，边界不清、形态不规则，T_1WI低信号。

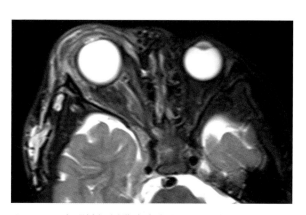

图9-1-8　右眼神经纤维瘤病患者MRI影像

右眼眶周、眼睑及额颞部见不规则软组织增厚，边界不清、形态不规则，T_2WI不均匀高信号。

2. **CT表现**　丛状神经纤维瘤一般表现为不规则、边界不清的软组织肿块，伴有不同程度的增强，CT主要用于显示神经纤维瘤患者骨骼改变，表现为蝶骨大翼缺损（图9-1-9、图9-1-10）。

（四）鉴别诊断

1. 神经纤维瘤病的临床表现存在逐代加重的现象。部分患者仅表现为眼部症状，如上睑下垂，

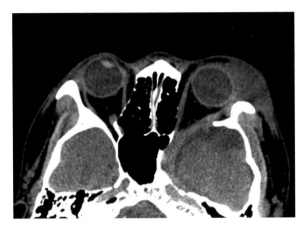

图 9-1-9　左眼眶神经纤维瘤病患者水平位 CT 影像

左侧眼眶外侧眼睑及颞极见片状低密度软组织肿块影，边界欠清楚，左侧蝶骨大翼部分缺损。

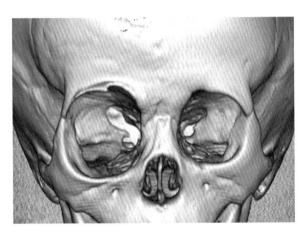

图 9-1-10　右眼眶神经纤维瘤病患者眼眶三维 CT 影像

右侧眼眶骨性眶腔扩大。

皮肤结节及全身皮肤咖啡斑不明显。对于轻症患者，需要注意与上睑下垂鉴别。

2. 1 型神经纤维瘤病需要和有类似临床表现的 Legius 综合征、McCune-Albright 综合征、2 型神经纤维瘤病（neurofibromatosis type 2，NF2）相鉴别。

（1）Legius 综合征：15 号染色体 *SPRED1* 双等位基因失活，导致类似于 NF1 的 RAS-MAPK 信号通路异常，可表现为典型的 NF1 皮肤咖啡样斑，但无神经纤维瘤或视神经胶质瘤。

（2）McCune-Albright 综合征：*GNAS* 基因的体细胞突变引起。可表现为锯齿状皮肤咖啡样斑，多发性骨纤维发育不良，内分泌亢进导致性早熟，但

无神经纤维瘤。

（3）2 型神经纤维瘤病：2 型神经纤维瘤病（neurofibromatosis type 2，NF2），又称为听神经瘤神经纤维瘤病（bilateral acoustic neurofibromatosis）或中枢神经纤维瘤病（central neurofibromatosis）。NF2 是一种常染色体显性遗传综合征，NF2 患者临床表现主要与肿瘤的生长部位所产生的占位效应有关，椎管内肿瘤多表现为脊髓受压或神经根刺激症状。符合以下三条之一者，可临床诊断 NF2：①双侧听神经鞘瘤；②有直系亲属患 NF2，加单侧听神经鞘瘤，或加至少两种或两种以上病变：神经纤维瘤、脑膜瘤、胶质瘤、神经鞘瘤、青少年晶状体后包膜下混浊；③多发脑膜瘤加单侧听神经鞘瘤，或加上至少两种或两种以上病变：神经纤维瘤、胶质瘤、神经鞘瘤、白内障。

四、治疗

（一）治疗原则

由于眼睑丛状神经纤维瘤影响儿童视觉发育，同时随着生长发育，临床症状逐渐加重。所以，早期进行干预治疗是非常必要的。神经纤维瘤的表现是终身的，在不同年龄阶段有不同的进展形式，治疗的重点也不同。随着神经纤维瘤靶向药物的研发和应用，神经纤维瘤的治疗有望取得重大突破。

（二）治疗方法

1. **手术治疗**　目前主要治疗方法。临床上，多数患者的眼部神经纤维瘤不能完全切除，术后残留肿瘤可不断生长。对于儿童患者，手术治疗的首要目的是矫正上睑下垂，解除对患儿视力发育的影响；对于成人患者，以改善外形和矫正视力为目的。

眼睑神经纤维瘤手术要点：①分离并尽可能切除神经纤维瘤，因病灶血管丰富易出血，且病变组织较脆，常止血困难，手术可能出血量大，故术前需要常规备血；②神经纤维瘤患者上下眼睑和睑板肥厚、延长、外眦畸形，手术不仅需要切除多余的

皮肤组织和睑板组织,而且需要施行睑裂缩短和外眦成形(图 9-1-11);③分离出提上睑肌,并行提上睑肌缩短术。因神经纤维瘤多侵犯提上睑肌,造成瘤体组织和提上睑肌无法辨别和分离,因此提上睑肌缩短术效果差时,可考虑额肌瓣悬吊矫正上睑下垂,如果神经纤维瘤侵犯额肌,选择硅胶条或异体阔筋膜悬吊矫正上睑下垂;④神经纤维瘤患者感觉神经异常,角膜知觉减退,因此,上睑下垂矫正量应该略有不足,术后上睑睑缘位于上方角结膜缘下 3mm,预防发生暴露性角膜炎。

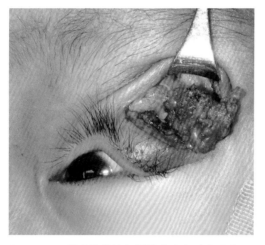

图 9-1-11 眼睑丛状神经纤维瘤患者手术照片

术中可见神经纤维瘤组织,粗大的神经纤维。

2. 药物治疗 随着神经纤维瘤发病机制的研究不断深入,靶向治疗逐步开展,司美替尼、雷帕霉素等药物的临床试验取得一定效果。司美替尼可有效抑制丛状神经纤维瘤生长,使肿瘤体积明显缩小,对 NF1 型相关的丛状神经纤维瘤的有效控制率达到 90% 以上。雷帕霉素可延缓丛状神经纤维瘤的进展,对非进展性丛状神经纤维瘤无效。

五、预后与随访

NF1 神经纤维瘤的及时手术治疗,矫正上睑下垂,可预防弱视等视力下降的发生;及时手术治疗阻止或延缓肿瘤进展,防止眼球运动障碍和复视等严重症状的发生。对于已经产生严重功能和外形影响的神经纤维瘤,由于肿瘤造成广泛的皮肤、脂肪、肌肉和骨骼等组织损害,手术治疗的临床效果有限,往往需要多次的反复手术。眼睑孤立性神经纤维瘤的手术效果好,复发率低。眼睑弥漫性和丛状神经纤维瘤不能完全切除,残留肿瘤生长,病变复发,偶有恶变的报道,需要长期随访。

六、典型病例

患儿,男,5 岁,因自幼左眼不能睁开 4 年,就诊于上海交通大学医学院附属第九人民医院眼科。

专科检查:右眼视力 1.0,左眼视力 0.3,患儿左上睑皮肤色斑,左眼球下移,左眼下睑裂较右眼低 1~2mm,左眼球上转受限。左眼上睑睑板肥厚、睑裂延长,外眦畸形,上睑下垂,上睑呈 S 形遮盖 2/3 角膜(图 9-1-12)。右眼提上睑肌肌力 13mm,眼睑裂高度约 10mm,右眼睑裂长度 18~19mm;左眼提上睑肌肌力 1~2mm,眼睑裂高度约 4mm,眼睑裂长度 23mm。背部皮肤咖啡斑,直径约 1~2cm,最大直径 6cm。临床诊断:左眼丛状神经纤维瘤病。

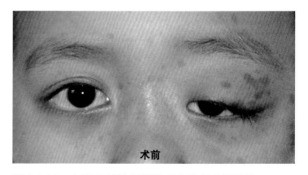

图 9-1-12 左眼丛状神经纤维瘤病患者术前照片

患儿左眼上睑下垂,上睑水平延长,眼睑皮肤咖啡斑。

完善术前肝肾功能、血常规及凝血检查,未见异常。于全身麻醉下手术治疗。手术步骤如下:

(1)暴露肿瘤:选择左眼上睑重睑切口,切开分离眼睑组织,见神经纤维瘤肿块等肿瘤组织。

(2)切除肿瘤:切除肿瘤组织,注意充分止血。尤其仔细分离并切除提上睑肌间肿瘤组织,分离提上睑肌。

（3）外眦成形：切开外眦，测量右眼健侧上睑的水平长度，依据右眼上睑长度切除左眼外侧冗长的眼睑，然后将外眦缝合固定到外侧眶壁骨膜上，缝合外眦角。

（4）上睑下垂矫正：依据上睑下垂量和提上睑肌肌力情况，切除多余提上睑肌，将提上睑肌断端缝合固定到睑板中上 1/3 处，使睑裂高度位于上方角结膜缘下 1mm。术后左眼上睑位于角膜缘（图 9-1-13）。

术后半年每日使用人工泪液滴眼，>6 次 /d，每日睡前红霉素眼膏封闭术眼睑裂缝隙，也密切随

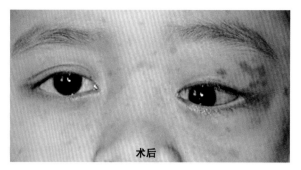

图 9-1-13　左眼丛状神经纤维瘤病患者术后照片

左眼上睑位于角膜缘下 2mm，双侧水平睑裂对称，外眦形状正常。

访患者角膜情况及眼球运动情况，尤其注意预防暴露性角膜炎。术后随访 2 年，未见上睑下垂复发。

第二节　梅克尔细胞癌

梅克尔细胞癌（Merkel cell carcinoma，MCC）是一种罕见的高度恶性、侵袭性神经内分泌肿瘤。1972 年被首次报道以来，其发病率一直在上升，每 10 万人中约 0.23 例。MCC 是目前已知恶性程度最高的原发性神经内分泌肿瘤，易复发和转移，预后极差，5 年生存率仅为 40% 左右。头颈部是 MCC 的好发部位，约 2.5% 的 MCC 发生于眼睑。

一、病因和发病机制

（一）紫外线暴露与基因突变

MCC 好发于日光暴露部位，多见于 65 岁以上的老年人群。可能的机制与紫外线辐射引起 DNA 损伤有关，细胞 DNA "C" 错误地翻译为 "T" 而引起基因突变，导致肿瘤发生。MCC 中存在着染色体缺失和基因突变，染色体的缺失主要发生在第 1、11、12 号染色体上。

（二）免疫抑制

在恶性淋巴增生性疾病、器官移植和 HIV 感染

等免疫抑制状态的人群中发病率明显增高。

（三）病毒感染

大多数病例的发生与多瘤病毒（MCV）感染有关。该病在白种人中发病率较高，亚洲人较低。

二、临床表现

MCC 占眼睑恶性肿瘤发生率的 2.5%，最常表现为上睑无痛性皮肤病变，早期外观上表现为眼睑孤立性、坚韧、光滑的粉红色或紫色结节（图 9-2-1、图 9-2-2），肿物生长较快，可累及睑缘，随病情发展

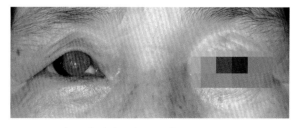

图 9-2-1　右眼上睑梅克尔细胞癌患者照片

右眼上睑可见孤立、坚韧、粉红色结节。

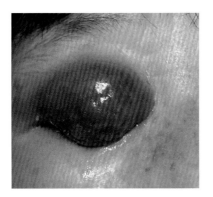

图 9-2-2　右眼上睑梅克尔细胞癌进展期患者照片

右眼上睑红色结节样肿物快速弥漫生长，侵犯全层眼睑及周围软组织。

可造成上睑下垂，肿瘤可浸润性向眼睑及眼眶软组织侵犯。患者局部淋巴结转移较常见，也可远处转移到肺、肝、骨、中枢神经系统和胃肠道。

三、诊断与鉴别诊断

（一）诊断要点

梅克尔细胞癌的诊断依据：①眼睑孤立的粉红色结节状肿块，边界清楚，快速生长；②病理检查，肿瘤位于真皮内，肿瘤细胞大小较一致，裸核状，呈圆形或椭圆形，胞质少，核大，深染，核膜清楚，核分裂象多见；③免疫组化显示肿瘤细胞双向分化，既表达上皮性标志物，也表达神经内分泌标志物；④多瘤病毒相关抗体检测阳性。

（二）病理检查

MCC 的组织学形态分为三种类型：小梁状型、中间型和小细胞型，前两者较多见，后者预后差。

组织病理学特征：①大体上，病变呈孤立性粉红色结节状，边界清楚。②光镜下，肿瘤位于真皮内，与表皮无连接。肿瘤细胞排列成弥漫片层状、岛状、巢团状、小梁状或不规则分布；肿瘤细胞大小较一致，裸核状，呈圆形或椭圆形，胞质稀少，核大，深染。核膜清楚，少数核膜呈锯齿状，染色质呈细颗粒或粉尘状，核分裂象多见（图 9-2-3）。③电镜下，胞质内可见神经内分泌颗粒。④免疫组化，肿瘤细胞双向分化，既表达上皮性标志物，也

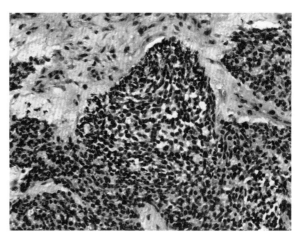

图 9-2-3　梅克尔细胞癌病理图像（HE 染色，×400）

真皮内肿瘤组织呈不规则巢状排列，肿瘤细胞核呈小圆形、深染、异型显著，胞浆稀少。

表达神经内分泌标志物。CK20 核旁可见特征性逗点状阳性。⑤MCV 病毒相关抗体检测阳性。

（三）影像学检查

影像检查可以显示病变的部位，帮助及时发现病变，了解治疗效果及复发或转移情况。在 CT 上表现为眼睑的软组织结节影（图 9-2-4），MRI 表现为 T_1WI 中等信号，T_2WI 不均匀高信号影，边界较清（图 9-2-5）。CT 和 MRI 用于筛查局部或远处 MCC 转移，CT 检测的灵敏度较低。

FDG PET/CT 在检测 MCC 的淋巴和远处转移时比 CT 更有效，其灵敏度可达 83%，直径大于 5mm 的 MCC 可通过 FDG PET/CT 检测到。临床上，FDG PET/CT 主要用于高复发风险或怀疑淋巴结和远处转移的 MCC 患者。

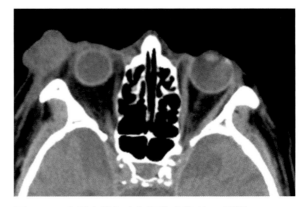

图 9-2-4　右眼上睑梅克尔细胞癌患者 CT 影像

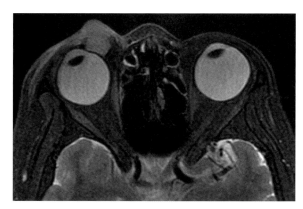

图 9-2-5　右眼上睑梅克尔细胞癌患者 MRI 影像
右眼上睑内眦处见一软组织影，T_2WI 高信号。

（四）前哨淋巴结活检

前哨淋巴结活检(sentinel lymph node biopsy, SLNB)已被美国国家综合癌症网络(National Comprehensive Cancer Network, NCCN)指南纳入并广泛应用，指南建议使用 SLNB 为没有临床或影像学证据证实有淋巴结转移的患者提供更准确的预后信息，指导治疗方案（图 9-2-6）。SLNB 阳性与原发灶大小和淋巴管浸润密切相关，但体积小的 MCC 也有转移风险，直径 5mm 的 MCC 的转移率高达 14%。梅克尔细胞癌活检阳性的患者 5 年存活率为 50%～62%，阴性为 60%～80%。因此，所有患者在排除禁忌证后应考虑行 SLNB，以帮助判

断患者是否需要进行淋巴结清扫或局部放疗。

（五）分期分级

MCC 的临床分期对治疗有重要指导意义，因此，在诊断时因尽可能对肿瘤进行分期分级（表 9-2-1、表 9-2-2）。

（六）鉴别诊断

1. 眼睑皮脂腺癌　睑板腺癌最好发于上睑，其次为下睑、眉弓及泪阜，检查可发现眼睑菜花状、结节状肿块或眼睑增厚伴质地僵硬。病理分型有别于梅克尔细胞癌，包括小叶型、粉刺型、混合型。发展速度慢于梅克尔细胞癌，瘤体表面有时可见脂质样分泌物。

2. 眼睑基底细胞癌　眼睑基底细胞癌好发于中老年患者，病变进展缓慢，有时进展需数年时间，转移、复发、致死率低，其发病和紫外线照射相关性大，典型病变呈火山口样溃疡伴周边隆起，或呈色素性结节样肿块。

3. 眼睑鳞状细胞癌　鳞状细胞癌早期表现为局部皮肤高起，以后肿瘤多呈侵袭性生长，近半数患者向眶内浸润，常继发感染坏死，伴出血；也有患者局部病灶小，但已出现淋巴结及远处转移，近一半患者出现不同程度的眼眶疼痛，这和该肿瘤的嗜神经性有关。

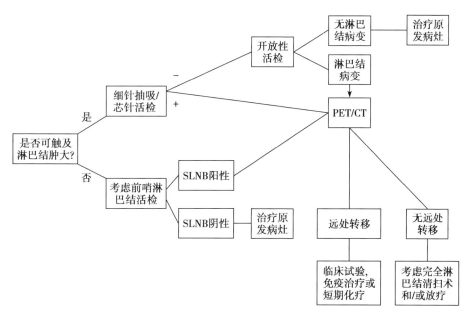

图 9-2-6　前哨淋巴结活检流程图

表 9-2-1　美国癌症联合委员会（AJCC）
第 8 版梅克尔细胞癌分期

T 分期	肿瘤厚度
T_X	原发肿瘤无法评估
T_0	无原发肿瘤的证据
Tis	原位癌，上皮内肿瘤
T_1	肿瘤最大直径≤2cm
T_2	肿瘤最大直径>2cm，≤5cm
T_3	肿瘤最大直径>5cm
T_4	原发肿瘤侵犯筋膜、肌肉、软骨或骨组织

临床 N 期	
Nx	区域淋巴结无法评估
N_0	区域淋巴结无转移
N_1	区域淋巴结有转移
N_2	移行转移（与原发肿瘤不连续：位于原发肿瘤与引流区域淋巴结之间，或位于原发肿瘤的远侧）而无淋巴结转移
N_3	移行转移（与原发肿瘤不连续：位于原发肿瘤与引流区域淋巴结之间，或位于原发肿瘤的远侧）而有淋巴结转移

病理 N 期	
pN_X	区域淋巴结临床无法评估
pN_0	病理评估检查未发现区域淋巴结转移
pN_1	区域淋巴结转移
pN_{1a}(sn)	仅通过前哨淋巴结活检确定的临床隐匿性区域淋巴结转移
pN_{1a}	淋巴结清扫后的临床隐匿性区域淋巴结转移
pN_{1b}	临床和/或放射影像学检查发现并经显微镜检查证实的区域淋巴结转移
pN_2	移行转移（与原发肿瘤不连续：位于原发肿瘤与引流区域淋巴结之间，或位于原发肿瘤的远侧）而无淋巴结转移
pN_3	移行转移（与原发肿瘤不连续：位于原发肿瘤与引流区域淋巴结之间，或位于原发肿瘤的远侧）而有淋巴结转移

续表

临床 M 期	
M_0	临床和/或放射影像学检查未发现远处转移
M_1	临床和/或放射影像学检查发现远处转移
M_{1a}	转移至远处皮肤、远处皮下组织或远处淋巴结
M_{1b}	肺转移
M_{1c}	所有其他远处部位转移

病理 M 期	
M_0	临床和/或放射影像学检查发现并经显微镜检查证实的区域淋巴结转移
pM_1	镜下证实远处转移
pM_{1a}	转移至远处皮肤、远处皮下组织或远处淋巴结，镜下证实
pM_{1b}	肺转移，镜下证实
pM_{1c}	所有其他远处部位转移，镜下证实

表 9-2-2　AJCC 梅克尔细胞癌预后分期

临床 cTNM			
0 期	Tis	N_0	M_0
Ⅰ期	T_1	N_0	M_0
ⅡA 期	$T_{2\sim3}$	N_0	M_0
ⅡB 期	T_4	N_0	M_0
Ⅲ期	$T_{0\sim4}$	$N_{1\sim3}$	M_0
Ⅳ期	$T_{0\sim4}$	任何 N	M_1

病理 pTNM			
0 期	Tis	N_0	M_0
Ⅰ期	T_1	N_0	M_0
ⅡA 期	$T_{2\sim3}$	N_0	M_0
ⅡB 期	T_4	N_0	M_0
ⅢA 期	$T_{1\sim4}$	N_{1a}(sn)或 N_{1a}	M_0
	T_0	N_{1b}	M_0
ⅢB 期	$T_{1\sim4}$	$N_{1b}\sim N_2$ 或 N_3	M_0
Ⅳ期	$T_{0\sim4}$	任何 N	M_1

四、治疗

（一）基本原则

1. **手术治疗** 手术切除是主要治疗方法，术中冰冻和快速病理检查，确保手术切缘阴性。肿瘤切除后的眼睑缺损，施行即期修复术，依据缺损大小选择皮瓣转移和组织移植修复。MCC 易于复发，强调手术切除，联合局部放疗、化疗、免疫治疗和靶向治疗等综合治疗。

2. **综合治疗方案**

（1）单纯眼睑 MCC：手术治疗或局部放疗。无淋巴转移和免疫功能正常的眼睑 MCC 患者，施行病理控制切缘的扩大切除术，术后密切随访，可考虑术后局部放疗。术后前哨淋巴结活检阴性患者，是否进行前哨淋巴结区域放疗存在争议。

（2）局部淋巴结转移 MCC：局部扩大切除和淋巴结清扫术，联合放疗、化疗和靶向治疗。病理控制切缘下的扩大切除术，确保手术切缘阴性。同期施行完全淋巴结清扫术，术后原发部位和淋巴结转移区域放疗，可选择化疗和靶向治疗。前哨淋巴结活检阳性患者，术后及时放疗，可提高患者存活率。

（3）全身转移 MCC：局部扩大切除或短程放疗，联合化疗、免疫治疗和靶向治疗。患者全身情况允许，局部病灶可以切除的前提下，施行病理控制切缘的扩大切除术，并依身体情况选择化疗方案。如局部病灶较大和大面积溃疡性病灶，不能手术切除，可选择局部放疗。短程放疗对转移性 MCC 患者是一种有效且可耐受的选择，也是一项姑息措施。此外，低剂量分次放疗和免疫治疗可能具有协同作用。针对新生血管的靶向治疗，往往起到很好的效果。

（二）治疗方法

1. **手术切除** 完全切除原发病灶是治疗眼睑 MCC 的首要关键步骤，手术原则是尽可能完全切除病灶、切缘病理检查阴性。肿瘤中心区域组织病理检查，明确组织病理学分级。手术切缘应距离肿瘤边缘 1cm 以上，强调病理控制切缘扩大切除术或 Mohs 手术。Mohs 手术复发率为 5%～22%。建议施行前哨淋巴结活检，必要时进行淋巴结清扫术。

2. **局部放疗** 对具有手术禁忌证，或手术将造成严重功能障碍患者，局部放疗是一种替代疗法。在初次活检或切除后出现阳性切缘，也可选择局部放射治疗，但放疗的预后不及手术。NCCN 指南推荐的放疗剂量为 60～66Gy，放疗范围为病灶周围 5cm 的区域。术后辅助放疗剂量为 50～60Gy，可根据切缘阳性情况酌情调整。这些剂量方案也可用于头颈部区域的淋巴结放疗，但由于臂丛神经病变或严重淋巴水肿的风险，对于腋窝和腹股沟淋巴结区域，总放疗剂量不应超过 50Gy。

3. **化疗** 化疗主要是转移性 MCC 患者的一种缓解措施。常用药物为卡铂、依托泊苷、环磷酰胺、阿霉素（多柔比星）和长春新碱。初始治疗有效率为 53%～76%，中位无进展生存期为 3～8 个月，90% 的患者会在 10 个月内出现进展，部分患者有效期仅持续 3 个月。

化疗具有较强的毒性，尤其是对 65 岁以上的患者，常见的副作用包括骨髓抑制、败血症、疲劳、脱发、恶心呕吐和肾损伤等。

4. **免疫治疗** PD-1/ PD-L1 治疗转移性 MCC 展现出广阔的应用前景。抗 PD-L1 抗体 Avelumab 是国际上第一个批准作为晚期 MCC 治疗药物，此外，Pembrolizumab 和 Nivolumab 正在进行临床试验研究。研究认为，Avelumab 和抗 PD-L1 抑制剂联合放疗治疗转移性 MCC 的疗效值得肯定。

5. **靶向治疗** 靶向治疗复发性或转移性 MCC 的疗效值得期待。单独应用血管内皮生长因子受体 -2 的小分子靶向药，或与单克隆抗体联合应用治疗复发性或转移性 MCC，已有很好效果的临床报道。

（三）预后评估

由于 MCC 恶性程度高、极具侵袭性，预后不良。病灶局限和肿瘤直径小于 2cm 的患者，5 年生存率约为 66%，局部淋巴结转移患者的 5 年生存率为 26%～42%，而远处转移患者 5 年生存率为 18%。MCC 患者必须制订密切随访计划。

五、典型病例

（一）基本病情

患者，男性，91 岁，右下眼睑快速生长的孤立性肿块 3 个月，转诊至上海交通大学医学院附属第九人民医院眼科。

既往史：1 个月前曾于外院行肿瘤细针穿刺活检，病理诊断为梅克尔细胞癌；患者有肺结核病史、前列腺癌、高血压、冠心病、慢性心功能不全和慢性肾功能不全。

眼科及全身检查：右眼下睑及颞侧面颊部圆形紫色肿块，3.2cm×3.0cm×2.0cm 大小，中心有色素沉着和不规则溃疡（图 9-2-7）；腮腺及下颌下未触及肿大淋巴结；超声检查和 CT 扫描，未发现颈部淋巴结转移。

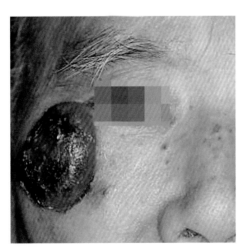

图 9-2-7　右眼下睑及面颊部梅克尔细胞癌患者术前照片

右眼下睑及颞侧面颊部圆形紫红色肿块，中心有色素沉着和不规则溃疡。

初步诊断：右眼梅克尔细胞癌。

（二）治疗经过

由于患者高龄，全身情况差，未行全身 PET/CT 检查，颈部 CT 检查未发现局部淋巴结转移，经过多学科会诊，不考虑前哨淋巴结活检，决定施行肿瘤切除术。

入院后完善各项术前检查，全麻下肿瘤切除术，切缘距肿瘤边缘 1cm。术中发现肿瘤已侵犯骨膜，未见骨质破坏，所有侵犯的软组织和骨膜完全切除（图 9-2-8）。快速病理检查，所有切缘和基底阴性。颞侧皮瓣修复肿瘤切除后的组织缺损（图 9-2-9）。

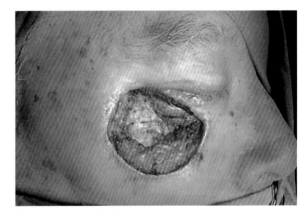

图 9-2-8　右眼下睑梅克尔细胞癌患者术中照片

肿瘤切除后组织缺损，肿瘤已侵犯骨膜，未见骨质破坏。

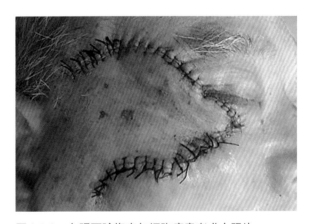

图 9-2-9　右眼下睑梅克尔细胞癌患者术中照片

颞侧滑行皮瓣修复组织缺损。

术后病理：组织学上观察到的小圆形、椭圆形、单形低分化细胞，具有泡状核和少量细胞质，侵入肌肉、神经和血管，组织坏死（图 9-2-10）。免疫组化显示：角蛋白（CK）（+）、CK20（+）、突触素（SYN）（+）、低分子细胞角蛋白 CAM5.2（+）、CD34（+）、Ki-67（80%+）、波形蛋白（vimentin）（-）、白细胞共同抗原（LCA）（-）、S-100（-）、CD99（-）、结蛋白

图 9-2-10　梅克尔细胞癌病理图像（HE 染色，×100）

显示小圆的低分化细胞，空泡状核，细胞质稀少。

（DES）（－），以及嗜铬粒蛋白 A（CHGA）（－）。病理诊断：梅克尔细胞癌。

（三）临床诊断

根据 AJCC 分期系统，诊断为右下眼睑 MCC，ⅡB 期。

（四）随访

依据梅克尔细胞癌 ⅡB 期诊断，建议患者术后放疗，但患者术后皮瓣愈合及全身情况，术后未能局部放疗。术后 1 个月复查，发现皮瓣下隆起的肿块（图 9-2-11）。

行头面部 MRI、胸部 CT、肝脏和肾脏的超声检查，以及颈部淋巴结检查，排除局部和远处转移。考虑到患者的身体状况，经过多学科会诊，应用血

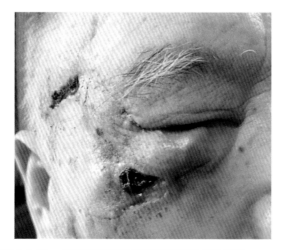

图 9-2-11　右眼下睑梅克尔细胞癌患者术后复发

可见右眼下睑皮瓣下隆起肿块，外下方及颞部皮瓣局部坏死。

管内皮生长因子受体 -2 的小分子靶向药（VEGFR2 抑制剂）治疗。口服 VEGFR2 抑制剂 250mg，每日 1 次；2 周后增量至口服 500mg，每日 1 次；3 个月复查，由于血清肌酐升高，减量至口服 250mg，每日 1 次；再度间隔 1 个月复查，并减量至口服 125mg，每周 4 次，持续该剂量 4 个月后，患者完全缓解，停药。患者对治疗总体耐受良好，疗效显著，随访 1 年 6 个月，未见肿瘤复发（图 9-2-12）。

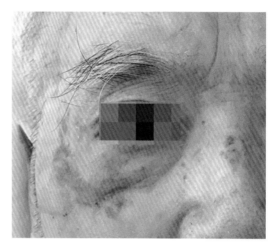

图 9-2-12　右眼下睑梅克尔细胞癌患者随访照片

术后肿瘤复发，抗 VEGF 治疗后随访 18 个月，右下睑复发肿瘤完全消退。

参考文献

1. RUGGIERI M, PRATICÒ AD, CALTABIANO R, et al. Early history of the different forms of neurofibromatosis from ancient Egypt to the British Empire and beyond：First descriptions, medical curiosities, misconceptions, landmarks, and the persons behind the syndromes. Am J Med Genet A, 2018, 176（3）: 515-550.

2. LYNCH T, GUTMANN D. Neurofibromatosis 1. Neurol clin, 2002, 20（3）: 841-865.

3. WILSON B, JOHN A, HANDLER M, et al. Neurofibromatosis type 1: New developments in genetics and treatment. J Am Acad Dermatol, 2021, 84（6）: 1667-1676.

4. POPULO H, LOPES J, SOARES P. The mTOR signalling pathway in human cancer. Int J Mol, 2012, 13（2）: 1886-1918.

5. CHAI P, LUO Y, ZHOU C, et al. Clinical characteristics and mutation spectrum of NF1 in 12 Chinese families

with orbital/periorbital plexiform neurofibromatosis type 1. BMC Med Genet, 2019, 20(1): 158.

6. GROSS A, WOLTERS P, DOMBI E, et al. Selumetinib in Children with inoperable plexiform neurofibromas. N Engl J Med, 2020, 382(15): 1430-1442.

7. AVERY R, KATOWITZ J, FISHER M, et al. Orbital/periorbital plexiform neurofibromas in Children with neurofibromatosis type 1: Multidisciplinary recommendations for care. Ophthalmology, 2017, 124(1): 123-132.

8. DOMBI E, BALDWIN A, MARCUS L J, et al. Activity of selumetinib in neurofibromatosis type 1-related plexiform neurofibromas. N Engl J Med, 2016, 375 (26): 2550-2560.

9. STANOSZEK L, CHAN M, PALANISAMY N, et al. Neurofilament is superior to cytokeratin 20 in supporting cutaneous origin for neuroendocrine carcinoma. Histopathology, 2019, 74(3): 504-513.

10. LEMOS B, STORER B, IYER J, et al. Pathologic nodal evaluation improves prognostic accuracy in Merkel cell carcinoma: Analysis of 5823 cases as the basis of the first consensus staging system. J Am Acad Dermatol, 2010, 63(5): 751-761.

11. STEVEN N, LAWTON P, POULSEN M. Merkel cell carcinoma-current controversies and future directions. Clin Oncol, 2019, 31(11): 789-796.

12. PANSE G, MCNIFF J M, KO C J. Basal cell carcinoma: CD56 and cytokeratin 5/6 staining patterns in the differential diagnosis with Merkel cell carcinoma. J Cutan Pathol, 2017, 44(6): 553-556.

13. NGHIEM P, BHATIA S, LIPSON E, et al. PD-1 blockade with pembrolizumab in advanced Merkel cell carcinoma. N Engl J Med, 2016, 374(26): 2542-2552.

14. KERVARREC T, TALLET A, MIQUELESTORENA-STANDLEY E, et al. Diagnostic accuracy of a panel of immunohistochemical and molecular markers to distinguish Merkel cell carcinoma from other neuroendocrine carcinomas. Mod Pathol, 2019, 32(4): 499-510.

15. AMARAL T, LEITER U, GARBE C. Merkel cell carcinoma: Epidemiology, pathogenesis, diagnosis and therapy. Rev Endocr Metab Disord, 2017, 18(4): 517-532.

16. BAKER H. PD-1 inhibition in advanced Merkel cell carcinoma. Lancet Oncol, 2016, 17(6): e225.

17. TSUNODA K, ONISHI M, MIURA S, et al. Effectiveness of combined anti-programmed death-ligand 1 therapy and radiotherapy for metastatic Merkel cell carcinoma: Two case reports. Acta Derm Venereol, 2020, 100(15): 237.

10

CHAPTER

第十章

眼睑淋巴源性肿瘤

淋巴源性肿瘤起源于不同分化阶段的 T 淋巴细胞和 B 淋巴细胞，具有多种不同的临床表现和生物学特性。眼睑的淋巴源性肿瘤主要为眼睑淋巴瘤以及眼睑浆细胞瘤。眼睑淋巴瘤以低度恶性的黏膜相关淋巴组织（mucosa-associated lymphoid tissue, MALT）淋巴瘤最为多见。眼睑浆细胞瘤相对少见，属于髓外浆细胞瘤（extramedullary plasmacytoma, EMP），是一种浆细胞不同程度分化的恶性肿瘤。

第一节　眼睑淋巴瘤

眼睑淋巴瘤属于非霍奇金淋巴瘤（non-Hodgkins lymphoma, NHL），且绝大多数为低度恶性 B 细胞 MALT 淋巴瘤，多发生于 50～70 岁，男性多于女性。发生于眼睑者表现为皮下无痛性粉红色肿块，易累及穹窿部。眼睑淋巴瘤多不伴发全身淋巴瘤。该病预后较好。

一、病因和发病机制

眼睑淋巴瘤的病因尚未明确，可能与电离辐射、遗传等因素有关。淋巴瘤的发生与癌基因或病毒感染有关，各亚型发病率有明显地域性差异，在南美，Burkitt 淋巴瘤发病率很高，患者中 50% EB 病毒（Epstein-Barr virus, EBV）阳性，提示病毒感染与淋巴瘤发病密切相关。

二、临床表现

眼部症状主要有：①眼睑肿瘤，眼睑组织肿胀隆起，可在上眶缘和下眶缘扪及肿块，质地中等偏硬。眼睑淋巴瘤常累及穹窿部，表现为眼睑的无痛性粉红色鱼肉状肿块；②上睑下垂，累及上睑穹窿时可引起上睑下垂（图 10-1-1）；③眼球运动障碍，部分患者肿瘤向眶内发展累及眼外肌，与眶骨或眼球粘连，可出现眼球运动受限。

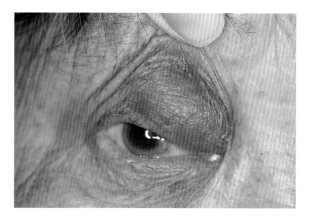

图 10-1-1　右眼上睑淋巴瘤患者照片

右眼上睑肿胀隆起，伴右眼上睑下垂。

三、诊断与鉴别诊断

（一）诊断

根据典型眼部临床表现、影像学检查，以及手术活检的病理结果可以确诊。

1. 影像学检查

（1）CT 检查：病灶位于眶隔前以及眼睑和结膜等部位，边界模糊，密度较均匀，无明显钙化及坏死，周边组织可有不同程度受压推移，但侵犯常不明显（图 10-1-2）。

（2）MRI 检查：T_1WI 呈等或稍低信号，T_2WI 等或稍高信号，密度和信号均匀，强化较明显。强化程度与正常的泪腺及眼外肌相似，与肿瘤细胞密

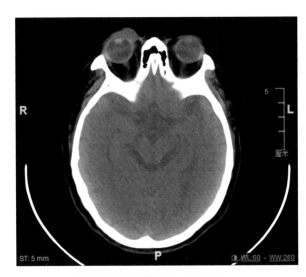

图 10-1-2　右眼睑淋巴瘤患者的 CT 影像

右眼眶前部边界模糊,密度较均匀肿块影。

度高、瘤体内毛细血管内皮细胞不完整、通透性高、内皮间质成分较少有关。

2. **病理检查**　镜下可见未成熟或明显异型的淋巴细胞,呈片状排列,核分裂象多见,无中性粒细胞、嗜酸性细胞,亦罕见浆细胞,内皮细胞增生不明显。典型的病理免疫组化表现如下。

（1）B 细胞来源 MALT 淋巴瘤:典型的免疫表型为 CD20（+）、CD10（-）、CD5（-）、CD23（-）、Cyclin D1（-）,少数患者 CD5（+）。

（2）弥漫大 B 细胞淋巴瘤（diffuse large B cell lymphoma,DLBCL）:主要病理特征是体积较大的异常淋巴样细胞弥漫性生长,破坏正常淋巴结结构。免疫组化表现为 CD19（+）、CD20（+）、PAX5（+）、CD3（-）。

（3）滤泡性淋巴瘤（follicular lymphoma,FL）:诊断滤泡性淋巴瘤应常规检测的免疫组化标记物包括 CD19、CD20、PAX5、CD3、CD10、BCL-2、BCL-6、LMO2、CD21 和 Ki-67。

（4）套细胞淋巴瘤（mantle cell lymphoma,MCL）:病理上分为四种亚型,即小细胞型、边缘区样型、多晶型和母细胞化型。免疫组织化学检查可表达 CD19、CD20、CD22、CD5、CD43、BCL-2 和 BCL-1。Sox Ⅱ 作为一种新的鉴别标志

物,在 90% 的套细胞淋巴瘤中表达,可区别其他类型淋巴瘤。

3. **实验室检查**

（1）免疫球蛋白 IgG、IgA、IgG4、IgE、IgM 检查。

（2）乳酸脱氢酶检查,对淋巴瘤的预后有提示作用。

（3）血 β_2 微球蛋白,非霍奇金 B 细胞淋巴瘤预后的独立危险因素。

（4）此外,与眼及眼附属器炎症性疾病的鉴别,须做以下检查:ANCA 抗体检测,ANCA 相关性血管眼眶综合征相关。

（二）鉴别诊断

1. **眼睑血管性肉芽肿**　可发生于眼睑的任何部位,以近睑缘处居多,多表现为鲜红色或暗红,带或不带蒂的隆起,表面破溃,中心有坏死,轻碰出血。患者多有外伤或炎症刺激病史。病理学上由散布在成纤维细胞、纤维细胞和增殖性毛细血管小叶之间的急性和慢性炎症细胞组成。

2. **眼睑皮脂腺癌**　好发于上睑,早期局限于睑板内,呈小结节状隆起,晚期肿瘤增大可于皮肤面或结膜面见黄色结节,瘤体质地较硬,无疼痛,与皮肤不粘连,相应部位的睑结膜面充血。

四、治疗

（一）治疗原则

眼睑淋巴瘤多为惰性淋巴瘤,部分病例甚至未经任何治疗可长期带瘤生存,手术以减容性活检为原则。病理确诊后进行综合评估分级,联合应用放疗或化疗。

（二）治疗方法

1. **手术治疗**　淋巴瘤手术治疗的作用非常有限。对于边界较清晰、与周围组织无广泛粘连的肿瘤,应尽可能地手术切除。对术前高度怀疑为淋巴瘤患者,若术中发现肿块与周围组织广泛粘连时,

不强调完整切除肿块，以免造成正常组织损伤，以活检为主要目的。

2. 放射治疗 对放疗敏感，放疗是一线治疗手段。可采用光子、电子和质子等射线束以达到对涵盖靶区并最大程度保护正常组织。

3. 化学治疗 对于局限于原发区域的眼睑淋巴瘤，化疗并非首选。对病变进展或有广泛转移的患者，包括 MALT 淋巴瘤Ⅱ期及以上患者或恶性度很高的弥漫大 B 细胞淋巴瘤，选择化疗。目前用于侵袭性淋巴瘤的一线化疗方案为联合利妥昔单抗的 R-CHOP 方案。其中 R 代表利妥昔克隆抗体（rituximab），是最常见的 B 细胞阳性单克隆抗 CD20 抗体，通过抗体引导破坏 CD20（+）B 细胞。CHOP 是传统的化疗方案，是环磷酰胺、阿霉素（多柔比星）、长春新碱和泼尼松联合使用。

第二节　眼睑浆细胞瘤

眼睑浆细胞瘤属于髓外浆细胞瘤，较罕见，是由浆细胞不同程度异常分化形成的恶性肿瘤，主要发生在骨髓和淋巴结。浆细胞瘤具有较高的放射敏感性，临床上施行放射治疗为主的综合治疗。

一、病因和发病机制

单发的浆细胞瘤罕见，可分为单发骨浆细胞瘤（SPB）和软组织髓外浆细胞瘤（EMP）。约 80% EMP 累及头颈部，起源于黏膜下层。但原发眼睑浆细胞瘤罕见，眼睑浆细胞瘤是慢性炎症刺激下的大量浆细胞聚集和浸润，结膜下淋巴细胞反应增生导致，可发生于任何年龄。多发性骨髓瘤常有睫状体囊肿和血管病变等眼部表现。

二、临床表现

常见症状为进行性无痛性眼睑肿胀，可累及结膜面，眼睑局部隆起，可见滋养血管，表面光滑，形状欠规则，呈弥漫性生长，与周围组织分界不清（图 10-2-1）。部分患者可有眼球各方向运动受限、视力下降，眼底检查常无明显异常。

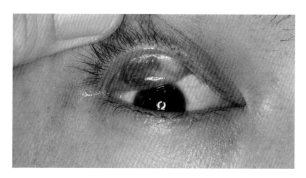

图 10-2-1　眼睑浆细胞瘤患者照片
眼睑结膜面鱼肉样组织增生。

三、诊断与鉴别诊断

（一）诊断

根据典型眼部临床表现、影像学检查和病理学检查进行诊断。实验室和全身检查有助于确定浆细胞瘤是全身性多发性骨髓瘤的眼部表现还是孤立的髓外病变。

1. 影像学检查 CT 及 MRI 对本病诊断作用不大。由于病变较小，影像学信息有限；如病灶较大，表现为局部软组织肿块影，边缘较清晰。

2. 病理学检查 镜下可见聚集的浆细胞，有大量均匀的圆形细胞，核移位，细胞质丰富，核色团簇，核仁突出，有丝分裂可变。免疫组化有重要诊断价值，CD38（＋）、HMB45（－）、CD45（＋）、CD56（－）、S-100（－），是髓外浆细胞瘤的重要免疫标记。

3. 实验室检查 包括骨髓活检、血液沉降速率、全血细胞计数和血液涂片、电解质和酶测定、血清和尿蛋白电泳、血清和尿液中的免疫电泳和/或免疫固定，以及血清中 β_2 微球蛋白测定与血清Ig 定量测定有助于鉴别多发性骨髓瘤和单发骨浆细胞瘤。部分患者存在单克隆丙种球蛋白病，治疗后可消失。

（二）鉴别诊断

眼睑浆细胞瘤须与常见的眼睑恶性肿瘤相鉴别。

1. 眼睑基底细胞癌 常表现为下睑内侧皮肤灰白色质硬肿块，与周围边界不清，伴有浅表溃疡和结痂，可向深部组织侵犯。

2. 眼睑皮脂腺癌 表现为眼睑结节状隆起，边界较清，质地较硬，在睑结膜面可有溃疡。

3. 眼睑鳞状细胞癌 早期呈疣状乳头或结节状隆起，可形成溃疡、高低不平，基底深浅不一，色素少。

4. 眼睑梅克尔细胞癌 多见于老年人，表现为紫红色或蓝红色孤立性皮肤结节，表面毛细血管扩张。该病恶性程度高，生长迅速，易转移。

四、治疗

（一）治疗原则
手术活检，明确诊断后进行随访观察或综合治疗。

（二）治疗方法
1. 手术治疗 对体积小、边界清楚的孤立性髓外浆细胞瘤，以手术切除为主，效果好。

2. 综合治疗

（1）髓外浆细胞瘤的放射敏感性高，放射治疗的有效率可高达 90% 以上，放射剂量通常大于30Gy。单纯放疗对于控制病情进展效果好，有治愈可能，但较易复发。

（2）对侵犯结膜的浆细胞瘤，可以考虑完整切除联合冷冻疗法。

五、预后

手术切除不彻底较易复发。单纯放疗可控制病情进展，但若进展为多发性骨髓瘤则预后差。常见的并发症为睑球粘连。眼睑浆细胞瘤可能是多发性骨髓瘤的首发表现，因此，早期诊断和治疗可显著提高多发性骨髓瘤的疗效。

参考文献

1. GUSTAVO S, GIULIA M, MARIA ANTONIETTA B, et al. Orbital and eyelid B-cell lymphoma: A multicenter retrospective study. Cancers（Basel）, 2022, 12（9）: 2538.

2. SVENDSEN F H, RASMUSSEN P K, COUPLAND S E, et al. Lymphoma of the eyelid-an international multicenter retrospective study. Am J Ophthalmol, 2017, 177: 58.

3. ALSHOMAR K, ALTARIQI S M, ALRIKABI A C, et al. Primary extramedullary plasmacytoma of the eyelid conjunctiva-a case report and review of the literature. Ann Med Surg（Lond）, 2020, 55: 1-4.

4. 王维虎, 李素艳, 高黎, 等. 髓外浆细胞瘤临床分析. 中华放射肿瘤学杂志, 2004, 13（3）: 211-214.

5. AHAMED E. Extramedullary plasmacytoma of the eyelid. Br J Ophthalmol, 2003, 87（2）: 244.

6. GUANGZHONG Y, CHUANYING G, YANCHEN L, et al. Multiple myeloma with extramedullary plasmacytoma invading the skin and eyeballs following autologous stem cell transplantation: A case report. Exp Ther Med, 2013, 6（4）: 883-886.

11
CHAPTER

第十一章

其他眼睑肿瘤

一些全身代谢性疾病和肉芽肿性病变,可累及眼睑,从病理角度严格说它们不是肿瘤,但其临床常常表现为眼睑肿瘤样病变,故按照习惯仍称为眼睑肿瘤。此外,还有比较常见的来源于眼睑附属器的眼睑毛母质瘤,均合并在本章内。

第一节　眼睑黄色瘤

黄色瘤(xanthelasma)起源于希腊语 xanthos(黄色)和 elasma(打碎的金属板),黄色瘤本质是富含胆固醇的沉积物,可以出现在身体的任何地方,尤其在手、肘部、膝盖和脚踝的肌腱内。眼睑黄色素瘤(xanthelasma palpebrarum,XP)是最常见的皮肤黄色瘤类型。

一、发病机制

眼睑黄色瘤与原发性高脂血症密切相关,约50%患者存在血脂异常。动物实验表明,高胆固醇饮食可导致兔脂蛋白代谢失调,增加黄色瘤的发生率。眼睑黄色瘤被认为是独立的缺血性心脏病的危险因素。甲状腺功能减退、糖尿病、药物(如糖皮质激素、环孢素和某些抗癫痫药)导致的继发性高脂血症也与眼睑黄色瘤相关,眼睑黄色瘤还可能继发于红皮病、皮肤炎症性疾病、过敏性和接触性皮炎。

二、临床表现

黄色瘤在人群整体发病率为 0.56%~1.5%,女性多见,女性发病率约为 1.1%,男性发病率约为 0.3%。发病年龄跨度从青少年到老年,以中年多见,集中在 30~50 岁。表现为眼睑皮肤淡黄色斑块、丘疹或结节,单发或多发,常对称分布,严重时融合成大片,略高出皮面,尤以上睑近

内眦部多见。一般质地较软,偶有质地坚韧甚至坚硬。

根据病变的程度和范围可将眼睑黄色瘤分为四级:

Ⅰ级:病变仅累及上睑内上方(图 11-1-1);

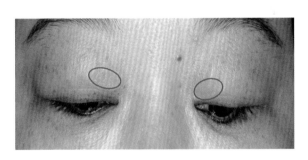

图 11-1-1　双眼上睑黄色瘤患者照片(Ⅰ级)

Ⅱ级:病变扩展至内眦部(图 11-1-2);

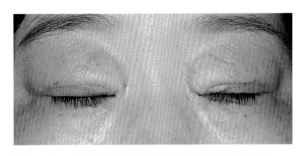

图 11-1-2　双眼上睑和内眦黄色瘤患者照片(Ⅱ级)

Ⅲ级:病变累及上、下眼睑的内侧部位(图11-1-3);

Ⅳ级:病变弥漫性累及上、下眼睑的内外侧(图 11-1-4)。

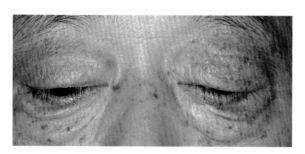

图 11-1-3　双眼上下睑和内眦黄色瘤患者照片（Ⅲ级）

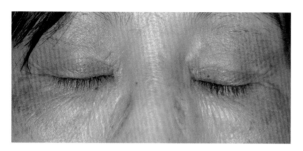

图 11-1-4　双眼上下睑和内外眦黄色瘤患者照片（Ⅳ级）

三、诊断与鉴别诊断

　　眼睑黄色瘤诊断要点：①眼睑单发或多发淡黄色斑块；②中年女性多见；③病理检查肿瘤由泡沫细胞组成，泡沫细胞是胞内脂肪沉积的组织细胞，主要位于网状上皮、血管周围和肾周区域，组织细胞内液泡含酯化胆固醇。

　　需要鉴别的疾病主要包括：

　　1. **坏死性黄色肉芽肿**　属于自身免疫性疾病，病因不明。好发于老年人，皮损多见于眶周、躯干和四肢近端，为多发性不规则暗红色斑块和结节，质硬，中央淡黄色，表面萎缩，有瘢痕及毛细血管扩张（图 11-1-5、图 11-1-6）。多数病例有疲倦、背痛、恶心、呕吐和雷诺现象，有的患者可伴发骨髓瘤或淋巴瘤。实验室检查白细胞总数减少，血沉增快，偶见血脂增高，蛋白电泳上有副球蛋白带。病理检查显示真皮和皮下组织内毛玻璃样渐进性坏死，外围有组织细胞、泡沫细胞、Touton 巨细胞、异物巨细胞和其他炎细胞浸润，可见胆固醇结晶裂隙和脂质空泡。

　　2. **眼睑汗管瘤**　最常见的眼睑良性分泌性肿

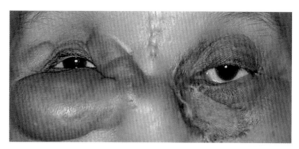

图 11-1-5　眶周坏死性黄色肉芽肿患者照片

56 岁女性，右眼眶周不规则暗红色结节；左眼已行手术切除，眼睑瘢痕伴色素沉着，病理示坏死性黄色肉芽肿。

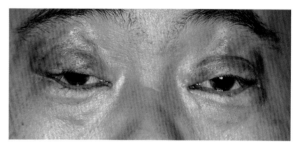

图 11-1-6　双眼坏死性黄色肉芽肿患者照片

51 岁男性，双眼睑不规则肥厚性肿块，中央色素沉着，表皮萎缩。

瘤，与内分泌、妊娠、月经和家族遗传等因素有关。女性多见，青春期或成人早期发病，表现为眼睑皮肤多发、扁平的丘疹，直径 1～3mm，颜色淡黄，略高出皮肤，一般无主觉症状。病理上，汗管瘤由位于致密的纤维基质内的小管组成，管壁由两排上皮细胞构成，管腔内含有黏液样无定形物质或角化蛋白。

　　3. **成人发作性哮喘和眼周黄色肉芽肿**　成人发作性哮喘和眼周黄色肉芽肿（adult onset asthma and periocular xanthogranuloma, AAPOX）是一种罕见的非朗格汉斯细胞组织细胞增生症。Jakobiec 等（1993）首次报道了一组与脂质肉芽肿病相似的具有眼周表现和组织学特征的病例，但这组患者大多数在眼周病变出现的同时伴有成人发作性哮喘。2006 年，Sivak-Callcott 等人将眼周黄色肉芽肿伴随哮喘、免疫功能障碍、反应性淋巴结病和 IgG 水平增高的病症称为成人发作性哮喘和眼周黄色肉芽肿。成人发作性哮喘和眼周黄色肉芽肿好发于 40～50 岁，男性略多，主要表现为眶周肿胀，质地坚硬，有橡胶味，常位于眶隔前或眼眶前部，无痛且缓慢增长。眼睑可见红斑或黄色斑块，可单侧或双侧同时受累，其他眼部表现较为少见，包括复视、眼球突出、上睑下垂和眼球运动障碍。哮喘常与眼周表现同时出现。组织病理学特征是眼周泡沫组织细胞和 Touton 巨细胞浸润。

四、治疗

黄色瘤患者应先行全身检查，明确是否合并其他全身性疾病，对伴有血脂异常的患者要注重生活方式改变并服用降低血脂的药物。眼睑黄色瘤一般不会引起功能性障碍，也不会恶变，对比较小的增长缓慢的眼睑黄色瘤可以观察，影响外观的黄色瘤则需要治疗。

（一）手术切除

最常见的手术方法是全层皮肤切除，对Ⅰ、Ⅱ级病变，切除病变组织后直接缝合或滑行皮瓣修复眼睑缺损的部位。对Ⅲ、Ⅳ级病变，切除病变组织后皮肤缺损较大，常需要行转移皮瓣和游离皮片移植修复。如果病变深达肌肉层，手术切除是最合适的治疗方式，切除范围应达受累的肌肉以减少复发。手术并发症主要包括术后瘢痕、眼睑外翻、局部色素沉着和复发。

（二）激光治疗

包括 CO_2 激光、二极管激光、脉冲染料激光和 YAG 激光，适用于小的或仅累及浅表真皮的浅层皮肤病变。

（三）化学剥脱术

将剥脱剂涂在皮肤表面，使皮肤发生角质层分离和角蛋白凝固，表皮和真皮乳头出现不同程度的坏死、剥脱，之后被新长出的表皮取代，常用的剥脱剂包括石炭酸、三氯乙酸和 α 羟基酸。化学剥脱术可单独或结合手术治疗，通常需要多次治疗才能获得满意疗效。

（四）冷冻治疗

常压下液氮温度可达 –196℃，用棉签蘸液氮与病变处接触 5～10 秒，局部组织变白后恢复至原来黄色为 1 个冻融周期。根据黄色瘤的厚薄可施用 6～12 个冻融周期。1 周左右黄色瘤即可脱落，对残留部分或复发患者，可以再进行冷冻。

（五）低温等离子消融术

利用低温等离子射频的能量，以较低的温度（40～70℃）切除病变组织，避免对周边正常组织的损伤，减轻患者的痛苦和缩短康复周期。与激光和高频电刀相比，低温等离子消融术具有微创、精确、高效、方便和安全等优势。

第二节　眼睑黄色肉芽肿

黄色肉芽肿（xanthogranuloma，XG）是一组良性组织细胞增生所引起的病变，可累及眼睑皮肤、眼眶及全身多个器官组织。由于最初报道黄色肉芽肿均发生于儿童，故又称为幼年性黄色肉芽肿（juvenile xanthogranuloma，JXG）；1963 年，Gartmann 和 Tritsch 首次报道了发生于成人的黄色肉芽肿（adult xanthogranuloma，AXG），因此，目前根据发病年龄将黄色肉芽肿分为幼年性和成年性两类。

一、病因

尚不清楚，其病理过程很可能是反应性过程，而不是肿瘤增生性过程。可能与创伤和病毒感染等非特异性刺激导致的巨噬细胞反应紊乱有关，或与局部摩擦刺激相关。皮损与胆固醇等脂类沉积有关，主要是低密度脂蛋白，但患者的脂质代谢一般正常。幼年性黄色肉芽肿与1型神经纤维瘤病和少年骨髓单核细胞白血病可能相关。2004年，Burgdorf 和 Zelger 报道1型神经纤维瘤病患者罹患少年骨髓单核细胞白血病和幼年性黄色肉芽肿的风险增加。

二、临床表现

（一）幼年性黄色肉芽肿

本病少见，发病率约为0.001%，可发生于婴儿和儿童，20%发生于新生儿，常发生于6～24个月，无性别差异，是黄色肉芽肿最常见的形式，又分为皮肤型幼年性黄色肉芽肿和系统型幼年性黄色肉芽肿两种。幼年性黄色肉芽肿最常见的是皮肤型，常表现为单纯的皮肤病变，多数为单发，边界清楚，坚硬有弹性的圆形丘疹或结节，直径0.5～2cm，最初略带红色，逐渐转变为黄色。主要位于头部和颈部，其次是躯干和四肢，也有可能影响体表的任何部位，包括黏膜（图11-2-1）。7%～10%的患者表现为多发性，主要发生于6个月以下男性婴儿。皮疹可以在不同的时间出现或消退，呈现出新旧病损共存的情形。其他罕见形式包括巨大型、聚集型、斑块状和苔藓状病变。除皮肤病变外，还可以累及眼睛、肺、肝脏、脾脏、肾脏等腹腔脏器和中枢神经系统，以虹膜受累最多。系统型幼年性黄色肉芽肿发生少见，多发生于2岁以下儿童，以皮肤外表现为主，常见于虹膜，可诱发葡萄膜炎、自发性前房积血和青光眼。

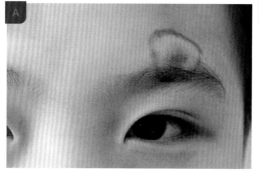
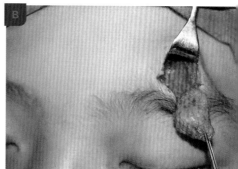

图11-2-1 幼年性黄色肉芽肿患者照片

A.男性儿童左眼眉弓处可见黄褐色肿物，直径约0.8cm；
B.手术切除肿物，病理证实为幼年性黄色肉芽肿。

（二）成年性黄色肉芽肿

发生于成人，约占总体患者的15%，皮损通常较幼年性黄色肉芽肿大，较少累及皮肤以外的器官（图11-2-2）。

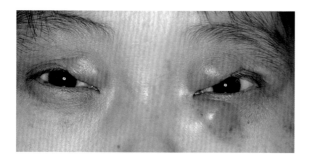

图11-2-2 成年性黄色肉芽肿患者照片

双眼结节，黄色略带红色，边界清晰。

三、诊断与鉴别诊断

眼睑黄色肉芽肿的诊断要点：①婴幼儿多见；②头颈部圆形丘疹或结节，单发，边界清楚，坚硬有弹性；③部分患者除皮肤病变外，还可以累及眼睛、肺、肝脏、脾脏、肾脏等腹腔脏器和中枢神经系统；④皮肤镜检查和组织病理学检查有助于确诊。

皮肤镜检查可见特征性表现：橘黄色背景伴有纤细的红色边缘，形似落日，也称落日征；分支状、亮白色条纹或线状血管，黄瘤样细胞形成的云状暗黄色小球或暗黄色区域。

黄色肉芽肿的组织病理检查：早期病变为单

一形态的组织细胞浸润，不含脂质及空泡；随着病情的进展，组织细胞出现泡沫化，出现具有诊断价值的 Touton 巨细胞，该细胞核排列成花环状，中间为嗜酸性无定型物质，周围为泡沫状胞质，含有淋巴细胞、嗜酸细胞、浆细胞，伴有不同程度的纤维化。成熟期黄色肉芽肿由弥漫的、大小一致的单核巨噬细胞与 Touton 巨细胞、嗜酸细胞、浆细胞组成，并以不同比例混合，伴有轻重不一的纤维化。

黄色肉芽肿可恶变，病理检查以异型组织细胞为主，核大、核仁明显、胞浆嗜碱性、核分裂象多，其他细胞成分较少，称为黄色肉瘤。黄色肉瘤预后不良，患者常在短期内死亡。

黄色肉芽肿应与朗格汉斯细胞组织细胞增生症、其他非朗格汉斯细胞组织细胞增生症、纤维组织细胞瘤、网状组织细胞瘤和黄色瘤区别。

免疫组织化学检测在幼年性黄色肉芽肿和朗格汉斯细胞组织细胞增生症的鉴别诊断中具有重要作用。幼年性黄色肉芽肿通常ⅧA 因子、CD68、CD163、聚束蛋白、HLA-DR 和 CD14 表达阳性，而 S-100 蛋白无反应性。朗格汉斯细胞组织细胞增生症的细胞表达高水平组织相容性复合物（MHC）组Ⅱ分子、S-100 蛋白、CDⅠa 复合物和 CD4 分子，同时表达数种巨噬细胞相关标记，包括 CD11C、CDW32 和 CD68。

四、治疗

单发的皮肤型幼年性黄色肉芽肿具有自限性，大部分患者可在 3～6 岁逐渐消退，约 50% 患者会留有皮肤色素沉着、轻度萎缩和松弛，可不予处理。如病损较大，周围组织或器官有压迫时可采取手术切除；系统型幼年性黄色肉芽肿一般采用综合治疗，包括糖皮质激素和化疗药物长春新碱、甲氨蝶呤、依托泊苷等，大部分皮损可完全缓解和消除。如侵犯眼眶，需要联合手术切除、糖皮质激素、放射治疗和化疗药物。

第三节　眼睑毛母质瘤

毛母质瘤（pilomatrixoma）是源自向毛母质细胞分化的原始上皮胚芽细胞的一种良性肿瘤，多伴有钙化灶，又称钙化上皮瘤（calcified epithelioma）。1880 年，Malherbe 和 Chenantais 首次报道。发病部位常见于头面部、颈部和上肢，病变位于皮肤真皮深部与皮下脂肪交界处。发病高峰期女性为 5～15 岁，男性为 5 岁。毛母质瘤多为单发病灶，少见多发病灶，可能与强直性营养不良、Turner 综合征、三体综合征和 Sotos 综合征有关，本病约有 2.6% 的恶变率。

一、病因和发病机制

75% 毛母质瘤患者由 β- 连环蛋白基因（β-catenin）的外显子 3 发生基因突变所致。β- 连环蛋白的功能主要是介导细胞间黏附和参与基因的表达，作为 Wingless-type 信号通道的重要组成部分，β- 连环蛋白在毛囊滤泡的形态形成及毛囊滤泡相关性肿瘤包括毛母质瘤的形成过程中扮演重要角色。

二、临床表现

毛母质瘤较少见，约占皮肤肿瘤的 0.12%。眼睑毛母质瘤表现为眉弓下或眼睑皮下缓慢增长的肿物，肿物活动度良好，可在皮下组织自由活动，边界清晰，触感偏硬，部分病例与表皮粘连较紧，无明显压痛。肿物形状不一，可呈椭圆状、不规则状，由于病变内血管扩张，肿物颜色可呈红色或浅灰蓝色（图 11-3-1），有时透过皮肤可见垩白色结节（图 11-3-2）。伴感染者可有皮肤红肿痛等炎症表现（图 11-3-3）。

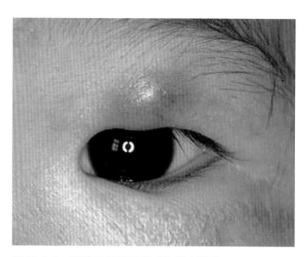

图 11-3-3　眼睑毛母质瘤伴感染患者照片
左眼上睑皮下肿块，表面皮肤充血肿胀。

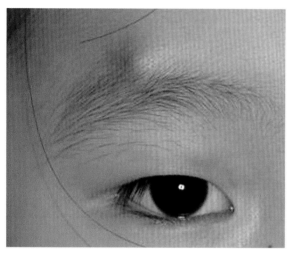

图 11-3-1　眼睑毛母质瘤患者照片
右眼睑眉弓皮下肿块，周边浅蓝色，中央呈红色。

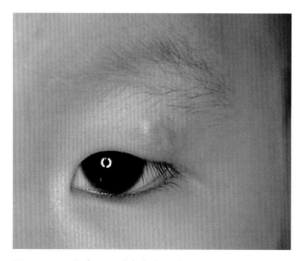

图 11-3-2　眼睑毛母质瘤患者照片
左眼上睑皮下肿块，周边浅蓝色，中央隐约见垩白色结节。

三、诊断与鉴别诊断

（一）诊断

典型的眼睑毛母质瘤诊断要点：①儿童发病；②头面部、颈部和上肢皮肤病灶；③单发，常表现为呈椭圆状、不规则状肿物，呈红色或浅蓝色；④影像学检查可用于鉴别诊断，病理检查确定诊断。

皮肤镜检查的典型特征是不规则的白色结构和多形血管结构的条纹。

超声检查表现为皮下软组织内圆形或卵圆形的高回声或异质实性结节。部分有钙化灶患者，眼眶 CT 可见高密度影。

确诊依靠病理检查。肿瘤位于真皮或皮下脂肪层，边界清楚，多叶状。肿瘤开始于一个漏斗状基质囊肿，成熟后变成钙化和骨化的真皮结节。肿瘤由基底细胞样细胞、影细胞及过渡细胞组成。基底细胞样细胞又称嗜碱性细胞，为未成熟的毛母质细胞，常排列数层围绕在瘤体周围；影细胞常位于中央，又称鬼细胞，是成熟角化的毛发细胞，为巨大的无核细胞，有大量的嗜酸性胞质，包含角蛋白。介于两型之间的细胞为过渡细胞，有较小的细胞核和细胞质，细胞质慢慢会变成角蛋白。钙化在影细胞中占主导地位，在病程较长的患者中，部分病例瘤体内有钙化灶,其至会伴有骨化形成。有时,可见炎性多核巨细胞浸润,营养不良性骨化和黑色素沉着。

(二)鉴别诊断

需要鉴别的疾病包括睑板腺囊肿、皮样囊肿、皮脂腺囊肿等。

1. **睑板腺囊肿** 睑板腺特发性无菌性慢性肉芽肿性炎症,多见于青少年或中年人,常见于上睑,也可以上下眼睑或双眼同时发生,与肿块对应的睑结膜面,呈紫红色或灰红色的病灶。病理形态上类似结核结节,但不形成干酪样坏死,由纤维结缔组织包囊,囊内含有睑板腺分泌物及包括巨细胞在内的慢性炎症细胞浸润。

2. **皮样囊肿** 属于先天性迷芽瘤,由于胚胎期发育异常,外胚叶部分断裂,并被埋于皮下或结膜下。一般出生时即有,发生部位与颧额缝有关。囊肿为圆形或卵圆形,大小不一,质地中等,囊肿表面光滑,边界清楚,略有弹性,一般不与皮肤粘连,但常与骨膜粘连。长期压迫眼眶骨组织可造成局部眶骨吸收、骨缺损。组织学上,囊肿外包一层结缔组织囊膜,囊腔内有皮脂腺样物质、角化物质、胆固醇、坏死细胞和发育不全的皮肤附属器,如毛囊、汗腺、皮脂腺、血管等,有时混有软骨、肌肉、神经。

3. **皮脂腺囊肿** 是一种皮脂腺分泌物储留性疾病。青年人多见,好发生于面、前胸、背部和阴囊等处。单个或多个柔软或较坚实的圆球体,大小不等,表面常与皮肤粘连,表面皮肤上有时可查到一个开口小孔,挤压时有少许白色粉膏状物被挤出。囊肿可存在多年而没有自觉症状。病理检查可见皮脂腺发生囊性变,囊内充满白色粉膏状的皮脂腺分泌物和破碎的皮脂腺细胞,大量胆固醇结晶,伴有恶臭味。囊壁外层为纤维结缔组织,内层为上皮细胞构成。

4. **外毛根鞘囊肿** 好发于女性青少年,表现为面部、上肢单发肿瘤,直径 0.5~3mm,质硬,边界清晰,呈蓝红色或黑红色。病理检查囊壁边缘处嗜碱性细胞呈栅栏状排列。

四、治疗

手术切除,因毛母质瘤有恶变的潜质,手术应完整切除病灶并行病理检查。

参考文献

1. HU H, GAO Y, TANG J, et al. Effect of a high-cholesterol diet on lipoprotein metabolism and xanthoma formation in rabbits. J Cosmet Dermatol, 2018, 17(5): 885-888.

2. JAKOBIEC F A, MILLS M D, HIDAYAT A A, et al. Periocular xanthogranulomas associated with severe adult-onset asthma. Trans Am Ophthalmol Soc, 1993, 91: 99-125.

3. SIVAK-CALLCOTT J A, ROOTMAN J, RASMUSSEN S L, et al. Adult xanthogranulomatous disease of the orbit and ocular adnexa: new immunohistochemical findings and clinical review. Br J Ophthalmol, 2006, 90(5): 602-608.

4. LEE H Y, JIN U S, MINN K W, et al. Outcomes of surgical management of xanthelasma palpebrarum. Arch Plast Surg, 2013, 40(4): 380-386.

5. BORELLI C, KAUDEWITZ P. Xanthelasma palpebrarum: Treatment with the erbium: YAG laser. Lasers Surg Med, 2001, 29(3): 260-264.

6. CANNON P S, AJIT R, LEATHERBARROW B. Efficacy of trichloroacetic acid(95%) in the management of xanthelasma palpebrarum. Clin Exp Dermatol, 2010, 35(8): 845-848.

7. VAHABI-AMLASHI S, HOSEININEZHAD M, TAFAZZOLI Z. Juvenile xanthogranuloma: Case report and literature review. Int Med Case Rep J, 2020, 13: 65-69.

8. CICHEWICZ A, BIAŁECKA A, MĘCIŃSKA-JUNDZIŁŁ K, et al. Congenital multiple juvenile xanthogranuloma. Postepy Dermatol Alergol, 2019, 36(3): 365-368.

9. HOTA D, AMRANI A, KUMAR M. Extensive juvenile xanthogranuloma. Indian Pediatr, 2018, 55(11): 1013.

10. PARK S O, JEONG E C, PARK J U, et al. Xanthogranuloma in adolescence. Arch Plast Surg, 2012, 39(1): 82-84.

11. BURGDORF W H, ZELGER B. JXG, NF1, and JMML: Alphabet soup or a clinical issue? Pediatr Dermatol, 2004, 21(2): 174-176.

12. SONODA T, HASHIMOTO H, ENJOJI M. Juvenile xanthogranuloma. clinicopathologic analysis and immunohistochemical study of 57 patients. Cancer, 1985, 56（9）: 2280-2286.

13. LIN S F, XU S H, XIE Z L. Calcifying epithelioma of malherbe（Pilomatrixoma）: Clinical and sonographic features. J Clin Ultrasound, 2018, 46（1）: 3-7.

14. ROSA N, LANZA M, CENNAMO G, et al. Piloma-trixoma of the eyelid. J Dermatol Case Rep, 2008, 2（2）: 21-23.

15. ALI M J, HONAVAR S G, NAIK M N, et al. Malh-erbe's calcifying epithelioma（Pilomatrixoma）: An uncommon periocular tumor. Int J Trichology, 2011, 3（1）: 31-33.

第十二章

眼睑肿瘤相关综合征

眼睑肿瘤可以是独立的疾病，也可以是全身性疾病在眼部的表现。如基底细胞癌可以是痣样基底细胞癌综合征和副肿瘤性肢端角化症的表现之一，皮脂腺癌可以是 Muir-Torre 综合征和林奇综合征的表现之一。

第一节　痣样基底细胞癌综合征

痣样基底细胞癌综合征（nevoid basal cell carcinoma syndrome，NBCCS）又称 Gorlin-Goltz 综合征、基底细胞痣综合征（basal cell naevus syndrome，BCNS），为常染色体显性遗传，可累及外胚层和中胚层，特征是发育异常和多发肿瘤。

一、病因和发病机制

痣样基底细胞癌综合征患病率为 1∶256 000～1∶31 000，占基底细胞癌患者的 0.5%。

由染色体 9q22.3-q31 上的 PTCH 基因异常所致，该基因参与胚胎发育和细胞调节过程。该基因缺陷会影响早期胚胎发育，导致骨骼和神经系统的畸形。PTCH 基因同时起到抑癌作用，患者最初的突变导致发育异常，第二次等位基因又因随机的体细胞事件而受到进一步攻击，"二次打击"导致肿瘤发生。

二、临床表现

痣样基底细胞癌综合征患者具有肿瘤易感性，易患多种肿瘤，如基底细胞癌、皮肤黑色素瘤、髓母细胞瘤、脑膜瘤、非霍奇金淋巴瘤、乳腺癌和卵巢纤维瘤等。发育畸形和错构瘤也是该综合征的特征。

痣样基底细胞癌综合征临床表现多样，男性多见，通常具有特征性面容，包括枕额叶周长增加，鼻根宽和下颌前突。患者通常在青春期后出现多

灶性基底细胞癌，一生中大约出现十到几百个基底细胞癌病灶。病变好发于眼睑和颜面部，通常为红棕色，有色素型、结节型、结节溃疡型，可单独发生或成簇发生，大小从 1mm 到 10mm 不等（图 12-1-1）。

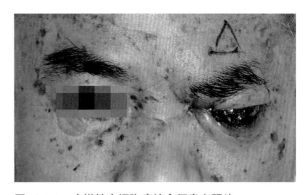

图 12-1-1　痣样基底细胞癌综合征患者照片
头颈及颜面部多灶性基底细胞癌，左眼眶内占位，左眼球突出固定，左下睑缘肿物隆起遮挡角膜。

痣样基底细胞癌综合征患者中 1/4 发生眼部异常，包括先天性白内障、葡萄膜和视神经缺损、斜视、眼球震颤、小眼球等。青光眼、视盘缺损和有髓神经纤维，多发性视网膜裂孔和孔源性视网膜脱离亦有报道。

其他表现包括牙源性角化囊肿、掌及足底凹陷、颅内钙化、骨骼异常、其他肿瘤如髓母细胞瘤和脑膜瘤。

痣样基底细胞癌综合征的表现与年龄有关，成年后才出现许多典型特征。即使没有家族史，幼童多发性基底细胞癌，肋骨异常和髓母细胞瘤也提示

痣样基底细胞癌综合征可能。10～30岁可能出现牙源性囊肿以及掌及足底凹陷。

三、诊断与鉴别诊断

（一）诊断

1. **病史** 年轻人罹患眼睑基底细胞癌或基底细胞癌多发，应高度怀疑痣样基底细胞癌综合征。家族史为重点询问内容。

2. **体格检查** 包括眼、皮肤、中枢神经系统、头围、泌尿生殖系统、心血管系统、呼吸系统和骨骼系统等。

3. **影像检查** 包括胸部、颅脑、手、骨盆（女性）、颌骨等。腹部特别是卵巢须行超声检查。也应进行超声心动图检查。

4. **诊断标准** 确诊须符合一个主要标准和基因检测证实，或两个主要标准，或一个主要标准和两个次要标准。

主要标准包括：①基底细胞癌多发或发病年龄<20岁；②20岁前患牙源性角化囊肿；③掌跖凹陷；④大脑镰层状钙化；⑤髓母细胞瘤；⑥一级亲属患痣样基底细胞癌综合征。

次要标准包括：①肋骨畸形；②巨头畸形；③唇腭裂；④卵巢/心脏纤维瘤；⑤淋巴管囊肿；⑥眼部异常（如斜视、眶距增宽、先天性白内障、青光眼等）；⑦其他骨骼异常（如脊柱畸形、并指/趾、多指/趾等）。

（二）鉴别诊断

1. **基底细胞癌** 一般的基底细胞癌和痣样基底细胞癌综合征在发病年龄和部位上均有不同。基底细胞癌发病年龄常在65岁以上，40岁以下少见。但痣样基底细胞癌综合征患者大多在青春期发病。45岁以下的基底细胞癌患者中2%为痣样基底细胞癌综合征，而19岁以下患者该综合征比例为22%。一般87%的基底细胞癌发生在暴露于阳光的部位，如头面部、颈部和手臂，9%～12%的基底细胞癌发生在躯干。在痣样基底细胞癌综合征患者中，高达38%的基底细胞癌发生于躯干，只有65%发生在头面部、颈部和手臂。

2. **副肿瘤性肢端角化症** 为X性连锁遗传病。除基底细胞癌以外，毛发稀少、毛囊萎缩是其显著特征。

3. **着色性干皮病** 为常染色体隐性遗传病。*XPA*，*XPC*，*ERCC2*，*ERCC3*，*ERCC4*，*ERCC5*，*DDB2*等基因突变，无法修复紫外线引起的DNA损伤，使患者容易罹患基底细胞癌、鳞癌和黑色素瘤等多种皮肤肿瘤。

4. **色素痣** 可分为交界痣、皮内痣和复合痣。为圆形或椭圆形的乳头状隆起，边界清楚，呈淡棕色、深褐色或黑色，表面光滑，恶变率低。

四、治疗

痣样基底细胞癌综合征治疗棘手。若病灶数量有限，可手术切除，也可局部使用5-氟尿嘧啶、咪喹莫特或光动力疗法。维莫德吉治疗有效，但须长期使用。放疗会增加皮肤易感肿瘤患者恶变率，禁忌使用。除治疗肿瘤以外，也要监测与综合征相关的其他疾病进展。及时治疗眼科相关疾病如先天性白内障、斜视、青光眼等以保护视功能。

痣样基底细胞癌综合征患者须进行遗传咨询。高危新生儿进行遗传分析，儿童行影像学检查以排除髓母细胞瘤（每6个月1次直至3岁，然后每年1次直至8岁）。8岁开始，每半年于眼科、皮肤科和口腔科等相关科室就诊。

第二节　副肿瘤性肢端角化症

1964 年，Bazex 首次报道副肿瘤性肢端角化症，患病率不到 100 万分之一，大多数病例报告为欧洲男性患者。

一、病因和发病机制

副肿瘤性肢端角化症是一种罕见的 X 伴性显性遗传病，也被称为 Bazex-Dupre-Christol 综合征（BDCS）或 Bazex 综合征。特征是基底细胞癌、毛发稀少、毛囊萎缩三联征。少见症状有粟粒疹、少汗症、鱼鳞病、毛细血管瘤和面部色素沉着。致病基因位于 Xq25-27.1。

二、临床表现

毛发稀疏见于 85% 的患者，是最早出现的症状。患儿出生不久即出现毛发稀疏，可局限于头发、眉毛和睫毛，随年龄增长而加重。

50% 的患者出现基底细胞癌，通常十几岁开始发展。肿瘤通常位于日照多的部位，如面部、颈部、前胸，少量发生于躯干。由粟粒疹逐渐发展为有或无色素的丘疹和结节，直径从 2mm 到 20mm 不等。

毛囊萎缩为先天性或继发性，见于 80% 的患者，表现为没有毛发的橘皮样或冰锥样凹陷外观，多见于手、肘及膝，易被忽视。

三、诊断与鉴别诊断

当遇到年轻患者罹患基底细胞癌，或基底细胞癌病灶多发，应考虑相关综合征可能，注意详细询问家族史和仔细体检。副肿瘤性肢端角化症同时具有毛发稀少、毛囊萎缩的特点，且早于基底细胞癌出现。痣样基底细胞癌综合征则伴随发育异常，如牙源性角化囊肿和掌跖凹陷等。

四、治疗

基底细胞癌的治疗可结合手术、冷冻、维莫德吉等疗法。由于该综合征为 X 性连锁显性遗传，所有患者均应行遗传咨询。

第三节　Muir-Torre 综合征

Muir-Torre 综合征（Muir-Torre syndrome，MTS）是一种罕见的常染色体遗传病，最早由 Muir 和 Torre 报道于 1967 年和 1968 年，特征是患者同时罹患皮肤肿瘤和内脏恶性肿瘤。

一、病因和发病机制

Muir-Torre 综合征分为两型。I 型最常见，为林奇综合征（又名遗传性非息肉病性结直肠癌，hereditary nonpolyposis colorectal cancer，HNPCC）的一种亚型，约占 MTS 的 65%。特征是 DNA 错配修复基因缺陷，导致微卫星不稳定性、肿瘤早发并伴有家族史，为常染色体显性遗传。突变基因主要为 MSH2、MLH1、MSH6 和 PSM2，其中 MSH2 突变见于 90% 以上的 MTS I 型患者。Ⅱ 型未见错配修复基因缺陷及微卫星不稳定性，病例散发，约占

MTS 的 35%。在 MTS Ⅱ 型患者中,碱基切除修复基因 *MYH* 双等位基因失活导致常染色体隐性遗传模式。

二、临床表现

MTS 发病年龄为 23~89 岁,平均 53 岁,男女比例为 3∶2。MTS 患者同时罹患皮肤肿瘤和内脏恶性肿瘤。皮肤肿瘤包括皮脂腺腺瘤、皮脂腺癌、多发角化棘皮瘤。皮脂腺腺瘤占 68%,是 MTS 最常见的皮肤肿瘤,多表现为生长缓慢的丘疹、斑块或结节,色粉红或发黄,常伴有中央增生和溃疡。皮脂腺癌多表现为眼睑的黄白色结节或弥漫性增厚(图 12-3-1),易误诊为睑板腺囊肿或睑缘炎。角化棘皮瘤呈较坚实的结节状,边缘隆起。

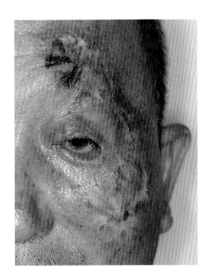

图 12-3-1　MTS 综合征患者照片

患者左眼上睑皮脂腺癌术后复发,下睑及颜面部瘢痕样病灶。

内脏恶性肿瘤包括消化道、泌尿和生殖系统肿瘤。消化道肿瘤以结直肠癌多见,生殖系统肿瘤包括子宫内膜癌、卵巢癌等。此外,累及小肠、胰腺、肝胆道、脑、乳房和肺亦有报道。50% 的 MTS 患者罹患 2 种内脏肿瘤,10% 罹患 4 种内脏肿瘤。

对 205 例 MTS 研究发现,22% 皮肤肿瘤先于内脏恶性肿瘤出现,6% 同时出现,56% 之后出现。60% 的 MTS 肿瘤发生转移,中位生存期为 33 个月。

三、诊断与鉴别诊断

(一)诊断

1. **病史**　MTS 的诊疗需眼科、内科、皮肤科、遗传学医师等组成多学科团队(MDT)。详细询问病史、免疫抑制剂使用情况以及家族史。

2. **全身检查**　包括消化道和泌尿、生殖系统检查。18 岁前开始肠镜检查,25 岁开始胃镜检查,每年 1 次。其他包括胸片、腹部 CT、宫颈涂片、子宫内膜活检、尿细胞学、粪潜血试验、血红蛋白含量、肝功能和癌胚抗原等检查。有肾癌病史者应每 1~2 年进行泌尿道超声检查。

3. **免疫组织化学检查**　对角化棘皮瘤等病灶行免疫组化检查,检测 DNA 错配修复基因蛋白丢失情况,进而分析微卫星不稳定性并行 *MSH2* 等基因检测,灵敏度约为 80%。结直肠肿瘤灵敏度和特异度高于皮肤肿瘤。

4. **诊断标准**　符合①或②可诊断 MTS:①A 组一条标准 +B 组一条标准;②同时符合 C 组三条标准(表 12-3-1)。

表 12-3-1　MTS 诊断标准

A 组	皮脂腺瘤
	皮脂腺上皮瘤
	皮脂腺癌
	角化棘皮瘤
	肿瘤免疫组化证实 MLH1、MSH6、MSH2 阴性
	肿瘤细胞微卫星不稳定性
B 组	内脏恶性肿瘤
	结直肠肿瘤且具有微卫星不稳定性
C 组	多发角化棘皮瘤
	多发内脏恶性肿瘤
	MTS 家族史

(二)鉴别诊断

若干综合征会同时具有眼睑病变和消化道病变,从诊断标准和突变基因等方面可与 MTS 进行鉴别。

1. Cowden 综合征 又称 PTEN 错构瘤综合征，为常染色体显性遗传病。由体细胞 *PTEN* 基因突变导致多系统良恶性肿瘤和错构瘤。典型皮肤病变为眼睑、前额、鼻部、手足的簇状乳头状瘤。主要标准包括小脑发育不良性节细胞瘤、甲状腺癌、大头畸形和乳腺癌。次要标准包括胃肠道错构瘤、泌尿生殖系统肿瘤或畸形、脂肪瘤、纤维瘤、智力低下、乳腺纤维化、其他甲状腺病变、≥6 个皮肤黏膜病灶或掌跖角化症。符合①或②可诊断为 Cowden 综合征：①成人小脑发育不良性节细胞瘤 + 大头畸形 + 一个其他主要标准；②一个主要 + 三个次要标准。

2. Gardner 综合征 为常染色体显性遗传病，由体细胞 *APC* 基因突变引起，以结直肠多发性腺瘤性息肉为特征。其他症状包括皮肤肿瘤、表皮囊肿、先天性视网膜色素上皮肥大、下颌骨及颅骨骨瘤等。

四、治疗

（一）手术
MTS 皮肤、消化道等各部位肿瘤均以手术切除为主。基因突变者可预防性切除结肠。

（二）放射治疗
放疗主要用于复发、转移病变和姑息治疗。

（三）化疗
化疗对于 MTS 的作用尚有争议。有报道称 5-氟尿嘧啶联合铂类药物和咪喹莫特有一定疗效，但也有人称化疗会增加患者死亡率。

MTS 患者、基因携带者和高危人群均须严格随访。

第四节　林奇综合征

林奇综合征（Lynch 综合征）是一种常染色体显性遗传病，患者易发展为结直肠癌和其他与 DNA 错配修复基因突变相关的内脏恶性肿瘤。林奇综合征既往称遗传性非息肉病性结直肠癌，但旧称无法涵盖该综合征中的其他肿瘤。

一、病因和发病机制

林奇综合征相关肿瘤的分子特征是 DNA 错配修复基因（*MLH1*，*MSH2*，*MSH6* 和 *PMS2*）突变和微卫星不稳定性。*MLH1* 或 *MSH2* 突变占所有林奇综合征相关肿瘤的 60%～80%，其他则为 *MSH6*、*PMS2*，极少数为上皮细胞黏附分子 EpCAM，EpCAM 缺失会导致 MSH2 遗传性失活。

在美国新发结直肠癌中，3% 为林奇综合征，在子宫内膜癌中这一比例为 2%。林奇综合征患者结直肠癌发病年龄（45～60 岁）早于散发病例（69 岁）。荷兰一项研究发现与普通人群相比，林奇综合征人群在 60 岁时患鳞状细胞癌或皮脂腺癌的风险增加了 12 倍。

通过对 5 744 例家族性结直肠癌患者和 3 634 名一级亲属的临床数据分析，*MLH1* 突变为 0.051%（1：1 946），*MSH2* 突变为 0.035%（1：2 841），*MSH6* 突变为 0.132%（1：758），*PMS2* 突变为 0.140%（1：714），总 DNA 错配修复基因突变频率约为 0.359%（1：279）。

二、临床特征

林奇综合征临床特征为各种癌症早发，最常见的是结直肠癌和子宫内膜癌。此外胃癌、胆道癌、小肠癌、卵巢癌、泌尿系统肿瘤、黑色素瘤等也可发生。

MTS 是林奇综合征的一个亚型，以皮肤肿瘤为特征。在林奇综合征家系中的发生率是 28%，而在散发林奇综合征中的发生率是 9.2%。

Turcot 综合征是林奇综合征的另一种亚型，以胶质母细胞瘤为特征。

三、诊断与鉴别诊断

林奇综合征的诊断参考 Amsterdam I/Ⅱ标准或修订的 Bethesda 指南，两者灵敏度分别为 72% 和 94%，但特异度仅为 50%。疑似患者须检测微卫星不稳定性和免疫组化，评估肿瘤组织中 MLH1、MSH2、MSH6、PMS2 等蛋白表达。诊断有赖于鉴定出 DNA 错配修复基因突变或 EpCAM 缺失，以此与家族性腺瘤息肉病、Turcot 综合征等疾病鉴别。

四、治疗

尽管在诊断和筛查方面取得了进步，但一些携带林奇综合征致病基因的个体仍进展为癌症。

（一）手术

早期林奇综合征相关的结直肠癌，手术切除是主要治疗方法。手术包括全切除术或节段切除术，并每年或每半年行结肠镜检查。尚无明确证据表明更广泛的手术可提高生存率，反而增加了慢性腹泻或失禁的风险。

（二）化疗

对Ⅱ或Ⅲ期结肠癌患者进行 5- 氟尿嘧啶辅助化疗研究，未发现化疗药物带来明显改善，甚至观察到预后恶化的趋势。建议不使用辅助化疗。

参考文献

1. VERKOUTEREN B J A, COSGUN B, REINDERS M G H C, et al. A guideline for the clinical management of basal cell naevus syndrome (Gorlin-Goltz syndrome). Br J Dermatol, 2022, 186(2): 1-12.

2. SINICROPE F A. Lynch syndrome-associated colorectal cancer. N Engl J Med, 2018, 379(8): 764-773.

3. NAIR N, CURTIN J P, MITTAL K, et al. Cervical adenocarcinoma in a patient with Lynch syndrome, Muir-Torre variant. J Clin Oncol, 2012, 30(2): e5-6.

4. ALSABBAGH M M, BAQI M A. Bazex-Dupre-Christol syndrome: Review of clinical and molecular aspects. Int J Dermatol, 2018, 57(9): 1102-1106.

5. BOLAND P M, YURGELUN M B, BOLAND C R. Recent progress in Lynch syndrome and other familial colorectal cancer syndromes. CA Cancer J Clin, 2018, 68(3): 217-231.

6. PONTI G, PONZ D E LEON M. Muir-Torre syndrome. Lancet Oncol, 2005, 6(12): 980-987.

7. FEITO-RODRIGUEZ M, SENDAGORTA-CUDOS E, MORATINOS-MARTINEZ M, et al. Dermatoscopic characteristics of acrochordon-like basal cell carcinomas in Gorlin-Goltz syndrome. J Am Acad Dermatol, 2009, 60(5): 857-861.

8. GAUTHIER A S, CAMPOLMI N, TUMAHAI P, et al. Sebaceous carcinoma of the eyelid and Muir-Torre syndrome. JAMA Ophthalmol, 2014, 132(8): 1025-1028.

9. RASSLER F, GOETZE S, ELSNER P. Acrokeratosis paraneoplastica (Bazex syndrome)-a systematic review on risk factors, diagnosis, prognosis and management. J Eur Acad Dermatol Venereol, 2017, 31(7): 1119-1136.

10. ADAN F, CRIJNS M B, ZANDSTRA W S E, et al. Cumulative risk of skin tumours in patients with Lynch syndrome. Br J Dermatol, 2018, 179(2): 522-523.

11. HONAVAR S G, SHIELDS J A, SHIELDS C L, et al. Basal cell carcinoma of the eyelid associated with Gorlin-Goltz syndrome. Ophthalmology, 2001, 108(6): 1115-1123.

12. TIODOROVIC-ZIVKOVIC D, ZALAUDEK I, FERRARA G, et al. Clinical and dermatoscopic findings in Bazex-Dupre-Christol and Gorlin-Goltz syndromes. J Am Acad Dermatol, 2010, 63(4): 722-724.

13. SOUTH C D, HAMPEL H, COMERAS I, et al. The frequency of Muir-Torre syndrome among Lynch syndrome families. J Natl Cancer Inst, 2008, 100(4): 277-281.

14. YURGELUN M B, KASTRINOS F. Tumor testing for microsatellite instability to identify Lynch syndrome:

New insights into an old diagnostic strategy. J Clin Oncol, 2019, 37(4): 263-265.

15. MOSTERD K. Intermittent vismodegib dosing to treat multiple basal-cell carcinomas. Lancet Oncol, 2017, 18 (3): 284-286.

16. YURGELUN M B, CHAN A T. Aspirin for Lynch syndrome: A legacy of prevention. Lancet, 2020, 395 (10240): 1817-1818.

17. BURN J, SHETH H, ELLIOTT F, et al. Cancer prevention with aspirin in hereditary colorectal cancer (Lynch syndrome), 10-year follow-up and registry-based 20-year data in the CAPP2 study: a double-blind, randomised, placebo-controlled trial. Lancet, 2020, 395(10240): 1855-1863.

18. EISEN D B, MICHAEL D J. Sebaceous lesions and their associated syndromes: Part I. J Am Acad Dermatol, 2009, 61(4): 549-560.

第十三章

眼睑肿瘤手术

眼睑肿瘤手术包括两部分：眼睑肿瘤切除和眼睑缺损重建。手术目标是在完整切除肿瘤基础上，最大程度保留正常眼睑组织，修复眼睑缺损，保护视功能。

第一节　眼睑肿瘤切除术

手术切除是眼睑肿瘤的主要治疗方法，术式主要包括扩大切除术、冰冻切缘控制术和Mohs手术。手术原则如下：①术前必须明确眶内受累、淋巴结转移和远处转移情况，从全局制订治疗方案；②无论良性和恶性肿瘤，完整切除肿瘤为首要目的，眼睑重建为其次；③术中无接触切除肿瘤，防止医源性播散。

一、扩大切除手术

扩大切除术是肿瘤手术的传统术式，根据肿瘤性质、大小、侵袭性不同，手术切缘也不相同。

1. **良性肿瘤**　一般手术切缘距瘤体2mm。

2. **恶性肿瘤**

（1）基底细胞癌：结节型切缘为3～4mm，浸润型为5mm，硬化型为8mm。

（2）皮脂腺癌：切缘为5～9mm。

（3）鳞状细胞癌：切缘为4～6mm。

（4）黑色素瘤：Breslow厚度＜1mm的黑色素瘤切缘为1cm，厚度＞1mm的进展期黑色素瘤切缘为3cm。

（5）梅克尔细胞癌：直径＜2cm的梅克尔细胞瘤切缘为1cm，＞2cm的梅克尔细胞癌切缘为2cm。

扩大切除手术的病理检测方法（面包条法和十字取样法）是抽样检测，容易漏查具有伪足的残余肿瘤（图13-1-1）。如眼周鳞癌即使切缘为5mm，仍有25%的病灶切除不完全。虽然切缘越远完整切

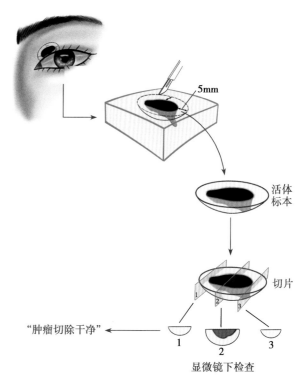

图13-1-1　眼睑肿瘤扩大切除术示意图

以距离肿瘤边缘5mm扩大切除为例，面包条法病理检查。

除肿瘤的可能性越大，但如此大范围切除必然会造成眼睑畸形，这种切缘在眼周是不切实际的。

二、冰冻切缘控制术

冰冻切缘控制术需眼科医师和病理科医师密切合作，先由眼科医师将疑似眼睑恶性肿瘤以及上、下、鼻侧、颞侧区域和基底部软组织切除并标记，然后由病理科医师检查以确保切缘阴性（图13-1-2）。

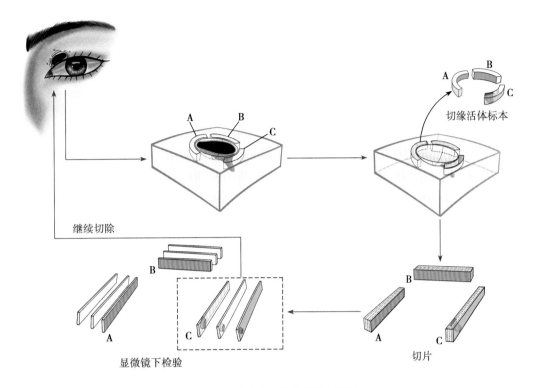

图 13-1-2　眼睑肿瘤冰冻切缘控制术

距离肿瘤边缘 2mm 切除（含基底部），分别切除上、下、鼻侧、颞侧和基底部 2mm 切缘组织，并用不同颜色的染料标记
近肿瘤侧（红色，代表假性切缘）和远肿瘤侧（蓝色，代表真性切缘）；如果切缘阳性，重复上述过程，直至所有切缘阴性。

手术步骤：

1. 拍照或绘制带有定向标记的肿瘤二维图。该图用于确定标本方向以及指导术者切除残留肿瘤。

2. 记号笔标记肿瘤范围。

3. 距离肿瘤边缘 2mm（包括基底部）切除。

4. 根据缺损所在部位，分别切除上、下、鼻、颞侧和基底部 2mm 切缘组织，并用不同颜色的染料标记近肿瘤侧（红色，代表假性切缘）和远肿瘤侧（蓝色，代表真性切缘）。

5. 病理医生冷冻标本并切片，HE 染色后显微镜下检查标本，报告切缘阳性或阴性。

6. 如果切缘阳性，继续切除阳性边缘，送检冰冻检查，直至所有切缘阴性。

三、Mohs 手术

19 世纪 40 年代，美国医师 Frederic E Mohs 开创了 Mohs 手术，成为皮肤肿瘤治疗中的里程碑。通过切除肿瘤、定向标记、冰冻切片检测、继续定向切除残余肿瘤的方式，在完整切除肿瘤的前提下最大程度地保留了正常组织，为一期重建手术提供了优势（图 13-1-3）。Mohs 手术的适应证包括连续侵袭生长的皮肤恶性肿瘤、伴有神经周围浸润的肿瘤、边缘不清及未切除干净的肿瘤。过去的几十年中，Mohs 手术迅速发展，在眼科肿瘤中的适应证已从基底细胞癌和鳞状细胞癌扩展到皮脂腺癌等，被认为是切除眼睑非色素性肿瘤的首选。

Mohs 手术最初使用活体氯化锌固定技术，但会引起患者不适，组织炎症且耗时长。后续改进的冰冻技术最先在眼睑肿瘤中应用，疼痛轻，速度快，且能保留更多正常组织。

手术步骤：

1. 拍照或绘制带有定向标记的肿瘤二维图。该图用于确定标本方向以及指导术者切除残留的肿瘤。

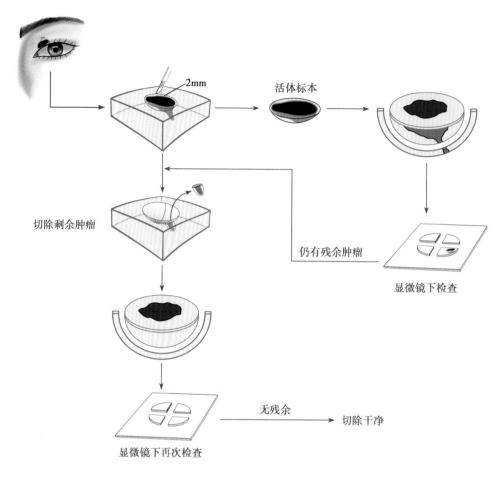

2mm

活体标本

切除剩余肿瘤

仍有残余肿瘤

显微镜下检查

无残余 切除干净

显微镜下再次检查

图 13-1-3　眼睑肿瘤 Mohs 手术示意图

距离肿瘤边缘 2mm 切除(含肿瘤基底部),从所切除肿瘤的周围及基底切下完整的薄片组织,四等分薄片组织后用不同颜色染料标记,冰冻标本并切片;HE 染色后显微镜下检查标本,并在绘制的地图上标记阳性肿瘤边缘;切除阳性边缘,重复该过程,直至所有切缘阴性。

2. 记号笔标记肿瘤范围。

3. 距离肿瘤边缘 2mm(包含基底部)切除。

4. 从所切除肿瘤的周围及基底切下完整的薄片组织,四等分薄片组织后用不同颜色染料标记,冰冻标本并切片。HE 染色后显微镜下检查并分析标本,并在绘制的地图上标记阳性肿瘤边缘。

5. 切除阳性边缘,重复该过程,直至所有切缘阴性。

Mohs 手术医生身兼眼科、皮肤科、肿瘤外科、病理科和整形外科医生数职,须行专业的 Mohs 手术培训。

国内外学者做了许多研究来比较不同术式对眼睑恶性肿瘤的疗效。

2004 年,Smeets 等对颜面部基底细胞癌的随机对照研究发现,虽然 Mohs 术后复发率(2%)低于扩大切除术(3%),但两者之间无统计学差异。2008 年,Mosterd 等的回顾性研究也得到了同样结论——原发性眼睑基底细胞癌 Mohs 术后 5 年复发率(2.5%)和扩大切除术(4.1%)间无显著差异。2018 年,通过对原发性基底细胞癌疗法的荟萃分析显示,Mohs 手术和扩大切除术后局部复发率均为 3.8%,同样支持这一结论。但对复发性基底细胞癌,Mohs 手术在降低肿瘤局部复发方面比扩大切除术更有优势,5 年复发率分别为 2.4% 和 12.1%。但对复发性高危基底细胞癌,Mohs 术后 5 年复发率也达 7.8%。

低危鳞癌的荟萃分析也得到了同样结论:Mohs 术后局部复发率为 3.0%,而扩大切除术后为 4.8%~5.4%，两者无显著差异。但在高危鳞癌上 Mohs 手术在控制局部复发优于扩大切除术。Mohs 手术未在控制高危鳞癌淋巴结转移方面显示优势，可能是因为手术时肿瘤已发生亚临床转移。

上海交通大学医学院附属第九人民医院眼科比较了皮脂腺癌经不同术式治疗后复发和转移情况。接受 Mohs 手术者 5 年复发率为 16.8%，显著低于扩大切除组（39.7%）。提示 Mohs 手术在降低皮脂腺癌术后局部复发方面具有优势，可作为无眼眶受累的眼睑皮脂腺癌的主要术式。但在转移率和肿瘤相关死亡率方面 Mohs 手术和扩大切除术之间无显著差异。

研究同时发现，派杰样浸润降低了 Mohs 手术在控制复发中的作用。无派杰样浸润的患者，复发、转移和肿瘤相关死亡率分别为 29.6%、8.0% 和 4.7%。而有派杰样浸润的患者分别为 44.1%、39.0% 和 22.0%。因此，建议临床怀疑派杰样浸润的患者术中行结膜地图样活检，并用冷冻和丝裂霉素 C 等辅助治疗。

我国目前仍以扩大切除术作为眼睑恶性肿瘤手术的主要方法，应该普及和推广冰冻切缘控制术和 Mohs 手术治疗眼睑恶性肿瘤，提高手术疗效，降低复发率。

第二节　眼睑缺损重建

眼睑缺损原因：①先天性缺损，主要为发育异常引起的眶面裂；②后天性缺损，最常见的原因是肿瘤手术和外伤，也可由坏死性感染、类固醇注射、冷冻治疗等引起。

眼睑缺损分类：①按部位，分为上睑缺损、下睑缺损、睑缘缺损、内眦缺损和外眦缺损；②按深度，分为前层缺损（包括皮肤、皮下组织和轮匝肌）、后层缺损（包括睑板和结膜）和全层缺损；③按范围，分为轻度缺损（缺损横径≤1/4 全长）、中度缺损（1/4 全长＜缺损横径≤1/2 全长）、重度缺损（缺损横径＞1/2 全长）。

眼睑缺损修复目的：修复眼睑缺损，恢复眼睑和眼表功能，保护眼球和视力，改善外观。重点包括：①修复缺损，维持眼睑正常形状；②黏膜上皮层衬在重建的眼睑内层以保护角膜；③重建睑缘以保护眼球免受皮肤和睫毛伤害；④足够的皮肤量维持正常闭眼；⑤足够的提上睑肌功能，睁眼时暴露瞳孔；⑥双眼基本对称。

眼睑缺损修复方法：取决于眼睑缺损的位置、层次、范围、眼周组织量和弹性等综合因素。①前层缺损：尽量用邻近皮瓣修复，如滑行皮瓣、旋转皮瓣等。面积较大者可游离植皮，供区有耳后、锁骨上及腹股沟等处。亦可采用扩张器技术进行修复。②后层缺损：可用 Hughes 瓣或游离睑板、硬腭修复。③全层缺损：需要同时重建前后层，至少一个层次保证血液供应。根据眼睑全层缺损的水平和垂直大小选择不同的修复方式。轻度缺损可直接缝合；中度缺损可联合单支外眦韧带游离或 Tenzel 瓣。重度缺损须综合多种方法进行修复。④眶内容剜除术：可游离植皮加压打包或股前外侧皮瓣修复。

皮瓣的分类：①按供区与受区的远近，可分为局部皮瓣和远位皮瓣。局部皮瓣如滑行皮瓣、旋转皮瓣、易位皮瓣等，远位皮瓣如颞浅岛状瓣、股前外侧皮瓣等。②按血供，可分为任意皮瓣和轴型皮瓣。任意皮瓣由肌皮动脉和穿支供血，轴型皮瓣由直接皮动脉、肌间隙或肌间隔动脉供血。③按组成成分，可分为单纯皮瓣和复合皮瓣，单纯皮瓣由皮肤和皮下组织组成，复合皮瓣包括筋膜皮瓣、肌皮瓣、骨肌皮瓣、感觉皮瓣等。④按形状，可分为 OZ 皮瓣、AT 皮瓣、菱形瓣、H 瓣等。

皮瓣设计要点：①注意眼睑活动方向和组织松紧度，避免眼睑牵拉变形。②根据松弛皮肤张力线和最大可延展线设计切口，使切口闭合张力最小从而瘢痕最轻。③确保皮瓣血供。眼睑血供丰富，皮瓣长宽比可超过 1.5∶1 的限制，有时可达 3∶1。

皮瓣转移后 3～7 天开始形成新生血管，在此之前皮瓣依靠蒂部和植床获取养分。

一、前层缺损

（一）滑行皮瓣

滑行皮瓣指以滑行方式转移至受区的皮瓣，可分为单蒂（图 13-2-1）和双蒂（也叫 H 瓣，图 13-2-2）。V-Y、Y-V 和风筝皮瓣等也属于滑行皮瓣。

图 13-2-1

单蒂滑行皮瓣示意图

A. 设计皮瓣，蒂部去除两个三角形；
B. 滑行修补缺损后缝合。

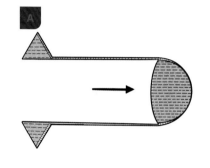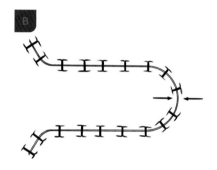

图 13-2-2

双蒂滑行皮瓣（H 瓣）示意图

A. 设计皮瓣，蒂部分别去除两个三角形；
B. 滑行修补缺损后缝合。

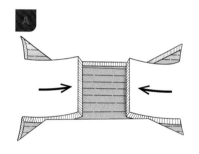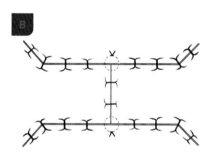

皮瓣滑行到缺损部位时切口两边不等长，会在蒂部堆积形成猫耳。沿蒂部切除三角形皮肤可以消除猫耳，切口尽量藏于面部松弛皮肤张力线中。彻底松解皮瓣及缺损周围的皮肤和软组织可增强皮瓣活动度。

滑行皮瓣可用于修复眼睑前层缺损，视缺损位置选择垂直滑行（图 13-2-3）或水平滑行（图 13-2-4、图 13-2-5）。

1. **设计皮瓣**　设计时注意皮瓣长度应为缺损的两倍。皮瓣蒂部标记两个三角以松解张力和去除猫耳（图 13-2-3A）。

2. **制作皮瓣**　沿画线切开皮肤，剪刀分离皮瓣，是否带轮匝肌根据缺损深度而定。游离松解蒂部周围至少 5mm 范围（图 13-2-3B）。

3. 修除两侧猫耳（图 13-2-3C）。

4. **滑行皮瓣修补缺损并关闭切口**　6-0 可吸收线间断对位缝合肌层，6-0 美容线间断对位缝合皮肤（图 13-2-3D）。

（二）旋转皮瓣

旋转皮瓣指围绕某一轴心通过旋转转移到受区的皮瓣，适用于修复三角形、圆形、椭圆形缺损。皮瓣面积应为原发缺损面积的 3～4 倍。

眉间旋转皮瓣常用于修复内眦附近的缺损（图 13-2-6），外眦周围缺损也可用旋转皮瓣修复（图 13-2-7）。

1. **设计皮瓣**　根据肿瘤位置弧形画线（图

图 13-2-3

下睑垂直滑行皮瓣示意图

A. 设计皮瓣;
B. 分离皮瓣范围;
C. 去除蒂部 2 个猫耳;
D. 滑行修补缺损并关闭切口。

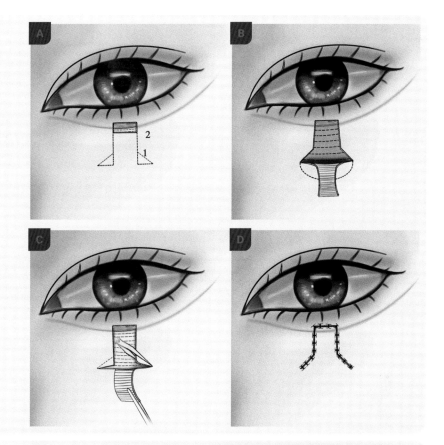

图 13-2-4

下睑水平滑行皮瓣示意图

A. 设计皮瓣;
B. 滑行缝合。

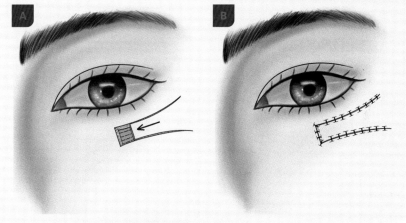

图 13-2-5

上睑水平滑行皮瓣示意图

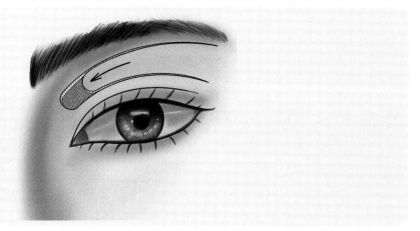

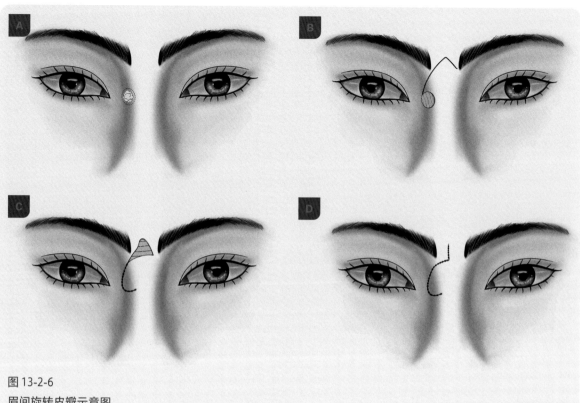

图 13-2-6

眉间旋转皮瓣示意图

A. 内眦部肿物；
B. 设计皮瓣；
C. 游离基底部并旋转至缺损；
D. 关闭切口。

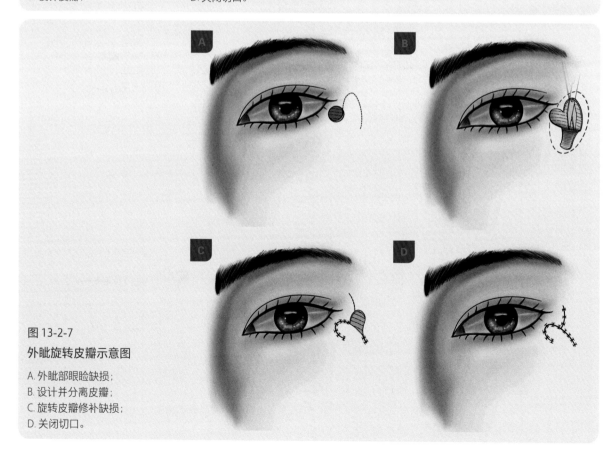

图 13-2-7

外眦旋转皮瓣示意图

A. 外眦部眼睑缺损；
B. 设计并分离皮瓣；
C. 旋转皮瓣修补缺损；
D. 关闭切口。

13-2-6A、B）。

2. **制作皮瓣**　沿画线切开皮肤，形成皮肌瓣，注意保护蒂部血供。旋转皮瓣修补缺损（图13-2-6C）。

3. **修剪猫耳并关闭切口**　6-0可吸收线间断对位缝合肌层，6-0美容线间断对位缝合皮肤（图13-2-6D）。

（三）易位皮瓣

易位皮瓣指以侧方移位或旋转方式向缺损区转移的局部皮瓣，多用于修复下睑前层缺损。当上睑皮肤量足够时，可用以修复下睑颞侧缺损，蒂位于外眦（图13-2-8），上睑皮肤量不够时，可用颞侧皮瓣或鼻侧皮瓣修复下睑相应位置的缺损。

1. **设计皮瓣**　皮瓣下缘与重睑皱襞重叠。皮瓣从蒂部开始的长度与缺损从蒂部开始的长度一致（图13-2-8A）。

2. **制作皮瓣**　沿画线切开皮肤，剪刀在轮匝肌与眶隔之间潜行分离（图13-2-8B）。

3. **皮瓣易位修补缺损**　注意旋转后蒂部无张力（图13-2-8C）。

4. **关闭切口**　6-0可吸收线间断对位缝合肌层。6-0美容线间断对位缝合皮肤（图13-2-8D）。

（四）菱形瓣

菱形瓣也属于易位皮瓣，利用缺损邻近皮肤，采用旋转结合滑行的方式修复菱形或圆形缺陷。菱形瓣具有两个相对的60°和两个相对的120°内角（图13-2-9）。

1. 修剪缺损为菱形，其中两个角为60°，两个角为120°（图13-2-9A、B）。

2. **设计皮瓣**　从120°角的中央画线，与菱形边等长，第二条线与第一条线之间为45°～60°之间（图13-2-9C）。

3. **制作皮瓣**　沿画线切开皮肤，充分松解游离周围组织，松解张力（图13-2-9D）。

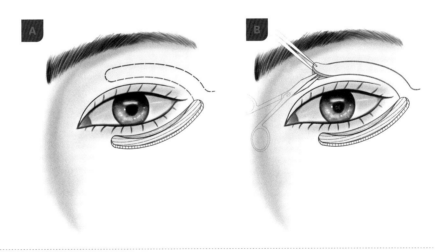

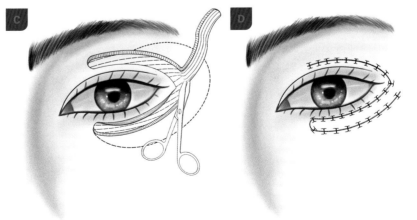

图 13-2-8

易位皮瓣示意图

A. 设计皮瓣；
B. 制作皮瓣；
C. 皮瓣易位；
D. 关闭切口。

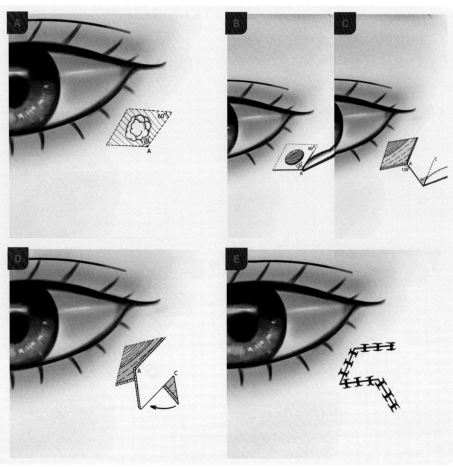

图 13-2-9

眼睑菱形瓣示意图

A. 下睑外侧肿物;

B. 切除肿物后,修剪缺损为菱形;

C. 设计菱形瓣;

D. 制作皮瓣;

E. 旋转修补缺损并关闭切口。

4. 旋转皮瓣修补缺损 先缝合供区和受区交界的一针。6-0 可吸收线和 6-0 美容线分别间断对位缝合肌层和皮肤(图 13-2-9E)。

采用菱形瓣闭合缺损时,张力转移到与原发缺损短轴相垂直的方向。设计时必须考虑该方向皮肤的活动性和延展性,避免周围面部结构变形。

(五)游离植皮

眼睑恶性肿瘤切除术后的缺损首选皮瓣修复,当缺损过大无法用局部皮瓣修复时,可选择游离植皮。

1. 皮片类型 根据移植皮肤(即皮片)厚度不同,可分为刃厚皮片、中厚皮片和全厚皮片。刃厚皮片仅包含表皮和少许真皮乳头层,易成活,但挛缩和色素沉着明显。中厚皮片含较多真皮组织,相当于皮肤厚度的 1/4～1/3,易成活,收缩较少,较柔软。全厚皮片包括表皮和全部真皮,但不包括皮下脂肪组织,晚期收缩更小。中厚皮片和全厚皮片用于眼睑植皮中。

2. 取皮部位 中厚皮片可用电动取皮刀从股内侧取皮。全厚皮片可用上睑、耳前、耳后、锁骨上、腹股沟等部位的皮肤(图 13-2-10)。

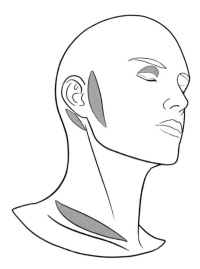

图 13-2-10 **植皮供区示意图**

如上睑、耳前、耳后、锁骨上等部位。

3. **手术步骤** 大多数皮片从供区切除后会收缩10%～15%，因此设计时皮片应略大于缺损以适应收缩。将皮片置于创面，先用5-0丝线固定边角，再间断缝合，缝线留长以备打包用。缝合完毕后挤出皮片下积血和空气，然后凡士林纱布包以棉球打包加压。打包加压的目的在于防止皮下血肿及皮片移动。术后10天拆除打包缝线。眶内容剜除术后植皮，皮片大小一般为5cm×10cm，首尾卷接成漏斗状植于眶腔骨壁。同样打包加压使皮片与眶壁紧密接触。

中厚皮片的供皮区压迫止血后覆以凡士林纱布后加压包扎。全厚皮片的供皮区直接拉拢缝合。

4. **皮片存活过程** 在最初的24～48个小时内发生血管浸润。48～72小时后，受体部位的毛细血管开始长入皮片。到第3～5天，已经建立了新的血液供应。

5. **皮片收缩** 原发性收缩指皮片取下后，真皮弹性纤维引起的收缩。皮片越厚收缩越明显，但此收缩可逆。继发性收缩是指皮片愈合过程中，皮片与植床间生成的纤维结缔组织收缩。术后3个月内收缩最明显，6个月时基本停止。皮片越薄越容易成活，但继发性收缩越明显。

影响皮片存活的全身性疾病包括糖尿病、血液系统疾病、营养不良和低氧血症。吸烟、放疗、瘢痕、伤口出血也不利于皮片存活。

在天然和移植的皮肤之间存在颜色和质地的差异，出现斑块状外观，这种情况在年轻人身上更为明显。

二、后层缺损

（一）Hughes瓣

Hughes瓣是利用上睑后层来修复下睑后层缺损的方法（图13-2-11）。适合下睑缺损＞70%的中央缺损以及50%左右的外侧缺损。

1. 肿瘤切除后下睑全层缺损（图13-2-11A）。

2. **制作组织瓣** 上睑缘中部3-0丝线做悬吊线，台式拉钩翻转上睑。距离睑缘4mm处切开睑板，切口宽度与下睑缺损宽度一致（图13-2-11B），切口两侧各做一个与睑缘垂直的睑板切口，形成睑板结膜瓣，蒂部与上睑穹窿相连（图13-2-11C）。

3. **滑行修补缺损** 将复合瓣由上睑向下睑缺损滑行（图13-2-11D），6-0可吸收线缝合组织瓣的内外侧与下睑残余睑板（图13-2-11E）。注意将下睑缩肌缝合至瓣下缘。滑行皮肌瓣修补前层（图13-2-11F）。术后上下睑处于暂时融合状态（图13-2-11G）。

4. **二期断蒂** 2个月后于睑裂中央剪开（图13-2-10H），分别对位缝合上、下睑缘（图13-2-11I）。

（二）硬腭黏膜移植

可代替睑板进行下睑后层修复（图13-2-12）。

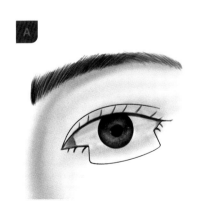
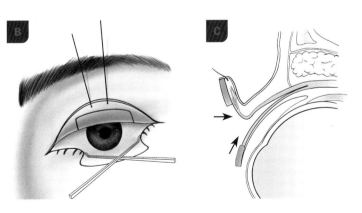

图13-2-11 Hughes瓣示意图

A.肿瘤切除后下睑全层缺损；
B.按缺损大小设计上睑睑板结膜复合瓣；
C.侧面见保留睑缘处睑板；

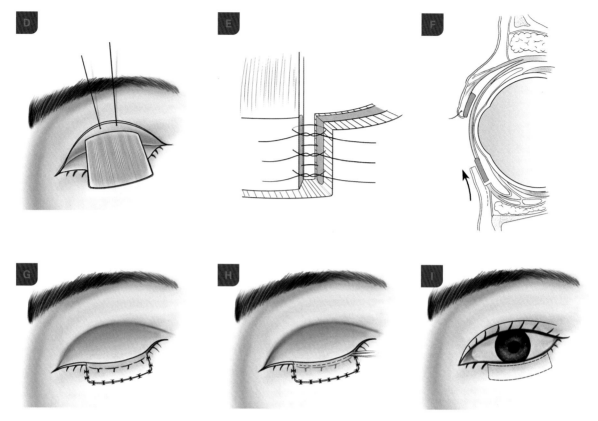

图 13-2-11（续）

D. 向下拉睑板结膜瓣修补缺损；
E. 6-0 可吸收线缝合睑板结膜瓣和缺损处睑板；
F. 垂直滑行皮肌瓣修补前层缺损；

G. Hughes 术后上下睑融合状态；
H. 二期断蒂；
I. 术后外观。

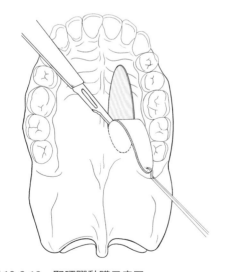

图 13-2-12　取硬腭黏膜示意图

避开腭中缝，位于腺区内、腭大孔之前，不可延伸至软腭。

术前氯己定漱口。

1. 碘伏消毒口腔后放置开口器，注意保护牙齿。

2. **设计**　按所需睑板大小美蓝画出轮廓线。注意手术取材应避开腭中缝，位于腺区内、腭大孔之前，不可延伸至软腭。

3. **取材**　局部麻醉后沿画线切透硬腭黏膜，骨膜剥离子剥离植片。硬腭创面用电刀充分止血，油纱包裹碘仿纱条后打包加压。

4. **修补缺损**　修剪去除硬腭黏膜植片上附着的腺体，并修成缺损相应形状，移植至缺损区域。

术后置入绷带式隐形眼镜保护角膜，免受硬腭摩擦。眼睑 7 天拆线，绷带式隐形眼镜于 3 周后取出。

术后进软食，每天氯己定漱口并全身应用抗生素。5天后拆除硬腭部位固定线，口腔内的碘仿纱条自行脱落，3～4周后口腔创面痊愈。

三、全层缺损

（一）直接缝合

水平缺损≤1/4时，可直接缝合关闭切口。直接缝合的关键是精确对位缝合，重建睑缘（图13-2-13）。

1. **缝合睑板** 分离缺损处眼睑前层和后层，分离范围超过切口边缘约2mm。6-0可吸收线在睑缘处间断对位缝合睑板，进针时穿过＞睑板2/3厚度。避免穿透全层磨损角膜，暂不打结（图13-2-13A）。

2. **对合睑缘** 5-0丝线从睑缘灰线处进针，注意进针时距离睑缘的宽度和穿过的深度两侧均应保持一致（图13-2-13B）。

3. **关闭切口** 6-0可吸收线间断缝合睑板。6-0丝线间断对位缝合皮肤。打紧睑缘缝线至轻度隆起（图13-2-13C、D）。

皮肤缝线7天拆线。睑缘缝线10～14天拆线。

手术时必须使眼睑边缘前后对齐。若缝合时没有精确对位，会导致睑缘错位愈合、成角畸形。上睑术后下垂由于张力过大引起，多为暂时性，数周至数月后随张力减轻而自行好转。

（二）外眦切开术

适合于中度缺损，无法直接拉拢缝合患者（图13-2-14）。

1. **离断外眦** 沿外眦水平切开，分离皮肤和结膜。若上睑缺损则离断外眦韧带上支（图13-2-14A），若下睑缺损则离断外眦韧带下支（图13-2-14B），注意保护另一支的完整。

2. **修补缺损并关闭切口** 松解张力后，将眼睑向内侧牵拉。原缺损直接对位缝合，外眦部结膜和皮肤对位缝合。

（三）Cutler-Beard瓣（下睑桥状瓣）

Cutler-Beard瓣是用下睑全层组织来修复2/3至全部上睑全层缺损的方法（图13-2-15）。

1. 肿瘤切除后上睑全层缺损（图13-2-15A），按缺损大小设计下睑桥状瓣（图13-2-15B）。

2. **制作组织瓣** 将保护板伸入下穹窿，距下睑缘3～4mm做下睑水平全层切开，其长度约等

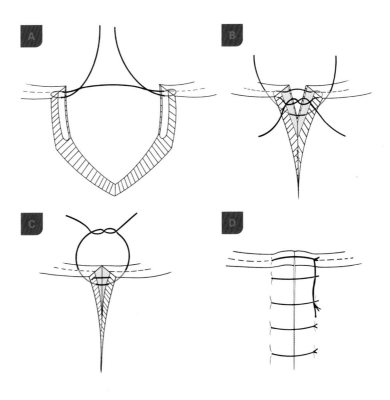

图13-2-13 直接缝合法

A. 先行睑缘处睑板缝合；

B. 睑缘对合；

C. 剩余睑板间断对位缝合；

D. 关闭皮肤切口。

图 13-2-14　外眦韧带离断示意图

A. 离断外眦韧带上支；
B. 离断外眦韧带下支。

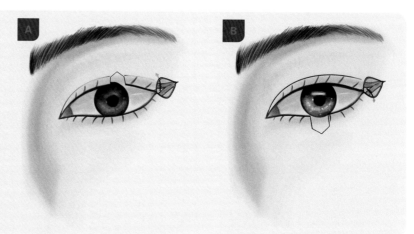

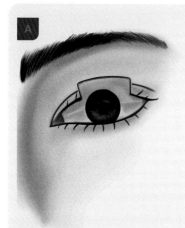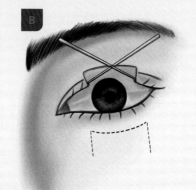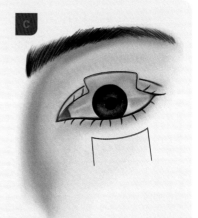

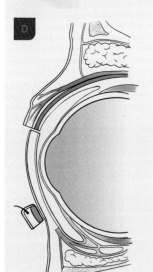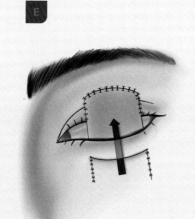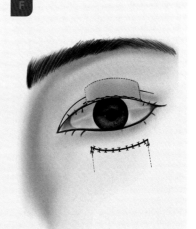

图 13-2-15　Cutler-Beard 瓣（桥状瓣）示意图

A. 肿瘤切除后上睑全层缺损；
B. 按缺损大小设计下睑桥状瓣；
C. 制作桥状瓣；

D. 侧面见保留睑缘处睑板；
E. 向上拉复合瓣修补缺损，6-0 可收收线缝合复合瓣和缺损处睑板；
F. 二期断蒂术后外观。

于上睑缺损。自水平切口的两端向下穹窿全层切开，形成蒂部与下睑穹窿相连的矩形皮肌瓣（图13-2-15C、D）。注意保护睑缘动脉弓。

3. 滑行修补缺损　将全层矩形瓣穿过桥状下睑缘后方，向上睑缺损滑行，6-0可吸收线缝合组织瓣的内外侧与上睑残余睑板。注意将提上睑肌腱膜缝合至瓣上缘。5-0丝线缝合皮肤（图13-2-15E）。下睑桥状创缘以凡士林纱布包裹。术后不宜包扎过紧，避免睑缘组织坏死。

4. 二期断蒂　术后4周沿上睑缘下方2mm离断组织瓣。将结膜翻转包绕上睑缘并与皮肤连续缝合，防止上睑缘皮肤内卷。分离去除下睑缘瘢痕，暴露各层组织。修剪边缘并将退回去的结膜、肌肉、皮肤瓣与桥状下睑缘分层缝合（图13-2-15F）。术后上睑退缩多由二期切开位置过于靠上引起。上睑下垂少见。

（四）Tenzel瓣（半圆形瓣）

Tenzel瓣适用于修复位于眼睑中央和外侧70%的缺损（图13-2-16）。当外侧皮肤松弛并且缺损两侧至少有一小部分全层眼睑可用时，Tenzel皮瓣最适合。

以下睑缺损为例。

1. 设计画线　从外眦角向上半圆形划线，垂直径最多22mm，水平径最多18mm，最长延伸至距外眦角2～3cm。画线起始角度应与睁眼时下睑缘弧度一致（图13-2-16A）。若两者弧度不一致会造成之后睑缘弧度欠佳。

2. 制作组织瓣　沿画线切开皮肤和轮匝肌并潜行分离。

3. 旋转皮瓣　离断外眦韧带下支，将眼睑外侧和半圆形皮瓣向内侧缺损部滑行，分层缝合眼睑缺损处。

4. 分离穹窿部结膜作为旋转皮瓣的衬里，连续缝合于皮瓣的下缘。

5. 重建外眦　将旋转皮瓣固定于外侧眶缘骨膜和外眦韧带上支，重建外眦角形态（图13-2-16B）。

6. 关闭切口　分层对位缝合外眦肌层和皮肤（图13-2-16C）。

切口裂开多因张力过大所致。通过5-0可吸收线将Tenzel瓣轮匝肌锚定在外侧眶缘处骨膜，可减轻皮肤张力。若Tenzel瓣未固定在外眦韧带上，会造成外眦圆钝。

（五）Tenzel瓣联合骨膜瓣

若仅Tenzel瓣无法修复缺损，可联合骨膜瓣进行修复。骨膜瓣宽度为8～10mm，足够宽度以维持外眦位置和向上牵拉下睑（图13-2-17）。

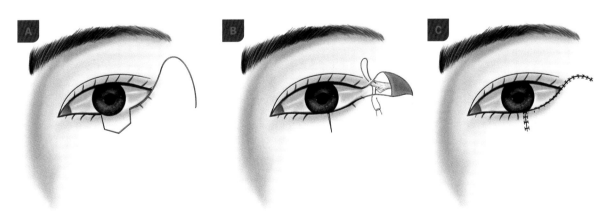

图13-2-16　Tenzel瓣示意图

A. 下睑缺损，设计制作Tenzel瓣；
B. 滑行修补缺损并重建外眦；
C. 关闭切口。

图 13-2-17　骨膜瓣示意图

A. 剥离骨膜瓣；
B. 将骨膜瓣翻转固定在残留睑板上。

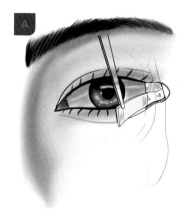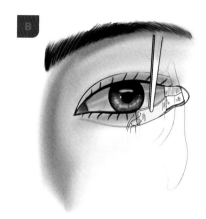

参考文献

1. POH E W, O'DONNELL B A, MCNAB A A, et al. Outcomes of upper eyelid reconstruction. Ophthalmology, 2014, 121(2): 612-613.

2. PERRY J D, MEHTA M P, LEWIS C D. Internal cantholysis for repair of moderate and large full-thickness eyelid defects. Ophthalmology, 2013, 120(2): 410-414.

3. HUSSAIN W. Acknowledging island pedicle flaps for the repair of defects of the medial canthus. Br J Dermatol, 2012, 167(6): 1397.

4. TRINDADE F, ROSA J. Tripier myocutaneous flap as a versatile technique to reconstruct the lower eyelid. J Eur Acad Dermatol Venereol, 2008, 22(10): 1249-1250.

5. TRINDADE F, ROSA J. Zygomatic flap combined with a palatal mucosal graft in the reconstruction of eyelid defects. J Eur Acad Dermatol Venereol, 2008, 22(9): 1146-1147.

6. KIM H S, KIM J W, YU D S. Semicircular (Tenzel) flap for malignant melanoma involving the palpebral conjunctiva and skin of an eyelid. J Eur Acad Dermatol Venereol, 2008, 22(1): 102-103.

7. PARIDAENS D, VAN DEN BOSCH W A. Orbicularis muscle advancement flap combined with free posterior and anterior lamellar grafts: A 1-stage sandwich technique for eyelid reconstruction. Ophthalmology, 2008, 115(1): 189-194.

8. SHIELDS J A, DEMIRCI H, MARR B P, et al. Sebaceous carcinoma of the eyelids: Personal experience with 60 cases. Ophthalmology, 2004, 111(12): 2151-2157.

9. CALLAHAN A. Mohs technique. CA Cancer J Clin, 1986, 36(6): 373-375.

10. CALLAHAN A, MONHEIT G D, CALLAHAN M A. Cancer excision from eyelids and ocular adnexa: The Mohs fresh tissue technique and reconstruction. CA Cancer J Clin, 1982, 32(6): 322-329.

11. MORTIMER N J, TAN E, HUSSAIN W, et al. The utility of the 'temporary marginal lid suture' in facilitating Mohs surgery for tumours involving the eyelid. Br J Dermatol, 2013, 168(5): 1137-1138.

12. CHAN F M, O'DONNELL B A, WHITEHEAD K, et al. Treatment and outcomes of malignant melanoma of the eyelid: a review of 29 cases in Australia. Ophthalmology, 2007, 114(1): 187-192.

13. MAVRIKAKIS I, MALHOTRA R, BARLOW R, et al. Linear basal cell carcinoma: A distinct clinical entity in the periocular region. Ophthalmology, 2006, 113(2): 338-342.

14. LEIBOVITCH I, SELVA D. Modified Hughes flap: Division at 7 days. Ophthalmology, 2004, 111(12): 2164-2167.

15. MALHOTRA R, HUILGOL S C, HUYNH N T, et al. The Australian Mohs database, part II: Periocular basal cell carcinoma outcome at 5-year follow-up. Ophthalmology, 2004, 111(4): 631-636.

16. MOSTERD K. Intermittent vismodegib dosing to treat multiple basal-cell carcinomas. Lancet Oncol, 2017, 18 (3): 284-286.

17. SMEETS N W, KREKELS G A, OSTERTAG J U, et al. Surgical excision vs Mohs' micrographic surgery for basal-cell carcinoma of the face: randomised controlled trial. Lancet, 2004, 364(9447): 1766-1772.

18. POLLER D, SHEPHERD N A. Mohs surgery. Lancet, 1994, 343(8902): 924-925.

19. ALGHOUL M, PACELLA S J, MCCLELLAN W T, et al. Eyelid reconstruction. Plast Reconstr Surg, 2013, 132(2): 288-302.

20. DIFRANCESCO L M, CODNER M A, MCCORD C

D. Upper eyelid reconstruction. Plast Reconstr Surg, 2004, 114(7): 98-107.

21. DRUCKER A M, ADAM G P, ROFEBERG V, et al. Treatments of primary basal cell carcinoma of the skin: A systematic review and network meta-analysis. Ann Intern Med, 2018, 169(7): 1-12.

22. LANSBURY L, BATH-HEXTALL F, PERKINS W, et al. Interventions for non-metastatic squamous cell carcinoma of the skin: Systematic review and pooled analysis of observational studies. BMJ, 2013, 347: 1-46.

23. 邢新, 杨超, 郭伶俐. 皮瓣移植实例彩色图谱. 3 版. 沈阳: 辽宁科学技术出版社, 2019.

24. 范先群. 眼整形外科学. 北京: 北京科学技术出版社, 2009.

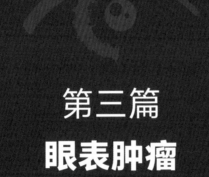

第三篇

眼表肿瘤

14

CHAPTER

第十四章

眼表上皮源性肿瘤

临床上最常见的眼表肿瘤为上皮源性肿瘤，一般起于结膜，可同时累及角膜、泪阜、眼睑等。成人及儿童皆可发病，分为良性、癌前病变及恶性。良性包括结膜乳头状瘤、角化棘皮瘤等；癌前病变即角结膜上皮内肿瘤（conjunctival/corneal intraepithelial neoplasia，CIN）；恶性主要是结膜鳞状细胞癌（squamous cell carcinoma，SCC）。病理组织学上，CIN 与 SCC 是同一病变的不同发展阶段，外观上不易鉴别，目前国际上普遍采用眼表鳞状上皮肿瘤（ocular surface squamous neoplasm，OSSN）分类系统作为临床诊断，方便对这一组疾病进行统一命名。

第一节　结膜乳头状瘤

结膜乳头状瘤（conjunctival papilloma）起源于结膜复层鳞状上皮，不同人群的发生率存在差异，占成人结膜病变的 1%～16%，儿童和青少年的 1%～10%。结膜乳头状瘤多见于男性，高发年龄为 21～40 岁，40 岁以上随年龄增长发病率逐渐下降。

一、病因和发病机制

人乳头状瘤病毒（human papilloma virus，HPV）感染为结膜乳头状瘤最主要的危险因素，瘤体中的 HPV 抗原检出率为 44%～92%。HPV 分为高危型和低危型，引起结膜乳头状瘤的以低危的 6 型和 11 型为主，致病率分别为 44.4%～75.4% 和 4.71%～28%。HPV 可促进结膜乳头状瘤进展，但作用机制尚不清楚。

二、临床表现

（一）症状

根据肿瘤的大小和位置不同，症状表现不一。病变较小的通常无症状，较大的病变则可能由于眼睑闭合不全或泪液分泌不足导致异物感或干涩。结膜出血，或肿瘤生长导致外观异常。儿童患者中，肿瘤广泛侵犯可遮挡视轴导致弱视等视力损伤。少数肿瘤可侵犯泪道，导致溢泪、血泪和鼻出血等。

（二）体征

结膜乳头状瘤可单侧或双侧出现，呈单发或多灶表现，多个病灶亦可融合形成单个巨乳头状瘤。较之成人，儿童的病变范围往往更广，且多灶性可能大。

外观上，瘤体多呈淡红或肉红色，可为外生（无蒂或有蒂），混合或内翻型生长模式。通常以大量分叶状或指状上皮凸起的乳头状增生为特征，实质由高度血管化的结缔组织核组成（图 14-1-1）。肿瘤底部血管通常表现为多个发夹样血管环（图 14-1-2）。

结膜乳头状瘤的瘤体边缘大多可提起，此特征是与 OSSN 初步鉴别的关键，因多数 OSSN 的肿块边缘不可游离，但两者偶尔也有交叉表现。在肤色较深的患者中，瘤体表面还可呈色素改变。

成人患者最常见的受累部位为球结膜（42%～52%），泪阜（24%～43%）和睑结膜（38%）。儿童和青少年则常见于泪阜（33%）和下穹窿结膜（27%）。总体上，鼻侧和下方结膜更易累及，可能与患者揉眼时自体接种了 HPV，并经泪液引流后汇聚于结膜囊鼻下部有关。

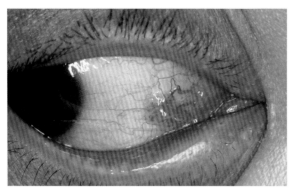

图 14-1-1　右眼球结膜乳头状瘤患者照片

右眼鼻侧球结膜外生型乳头状瘤,呈分叶状,瘤体内见丰富血管。

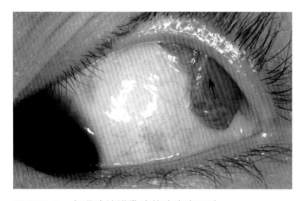

图 14-1-2　左眼睑结膜乳头状瘤患者照片

左眼上睑结膜颞侧指状凸起肿物,底部见发夹样血管环(箭头)。

三、诊断与鉴别诊断

(一)诊断

1. **病史**　应询问患者眼部手术史、外伤史、恶性肿瘤史、免疫缺陷病史,有无生殖器疣和性传播疾病的危险因素、生殖器 HPV 感染、疫苗接种情况、免疫抑制状态,以及紫外线暴露等。对儿童患者,须注意询问母体的 HPV 感染情况。

2. **体格检查**　有助于肿瘤的分类,一般先观察肿瘤外形,再用裂隙灯详细检查,切勿遗漏翻转眼睑检查睑结膜和穹窿结膜。肿瘤的特点包括基底尺寸及厚度、形态(外生、内翻或混合型)、内部血管、供养血管、色素化表现和肿瘤位置等都应注意记录。初诊及随访时都做好裂隙灯显微镜照相记录,有利于诊断及观察病情变化。

瘤体棉签触诊有助鉴别肿物性质,可在表面麻醉下进行。结膜乳头状瘤多数不与巩膜粘连。若瘤体与结膜上皮下组织相连,似紧密粘于眼球上,提示病变可能为 OSSN 或淋巴瘤等其他结膜上皮下病变。

3. **病理检查**　不建议对结膜乳头状瘤活检,因切割瘤体可能引起 HPV 病毒播散并导致新病变发生。故病理检查时应完整切除肿瘤后送检。

外生型结膜乳头状瘤的典型病理表现为:外覆多层非角化鳞状上皮细胞,伴数量不等的杯状和炎症细胞浸润,且基底膜完整,内为高度血管化的结缔组织核及炎性细胞(图 14-1-3)。发生在角膜缘的病变多为无蒂型,并覆有棘样鳞状上皮。

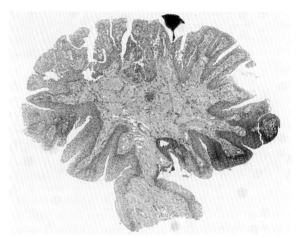

图 14-1-3　外生型带蒂结膜乳头状瘤病理图片(HE 染色,×5)

瘤体表面丰富的多层非角化鳞状上皮,基底膜完整,内为血管化的结缔组织核。

内翻型乳头状瘤由增殖的非角化鳞状上皮细胞的小叶内陷构成,亦含杯状细胞并向结膜固有层生长。内翻性生长非常罕见,其恶变可能性高。不同形态的瘤体可混合生长于同一只患眼。

结膜乳头状瘤偶尔出现细胞异型增生,表现为不典型增生,上皮增厚,杯状细胞缺乏,有丝分裂现象突破基底层等,但很少发生癌变。这类患者多伴有病灶的炎症、角化、睑球粘连和睑结膜受累等。无蒂者更易发生细胞异型增生。

4. **辅助检查**

(1)眼前节相干光断层扫描(AS-OCT):结膜

乳头状瘤 AS-OCT 表现包括：增厚的异常上皮，伴有向正常上皮转化的交界区，外生型通常表现为蕈状或分叶状结构，较浅表的高度血管化核心区也可显示。此外，AS-OCT 还可对瘤体大小进行测量，并用于治疗及随访监测。如患者接受药物或手术治疗后，AS-OCT 可辅助判断病变区上皮是否正常化，同时探及外观上无法发现的病灶内细微改变，以避免过早终止治疗进程。

AS-OCT 也存在局限性：如较大瘤体的深层结构常有光学伪影，穹窿结膜及泪阜的病变较难显像，分辨率相对较低，无法识别细胞异型性等变化。

（2）超声生物显微镜（UBM）：对不透明的侵袭性眼表病灶，UBM 可用于评估受累深度，并显示肿物的后界。对非侵袭性疾病，如结膜乳头状瘤的应用不多见，必要时可用于外观相似疾病的鉴别诊断。需要注意的是，UBM 检查时需要与眼球表面直接接触，故对接触后存在播散风险的眼表疾病，应谨慎实施。

5. 诊断要点　最常见的结膜良性肿瘤，各年龄段皆可发病，儿童也较常见。HPV 感染为重要危险因素。病程较长，生长缓慢，淡红色，带蒂乳头状，内含纤维血管组织核。病理检查可鉴别。

（二）鉴别诊断

多种疾病与结膜乳头状瘤外观表现相似，须注意鉴别。

1. OSSN　该病中老年男性好发，病程较长，发生于角膜缘且后期累及角膜的可能性较大，不带蒂多见。HPV 感染及紫外线暴露为主要危险因素。病理检查可见异型细胞或癌变鳞状细胞，有助于鉴别及明确诊断。

2. 结膜淋巴瘤　可为全身淋巴瘤的眼部表现，也可为孤立病变，多呈鲑鱼肉样外观，弥散生长，瘤体无蒂样结构，基底固定不动，瘤内无丰富血管的结缔组织核，睑结膜及穹窿结膜好发，累及角膜缘罕见。确诊需要结合全身检查、病理检查及免疫组化综合判断。

3. 无色素性结膜黑色素瘤　无色素性结膜黑色素瘤罕见，一般肿物无分叶状或指状外观，基底固定不可移动，周边有滋养血管，瘤体无蒂。根据病理检查及免疫组化确诊。

4. 化脓性肉芽肿　睑结膜或泪阜多发，一般为急性化脓性炎症发生后的慢性炎症表现，外观上呈肉粉色，也可有类似分叶状外观，但无血管化的结缔组织核，基底不可移动，且基底部深处有时残留局部机化的囊肿。病理检查有助于鉴别。

四、治疗

随着对结膜乳头状瘤的病因和发病机制认识的不断深入，结膜乳头状瘤的治疗理念发生了很大变化。20 世纪早期，广泛手术切除联合残余病灶烧灼曾被作为首选治疗方法，之后又尝试将烧灼改为冷冻。但上述治疗方法的复发率相当高，复发灶甚至比原发灶严重得多。随着对疾病的认识加深，人们发现局部化疗或免疫治疗单独应用可明显缩小甚至完全消除病灶，且用于术中辅助治疗还可降低复发率。因此，单纯局部药物治疗日渐成为首选治疗方法，该法不仅使复发和扩散的风险明显降低，且破坏性更小、效果也更持久。

治疗方案的选择需要考虑多方面因素，包括年龄、全身情况、瘤体位置、范围和侵袭程度、能否承受药物或手术治疗，以及经济负担等。

有些结膜乳头状瘤可缓慢自愈，对于面积较小的无症状患者，可观察和随访。疑有化脓性肉芽肿等炎症反应时，可局部使用糖皮质激素进行诊断性治疗，结膜乳头状瘤对糖皮质激素治疗不敏感。

（一）药物治疗

1. 干扰素 α-2b　干扰素（IFN）是一种内源性免疫调节糖蛋白，由各种免疫细胞释放，具有抗病毒、抗菌和抗新生物等功能。其抗肿瘤作用机制包括通过增强树突状细胞和 T 细胞功能来提高免疫原性，以及诱导肿瘤细胞凋亡。局部应用重组 IFNα-2b 可产生抗增殖和抗血管生成作用。干扰素已成功用于治疗其他与 HPV 相关的疾病，如生殖器乳头状瘤和宫颈上皮内瘤样病变。

干扰素直接应用于眼表，可局部滴涂或病灶内给药，给药方式取决于乳头状瘤的位置和大小。IFNα-2b 局部滴用治疗原发或复发性结膜乳头状瘤，病灶可完全消退。干扰素可经皮下或肌内注射给药，治疗原发和复发性结膜乳头状瘤，起初病灶有所缩小，但停药后容易复发。

对病灶较小的原发结膜乳头状瘤，干扰素局部滴用作为主要治疗方法，滴用浓度为 1MIU/ml，每日 4 次，疗程视病灶消退情况而定。

对病灶较大的原发结膜乳头状瘤、复发或对局部滴用 IFN 耐药的患者，考虑病变内注射 IFN。聚乙二醇化干扰素（pegylated interferon，Peg IFN）α-2b 在体外比 IFNα-2b 更有效，而安全性和耐受性相似。

IFN 治疗结膜乳头状瘤的作用机制仍有待进一步明确。多项因素影响疗效，包括肿瘤大小、位置、疗程、HPV 状态、免疫状态、药物浓度和用药频率等。

局部使用 IFN 滴眼液患者耐受性好，临床使用多。少数可出现轻度结膜充血、滤泡性结膜炎或偶发性浅表性角膜炎等。

病灶内注射 IFN 有较好的耐受性和依从性，但较局部滴眼液的副作用明显。主要包括肌痛和发热等流感样症状，可酌情给予药物退热缓解。

IFN 常见的全身副作用有流感样症状和肌痛，恶心和呕吐等胃肠道紊乱，中性粒细胞减少症和血小板减少症；少数可出现视网膜病变，尤其对糖尿病、血管病变患者。

2. 丝裂霉素 C（MMC） MMC 是一种烷基化剂，来源于链霉菌放线杆菌，通过交联 DNA 发挥抗肿瘤作用。对 OSSN 治疗有效，但对结膜乳头状瘤应用较少。有人认为其对手术切除后多次复发的患者有效；或对免疫功能低下且 IFN 耐药的患者，可作为替代方案。

与 IFN 相比，MMC 副反应更多，常见的有眼部不适、疼痛和结膜充血。疗程较长的患者中，12%～24% 出现角膜缘干细胞缺乏。其他并发症还包括复发性角膜溃疡或穿孔、角膜变性、继发性青光眼和白内障，以及泪点狭窄导致溢泪等。

鉴于副反应发生率较高，建议 IFN 治疗失败情况下，改用局部滴 MMC 替代，或用于手术中的辅助治疗。滴用剂量 0.02%～0.04%，每天 4 次。

3. 5-氟尿嘧啶（5-FU） 5-FU 是一种嘧啶类似物，通过抑制胸腺核苷酸合成酶来阻断 DNA 和 RNA 的合成。5-FU 可作为复发性结膜乳头状瘤的辅助治疗。与干扰素相比，5-FU 的副作用较多，但总体上耐受性良好。可引起眼部疼痛、结膜充血、眼睑水肿、浅表性角膜溃疡、丝状角膜炎等。应用不含防腐剂的人工泪液、短效泼尼松龙和眼膏等，常可逆转眼表损伤。

4. 西咪替丁 是一种口服组胺 H_2 受体拮抗剂，主要用于治疗消化性溃疡。T 细胞 H_2 受体激活引起迟发型超敏反应，大剂量西咪替丁可抑制该反应，以此增强免疫调节作用。西咪替丁可治疗儿童多发性顽固性皮肤疣以及复发性呼吸道乳头状瘤，是一种安全的替代选择。口服西咪替丁对结膜乳头状瘤的疗效因人而异，对复发的儿童患者，可使肿瘤完全消退。对累及广泛的难治性结膜乳头状瘤，可与外用 IFN 联合，用于术前或术后辅助治疗，以减少肿瘤切除范围，降低术后并发症的风险，如结膜瘢痕、睑球粘连、睑缘粘连和角膜缘干细胞缺乏症等。该药的全身或局部副作用不明显。

（二）激光治疗

1. 模式扫描激光光凝术 是一种完全合成的光凝激光扫描系统，当手术条件受限时，可作为结膜乳头状瘤切除治疗的替代方法。用于初始治疗时，约 2～3 个疗程后肿瘤可消退，复发率低。

通常在表面麻醉下和 1% 甲苯胺蓝滴涂后进行。甲苯胺蓝染色有丝分裂活性高的区域。光凝范围达肿瘤边缘外 2mm，激光光斑直径 200μm，20～100ms，600～1 800W，进行 300～1 400 次，根据病变大小和患者耐受性而定。激光治疗时可有轻微不适，一般持续 1 到 2 天可自行缓解，无须行药物治疗。无其他明显副作用或并发症。

2. 光动力疗法 是一种微创疗法，利用可见光激活光敏药物，该药通过活性氧作用进一步介导肿瘤坏死。光动力疗法对鳞状细胞癌和血管瘤有效。关于结膜乳头状瘤的临床经验不多，但有使用后肿瘤完全消退的案例报道。

（三）手术治疗

手术切除结膜乳头状瘤时，可由于器械接触等，将HPV病毒颗粒播撒到周围组织并脱落，导致肿瘤复发。复发病变甚至比术前更严重，故须谨慎选择手术适应证，对于药物治疗无效，或范围较大的病变，可考虑手术完整切除，且术中注意运用"肿瘤无接触"技术。此外，术中联合冷冻、烧灼及药物辅助治疗，可提高治愈率、降低复发率。

肿瘤切除后若创面较小，结膜直接缝合。如创面较大，常用修补技术包括对侧眼自体结膜移植、羊膜移植和唇黏膜移植等。

（四）辅助治疗

1. **冷冻治疗**　为降低器械接触肿瘤导致播散种植，可选择术中双冻融技术。切除前先对整个肿瘤进行冷冻，以破坏肿瘤上皮细胞，尽量减少病毒播撒，第二次冷冻肿瘤基底部，同时用冷冻手柄替代钳子提起瘤体，随后完全切除，并可在切除后适当烧灼创面。

2. **术中局部药物治疗**　对多次复发且累及范围很广的病变，术中联合使用MMC，可使肿瘤明显消退，降低复发率。MMC推荐浓度0.2~0.3mg/ml，以棉团浸润敷于创面，保持2~3分钟，然后用生理盐水大量冲洗。敷药时尽量避免巩膜和MMC药物直接接触，减少角巩膜穿孔等并发症。其他术中辅助治疗药物有IFNα-2b、二硝基氯苯、抗血管内皮生长因子等。

五、预后和随访

（一）疾病转归

结膜乳头状瘤复发率较高，总体复发率为3%~27%，其中儿童和青少年较高。单纯手术切除的复发率高达50%，手术切除联合辅助治疗的复发率显著降低，约为7.1%。定期随访对及时获知病变复发情况至关重要。

（二）随访

药物治疗的患者，至少每2个月评估1次不良反应。手术治疗的患者，建议随访频率为：术后1天、1周、1个月、此后第1年每3个月随访1次，第2年每6个月随访1次，之后每年随访1次，排查复发情况。随访时应拍摄裂隙灯显微镜照片，具体视病变程度和进展情况而定。

六、典型病例

（一）病史特点

患者，男，23岁，因"发现右眼上睑新生物渐进增大1年"就诊。患者1年前发现右眼上睑结膜新生物若干，揉眼时伴出血，未予重视，渐进增大，近来明显，到上海交通大学医学院附属第九人民眼科门诊就诊。

专科检查：双眼视力为1.0，右眼上睑中央结膜面近睑缘处见三枚大小不一的肉红色隆起（图14-1-4），呈乳头状突出于结膜面（图14-1-5），直径分别为5mm、4mm和2mm，边界清，充血，蒂部结膜下见陈旧出血灶（图14-1-6），睑裂区结膜半月皱襞表面见乳头样改变，余双眼前后节查体未见明显异常。门诊以"右眼结膜乳头状瘤"收入院治疗。

（二）治疗经过

眼睑睑结膜三个乳头状瘤，刺激症状明显，考虑手术治疗。完善术前相关检查，排除手术禁忌

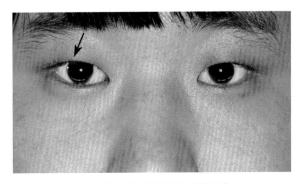

图14-1-4　右眼结膜乳头状瘤患者术前照片

双眼平视前方，可见右眼上睑缘中央肉红色肿物（箭头所示）。

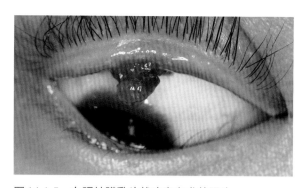

图 14-1-5　右眼结膜乳头状瘤患者术前照片

右眼上睑中央结膜面近睑缘处见 3 个大小不一的肉红色隆起，呈乳头状突出于结膜面。

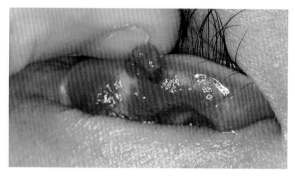

图 14-1-6　右眼结膜乳头状瘤患者术前照片

右眼上睑睑结膜面瘤体边界清，充血，蒂部结膜下见陈旧出血灶。

证。利多卡因局部浸润麻醉，4-0 丝线上睑皮下做牵引缝线，翻转上睑，暴露结膜面。剪除上睑结膜肿物三个，大小分别为 5mm×5mm，4mm×4mm，2mm×2mm。冰冻病理报告，乳头状瘤伴中性粒细胞浸润。剪除睑结膜近睑缘处乳头样改变的组织。创面予烧灼止血。术后定期随访。

（三）治疗结果

术后第 1 天，患者刺激等不适症状消除，术眼上睑略肿胀（图 14-1-7），创面轻度充血，无肿物残留，手术切口愈合良好（图 14-1-8）。随访 2 年未见复发。

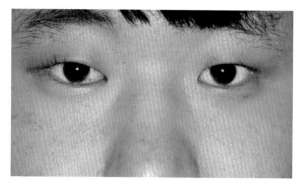

图 14-1-7　右眼结膜乳头状瘤患者术后照片

术后第 1 天，患者右眼上睑略肿胀，未见明显渗出或肿物突出。

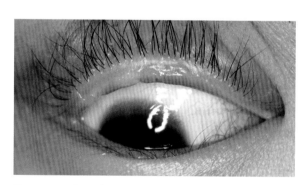

图 14-1-8　右眼结膜乳头状瘤术后患者右眼照片

术后第 1 天，创面轻度充血，无肿物残留或渗出，手术切口愈合良好。

第二节　眼表角化棘皮瘤

眼表角化棘皮瘤（keratoacanthoma，KA）是一种常见的良性鳞状细胞增生性肿瘤，生长快速，多见于球结膜，也可累及泪阜、角膜、睑缘等，少数可自行消退。组织学上，与分化良好的皮肤鳞状细胞癌难以区分。结膜角化棘皮瘤被认为是假性上皮瘤样增生或假性癌样增生（pseudoepitheliomatous hyperplasia、pseudocarcinomatous hyperplasia，PEH）的变体，是慢性炎性上皮细胞增生性肿瘤。与皮肤角化棘皮瘤相比，结膜角化棘皮瘤的发病年龄更年轻，大多在 26～65 岁之间，80 岁以上者罕见；高加索人种及男性较多见。

一、病因和发病机制

目前认为发病可能与紫外线辐射有关。结膜角化棘皮瘤的基因及遗传因素尚不清楚,但皮肤角化棘皮瘤的相关研究结果可供参考。遗传性多发性自愈性掌跖癌相关的病例研究发现,多发性自愈性掌跖癌与17号染色体 *NLRP1* 突变相关,该突变可导致炎症小体激活,此为皮肤角化棘皮瘤可能的发病机制,但该基因突变在结膜角化棘皮瘤中的致病性有待进一步研究。

二、临床表现

（一）症状

随着瘤体生长,自觉异物感等症状会逐渐明显。患者大多照镜子时发现睑裂区球结膜隆起肿物,短时间内增长较快,一般无明显破溃出血等。

（二）体征

结膜角化棘皮瘤多发于睑裂区角膜缘或其周围球结膜,泪阜少见。一般表现为几周内快速增大伴过度角化的实性白色肿物。外观与更常见的皮肤角化棘皮瘤类似,有些肿块表面可见一脐状中心,边缘隆起,即呈火山口样表现。结膜角化棘皮瘤须与结膜鳞状细胞恶性肿瘤相鉴别,结膜角化棘皮瘤的发病和进展更快。

三、诊断与鉴别诊断

（一）诊断

1. **病史** 应询问患者病程及进展速度,眼部手术史、外伤史、紫外线暴露情况等;有无全身黏膜皮肤恶性肿瘤病史,免疫功能状态如何,疫苗接种情况等也应作常规询问。

2. **体格检查** 须注意先观察眼部外观,并用裂隙灯显微镜详细检查眼睑结膜情况,务必翻眼睑

检查。肿瘤的特点记录包括:基底尺寸及厚度、形态、表面角化程度、供养血管、色素情况、肿瘤的位置和范围等都应记录。每次就诊均常规行裂隙灯照相。瘤体触诊有助鉴别肿物性质,结膜角化棘皮瘤一般为实性。

3. **病理检查** 病理组织学上,瘤体结构与周围结膜边界分明,有明显的棘皮病表现,即伴有实质性的多层角化不全,可见丰富的细胞质内角化不良物和核固缩,中间无颗粒层。伴随特征包括固有层慢性炎症表现和毛细血管扩张。一般基底膜完整,未见恶性转化。

4. **辅助检查** 眼前节的超声影像检查及相干光断层扫描,可用于评价肿瘤的厚度及向邻近组织侵袭的范围(如巩膜、葡萄膜、前段眼眶等)。若发现眼前节侵袭迹象,包括房角变钝及葡萄膜增厚,可行 UBM 检查进一步评估。眼后节超声有助于排查脉络膜及眶部侵袭。

5. **诊断要点** 中青年男性多见,数周内快速生长的白色实性肿物,边界清,肿物表面可见火山口征,多发生于睑裂区角膜缘或其周围,少数累及泪阜。

（二）鉴别诊断

多种疾病与结膜角化棘皮瘤外观表现相似,须注意鉴别,尤其 OSSN、结膜乳头状瘤、无色素黑色素瘤等。

1. **OSSN** 该病中老年男性好发,病程较长,早期进展较慢,短期内增大提示恶变可能。发生于角膜缘且后期累及角膜的可能性较大,病灶偏扁平,外观上与结膜角化棘皮瘤区分较难。鉴别主要依赖病理检查,可见异型细胞或癌变鳞状细胞。

2. **无色素结膜黑色素瘤** 结膜黑色素瘤发病率不高,无色素者更罕见,短期内新发的结节型病灶可与结膜角化棘皮瘤外观相似,但周边多有滋养血管。确诊依据病理检查及免疫组化结果。

3. **结膜乳头状瘤** 最常见的结膜良性肿瘤,各年龄段皆可发病,儿童也较常见。HPV 感染为重要危险因素。病程较长,生长缓慢,多为淡红色带

蒂乳头状,瘤体内含丰富血管团,典型者可见发夹样血管团。

四、治疗

尽管结膜角化棘皮瘤有自发消退可能,但其临床表现很难与 OSSN 直接区分,治疗应参考 OSSN 治疗方案,尽可能手术切除并做病理检查确诊。

主要治疗方案为"零接触"手术完全切除联合冷冻治疗,术中快速病理检查明确瘤体性质,酌情选择局部化疗等辅助治疗。

五、预后和随访

预后良好,一般无复发,伴眼内浸润者的复发可能性稍高。手术治疗后建议的随访频率为:术后 1 周、1 个月、此后第 1 年每 3 个月随访 1 次,第 2 年每 6 个月随访 1 次,之后每年随访 1 次。随访时应拍摄裂隙灯显微镜照片,或根据具体情况选择 AS-OCT 检查等。联合局部化疗者,用药期间密切随访,至少每月评估 1 次不良反应。

第三节 眼表鳞状上皮肿瘤

眼表鳞状上皮肿瘤(ocular surface squamous neoplasm, OSSN)是眼表上皮性癌前病变到侵袭性恶性肿瘤的临床统称,一般起源于结膜,可同时累及角膜和泪阜,单独发生于角膜者较少见。结膜上皮癌前病变即结膜上皮内肿瘤(conjunctival intraepithelial neoplastic, CIN),其他名称还有 Bowen 病,结膜鳞状发育不良(conjunctival squamous dysplasia),结膜上皮内上皮瘤(conjunctival intraepithelial epithelioma),结膜上皮角化不良(conjunctival epithelial dyskeratosis)。累及角膜上皮为主的癌前病变称为角膜上皮成熟障碍(corneal epithelial dysmaturation),角膜上皮发育不良(corneal epithelial dysplasia)或角膜上皮内肿瘤(corneal intraepithelial neoplasia)。目前,将局限于角膜上皮的癌前病变统称为 CIN(corneal/conjunctival intraepithelial neoplastic),即 CIN 定义扩展为角/结膜上皮内肿瘤。侵袭性上皮恶性肿瘤即鳞状细胞癌(squamous cell carcinoma, SCC),包含黏液表皮样癌(mucoepidermoid carcinoma)的少数变异型,该型临床表现上无明显特征,须依赖病理组织学鉴别。CIN 约占结膜肿瘤的 4%,SCC 占眼表恶性肿瘤的 60%~85%。

OSSN 发生率存在人种及性别差异。欧美国家中,每年每 10 万人中发病 0.03~1.9 例,其中男性白种人中的 SCC 发生率较其他人种及女性高 3~5 倍,且 60 岁以上较高。非洲地区发病率更高,津巴布韦为最,男女分别为每年每 10 万人群中发病 3.4 和 3.0 例。这些差异可能和自身免疫状态或暴露于危险因素有关,如日光直射时长、户外职业、HIV 感染、HPV 感染等。目前,我国乃至亚洲尚缺乏大样本的流行病学数据,可能与黄种人发病率相对较低有关。我国对该类疾病的命名尚未形成共识,眼科医师对这类疾病的认识较少。

一、病因和发病机制

OSSN 的主要环境危险因素是日光照射和吸烟。次要的环境因素包括维生素 A 缺乏、眼表损伤、接触石油制品,以及慢性病毒感染如人类免疫缺陷病毒(HIV)、人乳头状瘤病毒(HPV)、乙型肝炎病毒（HBV）和丙型肝炎病毒（HCV）等。自身危险因素主要为免疫系统状态，免疫缺陷患者，尤其是HIV感染者发生OSSN的可能性更高，且预后很差。其他免疫紊乱因素包括免疫抑制剂使用，如器官移植后、哮喘和湿疹等变态反应类疾病、眼瘢痕性类天疱疮、着色性干皮病，以及其他自身免疫病等。

HPV感染是多种结膜上皮性肿瘤的重要诱因，与OSSN有关的主要是高危型16和18型HPV。OSSN的病理发生从上皮基底层起始，向结膜表面生长，最后突破基底膜侵入上皮下。而紫外线破坏了上皮细胞DNA中的嘧啶二聚体，通过干扰抑癌因子TP53使细胞周期转变。此外，紫外线的光学免疫抑制作用使HPV激活，最终导致细胞感染并诱发不典型分化。目前尚未发现HPV感染和治疗效果间的相关性。

端粒酶逆转录酶（telomerase reverse transcriptase，*TERT*）基因的催化物突变参与多种癌症的发生，如皮肤恶性黑色素瘤、鳞状细胞癌、甲状腺癌、神经胶质瘤等。而该突变提示恶性程度较重，且预后差。有研究发现约44%的OSSN存在*TERT*的催化物突变，但并未发现该突变与OSSN复发存在相关性。

二、临床表现

（一）症状

中老年男性好发，根据肿瘤的大小和位置不同，症状表现不同。体积较小的病变通常无症状，较大的病变则可能导致眼睑闭合不全和泪液分泌不足，而出现异物感或干涩。少数也可发生结膜出血、外观异常等。若侵犯角膜光学区，导致视力下降。

（二）体征

常单眼发病，多位于日光暴露下的睑裂区角膜缘，且鼻侧和颞侧皆可见。典型表现为血管化的胶冻状新生物。较少见的表现有黏膜白斑样、邻近角膜上皮的泡沫状浸润、伴扩张扭曲的滋养血管。OSSN极少侵入眼球或扩散至眼眶。在欧美地区，肿瘤多呈典型的黄粉色。在非洲地区，与肤色相关的黑色素细胞化常见。

CIN的常见形态有三类：①乳头状，多为不典型增生的细胞聚集，不带蒂；②胶冻状，多因棘化和不典型增生；③白斑状，由于不完全过度角化及角化不良。可伴随轻度炎症和不同程度的血管化，若见粗大的滋养血管，则向上皮基底膜下突破的可能性大。CIN通常发展缓慢，肿块中心一般位于角膜缘，并可能向周边组织包括角膜蔓延。

SCC的常见形态为基底较宽的肿物，一般沿角膜缘分布。病灶容易向周边扩张，边界清晰，可表现为白斑状或乳头状。病理上可见肿瘤组织突破上皮基底膜侵入基质，但多局限于眼球表面进展，罕见穿透巩膜或角膜前弹力层的情况。肤色深的人群更易出现肿瘤表面色素化。肿物周围常见充盈的滋养血管（图14-3-1）。

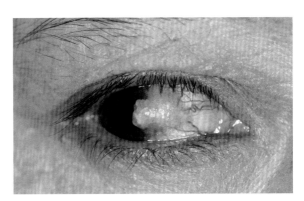

图14-3-1 右眼OSSN患者照片
右眼鼻侧角膜缘见白色胶冻状肿物，累及球结膜及角膜，病理示鳞状上皮重度不典型增生，局部癌变。

三、国际分期

美国癌症联合委员会于2016年发布了第8版AJCC癌症分期手册，更新了继往版本中关于SCC的TNM分期。该分期根据瘤体（tumor，T）位置及组织学累及范围的分类，淋巴结（node，N）累及情况分类，远处转移（metastasis，M）分类等三方面进行综合评估，并作TNM分期。病理诊断还须进一步做组织病理学分级（grading，G）。依据AJCC分期治疗SCC患者，可较准确地实施分期分级治疗，并对预后作合理判断（表14-3-1）。

表 14-3-1　AJCC 第 8 版结膜鳞状细胞癌（SCC）的
TNM 分期和病理分级

T 分类	原发肿瘤位置及范围分类的定义
T_X	原发肿瘤无法评估
T_0	检测不到原发肿瘤
Tis	原位癌
T_1	肿瘤（最大径≤5mm）侵犯结膜基底层，未见邻近结构侵犯
T_2	肿瘤（最大径＞5mm）侵犯结膜基底层，未见邻近结构侵犯
T_3	肿瘤侵犯邻近组织*，还包括眼眶
T_4	肿瘤侵犯眼眶，伴/不伴进一步扩散
T_{4a}	肿瘤侵犯眶内软组织，不伴骨累及
T_{4b}	肿瘤侵犯眶骨
T_{4c}	肿瘤侵犯邻近鼻窦
T_{4d}	肿瘤侵犯脑组织
N 分类	**局部淋巴结转移分类的定义**
N_X	局部淋巴结无法评估
N_0	未见局部淋巴结转移
N_1	可见局部淋巴结转移
M 分类	**远处器官转移分类的定义（M）**
M_0	未见远处器官转移
M_1	可见远处器官转移
组织学分级（G）	**组织病理学分级的定义**
G_X	分级无法评估
G_1	分化良好
G_2	中度分化
G_3	低度分化
G_4	未分化

* 邻近组织的范围包括：角膜、穹窿结膜、睑结膜、睑板、泪点、泪小管、结膜皱襞、泪阜、眼睑前层、眼睑后层、睑缘、眼球内组织。

四、诊断与鉴别诊断

（一）诊断

1. **病史**　注意询问患者发病及病程进展情况，治疗情况，有无手术治疗史及病理诊断，是否复发，以及其他眼部手术史。其他医疗机构手术切除后病理诊断不明确的，应尽可能取到当时的病理切片并请权威病理专家会诊。此外还要注意患者外伤史、恶性肿瘤史、免疫功能情况、HPV 等病毒感染史、疫苗接种情况等，及紫外线暴露等。

2. **体格检查**　包括肉眼观察、裂隙灯显微镜检查及淋巴结触诊。所有结膜面都应仔细检查，测量，数据记录，并摄影记录。拍摄肿物时应关注病灶边缘，角膜上皮浸润，以及泪点受累情况。角膜缘病变可进行房角镜检查，当怀疑眼球内侵袭时更应警惕。当发现泪点累及时，患侧鼻窦也应考虑进一步排查。

3. **病理检查**　病理检查是 OSSN 诊断的"金标准"。病理学分级的基本要求是尽可能完整地切下原发灶。标本送检时，将结膜标本平铺在做好标记的滤纸上，上皮面朝上送检，防止标本卷曲，有助顺利制作垂直于表面的切片，评估肿瘤浸润深度。送检必须包括肿物周边及深部切缘组织。

病理组织学上最重要的是评估肿瘤是否突破基底膜，或者肿瘤细胞是否穿过上皮基底膜侵入基质。对于未突破基底膜的病变，可使用结膜上皮内肿瘤（CIN）作为临床诊断。CIN 分为轻度、中度和重度，分类依据为细胞异型性的程度。轻、中度病变的细胞排列失去极性，异常细胞不累及全层上皮。重度的可见上皮全层受累，伴有鳞状漩涡或角蛋白珠。较晚期的重度病变与原位癌不易区分。CIN 主要用于非侵袭性病变的病理组织学诊断（图 14-3-2）。

SCC 的病理特点为：上皮内原位癌改变，且癌细胞突破基底膜向上皮下组织内侵袭，形成癌细胞巢。分化较好的癌细胞巢中央可见角蛋白珠，细胞较大，呈多边形，有细胞间桥，胞浆丰富。分化差的癌细胞巢小，呈条索状，排列混乱，细胞呈梭形，无细胞间桥，核染色深。

4. **辅助检查**　眼前节的超声影像检查及相干光断层扫描可用于评价肿瘤的厚度及向邻近组织

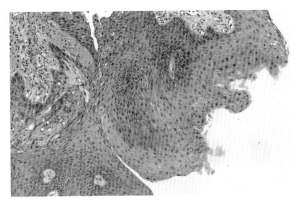

图 14-3-2　结膜轻度 CIN 病理图片（HE 染色，×40）
结膜鳞状上皮乳头状瘤内见部分上皮细胞轻度不典型增生。

如巩膜、葡萄膜和眼眶等侵袭情况。若发现眼前节侵袭迹象，包括房角变钝及葡萄膜增厚，可行 UBM 检查进一步评估。眼后节超声有助于排查脉络膜及眼眶侵袭。

若怀疑肿瘤局部或全身转移，进行颈部淋巴结超声检查，排查淋巴结转移。进行 CT 和 MRI 检查，筛查肺、脑、肝等脏器是否转移，必要时行 PET/CT 检查。

5. **实验室检查**　常规检测包括血常规、尿常规、粪常规、肝功能、肾功能、凝血功能，以及 HBV、HCV、HIV 和 HPV 等相关病毒感染筛查。

6. **诊断要点**　中老年男性好发，病程较长，发生于角膜缘且后期累及角膜的可能性较大。HPV 感染及紫外线暴露为主要危险因素。病理检查可见异型细胞或癌变鳞状细胞。

（二）鉴别诊断

主要与良性结膜乳头状瘤和角膜缘肿物样疾病等鉴别，通过病史、临床表现、前节 OCT 及病理检查进行鉴别诊断。常见的角膜缘肿物样疾病包括翼状胬肉、睑裂斑、角膜血管翳、化脓性肉芽肿、无色素结膜黑色素瘤等。

1. **结膜乳头状瘤**　最常见的结膜良性肿瘤，各年龄段皆可发病，儿童也较常见。病程较长，生长缓慢，为淡红色带蒂乳头状，瘤体带蒂多见，内含丰富血管团，典型者可见发夹样。

2. **翼状胬肉**　中老年人高发，紫外线暴露为重要危险因素。发生于睑裂区，鼻侧多见，病程一般较长，生长缓慢。侵犯角膜缘并累及角膜严重者可遮挡视轴，影响视力。病灶外形多呈尖端朝向角膜的三角形，较扁平，无乳头状或蕈样表现。病理检查无肿瘤细胞增生。

3. **结膜淋巴瘤**　单独发病或全身淋巴瘤的眼部表现。多呈鲑鱼肉样外观，弥散生长，瘤内无丰富血管团，睑结膜及穹窿结膜好发，累及角膜缘罕见。

4. **化脓性肉芽肿**　睑结膜或泪阜多发，一般为急性化脓性炎症发生后的慢性炎症表现。外观上呈肉粉色，也可有类似分叶状外观，但肿物内无丰富血管，且基底部有时见囊肿残留。

5. **无色素结膜黑色素瘤**　多见于睑裂区，瘤体外观与 OSSN 等疾病相似，但周边可伴有滋养血管。依据病理检查及免疫组化进行鉴别诊断。

五、治疗

根治性手术切除是主要治疗方法，可联合辅助治疗降低复发率。OSSN 手术切除后的复发率可高达 5%～53%，因此，根治性切除防止复发为主要目标。务必以"零接触"原则进行手术操作，避免 HPV 种植或肿瘤细胞播散。恶性肿瘤应尽早手术切除，并联合冷冻、局部化疗、放疗等辅助治疗。术中应对病灶及切缘组织进行冰冻病理检查，以确定切除范围，达到根治目的。

（一）手术治疗

手术彻底切除病灶联合结膜切缘冷冻治疗是主要治疗方法，手术遵循"零接触"原则，术中使用玫瑰红或丽丝胺绿染色有助于确定肿块边界。

1. **CIN**　应将肿物边界周围 3～4mm 范围内未受累组织一并切除。CIN 手术切除后的复发率较高，切缘阴性者 10 年约有 1/3 复发，切缘阳性者约 1/2 复发。切缘残留不典型增生者，较无残留者复发更快。尽管近年兴起多种药物辅助治疗，切缘冷冻治疗仍是首选的术中辅助治疗方法。

2. SCC 应将肿物边界周围 4mm 范围内未受累组织，以及肿物深层紧密相连的薄层巩膜组织瓣一并切除。切除后，巩膜创面须用无水酒精清洗，并行结膜切缘的冷冻治疗。切缘残留肿瘤细胞是复发的主要风险，一旦侵入眼内，肿瘤很可能疯狂生长。且虹膜与小梁网的血管网丰富并与全身连通，可能导致肿瘤发生眶内甚至远处转移。如果侵入眶内，须行眶内容剜除术，必要时须联合放疗。

3. 创面处理 病灶切除后，若创面较小，可常规缝合结膜，非睑裂区甚至可不缝合。对较大面积的缺损，须考虑羊膜移植，羊膜植片可略大于覆盖的缺损区，用 8-0 或更细的可吸收线，或 10-0 不可吸收线缝合固定。或用生物组织胶水替代缝线，黏附并稳定植片，可避免拆线及线结引起的刺激反应。若超过 2/3 深度的角膜缘被切除，则施行角膜缘干细胞移植，防止角膜缘穿孔或假性胬肉等并发症。

（二）术中局部药物治疗

局部药物治疗可覆盖整个眼表区域。对病灶较小的非侵袭性 OSSN，应用局部药物治疗甚至可替代手术切除，从而减少结膜瘢痕或角膜缘干细胞损伤，有助于维持眼表形态及功能完整性。对侵袭性 OSSN，施行根治性手术切除和结膜切缘冷冻治疗，同时术中局部药物辅助治疗。常用药物为丝裂霉素 C、5- 氟尿嘧啶和干扰素 α-2b（表 14-3-2）。根据病变特点，术前、术中或术后皆可施行局部化疗。对术中切缘冰冻病理阳性患者，术中联合干扰素 α-2b 等局部治疗较单纯手术切除效果更好。

表 14-3-2 OSSN 局部辅助化疗中常用药物的剂量、方案及副作用比较

最常用药物	给药方案及浓度	剂量	副反应
干扰素 α-2b（IFNα-2b）	局部滴眼：1MIU*/ml（或 2～3MIU/ml）；结膜下注射：每周 3MIU/0.5ml（或每月 10MIU/0.5ml）	局部滴眼：每天 4 次连续冲洗；结膜下注射：3MIU，每周 1 次，直至缓解，通常需 4～5 周（或 10MIU，每月 1 次）	眼部滴用很少出现明显不适，结膜下注射偶见流感样不适
5- 氟尿嘧啶（5-FU）	局部滴眼：浓度 1%	每天 4 次，持续 1 周后停 3 周（或每天 4 次，连用 2 天～4 周）	轻微疼痛，眼睑水肿，上皮病变
丝裂霉素 C（MMC）	局部滴眼：浓度 0.02%～0.04%	每天 4 次，持续 1 周后停 2～3 周，直到眼部刺激反应消失；通常进行 3～4 个循环可至缓解（或 7～14 天一个循环）	疼痛，角膜病变，泪点狭窄，角膜缘干细胞缺损

*MIU：million international units，百万国际单位。

（三）放射治疗

对侵袭性病灶，可采用放射治疗，包括质子疗法、短距离放射疗法及电子束放射治疗，可有效降低术后复发率。

六、预后和随访

（一）疾病转归

病变累及 1/2 以上角膜缘者预后差。OSSN 术后复发率高，可发生于术后若干年。手术切缘阴性者，10 年约有 1/3 复发；手术切缘阳性者，复发率明显增加。复发性 OSSN 生长迅速，侵袭性更强。SCC 以局部浸润为主，全身转移少见。

（二）复查与随访

定期规范随访，密切观察复发或转移情况。依据肿瘤分期和患者情况，制订个体化随访方案。

1. 局部检查 每年定期行全面的眼部检查，包括视力、眼压、视野、裂隙灯、AS-OCT、UBM、B超、眼部影像学检查等。每年至少 1 次局部淋巴结 B超检查。

2. **全身检查** 定期全身检查以监测肿瘤转移情况。每年1次全身检查,胸腹部CT、脑部MRI、血液检查等。

3. **其他指标** 一些生物标志物的监测可有助于及早发现转移或复发迹象。如肿瘤抑制基因 *p16INK4a* 的过度表达,可能与OSSN弥漫性生长、发病年龄小于50岁和晚期转移有关。

七、典型病例

(一)病史特点

患者,女,76岁。3个月前发现左眼角膜肿物,伴磨痛,无视力下降,就诊于上海交通大学医学院附属第九人民医院眼科。患者有高血压病史40年,糖尿病史8年,均药物控制稳定。患者自发病以来,精神可,食欲好,睡眠好,二便正常,体重无明显变化。

眼科检查:右眼视力0.6,眼睑无肿胀,结膜无充血,角膜透明,前房深清,瞳孔圆,直径约3mm,对光反射灵敏,人工晶状体透明,眼底未见明显异常。左眼视力0.6,眼睑无肿胀,结膜轻度充血,鼻下方角膜可见大小约6mm×4mm×3mm肿物,肿物边界清楚,胶冻状,粉白色,表面可见少量血管爬行,不可活动,累及鼻下方角巩膜缘后组织约2mm(图14-3-3)。门诊以"左眼角结膜肿物"收治入院。

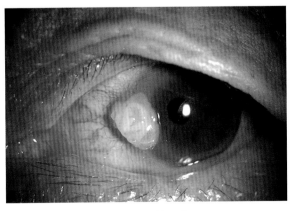

图14-3-3 左眼OSSN患者术前照片

左眼鼻侧角膜缘可见大小约6mm×4mm×3mm隆起肿物,边界清,胶冻状,粉白色,周边可见少量血管爬行,不可活动。

(二)治疗经过

确定手术方案为根治性手术切除联合结膜切缘冷冻术。完善相关检查,排除手术禁忌证。结膜囊表面麻醉,2%利多卡因注射液结膜下浸润麻醉,距肿物边缘约4mm完整切除肿物,送冰冻病理检查,结果示鳞状上皮中重度不典型增生。更换手术器械,结膜切缘冷冻,羊膜覆盖缺损区,10-0缝线间断对位缝合固定羊膜。术后予抗感染、抗炎治疗。诊断:左眼中重度CIN。

(三)治疗结果

术后第1天,患者不适症状消除,术眼上睑略肿胀,创面轻度充血,无肿物残留,手术切口愈合良好(图14-3-4)。随访3年未见复发。

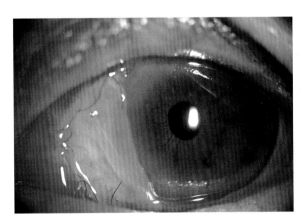

图14-3-4 左眼OSSN患者术后照片

术后1天,左眼术区羊膜位正,缝线在位,轻度充血水肿,角膜透明,未见肿物残留。

参考文献

1. AMIN M B, EDGE S B, GREENE F L, et al. AJCC cancer staging manual. 8th ed. New York: Springer International Publishing, 2017.

2. GICHUHI S, SAGOO M S, WEISS H A, et al. Epidemiology of ocular surface squamous neoplasia in Africa. Trop Med Int Health, 2013, 18: 1424-1443.

3. SJÖ N, HEEGAARD S, PRAUSE J U. Conjunctival papilloma. A histopathologically based retrospective study. Acta Ophthalmol Scand, 2000, 78(6): 663-666.

4. KALIKI S, AREPALLI S, SHIELDS C L, et al. Conjunctival papilloma: Features and outcomes based on age at initial examination. JAMA Ophthalmol, 2013, 131(5):

585-593.

5. SHIELDS CL, DEMIRCI H, KARATZA E, et al. Clinical survey of 1643 melanocytic and nonmelanocytic conjunctival tumors. Ophthalmology, 2004, 111（9）: 1747-1754.

6. ALBAYYAT G J, VENKATESWARAN N, DAN A, et al. Spontaneous regression of conjunctival keratoacanthoma. BMJ Case Reports, 2019, 12（7）: e228833.

7. ASADI-AMOLI F, GHANADAN A. Survey of 274 patients with conjunctival neoplastic lesions in Farabi eye hospital, Tehran 2006—2012. J Curr Ophthalmol, 2015, 27: 37-40.

8. FREEMAN R G, CLOUD T M, KNOX J M. Keratoacanthoma of the conjunctiva: A case report. Arch Ophthalmol, 1961, 65: 817-819.

9. KIFUKU K, YOSHIKAWA H, SONODA K, et al. Conjunctival keratoacanthoma in an Asian. Arch Ophthalmol, 2003, 121: 118-119.

10. OELLERS P, KARP C L, SHAH R R, et al. Conjunctival keratoacanthoma. Br J Ophthalmol, 2014, 98: 275-276.

11. GROSSNIKLAUS H E, GREEN W R, LUKENBACH M, et al. Conjunctival lesions in adults: A clinical and histopathological review. Cornea, 1987, 6: 78-116.

12. SHIELD J A, SHIELDS C L. Eyelid, conjunctival, and orbital tumors: An atlas and textbook, 3rd ed. Philadelphia: Wolters Kluwer Health/Lippincott Williams & Wilkins, 2016.

13. GROSSNIKLAUS H E, EBERHART C G, KIVELÄ T T. WHO classification of tumors of the eye, 4th ed. Lyon: International Agency for Research on Cancer, 2018.

14. LEE S B, AU EONG K G, SAW S M, et al. Eye cancer incidence in Singapore. Br J Ophthalmol, 2000, 84: 767-770.

15. SHIELDS C L, ALSET A E, BOAL N S, et al. Conjunctival tumors in 5002 cases. Comparative analysis of benign versus malignant counterparts. The 2016 James D. Allen Lecture. Am J Ophthalmol, 2017, 173: 106-133.

16. RAMBERG I, HEEGAARD S, PRAUSE J U, et al. Squamous cell dysplasia and carcinoma of the conjunctiva. A nationwide, retrospective, epidemiological study of Danish patients. Acta Ophthalmol, 2015, 93: 663-666.

15
CHAPTER

第十五章

结膜血管源性肿瘤

结膜血管源性肿瘤包括婴幼儿血管瘤、化脓性肉芽肿、卡波西肉瘤和血管外皮细胞瘤等。临床上罕见，除婴幼儿血管瘤外，结膜血管源性肿瘤多发生于成年人。发病部位多位于球结膜，约 57% 为单纯累及球结膜，14% 发生于角巩膜缘，19% 发生于睑结膜，10% 发生于穹窿结膜。多单侧发病，大多数是良性病变。肿瘤最大直径在 3~15mm，平均直径为 6mm。除化脓性肉芽肿和卡波西肉瘤外，结膜血管瘤多为个案报道。

第一节　结膜血管瘤

婴幼儿血管瘤（infantile hemangioma，IH）发病率为 2.6%～4.5%，多发生于眼睑，结膜婴幼儿血管瘤少见，多伴发眼睑或全身其他部位的血管瘤。

一、病因和发病机制

病因不明，其危险因素包括女性、早产、高加索人种和多胎妊娠。眼睑和眼周婴幼儿血管瘤可造成弱视和永久性视力损害。血管瘤的发病机制包括：成纤维细胞生长因子受体基因突变、孕妇体内雌激素升高、血管瘤发生过程中细胞凋亡水平降低、胎盘绒毛膜取样时绒毛碎片掉落激活血管内皮增殖等。

二、临床表现

结膜血管瘤可分为四个亚型：1 型为局灶性累及球结膜，血管瘤仅累及球结膜；2 型为局灶性累

及睑结膜，血管瘤可孤立于睑结膜，也可伴随眼睑血管瘤（图 15-1-1）；3 型为局灶性累及睑结膜及球结膜；4 型为节段性累及结膜，此型最常见。结膜血管瘤病程与转归与其他血管瘤相仿。与眼睑血管瘤相比，孤立性的结膜血管瘤对患者视功能的影响较小。其原因可能是血管瘤本身体积较小，对眼球压迫小，占位效应不明显。

三、诊断与鉴别诊断

（一）诊断

结合出生后数周内发病病史，结膜面红色间质团块，伴或不伴眼睑、眼眶、颜面，甚至系统性婴儿血管瘤的体征，即可诊断为结膜婴幼儿血管瘤。

（二）鉴别诊断

包括淋巴管畸形、结膜静脉畸形。前者是由内皮细胞被覆的淋巴管道构成的脉管畸形，多见于儿童，婴儿发病少见；后者出生时即存在，但无临床

图 15-1-1　结膜血管瘤患者照片

A. 血管瘤累及眼睑；
B. 血管瘤同时累及睑结膜。

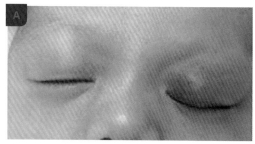
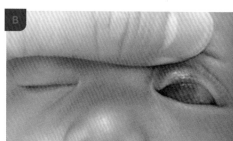

表现,多在中青年期间发病,可表现为结膜下青紫色隆起,边界较清晰,结膜病灶内注射平阳霉素结合局部激光治疗效果好。

四、治疗

(一)局部药物治疗

孤立性病灶的一线治疗方法为眼药水局部治疗。起始剂量为0.25%噻吗洛尔滴眼液局部点眼,每日2次,持续6周后,监测患者心率及眼压,和患儿基线值相比,若无变化,可将噻吗洛尔浓度提高到0.5%的维持剂量治疗,每日2次,持续12周后,观察结膜面病变大小及其滋养血管数量。若病灶持续缩小,滋养血管数量持续减少,可减量到每日1次,每3个月复诊1次。

(二)全身药物治疗

口服普萘洛尔对结膜血管瘤效果不佳,一般用于伴发性血管瘤。具体口服剂量为起始剂量每天1.0mg/(kg·d),分2次口服,首剂12小时后追加0.5mg/kg,无副反应增量至1.5~2.0mg/(kg·d)。服药期间每3个月复诊1次,观察血管瘤消退情况及系统性不良反应。

第二节 结膜血管性肉芽肿

血管性肉芽肿(pyogenic granuloma,PG),亦称化脓性肉芽肿,是一种获得性良性血管炎性病变。

一、病因和发病机制

结膜血管性肉芽肿通常由眼科手术伤口愈合异常、炎症刺激或激素变化引起,发生于眼睑皮肤和结膜表面。发病机制为继发于创伤后内皮细胞局部缺氧,导致血管内皮生长因子和碱性成纤维细胞生长因子异常表达,创伤部位异常愈合和病变生长。对散发性血管性肉芽肿组织测序发现 *BRAF V600E* 突变和 *KRAS* 突变。病理组织学表现为异常血管增生,镜下可见内皮细胞缺失的毛细血管,管腔内充满红细胞,呈放射状生长,间质内可见少量中性粒细胞和淋巴细胞,周围伴斑块状坏死。

二、临床表现

结膜血管性肉芽肿可发生于任何年龄,好发于30~40岁,男女发病相当。病程从数周至数月不等,好发于睑结膜或球结膜,也可见于泪阜(图15-2-1)。临床表现为发病部位异物感加重,合并感染时可有脓性分泌物。病灶易碎,触之即破,可伴自发性出血;有时可发生于角膜缘,表现为角膜缘新生血管形成,成为角膜血管性肉芽肿的滋养血管,角膜上皮缺失,迁延不愈最终导致角膜溃疡。癌性病变也可伴有化脓性肉芽肿,部分结膜上皮内瘤和结膜鳞癌由于病程和形态相似,可"伪装"成血管性肉芽肿。

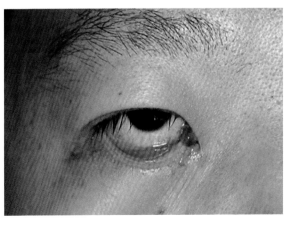

图15-2-1 泪阜血管性肉芽肿患者照片

化脓性肉芽肿呈红色，血管化，一些病变表面光滑，另一些粗糙不规则。病变形态可呈基底较窄，瘤体蘑菇状，或基底较宽，扁平圆形或椭圆形隆起（图15-2-2）。

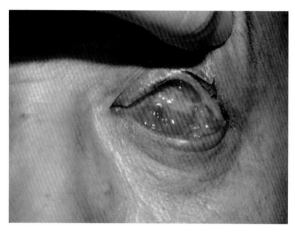

图 15-2-2　基底较宽的血管性肉芽肿患者照片

按组织类型可分为炎症型和纤维型两类：炎症型表面较为光滑，基底宽，病理显示毛细血管明显增生，伴大量淋巴细胞、浆细胞和中性粒细胞浸润；纤维型以疏松、水肿的纤维间质为主要成分，炎症细胞浸润相对较少。

三、诊断与鉴别诊断

（一）诊断

依据外伤炎症、手术史和眼表肿瘤的病史，结合典型的发病部位、病灶特点和病理组织学表现，即可诊断。

（二）鉴别诊断

1. **卡波西肉瘤**　卡波西肉瘤也表现为结膜红色肿物。通过结合患者全身免疫抑制状态情况，皮肤多发性斑点状、斑块状或结节状病损，病理组织学表现为 CD31 和 CD34 染色阳性可鉴别。

2. **结膜恶性肿瘤**　结膜恶性肿瘤包括结膜鳞癌、无色素型结膜黑色素瘤可以"伪装"成化脓性肉芽肿。结膜鳞癌色白，边界不清，一般无蒂，可有复发病史，可伴随血管性肉芽肿。

四、治疗

（一）手术切除

血管性肉芽肿首选手术切除。对于每一个临床怀疑结膜化脓性肉芽肿患者，建议施行完整的手术切除和术中冰冻病理检查。由于部分结膜恶性肿瘤可"伪装"成血管性肉芽肿，组织和分子病理检查是必要的。

（二）局部药物治疗

使用普萘洛尔滴眼液治疗，β 受体阻滞剂目前已成为婴幼儿血管瘤的一线药物。其作用机制包括对病变内的血管收缩，作用靶点是血管内皮生长因子和碱性成纤维细胞生长因子，从而抑制血管内皮生长因子的产生和促进细胞凋亡。0.5% 噻吗洛尔凝胶每日 2～4 次局部点眼，持续用药 4～6 个月，患者结膜血管性肉芽肿可显著缩小，部分患者停药后，血管性肉芽肿仍可持续缩小，提示 β 受体阻滞剂启动细胞凋亡的持续作用。局部使用糖皮质激素，包括局部使用类固醇或病灶内注射糖皮质激素。长期局部使用类固醇可能诱发高眼压，30% 患者在局部使用 4～6 周后眼压可升高 6～15mmHg。考虑到激素反应性高眼压的风险，血管性肉芽肿的一线治疗药物为 β 受体阻滞剂噻吗洛尔。局部药物治疗虽可使病变明显缩小，但不能达到完全消除病灶和滋养血管的效果。

（三）辅助治疗

包括冷冻、激光消融（二氧化碳激光、Nd∶YAG 激光、脉冲染料激光）或硬化治疗等。冷冻或激光治疗穿透力有限，可能需要多次治疗，临床上主要用于手术切除后的辅助治疗。

五、典型病例

（一）典型病例

患者，25 岁，男性，20 年前干农活时左眼球被植物叶杆扎伤，因眼球萎缩于 18 年前行左眼球摘除＋羟基磷灰石（HA）眼座植入术，术后配戴义眼。

患者于 10 年前开始出现左侧义眼片配戴困难，发现结膜囊红色肿物生长，碰之易出血。专科检查，发现左眼下穹窿处 15mm×10mm 肉芽组织增生，可见结膜瘢痕，并伴少量脓性分泌物（图 15-2-3）。手术治疗，完整切除肉芽肿组织，见深面白色 HA 眼座暴露，结膜组织伴滑行修复眼座暴露，术后配戴义眼。

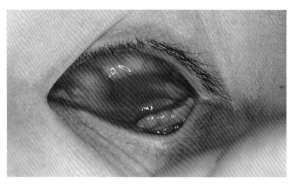

图 15-2-3　左眼结膜下穹窿处血管性肉芽肿患者照片

（二）诊疗思考

血管性肉芽肿在 HA 眼座植入术后的早期或晚期均可发生，与眼座暴露相关。如果眼座植入术后较早发生眼座暴露，眼座的刺激可能与血管性肉芽肿的发生有关；若眼座暴露发生较晚，由于植入的眼座血管化，暴露的纤维血管组织是血管性肉芽肿的来源。临床上，眼座暴露可被肉芽肿掩盖，造成漏诊，延迟诊断和治疗 HA 眼座暴露，引起眼座感染，加重血管性肉芽肿形成，手术治疗往往需要摘除眼座。

第三节　结膜卡波西肉瘤

结膜卡波西肉瘤（Kaposi sarcoma，KS）是发生于结膜的恶性血管增生性肿瘤。

一、病因和发病机制

结膜卡波西肉瘤的发生与免疫功能缺陷相关，可由卡波西肉瘤相关疱疹病毒（KSHV）[也称为人类疱疹病毒 8 型（HHV8）]感染引起。包括四种流行亚型：经典型、非洲地方型、免疫抑制相关型和艾滋病相关型。其多见于获得性免疫缺陷综合征患者，也可发生于长期使用免疫抑制剂的移植患者或是老年人。

二、临床表现

卡波西肉瘤是艾滋病患者最常见的肿瘤。典型病变表现为皮肤多发性斑点状、斑块状或结节状病损，也可累及黏膜。然而，以眼部卡波西肉瘤为首发症状前来就诊，被诊断为艾滋病的现象极其罕见。患者主要以眼睑肿物或结膜红就诊，结膜处可见一个或数个粉红色的结膜肿物，伴周边结膜血管扩张。常见发病部位为下方球结膜或结膜穹窿。

按照病变严重程度可分为两级：肉瘤厚度<3mm 为 1 级，肉瘤厚度≥3mm 为 2 级。结膜卡波西肉瘤对视力无影响，无疼痛，伴随症状为眼睑卡波西肉瘤。按照形态学可将其分为三期：斑点状病灶期、斑块状病灶期、结节状病灶期。

三、诊断与鉴别诊断

结膜卡波西肉瘤的临床诊断依据病史、结膜病变，以及伴发的全身皮肤、黏膜和淋巴结特征性病变。单发于结膜的卡波西肉瘤少见，通常伴随全身其他部位肉瘤。

病理诊断：CD31 和 CD34 免疫组化染色阳性。

CD31 是内皮细胞标志物,CD34 是 T 细胞所需的重要黏附分子,两者都是卡波西肉瘤标志物。

结膜病变有时可与结膜出血混淆,眼睑卡波西肉瘤与睑板腺囊肿易混淆。

四、治疗

(一)手术切除

若怀疑患者为卡波西肉瘤,体积小者可进行诊断性切除活检。弥漫分布、体积较大,且与周围组织尚无粘连的应手术完整切除。

(二)冷冻治疗

通常作为辅助治疗方案。2 级病变患者在手术切除病灶后,可采用冷冻治疗。1 级病变患者病灶较扁平,可直接选用冷冻治疗。

(三)局部药物治疗

局部使用干扰素 α 300 万单位滴眼,每 6 小时 1 次,持续 9 周。

(四)全身治疗

结膜卡波西肉瘤患者应积极治疗原发病。

第四节 结膜血管外皮细胞瘤

3

血管外皮细胞瘤是起源于血管周细胞的肿瘤,首次由 Stout 和 Murray 于 1940 年报道。该肿瘤可发生于盆腔腹膜后间隙、颈部软组织、四肢、躯干等,发生于眼部及结膜罕见。

一、病因和发病机制

血管外皮细胞瘤的发生与 *NAB2-STAT6* 基因融合相关。神经生长因子诱导因子 B2 蛋白(nerve growthfactor-induced gene B2,*NAB2*)是转录因子早期生长反应基因(early growth response 2,*EGR1*)的转录抑制因子。*STAT6*(信号转导子和转录激活子 6)是参与白介素 -4 信号传导的转录激活子。*NAB2* 和 *STAT6* 都位于染色体带 12q13 上,彼此非常接近。它们的融合导致产生一种嵌合蛋白,该蛋白在体外已被证明通过激活早期生长反应基因(*EGR1*)诱导细胞增殖,导致了血管外皮细胞瘤的发生。病理检查显示,在表皮下有密集的梭形细胞团,呈轮生和束状排列,肿瘤周围无明显包膜。透射电镜显示肿瘤由血管周细胞产生的梭形细胞组成。肿瘤细胞呈梭形,基底膜形成斑块,偶见连接复合体。

二、临床表现

表现为近泪阜、缓慢生长的圆形或类圆形肿物,光滑、质韧,可推动。单发于结膜的血管外皮细胞瘤仅有个案报道,其更多情况下伴发于眼眶血管外皮细胞瘤,眼眶病灶向结膜下浸润,或可发生于泪囊、眼睑。因此,怀疑结膜血管外皮细胞瘤时,应行眼眶 CT 或 MRI 排除眼眶病变。

三、诊断与鉴别诊断

结合病史、体征和病理表现可诊断结膜血管外皮细胞瘤。应与血管母细胞性脑膜瘤、血管内皮瘤、血管平滑肌瘤、血管球细胞瘤、纤维肉瘤和纤维组织细胞瘤等罕见肿瘤相鉴别。

四、治疗

非接触式完整手术切除是治疗血管外皮细胞瘤的主要方法。手术活检和分块切除会导致肿瘤细胞脱落、种植,从而导致局部复发或转移。如果复发，必须进行根治性切除。本病对放射治疗不敏感，其远处转移病程可长达数十年，常见部位是脑、肺、肝。

参考文献

1. THEILER M, BASELGA E, GERTH-KAHLERT C, et al. Infantile hemangiomas with conjunctival involvement: An underreported occurrence. Pediatr Dermatol, 2017, 34(5): 681.

2. CHANG T C, ESTES R. Beta blocker treatment of infantile conjunctival hemangiomas observations from 2 cases. J AAPOS, 2014, 18(1): 80-82.

3. JIA R, XU S, HUANG X, et al. Pingyangmycin as first-line treatment for low-flow orbital or periorbital venous malformations: evaluation of 33 consecutive patients. JAMA Ophthalmol, 2014, 132(8): 942-948.

4. TAN I J, TURNER A W. Pyogenic granuloma of the conjunctiva. N Engl J Med, 2017, 376(17): 1667.

5. DEMARIA L N, SILVERMAN N K, SHINDER R. Ophthalmic pyogenic granulomas treated with topical timolol-clinical features of 17 cases. Ophthalmic Plast Reconstr Surg, 2018, 34(6): 579-582.

6. HERWIG-CARL M C, GROSSNIKLAUS H E, MÜLLER P L, et al. Pyogenic granuloma associated with conjunctival epithelial neoplasia: Report of nine cases. Br J Ophthamol, 2019, 103(10): 1469-1474.

7. LI G, ADAMS E, ESHLEMAN J R, et al. No BRAF V600E mutation identified in 28 periocular pyogenic granuloma. Ophthalmic Plast Reconstr Surg, 2018, 34(6): 525-527.

8. GROESSER L, PETERHOF E, EVERT M, et al. BRAF and RAS mutations in sporadic and secondary pyogenic granuloma. J Invest Dermatol, 2016, 136(2): 481-486.

9. SHIELDS J A, MASHAYEKHI A, KLIGMEN B, et al. Vascular tumors of the conjunctiva in 140 cases. The 2010 Melvin Rubin Lecture. Ophthalmology, 2011, 118(9): 1747-1753.

10. OWJI N, SADEGHIPOUR A, SALOUR H, et al. Pyogenic granuloma as a presenting sign of hydroxyapatite orbital implant exposure: A clinicopathologic study. Ophthalmic Plast Reconstr Surg, 2006, 22(6): 467-471.

11. STOUT A P, MURRAY M R. Hemangiopericytoma: A vascular tumor featuring Zimmermann's pericytes. Ann Surg, 1942, 116(1): 26-33.

12. GROSSNIKLAUS H E, GREEN W R, WOLFF S M, et al. Hemangiopericytoma of the conjunctiva. Two cases. Ophthalmology, 1986, 93(2): 265-267.

13. MURRAY N, MCCLUSKEY P, WAKEFIELD D, et al. Isolated bulbar conjunctival Kaposi's sarcoma. Aust N Z J Ophthalmol, 1994; 22(1): 81-82.

14. RON I G, KREMER I, LOWENSTEIN A, et al. Conjunctival involvement in classic (indolent) HIV negative Kaposi's sarcoma. Br J Ophthalmol, 1994, 78(6): 488-489.

15. COBLENTZ J, PARK J Y, DISCEPOLA G, et al. Conjunctival Kaposi's sarcoma with orbital extension in an HIV-negative man. Can J Ophthalmol, 2018, 53: e111.

16. YANG J, YIN X F, LI Y P, et al. Case report of ocular Kaposi's sarcoma. BMC Ophthalmol, 2017, 17(1): 143.

17. SOUSA NEVES F, BRAGA J, CARDOSO DA COSTA J, et al. Kaposi's sarcoma of the conjunctiva and the eyelid leads to the diagnosis of human immunodeficiency virus infection-a case report. BMC Cancer, 2018, 18(1): 708.

16

CHAPTER

第十六章

眼表色素性肿瘤

眼表色素性肿瘤一般原发于结膜,部分病变可同时侵犯角膜、泪阜、眼睑或泪道等,常见的有结膜色素痣、原发性获得性黑变病(primary acquired melanosis,PAM)和结膜黑色素瘤(conjunctival melanoma,CM)等。其中,结膜色素痣大多为良性,儿童起病较多,少部分可发生恶变。PAM 分为伴或不伴有异型性两类,但外观上难以分辨,伴重度异型性的 50% 可发生恶变。CM 为恶性肿瘤,可局部侵袭眼球、眼眶,也可侵犯局部淋巴结或发生全身转移。CM 的白种人发病率为各类人种中最高,近年来欧美统计显示有增加趋势。此外,眼黑色素细胞增多症(或眼皮肤黑色素细胞增多症)多为良性,侵犯结膜较少,发生于巩膜时还易与结膜色素痣或 PAM 混淆,须加以鉴别。肤色相关结膜色素沉着症与深色皮肤相关性高,黑人发生率最高,黄种人较少,白种人最罕见;该病严格来说不属于肿瘤,但临床上须注意与眼表色素性肿瘤鉴别。

第一节　结膜色素痣

结膜色素痣是最常见的良性结膜黑色素细胞肿瘤,占结膜黑色素细胞病变的 52%,占结膜肿瘤的 28%。幼年起病较多,在儿童结膜肿瘤中,67% 为黑色素细胞病变,56% 为色素痣。但目前尚缺乏基于人群的大样本流行病学研究资料,现有数据很可能低估了真实发病率。平均确诊年龄 31～32 岁,其中半数患者发现肿物至少 5 年后才就诊。性别间的发病率差异不明显,男性(51%～55%)略高于女性(45%～49%)。欧美的研究认为存在人种差异,白种人发病率最高,有色人种间较接近,但亚洲人的流行病学资料尚不足。

一、病因和发病机制

目前关于结膜色素痣是否为先天性疾病仍存争议。其形态的发生发展有一定时间规律,可经历三个主要阶段,对应病理诊断的三种类型,即交界痣、复合痣及上皮下痣。发生初期为上皮基底层和固有层之间的一小团黑色素细胞巢,称为交界痣,多数在 20 岁前发展为肉眼可见的肿物。20～30 岁

时,黑色素细胞逐渐增多并迁移至上皮下基质中,即形成复合痣,此阶段常可见典型的假性囊肿形成。30～40 岁时,病变可向基质层转移并完全停留其中,形成上皮下痣。三种类型中任一种与蓝痣并存时,即称联合痣。蓝痣是组织病理学上细胞形态特征较特殊的一类黑色素细胞,与色素痣细胞有明显不同。

基因遗传相关研究较少,目前有小样本研究发现约 56.5% 的结膜色素痣存在 *BRAF V600E* 突变,其他则存在 *NRASQ61R* 及 *NRASQ61K* 突变,且 *BRAF* 与 *NRAS* 突变相互排斥。*NRAS* 突变者更倾向于 18 岁前发病并含有囊肿。相较于 *BRAF* 突变,*NRAS* 突变的瘤体平均直径更大。少量的结膜蓝痣中则发现了 *GNAQ* 突变。结膜黑色素细胞病变与皮肤黑色素细胞病变有许多相似之处。这两类组织中的黑色素细胞均来源于神经嵴,并向各自的上皮(蓝痣向上皮外)迁移。近年研究表明,结膜色素痣和皮肤痣具有相似的遗传基础。如皮肤痣存在 *NRAS* 和 *BRAF* 突变,且与特定的临床病理特征有关。而结膜痣也存在 *BRAF V600E* 和 *NRAS* 相互排

斥的基因突变。与皮肤痣类似，*NRAS* 突变在较大的瘤体中更常见，且发病较早。与皮肤蓝痣相似，结膜蓝痣存在 *GNAQ* 遗传异常。这些发现揭示了在分子或基因水平上区分色素性病变的可能性，从而进一步明确发病机制，并促进治疗方法改进及效果提高。

二、临床表现

（一）症状

结膜色素痣大多位于球结膜，若处于睑裂区，对外观影响明显，成年患者多在照镜子时发现肿物，幼儿多由家长发现。病灶大多平坦、安静，患者无明显自觉症状。若病灶高出结膜面，或出现明显增大、破溃等现象，可引起异物感、眼红等不适。色素痣细胞含有对性激素敏感的受体，故患者在青春期时，可表现为较明显的色素痣体积增大或色素加深。

（二）体征

一般表现为结膜表面局限的不连续病灶，单侧发病，病程较长，睑裂区多位于角膜缘。一般边界清，扁平或稍隆起，形态多变，点状至斑片状皆可见。约 51% 的结膜痣表现为完全色素化，28% 部分色素化，21% 为无色素。结膜痣的颜色可为浅棕色至墨黑色，也可无色或肉粉色。球结膜为最好发部位，占 66%，其他发生部位依次为泪阜（22%），半月皱襞（8%），睑结膜（3%），角膜仅 1%（图 16-1-1）。约 90% 位于睑裂区，鼻侧和颞侧分布概率较均衡。

病灶内可含有囊肿，主要见于色素化的结膜痣。囊肿可将色素推挤到一侧，随着时间推移，病灶色素沉着会更加明显，故容易误判为病灶进展或恶化。斑片状生长的结膜痣，外观上与 PAM 非常相似，若痣内含有囊肿，则外观上较易鉴别（图 16-1-2）。

结膜蓝痣较罕见，为先天性，在结膜痣中占比小于 4%。结膜蓝痣多呈弥漫性斑片状生长，与

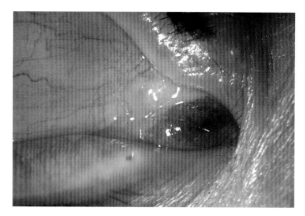

图 16-1-1　患者右眼泪阜区结膜色素痣照片

右眼泪阜区褐色扁平肿物，边界清，不含囊肿，表面见细软毛。

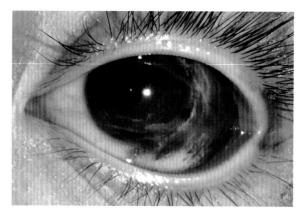

图 16-1-2　患者左眼球结膜复合痣照片

左眼颞侧球结膜黑褐色扁平肿物，边界较清，不含囊肿，斑片状，形态不规则，范围接近两个象限，累及角膜缘，周边近穹窿结膜；病理提示复合痣。

PAM 形态相似。表现为结膜上皮深层蓝偏黑、边界分明或欠清的病灶，不同于弥漫性巩膜或浅层巩膜的眼黑色素细胞增多症。蓝痣很少发生恶变。

三、诊断与鉴别诊断

（一）诊断

1. **病史**　问诊时须对患者发病的相关特点进行详细询问，包括年龄、日晒史、皮肤癌或其他癌症病史，以及病程、近期病灶变化、症状变化、旧照片回溯等。

2. **体格检查**　本病须与结膜黑色素瘤、淋巴瘤等恶性疾病鉴别，故眼部及全身体格检查对良恶

性判断至关重要。裂隙灯显微镜下仔细检查角结膜病灶的位置、大小、数量、边界、形态、色泽、活动度、隆起程度、有无囊肿、有无滋养血管等，以及有无累及前房、眼后节、眼睑、眼眶等结构的体征。必要时全身检查须包括淋巴结触诊、面颈部或全身皮肤改变等。

3. **辅助检查** 结膜痣的传统诊断和随访方法主要依靠裂隙灯检查和照片记录。随着超声生物显微镜（UBM）、眼前节相干光断层扫描（AS-OCT）等技术在眼表疾病的广泛应用，对结膜色素痣的观察和研究也逐渐深入。对体积较大、怀疑眼球内侵入或有恶变可能的病灶，UBM可用以探查浸润范围，有无前房或虹膜浸润等。而AS-OCT对肿物浅层结构的分辨较UBM更清晰，结膜痣表现为高密度影像，77%的囊肿及与深部组织的边界可探及，但深部结构容易被伪影遮挡，探查不清。UBM、AS-OCT可用于肿物性质鉴别的辅助手段，考虑到肿瘤细胞播散的可能，UBM这类接触式检查须谨慎选择，AS-OCT检查时无须接触眼球，较常应用。

4. **病理检查** 色素痣的组织分类至今存在争议，将其归类为错构瘤的学者认为色素痣是先天性肿瘤，也有观点认为是获得性肿瘤。痣的组织结构一般呈正常极性排列，即表层为上皮及上皮下层，痣细胞巢位于上皮下的真皮内。按组织结构特点及生长规律，可分为交界痣、上皮下痣、复合痣及联合痣。色素分布由表及里逐渐减少，深层一般无色素。

根据结膜色素痣的发生发展规律，最初为交界期，该期痣细胞排列在上皮层和固有层交界处的巢状结构中。随着痣的生长，细胞巢下降深入到固有层，也可与上皮层脱离。位于上皮-固有层交界处的称为交界痣（图16-1-3）；仅位于固有层的称为上皮下痣（图16-1-4），相当于皮肤色素痣中的皮内痣；同时具有交界痣和上皮下痣成分的称为复合痣（图16-1-5）。囊肿常发生于复合痣内，与包绕其周围的色素细胞形成巢样结构，一般为良性病变的体征，但不绝对。联合痣则为前述各类型的色素痣及

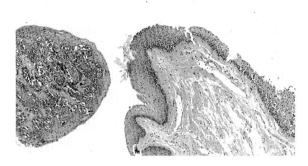

图16-1-3　结膜上皮下痣病理图片（HE染色，×5）
大量色素细胞位于结膜上皮下固有层内，未见异型细胞。

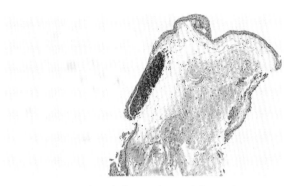

图16-1-4　结膜交界痣病理图片（HE染色，×5）
大量色素细胞位于结膜上皮与固有层交界处，未见异型细胞。

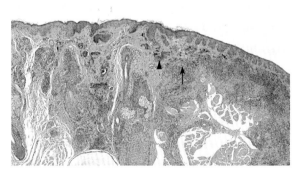

图16-1-5　结膜复合痣病理图片（HE染色，×5）
箭头所示为上皮下痣部分，三角所示为交界痣部分，均未见异型细胞。

蓝痣同时存在，近年的研究发现，该类型并不罕见，须仔细与黑色素瘤鉴别。

结膜痣细胞对S-100、Melan-A和HMB45等免疫组化标记物呈阳性反应。HMB45抗原在交界痣中较典型。Ki-67的增殖提示较弱（2%），其染色常局限于交界痣和复合痣的交界成分及上皮下痣中罕见的浅表基质黑色素细胞。

蓝痣是组织形态较特别的一类色素痣，淡者呈深灰蓝，深可至蓝黑色，白种人中稍多见。多位于结膜上皮下结缔组织层，部分可与色素痣细胞混合存在。一般表现为含色素的梭形树突状黑色素细胞，这些细胞在固有质中呈细长的树突状凸起分支网络。进展为黑色素瘤者罕见。

5. 诊断要点 结膜色素痣幼年起病多见，发展慢，边界清，多位于球结膜及泪阜，睑裂区较常见，肿物平坦或轻度隆起，痣内多含囊肿。若病变位于穹窿或睑结膜，短期内增大，或周围见滋养血管等情况，须警惕恶变可能。病理检查是确诊标准。

（二）鉴别诊断

结膜色素痣有一定的恶变倾向，主要与眼表色素性疾病鉴别，尤其与结膜黑色素瘤、眼表鳞状上皮肿瘤等眼表恶性肿瘤相鉴别。

1. 眼黑色素细胞增多症 先天性疾病，单侧较双侧多见，常呈灰褐色，病灶极少位于球结膜，主要累及浅层巩膜，但外观上极易与色素痣混淆。裂隙灯显微镜下推动色素病灶表面的结膜，可见色素主要位于结膜下的巩膜层而固定不动，是鉴别的重要体征。常伴眼周皮肤色素沉着或脉络膜色素增多，恶变为脉络膜黑色素瘤的不到 1%。

2. 肤色相关结膜色素沉着症 先天性疾病，多见于深色人种，双侧发病，色素分布较对称，一般呈棕色，最常累及角膜缘、球结膜、睑结膜等，多局限于结膜上皮，边界不清，病灶扁平，不含囊肿，罕见恶变。

3. 原发性获得性黑变病 大多数患者青年时发病，单侧受累，呈棕色，病灶局限于结膜上皮，最常累及球结膜、穹窿结膜、睑结膜等，边界不清，扁平，不含囊肿，伴色素细胞异型性的近 50% 可发生恶变。

4. 结膜黑色素瘤 中老年男性较多见，单侧发病，大多起源于 PAM，少数起源于结膜色素痣或新发。结膜各部位皆可见，呈棕褐色或肉粉色，病灶大多隆起，深达结膜基质层，边界较清，周边可见充盈扩张的滋养血管或血管团，短期内快速增大，转移率较高。

5. 眼表鳞状上皮肿瘤 中老年男性好发，病程较长，发生于角膜缘且后期累及角膜的可能性较大。多为无色素，少数色素的可能在外观上易与色素类疾病混淆，病理检查可见异型细胞或癌变鳞状细胞，有助于鉴别及明确诊断。

四、治疗

对较小且安静的病灶，一般采取定期随访和拍照记录观察。如果发现明显增大，可考虑手术切除，并行病理检查明确肿物性质，手术创面缺损应用自体结膜或羊膜移植等眼表重建术修复。

其他考虑手术切除的指征包括：色素痣位于穹窿、眼睑或泪阜结膜；累及角膜；病灶数量增加；有可疑滋养血管；无囊肿的较大病变；有黑色素瘤家族史；中老年期发病；美观需求；癌症恐惧症等。此外，色素痣若复发则恶变可能性增大，复发者应行彻底切除及病理检查诊断。

色素细胞有播散种植的可能，应尽可能一次完全切除病变，不建议行部分切除活检。切除时须采用"零接触"技术，对怀疑有恶变可能的病灶，还应联合双冷冻法及术中快速病理明确肿瘤性质。

五、预后和随访

结膜色素痣的恶变率不高，但对于有危险因素接触史的患者，做好定期随访监测，以免延误治疗时机。常见危险因素包括长期户外活动导致的紫外线损伤，HIV、HPV、HBV 和 HCV 等慢性病毒感染，其他免疫缺陷状态等。随访手段以裂隙灯显微镜检查及照片记录为主，怀疑恶变时，可酌情增加颈部淋巴结 B 超等检查。

对已经施行手术的复发患者，恶变可能性明显增高，建议尽早再次手术完全切除。

有肿瘤类疾病家族史或遗传史者，更须早发现早治疗。提倡合理饮食、健康生活习惯、注意个人卫生习惯，对高危人群应重点普及相关防护知识。长期户外工作者应做必要的紫外线防护措施，并定期体检，及早发现皮肤、结膜等相关损伤或疾病。

六、典型病例

（一）病史特点

患者男，20岁。自幼发现左眼球鼻上方褐色肿物，无明显不适，不伴视力下降，于当地医院就诊，考虑结膜痣，建议保守观察。近3年自觉肿物逐渐增大隆起，出现异物感，且侵及角膜，为进一步诊治，患者来到上海交通大学医学院附属第九人民医院眼科就诊，拟"左眼角结膜肿物"收治入院。患者自从发病以来，精神可，食欲和睡眠好，二便正常，体重无明显变化。否认其他疾病史或家族史。

体格检查：右眼视力 0.6，矫正 1.0，眼睑无肿胀，结膜无充血，角膜透明，前房清，瞳孔圆，直径约 3mm，对光反射灵敏，晶状体透明，眼底视网膜平伏。左眼视力 0.6，矫正 1.0，眼睑无肿胀，结膜轻度充血，鼻上方球结膜可见大小约 6mm×8mm 棕褐色肿物，边界清，略高于结膜面，前缘侵入角膜约 1～2mm，后缘达角膜缘后约 5mm，周边未见明显滋养血管，肿物下方部分巩膜浅层血管充盈，不可活动，无明显破溃；其余部分的角膜透明，前房清，瞳孔圆，直径约 3mm，对光反射灵敏，晶状体透明，眼底视网膜平伏（图16-1-6）。

（二）治疗经过

完善术前检查，排除手术禁忌后行手术治疗。结膜囊表面麻醉，2% 利多卡因注射液结膜下浸润麻醉，距肿物边缘约 1mm 完整切除肿物，送冰冻结果：色素细胞增生性病变，细胞较丰富，核分裂罕见倾向良性病变，待石蜡确诊，病变组织紧邻一侧切缘，另一侧切缘净。

角膜缘缺损区行异体角膜缘移植，10-0 尼龙线间断对位缝合，结膜瓣转移修补结膜缺损区，8-0 可吸收线缝合。术后予抗感染、抗炎治疗，按期随访。

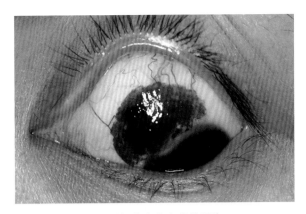

图16-1-6 左眼结膜色素痣患者术前照片

左眼鼻上方球结膜可见大小约 6mm×8mm 棕褐色肿物，边界清，略高于结膜面。

（三）治疗结果

术后第 1 天，患者不适症状消除，术区轻度充血，无肿物残留，植片透明，对合良好（图 16-1-7）。病理报告：色素细胞痣，局部细胞较丰富，核分裂罕见。随访 2 年未见复发或其他并发症。

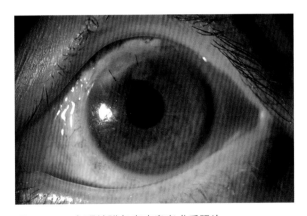

图16-1-7 左眼结膜色素痣患者术后照片

术后第 1 天，术区轻度充血，无肿物残留，植片透明，对合良好。

（四）诊疗思考

患者幼年发病，10 多年无明显自觉症状，近 3 年逐渐隆起增大，检查发现肿物边界尚清，增长累及角膜，无破溃，肿物后缘有血管若干，但位于巩膜层，结膜层无明显滋养血管。从病史看，考虑良性结膜色素性病变，但有增大趋势、累及角膜可能影响视力，肿物周边不能完全排除滋养血管生长可能，故考虑行手术切除，并行病理检查以明确肿物性质，同时防止肿物继续增长影响视力及外观。

第二节　原发性获得性黑变病

原发性获得性黑变病(PAM)是一组病理组织学表现不尽相同的非痣样结膜上皮内色素性肿瘤的临床统称,包括良性、癌前及恶性病变,占结膜肿瘤的11%,占结膜色素性病变的21%,部分可同时累及角膜、泪阜、泪点、眼睑皮肤等。PAM多发于中老年,不同人种的发病率不同,50~60岁的棕色虹膜人群发病率较高;女性发病率略高,占62%。人群中的患病率尚无可靠数据,但可能不超过8%。

PAM为临床诊断的名称,在病理组织学上表现为不同程度的癌前病变,但具体的病理诊断和分类标准至今仍在更新和演进。Reese等曾建议使用癌前黑变病(precancerous melanosis)作为临床诊断,导致有的眼科医生对面积较小的PAM采用非常激进的眼眶内容剜除术等根治性手术治疗,给患者带来很多不必要的损害。之后Zimmerman等提出该病的恶变率不高,为良性获得性黑变病(benign acquired melanosis, BAM),应以保守观察为主,同时认识到该病可分为伴异型性及不伴异型性两大类,前者几乎为良性,而后者恶变可能性较大,BAM作为诊断则导致治疗过度消极。随后Folberg等建议用PAM作为临床诊断名称并对病理表现做细分,该命名后来得到世界卫生组织(WHO)承认,被眼科临床和病理医师普遍接受并延用至今。

但当时的PAM系统在组织病理学分类上仍有缺陷。2008年,Damato和Coupland提出重新评估结膜黑色素瘤和PAM。他们指出,术语PAM低估了疾病的严重性,"黑变病"仅限于临床描述,并建议使用更精确的病理术语——结膜黑色素细胞上皮内瘤变(conjunctival melanocytic intraepithelial neoplasia, C-MIN),同时引入"原位结膜黑色素瘤(conjunctival melanoma in situ, CMis)"的概念,并设计了一套评分标准。之后有多个中心试用并比较了PAM及C-MIN系统,认为C-MIN系统更全面精确,但打分过程费时且受评价者主观因素影响较多,另外结膜上皮内瘤变的厚度变化一般很小,垂直扩散/派杰样扩散对病变严重程度的参考价值有限(表16-2-1)。2018年,世界卫生组织在法国里昂国际癌症研究所召开了《眼肿瘤分类》(第4版)编辑和共识研讨会,综合PAM及C-MIN分类系统各自的优点,用二分法设计了WHO分类系统,这些命名系统的有效性研究已于近年逐步开展。随着PAM命名的进一步统一和研究深入,人们关于结膜色素性肿瘤,尤其是黑色素瘤的认识也将取得更多进步。

一、病因和发病机制

PAM的病因尚不清楚,考虑到异型性病灶区域较多位于睑裂区,紫外线暴露可能是须警惕的危险因素。另外,PAM也可以是神经纤维瘤病患者的并发症,提示其可能与神经嵴发育异常有关。

二、临床表现

(一)症状

PAM多为后天获得性,可于中青年时出现,缓慢进展,中老年时更明显。病灶多位于球结膜,若处于睑裂区,则对外观影响明显,患者可于照镜子时发现。对于表面平坦且安静的病灶,患者一般无明显自觉症状。若肿物高于结膜面,或出现明显增大、恶变及破溃等现象,则可出现异物感、眼红等不适。

(二)体征

病变一般累及单眼,为不含囊肿的不规则扁平棕色肿物,色素深浅会随时间变化,多灶性最多见,也可呈孤立性、斑片状或弥漫性。所有部位结膜皆可发生,以球结膜最多见,其次见于角膜缘、穹窿

表 16-2-1　结膜黑色素细胞上皮内瘤变（C-MIN）评分系统

评价项目 （评分法）	组织学表现选项 （分值）					单项得分 / 最高分
生长模式	无	基底层	散在派杰样细胞	孤立细胞巢	融合细胞巢	
（得分：选一项）	0	1	2	3	4	＿＿＿/4
扩散程度：垂直 / 派杰样	无	＜50%	50%～90%	＞90%		
（得分：选一项）	0	1	2	3		＿＿＿/3
黑色素细胞异型性	核 / 细胞质＜基底鳞状细胞	核 ≥基底鳞状细胞	胞质≥基底鳞状细胞	核仁及 / 或有丝分裂		
（得分：叠加所有可见项）	0	1	1	1		＿＿＿/3
总得分 /10 分						＿＿＿/10

注："总得分" 为生长模式、扩散程度及黑色素细胞异型性等各单项得分的总和；前两项均为对应表现的单选得分，黑色素细胞异型性则为所有符合表现的叠加分。

最高得分 10 分，与 PAM 分类的对应关系为：0 分对应仅黑色素增多的无异型性 PAM；1 分，黑色素细胞增多的无异型性 PAM；2 分，轻度异型性 PAM；3 分，中度异型性 PAM；4～5 分，不超过 75% 上皮厚度的重度异型性 PAM；6～10 分，结膜原位黑色素瘤。

结膜、睑结膜，或发生于泪阜（图 16-2-1）。也可蔓延至角膜，呈斑点状或小片状色素沉着，通常无血管。对穹窿结膜和睑结膜病灶，以及球结膜病灶周围出现滋养血管表现的，要警惕恶变可能。

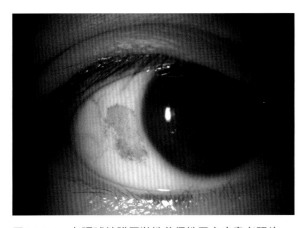

图 16-2-1　右眼球结膜原发性获得性黑变病患者照片
颞侧球结膜表面褐色扁平肿物，边界较清，不含囊肿，形状不规则。

病灶可随年龄增长而增大增多，一般不超过 3 个钟点的面积，平均直径 8mm。如病灶超过 3 个钟点面积，以及病灶累及睑缘，甚至眼睑皮肤，也

需要警惕癌前病变可能。少数 PAM 也可表现为无色素病变，临床上鉴别困难，须借助病理检查辅助诊断。

临床上，肤色相关结膜色素沉着症有时与 PAM 较难区分，但前者黑人最多见，一般累及双眼且病灶形态对称，多位于角膜缘，病灶内还可见结膜微褶纹，病理组织学上表现为结膜上皮内色素增多，无细胞增生，为良性病变。

三、诊断与鉴别诊断

（一）诊断

1. **病史**　问诊时必须对患者的相关病史进行详细询问，包括发病年龄、性别、日晒史、既往皮肤癌和其他癌症病史、病程与近期变化、症状、旧照片回顾等。

2. **体格检查**　观察结膜、眼睑皮肤及其周围组织情况；重点观察结膜病灶的大小、数量、位置、活动性、有无滋养血管、体征有无变化等；裂隙灯显微镜检查包括眼表、球结膜、穹窿结膜、睑结膜、

角膜、前房等,眼底镜检查,特别注意勿遗漏翻眼睑检查。本病须与结膜黑色素瘤等恶性疾病鉴别,故局部淋巴结和全身检查至关重要。

3. **辅助检查** 对部分眼表累及范围较大,深度不确定的患者,可考虑行眼前节相干光断层扫描和超声生物显微镜等检查。并用裂隙灯显微镜摄影记录病灶的大小、范围,用于随访观察。

4. **病理检查** 病理组织学分类是 PAM 分级治疗及预后随访的重要依据,目前可参考的病理命名分类系统有四种:PAM 组织学分类、C-MIN 评分系统、WHO 分类及简化版 WHO 分类(表 16-2-2),相关的命名范围及定义仍在争议中不断发展。本书主要以 PAM 组织学分类系统为参考介绍 PAM 的病理特点及治疗方案的制订,同时简要对比不同命名系统的分类差异。按照最新的 PAM 的组织学分类系统定义,该病为一组结膜色素性上皮内良性病变到原位黑色素瘤的统称,分为伴或不伴异型性两大类,前者无恶变倾向,而后者 46% 可进展为侵袭性黑色素瘤。

无异型性 PAM 可分为:①黑色素增加,而无黑色素细胞增生;②黑色素细胞增生。正常结膜黑色素细胞特点为:细胞质极少,细胞核较角质形成细胞的胞核小,而角质形成细胞通常为圆形,颜色稍深,核仁不可见。无异型性 PAM 的特征表现为多形小黑色素细胞增生,无细胞形态异型性,大部分局限于上皮基底层(图 16-2-2)。黑色素增多的无

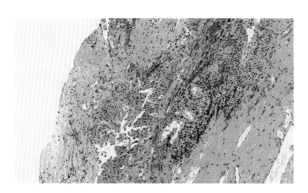

图 16-2-2 原发性获得性黑变病的病理图片(HE 染色,×20)

结膜上皮基底层间黑色素细胞增多,未见明显不典型增生。

异型性 PAM 也可见于眼表鳞状上皮肿瘤、胬肉或某些色素沉着症等,故 C-MIN 评分及 WHO 分类未将其纳入 PAM。考虑到对这类病变的治疗原则与黑色素细胞增生的无异型性 PAM 一致,故 PAM 分类及简化版 WHO 分类均将其纳入,以方便精确选择治疗方案及预后评估。无异型性 PAM 有进展为异型性的可能,并最终发生恶变,因此,对无异型性 PAM 也应重视随访。

异型性 PAM 按严重程度还可细分为:①轻度;②中度,但无上皮样细胞形态;③重度,有上皮样细胞形态,但不超过 75% 上皮厚度;④重度,上皮样细胞形态至少占 75% 上皮厚度,即原位结膜黑色素瘤。它们共同的组织学表现包括:有丝分裂活动、巢聚、派杰样播散、细胞体积增大、上皮样外观、核深染及核仁明显等。其中,上皮样细胞形态是鉴别中、重度差异的主要特征,对 PAM 是否进展为侵袭性结膜黑色素瘤甚至发生转移有重要预测价值。而不同分类系统的 CMis 诊断标准各有差异,C-MIN 评分系统将得分 6~10 分的 C-MIN 病变界定为 CMis;AJCC 手册第 7、8 版定义为异型性 PAM(无论严重程度)。相比之下,PAM 病理分类更精细,有利于分级实施治疗方案。轻度异型性 PAM 进展为侵袭性结膜黑色素瘤的不到 15%,且不发生转移,而中、重度异型性 PAM 中,94% 进展为侵袭性结膜黑色素瘤,其中 25% 发生转移。

C-MIN 评分系统是一种半定量评分的分类系统,从黑色素细胞的生长模式、扩散程度及细胞异型性表现三方面打分,得分可为 1~10 分,从低到高分别对应 PAM 组织学分类中从无异型性 PAM 到 CMis 等改变(表 16-2-1)。但 C-MIN 评分的运用过程较复杂且耗时,受评分者主观因素影响较多,且对疾病预后的评估价值也有待进一步验证,临床应用不多。

WHO 命名分类系统首次见于 2018 年第 4 版 WHO《眼肿瘤分类》,该分类未包括黑色素增多的无异型性 PAM 和 CMis 两种病变,并根据组织学特

点将其余的 PAM 病变命名为结膜上皮内色素细胞病变（conjunctival intraepithelial melanocytic lesion，C-MIL）。同时采用二分类法分为低危及高危 C-MIL，低危 C-MIL 包括黑色素细胞增多的无异型性 PAM 和轻度异型性 PAM，高危 C-MIL 包括中度及重度异型性 PAM，但不包括 CMis。该分类过于强调组织学诊断的一致性，给临床上选择治疗方案带来不便。2021 年，Milman 等在此基础上提出了一个囊括所有 PAM 分类的二分类系统，即简化版 WHO 分类，将无异型性及轻度异型性 PAM 归为低危型，其余包括 CMis 在内的中、重度异型性 PAM 归为高危型（表 16-2-2）。四种分类方法的组织学命名及评分系统尚未形成共识，有待更多临床研究验证各分类方法的临床价值。

表 16-2-2　PAM、C-MIN、WHO 及其简化版分类系统比较

PAM 分类	C-MIN 评分	WHO 分类	WHO 分类简化版
无异型性 PAM（黑色素增多）	0	黑色素增多	低危
无异型性 PAM（黑色素细胞增多）	1	低危 C-MIL	
轻度异型性 PAM	2		
中度异型性 PAM（无上皮样细胞形态）	3	高危 C-MIL	高危
重度异型性 PAM（上皮样细胞形态≤75% 上皮厚度）	4～5		
重度异型性 PAM（原位结膜黑色素瘤）	>5	原位结膜黑色素瘤	

结膜黑色素细胞异型对免疫组化标记阳性反应的有：S-100、MITF、Melan-A 及 SOX10 等；Ki-67 提示细胞增殖。此外，HMB45 特异性较高，其在结膜色素痣及黑色素瘤中有阳性反应，但在 PAM 中反应较弱。免疫标记物尚无法用来区分异型性的严重程度及危险级别。

5. **分子诊断**　与结膜色素痣不同，PAM 中没有发现 *BRAF* 突变。结膜黑色素瘤的 *BRAF* 突变率占 30%～40%，因此，有研究认为这类恶变可能源于结膜色素痣。8% 的异型性 PAM 存在 *TERT* 启动子突变。

6. **诊断要点**　多于 10 岁以后发病，病程长，发展慢，50 岁以上患者恶变可能性增大；单侧发病，病灶呈棕色，扁平，边界较清，形态不规则，不含囊肿，局限于结膜上皮；最常累及球结膜、穹窿结膜、睑结膜等，伴异型色素细胞患者近 50% 可发生恶变。

（二）鉴别诊断

需要与结膜色素类疾病或出现结膜色素沉着的疾病鉴别，包括色素痣、结膜黑色素瘤、眼表鳞状上皮肿瘤、结膜乳头状瘤等，病理检查是鉴别的重要手段和依据。

1. **结膜色素痣**　幼年即可发病，单侧多见，多见于睑裂区，一般呈棕褐色，深部达结膜基质层，边界清，病灶内可伴有囊肿，病灶变化缓慢，不到 1% 恶变为结膜黑色素瘤。

2. **眼黑色素细胞增多症**　先天性，单侧多见，一般呈灰黑色，病灶位于球结膜的很少，多位于表层巩膜，形态不规则，边界不清，检查时推动病灶区球结膜可助判断。可伴眼周皮肤色素沉着，不到 1% 恶变为脉络膜黑色素瘤。

3. **肤色相关结膜色素沉着症**　先天性，多见于深色人种，双侧发病，一般呈棕色，最常累及角膜缘、球结膜、睑结膜等。病灶扁平，局限于结膜上皮，边界不清，不含囊肿。病理仅见色素沉着，而无色素细胞增生，罕见恶变。

4. **结膜黑色素瘤**　中老年男性多见，单侧发病，结膜各部位皆可见，呈棕褐色或肉粉色。病灶深达结膜基质层，边界较清，周边可见充盈扩张的滋养血管或血管团。大多恶变于 PAM，病理检查

是鉴别的关键手段。

5. **眼表鳞状上皮肿瘤** 中老年男性好发，病程较长，发生于角膜缘且后期累及角膜的可能性较大。多为无色素隆起状，少数病灶表面覆盖色素，外观可能与色素类疾病混淆，病理检查可见异型细胞或癌变鳞状细胞。

四、治疗

（一）治疗原则

PAM 的组织学分类很难通过临床表现区分，因而病理学诊断对治疗方案选择很重要。对不需要手术的患者，眼部照片记录是观察和随访的最重要手段。目前，关于 PAM 的手术治疗指征尚未达成共识，上海交通大学医学院附属第九人民医院眼科的治疗原则如下：

1. 对跨度小于 1 个钟点且局限于球结膜的安静扁平病灶，可予密切随访。

2. 1 到 2 个钟点间的，可考虑手术切除，或定期密切随访，发现可疑现象即手术治疗。

3. 超过 2 个钟点应及时手术切除，并根据病理结果选择合适的辅助治疗。

4. 对于面积大或数量多，难以一次完全切除者，可先行地图样活检，根据异型性程度决定手术切除范围，并辅以双冷冻治疗。

5. 辅助治疗包括术中、术后眼表局部化疗。

6. 其他需要考虑手术治疗的情况：①随访发现病灶进展；②皮肤或葡萄膜黑色素瘤病史；③病变增厚；④病灶内出现明显有或无色素的结节样增生；⑤病灶旁滋养血管；⑥角膜受累；⑦睑结膜受累；⑧患者或近亲有发育不良痣综合征；⑨有美观意愿或对癌症恐惧的患者。

（二）手术治疗

手术治疗尚无统一标准，术中应遵循"零接触"原则，根据 PAM 的组织学分类、病灶位置、数量及大小设计相应的手术方式及辅助治疗，同期选择合适的眼表重建术修补创面。

1. **根据病灶异型性**

（1）无异型性：可沿病灶边缘彻底切除肿物，同期做创面修复，一般无须行辅助治疗。对病灶过多或面积过大未能完全切除者，须行地图样活检，根据异型性程度及部位，位于睑缘或非睑裂区的球结膜无异型性病灶可暂不同期切除，术后视情况添加局部辅助化疗，并密切随访。

（2）轻、中度异型性：沿病灶边缘彻底切除肿物，术中采用局部辅助化疗，同期行创面修复。术后大多无须行辅助治疗，但对如下情况可考虑增加局部辅助化疗：①球结膜病灶跨度超过 2 个钟点；②病灶面积过大或数量过多，未能一次完全切除者；③有黑色素瘤病史或家族史；④角膜受累；⑤睑结膜受累；⑥患者或近亲有发育不良痣综合征。

（3）重度异型性（上皮样细胞形态≤75% 上皮厚度）：眼病灶边缘彻底切除肿物，术中行双冷冻治疗及局部辅助化疗，同期行创面修复。术后行局部辅助化疗。

（4）原位结膜黑色素瘤：沿病灶边缘 4mm 处彻底切除肿物，术中行双冷冻治疗及局部辅助化疗，同期行创面修复。术后行局部辅助化疗。

2. **根据病灶位置**

（1）结膜病灶：尽量切除所有病灶，对不能完全切除者，须行地图样活检，根据病理分类决定切除范围：①伴异型性的病灶彻底切除；②位于睑缘或非睑裂区的球结膜无异型性病灶可暂不同期切除；③穹窿结膜、睑结膜、睑裂区球结膜、泪阜结膜病灶尽量同期切除。

（2）角膜病灶：无论异型性程度，角膜及连同的角膜缘病灶都应彻底切除，累及面积较大者，可用无水酒精辅助完全清除角膜上皮，须注意勿损伤前弹力层，后者有阻挡肿瘤侵入眼内的屏障作用。并用羊膜移植术修补角膜创面。

（3）睑缘病灶：累及睑缘者大多范围广且分散，这类病灶对外观的影响不明显，且进展为恶性或侵袭性的可能性不高，可先行病理活检，根据异型性程度：①无异型性或轻度异型性，一期可以随访观察为主,或酌情增加术后辅助化疗,发现病灶进展时再行进一步手术治疗;②中、重度异型性,彻底切除,术中双冷冻治疗,术中及术后局部辅助化疗;③CMis,参照结膜黑色素瘤治疗方案。

3. 创面修补　根据缺损位置及大小,可单独采用或组合选用合适的手术方式,包括自体结膜移植、羊膜移植或唇黏膜移植。其中,结膜或羊膜移植术后恢复较快,并发症相对少,患者生活质量影响不明显,可首选。若选择自体结膜移植,建议从对侧无色素性病变的健眼结膜取材。不同类型的羊膜材料皆可单用或组合使用,根据机构条件选择。

（1）结膜创面:①睑裂区球结膜缺损必须修补,可用自体结膜或羊膜移植术修补,角膜缘区域的缺损首选自体结膜;②非睑裂区球结膜,若睑结膜完整,可不用材料修补,术后多自行愈合;若睑结膜不完整,则至少其中一面须行材料修补,多选羊膜移植覆盖。

（2）角膜创面:多为角膜上皮或部分前弹力层缺损,须行羊膜移植。角膜缘病灶较深,且达 1/2 角膜基质时,须考虑板层角膜缘移植术修补。

（3）睑缘创面:大多为部分上皮缺损,行羊膜覆盖术即可;缺损较大并累及眼睑时,选择合适的眼睑缺损修补方案。

（三）地图样活检

对面积过大或病灶数量过多而不能一次手术完全切除者,可在切除最主要的病灶时,联合地图样活检。地图样活检步骤主要包括三部分。

1. 术前病灶做图　可拼接一组连续的眼部结膜照片,或者一张模式化的眼部结膜图,将肿物画在相应的部位上。

2. 活检部位标记　在照片或者模式图上做好标记和编号;球结膜必选,沿角膜缘后方每隔 1.5 个钟点取一处,兼顾有色素和无色素区域,其他部位的结膜主要选有色素病灶部位。

3. 取材与送检　按标记的部位取材,每处切下约 1mm×3mm,注意将标本仔细展平后送检。

根据地图样活检及肿瘤病灶的病理结果,进一

步决定手术方案。若筛选出高危型区域,即重度异型性或黑色素瘤,建议术中联合冷冻及化疗,术后辅以局部化疗和密切随访。若为低危型区域,则以手术切除及随访观察为主,暂不考虑辅助治疗,但也须结合患者具体情况,制订个性化方案。

（四）辅助治疗

1. 术中冷冻治疗　对病理诊断为重度异型性的 PAM（包括 CMis）,切缘处可采用两轮"冻-慢解冻"模式进行冷冻治疗。每个点位至少冷冻持续 5 秒,冷冻圈之间不重叠。冷冻破坏异型黑色素细胞,同时将黑色素驱出细胞外。冷冻治疗的并发症发生率较低,报道过的有睑板松弛、上睑下垂、睑球粘连、筋膜层瘢痕、角膜后弹力层膨出、前葡萄膜炎、低眼压、黄斑水肿、巩膜溶解,甚至眼球结核等。

2. 术中辅助化疗　对异型性 PAM 可采用术中辅助化疗,以预防复发。常用药物为丝裂霉素 C、干扰素 α-2b 及 5- 氟尿嘧啶等,浓度及确切效果尚无共识及大样本研究结果。术中在完成病灶切除后和创面修补前,用化疗药浸泡结膜囊 3 分钟,药物浓度可参考术后眼表局部化疗的方案。浸泡后应彻底冲净结膜囊,以尽量减少可能的并发症。

3. 术后局部化疗　对包括 CMis 在内的重度异型性 PAM,或轻、中度异型性,但合并某些危险因素时,术后可考虑局部化疗,在伤口完全愈合后进行。局部滴用化疗药物,每个治疗周期滴 1 周或 2 周后,间隔至少同等时长,再进行下一周期。常用 0.03%~0.04% 的丝裂霉素 C 局部点眼,疗效确切。局部药物毒性及并发症包括角膜缘干细胞缺乏、药物性角结膜炎、恶心等。关于干扰素 α-2b 的局部使用,研究认为疗效明确且副反应更少,但有待大样本研究及长期观察。

五、预后和随访

（一）疾病转归

据统计,约 70% 的结膜黑色素瘤源于异型性

PAM，异型程度越重，恶变可能性越大。无异型性PAM不会恶变，但也不排除进展为异型性后发生恶变。PAM有术后复发可能，无异型性、轻度和重度异型性的复发率分别为11%、26%和50%。病灶面积扩展须警惕复发或恶性进展。

（二）随访

1. 保守观察 对未接受手术的患者，应根据病情定期随访，一般可考虑半年1次。通过裂隙灯显微镜照相记录对比，若发现异常进展，应及时安排手术及病理检查。

2. 术后患者 定期随访并做照相记录，监测复发情况。建议术后第1年，每3个月1次；术后第2年，半年1次；之后每年1次。发现复发或进展者，应酌情选择手术或眼表化疗方案。

六、典型病例

（一）病史特点

患者，女，43岁。自幼发现左眼结膜棕褐色肿物，无明显不适，不伴视力下降，曾于当地医院就诊，建议保守观察。近2年自觉肿物逐渐增大增多，轻度凸起，出现异物感，且侵及角膜（图16-2-3），为进一步诊治来上海交通大学医学院附属第九人民医院眼科就诊，门诊以"左眼角结膜肿物"收治入院。患者自发病来，精神可，食欲好，睡眠好，二便正常，体重无明显变化。否认其他疾病史或家族史。

体格检查：右眼视力1.0，眼睑无肿胀，结膜无充血，角膜透明，前房深清，瞳孔圆，直径约3mm，对光反射灵敏，晶状体透明，眼底视网膜正常。左

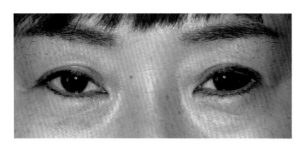

图16-2-3 原发性获得性黑变病患者术前照片
左眼结膜棕褐色肿物。

眼视力0.8，矫正1.0，眼睑无肿胀，结膜轻度充血，颞侧球结膜可见大小约10mm×8mm的棕褐色肿物，上方、鼻侧穹窿亦见散在分布条状色素肿物，边界清，形状不规则，略高于结膜面，最大者前缘侵入角膜约1~2mm，后缘达角膜缘后约6~8mm，所有肿物周边未见明显滋养血管，肿物不可活动，无明显破溃；余角膜透明，前房深清，瞳孔圆，直径约3mm，对光反射灵敏，晶状体透明，眼底视网膜正常（图16-2-4）。

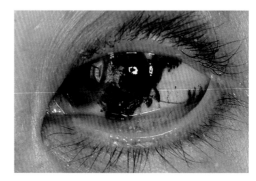

图16-2-4 原发性获得性黑变病患者左眼术前照片
颞侧球结膜可见大小约10mm×8mm棕褐色肿物，散在分布条状色素肿物，最大者前缘侵入角膜1~2mm，后缘达角膜缘后6~8mm。

（二）治疗经过

完善相关检查，排除手术禁忌后全麻下手术治疗。结膜囊表面麻醉，2%利多卡因注射液结膜下浸润麻醉，距肿物边缘约1mm完整切除肿物，送冰冻病理检查，冰冻病理结果为结膜色素细胞增生。角膜缘缺损区施行异体角膜缘移植，10-0尼龙线间断对位缝合，对侧眼取约6mm×8mm大小结膜植片修补左眼睑裂区的颞侧结膜缺损区，8-0可吸收线缝合，余结膜缺损区覆盖羊膜植片，8-0可吸收线缝合固定。术毕使用绷带镜覆盖角膜，术后予抗感染、抗炎治疗，按期随访。

（三）治疗结果或随访结果

术后第10天，患者不适症状消除，左眼结膜轻度充血，无肿物残留，羊膜、角膜缘及结膜植片透明，对合良好，缝线及绷带镜在位（图16-2-5）。随访1年，未见色素复发。

图 16-2-5　结膜原发性获得性黑变病左眼术后照片

术后第 10 天, 左眼结膜轻度充血, 无肿物残留, 羊膜、角膜缘及结膜植片透明, 对合良好, 缝线及绷带镜在位。

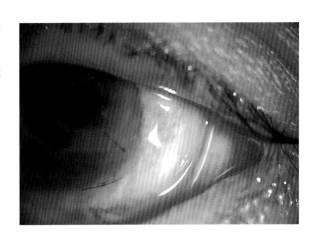

第三节　眼黑色素细胞增多症

眼黑色素细胞增多症(ocular melanocytosis)可单独发生, 也可同时累及眼睑皮肤, 即眼皮肤黑色素细胞增多症(oculodermal melanocytosis), 又称为太田痣(nevus of Ota), 后者在临床上更常见。眼黑色素细胞增多症严格来说不属于结膜肿瘤, 病变不累及结膜, 主要累及浅层巩膜。因临床上容易误诊为结膜色素痣和 PAM, 故在此单独讨论。

一、病因和发病机制

病因尚不明确, 阳光暴露可能有一定影响。有人认为与发育不良痣综合征发病有关联, 但既往的大样本研究并未证实。眼黑色素细胞增多症有 G 蛋白(GNAQ, GNA11)突变, 有恶变为脉络膜黑色素瘤的可能。

二、临床表现

（一）症状

对良性患者, 通常无明显自觉症状, 多于出生时即存在, 常因被周围人告知或照镜子时发现。虽然该病多为良性, 但病灶面积较大者对外观影响较明显, 故少部分患者可伴有一定程度的心理异常, 如自卑、焦虑等。

（二）体征

眼部病变多表现为不规则的巩膜或巩膜浅层色素沉着斑, 颜色从棕色到灰色不等。色素可随机分布, 也可扇形分布, 有时与深部葡萄膜色素沉着区对应(图 16-3-1)。同侧眼周及面部皮肤常伴发灰黑色色素沉着区, 分布大多不均匀, 部分患者可沿三叉神经第一及第二分支分布。10% 的患者累及双侧。少数伴发先天性高眼压或青光眼。偶有伴发腭黏膜和鼓膜色素沉着。

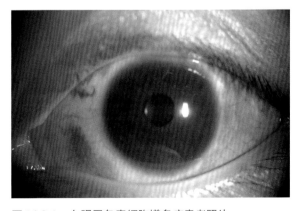

图 16-3-1　左眼黑色素细胞增多症患者照片

左眼多处巩膜色素灶不规则分布, 无明显结膜色素异常。

三、诊断与鉴别诊断

（一）诊断

1. **病史** 重点关注患者的相关特点包括年龄、日晒史、既往皮肤癌和其他癌症病史、病变长期存在与近期变化、症状、照片回顾等。

2. **体格检查** 裂隙灯显微镜检查、摄影和记录病灶的大小、范围，可用棉签推动球结膜，色素病变不随结膜移动而移动，表明色素病变位于结膜下的巩膜或浅层巩膜。本病须与结膜色素类疾病鉴别，并检查眼睑及面部皮肤是否有色素沉着或斑块，同时眼底检查以排查葡萄膜黑色素瘤。

3. **辅助检查** 对眼内病变排查，可考虑眼底照相、相干光断层成像、超声生物显微镜等检查，并保存好照片资料，以备随访比较。

4. **病理检查** 病理组织学特点为巩膜和巩膜浅层病变由深染的树突状黑色素细胞组成，具有良性细胞学表现。大多数病例同时累及巩膜病灶深面的葡萄膜。

5. **诊断要点** 先天性、单侧多见、呈灰褐色，病灶位于浅层巩膜，裂隙灯显微镜下应用棉签推动色素病灶表面的结膜，可见色素病灶固定不动，说明病灶位于结膜下的巩膜层，据此可与结膜色素性病变鉴别。患者常伴眼周皮肤色素沉着或脉络膜色素增多，不到 1% 恶变为脉络膜黑色素瘤。

（二）鉴别诊断

主要与球结膜上发生的结膜色素类疾病相鉴别，临床表现上可与结膜色素痣、结膜蓝痣、PAM、结膜黑色素瘤、肤色相关结膜色素沉着症等类似。本病一般为先天性，发展缓慢，鉴别重点是眼部检查时推动球结膜区色素病灶，若有色素在结膜层下固定不动，则说明存在巩膜层色素病变，则无论结膜层内是否有真色素病灶，即判断为眼黑色素细胞增多症。伴有同侧眼睑皮肤色素病灶的，则为眼皮肤黑色素细胞增多症，皮肤部分也称太田痣。确诊须结合病理检查，多可见梭形黑色素细胞。病理表现可能与结膜蓝痣相似，但结膜蓝痣无巩膜或球内病灶。

四、治疗

良性病变，以定期随访观察为主。合并太田痣患者，可选择合适的治疗方法改善外观。随访过程中，若发现肿瘤进展或恶变，应及时采取手术治疗。

第四节 肤色相关结膜色素沉着症

肤色相关结膜色素沉着症（complexion-associated conjunctival pigmentation，CACP）是先天性结膜色素性疾病，属于良性病变，也称肤色相关黑变病（complexion-associated melanosis，CAM），但"色素沉着症"比"黑变病"更能体现组织病理学特点；过去也称为种族性黑变病（racial melanosis），该名称现已弃用。CACP 多见于黑肤色人种，亚洲人和南美人少见，白种人最少。CACP 不属于真正的肿瘤，组织病理学上只有色素沉着，而无细胞增殖，但因其临床表现容易与结膜色素性肿瘤混淆，尤其容易误诊为 PAM、眼黑色素细胞增多症和弥漫性结膜黑色素瘤等，故将 CACP 在此单独讨论。

一、病因和发病机制

具体发病机制尚不明确，目前认为与肤色较深有关，黑色人种中最多见。

二、临床表现

大多出生即存在，一般无自觉症状。病灶特点为双侧、弥漫性或斑片状结膜色素沉着，在深色皮肤的个体中更为常见且色素沉着明显。色素最多集中于角巩膜缘附近，呈斜向角膜缘分布的轮辐状线性混浊，病灶内还可见结膜微褶纹。角膜缘病灶分布通常很对称，但可有一侧眼表现色素更深，此类患者须与 PAM 鉴别，该病很少恶变。

三、诊断与鉴别诊断

（一）诊断

1. **病史**　问诊时关注患者年龄、日晒史、眼部肿瘤或手术史、既往皮肤癌病史、病变近期变化、症状等。注意人种肤色特征等相关病史、黑色素瘤家族史。

2. **体格检查**　裂隙灯显微镜检查，摄影记录病灶的大小、范围，尤其注意双眼累及情况和病灶对称性。注意观察眼睑及其周围皮肤改变，局部淋巴结触诊和全身体格检查情况，对判断病变性质，以及与 PAM 和 CM 等疾病鉴别具有重要作用。

3. **辅助检查**　眼前节相干光断层成像和超声生物显微镜等检查。

4. **病理检查**　组织病理学特征是结膜上皮基底层细胞色素沉着，不伴有黑色素细胞增生或异型性。

5. **诊断要点**　先天性疾病，多见于深色人种，双侧发病，色素分布较对称，一般呈棕色，最常累及角膜缘、球结膜、睑结膜等，病理表现多局限于结膜上皮，边界不清，病灶扁平，不含囊肿，罕见恶变。

（二）鉴别诊断

主要与结膜色素性肿瘤鉴别，尤其是 PAM 及弥散性 CM 等。临床上与 PAM 的主要区别：PAM 单眼不对称发病，CACP 双眼对称发病。与弥散性 CM 的主要区别：CM 单眼发病，有隆起结节状或增厚的病灶，常见滋养血管，或瘤体内富含血管；CACP 均匀平坦，双眼对称，病灶安静，无充血或滋养血管。

四、治疗

CACP 绝大多数为良性病变，临床一般无须治疗，随访观察。如果病灶出现进展或不对称表现，可遵循 PAM 的诊治流程予以处理。对极少数怀疑恶变的病灶，可考虑地图样活检，依据病理结果决定下一步治疗方案。

第五节　角结膜黑色素瘤

角结膜黑色素瘤是一种罕见但严重危及患者视力和生命的恶性肿瘤，大多原发于结膜，有些可经角巩膜缘侵犯角膜、泪阜或眼睑。单纯侵犯并局限于角膜的黑色素瘤罕见，迄今仅报道 20 余例，病因未明，不易复发或转移，处理原则与累及角膜的结膜黑色素瘤相同。本节将重点介绍结膜黑色素瘤（CM）。

结膜黑色素瘤一般起源于结膜上皮基底层的黑色素细胞，约占眼部黑色素瘤的 2%～7%。其中 65%～74% 源于 PAM 恶变，其余源于结膜痣恶变，以及新发肿瘤。发病率为 0.12/1 000 000～0.78/1 000 000，且仍在增长。白色人种最常见，在亚洲及太平洋岛民中少见。发病以 50 岁以上人群为主，男性比例较高，占 59%，儿童患者极罕见，平均确诊年龄约 62 岁。结膜黑色素瘤易于发生局部复发和播散，局部淋巴结转移较全身转移多见，一旦发生全身转移则生存时间短。周传棣等研究发现，我国患者发病后就诊时机偏晚，复发及死亡率较高，表现出更具侵袭性的临床特点，预后较差。

一、病因和发病机制

结膜黑色素瘤的病因及确切的发病机制尚不完全明确。研究认为与皮肤黑色素瘤类似，可能的病因及危险因素有：①紫外线暴露史，长期日照下的户外工作或人工紫外线暴露者；②慢性病毒感染，如 HIV、HPV、HBV 和 HCV 感染等。

CM 多数从结膜色素痣或 PAM 恶变而来，或可能存在黑色素瘤易感性，但未发现明显遗传规律。以下因素于判断结膜色素性肿瘤性质时须高度警示：①黑色素瘤疾病史或家族史；②结膜色素痣患者，短期内痣增大、破溃或周围有滋养血管；③原发性获得性黑变病患者，短期内结膜黑斑增大、增多、明显隆起、破溃或黑斑周围有滋养血管；④无色素的结膜肿物患者，尤其白斑样或痣样外观；⑤年龄大于 50 岁。

二、临床表现

（一）症状

多数患者就诊时有较明显症状，发现结膜表面凸起点状肿物占 77%，或 17% 患者以发现结膜小肿块、2% 因异物感和疼痛就诊。肿物可于短期内明显增大，容易受挤压、揉眼而发生破溃和出血等。

（二）体征

单眼发病，92% 起源于球结膜，也可起源于睑结膜和泪阜等。颞侧象限稍多占 63%（图 16-5-1），其他依次见于下方占 22%、鼻侧占 17%、上方占 16%。色素化程度不均，68% 呈深棕色，也可为红色、黄色或黄棕色，20% 为无色素。肿瘤血管化比较常见，触之易出血（图 16-5-2）。大多呈结节样生长，少数呈弥散性生长，晚期可侵入球内或眶内。88% 患者的病灶范围在 2 个钟点以上，61% 累及角膜缘，病灶周围多见滋养血管。

出现下列临床表现提示预后较差：①肿物位于睑结膜、泪阜或穹窿；②病变向深层组织侵袭；③病灶厚度大于 2mm；④病灶累及睑缘；⑤病理检查发现混合细胞成分。CM 可发生多种转移，局部转移至同侧耳前或下颌下淋巴结，远处转移至脑、肺、肝或骨等。

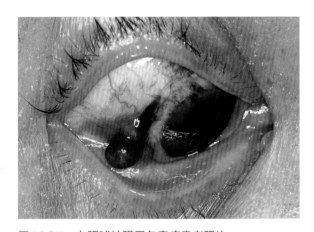

图 16-5-1 右眼球结膜黑色素瘤患者照片

颞侧球结膜结节状隆起，边界较清，红棕色，瘤内血管较丰富，周边可见滋养血管。

图 16-5-2 左眼结膜黑色素瘤患者照片

A. 左眼上睑隆起，上睑下垂，病灶从上方结膜突出覆盖角膜，伴瘤体破裂出血；B. 拨开上睑见瘤体占据整个上方结膜囊，与上睑板无明显粘连，瘤体含丰富血管。

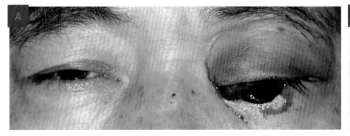
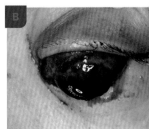

三、国际分期

在第 8 版 AJCC 结膜黑色素瘤的 TNM 临床（c）和病理（p）分期方案中，临床分期根据肿瘤（tumor，T）的解剖位置及范围，淋巴结（node，N）及远处转移（metastasis，M）程度划分；病理分类则依据瘤细胞的部位、组织中的深度及厚度特点划分（表16-5-1）。按照 TNM 分期的规则，患者术前诊断根据肿瘤的 cT 分类及 N、M 分类中对应情况综合判定 cTNM 期，术后则根据肿瘤的 pT 分类及 N、M 分类情况综合 pTNM 期。贾世翀等回顾分析了 2000—2021 年上海交通大学医学院附属第九人民医院眼科确诊的 83 例 CM 患者，证实该分期对国人 CM 的预后有较好参考，病灶的组织厚度及溃疡表现是重要的治疗及预后参考因素，cT_3 类发生远处转移的可能性大。

表 16-5-1　AJCC 第 8 版对结膜黑色素瘤 TNM 分期的定义

cT 分类	原发肿瘤临床解剖位置及范围分类的定义	N 分类	局部淋巴结转移分类的定义
cT_X	原发肿瘤无法评估	N_X	局部淋巴结无法评估
cT_0	检测不到原发肿瘤	N_0	未见局部淋巴结转移
cT_1	球结膜肿瘤	N_1	可见局部淋巴结转移
cT_{1a}	<1 个象限	**M 分类**	**远处器官转移分类的定义**
cT_{1b}	>1 个但<2 个象限	M_0	未见远处器官转移
cT_{1c}	>2 个但<3 个象限	M_1	可见远处器官转移
cT_{1d}	>3 个象限	**pT 分类**	**肿瘤病理分类的定义**
cT_2	非球结膜区的结膜肿瘤（包括穹窿、睑、睑板、泪阜）	pT_X	原发肿瘤无法评估
cT_{2a}	非泪阜区肿瘤，且<1 个象限的非球结膜区结膜肿瘤	pT_0	检测不到原发肿瘤
		$pTis$	肿瘤局限于结膜上皮
cT_{2b}	非泪阜区肿瘤，且>1 个象限的非球结膜区结膜肿瘤	pT_1	球结膜肿瘤
		pT_{1a}	肿瘤侵犯固有层厚度<2mm
cT_{2c}	泪阜区肿瘤，且<1 个象限的非球结膜区结膜肿瘤	pT_{1b}	肿瘤侵犯固有层厚度>2mm
		pT_2	非球结膜区的结膜肿瘤
cT_{2d}	泪阜区肿瘤，且>1 个象限的非球结膜区结膜肿瘤	pT_{2a}	肿瘤侵犯固有层厚度<2mm
		pT_{2b}	肿瘤侵犯固有层厚度>2mm
cT_3	伴局部侵犯的任意大小肿瘤	pT_3	伴局部侵犯的任意大小肿瘤
cT_{3a}	眼球	pT_{3a}	眼球
cT_{3b}	眼睑	pT_{3b}	眼睑
cT_{3c}	眼眶	pT_{3c}	眼眶
cT_{3d}	鼻泪管，和/或泪囊，和/或鼻窦	pT_{3d}	鼻泪管，和/或泪囊，和/或鼻窦
cT_4	伴神经系统侵犯的任意大小肿瘤	pT_4	伴神经系统侵犯的任意大小肿瘤

四、诊断与鉴别诊断

（一）诊断

1. **病史** 问诊时必须对患者的相关特点进行关注，包括年龄、日晒史、眼部疾病及手术史、既往皮肤癌、其他癌症、病变长期存在与近期变化、症状、旧照片回顾等。

2. **体格检查** 眼部及全身体格检查对良恶性判断至关重要。尤其要对淋巴结触诊、观察外部皮肤改变、眼睑和眼眶体征、结膜或其他组织上的病灶位置等。原发于睑结膜的 CM 有时表现为眼睑皮肤完整的圆形隆起肿物，可能被误诊为眼睑肿物而耽误诊治。因而裂隙灯显微镜检查发现眼睑眼表肿物时，务必行翻眼睑检查。

3. **辅助检查** 包括角膜活体共聚焦显微镜（in vivo confocal microscopy，IVCM），眼前节 OCT，UBM，以及基因标记物。IVCM 及前节 OCT 对肿物内部及深部探查有优势，可用于评估血管、囊肿、浸入深度和范围等情况，有助于对肿块的性质作出初步推断；UBM 在观察肿瘤向球内深部组织侵袭范围方面有较大优势；基因标记物并不常用，通常须结合病理诊断，但对靶向治疗方案的制订有重要指导意义。

4. **影像检查** 包括超声、CT 和 MRI 等重点检查耳前和颈部等区域淋巴结，全身骨扫描及头颅检查。必要时可行全身 PET/CT 检查，特别是原发灶不明的患者。

5. **病理检查** 诊断的"金标准"，需手术完整切下病灶及若干切缘后送检。黑色素瘤细胞有播散风险，尽量避免对瘤体活检，需手术中一次性切除完整病灶，操作时遵守"零接触"原则。

CM 的病理组织学表现为非典型增生的梭形细胞、多形细胞和上皮样细胞的不同组合。大体积的上皮样细胞可呈奇异形状，胞核含有明显核仁（图 16-5-3）。而体积较小的多面体细胞常常难以与痣细胞区分。梭形黑色素瘤细胞的色素比多面体细胞和上皮样细胞少。梭形黑色素瘤细胞偶尔

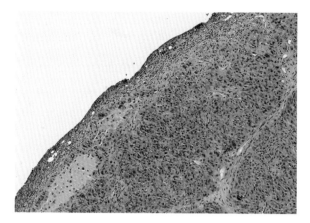

图 16-5-3 结膜黑色素瘤的病理图片（HE 染色，×20）

可见大量非典型增生的黑色素梭形细胞、多面体细胞和上皮样细胞，富含血管。

会诱发促结缔组织增生反应。偶尔可见成簇的含透明或空泡状细胞质的气球细胞。CM 也可能累及角膜上皮，侵入角膜基质，或延伸至眼睑皮肤。与不良预后相关的病理因素包括：①肿瘤厚度大于 2.0mm；②肿瘤位置位于非球结膜部位；③有丝分裂活性大于 1 个 /mm^2；④溃疡；⑤血管侵犯；⑥上皮样细胞类型；⑦微卫星灶及切缘阳性。

免疫组化是评估 CM 的有效手段。SOX10 和 Melan-A/MART-1 等标记物有助于了解结膜黑色素细胞的增殖特性，Melan-A/MART-1 提供黑色素细胞密度、树突状凸起和 SOX10 提示派杰样扩散等信息。红色色素原有助于对色素沉着过多的病变鉴别。与皮肤痣类似，结膜色素痣中的 HMB45 染色一般仅见于交界性黑色素细胞和表皮间质内的黑色素细胞，有助于对细胞位置分层判断。而在蓝痣、发育不良痣和痣黑色素细胞中可观察到颗粒细胞变化，特征性地表现为 HMB45 弥漫性表达。这些特点有助于鉴别早期 CM 与异型性黑色素细胞痣、混合性痣及火焰青少年结膜痣等。发生在儿童或青少年时期的痣和切除后复发的痣可见大量多形性细胞，而 CM 的特征包括：从顶部到底部均无成熟细胞，底部有强 HMB45 染色，Ki-67 增殖指数升高大于 5% 和坏死等。在异型性 PAM 和 CM 中，异型性上皮内黑色素细胞的 Ki-67 增殖指数均增加。在测定 Ki-67 增殖指数时，可以使用 Melan-A

和 Ki-67 双重染色来区分背景炎症细胞和黑色素细胞。

6. **分子诊断** 分子诊断有助于提高良性和恶性黑色素细胞性结膜病变鉴别的精准度，并预测疾病预后。评估内容主要包括拷贝数变异与基因突变。拷贝数变异的特点与皮肤黏膜黑色素瘤相似，与葡萄膜黑色素瘤完全不同。

基因突变方面，CM 通常表现为胞嘧啶突变为胸腺嘧啶的特征，这是紫外线诱导 DNA 损伤的特征。30%～50% 的结膜黑色素瘤有 *BRAF V600E* 突变，近 20% 有 *NRAS* 突变；这些比例与在皮肤黑色素瘤中观察到的比例相似。*BRAF* 突变可能与更高的远处转移率有关，而在 PAM 来源的 CM 中不太常见。将 *BRAF* 突变列入 CM 诊断的检测项目，有助于预后评估及进一步制订辅助治疗方案。

此外，*NF1*、*TERT* 和 *KIT* 突变也有发现。*NF1* 是丝裂原活化蛋白激酶（mitogen-activated protein kinase，MAPK）途径的一部分，这两种途径往往相互排斥。*TERT* 启动子在 CM 中也较常见，有研究发现 41% 的患者存在该突变。表观遗传调控基因如 *ASXL1*、*ATRX* 和 *TET2* 等突变，以及编码受体酪氨酸激酶的基因如 *EGFR* 和 *ALK* 突变已有报道。CM 很少含有 *KIT* 突变，这与未暴露在阳光下的其他黏膜黑色素瘤不同。上海交通大学医学院附属第九人民医院眼科最近的研究显示，中国人 30% 的 CM 存在 *BRAF* 突变，首次发现 17.4%CM 患者发生 *FAT4* 突变，部分与 *BRAF* 突变同时存在。*FAT4* 突变位于同一外显子相邻区域，分别为 *FAT4 E1907K*、*FAT4 E2511K*、*FAT4 P2547S* 及 *FAT4 S3071F*。初步研究表明，*FAT4* 突变存在致病性，与远处转移相关。

7. **诊断要点** 50 岁以上男性较多见，单侧发病，多起源于 PAM，少部分源于结膜色素痣或新发。各部位结膜皆可发病，呈棕褐色或肉粉色，病灶深达结膜基质层，边界较清，表面易伴溃疡或出血，周边可见充盈扩张的滋养血管或血管团。

（二）鉴别诊断

主要与结膜色素类疾病及其他结膜恶性肿瘤鉴别。无色素的 CM 临床表现可能与 OSSN、翼状胬肉等相似，鉴别主要依靠病理检查。

含色素的 CM 多数源于结膜色素痣或 PAM 的恶变，此类患者往往有多年结膜色素性病变史，发展缓慢，但近来发现病灶突然隆起明显或面积增加，伴周围滋养血管，或病灶内血管丰富，易破溃出血，为特征性临床表现，是重要鉴别点。少数患者无结膜肿物病史，新发时即表现为进展迅速的结节状色素病灶，伴滋养血管等，睑裂区较多见。多数就诊患者为中老年，儿童罕见，男性稍多。病理检查是鉴别的关键。

有结膜肿瘤手术病史者，就诊时要警惕复发或恶变为 CM 的可能，应及时切除做病理检查鉴别。

五、治疗

（一）治疗原则

CM 治疗是一个漫长的过程，患者应接受终身检测及随访。为了更全面评估及制订合适的综合诊治方案，诊治流程中应组建多学科团队，包括放疗科、化疗科、肿瘤内科、口腔头颈肿瘤科、神经外科、影像科等。

CM 的经典手术方法是扩大切除联合切缘冷冻治疗，对 cT$_1$～cT$_3$ 类应联合选择合适的辅助治疗以尽可能降低复发率及转移率，包括局部化疗、放疗等。局部淋巴结转移倾向者可考虑行预防性颈部淋巴结清扫。远处转移者须及时选择合适的全身治疗方案，包括免疫治疗、靶向治疗等。累及眼外器官时，应请相关学科专家联合诊治，并共同随访评估。

（二）手术治疗

1. **cT$_1$ 类 CM 的手术治疗**

（1）原发灶切除：对球结膜及可能累及的角膜病灶，主要采用"零接触"方式手术切除，联合术中切缘"二次冷冻"治疗，术中快速病理检测确诊黑色素瘤后，应将肿物边缘周围 4mm 范围内未受累组织，及肿物深层紧密相连的薄层巩膜组织瓣一并切除，同时将切缘送病理检测，直至结果完全为阴性。切除前及切除后，各行一次结膜切缘冷冻治疗。角巩膜创面须用无水酒精或 MMC 和 5-FU 局部浸泡化疗。

（2）创面修复：病灶切除后，若创面较小，可直接缝合结膜。对较大面积的缺损，须酌情考虑联合自体角膜缘干细胞移植、羊膜移植、唇黏膜移植术，或板层角膜缘移植。对睑裂区累及角膜缘的病灶，角膜深度未达 1/2 可选择自体角膜缘干细胞移植。若超过 1/2 深度的角膜缘切除，则建议行板层角膜缘移植，防止角膜缘穿孔或假性胬肉等并发症。羊膜覆盖适用于各种面积或结膜部位的缺损，可促进上皮再生并减轻术后炎症反应。羊膜植片可略大于覆盖的缺损区，用 8-0 或更细的可吸收线，或 10-0 不可吸收线缝合固定；或用生物组织胶水替代缝线，黏附并稳定植片，可避免拆线及线结引起的刺激反应。面积特别大的缺损，如超过 1/2 面积的球结膜，可采用唇黏膜移植。各类修补方法可单独使用，也可视缺损情况联合运用。

2. cT$_2$ 类 CM 的手术治疗

（1）原发灶切除：对球结膜及可能累及的角膜病灶，采用"零接触"手术切除和快速病理控制切缘，联合术中冷冻治疗和局部创面化疗。cT$_2$ 期 CM 累及泪阜、睑结膜、穹窿结膜或睑板等，皆应完整切除，术中遵循"零接触"原则，术中快速病理检查，明确切缘阴性。

（2）创面修复：若未切除睑板，采用自体角膜缘干细胞移植、羊膜移植、唇黏膜移植术，以及板层角膜缘移植修复创面。切除睑板者，视缺损的长度及宽度，选择睑板结膜瓣移植、骨膜瓣转移、硬腭移植、脱细胞真皮材料等修复方法。

3. cT$_3$ 类 CM 的手术治疗

（1）原发灶切除：若侵入球内或眶内，可考虑行眼球摘除或眶内容剜除术，以完全切除原发病灶为标准。累及鼻泪管、泪囊或鼻窦者，亦应完整切除受累区域，必要时扩大切除浸润的骨质。术中应遵循"零接触"原则。

（2）创面修复：眶内容剜除后，创面相对平整、软组织及皮肤缺损不多者，可游离皮片植皮；因骨质缺失导致创面凹凸不平，或鼻窦切除后窦腔暴露时，应行游离皮瓣移植手术，目前常用股前外侧游离皮瓣或前臂皮瓣。

4. cT$_4$ 类 CM 的手术治疗

（1）原发灶处理：对全身情况尚可，能承受手术治疗的患者，可考虑行眼球摘除或眶内容剜除术，以完全切除原发病灶为标准。对于全身情况差，无法承受手术的患者，不强求手术切除原发灶，以全身支持治疗及其他辅助治疗为主要手段。

（2）创面修复：对能承受手术，已行原发灶部分或扩大切除后，视创面情况做修补，主要施行游离皮瓣移植手术。

（三）辅助治疗

1. 冷冻治疗　冷冻治疗曾是 PAM 及 CM 的唯一治疗方法，目前是手术的辅助治疗。冷冻治疗的原理是冷冻细胞，并由于微血管系统的破坏而产生缺血，同时也可破坏黑色素细胞。单纯手术切除的 CM 患者，52% 出现局部复发，而手术切除联合冷冻治疗的患者中，复发率仅为 18%。

2. 眼表局部化疗　局部化疗作为 CM 的辅助治疗方法，可直接多次作用于整个眼表区域，同时避免了全身化疗的副作用。当肿瘤边缘不清、弥漫性、多灶性结膜病变或弥漫性角膜病变时，完全切除损害角膜缘干细胞功能，局部化疗是很好选择。丝裂霉素 C 和 5- 氟尿嘧啶是常用的化疗药物，局部化疗的效果已经得到临床研究证实。原发灶切除后局部辅助化疗与单纯手术的完全缓解率相似，MMC 局部化疗可明显降低复发率与转移率。

干扰素 α-2b（IFNα-2b）是一种细胞因子免疫调节剂，主要用于结膜鳞状细胞癌的治疗，近年来开始用于 CM 术后的局部化疗。研究认为，黑色素瘤有干扰素受体，IFNα-2b 可直接通过细胞毒机制起作用。IFNα-2b 可通过上调 MHC-I 的表达间接起作用,从而增强细胞毒性 CD8⁺ T 细胞、自然杀伤细胞和巨噬细胞的活性。

3. 放射治疗 通常认为黑色素瘤对放疗不敏感,但对术后切缘阳性、切除范围不够或淋巴结转移清扫术后的患者,放疗仍是一种有效的术后辅助治疗手段,可以提高局部控制率。对于有远处转移的患者,也可采用放疗进行姑息治疗。

放疗主要分为近距离照射和外照射,前者使用较多。在 CM 治疗中,主要使用巩膜敷贴治疗,放射源常选用锶 -90(Sr-90),钌 -106(Ru-106)或碘 -125(I-125),在原发肿瘤切除且伤口愈合后进行,将放射源直接放置在肿瘤表面。外照射疗法则常用于高危、位置不佳的肿瘤,可作为广泛手术或眶内容剜除术的姑息替代方案。

(四)淋巴结清扫

在 CM 治疗中,对淋巴结清扫或前哨淋巴结活检的应用尚未达成共识。对早期 CM 施行前哨淋巴结活检,目前尚缺乏明确的指征。但对于有淋巴结侵犯迹象的患者,应该实行区域性淋巴结清扫,并联合影像科等共同制订治疗方案。

1. 根治性淋巴结清扫 原发灶切除同时施行颈部淋巴结清扫和病理检查的指征:①B 超提示腮腺或颈部淋巴结最长直径大于 15mm;②淋巴门结构欠清;③颈部增强 CT 发现淋巴结环形强化,中央见液性暗区;④PET/CT 局部淋巴结糖代谢明显升高者。如不能同期施行淋巴结清扫术,也应在原发灶切除后,尽快安排患者进行区域性淋巴结清除治疗。

2. 预防性淋巴结清扫 对临床怀疑有淋巴结侵犯,但没有影像学检查证据者,可施行预防性颈部淋巴结清扫。但预防性颈部淋巴结清扫的 CM 分期分级,以及手术指征尚未达成共识。

(五)二期整复治疗

对已行眼球摘除术的患者,可适时考虑二期眼座植入及义眼片配戴。对已行眶内容剜除术患者,待黑色素瘤状态稳定后,可考虑赝复体定制配戴,尽可能提高患者生活质量及最大可能恢复社会活动能力,可有效缓解患者及家属的精神负担。

(六)靶向治疗

对局部浸润,尤其远处转移的 cT₃、cT₄ 类患者,靶向治疗是目前唯一且重要的全身治疗手段,须联合肿瘤内科医师共同制订治疗方案。

1. 维莫非尼 维莫非尼(vemurafenib)是目前唯一获得国家药品监督管理总局批准,用于治疗晚期 *BRAF-V600E* 突变的黑色素瘤的分子靶向药物。维莫非尼对皮肤黏膜黑色素瘤具有明显的生存获益。应用时须注意对肝功能的影响,最常见的不良反应为光过敏、肌肉关节疼痛、腹泻、手足综合征、皮疹以及高血压等。

2. 免疫治疗 免疫治疗包括 PD-1 抗体、CTLA-4 抗体和 IL-2,能显著延长晚期皮肤黏膜黑色素瘤患者的生存时间。对 CM 的治疗价值评估,相关临床试验正在开展。

六、复查与随访

(一)总体目标

常年定期规范随访,防止复发或转移,延长生存期,提升生活质量。随访应按照个体化和肿瘤分期原则,为患者制订个体化的随访或监测方案。

(二)疾病转归

CM 复发率较高,首次治疗后的第一次复发平均间隔时间约为 15 个月;26% 的复发是在 5 年随访期内发现的。复发的影响因素较多,包括与病灶位置相关的参数,如 CM 原发灶不累及角膜缘,距角膜缘超过 2mm,原发于 7:00 到 9:00 的 PAM,及 CM 位于上方球结膜。其他因素还包括病灶是否为红色,切除时是否累及肿物颞侧缘和基底、厚度是否大于 2mm,或是否累及角膜或眼球等。

(三)随访建议

1. 局部检查 定期进行全面眼部检查,包括视力、眼压、视野、裂隙灯显微镜、AS-OCT、UBM、B 超、眼部影像学检查等。其中,眼前节照相、颈部淋巴结触诊和 B 超检查、腹部 B 超,前三年每 3 个月 1 次,3 年后每半年 1 次。若 B 超发现颈部淋巴结可疑阳性,应进一步行颈部增强 CT 扫描,以明确诊断。腹部 B 超若发现远处器官转移可能,则肝脏进一步行增强 MRI 检查明确,其余器官行上腹部、下腹部 CT 平扫明确。

2. 全身检查 定期全身体检监测肿瘤转移指标,或及时发现第二肿瘤。可考虑每年 1~2 次全身体检,包括胸腹部 CT、脑部 MRI、肝肾功能等血液检查等。其中,胸部 CT 平扫、头颅 MRI 建议每半年 1 次。必要时行 PET/CT 检查,排查罕见部位转移。

3. 其他指标 一些生物标志物的监测有助于随访时及早发现转移或复发迹象。

(四)常见问题

对放化疗出现的常见全身反应,首先在治疗前向患者充分告知,使其具有心理准备,及早发现,尽早采取措施。因放化疗方案不同,及患者个体差异,副反应的轻重缓急不完全相同,但总的应对原则及方案是类似的,且通过积极处理,大部分可控制可缓解。如化疗期间出现恶心、呕吐、食欲下降等胃肠道反应,就要少量多餐,饮食宜清淡、易消化,避免辛辣刺激、油腻食物,同时营养要充足,合理膳食搭配,要确保蛋白质、维生素、能量的摄入。如化疗期间出现白细胞降低、血小板降低、贫血等血液学毒性反应,应用升白细胞、升血小板、补血等治疗措施,定期复查血常规,及时处理。

对眼局部常见的副反应和并发症,需要眼科医生在随访及治疗期间认真仔细检查,及时发现并做相应处理。若危及视力,应及时与放化疗医师沟通,在不影响治疗效果的前提下,调整治疗方案或更换药物。常见的并发症包括眼表损伤、角膜缘干细胞缺损、并发性白内障、泪点闭锁、泪道阻塞、眶周放射性皮炎、眼压升高、眼部非特异性炎症等。

七、典型病例

(一)病史特点

1. 患者,男,60 岁,因"右眼结膜黑色素瘤术后 2 年,复发 1 个月"就诊于上海交通大学医学院附属

第九人民医院眼科治疗。

2. 现病史 患者于 2 年前无明显诱因下发现右眼睑肿物,否认眼红、眼痛,不伴视力下降,在当地医院就诊,诊断为右眼睑肿物,予眼睑肿物手术切除,术后病理检查示恶性黑色素瘤,伤口恢复良好。1 个月前发现肿物复发,转诊至当地省级医院行右眼泪阜部和上睑肿物切除,术后患者自觉结膜及眼睑肿物再度增大,转至上海交通大学医学院附属第九人民医院眼科治疗,门诊拟"右眼结膜黑色素瘤"收住入院。自起病来精神食欲可,二便正常,睡眠可,体重无下降。

3. 入院查体 右眼视力 0.5,左眼视力 0.8,双眼矫正不提高。右眼上睑缘内侧隆起,皮肤表面黑色素沉着,上睑结膜、穹窿及上方、鼻侧球结膜见片状色素样肿物,呈弥漫性生长,边界不清(图 16-5-4)。鼻侧球结膜充血、不规则增生,表面不平,鼻侧睑球粘连,睑结膜面可见黑色素沉积,角膜缘可见条状黑色素沉积(图 16-5-5)。前房深清,瞳孔圆,直径约 3mm,对光反应灵敏,晶状体混浊,眼底未见明显异常。左眼角膜透明,前房深清,瞳孔圆,直径约 3mm,对光反应灵敏,晶状体混浊,眼底未见明显异常。

4. 辅助检查 ①腹部 B 超示肝、胆、胰、脾无明显异常。②胸部 CT 平扫未见异常。③淋巴结 B 超显示腮腺内回声分布欠均匀,腮腺内见数个淋巴结,大小约 5mm×4mm×5mm;彩超提示:右侧腮腺淋巴结各组织回声分布,下颌下腺回声欠均匀,

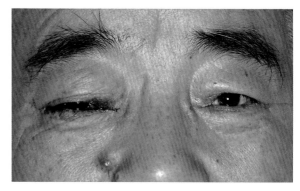

图 16-5-4 右眼结膜黑色素瘤复发患者术前照片

右眼睑肿胀,结膜及睑缘色素肿物,边界不清,无破溃,无出血。

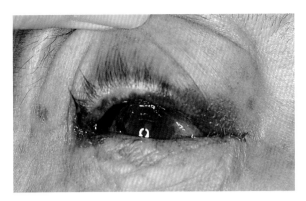

图 16-5-5　右眼结膜黑色素瘤复发患者术前右眼照片

球结膜、睑结膜、上睑及内外眦睑缘黑色素病变明显,无明显出血或破溃,边界不清。

下颌下区见数个淋巴结,较大,9mm×7mm×8mm,部分淋巴门检测欠清。④眼眶 CT:右侧眼球前方可见结节状异常密度灶,边界尚清,最大者直径约1.6cm,密度尚均匀,C-,37HU,C+,58HU,增强轻度强化,视神经未见明显异常,累及右侧内直肌,相应部位眼球受压推移,邻近骨质未见异常,双侧下颌下和颈深部可见多个直径小于 1cm 的淋巴结。提示为右眼眶内占位(图 16-5-6)。

5. **入院诊断**　右眼睑结膜黑色素瘤复发,右眼眶内占位。

(二)诊治过程

1. **诊断和手术方案**　由眼科、口腔外科、神经

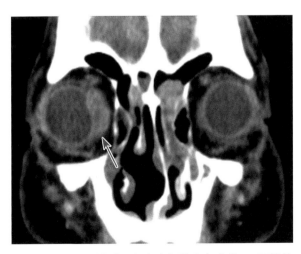

图 16-5-6　右眼结膜黑色素瘤复发患者术前 CT 冠状位影像

箭头示右眼眶内侧,眼球鼻侧中高密度影,提示眼眶占位。

外科、整形外科、放射科、病理科、超声诊断科、化疗科和放疗科等医师组成多学科团队(MDT),所有参与 MDT 讨论的医师均具有副高级以上职称,有独立诊断和治疗能力。诊断意见:患者右眼睑黑色素瘤术后复发,累及眶内可能性大,术中冰冻明确诊断;影像检查尚未见明显淋巴结或远处器官转移,但患者此次为复发,不完全排除淋巴结累及可能。手术彻底切除眼眶、眼睑和结膜病变;依据术中冰冻结果,若眶内累及,则临床诊断为眼睑结膜黑色素瘤复发 $rcT_3N_0M_0$,手术方案为右眼眶内容剜除术和皮瓣移植修复术,联合预防性淋巴结清扫。

2. **手术治疗**　全身麻醉下实行手术治疗。术中冰冻切片报告:右眼眼睑和结膜恶性肿瘤,倾向黑色素瘤;右眶内恶性肿瘤,倾向黑色素瘤。施行右眼眶内容剜除术 + 股前外侧游离皮瓣移植修复术,皮瓣修复眼眶缺损,术后情况稳定(图 16-5-7)。

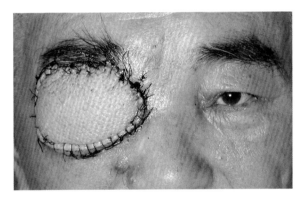

图 16-5-7　右眼眶内容剜除 + 股前外侧游离皮瓣移植修复术后患者照片

术后第 1 天,皮瓣色泽良好,伤口无渗出。

术后病理报告:右眼睑皮肤和结膜恶性黑色素瘤,浸润眶内纤维、脂肪及横纹肌组织,局灶浸润巩膜壁外侧,肿瘤累及角膜及上下眼睑,视神经切端阴性,周边组织切缘阴性。免疫组化:S-100(+),SOX10(+),HMB45(+),MelanA(+),CyclinD1 部分(+),P16、P53 少量(+),Ki-67 25%(+)。术后诊断及分期:复发性结膜黑色素伴局部淋巴结转移($rpT_3N_1M_0$)。

3. **辅助治疗**　术后 1 个月后行外照射放疗,疗

程中未发生严重并发症。

4. 随访　术后定期随访,随访2年未见复发或转移,皮瓣状态良好。

(三)案例处理体会

1. 诊断方面　患者有两次当地眼科专科医院的手术切除史,第二次复发后就诊综合性医院治疗。考虑到黑色素瘤的易扩散和转移特性,诊断时须评估淋巴结和全身转移情况,通过MDT讨论,作出全面的诊断,有利于完善治疗方案及随访,因而综合医院眼科更具有该类疾病的诊治优势,尤其需要成熟专业的眼肿瘤MDT共同参与。

2. 治疗方面　患者的手术及术后辅助治疗,均涉及MDT的多学科合作,除眼科外,整形外科、口腔科、放疗科、化疗科、影像科缺一不可。唯有MDT诊疗模式可以实现该类疾病的全方位治疗,在保证疗效的同时,极大减轻了患者的经济和心理负担,是更优化、更精准的结膜黑色素瘤治疗模式。

3. 随访方面　密切定期随访及影像学跟踪检查,是及早发现复发或转移迹象的有效手段。对病情复杂的患者,MDT网络的即时合作与沟通是效率的保障。

参考文献

1. 中国临床肿瘤学会指南工作委员会. 中国临床肿瘤学会(CSCO)黑色素瘤诊疗指南2021. 北京:人民卫生出版社,2021.

2. 《中国黑色素瘤规范化病理诊断专家共识(2017年版)》编写组. 中国黑色素瘤规范化病理诊断专家共识(2017年版). 中华病理学杂志,2018,47(1):7-13.

3. 中华医学会病理学分会,中华医学会病理学分会皮肤病理学组. 黑色素瘤病理诊断临床实践指南(2021版)[J]. 中华病理学杂志,2021,50(6):572-582.

4. 樊代明. 中国肿瘤整合诊治指南. 天津:天津科技出版社,2022.

5. ZHOU C, WANG Y, JIA R, et al. Conjunctival melanoma in Chinese patients: Local recurrence, metastasis, mortality, and comparisons with caucasian patients. Invest Ophthalmol Vis Sci, 2017, 58(12): 5452-5459.

6. DAMATO B, COUPLAND S E. Conjunctival melanoma and melanosis: A reappraisal of terminology, classific-ation and staging. Clin Exp Ophthalmol, 2008, 36(8): 786-795.

7. FRANCIS J H, GROSSNIKLAUS H E, HABIB L A, et al. BRAF, NRAS, and GNAQ mutations in conjunctival melanocytic nevi. Invest Ophthalmol Vis Sci, 2018, 59: 117-121.

8. TATYANA M, MAYA E M, ROGER K H, et al. Validation of the newly proposed world health organization classification system for conjunctival melanocytic intraepithelial lesions: A comparison with the C-MIN and PAM classification schemes. Am J Ophthalmol, 2021, 223: 60-74.

9. SCOTT C B, CAROLINE S, CAROL L S, et al. Conjunctival melanocytic lesions. Arch Pathol Lab Med, 2022, 146(5): 632-646.

10. SUGIURA M, COLBY K A, MIHM M C, et al. Low-risk and high-risk histologic features in conjunctival primary acquired melanosis with atypia: clinicopathologic analysis of 29 cases. Am J Surg Pathol, 2007, 31(2): 185-192.

11. GROSSNIKLAUS H E, EBERHART C G, KIVELÄ T T, ed al. WHO classification of Tumors of the Eye, 4th ed. Lyon: International Agency for Research on Cancer, 2018.

12. SOTO H, BOWEN R C, RAVAL V, et al. Primary acquired melanosis/melanoma: Utility of conjunctival map biopsy. Br J Ophthalmol, 2022, 106(5): 605-609.

13. JIA S, ZHU T, SHI H, et al. American Joint committee on cancer (AJCC) tumor staging system predicts the outcome and metastasis pattern in conjunctival melanoma. Ophthalmology, 2022, 129(7): 771-780.

14. SHIELDS C L, DEMIRCI H, KARATZA E, et al. Clinical survey of 1643 melanocytic and nonmelanocytic tumors of the conjunctiva. Ophthalmology, 2004, 111(9): 1747-1754.

15. SHIELDS J A, SHIELDS C L. Eyelid, conjunctival, and orbital tumors: An Atlas and Textbook, 3rd ed. Philadelphia: Wolters Kluwer Health/Lippincott Williams & Wilkins, 2016.

16. JAIN P, FINGER P T, DAMATO B, et al. Multicenter, international assessment of the Eighth edition of the American joint committee on cancer cancer staging manual for conjunctival melanoma. JAMA Ophthalmol, 2019, 137(8): 905-911.

17. EDGE S, BYRD D, COMPTON C, et al. AJCC Cancer Staging Manual, 7th ed. New York: Springer, 2010.

18. AMIN M B, EDGE S B, GREENE F L, et al. AJCC

cancer staging manual, 8th ed. New York: Springer International Publishing, 2017.

19. FREITAG S K, AAKALU V K, TAO J P, et al. Sentinel lymph node biopsy for eyelid and conjunctival malignancy: A report by the American academy of ophthalmology. Ophthalmology, 2020, 127(12): 1757-1765.

20. EL SHAROUNI M A, AIVAZIAN K, WITKAMP A J, et al. Association of histologic regression with a favorable outcome in patients with stage 1 and stage 2 cutaneous melanoma. JAMA Dermatol, 2021, 157(2): 166-173.

21. AIVAZIAN K, AHMED T, EL SHAROUNI M A, et al. Histological regression in melanoma: Impact on sentinel lymph node status and survival. Mod Pathol, 2021, 34(11): 1999-2008.

第十七章

结膜淋巴源性肿瘤

结膜淋巴源性肿瘤包括结膜淋巴瘤（conjunctival lymphoma）和结膜浆细胞瘤（plasmacytoma of conjunctiva）。结膜淋巴瘤以黏膜相关淋巴组织结外边缘区淋巴瘤（mucosa-associated lymphoid tissue，MALT）多见，属于惰性淋巴瘤，低度恶性，治疗以手术切除或联合放疗，预后好。结膜浆细胞瘤很少见，属于髓外浆细胞瘤。

第一节　结膜淋巴瘤

原发性结膜淋巴瘤表现为局限性病灶，在 Ann Arbor 分期系统下被归为 I 或 I E 期。治疗方法包括手术、放疗、化疗和免疫治疗等。

一、病因和发病机制

目前认为微生物感染与结膜淋巴瘤发病有很高的相关性，此外自身免疫性疾病如甲状腺疾病、类风湿性关节炎、红斑狼疮、Sjögren 综合征也与此病的发生有关。

二、临床表现

多为单眼发病，少数双眼发病。多数患者因异物感前来就诊。早期表现为眼睑肿胀伴结膜水肿，可见结膜组织隆起的鱼肉样病变，由于病变部位多位于穹窿处，外翻眼睑有助于确定病变累及范围（图17-1-1）。部分患者随着病情发展，病变可沿组织间隙累及肌锥外间隙、眼外肌和泪腺并向眶内侵犯，造成眼球运动受限或眼球突出。

三、诊断与鉴别诊断

（一）诊断要点

1. 结膜淋巴瘤病变范围较为局限，主要表现为隆起的鱼肉样外观。

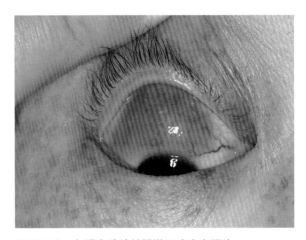

图 17-1-1　右眼上睑睑结膜淋巴瘤患者照片

右眼上睑睑结膜面不光滑鱼肉样隆起病变，以及结膜增粗的血管。

2. 病理检查确诊，是诊断结膜淋巴瘤的"金标准"。

3. **分期**　采用淋巴瘤的 Ann Arbor 分期，根据临床表现、体格检查、B 超、CT 等作为分期依据（表 17-1-1）。进一步分期分为 A 表示无症状，B 表示全身症状（体重减轻、发热、盗汗）。Ⅲ和Ⅳ期（占患者的 20%～30%）常出现全身症状。后缀 X 用来表示最大直径＞10cm 或累及胸腔直径 1/3 以上（胸部 X 线或 CT 所见）的肿块性病变。

（二）病理学检查

1. **常用诊断标记物**

（1）细胞共同抗原：如白细胞分化抗原 45（CD45）、白细胞共同抗原（LCA）。

分期*	标准
ⅠE	结外区域累及（单/双眼）
ⅡE	横膈同侧，单个结外区域累及与 1 个或以上淋巴结区域累及
ⅢE	横膈两侧均存在淋巴结累及±结外区域累及（或脾脏累及）
ⅣE	2 个以上结外区域累及或肝脏、骨髓侵犯

* 亚分类 E 表示受累淋巴结邻近部位的结外累及（如纵隔和肺门淋巴结肿大，伴有邻近的肺部浸润被划为ⅡE 期）。

（2）B 细胞相关标记物：如 CD20、CD79a、CD19、B 细胞系特异激活因子（PAX5）、阳离子转运蛋白 2 抗原（Oct-2）、CD38、CD138、CD23 等。

（3）T 细胞/NK 细胞相关标记物：如 CD3、CD2、CD5、CD7、CD4、CD8、CD43、CD45RO、CD56、CD57 等。

（4）淋巴细胞活化及分化相关标记物：如 CD30、CD99、CD10、BCL6、多发性骨髓瘤癌基因 1（MUM1）等。

（5）肿瘤基因和增殖相关标记物，如间变性淋巴瘤激酶（ALK）、BCL2、BCL10、cyclin D1、髓细胞增生原癌基因（MYC）、TP53、Ki-67 等。

2. **病理学特点**　结膜淋巴瘤多为 MALT，部分为弥漫大 B 细胞淋巴瘤（diffuse large B cell lymphoma，DLBCL），滤泡性淋巴瘤（follicular lymphoma，FL）。

（1）MALT 淋巴瘤缺乏 CD5 和 CD10 表达，可鉴别慢性 B 细胞白血病、小淋巴细胞淋巴瘤、滤泡淋巴瘤和中心细胞淋巴瘤。

（2）DLBCL 可表达 B 淋巴细胞标记物，如 CD19、CD20、CD22、CD79a 和 PAX5。CD30（+）见于间变变型的病例，CD5（+）通常是原发型的 DLBCL，很少来源于慢性淋巴细胞白血病/小淋巴细胞淋巴瘤（chronic lymphocytic leukemia/small lymphocytic lymphoma，CLL/SLL）转化。

（3）FL 是起源于滤泡中心 B 淋巴细胞的一种淋巴瘤，CD20（+）、CD3（-）、CD10（+）、BCL6（+）、

BCL2（+）是 FL 的典型免疫表型。Ki-67＞30% 常被认为具有更侵袭性临床表现。根据病理对 FL 可分为三级（表 17-1-2）。

表 17-1-2　组织病理分级

分级	定义
1 级	0～5 个中心母细胞/高倍视野
2 级	6～15 个中心母细胞/高倍视野
3 级	＞15 个中心母细胞/高倍视野
3a	仍存在中心细胞
3b	中心母细胞成片浸润，无中心细胞

（三）影像学检查

1. **CT 及 MRI 检查**　多为局灶性改变，病变局限在眶前区，病变早期可无明显影像学改变，眼眶骨质无异常。MRI 影像上，结膜淋巴瘤在常规 T_1WI 上多呈等或稍低信号，T_2WI 上呈等或稍高信号，密度和信号均匀，强化较明显。

2. **PET/CT 检查**　对于非惰性淋巴瘤，如 DLBCL，PET/CT 检查可见眶前区高代谢区域。PET/CT 对淋巴瘤分期和治疗评估有意义。

（四）实验室检查

1. 血清学检查

（1）免疫球蛋白 IgG、IgA、IgG4、IgE、IgM 检查，ANCA 抗体和 IL-1β 检测，与眼眶炎症性疾病和其他自身免疫性疾病相鉴别。

（2）乳酸脱氢酶 LDH 检查，血清 LDH 提高可提示预后不良。

（3）血 $β_2$ 微球蛋白检测，可判断预后不良。

2. **骨髓穿刺检查**　对恶性度较高的 DLBCL、复发或双侧发病的 MALT 淋巴瘤，建议行骨髓穿刺以排除骨髓侵犯，同时对治疗方案的选择有参考意义。

（五）鉴别诊断

1. **结膜黏液瘤**　常发生在鼻侧或颞侧球结膜上，呈可自由移动，边界清楚的黄粉红色半透明肿块，大量黏液样物质。病理可见结构松散的网状蛋

白纤维，纺锤形和星状细胞数量相对较少。

2. 结膜乳头状瘤 由乳头瘤病毒引起，常见于角膜缘附近，呈肉样隆起，常常有蒂，也可呈外生或倒生的或混合生长方式。病理显示有增殖上皮覆盖的结膜组织中度角化。而淋巴瘤病理多有单克隆样的淋巴细胞增殖，可以相鉴别。

3. 泪腺脱垂 上睑外侧穹窿部饱满，可扪及柔软、可移动结节，色偏灰，肿块可推回到泪腺窝内，可与球结膜分离，但很快又会脱垂。

四、治疗

（一）治疗原则

结膜淋巴瘤的治疗首选手术切除或手术诊断性活检，依据病理结果制订化疗和/或放疗等综合治疗。MALT 淋巴瘤和 1～2 级 FL 惰性淋巴瘤，病程进展缓慢，可以考虑随访或者放疗；对于高侵袭性的 DLBCL 和 3b 级 FL，多进行化疗或联合放疗。

（二）治疗方法

1. 手术治疗 结膜淋巴瘤位置表浅，手术可完整切除；对于范围较广、累及周围组织的结膜淋巴瘤，手术不能完整切除者，应尽可能切除肿瘤病灶。术后依据病理结果，选择化疗或者放疗。

2. 放射治疗 结膜淋巴瘤对放疗敏感。手术活检后，对术前病灶范围进行放疗。传统放疗剂量为 18Gy 以上，近来也有应用 4Gy 的低剂量进行局部放疗。

3. 化学治疗 化疗往往用于病变广泛转移的结膜淋巴瘤患者，包括 MALT 淋巴瘤 Ⅱ 期及以上患者或恶性度高的弥漫大 B 细胞淋巴瘤。

经典的化疗方案为环磷酰胺、阿霉素（多柔比星）、长春新碱和泼尼松联合利妥昔单抗方案（R-CHOP 方案），治疗时注意利妥昔单克隆抗体的不良作用，主要有血细胞计数减少和发热，少数会引起超敏反应和周围性溃疡性角膜炎。对 R-CHOP 治疗失败或复发耐药的眼部非霍奇金淋巴瘤患者，可考虑采用依托泊苷、长春新碱、多柔比星、环磷酰胺、泼尼松（DA-EPOCH）方案。

五、预后

结膜淋巴瘤预后良好。除定期的眼科检查外，对于侵袭性的结膜淋巴瘤须依照国际预后指数进行预后判断。

（一）眼科检查

主要是眼前节检查，裂隙灯显微镜下检查眼表情况，包括穹窿部结膜有无肿物生长，结膜有无水肿和上皮化，角膜有无溃疡和新生血管，晶状体混浊情况等。对于放疗患者，眼前节检查及泪液功能检查如发现放射性白内障、角膜炎、干眼等并发症，应及时眼科对症治疗。

（二）淋巴瘤国际预后指数

应用淋巴瘤国际预后指数（international prognostic index，IPI）评估预后。IPI 评分主要用于化疗的弥漫大 B 细胞淋巴瘤。IPI 评分依据患者的年龄、体力状况评分（ECOG）、临床分期、淋巴结外受累部位（节外器官：骨髓、中枢神经系统、肝脏、胃肠、肺），以及乳酸脱氢酶等五个独立因素来进行评分（表 17-1-3），得分越高表示危险度越高，预后越差。

表 17-1-3 国际预后指数（IPI）

因素	评分
年龄≥60 岁	1
体力状态评分（ECOG）≥2	1
结外受累部位>1 个	1
LDH>正常	1
Ann Arbor 分期 Ⅲ～Ⅳ	1

美国东部肿瘤协作组（Eastern Cooperative Oncology Group，ECOG）可评估患者活动状态。0 分：活动能力完全正常，与起病前活动能力无任何差异。1 分：能自由走动及从事轻体力活动，包括一般家务或办公室工作，但不能从事较重的体力活动。

2分:能自由走动及生活自理,但已丧失工作能力,日间不少于一半时间可以起床活动。3分:生活仅

能部分自理,日间一半以上时间卧床或坐轮椅。4分:卧床不起,生活不能自理。5分:死亡。

第二节　结膜浆细胞瘤

髓外浆细胞瘤(extramedullary plasmacytoma,EMP)是一种罕见的浆细胞肿瘤,可于软组织中形成肿瘤而不累及骨质,分为原发性及继发性病变。原发性结膜浆细胞瘤罕见,继发性病变与系统性多发性骨髓瘤(multiple myeloma,MM)有关。

一、病因和发病机制

髓外浆细胞瘤是原发于骨髓造血组织外的浆细胞肿瘤,可发生于有淋巴网状组织器官,80%发生在头颈部。多见于中老年,发病率随年龄增大而提高。浆细胞瘤的发病原因可能与病毒感染有关,常见于慢性结膜炎。慢性炎症刺激下大量细胞聚集,浆细胞浸润,结膜下淋巴细胞反应增生导致。

二、临床表现

病变多发于睑结膜及穹窿部结膜,弥漫性生长,色泽较暗,呈乳头样或胶样增生,表现为弥漫性充血肥厚。极少数患者肿物可向球后浸润性生长。患者可有视网膜血管病变、睫状体囊肿和视盘水肿等其他眼科特征。

三、诊断与鉴别诊断

(一)诊断要点

1. 结膜浆细胞瘤无明显边界,呈弥漫性生长,色泽较暗,表面光滑,多见于睑结膜及穹窿结膜处,

肿物较脆易碎。

2. **确诊依靠病理检查**　因病变部位影像学特征不明显,CT扫描主要检查患者骨骼系统,与多发性骨髓瘤相鉴别。

(二)病理检查

1. 光镜下可见大量浆细胞,呈玻璃样或淀粉样变性改变及肉芽样结构。上皮下大量均匀的圆形细胞,核异型性,细胞质丰富,密集的浆细胞镶嵌于纤细的结缔组织网内,上皮细胞间可见少量白细胞及淋巴细胞。

2. **免疫组织化学检查**　免疫组化对于诊断和鉴别诊断具有重大作用,CD38(+),人黑色素瘤相关抗原克隆45(HMB45)(−),CD45(+),CD56(−),S-100(−)为结膜浆细胞瘤的重要免疫标记。

(三)实验室检查

血液沉降速率、全血细胞计数和血液涂片、电解质和酶测定、尿液中本 - 周蛋白检查、血清 β_2 微球蛋白测定、血清中 Ig 定量测定等有助于与多发性骨髓瘤相鉴别。

(四)鉴别诊断

原发性结膜浆细胞瘤非常罕见,继发性病变与多发性骨髓瘤相关,伴有骨髓活检及影像学检查异常者多见于多发性骨髓瘤。结膜浆细胞瘤应与下列疾病相鉴别。

1. **无色素结膜黑色素瘤**　呈无痛性生长,病变可高于周围结膜,随肿瘤生长其大小、形状或颜色可发生变化,可出现固有血管和色素沉着。病理可见多种结膜基质内色素沉着的恶性黑色素细胞。

2. **结膜肉芽肿** 血液供应丰富的深红色肿块。病理活检可见肉芽组织多有慢性炎症细胞浸润，可见大量小口径血管伴弹性纤维受损。对局部糖皮质激素治疗有反应。

3. **结膜鳞状细胞癌** 呈结节性、外生性的凝胶状乳头状病变，可见血管环，无继发性色素沉着改变，浸润性成片生长。鳞状细胞癌病理可见癌性角化珠有助于鉴别。

四、治疗

主要治疗方法是包括手术治疗、放疗和化疗在内的综合性治疗，以手术切除为主。对放疗敏感性较高，单纯放疗对于控制病情进展效果好，可治愈，但较易复发。

（一）手术切除

对于局限性结膜浆细胞瘤，可采取单纯手术切除，术中冰冻切片检查以控制切缘阴性，对结膜边缘进行冷冻治疗，以降低复发风险；对于病变较大的结膜浆细胞瘤，为防止术后睑球粘连，冰冻控制切缘手术完整切除肿瘤后，采用结膜转位和移植修补创面，如果创面浅，可考虑羊膜移植。

（二）放射治疗

结膜浆细胞瘤手术切除肿瘤后，术后辅助低剂量放疗以预防局部复发。如肿块较大、难以手术切除，可先行放疗再加以手术切除。

五、预后

结膜浆细胞瘤的恶性程度较低，预后较好。如结膜浆细胞瘤并发多发性骨髓瘤，则预后差。该病术后较易复发，多为手术切除范围不充分所致，常见的并发症为术后睑球粘连。

参考文献

1. YUMORI J W, ILSEN P, BRIGHT D C. Conjunctival plasmacytoma. Optometry, 2010, 81(5): 234-239.
2. CHRISTIAN H, PHILIPP R, NIKOLAOS B, et al. Long-term follow-up and health-related quality of life among cancer survivors with stage IEA orbital-type lymphoma after external photon-beam radiotherapy: Results from a longitudinal study. Hematol Oncol, 2022, 40(5): 922-929.
3. VERMA V, SHEN D, SIEVING P C, et al. The role of infectious agents in the etiology of ocular adnexal neoplasia. Surv Ophthalmol, 2008, 53(4): 312-331.
4. SHIELDS C L, SHIELDS J A. Tumors of the conjunctiva and cornea. Indian J Ophthalmol, 2019, 67(12): 1930-1948.
5. CHEN Y P, TSUNG S H, LIN T Y M. A rare presentation of conjunctival myxoma with pain and redness: Case report and literature review. Case Rep Ophthalmol, 2012, 3(1): 145-150.
6. SHIELDS C L, CHIEN J I, SURAKIATCHANUKUL T, et al., Conjunctival tumors: Review of clinical features, risks, biomarkers, and outcomes-the 2017 J Donald M Gass Lecture. Asia Pac J Ophthalmol(Phila), 2017, 6(2): 109-120.
7. ZINZANI P L, ALINARI L, STEFONI V, et al, Rituximab in primary conjunctiva lymphoma. Leuk Res, 2005, 29(1): 107-108.
8. ALSHOMAR K M, ALTARIQI S M, ALRIKABI A C, et al. Primary extramedullary plasmacytoma of the eyelid conjunctiva-A case report and review of the literature. Ann Med Surg(Lond), 2020, 55: 1-4.
9. OTT G, ZIEPERT M, KLAPPER W, et al., Immunoblastic morphology but not the immunohistochemical GCB/non GCB classifier predicts outcome in diffuse large B-cell lymphoma in the RICOVER-60 trial of the DSHNHL. Blood, 2010, 116(23): 4916-4925.
10. EDUARDO E S, JUAN P A, ISILDINHA M R, et al., Long-term outcomes of patients with conjunctival extranodal marginal zone lymphoma. Am J Hematol, 2023, 98(1): 148-158.

18

CHAPTER

第十八章

眼表迷芽瘤

迷芽瘤（choristoma）是一种良性的先天性发育性疾病。在胚胎发育过程中，体内某些组织离开其正常位置，到达一些不该存在的部位，称为组织异位或迷芽，组织学上表现为正常组织在异常位置上的过度生长，该迷芽组织形成的肿瘤称为迷芽瘤。眼表迷芽瘤（epibulbar choristoma）是分化成熟的组织异常位于眼表形成的肿瘤。60%～70% 儿童期确诊的先天性结膜肿瘤为迷芽瘤，占儿童眼表肿瘤的 8%，大多为散发，无遗传规律。可分为单纯型和复杂型，单纯型只包含一种组织成分，复杂型则含多种成分。常见的组织成分包括皮肤、骨、泪腺、软骨等。发生较多的眼表迷芽瘤依次为眼表皮样脂肪瘤、角结膜皮样瘤，其他的复杂型迷芽瘤较少见。女性和白种人的皮样瘤及皮样脂肪瘤发病率稍高，男性的复杂型迷芽瘤发病率稍高。

眼表迷芽瘤可为一些综合征的一部分，如 Goldenhar 综合征、皮脂腺痣综合征、眼外胚层综合征等，患者一般合并眼睑缺损等其他眼部异常，以及皮肤、耳、骨骼、神经系统等发育异常，如耳郭畸形、下颌或脊椎发育异常或头面部皮脂腺痣等。累及角膜的迷芽瘤可能影响患儿视觉发育，确诊后尽早手术切除并修复角膜是诊治的关键。

第一节 角结膜皮样瘤

角结膜皮样瘤（corneal/conjunctival dermoid）是第二常见的眼表迷芽瘤，约占 25%，主要由皮肤和表皮成分组成，多发于颞下侧角膜缘。该病常累及睑裂区角膜，很可能影响患儿视力发育。新生儿体检时容易发现，累及角膜者应尽早手术治疗以恢复角膜正常功能。

一、病因和发病机制

眼表迷芽瘤是一种起源于胚胎早期的发育异常，发生在妊娠 5～10 周，因视神经边缘和表皮外胚层之间的中胚层出现化生转化，导致本应发育为正常皮肤的胚胎组织异位残留，形成肿瘤样先天异常。角结膜皮样瘤多位于颞下方角膜缘，即视杯裂发生融合的位置。

该病的危险因素尚不明确，有人认为与患儿母亲的孕期致畸因素有关，如尼古丁等，母亲有被动吸入二手烟史。此外，近年有研究发现角结膜皮样瘤组织中缺乏 *PAX6* 基因表达。*PAX6* 是角膜缘干细胞及角膜上皮细胞形成中的关键转录因子，若缺乏可致相关细胞形成不良。

该病的遗传因素较多，模式多样，大多为散发型，少数可为常染色体显性、隐性、X 连锁或多因素遗传。有明显遗传规律的多为角结膜皮样瘤相关综合征，如染色体 Xq24-qter 角膜皮样瘤、嵌合型 8 三体综合征、Goldenhar 综合征、环状皮样瘤综合征等。环状皮样瘤综合征是一种不常见的变异型，双侧发病，环绕角巩膜边缘 360°，呈常染色体显性遗传。

二、临床表现

（一）症状

患者多为低龄儿童，家长发现眼表外观异常后就诊。体积较大或累及角膜范围较大者，对外观及视力影响明显，则出生后早期即到医院就诊，且有尽早手术的指征。瘤体较小或病程较长者，可伴有反复发作的眼表炎症，表现为眼红、异物感、畏光或溢泪等。

（二）体征

76% 的角结膜皮样瘤发生于眼球颞下方，22% 在颞上方。可为单一或多发病灶，表现为大小不等的黄白色肿块。一般瘤体直径约 2～15mm，厚度不超过 10mm。侵及角膜区的肿块，边缘常有一条黄白色脂质线，深达角膜基质。广泛累及角膜时，邻近结膜几乎不受累。组织形态上，主要由纤维组织构成。肿块边缘光滑，常血管化，黄白色病灶主要为皮脂腺成分，表层一般为皮肤上皮，多见细白毛。眼表皮样瘤的瘤体是实性的，区别于囊性的眶区皮样囊肿。

临床上按累及深度和范围，角结膜皮样瘤可分为三级。Ⅰ级：直径小于 5mm 的浅表性病变，部位局限于角膜缘（图 18-1-1）。随着肿块缓慢增大，出现斜轴散光及邻近病灶的角膜扁平化，故Ⅰ级病变可能引起屈光参差性弱视。Ⅱ级：指覆盖角膜过半的病变，深达角膜基质，但不累及角膜后弹力层（图 18-1-2）。Ⅲ级：瘤体覆盖整个角膜，侵及角膜全层，甚至前房、虹膜等结构（图 18-1-3）。Ⅲ级是角结膜皮样瘤中最少见的一类。

三、诊断与鉴别诊断

（一）诊断

1. **病史** 迷芽瘤自患者出生时即存在，就诊时多为幼儿，因而须仔细向家长询问病史，尽可能了解病情进展的特点、孕期危险因素及可能的并发症等。

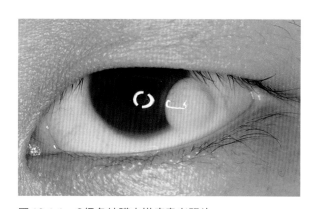

图 18-1-1　Ⅰ级角结膜皮样瘤患者照片

左眼睑裂区颞下方角膜缘见黄白色肿物，侵入角膜约 3mm。

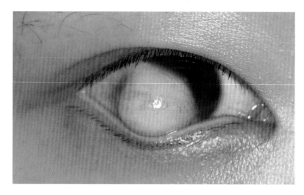

图 18-1-2　Ⅱ级角结膜皮样瘤患者照片

右眼睑裂区颞下方黄白偏粉色肿物，覆盖角膜超过 1/2，深达基质。

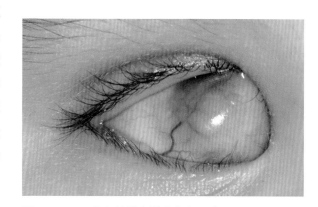

图 18-1-3　Ⅲ级角结膜皮样瘤患者照片

右眼黄白色瘤体覆盖全部角膜，伴粗大新生血管，侵及角膜全层和前房，眼内窥不入。

2. **体格检查** 该病为先天性疾病，且可能与多种全身性综合征有关，须仔细全面评估眼部、面部及全身状况。

对年龄较小不能配合裂隙灯显微镜或视力检

查的患儿，可予表面麻醉及家长协助制动，或全身麻醉下置开睑器检查，尽量明确肿块的大小和累及范围，如累及结膜、角膜缘、角膜、泪阜、泪道和眼睑等。是否存在眼睑缺损及其累及范围，是否存在眼睑闭合不全及其严重程度，是否存在暴露性角膜炎，是否存在结膜充血和角膜上皮损伤等眼表慢性炎症等。

对年龄较长配合视力及裂隙灯检查的患者，应在裂隙灯显微镜下完成肿块侵犯的深度、范围及眼部情况的评估，包括眼睑、眼表、眼前节及眼底等。视力、散光、斜视和弱视等检查是手术治疗时机选择及方案制订的重要因素，也是随访评价的重要参数。

头面部及全身其他器官也应检查。如伴有眼睑缺损，考虑眶面裂等面部畸形情况。若皮样瘤为相关综合征的一部分表现，则可伴随耳、鼻、颌面部，甚至脊柱、四肢等全身多器官受累，多为外胚层及神经嵴发育而来。

此外，还应关注患者及家属对该病的心理认知状态，对外观改善的期望，这些因素影响在制订治疗决策时应该有所考虑。

3. **病理检查** 病理组织学上，皮样瘤由交织的胶原束组成，表面覆盖角化或非角化鳞状上皮，可伴杯状细胞（图 18-1-4）。上皮深层为致密胶原组织，其下可见毛囊、皮脂腺、汗腺和脂质（图 18-1-5）。偶尔在复杂型中，也可出现骨、软骨、

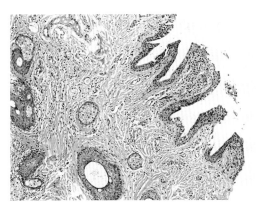

图 18-1-4　**角结膜皮样瘤病理图片**（HE 染色，×10）
瘤体表面为无角化的复层鳞状上皮，内见胶原纤维束。

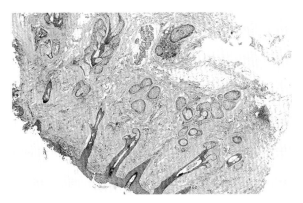

图 18-1-5　**角结膜皮样瘤病理图片**（HE 染色，×10）
瘤体富含上皮下结缔组织及毛囊、皮脂腺、脂质等成分。

平滑肌、泪腺等组织。皮样瘤可能继发于胚胎发育期眼睑皱襞闭合不全，伴有皮肤和间质的继发性包埋。

4. **辅助检查** 明确病灶侵犯的深度和范围，以及是否累及其他器官。若患儿年龄较小无法合作，可考虑在短效镇静下进行，应用水合氯醛灌肠和苯巴比妥注射。

（1）眼前节相干光断层成像（AS-OCT）：可作为术前评估病灶深度的辅助手段，也可用于术中导航及术后随访。应用 AS-OCT 术中导航并实时检测病灶切削程度，可提高角结膜皮样瘤的手术效率和质量。AS-OCT 的优势在于非接触性，对眼表无损伤。

（2）超声生物显微镜（UBM）：可评估眼表肿物的眼前节侵犯深度，是否深达角膜后弹力层等，为规划手术入路及方案提供参考。皮样瘤组织可产生声衰减，使角膜深层结构显影不清，影响检查效果。

（3）影像学检查：若怀疑眼部病变累及球外组织，或存在其他先天畸形，可行眼眶或头颅 CT 和 MRI 检查。排查相关综合征，如累及脊柱四肢时，进行相应 CT 检查。

5. **诊断要点** 出生时即存在，多位于颞下方角膜缘，呈明显隆起的实性肿物，边界清，表面覆盖细毛。病理可见表皮组织等主要成分。可为 Goldenhar 综合征等先天畸形的眼部表现。

（二）鉴别诊断

主要与眼表黄白色肿瘤样病变相鉴别，常见易混淆疾病包括眼表皮样脂肪瘤、结膜下眶脂肪脱垂和先天性角膜白斑等。

1. 眼表皮样脂肪瘤　皮样脂肪瘤出生时即存在，是最常见的眼表迷芽瘤，大多发生在颞上方球结膜下，边界清晰度不如皮样瘤明显，以脂肪及上皮组织为主要成分，色泽黄白偏粉，根据发生部位及外观多可鉴别。

2. 结膜下眶脂肪脱垂　多见于年龄较大的成年人，为结膜囊与眶隔等筋膜组织松弛，导致眶隔脂肪脱入筋膜囊，外观似为结膜肿物，但并非真正的新生物。外观偏黄，活动度大，边界清。

3. 先天性角膜白斑　出生后即存在的角膜混浊等异常，无隆起性肿物，外观上较易判断。多伴有眼前节发育异常，如先天性青光眼、虹膜前粘连等。

四、治疗

（一）治疗原则

对较小的无症状皮样瘤，以密切观察为主。对较大的瘤体，遮挡视轴造成弱视、继发性散光、瘤体边缘凹陷、眼睑闭合不全等影响视觉发育，选择手术切除。对于较深的病变，可通过浅层剔除和深层切除、联合板层角膜或角膜缘移植。

依据瘤体的累及范围，采用不同的手术方式。Ⅰ级角结膜皮样瘤主要是浅层角膜受累，根据病灶大小，可观察、单纯切除或联合板层角膜移植；Ⅱ级角结膜皮样瘤主要是角膜深层基质受累，可切除角膜病灶联合板层角膜移植术；Ⅲ级角结膜皮样瘤是全层角膜受累，甚至伴前房受累，建议切除病灶、施行穿透性角膜移植联合眼前节重建术。

角结膜皮样瘤可影响患儿视力发育导致弱视。即使是Ⅰ级角结膜皮样瘤，也可通过影响角膜的曲率引起散光而影响视力，导致屈光参差性弱视。这种弱视在早期是可逆的，往往通过戴眼镜等保守治疗改善视力。Ⅱ级和Ⅲ级角膜缘皮样瘤的手术时机存在争论，既要考虑手术治疗的最佳时机，还要考虑到弱视治疗等因素。

（二）手术指征

Ⅰ级角膜缘皮样瘤的手术指征依据伴发弱视或可能发展成弱视的情况而选择：①患儿或家长对配戴眼镜矫正散光的依从性差，为避免发展成弱视，即使是轻度散光，也可考虑手术切除。②对于度数大而规则的斜轴散光，配戴眼镜的依从性好，可推迟手术时间。③对已经发生弱视的患儿，配戴眼镜和遮盖疗法积极治疗；如果散光不规则或配戴眼镜依从性差，则施行手术治疗。其他须考虑的手术治疗指征包括：①因刺激或结膜炎反复发作导致的长期眼表损伤；②保守治疗无效的弱视患儿；③进行性肿物边缘凹陷，导致角膜表面失代偿；④肿物增大并侵袭瞳孔区或光学区；⑤诱发不规则散光；⑥眼睑闭合不全；⑦美容外观考虑。

对Ⅱ级和Ⅲ级角膜缘皮样瘤，通常伴发屈光性或剥夺性弱视，故首选手术治疗。

（三）手术治疗

根据角结膜皮样瘤的大小、部位和深度等特点，手术方法多样，涉及眼表手术的多种常见技术。从单纯切除到联合板层或穿透性角膜移植术，术式选择取决于病变的严重程度，而病灶的深度、大小和部位是关键参考因素。其他修补术还包括联合异体角巩膜缘移植、羊膜移植术等。

1. 单纯切除术　病灶较小较浅的病灶，可考虑单纯切除术。但多数患者因切除区域的上皮及角膜缘干细胞缺乏导致相关并发症，常见瘢痕增生、假性胬肉形成、新生血管等，甚至睑球粘连等。故现已很少采用单纯切除法，对特别小而浅的病变，可考虑自体角膜缘干细胞移植术，以修复缺损并减少并发症的发生。

2. 羊膜移植术　羊膜覆盖或移植术是眼表修复重建的重要手段。羊膜移植具有多种功能：诱导结膜上皮分化再生，促进角膜胶原及结膜上皮基质修复时发挥支架作用，含有炎症抑制因子可显著减少瘢痕形成。对Ⅰ级角结膜皮样瘤中范围不大且较浅的病灶，可考虑单纯羊膜移植修补术，无论选择单层或多层叠加，缝合或生物胶粘贴，新鲜或冻干生物羊膜，皆获得不错的效果。羊膜移植可联合角膜移植、角巩膜缘移植、结膜移植等，促进上皮修复，预防瘢痕过度增生。

3. 板层角膜或角巩膜缘移植术 主要用于Ⅱ级，以及Ⅰ级角结膜皮样瘤中瘤体较深较大者，包括前板层角膜移植、深板层角膜移植、板层角膜缘+巩膜移植、飞秒激光辅助板层植片切割等术式，可显著改善外观，并获得很好的眼表重建修复效果，同时降低瘢痕过度增生。

4. 穿透性角膜移植术 对于累及全层角膜且面积较大的Ⅲ级角膜皮样瘤患儿，考虑穿透性角膜移植术修复创面。患儿往往合并前房浅或消失、虹膜前粘连、角巩膜葡萄肿等多种眼前节并发症，角膜植片排斥率较高，预后较差。手术可改善外观，但提高视力的作用有限。

5. 手术方式选择 不同程度的角结膜皮样瘤患儿的手术方式不同（表 18-1-1）。

表 18-1-1 角结膜皮样瘤的手术方式选择

角膜缘皮样瘤分级	手术方式
Ⅰ级：厚度<50μm，直径<1mm	单纯切除
Ⅰ级：厚度<100μm，直径<1mm	单纯切除+AMT+ALSCA
Ⅱ级或累及较深的Ⅰ级	肿物切除联合：AMT+LSCA+PPG、前或深板层角膜移植±AMT
Ⅲ级	穿透性角膜移植术+眼前节重建

注：AMT: amniotic membrane transplantation，羊膜移植；ALSCA: autologous limbal stem cell allograft，自体角膜缘干细胞移植；LSCA: limbal stem cell allograft，角膜缘干细胞移植；PPG: pericardial patch graft，角膜缘移植。

角结膜皮样瘤切除手术的方案选择至关重要，术前和术中仔细确定肿瘤侵犯角膜的深度，避免术中发生角巩膜穿孔和眼内容物脱出等。单纯肿瘤切除术，术后易出现角膜缘上皮和角膜缘干细胞缺损，导致切除区域的瘢痕增生或新生血管，术后散光不改善和视力不提高等。

五、预后和随访

保守治疗患儿，建议患儿 2～3 个月复查 1 次，目的是监测病灶及视力变化，同时评估弱视发生的风险。检查项目主要包括患眼照相、视力检查及验光。

手术治疗患儿，术后 1 年内密切随访，术后 1 周、1 个月、3 个月、6 个月、1 年时复查，观察手术伤口愈合情况，施行角膜或角膜缘移植修补术者观察植片存活情况，有无排斥反应等。1 年后，建议每 1～2 年复查 1 次。施行角膜和角膜缘移植患者，长期随访，观察手术区域的状态及有无排斥反应等。

六、典型病例

（一）病史特点

患儿，男，2 岁，出生后家长即发现左眼黑眼珠黄白色肿物，遂到医院就诊。体格检查：左眼颞下方角膜缘黄白色肿物，界清，表面见细白毛发，侵入 1/4 角膜，接近视轴区。余角膜及对侧眼角膜透明，前房深清，眼内检查欠合作（图 18-1-6）。门诊以"左眼角结膜皮样瘤"收住院治疗。

（二）治疗经过

完善相关检查，排除手术禁忌后于全身麻醉下行手术治疗。完整切除左眼角膜缘肿物，肿物达浅基质层，适当修剪异体板层角膜缘组织，修补缺损区，10-0 尼龙线缝合固定。术后予抗炎、抗排斥治疗，按期复查随访，3～6 个月时逐次拆除植片缝线。

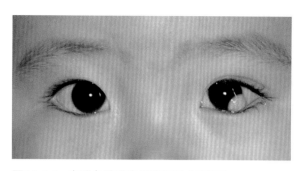

图 18-1-6　左眼角结膜皮样瘤患者术前照片

左眼颞下方角膜缘黄白色肿物,边界清,表面见细白毛发,侵入1/4角膜。

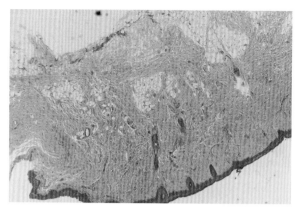

图 18-1-7　左眼角结膜皮样瘤病理图片(HE 染色,×10)

瘤体衬覆鳞状上皮,下方见皮肤附属器及脂肪组织。

术后病理结果:送检组织衬覆鳞状上皮,下方见皮肤附属器及脂肪组织,符合皮样瘤诊断(图18-1-7)。

(三)结果和随访

术后患儿全身情况平稳,手术伤口愈合良好,植片在位、透明。随访1年时,植片愈合佳、透明,外观明显改善,未见排斥反应等并发症(图18-1-8)。

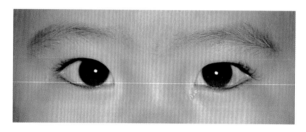

图 18-1-8　左眼角结膜皮样瘤患者术后照片

左眼角膜透明,外观明显改善,未见排斥反应等并发症。

第二节　眼表皮样脂肪瘤

眼表皮样脂肪瘤(epibulbar dermolipoma/lipodermoid)约占眼表迷芽瘤的58%,是最常见的类型。眼表皮样脂肪瘤占所有结膜肿瘤的1%,儿童结膜肿瘤的5%。病灶多位于颞上方球结膜,可向后延伸入眼眶,带蒂型少见,边界较清晰,成分以脂肪及表皮组织为主,色泽较皮样瘤偏黄。至少35%的皮样脂肪瘤为Goldenhar综合征或其他罕见综合征的眼部表现。

一、病因和发病机制

皮样脂肪瘤属眼表迷芽瘤的最常见类型,起源于胚胎早期的发育异常,发生在妊娠5～10周,可能因眼睑胚胎发育时发生组织隔离,导致外胚层成分异位残留于结膜,形成肿瘤样先天异常。除Goldenhar及皮脂腺痣综合征外,累及外胚层发育异常的综合征都有合并眼表迷芽瘤的可能,但发生率不高,如变形综合征、眼外胚层综合征、Franceschetti综合征、Kabuki综合征、下颌面骨发育不全等。

二、临床表现

(一)症状

患者多为低龄儿童,家长发现眼部外观异常后就诊。体积较大者,对外观及视力影响明显,则出生后早期就诊,且有尽早手术的指征。瘤体较小或病程较长者,可伴有反复发作的眼表炎症,表现为眼红、异物感、畏光或溢泪等。

(二)体征

眼表皮样脂肪瘤大多单侧发病,一般无蒂,呈淡黄偏粉色,根部可深达骨性眶缘后,接近眼球赤道部附近。表面光滑,偶有不规则粗糙增厚,覆有细软毛(图18-2-1)。瘤体实性且活动度差,这是和结膜下眶脂肪脱垂鉴别的重要特征。瘤体较小者一般无症状,若较大且影响视功能或外观时,可考虑手术等治疗。

图 18-2-1　右眼眼表皮样脂肪瘤患者照片

A.女性,11岁,双眼正视时见右眼颞侧球结膜隆起,呈淡粉色;
B.右眼颞侧瘤体较光滑,边界较清,表面少量极细白毛,不易活动,向后深达眼眶。

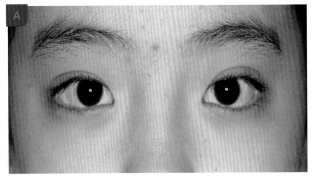
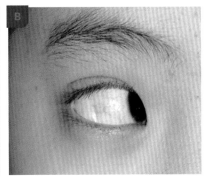

三、诊断与鉴别诊断

(一)诊断

1. **病史**　患者出生即存在,须从患者家长处尽可能采集病史,了解病情的进展特点及可能的并发症。肿块多见于颞侧球结膜,一般随年龄增长成比例增大,可引起不同程度的眼睑闭合不全。不累及角膜且肿物较小者,可能于青少年或更大年龄就诊,成人患者须注意与其他结膜肿瘤相鉴别。

2. **体格检查**　该病为先天性疾病,较少累及角膜,且可能与多种全身性综合征有关,须仔细全面评估眼面部及全身状况。对年龄较小不能配合裂隙灯或视力检查的患儿,可在家长辅助制动下或全身麻醉下检查,明确眼表肿块的大小和侵犯范围,有无伴眼睑缺损、眼睑闭合不全、暴露性角膜炎等。对年龄较大可配合视力及裂隙灯显微镜检查的患者,应在裂隙灯显微镜下完成肿块侵犯的深度、范围及眼部情况的评估。视力及斜弱视检查亦不可遗漏,对散光、斜弱视、视力下降等情况的评估,是手术治疗时机选择及方案制订的重要考量因素,也是随访评价的重要参数。全身情况检查,包括外耳、鼻、额、唇、腭、脊柱、四肢等。还应关注患者及家属对该病的心理认知状态,每个人对外观的意识和审美需求不同,这些都是影响手术决策的重要考量指标。

3. **病理检查**　病理组织学上,皮样脂肪瘤属迷芽瘤,表面为复层鳞状上皮,可部分角化,基质由致密胶原纤维束组成,与皮样瘤表现类似,但一般含脂质。大多不含毛囊成分,但瘤体表面可被覆细弱白毛(图18-2-2)。复杂型还可发现其他组织成分,如骨、软骨和异位泪腺等。

4. **辅助检查**　为明确病灶是否累及多个器官,及眼部侵犯的深度及范围,可采用若干辅助检查,

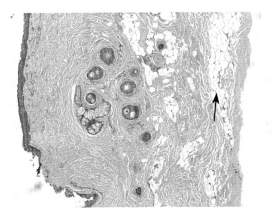

图18-2-2　结膜皮样脂肪瘤病理图片(HE染色,×10)

表面为复层鳞状上皮,上皮下含结缔组织,较多脂肪组织,可见毛囊、皮脂腺等皮肤附属器。

包括眼前节相干光断层扫描、眼部 B 超、眼眶 CT、MRI 等检查，可探察瘤体与眼睑、眼眶等结构的关系，尤其对成年患者，有助于与结膜下眶脂肪脱垂、泪腺脱垂等疾病鉴别。皮样脂肪瘤在 CT 或 MRI 影像上大多表现为瘤体脂质与肌锥内脂肪不连续，这是与眶脂肪脱垂的重要区别（图 18-2-3）。

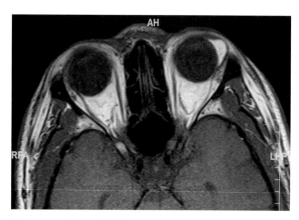

图 18-2-3　左眼皮样脂肪瘤 MRI 影像

左眼瘤体呈相对均匀高信号，提示含较多脂肪成分，位于颞侧球结膜下，贴附眼球生长，位于外直肌外侧，后缘深达赤道后，瘤体脂质与肌锥内脂肪不连续。

5. **诊断要点**　出生时即存在，但症状不明显，常至儿童或青少年期意外发现。大多发生在颞上方球结膜下，根部可深入眶内，边界较清，色泽黄白偏粉，活动度差。影像学上可见瘤体与肌锥内脂肪不连续。组织学上以脂肪及表皮组织为主要成分。

（二）鉴别诊断

主要与皮样瘤等先天性眼表疾病及眶脂肪脱垂等疾病鉴别。

1. **角结膜皮样瘤**　出生时即存在，也是较常见的眼表迷芽瘤，多发生在睑裂区颞下方，边界清，累及角膜、角膜缘及结膜。根据发生部位及外观可大致分辨，累及角膜者应尽早手术治疗。病理检查可资鉴别。

2. **结膜脂肪脱垂**　多见于年龄较大的成年人，为结膜囊与眶隔等筋膜组织松弛，导致眶隔脂肪脱垂入筋膜囊，外观似为黄白色结膜肿物，但并非真正的新生物。检查时，轻压眼球，脱垂的脂肪膨出

会更明显，而结膜皮样脂肪瘤大小无明显变化，此法可助鉴别。

3. **先天性角膜白斑**　指出生后即发现的角膜混浊等异常，多伴有眼前节发育异常，如先天性青光眼、虹膜前粘连、角膜溃疡等，眼表一般无隆起性肿物，外观上较易识别。

4. **泪腺脱垂**　多见于中老年人，眼睑外侧略隆起或外上方结膜下隆起，触之质中，圆形或类圆形，可移动。根据病史，结合外观及肿物与眼睑和结膜囊的关系即可鉴别。

四、治疗

（一）治疗原则

结膜皮样脂肪瘤是一种非进展性先天性良性病变，可采取保守治疗为主。但若瘤体较大、有眼部刺激症状、累及视功能、影响外观或生活质量等，可考虑手术治疗。病变为良性，以部分手术切除为主，达到美观上明显改善、不影响视功能或视力发育即可。

（二）手术治疗

瘤体大多深达眼球赤道附近，为避免不必要的并发症，建议做次全切除术：即切除结膜下可见部分，多为含有毛发的椭圆肿块，而骨性眶缘后的脂肪瘤组织可不切除。手术应小心操作，避免损伤外直肌和上直肌、提上睑肌、泪腺等组织；否则可引起泪腺分泌系统损害、顽固性复视、上睑下垂等并发症。其他并发症还包括：结膜瘢痕、结膜囊狭窄、干眼等。

1. **眼表皮样脂肪瘤切除术**　选择外侧球结膜沿肿块前缘切开，将肿物与眼球壁分离，连带表面异常结膜一并切除，后缘不超过骨性眶缘。

2. **眼表缺损修补术**　肿物切除后，多存在部分球结膜缺损。缺损面积较小，且结膜较松弛者，采用结膜瓣转位术，以没有明显张力及结膜囊缩窄为标准。缺损较大者，可采用自体结膜移植，或羊膜移植等修补，一般手术效果好。

五、预后和随访

若采用保守观察,患儿 2～3 个月复查 1 次,监测病灶和视力变化,评估弱视发生的风险。检查项目主要包括患眼前节照相、视力检查及验光。

手术治疗患者,术后 1 年内密切随访,术后 1 周、1 个月、3 个月、6 个月、1 年时复查,观察手术伤口愈合情况,有无炎症反应、结膜瘢痕粘连、结膜囊狭窄等。1 年后,建议每 1～2 年复查 1 次。

六、典型病例

(一) 病史特点

患者,男,16 岁。出生起无明显诱因出现左眼外眦角结膜下淡黄色肿物,无破溃、搔痒和疼痛,无红肿,无明显增大,未予重视(图 18-2-4)。近年自觉轻度异物感,且影响外观,遂来就诊。门诊以"左眼结膜肿物"收入院。

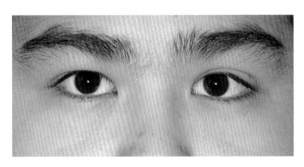

图 18-2-4 左眼眼表皮样脂肪瘤患者术前照片

双眼平视,见左眼球外眦部颞上方结膜下黄白色肿物,边界清楚。

图 18-2-6 左眼眼表皮样脂肪瘤患者 MRI 影像

A.左侧颞上方瘤体呈相对均匀的高信号,贴附眼球;B.瘤体位于外直肌外侧,后缘位于眼球赤道后。

专科检查:右眼视力 1.0;左眼视力 1.0。双侧眼睑无红肿,结膜无充血。左眼球外侧颞上方结膜下见黄白色光滑肿物,质软,不易活动,表面未见明显毛发,大小约 14mm×6mm(图 18-2-5)。双眼角膜透明,前房深,瞳孔圆,直径约 3mm,对光反应灵敏,晶状体透明,眼底视网膜平伏。

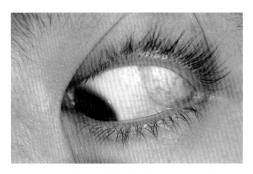

图 18-2-5 左眼眼表皮样脂肪瘤患者术前照片

左眼颞上方结膜下黄白色肿物,光滑质软,边界较清,约 14mm×6mm。

辅助检查:眼眶 MRI 平扫,左眼球颞侧呈相对均匀的高信号,紧邻眼球,位于外直肌外侧,前缘位于球结膜下,后缘达眼球赤道后(图 18-2-6)。

(二) 治疗经过

完善相关检查,排除手术禁忌证,局部麻醉下行手术治疗。沿左眼结膜肿物周围利多卡因局部麻醉,沿肿物前缘做结膜切口,剪开结膜,分离筋膜组织,见肿物为黄色脂肪样组织,充分分离,暴露肿物,予骨性眶缘前切除并送病理。筋膜组织复位对合,8-0 可吸收线连续缝合结膜切口。

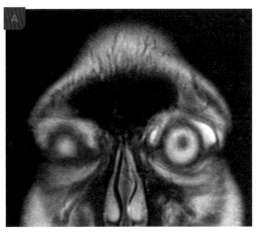
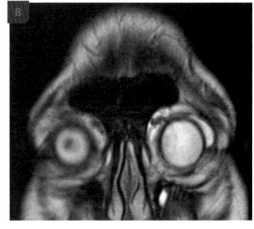

（三）结果和随访

患者术后第 1 天，伤口愈合好，视力较术前无

变化，结膜轻度充血（图 18-2-7）。随访 4 年，未见复发和并发症发生。

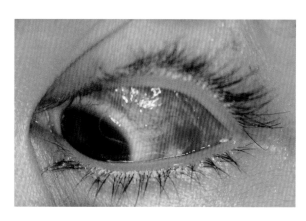

图 18-2-7　左眼眼表皮样脂肪瘤患者术后照片

术后第 1 天，伤口愈合良好，结膜轻度充血，未见明显渗出或肿物残留。

第三节　其他眼表迷芽瘤

其他眼表迷芽瘤多为融合至少两种组织的复杂型迷芽瘤，可根据瘤体的主要成分命名，如眼表骨迷芽瘤、泪腺迷芽瘤、呼吸道囊肿迷芽瘤等，复合成分较多时可直接命名眼表复合迷芽瘤。骨迷芽瘤约占眼表迷芽瘤的 5%，多数患者确诊时年龄不到 15 岁，70% 为女性。泪腺迷芽瘤等其余迷芽瘤罕见。上述迷芽瘤也可见于胚胎发育异常的综合征，如皮脂腺痣综合征等，但骨迷芽瘤一般与 Goldenhar 综合征无关。

一、病因和发病机制

眼表迷芽瘤为先天性疾病，不同类型的发病机制基本相同，但伴全身综合征者可有基因异常表现。一般都为散发，无明显遗传规律。胚胎发育方面相关的机制尚未明确，可能与胚胎多能间充质细胞的异常激活有关。

二、临床表现

（一）症状

根据瘤体的大小、位置不同，症状差别较大。

瘤体微小者被上睑覆盖，临床可能无明显症状，甚至于出生后多年才因触摸眼睑时意外发现，多见于骨迷芽瘤和复合迷芽瘤等。位于睑裂区则容易被发现，体积较大甚至累及角膜时则影响视力发育。伴结膜充血等炎症反应者可有异物感、红肿、流泪等。

（二）体征

大多单侧发病，出生时即存在，且肿物大小及性质稳定，不随年龄增大而增长。一般位于球结膜，但瘤体的大小、位置不一。骨迷芽瘤多见于颞侧球结膜，靠近赤道或接近穹窿，瘤体坚硬，呈黄白色，边界较清，与巩膜壁紧密粘连，有些可累及眼外肌。泪腺迷芽瘤和呼吸道囊肿迷芽瘤位于角膜缘附近多见，呈肉粉色，边界较清。泪腺成分的外观类似泪腺组织，呼吸上皮成分的则多类似淋巴样浸润的囊样外观。伴有综合征的患者，可合并眼睑缺损、上睑下垂、皮肤异常、颌面部或骨骼发育畸形等。

三、诊断与鉴别诊断

（一）诊断

1. **病史**　该病为先天性，应向患者家长采集详

细病史，了解病情的进展特点，家族史，孕产史等。

2. **体格检查**　仔细评估有无眼睑缺损、眼睑闭合不全、暴露性角膜炎等表现，肿块侵犯的深度、范围、质地等。必须重视视力及斜弱视检查。对视力及外观的影响程度是眼部手术时机及手术方案选择的重要参考，也是随访评价的主要项目。检查头面部及全身其他器官，如外耳、鼻、额、唇、腭、脊柱、四肢等，排查可能合并的综合征。

3. **病理检查**　组织病理学上，大多包含鳞状上皮等皮肤成分及其他非表皮组织，如眼表骨迷芽瘤见成熟骨组织，泪腺迷芽瘤见正常异位泪腺组织，呼吸道囊肿迷芽瘤见呼吸道上皮组成的导管和腺泡等。复合迷芽瘤同时存在多种非表皮组织，包括软骨、真皮脂肪瘤等。

4. **辅助检查**　为明确眼部病灶的深度及范围，是否累及多器官，可行辅助检查，包括眼前节OCT、眼部B超、UBM、眼眶CT或MRI等检查。如骨迷芽瘤在CT或UBM中可表现与骨组织相同的影像特点。

5. 诊断要点　出生时即存在，单侧发病，瘤体一般位于球结膜。骨迷芽瘤的瘤体坚硬比较有特点。伴其他系统发育异常的患者一般合并综合征。病理检查是确诊的主要依据。

（二）鉴别诊断

主要与其他先天角结膜性疾病鉴别，包括皮样瘤、皮样脂肪瘤、先天性角膜白斑等。一般都呈明显隆起的瘤样外观，与病灶扁平的先天性角膜白斑较易区分。骨迷芽瘤质地坚硬，特征较明显。其他的复杂型迷芽瘤质软或韧，肉粉色外观的与黄白色眼表迷芽瘤较易区别。黄白或粉白色外观的，还需病理检查。病理组织学检查是瘤体成分鉴定的关键手段。

四、治疗

该病稳定，瘤体大小和累及深度一般无进展，对于无症状的小病变，可暂时保守观察为主。如有症状，或患者和家人在意外观等影响，可考虑手术治疗。累及角膜者可能影响视力发育，应考虑尽早手术，恢复角膜功能。

手术治疗方式为肿物切除，视病灶大小和累及深度选择合适的眼表重建术。术前检查应尽可能明确瘤体位置、大小及累及范围和深度，并预备重建修补的材料。和巩膜紧密粘连者须备巩膜修补材料，累及角膜者预备羊膜或板层角膜移植材料。

五、预后和随访

该病大多稳定，多年无明显进展，保守观察治疗期间，建议患者每年复查一次，监测瘤体和视力变化，评估有无弱视发生可能。检查项目主要包括患侧眼前节照相、视力检查等。出现症状或体征变化时，应综合评估病情后决定是否继续保守治疗，抑或手术治疗。

手术治疗后1年内，须于术后1周、1个月、3个月、6个月、1年时复查，观察手术伤口愈合情况，有无炎症反应、结膜瘢痕粘连、结膜囊狭窄等。1年后，建议每1～2年复查1次，此病一般无复发。

参考文献

1. SHIELDS C L, DEMIRCI H, KARATZA E, et al. Clinical survey of 1643 melanocytic and nonmelanocytic tumors of the conjunctiva. Ophthalmology, 2004, 111 (9): 1747-1754.

2. SHIELDS C L, SHIELDS J A. Tumors of the conjunctiva and cornea. Surv ophthalmol, 2004, 49(1): 3-24.

3. SHIELDS C L, SHIELDS J A. Conjunctival tumors in children. Curr Opin Ophthalmol, 2007, 18(5): 351-360.

4. CUNHA R P, CUNHA M C, SHIELDS J A. Epibulbar tumors in childhood. A survey of 282 biopsies. J Pediatr Ophthalmol, 1987, 24(5): 249-254.

5. ELSAS F J, GREEN W R. Epibulbar tumors in childhood. Am J Ophthalmol, 1975, 79(6): 1001-1007.

6. DAILEY E G, LUBOWITZ R M. Dermoids of the limbus and cornea. Am J Ophthalmol, 1962, 53: 661-665.

7. SHIELDS J A, SHIELDS C L. Eyelid, conjunctival, and orbital tumors: An atlas and textbook, 3rd edition.

Philadelphia: Wolters Kluwer Health/Lippincott Williams & Wilkins, 2016.

8. ROBB R M. Astigmatic refractive errors associated with limbal dermoids. J Pediatr Ophthalmol Strabismus, 1996, 33(4): 241-243.

9. WU S, FAN Y, WU D, J HONG, et al. The association of maternal factors with epibulbar dermoid of newborn: a retrospective, matched case-control study. Eye, 2017, 31(7): 1099-1105.

10. NEVARES R L, MULLIKEN J B, ROBB R M. Ocular dermoids. Plast Reconstr Surg, 1988, 82(6): 959-964.

11. EVANS J A, KO A, LARSON S A, et al. Optical coherence tomography-assisted limbal dermoid removal. J Pediatr Ophthalmol & Strabismus, 2017, 54: e58-e59.

12. YAMASHITA K, HATOU S, UCHINO Y, et al. Prognosis after lamellar keratoplasty for limbal dermoids using preserved corneas. Jpn J Ophthalmol, 2019, 63 (1): 56-64.

13. HOOPS JP, LUDWIG K, BOERGEN KP, et al. Preoperative evaluation of limbal dermoids using high-resolution biomicroscopy. Graefes Arch Clin Exp Ophthalmol, 2001, 239(6): 459-461

14. PIROUZIAN A. Management of pediatric corneal limbal dermoids. Clin Ophthalmol, 2013, 7: 607-614.

15. ZHONG J, DENG Y Q, ZHANG P, et al. New grading system for limbal dermoid: A retrospective analysis of 261 cases over a 10-year period. Cornea, 2018, 37(1): 66-71.

16. KIM E, KIM H J, KIM Y D, et al. Subconjunctival fat prolapse and dermolipoma of the orbit: Differentiation on CT and MR imaging. Am J Neuroradiol, 2010, 32 (3): 465-467.

17. KHONG J J, HARDY T G, MCNAB A A. Prevalence of Oculo-auriculo-vertebral spectrum in dermolipoma. Ophthalmology, 2013, 120(8): 1529-1532.

第十九章

其他眼表肿瘤

结膜是由复层柱状上皮和少量结缔组织形成的透明薄膜,含有丰富的血管和神经末梢,并有少量的黏液腺。组织学上由非角化的鳞状上皮和杯状细胞组成,包括上皮层和固有层。上皮有 2～5 层,分为扁平上皮、立方上皮和复层鳞状上皮,杯状细胞是单细胞黏液腺,分布于上皮细胞层内,分泌黏液。固有层含有血管和淋巴管,分腺样层和纤维层。腺样层由纤细的结缔组织网构成,其间有大量淋巴细胞。纤维层由胶原纤维和弹力纤维交织而成。结膜上皮、血管、色素、淋巴等肿瘤已在前面介绍,本章重点论述结膜黏液瘤、结膜青少年黄色肉芽肿和结膜脂肪瘤等。此外,泪阜在结构上包含结膜、皮肤及泪腺来源的多种成分,泪阜肿瘤种类纷繁复杂,临床表现容易混淆,良恶性鉴别诊断难度较大,泪阜恶性肿瘤复发及转移风险较高,故单节讨论。

第一节　结膜黏液瘤

黏液瘤(myxoma)是一种罕见的良性结缔组织肿瘤,可见于鼻窦、咽、心脏、乳腺、肠道、泌尿生殖道、皮肤、肌肉和骨骼等多器官系统。黏液瘤虽不发生转移,但原发于心脏等重要脏器时,仍有致命风险。

结膜黏液瘤(conjunctival myxoma)是一种极罕见的起源于原始间叶组织的眼肿瘤,发病率约为 2/1 000 000,占结膜肿瘤的 0.06%～0.16%,无性别差异,常见于中老年人。1913 年,由 Magalif 于 St Petersburg 眼科学会首次介绍。临床表现为无痛、缓慢生长的囊肿样结膜肿物。组织学表现为少细胞实体瘤,主要由丰富的透明质酸黏多糖构成黏液样基质网,包裹着梭形细胞、星状细胞,以及少量血管结构、肥大细胞和免疫炎症细胞等。

除结膜外,眼部黏液瘤还可发生于眼睑、角膜、视神经和眼眶,或作为全身性疾病的眼部表现,如 Zollinger-Ellison 综合征和 Carney 综合征。Zollinger-Ellison 综合征可同时伴发胰腺胃泌素瘤、房间隔增厚和结膜黏液瘤。Carney 综合征常表现为眼部和心脏黏液瘤,伴皮肤或眼部色素沉着,以及内分泌异常。对确诊为结膜黏液瘤患者,应注意排查这些综合征,以尽早发现可能致命的心脏黏液瘤等病变。

一、病因和发病机制

黏液瘤起源于原始间充质组织,成分与脐带内核的"沃顿胶"类似。黏液瘤可作为原发肿瘤发生于多种组织中,常累及心房内膜、颌骨、筋膜、皮下组织、神经血管鞘、肌肉和泌尿生殖道等。发生于上呼吸道、乳房和眼部的黏液瘤尤为罕见。

结膜黏液瘤发生于结膜固有层,被结膜上皮覆盖。大多为孤立的原发性结膜肿瘤,不合并其他器官受累,不发生转移。具体病因不明,可能受眼表慢性炎症刺激导致,无明确的分子遗传特征。

此外,结膜黏液瘤可能是 Carney 综合征的眼部表现。Carney 综合征(Carney complex,CNC)是一种常染色体显性遗传病,以黏液瘤、皮肤色素沉着和内分泌功能过度活跃为主要特征。CNC 有两种主要的突变基因,根据不同基因型分为 1 型和 2 型。1 型占 80%,突变基因为 *CNC1*,即 *PPKAR1A*

基因,是肿瘤抑制基因,位于17q22-24染色体,编码蛋白激酶A信号通路上的R1a亚单位。CNC1型患者的结膜黏液瘤组织中可检测到*PPKAR1A*基因突变及PPKAR1A蛋白表达缺失。2型的突变基因为*CNC2*,位于2p16染色体,只在少数家族性CNC中发现此基因突变,具体发病机制尚待进一步研究。

二、临床表现

(一)症状

肿物大多呈无痛缓慢生长,就诊时发病数周至数年不等,患者多为照镜子时发现睑裂区异常半透明肿物(图19-1-1)。大多不影响视力或眼球运动。主诉疼痛者罕见,多有轻度异物感,少数伴有眼红或继发结膜出血。

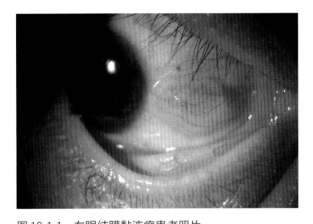

图19-1-1 右眼结膜黏液瘤患者照片

右眼鼻侧球结膜表面囊肿样黄粉色肿物一枚,半球状隆起,边界清,直径约8mm。

(二)体征

双眼皆可发病,单眼多见。半数位于颞侧球结膜,也见于鼻侧或其他结膜部位。肿物多呈粉黄色、边界清、半球状隆起、可活动的囊肿样外观,少数可为不规则弥漫状。瘤体直径约为4～30mm,表面或边界伴细密血管充盈。Carney综合征患者,还伴有眼睑或面部皮肤雀斑、结膜或泪阜色素沉着等。

三、诊断与鉴别诊断

(一)诊断

1. **病史** 患者年龄、性别、病程、可能的诱因,如眼部疾病史、外伤手术史等;有无全身性疾病如心血管、肾脏疾病史或相关症状等。

2. **体格检查** 除病灶本身外,眼科和全身体格检查通常无特殊发现。瘤体较大者可能影响眼球活动度,位于角膜缘区域可能影响视力。伴有眼睑和结膜色素性病变者须警惕合并Carney综合征等全身病变。Carney综合征患者的眼部体征往往先于心脏黏液瘤发病,因而眼部表现可视为心脏病变的先兆,提示应对心脏等重要脏器做进一步排查并随访观察。

3. **病理检查** 组织学上,黏液瘤表现为少细胞肿瘤,瘤体基质主要由透明质酸和少量硫酸软骨素组成,形成一个松散、波浪状排列的精细纤维网,伴少量血管结构或成熟、致密的胶原成分;网状纤维间分布少量梭形细胞、星状细胞,以及罕见的巨噬细胞、淋巴细胞或肥大细胞等(图19-1-2)。有些细胞可表现为轻度多形性,但无有丝分裂;或可见核膜内陷,似核内空泡。电镜检查可见丰富、粗糙的内质网和胞质内包涵体。胞质内包涵体代表粗面内质网的扩张池,这些粗面内质网具有分泌黏液基质的功能。

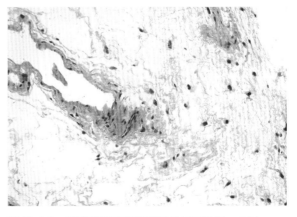

图19-1-2 结膜黏液瘤的病理图片(HE染色,×10)

松散胶原纤维网,夹杂少量血管组织、梭形细胞、巨噬细胞、淋巴细胞等。

结膜黏液瘤细胞阿辛蓝染色呈阳性,黏蛋白和胶体铁染色阳性。高碘酸-希夫(periodic acid-schiff,PAS)染色呈阴性,说明不存在糖原、糖蛋白或蛋白聚糖等碳水化合物成分(图19-1-3)。脂肪细胞的油红O染色和神经细胞的博迪恩染色均为阴性。免疫染色显示结膜黏液瘤细胞对波形蛋白有广泛反应,对α肌动蛋白局部反应,CD34阳性反应。

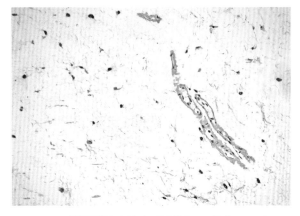

图19-1-3　结膜黏液瘤的病理图片(PAS染色,×10)

PAS染色呈阴性,见大量胶原纤维组织,夹杂少量血管组织、梭形细胞、淋巴细胞等。

4. **辅助检查**　前节OCT及UBM等检查有助于探查瘤体内部特征,帮助鉴别肿瘤性质。前节OCT显示为正常结膜上皮下不均匀肿块,内部有高反射区和低反射区,反射区间隔为高反射条带,肿物后部见轻度伪影。UBM下表现为圆顶状的眼表肿块,内部中等高反射,不累及巩膜。

怀疑心脏、肾脏等其他器官累及的可行相关脏器超声、CT、MRI等影像检查,排查可能合并的黏液瘤。

5. **诊断要点**　常见于中老年人,多为无痛、缓慢生长的半透明囊样睑裂区结膜肿物,大多不影响视力。组织学表现为少细胞实体瘤,病理检查确诊。少数患者为全身性疾病的眼部表现,如Zollinger-Ellison综合征和Carney综合征等,综合征患者可伴有心脏黏液瘤、胃泌素瘤、皮肤或眼部色素沉着及内分泌异常等。

(二)鉴别诊断

结膜黏液瘤外观上与其他眼表肿瘤相似,如无色素痣、无色素黑色素瘤、真皮神经鞘黏液瘤、黏液样神经纤维瘤、淋巴管瘤、淋巴瘤、反应性淋巴样增生、皮样瘤、黏液样脂肪肉瘤、梭形细胞脂肪瘤、葡萄簇型横纹肌肉瘤、黏液样纤维组织细胞瘤和结节性筋膜炎等。组织学上,结膜黏液瘤有相对特征性表现,包括:细胞成分较少、无有丝分裂或多形性细胞核等,缺乏明显的血管结构、色素沉着或致密胶原纤维。据此与其他眼表软组织肿瘤鉴别。

1. **无色素痣或无色素黑色素瘤**　结膜黏液瘤没有色素沉着或血管结构,也不含黑色素瘤特有的细胞巢结构。前节OCT检查,无色素黑色素瘤可见上皮下组织高反射病灶,且后部伪影明显。

2. **神经鞘黏液瘤和黏液样神经纤维瘤**　含有致密的波浪状胶原结构,突出的、细长的细胞核,偶尔还可见淋巴细胞,博迪恩染色阳性。

3. **结膜淋巴管瘤**　常见于年轻人,是一种血管性、沼泽状肿瘤,具有出血性和炎性成分。前节OCT检查,其固有层内有液体低反射间隔区。

4. **淋巴瘤和反应性淋巴增生肿瘤**　含大量淋巴细胞,淋巴瘤有单细胞排列的淋巴细胞;反应性淋巴增生是由浆细胞、内皮细胞和淋巴母细胞等的滤泡聚集而成。

5. **皮样瘤**　内含多组织成分,如皮脂腺、汗腺或毛发等。

6. **脂肪肉瘤和多形性脂肪瘤**　分别含有空泡成脂细胞和脂肪细胞,均含有印戒细胞,油红O染色阳性,可见更多细胞和血管成分。

7. **横纹肌肉瘤**　大多见于儿童和青少年,瘤体内含有丝分裂活性的特征性小圆细胞,或肌球蛋白染色阳性的"带状"横纹肌母细胞。

8. **黏液样恶性纤维组织细胞瘤**　血管结构明显,且多形性细胞核丰富,是主要鉴别点。

9. **结节性筋膜炎**　瘤体生长迅速,含大量成纤维细胞,伴有丝分裂活跃、裂状间隙及多种组织学表现。

四、治疗

首选手术完全切除。不彻底切除容易复发，药物、细针穿刺、引流等治疗效果不佳。

对于结膜黏液瘤的年轻患者，要系统排查心脏、肾脏等重要器官，早期发现或排除心脏黏液瘤等严重病变。

五、预后和随访

（一）预后

结膜黏液瘤手术彻底切除后复发率极低，预后良好。如结膜黏液瘤是 Carney 综合征和 Zollinger-Ellison 综合征的眼部表现，因患者伴有心脏黏液瘤，则预后很差。Carney 综合征等最致命因素是心脏黏液瘤及其血栓形成，可考虑超声心动图排查心脏疾患，其他检查包括促甲状腺激素、促肾上腺皮质激素和生长激素水平检测，必要时行 *PRKAR1A* 基因检测。

（二）随访

术后随访时间为：术后 1 周、1 个月、第 1 年每 3 个月随访 1 次，第 2 年每 6 个月随访 1 次，之后每年随访 1 次。随访时应拍摄裂隙灯显微镜照片，怀疑复发时进行 AS-OCT 检查等。

伴有 Carney 综合征等全身性疾病的结膜黏液瘤患者，应联合相关专科诊疗及随访。

第二节　结膜青少年黄色肉芽肿

结膜青少年黄色肉芽肿(juvenile xanthogranuloma，JXG)是发生于结膜或泪阜表面的良性、自愈性巨噬细胞增生性肿瘤。JXG 是最常见的非朗格汉斯细胞组织细胞增多症(non-Langerhans cell histiocytosis，non-LCH)，组织学特点为不同程度的脂质化，可见 Touton 多核巨细胞。该病见于青少年，2 岁以内婴幼儿多见，男性发病稍多于女性，男∶女为(1.1～1.4)∶1。同样性质的肿瘤若发生于成人，则称为结膜黄色肉芽肿或成人起病的结膜黄色肉芽肿。

JXG 患者大多皮肤受累，表现为孤立性皮肤结节。也可累及皮肤外器官，包括眼、心包、肺、内脏、骨骼、肾脏、中枢神经系统、卵巢、睾丸和唾液腺等，但一般不合并系统性代谢紊乱。皮肤外器官中，眼部受累最常见，0.3%～10% 的皮肤型 JXG 患者发现眼部受累。除结膜外，眼部受累还见于眼睑皮肤、虹膜、眼眶等。眼部 JXG 患者中，虹膜最多见，结膜其次(19%)。

一、病因和发病机制

青少年黄色肉芽肿有一定自愈倾向，确切病因目前尚不明确，可能由于不明的感染性或物理性刺激后，引起肉芽肿性组织细胞反应导致。

该病可为一些系统性疾病的合并症，包括青少年慢性髓系白血病(juvenile chronic myelogenous leukemia)、青少年骨髓单核细胞白血病(juvenile myelomonocytic leukemia)及神经纤维瘤病等。对合并 JXG 的神经纤维瘤病患儿，其患青少年骨髓单核细胞白血病的风险增加 20～32 倍。

其他与 JXG 发病相关的疾病还包括：色素性荨麻疹、胰岛素依赖型糖尿病、水源性瘙痒、巨细胞病毒感染等。该病没有明显的遗传倾向，仅在皮肤型 JXG 病例中发现过非复发性体细胞突变，包括 PIK3CD 突变，表明 ERK 通路激活参与了致病过程。

二、临床表现

（一）症状

位于睑裂区的病灶影响外观，较易被患者家长察觉。对较小的病灶，患儿可无自觉症状。对较大病灶，可有异物感、视力下降等表现。

（二）体征

结膜 JXG 通常为孤立性病变，与其他部位或器官受累无关。表现为边界清楚的黄色隆起病变，生长缓慢，多位于角巩膜缘附近，任何象限皆可见。也可在成年后发病，成人型的结膜黄色肉芽肿在临床和组织病理学上与青少年型相同。

三、诊断与鉴别诊断

（一）诊断

1. **病史** 患者为婴幼儿或青少年，可着重向家长详细询问患儿起病年龄，可能诱因，是否存在感染或外伤等刺激因素，病灶变化情况等；是否有家族史；是否合并其他全身性疾病；是否有其他部位或器官病变等。

2. **体格检查** 详细检查眼部受累情况，包括眼睑、结膜和泪阜，裂隙灯显微镜检查病灶范围和深度，虹膜、眼眶、眼睑皮肤等累及情况。同时注意全身皮肤、重要脏器如心、肺、肝、脑等排查。尤其注意是否合并神经纤维瘤病、白血病、色素性荨麻疹等其他系统性疾病。

3. **病理检查** 组织病理学上，黄色肉芽肿为边界清晰的无包膜结节，与肉芽肿性慢性炎症表现一致，结节内富含淋巴细胞包绕的巨噬细胞，伴有少量嗜酸性粒细胞、浆细胞、中性粒细胞和肥大细胞等。巨噬细胞的形态各异，早期为含有嗜酸性细胞质的单核梭形细胞，晚期则逐渐增大为充满脂质的细胞，表现为泡沫状巨噬细胞，即 Touton 多核巨细胞，为该期典型表现，由外周的泡沫状细胞质及中央环状分布的多个细胞核组成。结节的纤维化随着病情进展而增加。病变中的组织细胞与

CD11c、CD68、CD163、HAM56 和溶菌酶抗体染色呈阳性，但 CD1a 和 S-100 染色呈阴性。

4. **辅助检查** 根据患者病情及配合程度，可选用 B 超、眼前节 OCT、UBM 等对病灶的范围和深度作进一步评估，有助于制订治疗方案、手术规划及随访。对怀疑其他重要器官累及者，可行相关排查，包括腹部 B 超、CT、心脏超声等。

5. **诊断要点** 患者多为婴幼儿或青少年，因发现边界清楚、无痛的结膜黄色隆起肿物就诊，病灶大多位于角巩膜缘。注意对患者的虹膜、眼睑、眼眶等部位仔细检查，并对全身皮肤及重要脏器是否受累进行排查。肿物活检和病理检查可确诊，典型的组织学特点为存在 Touton 多核巨细胞。

（二）鉴别诊断

结膜 JXG 须与眼表迷芽瘤、结节性前巩膜炎等疾病鉴别。

1. **眼表迷芽瘤** 包括角结膜皮样瘤及皮样脂肪瘤，为先天性疾病，因外胚层发育异常所致，出生即存在。角结膜皮样瘤好发于睑裂区颞下部，多为边界清楚的黄白色圆形肿块，表面覆被细白毛发。结膜皮样脂肪瘤好发于外眦部球结膜，多表现为黄白色梭形肿块。病理检查可资鉴别诊断。

2. **结节性前巩膜炎** 结节性前巩膜炎患者多明显疼痛，青少年极少见，浅表巩膜充血明显，且对免疫抑制剂治疗反应好。结膜 JXG 患者一般无痛，无明显巩膜充血，对免疫抑制剂治疗反应不佳。

四、治疗

（一）治疗原则

JXG 患者的皮肤病变有自愈倾向，以保守治疗为主。但眼部 JXG 大多影响视功能及外观，应采取积极的治疗方案。对 3 岁以内的结膜 JXG 患儿，如病灶无明显进展且不影响视力，可局部滴用糖皮质激素滴眼液并随访观察 1～2 个月，少数病例病灶缩小。

若病灶影响视功能或外观，或明显进展，且诊

断难以明确,选择手术治疗,既能病理检查明确诊断,又能达到去除病灶、改善视功能和外观的目的。

眼和皮肤以外的系统性 JXG 罕见,这类患者可能合并神经纤维瘤、白血病等较棘手的系统性疾病,应施行多学科联合诊疗,注意重要脏器病变的治疗。

(二)手术治疗

结膜 JXG 为良性角结膜肿瘤,病灶累及范围及深度因人而异,手术切除时尽可能切除病灶,但亦须注意不损伤正常组织,以免造成医源性损伤。术后常规抗炎、抗感染、促进眼表修复药物等局部对症治疗。

1. **结膜肿瘤切除术** 应完整切除病灶,同时行病理检查明确诊断。

2. **结膜缺损修复术** 根据病灶切除后结膜缺损的部位、范围、深度等不同,选择相应的眼表修复重建方法,包括自体角膜缘干细胞移植、羊膜移植、板层角膜缘移植等。修复手术尽可能重建角结膜生理形态和功能,避免发生假性胬肉、睑球粘连、植片排斥等术后并发症。

五、预后和随访

(一)疾病转归

如能及时接受合理的手术和局部药物治疗,并定期随访,结膜 JXG 患者的预后总体良好,术后复发罕见。

(二)随访

随访计划可依据患者病情制订,复查或随访时注意拍摄病灶照片,留作比较依据。保守治疗的患者,每 3 个月或半年复查,观察病情发展情况。

接受局部类固醇药物治疗的患者,治疗期间应每 1~2 周复查 1 次,依据病灶变化及药物副反应情况,及时调整用药方案。

接受手术治疗患者,术后第 1 年:1 天、1 周、1 个月、3 个月、半年复查。术后第 2 年:每 3 个月或 6 个月随访 1 次,之后每年随访 1 次。

第三节 结膜脂肪瘤

结膜脂肪瘤(conjunctival lipoma)是临床上罕见的结膜良性软组织肿瘤,组织学上分为多形性脂肪瘤和梭形细胞脂肪瘤两个亚型,临床上大多为多形性脂肪瘤,梭形细胞脂肪瘤极为罕见。结膜脂肪瘤多见于中老年,男性稍多于女性。

由于本病发生率低,进展较缓,且为良性病变,临床报道少,缺乏确切的发病率数据。要特别注意将结膜脂肪瘤与结膜下眶脂肪脱垂(subconjunctival orbital fat prolapse, SOFP)鉴别,后者在临床上多见,因外观表现为球结膜下脂肪组织明显膨出,形似脂肪"瘤",但质地松软,病理组织学上并非肿瘤细胞构成的新生物。

一、病因和发病机制

结膜脂肪瘤病因不明,可能与外伤刺激、高血糖、高血脂等慢性疾病有关。一般为散发,尚未发现明确的遗传特点。多形性脂肪瘤与梭形细胞脂肪瘤均显示核染色体 16q 的畸变。

二、临床表现

(一)症状

一般起病和发展缓慢,患者仅有异物感、眼红等不适,无明显疼痛或分泌物增多,可在外观上发现球结膜表面黄色肿物。

（二）体征

单眼发病，睑裂区球结膜较多见，鼻颞侧均可发生。肿物轻度隆起，边界清，可活动，因脂质成分较多，色泽偏黄。瘤体表面及其周边结膜血管增多。不同的脂肪瘤亚型，由于瘤体组织成分有所差异，外观上表现不同。多形性脂肪瘤的脂肪细胞较多，胶原组织较少，因而形态更圆、质地更软；而梭形细胞脂肪瘤的胶原成分更多，则质地更韧实，外观可呈簇状或带状分布。

三、诊断与鉴别诊断

（一）诊断

1. **病史** 须询问患者年龄、性别、起病原因及病程；同时观察病变颜色、活动度和位置，是否与眶内组织相连等；病灶是否短时间内有外观及体积变化，是否表现出流血、破溃等现象。头面部、躯干及四肢皮下是否伴发肿瘤，血脂水平等；是否有脂肪瘤等肿瘤类疾病或血脂异常家族史。

2. **体格检查** 眼部检查包括眼睑和结膜等情况，裂隙灯显微镜检查瘤体特点，注意瘤体与巩膜或眶内组织是否相连相通。

3. **病理检查** 病理组织学上表现为多形性脂肪瘤和梭形细胞脂肪瘤两个亚型。多形性脂肪瘤，可见大量成熟且大小不一的脂肪细胞，核深染的梭形和圆形细胞，以及多核巨细胞，其中多核巨细胞为该型特征性表现，即在嗜酸性细胞质中有多个深染细胞核的小花状排列，也称为小花细胞；梭形细胞脂肪瘤，表现为分化良好的梭形细胞在成熟脂肪细胞之间平行排列，其中有胶原束、肥大细胞、淋巴细胞和浆细胞。免疫组化染色均表现为 CD34 阳性、S-100 阴性。其他器官脂肪瘤存在介于两者之间的亚型，但结膜脂肪瘤中尚未见报道。

4. **辅助检查** AS-OCT 有助判断病灶内情况，但无特征性表现。病灶大多位于眼球表面，边界清晰；若怀疑病灶与眼球壁或眶内组织相连相通时，可考虑眼眶 CT 和 MRI 检查等鉴别诊断。

5. **诊断要点** 大多中老年起病，男性稍多见，病变进展缓慢。除异物感外，患者一般无明显不适主诉。病灶多位于睑裂区球结膜，边界清晰，外观偏圆形或不规则簇带状分布，色泽偏黄白，表面或周围可见结膜血管密度增高。病理组织学上除较多大小不一的脂肪细胞外，可见特征性的小花样细胞，则考虑多形性脂肪瘤；少数病例未见小花样细胞，但见较多分化良好的梭形细胞和胶原束，以及肥大细胞、淋巴细胞和浆细胞等，则考虑梭形细胞脂肪瘤。

（二）鉴别诊断

结膜脂肪瘤外观上可与多种结膜、泪腺及眶内疾病相似，如结膜淋巴管瘤、结膜黏液瘤、眼表迷芽瘤、结膜淋巴瘤、结膜脂肪肉瘤和结膜下眶脂肪脱垂等。与这些疾病的鉴别，主要依赖病理组织学诊断。

结膜脂肪瘤与结膜下眶脂肪脱垂的鉴别主要依据病灶外观及其与眶内组织的关系。脱垂至结膜下的眶脂肪在病理组织学上也可见大量成熟脂肪细胞、小花样细胞，CD34 染色阳性等，但这些特点也是细胞衰老的表现之一，并非多形性脂肪瘤的排他特征。故病理检查不能作为结膜下眶脂肪脱垂诊断的最终依据，还需要依据病史、体格检查或影像学检查，证实病灶为肌锥内脂肪组织的延续等临床特点加以诊断。

四、治疗

结膜脂肪瘤为良性病变，对于病变进展缓慢，自觉症状不明显的患者，可选择对症支持治疗和保守观察。

出现以下情况可考虑手术完全切除，同时行病理检查：疾病明显进展，包括突然增大、病灶周围血管增多、表面溃疡、巩膜炎症表现等；自觉症状明显、出现疼痛、分泌物、充血等；病变影响外观或生活质量等。手术切除后即期进行创面修复,选择合适的方案,尽量避免睑球粘连、假性胬肉等并发症。

少数患者可能有高胆固醇血症等病史或家族史,应注意相关全身性疾病的治疗。

五、预后和随访

(一)疾病转归

结膜脂肪瘤一般不可自愈,完全手术切除后可治愈,大多不复发。

(二)复查与随访

保守治疗的患者,可视病情及就医条件,每3~6个月复查,拍摄裂隙灯显微镜照片,观察并比较病灶进展情况。

手术治疗后建议随访频率为:术后1天、1周、1个月、此后第1年每3个月随访1次,第2年每6个月随访1次,之后每年随访1次,排查瘢痕、睑球粘连、复发等问题。随访时应拍摄裂隙灯显微镜照片,必要时施行AS-OCT检查等。

合并系统性疾病的患者应注意相关疾病的诊治和随访。

第四节　泪阜肿瘤

泪阜(caruncle)位于睑裂的内眦部,结膜半月皱襞鼻侧,高约5mm,宽约3mm。泪阜呈半球形隆起,稍高于结膜皱襞面,表面主要被覆非角化复层鳞状上皮,少部分被角化复层鳞状上皮覆盖,含大量杯状细胞及多种皮肤附件,包括皮脂腺、毛囊、汗腺和副泪腺等,表面有很细的毛发,约15~20根。泪阜主要由脂肪和疏松结缔组织构成,并含有少量与内直肌关联的横纹肌纤维,色素细胞存在于上皮基底层。主要的血液供应来源于眼睑上内侧动脉,淋巴引流至下颌下淋巴结,接受滑车下神经支配。

泪阜组织包含结膜、皮肤及泪腺等多种成分,故泪阜肿瘤种类较多,但发生率低于结膜肿瘤。绝大多数泪阜肿瘤为良性,其中最常见的是痣(24%~48%)和乳头状瘤(7%~32%),与结膜肿瘤中的发生概率一致。泪阜恶性肿瘤包括:基底细胞癌、鳞状细胞癌、基底鳞状细胞癌、黑色素瘤、淋巴瘤和皮脂腺癌。更为罕见的泪阜恶性病变:卡波西肉瘤、横纹肌肉瘤、浆细胞瘤、转移性肺癌、黏液表皮样癌和T细胞淋巴瘤等。

泪阜肿瘤类型多、临床上罕见,诊断难度高,确诊依赖病理结果。病变大多为良性,可密切随访并注意拍照观察病变进展。对随访中无法明确性质的病变,一旦出现颜色、大小、破溃或血管化等变化,或患者为60岁以上,均须警惕恶性可能,予尽早干预。此外,怀疑淋巴瘤或伴有相关全身性疾病的泪阜肿瘤,应及时活检明确诊断。

一、病因和发病机制

对泪阜功能的认识尚不完全清楚,目前认为它可能参与泪液引流、保护泪点等生理功能。泪阜含多种组织结构,是发生多样肿瘤类型的主要病理基础。目前,对泪阜肿瘤的病因和发病机制认识尚不清楚。

二、临床表现

(一)症状

临床表现因肿瘤类型不同而异,患者大多自行发现内眦角异常隆起或色泽异常而就诊。泪阜肿瘤多为良性肿瘤，病变进展缓慢，患者可有轻度异物感，无疼痛等不适。若为恶性肿瘤，多因泪阜肿瘤短期内明显增大、疼痛或破溃等就诊。

（二）体征

泪阜的色素性肿瘤、鳞状细胞肿瘤、淋巴瘤及迷芽瘤等与结膜同类肿瘤临床表现相似。恶性病变大多伴有异常滋养血管、溃烂、边界不清或短期内迅速进展等特点。

1. 色素性肿瘤 色素痣是泪阜区发生率最高的肿瘤类型，青少年多见，色泽多为深褐色（图19-4-1），但进展缓慢，表面也可见微囊肿形态，少数表现为无色素痣。局限于泪阜的黑色素瘤罕见，多数与结膜色素性肿瘤伴发，由良性色素性肿瘤恶变而来。

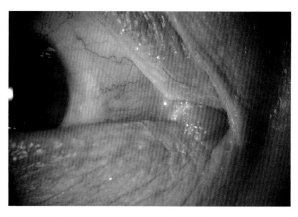

图19-4-2 右眼泪阜乳头状瘤患者照片

右眼泪阜粉色肿物，分叶状，似桑葚，表面见纤维血管簇，有蒂，头部脱垂于皮肤面，边界清，周边无血管。

清，形态多样，伴周边血管充盈，短期内迅速增大，患者主诉疼痛或胀痛，即有侵袭性表现，可发生转移（图19-4-3）。

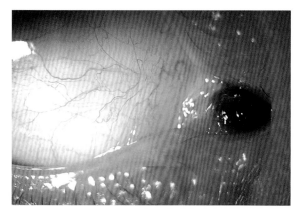

图19-4-1 右眼泪阜色素痣患者照片

右眼泪阜表面深褐色肿物，轻度隆起，边界清，周边无血管。

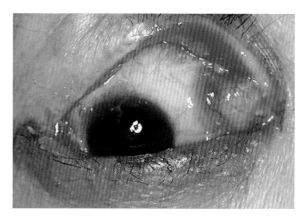

图19-4-3 左眼泪阜皮脂腺癌患者照片

左眼泪阜黄粉色肿物，边界不清，侵及鼻侧球结膜，表面充血，周边血管丰富，泪阜正常结构未见。

2. 上皮细胞肿瘤 乳头状瘤是泪阜区第二多发肿瘤，大多表现为分叶状肿块，伴纤维血管簇，带蒂或不带蒂（图19-4-2）。泪阜角化棘皮瘤为罕见的良性肿瘤，其外观可呈灰黑色，易与基底细胞癌混淆。泪阜鳞状细胞癌和基底细胞癌均少见，大多有侵袭性表现，年龄大于60岁的患者须警惕恶性可能。

3. 皮脂腺肿瘤 泪阜的皮脂腺增生和囊肿在外观上有时难以区别，表现为光滑或多结节的黄白色肿物。泪阜皮脂腺癌多呈黄白色外观，边界欠

4. 嗜酸细胞瘤 是一种起源于腺上皮细胞的良性肿瘤，泪阜区的嗜酸细胞瘤来源于副泪腺（Popoff腺）上皮组织，55岁以上多见。表面光滑，边界可辨，外观形态多样，可呈肉粉色或黄白色，表现为实性、结节性或囊样肿块。体征上与泪阜皮脂腺肿瘤或淋巴细胞疾病容易混淆。

5. 淋巴细胞疾病 40岁以下中青年更多见，反应性淋巴组织增生及淋巴瘤均可呈均质肉粉色或三文鱼肉样外观，表面光滑。部分泪阜反应性淋巴组织增生的边界可辨，但淋巴瘤一般边界不清。

6. **迷芽瘤**　一般出生即存在,瘤体表面呈黄白色皮肤样外观,覆盖角化上皮及细软毛,瘤体质韧,边界清。

7. **其他**　偶见报道的其他泪阜肿瘤还包括转移癌、卡波西肉瘤、腺鳞癌、血管瘤等。泪阜区也可见肿瘤样外观,但非肿瘤的疾病,包括角化囊肿、肉芽肿及 SOFP 等,须注意与肿瘤鉴别。

三、诊断与鉴别诊断

(一)诊断

1. **病史**　须关注患者年龄、性别、起病原因及病程,注意询问病变色泽、活动度、进展速度和全身情况变化,包括感染病史、肿瘤史、家族史等。60 岁以上患者,须警惕恶性肿瘤,包括黑色素瘤、鳞癌、基底细胞癌及皮脂腺癌等。中青年患者注意排查淋巴瘤、卡波西肉瘤等恶性病变。

2. **体格检查**　泪阜外观及裂隙灯显微镜检查,注意病变是否累及泪阜以外组织,观察病灶的浸润深度、侵袭范围、血管充盈、表面和边界情况、形态及色泽,是否伴有全身病变。随访时注意拍照,对比病变进展情况。

3. **病理检查**　泪阜肿瘤的病理学改变和结膜、眼睑及泪腺的同类肿瘤相似。

4. **辅助检查**　必要时施行 AS-OCT、眼部 B 超、眼眶 CT、MRI 等检查,判断肿瘤性质及侵袭范围。怀疑恶性肿瘤者,须行淋巴结 B 超、胸腹部 CT 和 MRI 等排查转移情况,必要时行 PET/CT 检查。

5. **诊断要点**　通过外观表现和裂隙灯检查,对泪阜色素或肿物做出初步诊断。根据患者年龄、性别及病程特点,注意排除炎症、囊肿、SOFP 等非肿瘤病变。泪阜肿瘤多为良性,进展缓慢。对于60 岁以上患者,若出现色泽、大小、表面破溃等改变,须警惕恶性肿瘤可能。泪阜肿瘤依靠病理检查确诊。

(二)鉴别诊断

泪阜肿瘤种类复杂多样,首先须与非肿瘤类疾病鉴别,包括炎症、肉芽肿、囊肿、SOFP 等。90%以上泪阜肿瘤为良性病变,对于有恶性肿瘤危险因素者,应及时行手术切除活检以确诊,病理检查是鉴别诊断的最终依据。

四、治疗

(一)治疗原则

泪阜肿瘤多为良性,可考虑保守治疗和观察随访。对于有外观改善需求的良性肿瘤患者,或存在恶性肿瘤危险因素患者,须行手术完全切除及病理检查。一旦确诊恶性肿瘤,应行扩大切除术等综合治疗。病灶切除后同期施行缺损修复,修复手术包括眼表重建、内眦重建和泪道重建等。手术治疗应注意避免内直肌损伤、内眦畸形、睑球粘连、假性胬肉、眼睑闭合不全等并发症。

(二)手术治疗

1. **良性肿瘤**　手术治疗的目的包括外观改善和病理检查确诊,应尽量完整切除病灶以防止复发,并同期施行创面修复重建术。对色素性和上皮性良性肿瘤,术中遵循“零接触”原则,防止肿瘤细胞或病毒颗粒在术区播散种植。

2. **恶性肿瘤**　手术治疗的主要目的是肿瘤切除和病理确诊,必要时行扩大切除及化疗、冷冻等治疗,防止肿瘤复发。手术严格遵守“零接触”原则,防止肿瘤细胞播散种植。

黑色素瘤和皮脂腺癌的扩散及转移风险较高,尤其泪阜黑色素瘤已属于结膜黑色素瘤 TNM 分期中的 cT_3 分类,局部淋巴结转移的风险高,均应施行扩大切除术,同时行术中冷冻、局部化疗等治疗。泪阜恶性肿瘤可通过泪点向鼻泪道及鼻咽部扩散,累及泪阜的原发性获得性黑变病及黑色素瘤手术,须注意泪点防护,术中可使用泪点塞。

(三)其他治疗

泪阜恶性肿瘤通过手术治疗及术中化疗和冷冻后,须根据肿瘤类型选择相应的辅助治疗,包括放疗、化疗、免疫治疗、靶向治疗等。

五、预后和随访

（一）疾病转归

手术完整切除的泪阜良性肿瘤较少复发，若出现复发，须警惕恶变可能。

泪阜黑色素瘤和皮脂腺癌预后不佳，复发和转移的风险较大。泪阜鳞癌可复发，基底细胞癌较少复发，两者转移风险较小。

（二）复查与随访

对保守治疗患者，密切监测肿瘤变化，并评估对外观、视功能的影响。一旦肿瘤进展或影响患者外观及视力，及时手术治疗。

良性肿瘤术后 1 年内，须于术后 1 周、1 个月、3 个月、6 个月、1 年时复查，排查术后并发症；1 年后，建议每 1~2 年复查 1 次，观察有无复发等情况。恶性肿瘤患者，根据不同肿瘤类型制订规律的术后随访方案。

参考文献

1. 唐颖. 心脏黏液瘤的发生，特征和分子生物学机制. 中国循环杂志，2017，32（7）：719-720.

2. XIONG M J, DIM D C. Conjunctival myxoma: A synopsis of a rare ocular tumor. Arch Pathol Lab Med, 2015, 139（5）: 693-697.

3. STAFFORD W R. Conjunctival myxoma. Arch Ophthalmol, 1971, 85（4）: 443-445.

4. ALVARADO-VILLACORTA R, ZAVALA N M T, LOAYZA L M, et al. Conjunctival myxoma: A systematic review of a rare tumor. Surv Ophthalmol, 2022, 67（3）: 729-740.

5. ALVARADO-VILLACORTA R, DAVILA-ALQUISIRAS J H, RAMOS-BETANCOURT N, et al. Conjunctival myxoma: High-resolution optical coherence tomography findings of a rare tumor. Cornea, 2022, 41（8）: 1049-1052.

6. KENNEDY R H, FLANAGAN J C, EAGLE R C, et al. The Carney complex with ocular signs suggestive of cardiac myxoma. Am J Ophthalmol, 1991, 111（6）: 699-702.

7. VALLES-VALLES D R Y, HERNÁNDEZ-AYUSO I, RODRÍGUEZ-MARTÍNEZ H A, et al. Primary conjunctival myxoma: Case series and review of the literature. Histopathology, 2017, 71（4）: 635-640.

8. GROSSNIKLAUS H E, EBERHART C G, KIVELÄ T T, et al. WHO classification of tumors of the eye. 4th ed. Lyon: International Agency for Research on Cancer, 2018.

9. SHIELDS J A, SHIELDS C L. Eyelid, conjunctival, and orbital tumors: An atlas and textbook. 3rd ed. Philadelphia: Wolters Kluwer Health/Lippincott Williams & Wilkins, 2016.

10. SAMARA W A, KHOO C, SAY E, et al. Juvenile xanthogranuloma involving the eye and ocular adnexa: tumor control, visual outcomes, and globe salvage in 30 patients. Ophthalmology, 2015, 122（10）: 2130-2138.

11. NIU L, ZHANG C, MENG F, et al. Ocular juvenile xanthogranuloma. Optom Vis Sci, 2015, 92（6）: 126-133.

12. BELLINATO F, MAURELLI M, COLATO C, et al. BRAF V600E expression in juvenile xanthogranuloma occurring after Langerhans cell histiocytosis. Br J Dermatol, 2019, 180（4）: 933-934.

13. MURPHY J T, SOEKEN T, MEGISON S, et al. Juvenile xanthogranuloma: Diverse presentations of noncutaneous disease. J Pediatr Hematol Oncol, 2014, 36（8）: 641-645.

14. MORI H, NAKAMICHI Y, TAKAHASHI K. Multiple juvenile xanthogranuloma of the eyelids. Ocul Oncol Pathol, 2018, 4（2）: 73-78.

15. LI E, SILBERT J, SINARD J. Pleomorphic lipoma of the bulbar conjunctiva. BMJ Case Reports, 2018, 11（1）: 1-2.

16. EBRAHIMI K B, REN S, GREEN R. Floretlike cells in in situ and prolapsed orbital fat. Ophthalmology, 2007, 114（12）: 2345-2349.

17. SHAFI F, GONGLORE B, SANDRAMOULI S, et al. Spindle cell lipoma of the conjunctiva. Ophthal Plast Reconstr Surg, 2016, 32（2）: e28-e30.

18. SCHMACK I, PATEL R M, FOLPE A L, et al. Subconjunctival herniated orbital fat: a benign adipocytic lesion that may mimic pleomorphic lipoma and atypical lipomatous tumor. Am J Surg Pathol, 2007, 31（2）: 193-198.

19. LEE A, LI E Y, YUEN H K L. Inferonasal prolapsed orbital fat: Report of a case and review of literature. Ophthal Plast Reconstr Surg, 2013, 29（4）: E110-E111.

20. KAESER P F, UFFER S, ZOGRAFOS L, et al. Tumors of the caruncle: A clinicopathologic correlation. Am J

Ophthalmol, 2006, 142(3): 448-455.

21. KAPIL J P, PROIA A D, PURI P K. Lesions of the lacrimal caruncle with an emphasis on oncocytoma. Am J Dermatopathol, 2011, 33(3): 227-235.

22. LEVY J, ILSAR M, DECKEL Y, et al. Lesions of the caruncle: A description of 42 cases and a review of the literature. Eye(Lond), 2009, 23(5): 1004-1018.

23. CLEMENS A C, LOEFFLER K U, HOLZ F G, et al. Clinico-pathological correlation of lacrimal caruncle tumors: A retrospective analysis over 22 years at the University Eye Hospital Bonn. Graefes Arch Clin Exp Ophthalmol, 2022, 260(4): 1415-1425.

24. SHIELDS C L, SHIELDS J A, WHITE D, et al. Types and frequency of lesions of the caruncle. Am J Ophthalmol, 1986, 102(6): 771-778.

25. LUTHRA C L, DOXANAS M T, GREEN W R. Lesions of the caruncle. A clinicopathologic study. Surv Ophthalmol, 1978, 23(3): 183-195.

26. SHIELDS C L, SHIELDS J A. Tumors of the caruncle. Int Ophthalmol Clin, 1993, 33(3): 31-36.

20
CHAPTER

第二十章

眼表肿瘤相关综合征

眼表肿瘤相关综合征多为罕见的先天性疾病,可合并眼表迷芽瘤、上皮源性肿瘤或色素性肿瘤等。合并眼表迷芽瘤的综合征种类较多,凡累及外胚层发育的皆有可能发生,以 Goldenhar 综合征和皮脂腺痣综合征相对多见。患者出生时即存在眼表迷芽瘤或眼睑缺损等眼部异常,还可合并皮肤、耳、骨骼、神经系统等发育异常。散发性多见,家族遗传史少见。临床特征性表现是主要诊断依据。合并眼表上皮源性肿瘤或色素性肿瘤者,极少在出生时发生病变,多因环境及基因缺陷的双重因素随年龄增长而出现,典型的如着色性干皮病。该病为常染色体隐性遗传病,患者父母多为近亲结婚;因 DNA 损伤修复基因先天缺陷,导致皮肤黏膜严重光敏感,随着紫外线损伤累积后发生肿瘤,且易恶变。

眼表肿瘤相关综合征的诊断和治疗需要多学科团队合作,患者一般需终身随访,密切监测疾病进展,及时高效给予联合诊治。

第一节　Goldenhar 综合征

Goldenhar 综合征是一种罕见的先天性疾病,由第一和第二鳃弓发育异常引起。发病率为每 3 500~5 600 名新生儿中发生 1 例,男:女为 3:2,85% 为单侧发病,右侧较左侧多见。1952 年,其由眼科医师 Maurice Goldenhar 博士首次报道并命名,属于颅面部矮小症(craniofacial microsomia,CFM)的一种类型。临床特点包括典型的三联征:下颌发育不全导致面部不对称、眼耳畸形、脊柱畸形。合并脊柱畸形时,即称 Goldenhar-Gorlin 综合征,或称眼耳脊柱畸形(oculo-auriculo-vertebral spectrum,OAVS)。眼部畸形以眼表迷芽瘤及眼睑缺损最为常见。患者智力一般正常。

一、病因和发病机制

病因尚不完全明确。发病受多种因素影响,目前认为与遗传及环境因素导致的神经嵴分裂障碍有关,表现为胚胎发育过程中第一和第二鳃弓异常及胎盘血管阻塞。

(一)遗传因素

大多是散发病例,仅 2%~12% 的患者有家族史。家族性和散发性的表型特征相似,患者一级亲属中有 2%~3% 的发病风险。在散发病例中,观察到 5p 缺失、14q23.1 重复或 18、22 号染色体异常。具有常染色体显性遗传的家系显示 14q23.1 染色体重复分离,或 SIX1、SIX6 和 OTX2 基因突变等。

(二)环境因素

主要包括孕期及产前因素,如妊娠糖尿病、双胎或多胎妊娠、母亲甲状腺功能减退、应用辅助生殖技术、激素治疗、接触他莫昔芬、腹腔疾病、沙利度胺、胚胎血流中断、血管活性药物使用、吸烟和高龄父母等。出生时的因素包括早产和妊娠期阴道出血等。

二、临床表现

(一)症状

患儿出生时家长和医生即发现眼面部外观异常,肿瘤体积较大或眼睑缺损明显者,对外观及视力造成明显影响,可伴有暴露性角膜炎的表现,则出生后早期即就诊，且有尽早手术的指征。瘤体和眼睑缺损较小时，可有慢性眼表炎症，表现为眼红、异物感、畏光、溢泪等。

（二）体征

1. 眼部异常　最常见表现为上眼睑缺损伴虹膜或脉络膜视网膜缺损、角结膜皮样瘤、结膜皮样脂肪瘤。眼睑缺损较大导致暴露性角膜炎时，及时手术治疗。其他较少见的表现，包括先天性小眼球/无眼球、斜视、白内障或睑裂不均等，视病情轻重及发展考虑相应治疗。

（1）角结膜皮样瘤：Goldenhar 综合征最重要的眼部特征，即存在接近视轴或角膜缘的角结膜皮样瘤，表现为位于角膜缘局部质软隆起的不透明黄白色肿块，一般角膜全层受累，有时表面可见毛发。多见于睑裂区颞下部，少见于鼻侧（图 20-1-1）。

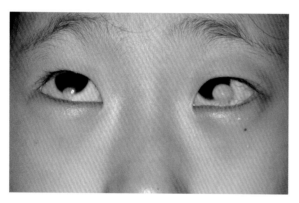

图 20-1-1　Goldenhar 综合征患者双眼角结膜皮样瘤照片

患者，女，7岁，双眼角结膜皮样瘤，均位于颞下角膜缘，局部质软黄白色隆起肿块，表面皮肤样改变。

（2）上睑缺损：上睑缺损的特点是全层缺损，缺损的眼睑长度和面积因病情程度不同而不同，最常位于中内三分之一交界处（图 20-1-2）。临床上，严重的上睑缺损可导致暴露性角膜炎、角膜溃疡或穿孔等严重急性并发症，但 Goldenhar 综合征属于先天性疾病，即使患儿出生即存在严重的眼睑缺损，也很少发生角膜溃疡或穿孔等急性并发症，但可伴有角膜白斑及斜弱视等影响视力的并发症。

（3）结膜皮样脂肪瘤：患者可并发结膜皮样脂肪瘤，多见于颞上象限，也见于下方。因含较多的

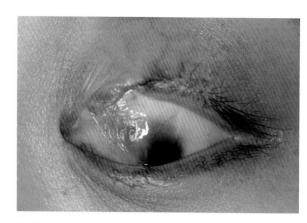

图 20-1-2　Goldenhar 综合征患者左眼上睑缺损照片

患者，女，20 岁，左眼上睑鼻侧缺损伴皮样增生物长入角膜，鼻上方睑球粘连，眼球运动受限。

成熟脂肪细胞，瘤体色泽通常比眼表皮样瘤更黄（图 20-1-3）。

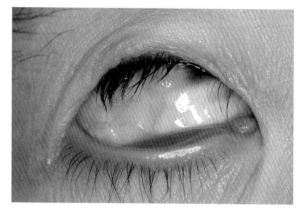

图 20-1-3　Goldenhar 综合征患者右眼结膜皮样脂肪瘤照片

患者，女，4岁，右眼颞侧球结膜皮样脂肪瘤，合并颞下方角结膜皮样瘤。

2. 其他异常　最常见的包括耳郭异常，脊椎异常，中下面部骨骼发育不良等。多系统畸形发生率为：耳畸形 100%，其次为眼部受累 72%、脊椎 67%、中枢神经系统异常 50%，先天性心脏缺陷 33%。

（1）口面部异常：常见半面短小畸形、面横裂、唇裂、腭裂、会厌皱襞畸形、悬雍垂裂、下颌突出和咬合不良等（图 20-1-4）。牙齿异常还包括牙齿发育迟缓、前磨牙和磨牙发育不全、牙釉质和牙本质畸形等。患儿可因此伴有言语困难、喂养问题、咀嚼和吞咽问题等。

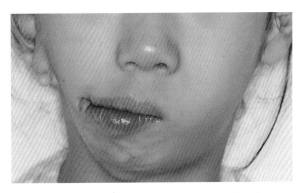

图 20-1-4　Goldenhar 综合征患者面部不对称照片

患者,女,7岁,面部不对称,右半面短小畸形,伴面横裂,咬合不良。

（2）耳异常：外耳和中耳最常见,内耳少见。外耳发育不良包括附耳、瘘管、低位耳、耳道狭窄和过小耳等（图 20-1-5）。中耳异常包括腔隙缩小及锤骨砧骨融合。前庭器官内耳缺损亦有报道。最常见的听力损失为传导性,感音神经性及复合性也可见。

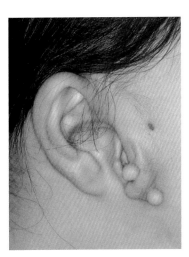

图 20-1-5　Goldenhar 综合征患者右耳畸形照片

患者,女,7岁,右耳外耳畸形,伴多枚附耳。

（3）椎体畸形：最常见的包括半椎体畸形、椎骨融合、脊柱侧凸和隐性脊柱裂。颈椎和胸椎区发病较常见,腰椎区少见。

（4）中枢神经系统畸形：颅脑异常包括枕部脑膨出、透明隔缺失、Ⅱ型 Arnold-Chiari 畸形、皮质发育不良、脑室扩大和颅面骨发育不全等。脑神经异常导致功能缺陷也可见,如孤独症、发育迟缓、言语异常、吞咽困难、听力损失和视力低下等。

（5）其他系统异常：可有先天性心脏缺陷,常见的如法洛四联症、房间隔和室间隔缺损,持续性动脉干、大血管转位,主动脉弓异常、右位心、圆锥动脉干畸形和内脏反位等。也可伴有泌尿生殖道异常,包括肾发育不全、肾积水、异位肾和融合肾、多囊肾、双输尿管和输尿管积水等。胃肠道异常包括气管食管瘘、直肠闭锁和食管闭锁等。喉、咽或肺的解剖异常也可引起呼吸系统问题。肢体异常也可见,如足或拇指畸形和桡侧半肢畸形。

三、诊断与鉴别诊断

（一）诊断

1. **病史**　患儿出生时即有眼面部畸形。须向家长采集详细病史,包括孕产史和父亲吸烟史,疾病进展情况,以及合并运动、语言、吞咽等功能障碍情况等。同时关注患儿及家长对该病的心理认知状态。

2. **体格检查**　仔细全面检查眼面部畸形情况。对年龄较小不能配合裂隙灯或视力检查的患儿,可予表面麻醉及家长协助制动,或全身麻醉下置开睑器检查,明确眼表肿块的大小和累及范围：结膜、角膜缘、角膜、泪阜、泪点和眼睑等。观察眼睑畸形或缺损情况,眼睑闭合不全及其严重程度,以及结膜充血和角膜上皮损伤等暴露性角膜炎的情况。

对年纪较长可配合视力及裂隙灯检查的患者,首先进行视力及斜弱视检查,然后裂隙灯显微镜检查,评估肿块侵犯的深度、范围及眼部病变情况,包括眼睑、眼表、眼前节及眼底等。散光、斜弱视、视力下降等是手术治疗时机选择及方案制订的重要考量因素,也是随访评价的重要参数。

该病可合并全身多系统异常,须注意全身情况的检查。头面部及脊柱四肢系统应重点检查,其他器官例行检查,尤其关注心血管系统、中枢神经系统有无发育异常。

3. **病理检查** Goldenhar 综合征的眼表肿物均为迷芽瘤，表现为皮样瘤或皮样脂肪瘤的特点。

4. **辅助检查** 包括基因检测、超声、影像学检查等。基因检测有助于临床诊断及产前诊断。对胎儿进行超声检查，可尽早发现胎儿的全身或眼面部发育畸形。影像学检查有助于发现肿瘤和全身发育畸形等。

5. **诊断要点** 主要依据病史及临床表现确诊，患者出生即发现多器官系统异常，Goldenhar 综合征的典型三联征：下颌发育不全导致面部不对称，眼耳畸形及脊柱畸形。合并脊柱畸形时，称为 Goldenhar-Gorlin 综合征。病理检查有助于眼表肿瘤鉴别。

（二）鉴别诊断

主要与有眼表迷芽瘤，眼睑缺损，附耳畸形或颅面矮小症表现的若干综合征相鉴别，包括 CHARGE 综合征、皮脂腺痣综合征及 Treacher-Collins 综合征等。

1. **CHARGE 综合征** CHARGE 综合征是由 DNA 结合蛋白 -7 的 CHD7 基因（8q12.2 染色体）突变引起的一种遗传性疾病。"CHARGE" 是葡萄膜和视神经缺损（coloboma，C）、心脏病（heart disease，H）、鼻孔闭锁（atresia of the choanae，A）、生长和智力发育迟缓（retarded growth and mental development，R）、生殖器异常（genital anomalies，G）及耳朵畸形和听力损失（ear malformations and hearing loss，E）这些特征临床表现的首字母缩写。患者可合并虹膜及眼底组织缺损。基因检测有助进一步鉴别。

2. **皮脂腺痣综合征** 患者典型表现为线状分布的皮脂腺痣，以面中部多见，且合并眼部、神经或骨骼等任一种先天异常。眼部异常以眼表迷芽瘤及眼睑缺损最为常见。皮脂腺痣大多出生时即存在，少数在 1 岁以内发生。皮肤特征性异常是与 Goldenhar 综合征鉴别的关键点。基因检测有助进一步鉴别。

3. **Treacher-Collins 综合征** 俗称鸟面综合征，是下颌面骨发育不全综合征的一种。常见眼部相关临床特征包括双侧下眼睑缺损、斜视、白内障、小眼球和泪道闭锁。智力大多正常。50% 的患者因听骨畸形导致传导性耳聋。超过 80% 的病例存在 TCOF1 基因突变，为常染色体显性遗传。其余患者多数存在 POLR1D 或 POLR1C 基因突变，前者亦为常染色体显性遗传，后者为常染色体隐性遗传。该病眼睑缺损主要位于下眼睑，Goldenhar 综合征大多为上睑中内三分之一缺损。

四、治疗

（一）治疗原则

对于眼睑缺损患儿，应尽早行眼睑缺损修复术，以保护角膜，避免发生暴露性角膜炎，并最终导致视力损伤。对于角膜迷芽瘤、角结膜皮样瘤及眼表皮样脂肪瘤，须充分评估病变对视力、外观及生活质量的影响，选择肿物切除联合眼表重建术。

对于眼部以外的病变，如耳畸形等，须联合相关科室进行术前综合评估，必要时联合施行畸形矫正术，减少患儿全麻手术次数，降低治疗风险。如能开展多学科诊疗，制订全面规范的治疗方案，更有利于提高手术疗效。

（二）眼睑缺损的治疗

治疗患儿眼睑缺损的首要目的是保护角膜，如就诊时有暴露性角膜炎症状，须及时采用治疗性隐形眼镜、人工泪液、凝胶和软膏等缓解症状，但应避免包扎患眼，以免发生弱视。之后视病情发展酌情安排手术修复眼睑畸形。

眼睑缺损的修复重建是必须实施的。手术时机取决于缺损的大小、位置、角膜暴露的风险、一般健康状况及相关全身性疾病情况。

如果缺损很小，没有角膜暴露，外观影响不明显，手术时机可推迟到小学入学前，主要考虑麻醉风险和局部软组织发育。如果缺损大于眼睑长度的1/3,且有角膜暴露风险,须尽快施行手术治疗,避免永久性角膜损伤。

手术方法和技术取决于缺损的大小。在选择手术方法时,可遵循"四分之一"法则,即缺损范围不超过眼睑长度的四分之一时,眼睑的静态和动态外观不会改变。①范围达25%眼睑长度,切除缺损边缘后直接对位缝合即可;②25%～50%眼睑长度,可采用Tenzel半圆瓣修补;③超过50%眼睑长度,因缺损较大,手术也很难兼顾功能和外观,可选择的方式包括Cutler Beard瓣,Mustard旋转瓣,睑板睑缘移植,改良Hughes术等。但这些技术的主要缺点是术后暂时性的眼睑闭合及弱视风险,因而须仔细监测患儿眼部情况变化。

（三）眼表皮样瘤或皮样脂肪瘤的治疗

累及角膜的迷芽瘤应尽早接受手术治疗,采用相应的方案行手术切除及眼表重建,必要时行角膜移植修复。

五、预后和随访

（一）保守治疗期间

若采用保守观察治疗,建议每2～3个月复查1次,目的是监测病灶、视力变化,评估有无弱视发生。检查项目主要包括拍摄患眼照片、视力检查及验光等。

（二）手术治疗后

手术治疗后1年内,术后1周、1个月、3个月、6个月、1年时复查,观察手术伤口愈合情况,角膜或角膜缘植片存活情况,是否发生排斥反应等。手术1年后,建议每年复查1次。角膜和角膜缘移植患者,须长期随访,观察手术区域状态及是否发生排斥反应等。

（三）全身情况

合并眼外畸形者,须按要求定期于相关科室随访复查,及时发现疾病进展,评估功能及外观变化情况。

六、典型病例

（一）病史特点

患者,男,3岁,出生时发现双眼角膜缘新生物,双侧附耳,右位心,有附耳家族史。

体格检查:视力检查欠合作。右眼角结膜缘5:00至9:00位皮样赘生物,约8mm×10mm大小,侵入1/2角膜(图20-1-6)。双眼前房清,瞳孔圆,晶状体明,余眼内检查欠合作。双耳分别见若干枚附耳(图20-1-7、图20-1-8)。

（二）治疗经过

完善相关检查,全身麻醉下行右眼角膜皮样瘤

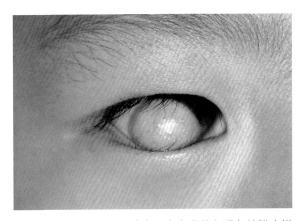

图20-1-6 Goldenhar综合征患者术前右眼角结膜皮样瘤照片

右眼颞下方角膜缘5:00至9:00位皮样赘生物,约8mm×10mm大小,侵入1/2角膜面积。

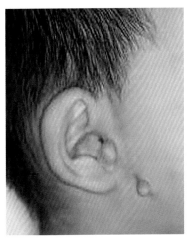

图20-1-7 Goldenhar综合征患者术前右耳附耳照片

右耳畸形,耳屏及耳前各见1枚附耳。

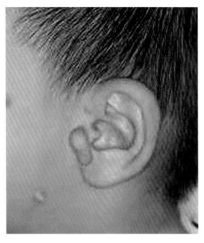

图 20-1-8　Goldenhar 综合征患者术前左耳附耳照片

左耳耳屏前见 2 枚附耳。

切除术＋右眼角膜板层移植＋双侧附耳切除术，切除肿物送病理检查。术后予抗炎、抗排斥治疗，按期复查随访，3～6 个月时逐次拆除植片缝线。

术后病理结果示：送检组织见皮肤、皮肤附属器及脂肪组织，皮肤浅层见慢性炎细胞浸润，符合皮样瘤（图 20-1-9）。

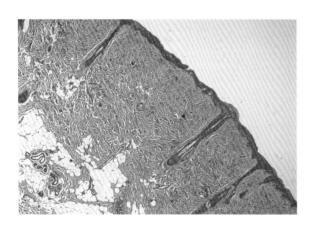

图 20-1-9　Goldenhar 综合征患者眼表肿物病理图片（HE 染色，×10）

可见皮肤、皮肤附属器及脂肪组织，浅层见慢性炎细胞浸润。

（三）结果和随访

术后患儿全身情况平稳，伤口愈合良好，术眼植片在位（图 20-1-10～图 20-1-12）。随访 2 年时，植片愈合佳，眼部及耳部外观明显改善，未见排斥反应等并发症。

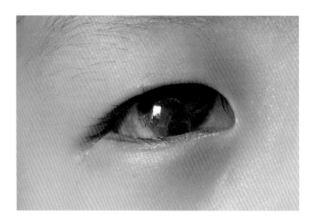

图 20-1-10　Goldenhar 综合征患者术后右眼照片

术后 1 年，右眼角膜植片基本透明，未见明显排斥反应。

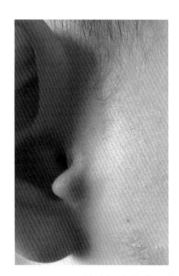

图 20-1-11　Goldenhar 综合征患者术后右耳照片

右耳术后 1 年，附耳切除干净，未见残留，外观明显改善。

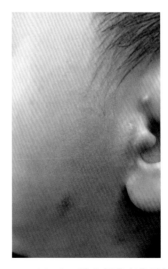

图 20-1-12　Goldenhar 综合征患者术后左耳照片

左耳术后 1 年，附耳切除干净，未见残留，外观明显改善。

第二节　皮脂腺痣综合征

皮脂腺痣综合征(linear nevus sebaceous syndrome, LNSS)是一种罕见的先天性神经皮肤综合征,以面中部线状皮脂腺痣、癫痫发作和智力低下为主要特征,发病率约为新生儿的万分之一。LNSS患者中50%~60%有眼部病变,常见的眼部病变包括眼表迷芽瘤、眼睑缺损、斜视等。LNSS为散发性,无性别差异,目前认为其发病与染色体异常无关,由体细胞突变导致。

1957年,Schimmelpenning首次报道皮脂腺痣综合征,患者表现为神经系统、眼和骨骼异常。1962年,Feuerstein和Mims报道了2例患有线状皮脂腺痣的儿童伴神经系统异常。皮脂腺痣综合征还有其他名称,包括皮脂腺痣(nevus sebaceous of Jadassohn, NSJ),痣性斑痣性错构瘤病(Jadassohn nevus phakomatosis, JNP),Schimmelpenning-Feuerstein-Mims综合征(SFM)和器官样痣性斑痣性错构瘤病(organoid nevus phakomatosis)等。

一、病因和发病机制

LNSS的发病机制为体细胞突变,主要与 *RAS* 家族基因的致癌突变有关。激活 *RAS* 突变可使 RAF-MEK-ERK 信号通路激活,并导致细胞增殖增加。LNSS的发病率与 *HRAS*、*KRAS* 和 *NRAS* 基因的体细胞突变相关,90%以上的患者存在 *HRAS* 基因中的c.37G>c(p.Gly13Arg)突变。

RAS蛋白是一种信号转导分子,可以通过外部刺激将受体激活传递给下游效应器,介导细胞反应,如增殖、存活和分化等。约三分之一的人类癌症中发现了 *RAS* 基因的体细胞突变,因此RAS途径在肿瘤领域的研究相当广泛。在一些先天性疾病中也发现了RAS信号通路的基因突变,如神经纤维瘤病、心面皮肤综合征和Costello综合征等,异常的RAS信号可能参与了先天性发育障碍;

RAS突变相关的发育障碍,统称为RAS病,具有共同的临床特征,如颅面、心脏、皮肤、肌肉骨骼和眼部异常。LNSS也属于RAS病的一种。在肿瘤治疗领域,运用MEK抑制剂对RAF-MEK-ERK通路进行靶向治疗已显示了良好的应用前景,而其对LNSS的治疗作用有待深入研究。

二、临床表现

(一)症状

患儿出生时即可见面中部皮肤线状黄色痣样表现,10岁左右陆续发现多系统异常,尤以神经系统、眼部、骨骼等多见。神经系统症状最常表现为智力低下及癫痫发作。眼部症状较明显,以眼表肿物、眼睑缺如、眼球运动异常等最多见。部分患者因神经系统受累,可出现偏瘫或同侧偏盲。骨发育受影响的患儿,可出现各种骨骼发育不良或发育不全。其他可能累及的器官系统包括心脏、肾脏等。

(二)体征

1. 眼部体征　50%~60%的患儿眼部受累,最常见的体征为眼表迷芽瘤及眼睑缺损,其他较常见体征包括斜视、上睑下垂、眼睑皮赘、视神经异常、睑球粘连等。上海交通大学医学院附属第九人民医院眼科对27例神经皮肤综合征进行分析,其中12例为LNSS,10例是眼外胚层综合征,5例为脑颅皮肤脂肪过多症,眼部体征的严重程度和皮肤体征无明显相关性。12例LNSS中均表现为眼表迷芽瘤,8例双眼受累,11例眼睑缺损,10例上睑下垂,8例眼睑皮赘,7例有斜视及视神经异常,3例睑球粘连及倒睫;其他罕见体征有小眼畸形、角膜新生血管、睑内翻、先天性视网膜异常、玻璃体混浊及视网膜变薄等。迷芽瘤同时侵犯角膜和结膜,少数累及外眦,均位于颞上象限,大多同时累及颞下象限。迷芽瘤的组织成分可为皮样瘤、皮样脂肪瘤或各种复合型迷芽瘤。眼睑缺损范围多位于上睑中内 1/3，可伴有眼睑皮赘。

2. **皮肤体征**　皮脂腺痣的皮肤病变在出生时即出现，表现为黄褐色、蜡样线状病变，痣内含有部分表皮成分的缺失或乳头状瘤样增生，尤其是皮脂腺和未成熟毛囊成分。病灶一般位于前额和鼻部区域，且有向面中线分布的倾向。随着年龄增长，病灶出现角化过度，呈黄褐色外观。至青春期，性激素增加导致皮脂腺发育及顶泌腺成熟，病灶可快速增大，呈疣状改变，明显影响外观。部分患者同时有头皮区域受累，发生皮脂腺痣或斑点样脱发。

皮脂腺痣可进展为其他皮肤肿瘤，发生风险为 15%～20%，毛发母细胞瘤等良性肿瘤约占 90%，发生恶性皮肤肿瘤的风险不到 1%，多为基底细胞癌。

3. **神经系统**　表现为小头或大头畸形、脑和小脑发育不良、蛛网膜囊肿、脑积水、偏瘫、脑神经麻痹、皮质盲、肌张力过高、脑血管病变、脑内钙化、脑肿瘤或错构瘤等，中至重度的智力障碍。多有癫痫发作，症状较难控制。

4. **骨骼发育**　出现头颅或脊柱及四肢的骨骼畸形，包括头颅不对称或半侧巨头畸形，蝶骨额缝过早闭合、蝶骨畸形或蝶鞍畸形，脊柱侧凸、后凸，尺骨、桡骨头、肱骨和腓骨异常，多指，并指，抗维生素 D 佝偻病等。

5. **其他**　可累及的其他器官系统包括：①心血管系统，主动脉缩窄、动脉导管未闭、左心发育不全、室间隔缺损、心律失常、主动脉分支、肾动脉或肺动脉发育不良。②口腔及颌面部：腭裂，牙齿发育不良。③泌尿生殖系统：肾错构瘤、肾母细胞瘤、双尿收集系统、马蹄形肾，阴蒂肿大、隐睾。④其他系统：横纹肌肉瘤，肝囊状胆管腺瘤，淋巴管畸形等。

三、诊断与鉴别诊断

（一）诊断

1. **病史**　患儿出生即可见眼睑和眼表组织受累，伴面中部线状皮肤肿瘤。须向家长详尽询问眼部、皮肤、神经、骨骼系统相关病史，包括孕产史和家族史，以及疾病进展情况，智力障碍和癫痫发作情况等。

2. **体格检查**　详细检查眼部及头面部皮肤病变，以及全身系统性异常情况。对年龄较小不能配合裂隙灯显微镜或视力检查的患儿，可予表面麻醉及家长协助制动，必要时全身麻醉检查，明确眼表肿物及眼睑缺损累及的范围、角膜情况、暴露性角结膜炎等。

头面部皮肤、神经系统及脊柱四肢系统应重点检查，注意心血管系统、泌尿生殖系统有无先天异常等。

3. **辅助检查**　包括影像学检查、基因检测等。基因检测有助于分子诊断，明确患者是否为体细胞突变，是否为 RAS 病，对疾病预后和诊治方案有参考价值。

4. **病理检查**　是确诊及鉴别的"金标准"。LNSS 患者的眼表肿瘤病理组织学表现为迷芽瘤，其中含泪腺或软骨成分的复合迷芽瘤相对多见，皮样瘤等也有发生。

5. **诊断要点**　皮脂腺痣综合征的诊断主要依据病史和临床表现。患者有线状分布的皮脂腺痣，合并眼部、神经或骨骼等先天异常，即可诊断为 LNSS。眼部异常一般出生时即存在，以眼表迷芽瘤及眼睑缺损最为常见。皮脂腺痣大多出生即存在，少数在 1 岁以内发生。病理检查有助眼表或眼睑肿物确诊。

（二）鉴别诊断

主要与眼表肿瘤和眼睑缺损的先天性疾病鉴别，如 Goldenhar 综合征、Treacher-Collins 综合征及同属神经皮肤综合征中 RAS 病分类的眼外胚层综合征 - 脑颅皮肤脂肪过多症等。

1. **Goldenhar 综合征**　临床特点为典型的三联征：下颌发育不全导致面部不对称、眼耳畸形及脊柱畸形；合并脊柱畸形时，称为 Goldenhar-Gorlin 综合征，或称眼耳脊柱畸形（oculo-auriculo-

vertebral spectrum，OAVS）。眼部畸形以眼表单纯型迷芽瘤及眼睑缺损最为常见。患者寿命及智力基本正常，不伴全身皮肤异常。

2. Treacher-Collins 综合征　为下颌面部骨发育不全，临床特征包括下眼睑缺损、斜视、白内障、小眼球和泪道闭锁等。眼表迷芽瘤少见。50% 的患者因听骨畸形导致传导性耳聋。超过 80% 的病例 *TCOF1* 基因突变，*POLR1C* 和 *POLR1D* 基因突变也较常见。智力大多正常，且不伴全身皮肤异常。

3. 眼外胚层综合征 - 脑颅皮肤脂肪过多症（oculoectodermal syndrome-encephalocraniocutaneous lipomatosis, OES-ECCL）　OES 的典型临床特征是眼表皮样瘤伴先天性表皮发育不全，皮肤异常以先天性头皮病变为主，少数可发生表皮痣样改变，神经系统异常相对罕见。ECCL 也称为 Haberland 或 Fishman 综合征，是一种罕见且散发的神经皮肤综合征，主要累及眼、皮肤和中枢神经系统。特征性表现为秃发、脂肪痣、眼表迷芽瘤及颅内或脊柱内脂肪瘤。ECCL 可能由 *FGFR1*、*KRAS* 基因的嵌合错义突变引起。目前认为 OES 是 ECCL 的轻度变异型，两者的眼部和皮肤病变没有特异性差异，诊断主要依赖临床表现。OES-ECCL 的眼部病变发生率为 60%～80%，眼表迷芽瘤以复合型多见，累及至少 2 个象限角膜缘，可同时累及眼睑，眼睑缺损以上睑中内 1/3 多见，上述表现与 LNSS 相似。主要区别在于没有明显的线状皮脂腺痣，且可能伴发神经系统脂肪瘤等。

四、治疗

眼部病变的治疗方案依据病变对视力发育、视功能和眼部外观的影响。眼表肿瘤可累及角膜，导致散光和遮挡视轴，引起弱视；眼睑缺损可导致暴露性角膜炎和慢性角结膜炎；斜视可导致弱视、上睑下垂等。对影响视力发育、视功能及外观的病变应尽早治疗，包括眼表肿瘤、眼睑缺损、眼睑皮赘

及斜视等手术治疗。全麻手术过程中，应对患儿的眼内情况进行检查及评估。

对于眼部以外的病变，如皮脂腺痣、神经或骨骼系统异常等，须联合相关科室或多学科诊疗团队进行综合评估并制订治疗方案。需手术治疗时，尽可能安排联合手术，以减少患儿全麻手术次数。

五、预后与随访

（一）保守治疗期间

若暂时采用随访观察，建议患儿每 2～3 个月复查 1 次，监测病变发展及视力变化，评估有无发生暴露性角膜炎或弱视的风险。

（二）手术治疗后

手术治疗后 1 年内，须于术后 1 周、1 个月、3 个月、6 个月、1 年时复查，观察术后恢复情况，植片存活情况，有无排斥反应、倒睫、睑球粘连等。手术 1 年后，建议每 1～2 年复查 1 次，观察视力变化，术后并发症。行角膜或角膜缘移植患者，定期检查排斥反应情况。

（三）全身情况

全身其他系统的畸形、肿瘤或异常，须定期到相关科室随访复查，及时发现疾病进展，评估功能变化情况。

六、典型病例

（一）病史特点

患者，女，2 岁，患儿出生时发现其双眼眼球表面多枚肉粉色或皮赘样肿物（图 20-2-1），左眼睁不大，面中部线状黄白色痣样肿物（图 20-2-2），头皮见片状双白色痣样及疣状肿物（图 20-2-3）。曾于当地眼科就诊，诊断为"双眼表肿物，左眼上睑下垂"，建议上级医院进一步诊治。否认家族史。遂至上海交通大学医学院附属第九人民医院眼科就诊，门诊考虑"双眼表迷芽瘤，左眼上睑下垂，皮脂腺痣综合征"，为进一步诊治，收住入院。体格检查：不认

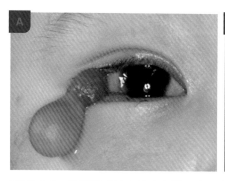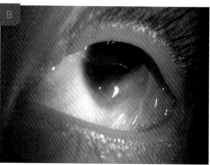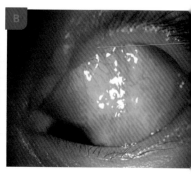

图 20-2-1　皮脂腺痣综合征患者的双眼眼表肿物照片

A. 右眼颞侧球结膜皮赘样肿物 1 枚,于外眦处脱出悬垂于下睑皮肤表面,约 10mm×20mm;鼻侧肉粉色球结膜肿物 1 枚,直径约 3mm,侵入角膜约 1mm;

B. 左眼颞下方结膜肿物侵入角膜近 1/2 面积;

C. 左眼颞上方球结膜弥漫生长肉粉色赘生物,至少 2 个象限,与颞下方肿物相连。

图 20-2-2　皮脂腺痣综合征患者面中部术前照片

面中部皮肤见多处黄白色痣样肿物:左面部沿鼻翼至鼻侧眉端一处,右面部眉上方至前额颞侧及双侧颧部群落状分布黄白色痣样肿物,左眼上睑下垂,中内 1/3 处睑缘缺损伴疣状赘生物,睫毛缺如,面中部皮肤见多处黄白色痣样肿物。

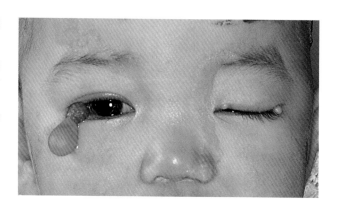

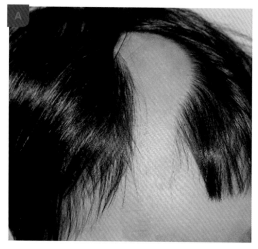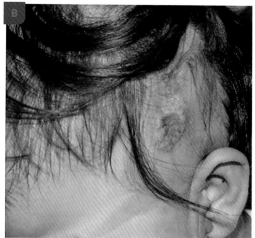

图 20-2-3　皮脂腺痣综合征患者头皮病变照片

A. 右前侧片状不规则黄白色痣样肿物,伴头发缺失;

B. 左耳前上方头皮疣状肿物,伴头发缺失。

识视力表。左眼上睑下垂，上睑缘遮盖角膜，中内1/3处睑缘缺损，睫毛缺如，鼻侧及颞侧疣状小赘生物各1枚；球结膜除鼻下方外，其余见弥漫生长的肉粉色赘生物，颞下方侵入角膜近1/2面积。右眼颞侧球结膜皮赘样肿物1枚，于外眦处脱出悬垂于下睑皮肤表面，约10mm×20mm；鼻侧球结膜肉粉色肿物1枚，直径约3mm，侵入角膜约1mm。双眼前房清，瞳孔圆，晶状体明，右眼玻璃体混浊，余眼内检查欠合作。面中部皮肤见多处黄白色线状痣样肿物：左面部沿鼻翼至鼻侧眉端、右面部眉上方至前额颞侧及双侧颞部群落状分布黄白色痣样肿物。头皮见两处头发缺失区：右前侧片状

不规则黄白色痣样肿物及左耳前上方疣状肿物（图20-2-3）。双耳未见明显畸形。神经系统未见明显异常，智力检查欠合作，大致如常。全身骨骼发育尚可。

（二）治疗经过

完善相关检查和皮肤科会诊，排除手术禁忌证，全身麻醉下行双眼睑肿物切除重建＋双眼结膜肿物切除＋羊膜移植术。术后病理结果：左眼结膜肿物见纤维结缔组织、脂肪组织、神经纤维、骨和泪腺结构；右眼结膜肿物见纤维结缔组织，毛囊组织和皮脂腺（图20-2-4）。术后予抗炎、抗感染等对症治疗。拟择期矫正上睑下垂。

图 20-2-4　皮脂腺痣患者左眼结膜肿物病理图片（HE染色，×10）

左眼结膜肿物见纤维结缔组织、神经纤维、脂肪组织、软骨和泪腺结构等；
A. 软骨组织；
B. 泪腺结构；
C. 软骨组织、脂肪组织和神经纤维等；
D. 上皮和血管结构。

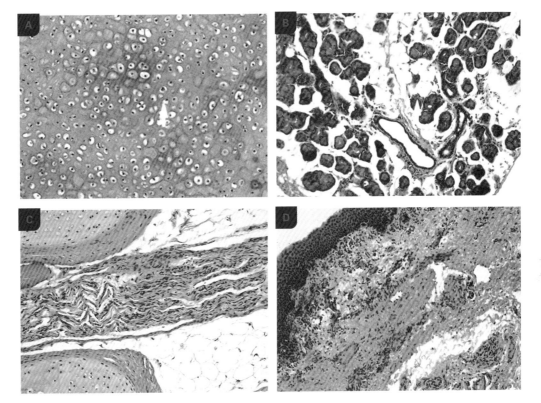

（三）治疗结果和随访

术后20个月复查，左眼鼻侧及上方部分睑球粘连，结膜肿物部分残留，左眼上睑下垂无改善，全麻下行左眼睑球粘连分离＋上睑下垂矫正（额肌瓣悬吊）＋结膜肿物切除＋结膜囊成形术＋自体结膜移植＋羊膜移植术（图20-2-5）。

第二次手术后5年余，双眼结膜肿物未见复发，左眼上睑形态匀称，位置可，但左眼位偏斜明显。查体：右眼视力0.4，矫正0.6；左眼视力0.1，矫正无提高。角膜映光法：-25°R/L25°；Krimsky三棱镜法33cm左眼外斜视40$^\triangle$；6m左眼下斜视40$^\triangle$。不能控制眼位，交替遮盖：右眼外上→中。主导眼：左眼。眼球运动：右眼运动不受限；左眼运动受限，外转欠6～7mm，上转欠3～4mm。

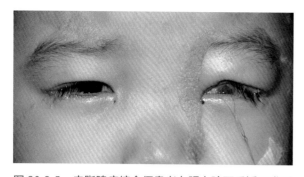

图 20-2-5 皮脂腺痣综合征患者左眼上睑下垂矫正术后
照片

第二次手术后第 1 天,左眼上睑下垂矫正,角结膜表面羊膜覆盖,缝线在位,可见左眼球轻度偏斜状态。

无 Titmus 立体视或代偿头位。完善检查后,全麻下行左眼斜视矫正术(Knapp 手术)。

术后眼位偏斜矫正,继续随访 2 年余,未见明显斜视复发。

患者仍年幼,皮肤科和整形外科继续随访面部和头皮肿物情况,拟成年前后择期行肿物切除及矫正修复术。

第三节　着色性干皮病

着色性干皮病(xeroderma pigmentosum, XP)是一种罕见的常染色体隐性遗传病,由 DNA 修复基因缺陷引起,易出现光损伤相关性病变和恶性肿瘤,常累及皮肤、眼部及中枢神经系统。患者父母多为近亲结婚,其皮肤和眼部肿瘤的发生率是正常人的 1 000 倍,内脏恶性肿瘤发生率是正常人的 20 倍。眼表肿瘤发病与紫外线暴露有关,多为上皮源性肿瘤和色素性肿瘤。美国的发病率约为 1/1 000 000,西欧为 2.3/1 000 000,我国是 4/1 000 000,日本约为 45.5/1 000 000,北非及中东地区近年的发病率有所上升,高达 100/1 000 000。该病无明显性别差异。40%～90% 的患者出现眼部损害,包括畏光、睑缘炎、角结膜炎、角膜溃疡、眼表肿瘤、睑球粘连、睫毛脱失和睑外翻等。最常见的死亡原因是皮肤癌、神经退行性变和内脏癌症。

1870 年,皮肤科医生 Moriz Kaposi 和 Ferdinand Hebra 首次描述着色性干皮病,当时称为干皮病(xeroderma)。随着研究深入,逐渐认识到紫外线照射、DNA 损伤和 XP 患者恶性肿瘤发生之间的关系,并发现部分患者合并神经系统病变。严重神经疾病、侏儒症和性发育不成熟的 XP 也称为 De Sanctis-Cacchione 综合征。

一、病因和发病机制

着色性干皮病为常染色体隐性遗传病,由核苷酸切除修复系统基因突变引起。核苷酸切除修复系统能够去除紫外线诱导的 DNA 损伤,如环丁烷嘧啶二聚体和(6-4)光产物等。若未修复的 DNA 损伤累积,则疾病进展加重。目前发现了 8 种基因(XPA、ERCC3、XPC、ERCC2、DDB2、ERCC4、ERCC5、POLH)突变,对应 XP 的 8 个临床亚型,即 7 个互补型(XPA、XPB、XPC、XPD、XPE、XPF、XPG)和 1 个变异型(XP variant, XPV)。各亚型的临床表现有所差异,不同地域和种族的亚型分布也不尽相同。日本以 XPA 为主,美国、非洲、欧洲以 XPC 为主,而我国 XPA 和 XPC 占优势。XPV 在各地也不少见,约占 30%,全世界 75% 的病例为 XPA、XPC 或 XPV 亚型。

XPA 基因编码 DNA 损伤结合蛋白 1(DDB1),位于 9q22 染色体上,DDB1 可感知 DNA 损伤,并协助 DNA 解旋，这一亚型的患者皮肤和神经系统同时受累。XPC 基因编码一种内切酶，位于 3p25 染色体上，突变的内切酶无法感知 DNA 损伤，导致严重光敏感，以及皮肤或黏膜恶性肿瘤形成，XPC 亚型不伴神经系统受累。

XPB、XPD、XPE、XPF 和 XPG 都是罕见亚型。XPB 基因编码 2q21 染色体上的切除修复交叉互补 3 蛋白（ERCC3）。DNA 修复过程中的开放复合物形成需要 9- 亚单位蛋白质复合物（TFIIH），ERCC3 是该复合物的一部分。XPB 亚型与 Cockayne 综合征及毛发低硫营养不良均相关。XPD 基因编码 ERCC2，位于 19q13 染色体上。XPD 亚型也与 XP-Cockayne 复合体及毛发低硫营养不良有关。XPE 基因编码 DDB2。XPF 基因编码 ERCC4，位于 16p13 染色体上，ERCC4 与 ERCC1 形成内切酶，切割受损的 DNA。XPG 基因编码 ERCC5，位于 13q33 染色体上。XPV 基因产物不属于核苷酸切除修复的一部分，但参与复制后的修复。XPV 基因编码的聚合酶 eta 位于 6p21 染色体上。XPV 亚型罕见神经系统受累。

二、临床表现

（一）症状

患者出生时皮肤及黏膜正常，但随着阳光下暴露的时间增加，大多在 2 岁前开始出现光损伤导致的皮肤及黏膜病变，10 岁前发生皮肤肿瘤的概率较高。常见的皮肤症状包括色素沉着或减退、红痒、轻微日晒后出现持续性红斑或容易晒伤出现水泡等。1 岁内即可出现眼部症状，主要为眼表及眼睑皮肤光损伤，包括畏光、流泪、异物感、眼红、眼睑或结膜色素沉着，眼表肿物生长，日晒后症状明显加重。

部分患者可发生口腔肿瘤，多位于前舌。约 25% 的患者伴有神经系统受累，可于婴儿期发生，也可 10 岁以后发病，多见于 XPA 和 XPD 型。

（二）体征

不同亚型体征不同，皮肤病变普遍存在，40%

伴有眼部病变，口腔或神经系统病变相对较少，内脏器官癌症也有发生。癌症及神经系统病变进行性加重是重要死亡原因。

皮肤病变表现为面部、颈部、胸部、手背和前臂的色素沉着或色素减退斑，毛细血管扩张和光化性角化病等，并出现进行性的皮肤老化，如萎缩、干燥和起皱，以及皮肤肿瘤。第一次患皮肤肿瘤（非黑色素瘤）的平均年龄约为 9 岁，第一次患皮肤黑色素瘤的年龄约为 22 岁，皮肤肿瘤包括基底细胞癌、鳞状细胞癌、黑色素瘤、角化棘皮瘤等。

眼部受累部位一般为日光暴露部分，即眼睑及眼表。常见体征包括眼睑或结膜色素沉着，结膜充血，角膜混浊，角膜新生血管，角膜溃疡，眼睑内外翻，睫毛缺失，睑缘炎症等；还可出现眼表眼睑肿瘤，包括乳头状瘤，基底细胞癌，鳞状细胞癌或黑色素瘤等。

神经系统表现与日照时长无关，继发于神经元缺失、皮质萎缩和脑室扩张等改变。神经系统异常包括后天性小头畸形、进行性智力下降、感音神经性听力损失、痉挛、共济失调、癫痫等，脑和脊髓胶质瘤也可发生。伴上呼吸道感染时还可出现吞咽障碍、声带麻痹等。

口腔肿瘤多见于容易暴露于阳光的舌尖部位。少数患者还可发生其他系统肿瘤，包括肺、子宫、乳腺、胰腺、胃、肾和睾丸等部位肿瘤，以及白血病等。

三、诊断与鉴别诊断

（一）诊断

1. **病史** 仔细询问患者的眼部症状，病程，是否对光照敏感，治疗情况；全身性疾病史，尤其是皮肤、口腔、神经系统疾病史；患者父母是否近亲婚配，有无家族史。

2. **体格检查** 眼部检查注意眼表及眼睑病变，是否有畏光、炎症、色素变化、肿瘤等情况。全身情况包括皮肤、口腔及神经系统检查。

3. **影像检查** OCT、UBM 等检查眼表肿瘤情况，评估累及范围及浸润深度；怀疑黑色素瘤时，须行局部淋巴结 B 超检查；全身重要器官的 CT 或 MRI 检查，必要时行 PET/CT 检查。

4. **实验室检查** 临床亚型的分类需要确定基因分型，可通过非程序性 DNA 合成（unscheduled DNA synthesis，UDS）试验或基因检测确诊，这两项技术也可用于 XP 的产前诊断。紫外线照射后的 DNA 修复不同于正常细胞复制的 DNA 合成，因此称为非程序性 DNA 合成。

（1）UDS 试验：通过测定紫外线照射后 DNA 修复过程中掺入的核苷酸数量来表示 UDS 量。提取患者的成纤维细胞，于紫外线照射下培养，然后评估细胞的 DNA 修复能力。可采用的测定方式包括：荧光分析、放射自显影或液体闪烁计数等。如果 UDS 水平较低，则确诊为着色性干皮病。

对于互补型（XPA-XPG 亚型）XP，确诊 XP 后须进行互补分析，以确定基因互补型。将培养好的患者成纤维细胞与不同 XP 亚型的细胞融合，若后者 UDS 不提高并保持在低 UDS 水平，则确认为基因互补组，并可诊断为此亚型。

变异型（XPV 亚型）XP 的表现不同，患者成纤维细胞对紫外线照射后的反应不敏感，需要将其与咖啡因孵育，以增加对紫外线的敏感性。紫外线照射后，将成纤维细胞与咖啡因孵育几天，然后与正常成纤维细胞进行比较，测定 UDS 量，若水平低，则为 XPV 亚型。

（2）基因检测：分子遗传学检测方法可以是基因靶向检测（多基因组）及综合基因组检测（外显子测序、基因组测序）的结合，具体取决于基因表型。该方法简便高效，有助发现未曾报道过的基因突变。

5. **病理检查** 对肿瘤患者，病理检查是确诊的必要手段，有的患者一生可能经历多次肿瘤检查及治疗。

6. **诊断要点** 因眼表肿瘤就诊的 XP 患者，首先对眼表肿瘤等作出 XP 诊断，同时进行 XP 亚型分类。

①仔细询问病史及家族史，是否符合常染色体隐性遗传，父母是否近亲结婚，同胞兄弟姐妹患病情况。②皮肤表现为光敏感，如严重晒伤，轻微日晒后起泡或持续红斑等；2 岁前面部皮肤有明显雀斑，10 岁前患皮肤癌。③眼部表现为眼睑皮肤色素沉着，睫毛脱落；眼睑萎缩，内外翻，甚至缺损；畏光，结膜充血，角膜炎，角膜混浊伴新生血管，以及眼表肿瘤等。④神经系统表现为深肌腱伸展反射减弱或消失；进行性感音神经性听力损失，听力测试显示早期高频听力丧失；后天性小头畸形，脑部 CT 或 MRI 显示脑室扩大，皮质变薄及颅骨增厚；进行性认知障碍，共济失调。⑤依据 UDS 试验和基因检测确定 XP 分型诊断。

（二）鉴别诊断

XP 的眼表肿瘤需要和各类上皮性及色素性皮肤肿瘤相鉴别，同一患者可能先后多次患不同种类的眼表肿瘤。XP 患者的眼表组织自我修复能力差，肿瘤表现不典型，确诊依靠病理检查。此外，XP 的鉴别诊断还要考虑几种包含核苷酸切除修复基因异常的综合征。

1. **Cockayne 综合征**（Cockayne syndrome，CS）CSA 或 CSB 的基因突变导致核苷酸切除修复缺陷。表现为小头畸形、视网膜变性、眼球深陷、耳郭突出、感音神经性听力损失、脊柱后侧凸和步态异常等。Cockayne 综合征患者也有光敏表现，但发生皮肤肿瘤或色素病变不随阳光暴露增多而增加。

Cockayne-XP 重叠综合征（CS-XP）具有 Cockayne 综合征和着色性干皮病的双重特征，极为罕见。患者可有多系统衰退，特征表现包括光敏感、神经系统退化、关节挛缩和身材矮小。皮肤表现与着色性干皮病患者相同，各系统发育到一定阶段即停止，随后出现衰退。

2. **毛发低硫营养不良**（trichothiodystrophy，TTD） 特征表现为光敏感、毛发脆弱、鱼鳞癣、身材矮小、生育能力低下和发育迟缓。TTD 患者虽有光敏感表现，但患皮肤恶性肿瘤和色素病变的风险不如 XP 患者高。

3. **脑-眼面-骨骼综合征**（cerebro-oculofacial-skeletal syndrome，COFS） 是一种特征表现与着色性干皮病重叠的疾病。但 COFS 患者有典型的面部畸形表现，即鼻根突出及上唇突出。其他表现包括光敏感、小头畸形、发育迟缓、先天性白内障和关节挛缩等。

四、治疗

（一）治疗原则

治疗原则是预防为主，早诊早治，降低恶性肿瘤发生率，提高患者生活质量。预防恶性肿瘤发生的最有效方法是严格防晒。同时密切随访眼部、皮肤、口腔及神经系统病变，尽早发现癌前病变并及时治疗。治疗 XP 患者的恶性肿瘤时，避免放射治疗，注意远处转移。

（二）严格防晒及补充维生素 D

1. **严格防晒** 医护、患者及家属应充分掌握所有将紫外线辐射暴露降至最低的方法及注意事项。①避免在白天外出；②白天不得不外出时，应将从头到脚的所有皮肤涂抹广谱防晒霜，且每 2 小时重新涂抹 1 次；③嘴唇涂抹防晒功能的润唇膏；④尽量穿长袖长裤的防晒服；⑤戴帽子和带侧护板的太阳镜；⑥患者所有活动场所的窗户都应贴防紫外线膜；⑦室内环境下，还应避免接触有紫外线辐射的灯，包括荧光灯、金属卤化物灯和卤素灯等。

2. **补充维生素 D** 维生素 D 主要靠紫外线照射皮肤后转化合成，XP 患者因防晒严格，导致维生素 D 缺乏，引起相关疾病。XP 患者定时定量口服维生素 D，包括药物补剂及富含维生素 D 的食物，如深海鱼、蛋、蘑菇等。

（三）眼部病变治疗

1. **眼表炎症** 定期眼科随访，积极做好眼部防晒，及时治疗眼表炎症，包括干眼、结膜炎、角膜炎、睑缘炎等。随访时做好裂隙灯显微镜照相记录。

2. **眼部肿瘤** XP 患者一旦发现眼表新生物，应尽早手术切除并做病理检查，根据病理结果制订下一步治疗方案。避免放疗。XP 患者易复发或新生不同肿瘤，务必密切随访。

（四）其他系统治疗

1. **皮肤** 每季度一次皮肤科随访，平时患者及家属注意皮肤变化或新发病灶。皮肤新生物应尽早活检，及时治疗癌前病变，避免进展为恶性肿瘤。口服 13-顺式维 A 酸（异维 A 酸）可减少皮肤癌发生数量，密切监测该药副作用，包括口干、眼干、甘油三酯升高、肝功能异常或骨骼异常等。

2. **神经系统** 发现神经系统症状，及时转诊神经科。通常神经系统表现会渐进性加重，且防晒不能减缓。

3. **其他系统** 内脏器官或血液系统可能受累，尤其注意排查原发肿瘤，或恶性肿瘤远处转移。

（五）多学科协同诊疗

XP 患者恶性肿瘤发病率高，可累及多个器官系统，幼儿期即发病，发病早，治疗难，疗效差，应组成多学科协同诊疗团队，更高效合理地实施诊治和患者管理，尽可能提高治疗效果及患者生活质量。

五、预后和随访

（一）预后

着色性干皮病患者的预期寿命因不同亚型而异。无神经退行性变的 XP 患者，中位死亡年龄约为 37 岁；有神经退行性变的 XP 患者，中位死亡年龄约 29 岁。XPV 型较其他亚型的生存期长。最常见的死亡原因是转移性黑色素瘤及侵袭性鳞状细胞癌，其次为神经退行性变。吸烟的 XP 患者患肺癌的风险更高，XP 患者罹患中枢神经系统肿瘤的风险超过正常人 50 倍，如脊髓星形细胞瘤、神经鞘瘤、髓母细胞瘤和胶质母细胞瘤等。

（二）随访

对 XP 患者及家属要反复宣教，患者严格防晒、严格戒烟等。

1. **眼科随访** 未发生眼部肿瘤时，每年至少两次眼科随访，及时治疗或控制眼部炎症。眼部肿瘤手术治疗后，术后 3 个月每月 1 次复查，之后每 3 个月 1 次，1 年后，每半年 1 次。

2. **其他科随访** 皮肤科每季度一次随访。其他器官或系统未发病时，每年 1 次神经科、口腔科等随访，发病后按专科要求随访。

六、典型病例

（一）病史特点

患者，男，20 岁。因"左眼肿物生长伴异物感 2 个月"，至上海交通大学医学院附属第九人民医院眼科就诊。自幼颜面部广泛黑色素沉着，已有全身 4 次不同部位皮肤肿瘤手术治疗史，病理表现为鳞状细胞癌、基底细胞癌、黑色素瘤等，门诊诊断为"着色性干皮病，左眼结膜肿物"收治入院。

追问病史，患者父母系近亲婚配。患者一般情况可，食欲好，睡眠好，二便正常，体重无明显变化。

眼部检查：右眼：视力 1.0，眼睑无肿胀，结膜无充血，角膜透明，前房深清，瞳孔圆，直径约 3mm，对光反射灵敏，晶状体透明，眼底视网膜平伏。左眼：视力 1.0，颞上方球结膜见角膜缘处肉粉色肿物，呈结节分叶状凸起，不可活动，无明显破溃，大小约 11mm×4mm×3mm，边界较清（图 20-3-1）。角膜明，瞳孔圆，直径约 3mm，对光反射灵敏，晶状体透明，眼底视网膜平伏。

全身检查：颜面部及全身皮肤广泛雀斑样或痣样色素沉着（图 20-3-2）。

（二）治疗经过

完善相关检查，排除手术禁忌，全身麻醉下施行手术治疗。2% 利多卡因注射液结膜下浸润麻醉，距肿物边缘约 1mm 完整切除肿物，切除大小

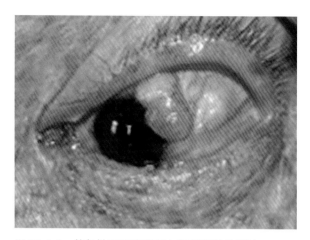

图 20-3-1 着色性干皮病患者左眼结膜肿物照片

左眼颞上方球结膜肉粉色肿物，靠近角膜缘，累及角膜。

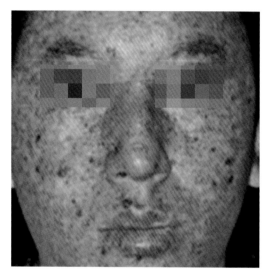

图 20-3-2 着色性干皮病患者头面部照片

头面部皮肤广泛色素沉着，呈雀斑或痣样外观。

约 12mm×5mm×4mm。冰冻病理检查结果：黑色素细胞肿瘤，恶性可能（图 20-3-3）。肿瘤边缘距离 4mm 行扩大切除，切缘予第一次冻融治疗，再次冰冻病理检查：未见肿瘤细胞。创缘处再次冻融治疗。羊膜移植修补创面，10-0 不可吸收线缝合。术后予抗感染、抗炎对症治疗。嘱眼部严格防晒，密切随访。

（三）随访结果

术后第 1 天，患者无明显不适，左眼结膜轻充血，无出血、渗出，羊膜植片在位（图 20-3-4）。术后病理：结膜黑色素瘤（无色素型）。术后密切随访，

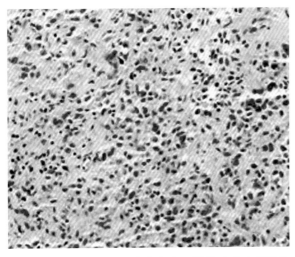

图 20-3-3　着色性干皮病患者左眼结膜肿瘤病理图片（HE 染色，×20）

瘤体内大量黑色素瘤细胞增殖，无明显色素增多。

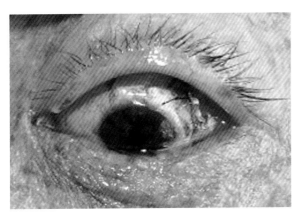

图 20-3-4　着色性干皮病患者左眼术后照片

术后 1 周，左眼球结膜缝线在位，部分羊膜残留，创面愈合良好，未见肿物残留或复发。

创面拆线后予 0.01% 5-FU 眼表局部化疗药物治疗 3 个周期。

　　左眼术后随访至今 15 年，未见结膜黑色素瘤复发，但期间曾发生其他眼睑眼表肿瘤 3 次。①术后第 9 年，发现左眼结膜"基底细胞乳头状瘤"，予手术切除联合板层角膜移植，至今无复发（图 20-3-5、图 20-3-6）；②同年，发现右眼下睑"鳞状细胞癌"，予手术切除及眼睑前层重建，至今未复发（图 20-3-7、图 20-3-8）；③术后第 10 年，发现左眼上睑上皮瘤样增生伴不典型增生，予手术切除及上睑前层重建，至今未复发。

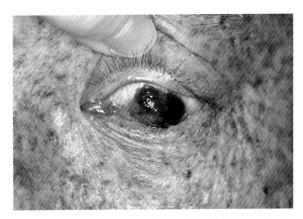

图 20-3-5　着色性干皮病患者左眼第二次结膜肿物照片

左眼鼻侧角膜结膜肿物，病理示：结膜基底细胞乳头状瘤。

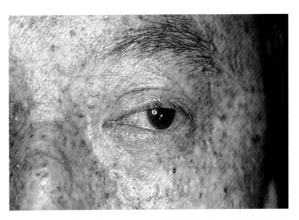

图 20-3-6　着色性干皮病患者左眼第二次结膜肿物切除术后照片

第二次结膜肿物手术治疗后 3 年，左眼角膜明，结膜清，未见肿瘤复发。

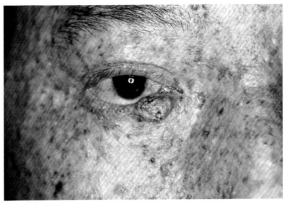

图 20-3-7　着色性干皮病患者右眼下睑肿物照片

右眼下睑鼻侧近睑缘肿物，病理示：鳞状细胞癌。

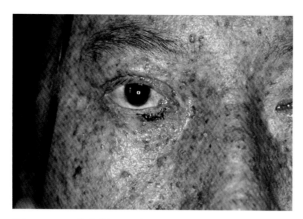

图 20-3-8　着色性干皮病患者右眼下睑肿物切除术后照片

右眼下睑肿物手术治疗后 1 周，伤口平伏，眼睑形态匀称，未见肿瘤复发。

至今，全身皮肤发现多次肿瘤，病理类型一般为鳞状细胞癌、基底细胞癌、黑色素瘤等，予手术治疗后病情稳定，至今未见局部或远处转移征象。

术后第 5 年，于外院发现垂体腺瘤，予肿瘤切除术，术后恢复可。其他系统暂未发现恶性肿瘤病变。嘱继续严格眼面部及皮肤防晒，定期复诊。

参考文献

1. 杨舟，徐哲，焦磊，等. 着色性干皮病两例 ERCC2 和 ERCC5 基因突变分析. 中华皮肤科杂志，2020，53（4）：266-270.

2. CUNHA R P, CUNHA M C, SHIELDS J A. Epibulbar tumors in childhood. A survey of 282 biopsies. J Pediatr Ophthalmol, 1987, 24（5）: 249-254.

3. SHIELDS C L, SHIELDS J A. Conjunctival tumors in children. Curr Opin Ophthalmol, 2007, 18（5）: 351-360.

4. SHIELDS J A, SHIELDS C L. Eyelid, conjunctival, and orbital tumors: An atlas and textbook. 3rd ed. Philadelphia: Wolters Kluwer Health/Lippincott Williams & Wilkins, 2016.

5. SPERANȚA S, MIRUNA B, DANA D, et al. Goldenhar syndrome-ophthalmologist's perspective. Rom J Ophthalmol, 2018, 62（2）: 96-104.

6. LEHALLE D, ALTUNOGLU U, BRUEL A, et al. The oculoauriculofrontonasal syndrome: Further clinical characterization and additional evidence suggesting a nontraditional mode of inheritance. Am J Med Genet, 2018, 176（12）: 2740-2750.

7. TUIN J, TAHIRI Y, PALIGA J T, et al. Distinguishing goldenhar syndrome from craniofacial microsomia. J Craniofac Surg, 2015, 26（6）: 1887-1892.

8. BARRY J S, REDDY M A. The association of an epibulbar dermoid and Duane syndrome in a patient with a SALL1 mutation（Townes-Brocks syndrome）. Ophthalmic Genetics, 2008, 29（4）: 177-180.

9. HASSANI Y E, JENNY B, PITTET-CUENOD B, et al. Proteus syndrome revealing itself after the treatment of a bilateral subdural haematoma. Childs Nerv Syst, 2013, 29（10）: 1927-1931.

10. YAN Y, ZHANG S, ZHOU H, et al. Ophthalmic manifestation and pathological features in a cohort of patients with linear nevus sebaceous syndrome and encephalocraniocutaneous lipomatosis. Front Pediatr, 2021, 9: 678296.

11. DUNCAN J L, GOLABI M, FREDRICK D R, et al. Complex limbal choristomas in linear nevus sebaceous syndrome. Ophthalmology, 1998, 105（8）: 1459-1465.

12. KIM Y E, BAEK S T. Neurodevelopmental aspects of RASopathies. Mol Cells, 2019, 42（6）: 441-447.

13. MORIWAKI S, KANDA F, HAYASHI M, et al. Xeroderma pigmentosum clinical practice guidelines. J Dermatol, 2017, 44（10）: 1087-1096.

14. LEHKY T J, SACKSTEIN P, TAMURA D, et al. Differences in peripheral neuropathy in xeroderma pigmentosum complementation groups A and D as evaluated by nerve conduction studies. BMC Neurol, 2021, 21（1）: 393.

15. STENSON P D, MORT M, BALL E V, et al. The human gene mutation database: Optimizing its use in a clinical diagnostic or research setting. Hum Genet, 2020, 139（10）: 1197-1207.

16. SALOMON G, MAZA A, BOULINGUEZ S, et al. Efficacy of anti-programmed cell death-1 immuno-therapy for skin carcinomas and melanoma metastases in a patient with xeroderma pigmentosum. Br J Dermatol, 2018, 178（5）: 1199-1203.

17. RIZZA E R H, DIGIOVANNA J J, KHAN S G, et al. Xeroderma pigmentosum: A model for human prema-ture aging. J Invest Dermatol, 2021, 141（4S）: 976-984.

18. NATALE V, RAQUER H. Xeroderma pigmentosum-Cockayne syndrome complex. Orphanet J Rare Dis, 2017, 12（1）: 65.

19. BROOKS B P, THOMPSON A H, BISHOP R J, et al. Ocular manifestations of xeroderma pigmentosum:

Long-term follow-up highlights the role of DNA repair in protection from sun damage. Ophthalmology, 2013, 120(7): 1324-1336.

20. CLEAVER J E. Defective repair replication of DNA in xeroderma pigmentosum. Nature, 1968, 218(5142): 652-656.

21. LAMBERT W C, LAMBERT M W. Development of effective skin cancer treatment and prevention in xeroderma pigmentosum. Photochem Photobiol, 2015, 91: 475-483.

22. TAMURA D, KRAEMER K H, DIGIOVANNA J J. Xeroderma pigmentosum. // LEBWOHL MG, HEYMANN WR, BERTH-JONES J, et al. Treatment of Skin Disease: Comprehensive Therapeutic Strategies. 4th ed. London: Elsevier, 2014.

第四篇

眼内肿瘤

21

CHAPTER

第二十一章

虹膜肿瘤

虹膜位于葡萄膜的最前部,是以瞳孔为中心的同心圆结构,从前往后按组织学分为四层:前缘层、基质层与瞳孔括约肌层、瞳孔开大肌层与前色素上皮层、后色素上皮层。前缘层起源于中胚层,主要由成纤维细胞与黑色素细胞构成,无内皮或上皮细胞覆盖,黑色素细胞数量不同导致虹膜在可见光下颜色不同;基质层起源于中胚层,主要由黑色素细胞、疏松结缔组织与血管神经组成,黑色素细胞本身源于神经嵴,并通过中胚层迁移到虹膜基质。瞳孔括约肌、瞳孔开大肌、前色素上皮层和后色素上皮层均起源于神经外胚层。瞳孔括约肌是位于基质下约1mm宽的环瞳孔的环状肌肉,作用是缩小瞳孔,瞳孔开大肌是以瞳孔为中心呈散射分布的肌肉,作用是开大瞳孔,两个肌肉间由一层致密的结缔组织膜隔开。前色素上皮层实质是特殊分化的平滑肌细胞,细胞质内可见肌丝与一定数量的黑色素颗粒,其细胞颜色较后色素上皮层的黑色素细胞浅;后色素上皮层是由含浓密色素的黑色素细胞构成。

虹膜肿瘤可按肿瘤形态分为实体肿瘤与囊性肿瘤。高加索人种中实体肿瘤约占79%,包括黑色素性肿瘤(68%)和非黑色素性肿瘤(11%)。在黑色素性肿瘤中,虹膜痣约占61%,黑色素瘤约占26%;非黑色素性肿瘤包括平滑肌瘤、神经源性肿瘤、血管源性肿瘤等。转移性肿瘤主要来源于肺癌、乳腺癌、消化道肿瘤等。囊性肿瘤约占虹膜肿瘤的21%,其中最常见的是外周虹膜色素上皮囊肿(55%)和中间区虹膜色素上皮囊肿(24%)。最常见的三种虹膜肿瘤分别是:虹膜痣(42%)、虹膜色素上皮囊肿(19%)和虹膜黑色素瘤(17%)。

虹膜痣是最常见的虹膜肿瘤,主要起源于虹膜基质中的黑色素细胞,较少恶变。临床上以随访观察为主,有恶性倾向时施行虹膜痣切除术。虹膜黑色素瘤是恶性肿瘤,主要采用放射治疗、经瞳孔温热疗法和手术治疗等,其临床表现、诊断和治疗详见第二十四章葡萄膜黑色素瘤。

虹膜囊肿是非实性肿瘤,较少恶变,按病因分为原发性虹膜囊肿和继发性虹膜囊肿。原发性虹膜囊肿分为虹膜色素上皮囊肿和虹膜基质囊肿,无明显临床症状,一般无须治疗;继发性虹膜囊肿分为上皮植入性、肿瘤诱导性和寄生虫性等,临床症状通常较原发性严重,预后也较差,治疗方法包括无水乙醇囊内注射、冷冻治疗,以及手术根治等。若病变为寄生虫或药物诱发,应注意病因治疗。虹膜囊肿较少恶变。

虹膜平滑肌瘤是起源于瞳孔括约肌和开大肌所在肌层或脉管系统的良性肿瘤,临床表现为视物模糊和视力下降等,治疗主要取决于平滑肌瘤的位置与大小,以手术治疗为主。虹膜错构瘤又称为Lisch结节,为1型神经纤维瘤病(neurofibromatosis 1,NF1)的眼部表现,成年NF1患者中几乎90%~100%有Lisch结节,一般不损害视功能,无须治疗。虹膜转移性肿瘤常见于乳腺癌和肺癌转移,约占葡萄膜转移性肿瘤的9%,临床上部分癌症晚期患者以虹膜转移性肿瘤首诊,以姑息治疗为主。

虹膜肿瘤可肉眼直接观察到,常规眼科检查也易于发现,加强对虹膜疾病的认识,早诊早治,预后良好。

第一节　虹膜痣

虹膜痣(iris nevus)是虹膜最常见的肿瘤病变，是一种无症状的良性肿瘤，恶变风险低。在欧美人群中，20岁以下、21~40岁，以及40岁以上人群中，虹膜痣分别占虹膜病变的25%、36%和47%。虹膜痣在人群中总体发病率为4%~5%，显著低于虹膜雀斑(约60%)或脉络膜痣(约17%)，目前缺少亚洲人群的大规模流行病学研究。

一、病因和发病机制

虹膜痣是虹膜黑色素细胞的异常增殖引起的良性肿瘤，分为先天性与后天性，先天性不恶变，后天性存在恶变可能。虹膜痣的发生发展可能与紫外线暴露有关，虹膜痣多发生于受到紫外线照射的虹膜下半部，因此应减少虹膜与紫外线的接触。虹膜痣的发生受多种因素影响，与胚胎发生阶段神经嵴细胞的迁移和成熟相关，部分虹膜痣有 *BAP1* 突变。此外，虹膜痣存在 *EIF1AX*、*NRAS*、*PTEN*、*KIT*、*TP53*、*GNAQ/GNA11* 等基因突变。

二、临床表现

(一)症状

通常无自觉症状，部分患者自觉眼痛、红热，可能与虹膜痣引起的继发性青光眼有关。

(二)体征

虹膜痣的80%以上位于虹膜下半部，90%以上为深色，少数无色素。外观上虹膜痣通常为深棕色的斑块，但颜色并不固定，可以是黑色、黄色乃至无色透明(图21-1-1)。虹膜痣大小不一、形状多样，可局限分布呈平坦状或圆顶状，也可弥散分布呈尘状或卫星状。区别于虹膜雀斑，虹膜痣累及虹膜基质层，并可出现虹膜色素上皮囊肿。裂隙灯显微镜可较好地评价虹膜痣的色素沉着、表面结构、

血管生成和分布情况等(图21-1-2)，但虹膜痣后方深处须通过超声生物显微镜进行检查。如观察到不规则瞳孔、房角受累、继发性囊肿、继发性白内障、木薯样变等，或观察到病变周围的跨巩膜扩张，应警惕虹膜痣向恶性转化，须与黑色素瘤仔细鉴别。

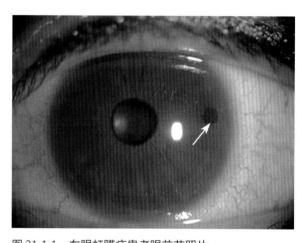

图21-1-1　左眼虹膜痣患者眼前节照片

可见棕黑色局限型斑块(白色箭头)，位于左眼虹膜根部3:00位方向。

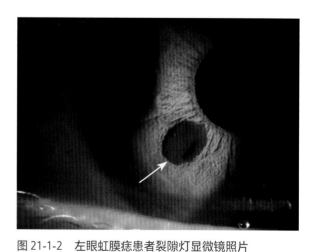

图21-1-2　左眼虹膜痣患者裂隙灯显微镜照片

左眼鼻下方8:00位方向可见略微隆起且边界清晰的深色斑块(白色箭头)。

虹膜痣具有多种亚型，包括虹膜黑色素细胞瘤(iris melanocytoma)、木薯样痣、弥漫性虹膜痣、

节段性痣。虹膜黑色素细胞瘤是虹膜痣的一个特殊亚型，是一种先天性非增殖性黑色素细胞增多症，属于错构瘤样病变，具有独特的临床特征。通常单眼发病，表现为虹膜上深色圆顶样病变，呈天鹅绒或乳头状。黑色素细胞瘤可发生于虹膜，还可累及巩膜、睫状体、脉络膜和眼眶；当累及邻近的皮肤时，称为眼-皮肤黑色素细胞瘤。大多数虹膜黑色素细胞瘤保持稳定，无须治疗，较少向黑色素瘤转化。虹膜黑色素细胞瘤可发生自发性坏死引起色素释放和播散，吞噬了黑色素的巨噬细胞聚集堵塞小梁网，引起继发性青光眼，称为黑色素细胞瘤裂解性青光眼。弥漫性虹膜痣表现为弥漫分布的圆锥状色素性结节，色素沉淀不明显，颜色同正常虹膜接近，常伴有上睑下垂、先天性白内障、牵牛花综合征等并发症。木薯样痣与节段性痣发生率低，前者表现为木薯布丁形态的无色多结节，后者表现为从瞳孔至房角的节段性色素加深。

三、诊断与鉴别诊断

（一）诊断

裂隙灯显微镜检查表现为边界清晰或模糊的棕黑色斑块，基底直径平均为 3mm，厚度平均为 1mm。裂隙灯显微镜观察虹膜痣有无恶变倾向特征（表 21-1-1）。临床体征不能确诊时，需病理检查明确诊断，可选择细针穿刺活检。

表 21-1-1　虹膜痣恶变倾向预测表

字母	表现	恶变概率 /%	危险概率 /%
A	年龄≤40 岁	3	3
B	前房积血	25	9
C	分布于 4：00～9：00 区间	2	9
D	弥散性分布	17	14
E	虹膜外翻	4	4
F	羽毛状边缘	4	3

1. 影像学检查

（1）UBM：能清晰观察虹膜痣边缘以及深部结构，判断其是否延伸至睫状体。图像具有三个特点：病变边界清晰，呈均匀的局限性隆起；病变形态多样可呈梭形、半球形等；病变外界回声高，内界回声弱（图 21-1-3）。部分病例外层呈低回声，可为虹膜痣表面形成斑块的特征，也可能是潜在恶性虹膜痣的表现。如果图像发现为疑似血管的囊性图像，应警惕是否发生了恶变。虹膜黑色素瘤边界清晰但不规则，内部回声不均匀，有结节状凸起，可与虹膜痣鉴别。

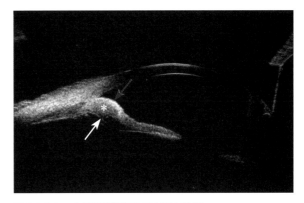

图 21-1-3　右眼虹膜痣患者 UBM 影像

右眼虹膜根部边界清晰的局限型隆起（黄色星号），外侧高回声（红色箭头），内侧均匀低回声（白色箭头）。

（2）AS-OCT 显示高反射率，虹膜色素上皮阴影。AS-OCT 的分辨率高于 UBM，外层成像效果优于 UBM。但 AS-OCT 对于虹膜色素性肿瘤，尤其是色素较深的肿瘤，观察肿瘤深层结构的效果差，不能判断肿瘤是否侵犯睫状体，当前房积血或混浊时，OCT 成像受到干扰，此时 UBM 检查效果好。

（3）荧光血管造影：表现为强度较低的强荧光病灶，受色素沉着影响较大，无色素痣表现为强荧光，深色痣表现为弱荧光。

（4）OCTA：显示正常虹膜基质内具有径向定向的血管，虹膜痣内可有少量血管，而虹膜雀斑和虹膜囊肿通常没有血管。虹膜黑色素瘤则表现出曲折和紊乱的肿瘤内血管系统，血管密度显著高于虹膜痣和正常虹膜。

2. **病理检查**　表现为梭形细胞，核小，染色质分散，核仁不清，可有细长的细胞凸起，掺杂部分小圆形细胞，细胞内有数量不等的黑色素颗粒。对于虹膜黑色素细胞瘤，虹膜组织色素沉着，由于富含色素的黑色素细胞增多而稍显增厚，细胞未见有丝分裂象。

3. **诊断要点**　①虹膜基质内略隆起的棕黑色肿块；②患者通常无临床症状；③UBM 多表现为均匀的局限性隆起，外界回声高于内界回声；④病理学检查多表现为纤细的梭形细胞掺杂少量小圆形细胞，细胞内黑色素颗粒数量不等。

（二）鉴别诊断

1. **虹膜黑色素瘤**　表现为颜色深浅不一，边界不清，好发于虹膜基质与虹膜下部，小而扁的圆形隆起。虹膜痣基底直径大于 3mm，厚度超过 1mm 时，可怀疑有恶变倾向。病理检查是鉴别的"金标准"，但低度恶性的虹膜黑色素瘤与高度异型的虹膜痣病理表现类似，前者通常由细胞核纤细、无核仁的 A 型或细胞核大、核仁明显的 B 型梭形细胞组成，后者通常由纤细的梭形细胞构成，无核仁或小核仁。虹膜黑色素细胞瘤是虹膜痣的一种特殊类型，病理表现较为独特，色素丰富，由色深圆形细胞构成。

2. **虹膜雀斑**　虹膜上深棕色斑点，基底直径较小，通常为 1～2mm。实质是紫外线诱导的黑色素沉着，病理可见黑色素沉着且无增生，不侵犯虹膜基质层，不引起瞳孔形变及虹膜外观改变，不发生恶变。

3. **Lisch 结节**　1 型神经纤维瘤病（neurofibromatosis 1，NF1）最常见眼部表现，同时也是 NF1 的诊断标准之一。表现为小圆形隆起的色素沉着结节，多呈棕褐色或黄色，发生于双侧虹膜，弥散分布。虹膜痣通常为平坦或隆起的斑块，较 Lisch 结节更大。除眼部表现，NF1 存在皮肤牛奶咖啡斑等典型表现。

4. **虹膜痣综合征**　又称为 Cogan-Reese 综合征，是虹膜角膜内皮综合征的一种。一般单侧发病，表现为角膜内皮增生引起的锤形银色样病变，虹膜内皮细胞增生导致虹膜内皮皱缩增厚形成痣样外观，通常伴有角膜、结膜或眼睑的色素沉着，约一半患者由于内皮细胞堵塞前房角或形成前房角粘连引起继发性青光眼。OCT 可清晰观察褶皱状虹膜表皮及明显增厚的虹膜。

四、治疗

虹膜痣以随访观察为主，通常不需要治疗。推荐配戴太阳镜避免紫外线照射，减少恶变可能。

对于有恶变倾向患者，可行虹膜痣切除术。对于继发性青光眼患者，早期药物治疗，无效时手术干预。虹膜痣堵塞前房角导致的继发性青光眼应行局部虹膜切除术，通常预后较好。弥漫性虹膜痣引起的继发性青光眼，由于痣范围过大不能施行局部切除术，可考虑丝裂霉素 C 联合小梁切除术，或引流阀植入术，必要时施行眼球摘除术。

五、预后与随访

每 6～12 个月随访 1 次，裂隙灯显微镜检查，眼前节摄片观察，预后较好。

第二节　虹膜囊肿

虹膜囊肿分为原发性虹膜囊肿和继发性虹膜囊肿。原发性虹膜囊肿常于婴儿期至青春期发病，进展缓慢，大多无明显症状，通常无须治疗，预后良好；严重者可出现视力下降、斜视、白内障、继发性葡萄膜炎或青光眼等，临床上对症治疗。继发性虹膜囊肿多由外伤、手术或药物引起，也可继发于眼内肿瘤或寄生虫病，无特定高发年龄，病程进展较快，临床症状明显，治疗后复发率高，并发症多，远期预后不良。

一、病因和发病机制

依据病因不同，虹膜囊肿可分为原发性虹膜囊肿和继发性虹膜囊肿。原发性虹膜囊肿依据组织学来源分为虹膜色素上皮囊肿（cysts of the iris pigment epithelium，IPE cysts）、虹膜基质囊肿（cysts of iris stroma）和脱落性囊肿（dislodged cysts）；继发性虹膜囊肿分为上皮植入性囊肿（epithelial implantation cysts）、药物性囊肿（drug induced cysts）、肿瘤诱导性囊肿（tumor induced cysts）、寄生虫性囊肿（parasitic cysts）、炎症性囊肿（inflammatory cysts）和全身性疾病相关性虹膜囊肿（iris cysts associated with systemic disorders）。

（一）原发性虹膜囊肿

1. 原发性色素上皮囊肿　占原发性虹膜囊肿的 50%～60%，目前存在两种假说：①胚胎发育期虹膜或睫状体组织存在潜在间隙，视杯内层上皮异常增生形成囊样结构；②虹膜色素上皮两层细胞之间或色素上皮与无色素上皮分离所致。

部分原发性色素上皮囊肿呈家族性发病，常染色体显性遗传。虹膜绒球是中央型虹膜囊肿的一种特殊形式，表现为双侧瞳孔边缘虹膜色素上皮多灶性不规则的深色囊性赘生物，与 *ACTA2* 基因突变相关，且该突变与主动脉夹层风险相关。虹膜绒球合并二叶式主动脉瓣、脑动脉瘤、动脉导管未闭和皮肤网状青斑是家族性胸主动脉夹层动脉瘤（familial thoracic aortic dissecting aneurysm）的特征性表现。

2. 原发性虹膜基质囊肿　主要起源于表面外胚层，在胚胎发生第 4 周，晶状体囊泡形成时，表面外胚层细胞被包埋到虹膜基质中，形成生长在虹膜组织内的原发性囊肿。也可能起源于视神经囊泡的神经上皮细胞，以及神经外胚层或中胚层。

3. 脱落性虹膜囊肿　较为罕见，占原发性虹膜囊肿的 5%～10%，可在前房或玻璃体腔内发现，通常无症状。大多来自色素上皮囊肿脱位，也有少数继发于其他疾病。

（二）继发性囊肿

1. 上皮植入性囊肿　由上皮细胞进入前房所致，上皮内向生长是由于上皮细胞沿着尚未愈合的伤口边缘迁移所致。上皮细胞侵袭前房的过程大致分为三个阶段：①植入，眼部穿透性损伤或内眼手术后，上皮细胞从眼表进入前房，大多数患者在这个阶段可能无症状或有创伤后轻度虹膜炎。②上皮细胞片形成，植入后，上皮细胞在眼组织表面移行，虹膜的高度血管结构为细胞持续增殖提供了合适环境。通常在这一阶段出现症状，根据增殖细胞累及的范围和眼部组织的不同，临床表现也不同。③延伸增殖期，上皮细胞移行至虹膜后，可侵犯角膜及角膜后表面，这可能与上皮增生有关。不同的增殖速度可能是造成患者从受伤到囊肿形成间隔时间不同的主要原因。

上皮细胞的高增殖性可能是继发性囊肿高复发率和并发症的原因。手术切除囊肿后，上皮细胞可发生亚临床播种，且手术操作和正常解剖屏障的破坏促进上皮细胞播散。因此，继发性囊肿的手术治疗往往比原发性囊肿的难度更大。

2. 药物性囊肿　用于治疗青光眼的缩瞳剂碘

化磷和其他长效抗胆碱酯酶药与虹膜囊肿形成有关，近年来新型缩瞳剂应用大幅减少了此类并发症。前列腺素类抗青光眼药物可诱发低度炎症引起继发性虹膜囊肿，停药后囊肿可消退。

3. 肿瘤诱导性囊肿 引起继发性虹膜囊肿的肿瘤包括髓上皮瘤、黑色素瘤、平滑肌瘤、腺瘤，以及结膜肿瘤和泪腺肿瘤等。

4. 寄生虫性囊肿 眼部寄生虫可导致虹膜囊肿，最常见的是囊尾蚴病。大多数患者无症状，少数表现为葡萄膜炎。通常单发，可累及虹膜任何部位。囊肿内含有透明液体、悬浮颗粒和自由移动的头节。

5. 炎症性囊肿 炎症继发的虹膜囊肿很少见，主要见于Fuchs异色性虹膜睫状体炎。带状疱疹性葡萄膜炎也可合并虹膜囊肿。

二、临床表现

（一）原发性虹膜囊肿

无明显症状，大多在常规检查中偶然发现。少数患者出现视力下降，症状的轻重取决于病变的大小和受累程度。发生继发性青光眼、葡萄膜炎或角膜内皮失代偿时，可引起疼痛、畏光、视力下降等症状。

1. 原发性虹膜色素上皮囊肿 多发生于20～30岁的年轻人。解剖学上可分为三型：瞳孔边缘的中央型，虹膜根部和睫状体之间的中间区型和虹膜沟处的外周型。

中央型囊肿很少见，约占7%，常为先天性，单眼或双眼发病，有时可见多发病灶或自发性脱垂，裂隙灯显微镜检查容易发现。囊肿有时会自发破裂，但通常不会造成严重的视力下降。极少数中央型囊肿伴虹膜痣或虹膜黑色素瘤。双侧多灶性囊肿表现为大小不一的深褐色病灶，可包围瞳孔并覆盖瞳孔缘，囊肿通常会自发塌陷，然后重新形成，产生不规则的褶皱病变，称为虹膜绒球。虹膜绒球即使病变很广泛，也很少造成视力损害，且大多保

持稳定状态。

中间区型囊肿约占原发性虹膜色素上皮囊肿的28%，呈深棕色、光滑、圆形或梭形的囊样结构，位于瞳孔边缘后方。有时在常规裂隙灯下可见，扩瞳后更清晰，囊肿变细长或呈梭形，通常不造成视力损害，可定期随访观察。

外周型囊肿最常见，约占63%，多见于成年女性。多单侧发病，少数双侧发病或单侧多局灶发病。由于隐藏在虹膜外周后方，临床上不易发现，裂隙灯显微镜检查表现为鼻侧或颞侧虹膜间质的局限性前突，须散瞳后裂隙灯下检查。少数外周型囊肿引起前房角明显变窄或高原虹膜，需要抽吸、激光切开或切除以预防闭角型青光眼。偶有患者发生葡萄膜炎、角膜水肿或眼压升高等症状。

约2%的原发性虹膜色素上皮囊肿可自发脱落，在房水或玻璃体中自由漂浮，形成脱位性囊肿。患者直立时，前房内的自由漂浮的囊肿会向下移，体位改变时囊肿会随重力而移动。前房内脱位性囊肿有时会固定在前房角，玻璃体内的脱位性囊肿呈圆形透明或浅色，可通过检眼镜发现。

2. 原发性虹膜基质囊肿 占原发性虹膜囊肿的20%～30%，可以是先天性或后天性，多见于幼儿和儿童。囊肿起源于虹膜基质，位于虹膜色素上皮的前部，可发生在虹膜任何部位，通常为单眼发病、单发病灶，向前房内生长，透明或半透明，可缓慢增大。超过50%的病例在10岁前发病，发病越早病情越重，大多数儿童虹膜基质囊肿需要干预治疗。

（二）继发性囊肿

可发生于任何年龄，多数存在外伤、手术、炎症等诱因。上皮植入性囊肿可在创伤后1～20年出现，囊肿形状不规则，表面粗糙，囊液混浊。

继发于外伤的上皮增生可形成浆液性囊肿、珍珠状囊肿或前房上皮化。浆液性囊肿最常见，可为单叶或多叶，囊液透明，含有胆固醇结晶体和脂肪球碎片；囊肿可与伤口相连，且有继续增长的趋势。珍珠状囊肿在三种类型中最少见，呈较小的白色病

变，囊壁不透明，位于虹膜基质中，囊肿很少与伤口相连，通常伴有异物。前房上皮化是上皮细胞沿着伤口或缝合口增殖的结果，其特征是向前延伸的灰色上皮边界，可侵及角膜内皮、虹膜或晶状体表面。

药物性囊肿有相关用药史，停药后囊肿可消退。寄生虫性囊肿常见于囊尾蚴病，可表现为低中度葡萄膜炎，囊肿内有时发现可自由移动的头节。肿瘤诱导性囊肿临床表现多种多样，诊断依赖病理学检查。

继发性囊肿的症状较重，主要是由于上皮细胞侵入到不同的眼组织所造成，常伴有虹膜膨隆、继发性青光眼、虹膜炎、视轴受累导致视力下降、并发性白内障等，部分患者可见交感性眼炎（表21-2-1）。

表21-2-1　原发性和继发性虹膜囊肿的鉴别特征

临床表现	原发性虹膜囊肿	继发性虹膜囊肿
发病年龄	婴儿到青少年	任何年龄
发病位置	单侧或双侧	单侧
视力	大多无影响	视力减退
症状	大多无症状	中重度症状
并发症	不常见	常见
眼压	正常	可能升高
病灶数量	单发或多灶	单发
形态	规则	不规则
外表	光滑	粗糙或不规则
囊液	清亮	混浊
虹膜	轻度或无位移	结构破坏
伴随症状	少见	葡萄膜外翻、白内障
UBM检查	囊壁薄	囊壁厚
	轮廓规则	轮廓不规则、向角膜或晶状体延伸
	虹膜基质分层	虹膜结构破坏
	累及睫状体少见	累及睫状体常见
	向后延伸少见	向后延伸常见

三、诊断与鉴别诊断

（一）诊断

依据病史、症状和体征做出诊断，结合 UBM 和组织病理学活检确诊。

1. 影像学检查

（1）UBM：评估囊肿大小、结构、位置，囊肿与周围组织关系等具有非常重要的价值（图21-2-1），特别是角膜混浊无法进行裂隙灯显微镜检查时。

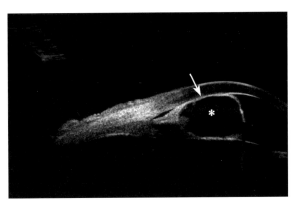

图 21-2-1　右眼虹膜囊肿患者 UBM 影像

可见房角狭窄，虹膜表面与角膜内面粘连（白色箭头），虹膜可见囊性暗区，其内可探及点状回声光点（白色星号）。

原发性色素上皮囊肿呈薄的、高反射的壁，腔内液体回声，表面规则，位于瞳孔或虹膜区，无固体成分；覆盖囊肿的虹膜向前弯曲，回声均匀。

原发性虹膜基质囊肿体积较大，常为单侧单灶、单叶或多叶，壁薄，含有液体和悬浮颗粒。少数虹膜基质囊肿可导致前房角部分闭合。

继发性浆液性囊肿呈放射状、中心呈回声状、壁薄。珍珠性囊肿可观察到由三个同心层组成的结构，外层回声与囊肿内皮有关，常呈中等回声；中间层回声较低，与退化的上皮和炎症碎片相对应；中心由角质碎片组成，呈高回声。上皮内生性囊肿具有厚的、中等回声的囊壁，包绕一个回声相对较低的核心，晶状体前表面有凹陷。有时可发现与继发性上皮植入性囊肿相关的房角闭合、房角结构破坏，与角膜后表面或晶状体粘连等表现。

（2）B超：评估虹膜囊肿的后侧延伸情况。表现为边界清楚的囊性病变，在虹膜后出现低至中等回声。

（3）AS-OCT：可显示虹膜囊性病变，获得高分辨率的囊肿前壁成像。但 UBM 对整个囊肿的成像优于 AS-OCT。

（4）CT：仅限于鉴别可疑虹膜肿物的病变范围及巩膜外侵袭程度。有时可发现钙化或腔内异物。

2. **病理检查**　虹膜色素上皮囊肿内衬单层色素上皮，囊腔内含有透明液体或角蛋白絮状物。虹膜基质囊肿内衬复层鳞状上皮，伴或不伴有杯状细胞。部分病例中存在角化现象，或有角膜内皮细胞覆盖囊肿壁。

3. **诊断要点**

（1）原发性虹膜囊肿的诊断要点：①虹膜区圆球形肿物，轮廓清晰；②UBM 显示薄壁囊性病变，囊壁高反射，囊腔内呈液体回声；③无症状或轻微症状；④排除外伤、手术、肿瘤或用药史；⑤病理检查可明确虹膜囊肿诊断。

（2）继发性虹膜囊肿的诊断要点：①虹膜区肿物，形状规则或不规则；②有外伤、手术、肿瘤或用药史；③UBM 检查显示囊性病变，囊腔内可呈中高回声，虹膜结构破坏；④患者常伴其他眼部症状；⑤病理明确虹膜囊肿诊断。

（二）鉴别诊断

1. **虹膜实体瘤**　中间区原发性囊肿可被误诊为虹膜或睫状体黑色素瘤、髓上皮瘤、平滑肌瘤、腺瘤、黑色素细胞瘤或转移瘤等。实体性肿瘤边界不及囊肿规则和清晰，UBM 检查示实性结构；而虹膜囊肿的壁较薄，边界规则，囊液透明。

2. **伴囊样间隙的虹膜肿瘤**　部分虹膜良性肿瘤如平滑肌瘤、神经鞘瘤以及黑色素瘤形态较规则，边界清楚，可伴有小的囊样间隙，与部分继发性虹膜囊肿较难区分。裂隙灯显微镜检查可见肿瘤组织表面富含血管，UBM 检查可见囊样结构与虹膜基质的连续性，以及规则的边界可区分虹膜囊肿与肿瘤内囊腔，病理检查可明确诊断。

3. **晶状体脱位**　对不配合检查的婴幼儿，原发基质型囊肿有误诊为晶状体脱位的可能。

四、治疗

虹膜囊肿的治疗取决于是否出现症状。原发性色素上皮囊肿一般不需要治疗，除非囊肿遮挡视轴，需要手术处理。原发性虹膜基质囊肿无症状时也无须治疗，当囊肿累及前房 1/2 以上，出现囊肿体积增大、继发性青光眼、睫状体炎、角膜内皮失代偿等，应进行干预。虹膜囊肿首选微创治疗，包括细针抽吸、囊内注射无水乙醇或抗有丝分裂药物、激光治疗、手术切除等。

1. **细针抽吸**　操作可控性好，且不会将有毒物质扩散到眼内，是虹膜囊肿的经典治疗方式。缺点是无法根治虹膜囊肿，可与其他治疗方法相结合从而达到根治效果。常见的并发症包括短暂的眼压升高和眼内出血继发性青光眼。

2. **囊内注射**　囊内注射无水酒精或 5- 氟尿嘧啶或丝裂霉素等抗有丝分裂药物可使虹膜囊肿消退。囊内注射最常见的副作用是前房炎症，可局部使用类固醇药物治疗。

3. **激光治疗**　Nd：YAG 激光治疗逐渐增多，虹膜囊肿越小效果越好，可最大限度地减少对周围组织的损害，在儿童患者中尤为重要。

4. **手术切除**　适用于所有类型的囊肿。手术切除疗效确切，但并发症发生率较高，仅作为最后的治疗选择。发生继发性青光眼等并发症时，如药物治疗效果不佳，选择手术治疗。

五、预后和随访

原发性囊肿的预后好于继发性囊肿。外伤性或术后囊肿、占据前房 1/2 以上的大囊肿、初发年龄早、发生视力下降、巩膜后段或巩膜后 5mm 处受损伤、角膜或晶状体贴壁、新生血管形成和眼压升高等提示预后不良。囊肿术后复发与术中切除不完全、病灶面积大、手术区域广等有关。虹膜绒球的家族性胸主动脉夹层动脉瘤患者应密切随访。

第三节 虹膜平滑肌瘤

虹膜平滑肌瘤(leiomyoma of the iris)是一种罕见的良性平滑肌肿瘤。除了虹膜,眼内睫状体和脉络膜等葡萄膜组织也可见平滑肌瘤。其中,睫状体平滑肌瘤最多,其次为虹膜平滑肌瘤,脉络膜平滑肌瘤最少。眼内平滑肌瘤虽是良性肿瘤,但对眼内组织有一定的破坏性。

一、病因和发病机制

发病机制尚不清楚。过去认为眼内平滑肌瘤以女性居多,发病多见于生育年龄,猜想与激素分泌相关。但虹膜平滑肌瘤和脉络膜平滑肌瘤以男性居多,睫状体平滑肌瘤以女性居多,目前未发现特定激素受体或激素变化对眼内平滑肌瘤的影响。中胚层起源的虹膜平滑肌瘤,肿瘤来源于血管组织。神经外胚层起源的虹膜平滑肌瘤,肿瘤起源于括约肌和开大肌。

二、临床表现

(一)症状

平滑肌瘤生长缓慢,初起时无临床症状,在眼科检查时偶然发现。随着肿瘤生长,可出现巩膜变薄、扩张,巩膜外延伸,出现视物模糊和视力下降等症状。随着病情发展,可出现晶状体脱位、白内障、继发性青光眼、视网膜脱离等,甚至导致失明。

(二)体征

裂隙灯显微镜检查可见虹膜有局限性、轻度隆起、圆形半透明橙红色肿物,多为无色素性。肿瘤多发生于下半虹膜,少数可发生于虹膜根部或前房角部。虹膜平滑肌瘤的最大基底直径约为 4mm,而睫状体和脉络膜平滑肌瘤的最大基底直径约为 12mm。

三、诊断与鉴别诊断

(一)诊断

根据患者的临床表现,肿瘤的位置及大小可初步诊断。平滑肌瘤诊断的特征性指标包括:①透射电子显微镜下,平滑肌瘤的典型超微结构。②免疫组化染色,平滑肌标志物平滑肌特异性肌动蛋白(muscle specific actin, MSA)和抗平滑肌抗体(anti-smooth muscle antibody, SMA)阳性。

1. **巩膜透照试验** 平滑肌瘤经巩膜透照表现为半透明状,透照试验阳性,有助于与黑色素瘤鉴别。

2. **影像学检查** 荧光血管造影可见肿瘤有细小的固有血管和周围供血血管。AS-OCT 和 UBM 可清晰显示虹膜病变范围、肿瘤大小、形状及边界,以及了解房角和睫状体受累情况。AS-OCT 可见虹膜上有实性肿物,累及房角时可观察到房角狭窄。UBM 检查,病灶可呈低、中或高回声反射,因此难以与黑色素瘤鉴别。CT 示软组织密度肿块,MRI 显示 T_1WI 高信号,T_2WI 低信号,可明显增强。

3. **病理检查** 大体上,平滑肌瘤呈卵圆形实体肿瘤,质韧,与周围组织分界清楚。瘤体切面呈白色或微黄白色,通常无色素。光镜下,瘤细胞呈长梭形,细胞质丰富,嗜酸性,成束状或交错状排列;细胞核椭圆或长椭圆形,栅栏状,一般无病理性核分裂象及异型细胞(图21-3-1)。透射电子显微镜下,肿瘤细胞边界清晰,具有典型的平滑肌瘤超微结构:胞浆内局灶性梭形的纤维丝、椭圆或纺锤状的致密物和微吞饮小泡,细胞内无黑色素小体。

免疫组化 MSA、SMA、钙调素结合蛋白(caldesmon)、钙调节蛋白(calponin)、肌间线蛋白(desmin)和 CD56 等染色呈阳性(图21-3-2)。胶质纤维酸性蛋白(GFAP)、S-100 蛋白和黑色素瘤特异性抗原 HMB45、Melan-A 呈阴性(图21-3-3)。

4. **诊断要点** 平滑肌瘤的诊断要点:①虹膜

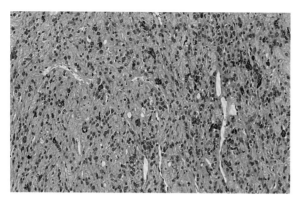

图 21-3-1　虹膜平滑肌瘤病理图片（HE 染色，×200）

肿瘤细胞呈长梭形，细胞浆丰富，嗜酸性，成束状或交错状排列。

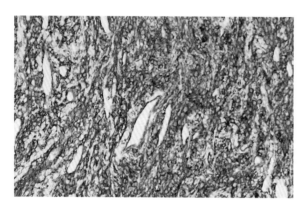

图 21-3-2　虹膜平滑肌瘤免疫组化染色图片（HE 染色，×200）

肿瘤组织 MSA 染色强阳性（＋）。

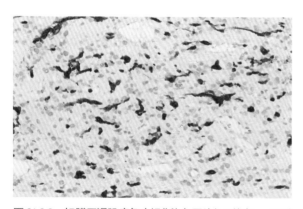

图 21-3-3　虹膜平滑肌瘤免疫组化染色图片（HE 染色，×200）

肿瘤组织 S-100 染色阴性（－）。

局限性、轻度隆起、圆形半透明橙红色肿物；②巩膜透照试验阳性；③UBM 表现为虹膜部位形态较规则的实性病灶，其内多呈低中回声；④AS-OCT 可见虹膜上有实性肿物，累及房角时可观察到房角狭窄；⑤光镜下成束状排列的长梭形细胞；⑥电

镜下胞浆内梭形纤维丝、纺锤状致密物和微吞饮小泡；⑦免疫组化染色 MSA、SMA、CD56 染色阳性，GFAP、HMB45、Melan-A 等阴性。

（二）鉴别诊断

1. 虹膜黑色素瘤　色素性平滑肌瘤易于误诊为黑色素瘤，因此黑色素瘤是其主要鉴别肿瘤。病理检查是可靠方法，色素性平滑肌瘤 S-100、HMB45 等阴性，而 SMA 和 MSA 呈阳性，黑色素瘤 S-100 和 HMB45 等呈阳性，而 SMA 和 MSA 呈阴性。多数情况下，平滑肌瘤的巩膜透照试验阳性，黑色素瘤为阴性。

2. 虹膜囊肿　可有外伤史、手术史。虹膜前表面的囊肿，裂隙灯显微镜检查可见囊肿前表面虹膜菲薄。虹膜后囊肿的 UBM 检查，可见囊肿壁和液性内容物，边界清晰。

3. 虹膜转移癌　表现为虹膜实性占位性病变，表面不光滑，可见新生血管，增长速度快。UBM 可见虹膜表面弥漫性、实性隆起，与虹膜组织紧密连接。患者原发肿瘤病史和诊断、全身其他转移灶，以及病灶组织病理学和免疫组化染色特征可帮助鉴别。

四、治疗

虹膜平滑肌瘤是一种良性肿瘤，根据患者的临床症状、肿瘤位置及肿瘤是否存在色素沉着，可采取不同的治疗措施。

（一）保守治疗

虹膜平滑肌瘤很小、生长缓慢，无明显症状，可保守观察。如肿瘤较大、出现症状、快速生长等，均考虑手术切除。

（二）手术治疗

手术是主要治疗方法。若临床诊断为平滑肌瘤，可根据肿瘤的大小和位置行虹膜（部分）切除术和瞳孔成形术，完整切除肿瘤。若累及睫状体，可行睫状体切除术。

五、预后和随访

虹膜平滑肌瘤预后较好。局部肿瘤切除后，患者仍有视功能。术后密切观察随访。

第四节　虹膜错构瘤

错构瘤（hamartoma）是在胚胎发育期间或生长发育过程中，器官内正常组织发生错误排列和组合而形成的类瘤样畸形。属于组织结构性缺陷，具有一定的遗传倾向。病理学表现为由分化成熟的结构紊乱组织组成的瘤样增生。虹膜错构瘤（iris hamartoma），又称为 Lisch 结节，多发生于 NF1 患者。NF1 作为一种家族遗传性疾病，全球发病率约 1∶3 500，超过 90% 的 NF1 成年患者有 Lisch 结节。

一、病因和发病机制

Lisch 结节大多为 1 型神经纤维瘤病的眼部表现。1 型神经纤维瘤病患者中，紫外线辐射诱导黑色素细胞中的 NF1 双等位基因失活，是 Lisch 结节可能的发病机制。此外，黑色素细胞起源和施万细胞起源等，也是 Lisch 结节的可能机制。虹膜浅表的梭形黑色素细胞通过局灶性聚集，形成粟粒状圆形小结节样错构瘤。

二、临床表现

通常无明显症状，不影响视功能。NF1 患者可伴有其他眼部异常，如丛状神经纤维瘤、视神经胶质瘤、脉络膜痣，以及眼睑皮肤神经纤维瘤等。裂隙灯显微镜检查可见虹膜有圆顶状的凝胶状结节，其内无血管，表面光滑，边界清楚。以双侧、多灶性结节居多，可见于虹膜除瞳孔边缘以外的所有部位，大多分布于虹膜下部（图 21-4-1）。结节的数量、大小、形状和色素沉着程度与年龄、皮肤受累的严重程度和虹膜颜色深浅有关。结节颜色从透明到棕褐色不等。

图 21-4-1　双眼虹膜 Lisch 结节患者照片

右眼（A）和左眼（B）Lisch 结节（白色箭头），多灶性分布，主要位于虹膜下部，呈棕色，并可见部分虹膜萎缩。

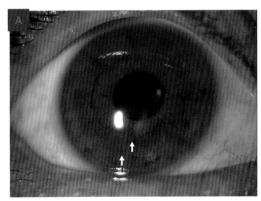
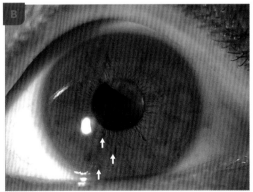

三、诊断与鉴别诊断

（一）诊断

根据患者 NF1 的相关病史，全身皮肤咖啡斑等临床表现，结合裂隙灯显微镜检查结果可作出诊断。

病理检查：Lisch 结节通常由黑色素细胞组成，分为两种类型。一种表现为虹膜基质表面梭形细胞组成的限制性扁平斑块或圆盘，梭形细胞内无色素，细胞核小，呈圆形或卵圆形，无明显核仁或核分裂象。另一种表现为虹膜基质内松散排列的梭形细胞聚集体，边缘散在噬黑色素细胞，梭形细胞内有黑色素。Lisch 结节也可由施万细胞和成纤维细胞增殖形成，光镜下结节处可见色素细胞、成纤维样细胞和肥大细胞。

（二）鉴别诊断

1. **虹膜黑色素瘤** 发生于虹膜基质内的恶性肿瘤。患者可因肿瘤坏死而继发前葡萄膜炎、前房积血和继发性青光眼而出现眼红、眼痛等症状。裂隙灯显微镜检查可见病变组织表面富含血管，边界不清，甚至可见前房色素及细胞浮游。病理检查是鉴别"金标准"。

2. **弥漫性虹膜痣** 弥漫性虹膜痣是具有家族遗传性的先天性疾病。裂隙灯显微镜检查可见虹膜表面均匀分布的边缘平滑的圆锥形色素性凸起。上睑下垂、先天性白内障、牵牛花综合征是其常见的伴随症状。组织病理学表现为由梭形黑色素细胞聚集体和痣细胞组成的隆起性斑块。

3. **肉芽肿性虹膜炎** 肉芽肿性虹膜炎是前葡萄膜的炎症性病变，临床上通常表现为视力下降、高眼压、虹膜粘连等。裂隙灯显微镜检查可见房水闪辉、羊脂状角膜后沉着物（keratic precipitate，KP），虹膜 Koeppe 或 Busacca 结节。

4. **虹膜转移癌** 表现为虹膜实性占位性病变，表面不光滑，可见新生血管。病变边界不清，增长速度快。UBM 检查可见虹膜表面弥漫性、实性隆起，与虹膜组织紧密连接。鉴别诊断依靠确定原发病灶和病理学检查。

四、治疗

虹膜错构瘤通常无明显症状，不影响视功能，不需要治疗。临床上，主要针对原发病开展治疗。

五、预后

虹膜错构瘤不影响视力，极少恶变，可长期观察随访，预后良好。

第五节　虹膜转移性肿瘤

葡萄膜血供丰富，身体其他部位肿瘤可通过血液转移至葡萄膜，形成葡萄膜转移性肿瘤。其中，约 90% 位于脉络膜，8% 位于虹膜，2% 位于睫状体。虹膜转移性肿瘤（metastatic tumor of iris）多为单侧性，以乳腺癌和肺癌转移最为常见。临床表现为虹膜奶油色或黄白色肿块，常伴有视物模糊、视力下降、眼红和眼痛。治疗以全身化疗和局部放疗为主，预后差。

一、病因和发病机制

恶性肿瘤经血液系统转移，经眼动脉、睫状后长动脉，在巩膜和脉络膜之间前行至虹膜后缘，经虹膜大环和虹膜小环血管网转移至虹膜，形成虹膜转移性肿瘤。乳腺癌是最常见的原发肿瘤，占40%～50%，肺癌其次，占20%～30%。此外，原发肿瘤还包括消化道肿瘤、前列腺癌、肾癌、黑色素瘤、淋巴瘤等。甲状腺癌和膀胱癌等较少见。

二、临床表现

虹膜转移性肿瘤的平均发病年龄约为60岁，女性患病率略高于男性。病变主要累及虹膜根部，部分患者同时伴有脉络膜以及全身其他器官的转移瘤，如肺、肝、骨、脑等。大多数患者在诊断时已知存在全身肿瘤，约30%患者没有已知的全身肿瘤病史，部分患者经系统检查后仍不能发现原发肿瘤。

临床表现为视物模糊、视力下降、眼痛、瞳孔变形、前房积血、假性前房积脓等。虹膜肿瘤可影响晶状体，引起视物模糊。由于肿瘤压迫前房角，瘤体或炎症细胞浸润并累及前房角，小梁网阻塞，前房炎症引起虹膜粘连等多种原因，导致继发性青光眼，引起眼痛。肿瘤向瞳孔缘生长引起瞳孔变形。肿瘤表面常可见较丰富的新生血管，可引起出血或前房积血。肿瘤组织质脆易碎，肿瘤细胞脱落于前房形成假性前房积脓。

裂隙灯显微镜检查，表现为虹膜根部、瞳孔缘或其他位置单个或多个局限性结节或肿块，呈现乳白色、淡黄色、棕褐色等。乳腺癌和肺癌多呈乳白色、黄白色；橘色多提示肾癌、神经内分泌肿瘤、甲状腺癌等；黑色素瘤可表现为棕褐色或无色素。常可见肿瘤滋养血管、羊脂状 KP、虹膜新生血管、前房积血等。虹膜增厚、瞳孔变形等较为常见。

三、诊断与鉴别诊断

（一）诊断

依据患者全身恶性肿瘤病史、裂隙灯检查以及影像学检查结果，可做出临床诊断。

1. **影像学检查**　包括眼前节照相、UBM、AS-OCT 等。眼前节照相多表现为虹膜肿块隆起，表面血管丰富，常伴有瞳孔变形。UBM 检查显示为边界不清的实性占位。AS-OCT 显示虹膜病灶呈表面不规则实性肿块。UBM 和 AS-OCT 可评估肿瘤大小，AS-OCT 在发现虹膜微小转移灶方面有优势。

2. **病理学检查**

（1）细胞学检查：多数虹膜转移性肿瘤不进行手术治疗，没有病理诊断，仅依靠临床诊断。对临床诊断困难或没有发现全身原发恶性肿瘤的患者，采用细针穿刺活检进行细胞学检查，对明确肿瘤细胞性质及其来源具有重要意义。

（2）病理学检查：大体上，虹膜转移性肿瘤通常为奶油色或黄白色，无蒂，扁平结节状。光镜下，

肿瘤病理与原发恶性肿瘤密切相关。最常见的转移性乳腺癌类型为浸润性导管癌。转移性肺癌中非小细胞肺癌占 80%，其中腺癌最常见，其次为鳞癌。肿瘤呈低分化或未分化时，往往难以确定原发肿瘤，此时免疫组化具有重要辅助诊断价值。不同恶性肿瘤的免疫组化标记物见表 21-5-1。

表 21-5-1　不同恶性肿瘤免疫组织化学标记物

肿瘤类型	免疫组织化学标记物
乳腺癌	CK7、ER、PR、GATA3
肺癌（非小细胞肺癌）	CK7、TTF1、Napsin A
胃癌	CK7、CDX2
结肠癌	CK20、CDX2
前列腺癌	PSA、PSAP、NKX3-1
肾癌	CK7、PAX8、RCCm、vimentin
甲状腺癌	CK7、TTF1、PAX8、thyroglobulin
膀胱癌	CK7、CK20、GATA3
卵巢癌	CK7、CK20、PAX8、ER、PR
睾丸癌	CK7、CD30、OCT3、OCT4、CD117、PLAP
黑色素瘤	S-100、Melan-A、SOX10、MITF、HMB45
肉瘤	vimentin
淋巴瘤	CD45
神经外胚层肿瘤	CK7、CD56、chromogranin、synaptophysin

注：CK7，角蛋白 7；CK20，角蛋白 20；ER，雌性激素受体；PR，孕激素受体；GATA3，GATA 结合蛋白 3；TTF1，甲状腺转录因子 1；Napsin A，天冬氨酸蛋白酶 A；CDX2，尾型同源盒转录因子 2；PSA，前列腺特异性抗原；PSAP，前列腺特异性酸性磷酸酶；NKX3-1，同源盒基因 3-1；PAX8，配对盒蛋白 8；RCCm，肾细胞癌标志物；vimentin，波形蛋白；thyroglobulin，甲状腺球蛋白；CD30，白细胞分化抗原 30；OCT3，八聚体结合转录因子 3；OCT4，八聚体结合转录因子 4；CD117，白细胞分化抗原 117；PLAP，胎盘碱性磷酸酶；Melan-A，黑色素瘤抗原；MITF，小眼畸形相关转录因子；HMB45，人黑色素瘤标记物 45；S-100，中枢神经特异性蛋白；SOX10，性别决定区盒基因 10；chromogranin，嗜铬粒蛋白；synaptophysin，突触素；CD56，白细胞分化抗原 56。

3. **诊断要点** 虹膜转移性肿瘤的诊断要点：①全身恶性肿瘤病史；②虹膜局部隆起伴或不伴瞳孔变形；③UBM 显示为边界不清的占位性病变；④AS-OCT 表现为表面不规则的实性肿块；⑤细针穿刺活检和病理学检查，显示原发肿瘤细胞学或病理学特征。

（二）鉴别诊断

1. **虹膜黑色素瘤** 全身恶性肿瘤病史有助于诊断。眼部临床表现与虹膜转移性肿瘤相类似，虹膜组织肿瘤浸润，边界不清，常伴有前房积血、眼红、眼痛等症状。黑色素瘤可表现为棕褐色或无色素；乳腺癌和肺癌转移瘤多呈乳白色、黄白色；橘色多提示肾癌、神经内分泌肿瘤、甲状腺癌等。细胞特异性免疫组织化学标记结果显示 S-100、HMB45、Melan-A、MITF、SOX10 等呈强阳性，有助于鉴别（表 21-5-1）。

2. **脉络膜转移性肿瘤** 常见症状为视物模糊和视力丧失，少部分患者有眼痛。眼部 B 超、OCT 及眼底照相显示脉络膜奶油色或黄白色穹顶样或圆形肿物，病变起伏不平，可伴有出血、坏死、视网膜下液。部分患者同时存在脉络膜转移性肿瘤和虹膜转移性肿瘤。

3. **肉芽肿性虹膜炎** 前葡萄膜炎症性病变，青壮年发病，单眼或双眼均可累及，临床表现为眼痛伴视力下降，常伴睫状充血及混合充血，具有 KP、虹膜 Koeppe 或 Busacca 结节等特征性表现。患者无原发肿瘤病史，多伴有全身免疫系统疾病，病程较长，容易复发。

4. **弥漫性虹膜痣** 家族遗传性先天性疾病，患者发病年龄较轻，常双侧虹膜病变。裂隙灯显微镜下可见虹膜表面弥漫分布的细小色素性凸起，边界清晰，不伴有瞳孔变形。

四、治疗

（一）虹膜转移性肿瘤治疗

1. **保守治疗** 无症状的小肿瘤，在全身原发肿瘤治疗效果好的前提下，可暂不处理，密切观察随访。

2. **放射治疗** 包括外放射治疗和巩膜敷贴放疗。外放射治疗是眼部转移性肿瘤应用最广泛的局部治疗方式，包括伽马刀立体定向放疗和质子束放疗等。巩膜敷贴放疗，较外放射治疗更具有靶向性，可有效缩短治疗周期。

3. **抗 VEGF 治疗** 眼内注射抗 VEGF 药物可消除虹膜肿块和新生血管、控制眼压、缓解症状。

4. **手术治疗** 局限性小肿瘤可考虑局部手术切除。转移瘤广泛浸润虹膜引起继发性青光眼，导致剧烈疼痛时，可考虑眼球摘除。

5. **其他** 光动力治疗，可消除虹膜新生血管和缓解症状等。

（二）原发肿瘤治疗

主要依据原发肿瘤部位、类型等选择化学治疗、放射治疗和靶向治疗等。

五、预后和随访

患者的平均总体生存时间为 6 个月，实际预后因原发肿瘤类型而异。来源于乳腺癌的转移瘤患者通常预后较好，而来源于肺癌或黑色素瘤的转移瘤患者预后较差。有眼外转移灶的患者预后更差。

六、典型病例

患者，女，67 岁，右眼视力下降 1 年余，眼痛加重并失明 1 个月余。追问病史，患者 3 年前患乳腺癌，曾行乳腺癌根治术和化学治疗。现肿瘤科诊断为乳腺癌复发。眼科专科检查：右眼视力无光感（NLP），眼压 48mmHg，右眼虹膜 12：00 至 3：00 位范围可见肿物隆起，表面滋养血管丰富，累及瞳孔缘和房角，瞳孔形状不规则（图 21-5-1）。UBM 可见右眼鼻侧虹膜实性占位，内部回声不均，侵及前房角（图 21-5-2）。结合病史及临床特点，初步临床诊断为右眼虹膜转移性肿瘤可能、右眼继发性青光眼。由于患者右眼视力丧失、眼压高、疼痛明显，入院后全麻下行右眼球摘除术。术后病理诊断示右眼葡萄膜低分化腺癌伴坏死，乳腺癌转移待排。免疫组化结果：波形蛋白（vimentin）（＋）、CK（＋）、低分子量细胞角蛋白（Cam5.2）（＋）、EMA（＋）、高分子量细胞角蛋白（CK-H）（＋）、CK14（＋）、雄激素受体（AR）（＋）、CK5/6部分（＋）、EGFR局部（＋）、Melan-A部分（＋）、HMB45（－）、连环蛋白（P120）（＋）、E-cadherin（－）、ER（－）、PR（－）、人表皮生长因子受体-2（HER-2）（－）、GATA3（－）、S-100（－）、结蛋白（desmin）（－）、Ki-67约90%。结合患者乳腺癌病史、临床表现、眼科专科检查、病理检查（图21-5-3）和免疫组化结果（图21-5-4），诊断为右眼虹膜转移癌（乳腺癌来源可能）。患者进一步接受全身化疗和对症支持治疗后，半年后死亡。

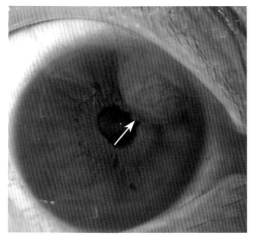

图 21-5-1　右眼乳腺癌来源虹膜转移瘤患者眼前节照片

虹膜 12：00 至 3：00 位方向肿物隆起（白色箭头），表面血管丰富。

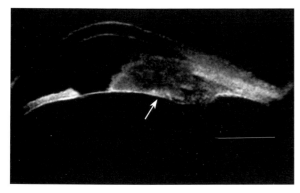

图 21-5-2　右眼乳腺癌来源虹膜转移瘤患者 UBM 图像

虹膜内见混合回声实性占位（白色箭头），侵入前房角，边界不清。

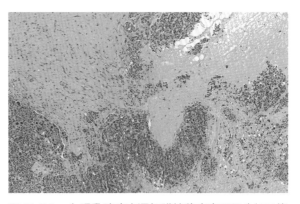

图 21-5-3　右眼乳腺癌来源虹膜转移瘤病理图片（HE 染色，×100）

右眼虹膜肿瘤组织呈低分化腺癌伴坏死。

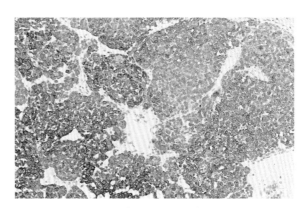

图 21-5-4　右眼乳腺癌来源虹膜转移瘤免疫组化染色图片（HE 染色，×200）

右眼虹膜肿瘤组织 CK（＋）。

参考文献

1. SHIELDS C L, KALIKI S, HUTCHINSON A, et al. Iris nevus growth into melanoma: Analysis of 1611 consecutive eyes: The ABCDEF guide. Ophthalmology, 2013, 120(4): 766-772.

2. SHIELDS C L, KANCHERLA S, PATEL J, et al. Clinical survey of 3680 iris tumors based on patient age at presentation. Ophthalmology, 2012, 119(2): 407-414.

3. BIANCIOTTO C, SHIELDS C L, GUZMAN J M, et al. Assessment of anterior segment tumors with ultrasound biomicroscopy versus anterior segment optical coherence tomography in 200 cases. Ophthalmology, 2011, 118(7): 1297-1302.

4. DEMIRCI H, MASHAYEKHI A, SHIELDS C L, et al. Iris melanocytoma: Clinical features and natural course in 47 cases. Am J Ophthalmol, 2005, 139(3): 468-

475.

5. SHEILDS J A, SHEILDS C L. Intraocular tumors: An atlas and textbook. 3rd ed. Wolters kluwer/Lippincott Wiliams & Wilkins, 2015.

6. DAVIDORF F H. The melanoma controversy. A comparison of choroidal, cutaneous, and iris melanomas. Surv Ophthalmol, 1981, 25(6): 373-377.

7. DE A ALVES L F, FERNANDES B F, MENEZES M S, et al. Management of glaucoma in an eye with diffuse iris melanocytoma. Br J Ophthalmol, 2011, 95(10): 1471.

8. SCHWAB C, ZALAUDEK I, MAYER C, et al. New insights into oculodermal nevogenesis and proposal for a new iris nevus classification. Br J Ophthalmol, 2015, 99 (5): 644-649.

9. SHIELDS J A. Primary cysts of the iris. Trans Am Ophthalmol Soc, 1981, 79: 771-809.

10. SHIELDS J A, KLINE M W, AUGSBURGER J J. Primary iris cysts: A review of the literature and report of 62 cases. Br J Ophthalmol, 1984, 68(3): 152-166.

11. GEORGALAS I, PETROU P, PAPACONSTANTINOU D, et al. Iris cysts: A comprehensive review on diagnosis and treatment. Surv Ophthalmol, 2018, 63 (3): 347-364.

12. RAO A, GUPTA V, BHADANGE Y, et al. Iris cysts: A review. Semin Ophthalmol, 2011, 26(1): 11-22.

13. SHIELDS J A, SHIELDS C L. Cysts of the iris pigment epithelium. What is new and interesting? The 2016 Jose Rizal International Medal Lecture. Asia Pac J Ophthalmol(Phila), 2017, 6(1): 64-69.

14. KOSE H C, GUNDUZ K, HOSAL M B. Iris cysts: Clinical features, imaging findings, and treatment results. Turk J Ophthalmol, 2020, 50(1): 31-36.

15. 杨亚军, 马明. 虹膜囊肿研究进展. 眼科新进展, 2007, 27(9): 714-716.

16. 王冰鸿, 姚玉峰. 原发性虹膜睫状体囊肿研究进展. 中华实验眼科杂志, 2009, (4): 345-348.

17. 王育红, 吴作红, 涂惠芳, 等. 原发性虹膜睫状体囊肿的研究进展. 中国实用眼科杂志, 2013, 31(3): 247-249.

18. SHIELDS C L, SHIELDS J A, VARENHORST M P, et al. Transscleral leiomyoma. Ophthalmology, 1991, 98(1): 84-87.

19. TOMAR A S, FINGER P T, IACOB C E. Intraocular leiomyoma: Current concepts. Surv Ophthalmol, 2020, 65(4): 421-437.

20. CHALAM K V, CUTLER PECK C M, GROVER S, et al. Lenticular meridional astigmatism secondary to iris mesectodermal leiomyoma. J Cataract Refract Surg, 2012, 38(1): 170-173.

21. DE BUEN S, OLIVARES M L, CHARLÍN C. Leiomyoma of the iris. Report of a case. Br J Ophthalmol, 1971, 55(5): 353-356.

22. 杨文慧, 徐大慧, 许瀛海. 虹膜平滑肌瘤一例. 中华眼科杂志, 2003, 39(6): 375-376.

23. 熊文波. 保留眼球的虹膜平滑肌瘤1例. 中外健康文摘, 2011, 8(23): 225-226.

24. NICHOLS J C, AMATO J E, CHUNG S M, et al. Characteristics of Lisch nodules in patients with neurofibromatosis type 1. J Pediatr Ophthalmol Strabismus, 2003, 40(5): 293-296.

25. TICHO B H, ROSNER M, METS M B, et al. Bilateral diffuse iris nodular nevi. Clinical and histopathologic characterization. Ophthalmology, 1995, 102(3): 419-425.

26. LEWIS R A, RICCARDI V M. Von Recklinghausen neurofibromatosis. Incidence of iris hamartomata. Ophthalmology, 1981, 88(4): 348-354.

27. ANTONIOLLI L P, MILMAN L M, BONAMIGO R R. Dermoscopy of the iris: Identification of Lisch nodules and contribution to the diagnosis of neurofibromatosis type 1. An Bras Dermatol, 2021, 96(4): 487-489.

28. BOLEY S, SLOAN J L, PEMOV A, et al. A quantitative assessment of the burden and distribution of Lisch nodules in adults with neurofibromatosis type 1. Invest Ophthalmol Vis Sci, 2009, 50(11): 5035-5043.

29. GÓMEZ-MOYANO E, GARCÍA LORENTE M, MARTÍNEZ PILAR L. Differential diagnosis of Lisch nodules under dermoscopy. Int J Dermatol, 2021, 60 (3): 98-100.

30. 许超. 眼错构瘤. 中国中医眼科杂志, 2012, 22(5): 386.

31. 叶巍, 程莹莹, 赵长霖, 等. I型神经纤维瘤伴眼部Lisch结节1例. 临床眼科杂志, 2014, 22(5): 409.

32. MIZUHO M, SATORU K, YUKA S, et al. A case of metastatic iris tumor observed with anterior segment optical coherence tomography before and after radiation therapy. In Vivo, 2020, 34: 2159-2162.

33. KREUSEL K M, WIEGEL T, STANGE M, et al. Intraocular metastases of metastatic breast carcinoma in the woman. Incidence, risk factors and therapy. Ophthalmologe, 2000, 97(5): 342-346.

34. MEYER P, ARNOLD-WÖRNER N. Metastasis of the ciliary body and iris from an oropharyngeal carcinoma. Ophthalmologe, 2014, 111(6): 565-567.

35. SHIELDS C L, KALIKI S, CRABTREE G S, et al. Iris metastasis from systemic cancer in 104 patients: The 2014 Jerry A. Shields Lecture. Cornea, 2015, 34(1): 42-48.

36. CHEN Y, HU Y. Photodynamic therapy for an iris metastasis from pulmonary adenocarcinoma. Photodiagnosis Photodyn Ther, 2017, 20: 246-247.

37. LIU T, BAI F, YANG L, et al. Primary tumour type, clinical features, treatment and outcome of patients with iris metastasis. Ocul Immunol Inflamm, 2022, 30 (7-8): 1726-1732.

22

CHAPTER

第二十二章

睫状体肿瘤

睫状体(ciliary body)是位于虹膜和脉络膜之间的环状组织,为葡萄膜的中间部分。睫状体前端与虹膜根部相连,后与脉络膜以锯齿缘为界,内侧朝向晶状体赤道部和玻璃体,外侧与巩膜相贴。睫状体切面呈近似三角形,靠近虹膜根部的基底部分较厚,称为睫状体皱褶部,其余部分则为睫状体平坦部。皱褶部可见70~80条纵行放射状凸起,即为睫状突。

睫状体在组织学上主要包括睫状体上皮、睫状体基质和睫状肌。睫状体覆有两层立方或柱状上皮细胞,分别为内侧无色素上皮层和外侧色素上皮层。无色素上皮层起源于视杯内层细胞,与视网膜神经上皮层相连接。色素上皮层起源于视杯外层细胞,是视网膜色素上皮层的延续,内含有丰富的色素。睫状体基质由疏松的结缔组织构成,含有丰富的血管、神经和黑色素细胞。睫状肌属于平滑肌,由外层的纵行、中间的斜行放射状和内层的环行肌纤维束组成,受动眼神经的副交感神经纤维支配。

睫状体的主要功能是分泌房水、调节晶状体屈光度和眼内压。睫状突表面的无色素睫状上皮细胞分泌房水。睫状肌环行肌纤维的收缩可以降低晶状体悬韧带的张力并增加晶状体的曲率半径。同时睫状肌收缩还可以扩张小梁网和Schlemm管,从而调节房水的流动和眼内压。

原发于睫状体的肿瘤较为少见,但组织来源多样。上皮层来源的肿瘤有髓上皮瘤、无色素上皮腺瘤/癌和色素上皮腺瘤/癌。相较于色素上皮,无色素上皮更易增生形成肿瘤,并可以进一步分为先天性和获得性两种病理类型。先天性肿瘤主要为起源于原始髓上皮的髓上皮瘤,绝大多数发生于儿童。而获得性肿瘤则包括起源于完全分化的无色素上皮的腺瘤和腺癌,主要见于成人。基质来源的肿瘤则以起源于黑色素细胞的黑色素细胞瘤和黑色素瘤为主。少部分肿瘤起源于平滑肌和神经组织,如平滑肌瘤和神经鞘瘤。睫状体继发性肿瘤极为罕见,仅占葡萄膜转移性肿瘤的2%左右。

睫状体占位性病变中良性肿瘤占39.3%~75.4%,其中以黑色素细胞瘤和无色素上皮腺瘤为主。黑色素细胞瘤通常生长缓慢、颜色深黑、较少发生恶变。无色素上皮腺瘤一般为非色素性肿物,起病隐匿、进展缓慢,有恶性进展的可能。最常见的恶性肿瘤是黑色素瘤,其次是髓上皮瘤。无色素上皮和色素上皮来源的腺癌罕见。尽管睫状体黑色素瘤在葡萄膜黑色素瘤中的占比不足10%,但其生长迅速,表现出更高的侵袭性和转移性,预后差。而髓上皮瘤多数呈低度恶性、生长缓慢,但切除后容易复发。

睫状体肿瘤的发生部位通常较为隐蔽。肿瘤早期因体积较小,通常没有临床症状,不易引起注意。随着瘤体增大,肿瘤可向前压迫虹膜引起局限性膨隆、前房变浅或消失;也可以压迫晶状体产生局部凹陷、晶状体混浊和移位。当肿瘤向后方蔓延生长时,眼后节也可受到影响而出现玻璃体混浊或视网膜脱离。部分肿瘤有侵犯巩膜向眼外生长的倾向。因此,睫状体肿瘤常见的临床表现有视力下降、视物遮挡和眼球疼痛等。多数患者伴有不典型的眼前节继发性改变，如白内障、青光眼和眼内炎等。由于睫状体肿瘤相对罕见且缺乏特异性表现，患者往往难以得到及时、准确的诊断。细致的裂隙灯显微镜和检眼镜检查可发现隐匿的睫状体肿瘤，以及观察肿瘤的位置、大小、形态、颜色、生长方式和周围组织侵犯情况。睫状体肿瘤形态多样。良性病变通常为边界清晰的圆形或半球形隆起，而恶性病变多为结节状，边界欠清。起源于不同组织的睫状体肿瘤具有不同的颜色特征。黑色素瘤、黑色素细胞瘤以及起源于色素上皮层的肿瘤含有色素，外观通常呈深灰色、棕黑色甚至深黑色。而无色素性肿瘤通常为灰白色或灰黄色，但部分肿瘤可因被覆完整的色素上皮而呈现色素性肿物外观。巩膜透照试验有助于鉴别睫状体肿物是否含有色素，对判断肿瘤良恶性有辅助作用。影像学检查尤其是 UBM 和 MRI 具有较大的参考价值。UBM 不仅可早期发现眼前节肿瘤、判断肿瘤的生长情况，还可作为随访时主要检查手段。充分的眼科常规检查结合必要的影像学检查有助于睫状体肿瘤的临床诊断。但组织病理学仍为确定肿瘤来源及性质的"金标准"，对临床表现不典型的肿瘤必要时可进行活检。

睫状体肿瘤的治疗选择取决于肿瘤的性质、大小、位置、视力下降情况等。无症状的良性睫状体肿瘤可以进行定期随访。尽管睫状体原发性肿瘤良性比例高，但在临床上易被误诊为黑色素瘤，从而使患者接受不必要的治疗，须仔细鉴别。当临床诊断倾向于良性时，可优先考虑局部肿瘤切除术，尽可能保留眼球、挽救视力，还可获取组织进行病理检查明确诊断。

第一节　睫状体髓上皮瘤

眼内髓上皮瘤（intraocular medulloepithelioma）是一种罕见的起源于视杯内层原始髓上皮细胞的胚胎性肿瘤，通常发生在睫状体，偶有报道见于虹膜、视网膜或视神经。Fuchs 于 1908 年命名该肿瘤为视网膜胚瘤（diktyoma）。1931 年，Grinker 提出命名该肿瘤为髓上皮瘤并沿用至今。组织病理学上，眼内髓上皮瘤可分为非畸胎型和畸胎型，各有良、恶性之分。

睫状体髓上皮瘤是睫状体无色素上皮最常见的先天性肿瘤，最常见于儿童，成年人偶有发生。目前报道 6 个月~79 岁均有发病，多见于 2~10

岁，确诊的平均年龄为 5 岁。流行病学证据显示，该病发病率无明显性别和种族差异，一般为单眼发病，左右眼间无明显差异。

一、病因和发病机制

眼内髓上皮瘤多呈散发，一般认为起源于视杯髓上皮细胞，大多数与先天性畸形或细胞遗传异常不相关。约 5% 的髓上皮瘤病例是胸膜肺母细胞瘤易感综合征的一种表现，该综合征与 DICER1 基因突变相关。DICER1 是定位于 14q32.13 的常染色体显性基因。与这种突变相关的肿瘤包括囊性肾瘤、睾丸肿瘤、胸膜肺母细胞瘤、卵巢肿瘤、子宫颈肿瘤和甲状腺增生等。也有报道称视网膜母细胞瘤患者中有髓上皮瘤发生,但确切机制尚未明确。

二、临床表现

睫状体髓上皮瘤生长缓慢,起病隐匿。最常见的症状是视力下降和眼痛,常由于晶状体半脱位、白内障、晶状体后膜状物形成或新生血管性青光眼所致。最常见的体征是白瞳征、睫状体肿物伴瘤内囊肿。其他临床特征包括眼红、虹膜异色、晶状体部分缺损、虹膜新生血管、青光眼、眼球突出、牛眼、斜视、上睑下垂等。

裂隙灯显微镜检查可发现肿瘤位于睫状体区域,呈不规则灰白、黄白色或肉粉色。50%患者可见肿瘤内多个灰白色囊肿,这些囊肿可以分解脱落并游离漂浮到前房或玻璃体中。肿瘤相邻区域的睫状突通常较长,可被睫状体假膜所覆盖。肿瘤组织向晶状体后囊及前段玻璃体迁移生长,可形成血管性晶状体后膜。邻近肿瘤的晶状体悬韧带通常稀疏或缺失,可导致晶状体半脱位并伴有部分性或偶发性白内障或相邻部位晶状体缺损。裂隙灯检查可见虹膜因肿块而发生局部膨隆、瞳孔异位、色素上皮外翻、节段性或弥漫性新生血管。有时玻璃体内也可见到肿瘤团块。

部分患者确诊前已出现葡萄膜炎、前房积血、玻璃体积血,甚至视网膜脱离等,并已接受相应治疗,此时临床诊断的难度大。晚期肿物侵袭房角、房角关闭及虹膜新生血管,导致近半数患者发生继发性青光眼。

肿瘤可向玻璃体内侵犯或向外穿破眼球侵犯眼眶。肿瘤向眼外侵犯生长可发生转移;巩膜外髓上皮瘤患者的转移风险增加。患者死亡的主要原因是瘤体蔓延至颅内。

三、诊断与鉴别诊断

(一)诊断

依据病史、临床检查和各种辅助检查可对睫状体髓上皮瘤做出临床诊断,组织病理学检查明确诊断。

1. 辅助检查

(1)UBM:可发现睫状体部位中高回声肿块伴肿块内多个囊样无回声区。囊样结构可自肿瘤团块游离进入前房或玻璃体。肿瘤内如探及软骨组织会显示高回声,与视网膜母细胞瘤钙化产生的回声相似,须鉴别。

(2)FFA:早期强荧光,晚期逐渐染色。睫状体假膜可显示从睫状体到前段玻璃体的粗大杂散血管的快速充盈。

(3)CT 和 MRI:对髓上皮瘤早期诊断帮助不大,可显示晚期患者的瘤体位置,并可作为监测肿瘤复发和转移的手段。CT 通常表现为睫状体区域密集的不规则肿块,增强 CT 可见强化。CT 对诊断伴钙化的畸胎型髓上皮瘤很有价值。MRI 的 T_1WI 为等至稍高信号,增强后明显强化。T_2WI 显示肿瘤为低信号。MRI 可检测直径 2mm 以下肿瘤,并可鉴别有无眼外侵犯。

2. 病理学检查 大体上,睫状体髓上皮瘤呈灰白色、黄色或肉粉色,表面不规则,通常散布着小囊肿或含有灰白色颗粒。切片上有时会发现更多的小囊肿。这些囊肿可从瘤体表面破裂至房水或玻璃体液中。晶状体可被半透明的薄膜覆盖。肿瘤可局部浸润累及虹膜或前部视网膜,也可侵入角膜或巩膜。晚期,肿瘤向眼内组织蔓延遍布整个眼球,或者向巩膜外浸润。

组织病理学上,睫状体髓上皮瘤主要由低分化神经上皮细胞和原纤维样基质构成。瘤细胞呈条索状、腺管样、囊腔样及网状多层排列。肿瘤分为畸胎型和非畸胎型,畸胎型髓上皮瘤含异质性成分,包含软骨,并可见横纹肌母细胞、脑样组织、肌肉血管等多种胚叶组织;非畸胎型髓上皮瘤含髓质上皮成分,没有上述异质性组织。畸胎型和非畸胎型髓上皮瘤均可为良性或恶性,存在异质性成分对预后无影响。恶性髓上皮瘤具有分化不良的神经母细胞,该区域内可有 Homer-Wright(H-W)菊形团或 Flexner-Wintersteiner(F-W)菊形团。细胞呈多形性或异型性,核分裂象活跃,肿瘤细胞向葡萄膜、角膜、巩膜和视神经浸润或向眼外蔓延。有学者提出较为简单的分级方法:Ⅰ级表现为良性,无异型性,无病理性核分裂象,无非典型成分;Ⅱ级表现为多形性,核分裂象增多和局部浸润;Ⅲ级表现为肿瘤向巩膜外生长或转移。该分级方法更能反映肿瘤的发展和转归,有助于病理报告的一致性,并使治疗决策和临床随访更容易。

免疫组织化学检查,显示髓上皮瘤可表达多种阳性标记。几乎所有的髓上皮瘤 LIN28A 染色呈阳性,且高度特异,染色强度与侵袭性相关。髓上皮瘤 CK18 染色呈阳性,而 CK7、CK20 或上皮膜抗原染色呈阴性。髓上皮瘤的非畸胎型成分波形蛋白和神经元特异性烯醇化酶(NSE)染色呈阳性。而嗜铬粒蛋白、突触素、GFAP、S-100 和 HMB45 等报道较少且结果不一致。

3. 诊断要点 ①视力下降和眼痛;②可见白瞳、晶状体切迹、晶状体半脱位、晶状体缺损、晶状体后膜等;③ UBM 示睫状体部位中高回声团块伴肿块内多个囊样无回声区;④病理学检查示低分化神经上皮细胞和原纤维样基质。瘤细胞呈条索状、腺管样、囊腔样及网状多层排列。可分为畸胎型(含软骨、脑样组织、肌肉血管等异质性成分)和非畸胎型。

(二)鉴别诊断

睫状体髓上皮瘤早期表现为晶状体不全脱位或局限性混浊,待肿瘤长大充满瞳孔区可出现白瞳征,须与白瞳征相关的疾病鉴别,包括视网膜母细胞瘤、外层渗出性视网膜病变(Coats 病)、永存原始玻璃体增生症(PHPV)和葡萄膜黑色素瘤等。该病独特的晶状体后膜是与视网膜母细胞瘤和 Coats 病的一个重要鉴别点。睫状体髓上皮瘤患者可分别

以眼内炎、继发性青光眼、前房积血、先天性白内障等就诊,须仔细鉴别。成年型睫状体无色素上皮肿瘤(腺瘤或腺癌)在组织病理学上不具有胚胎性特征,可与胚胎性肿瘤相区别。

1. **睫状体无色素上皮腺瘤** 多发于成人,呈睫状体区灰白色、无色素沉着、结节状的实性肿物,一般位于睫状体内表面,不累及上皮下基质、前房角和巩膜。巩膜透照试验阳性。组织病理学镜下显示为增生性的无色素上皮细胞,分化良好,缺乏病理性核分裂。

2. **睫状体无色素上皮腺癌** 患者可出现视力下降、疼痛和眼压升高等症状。病灶较隐匿,裂隙灯显微镜下可见睫状体处单个棕褐色或黑色肿物隆起。随着瘤体的生长,肿瘤可以突破虹膜侵入前房,累及巩膜和脉络膜等周围结构,甚至发生眼外侵犯和远处转移。

3. **睫状体黑色素瘤** 睫状体区近球形棕黑色实性肿物,生长迅速。有新生血管长入,瘤体对应区域巩膜可见前哨血管。UBM 检查显示瘤体内部中低回声,MRI 检查 T_2WI 多为低信号。病理学检查可见纺锤梭形细胞或上皮样细胞,常有部分坏死;免疫组化指标 SOX10 阳性,PAX8 阴性。遗传学检测为 *GNAQ/GNA11* 突变。

视网膜母细胞瘤、Coats 病、PHPV、眼内炎等鉴别参见第二十五章视网膜母细胞瘤。

四、治疗

采用肿瘤冷冻、巩膜敷贴放射治疗、局部切除、眼球摘除、放射治疗和化学药物治疗等综合治疗方法。对不超过 3~4 个钟点的小肿瘤可采用冷冻治疗、巩膜敷贴放射治疗或局部切除治疗。肿瘤局部切除伴部分巩膜板层切除可用于小肿瘤治疗,但复发率高达 50%。冷冻治疗可用于小肿瘤或复发性肿瘤。碘 -125 或钌 -106 巩膜敷贴放射治疗主要用于中小肿瘤,治疗时间较短且效果较好。眼球摘除术是晚期睫状体髓上皮瘤的治疗方法。累及眼眶

时，须行眶内容剜除术。全身化疗在髓上皮瘤患者中的作用尚不明确，有待进一步探讨。

五、典型病例

（一）典型病例

患儿，女性，2岁，因"家长发现左眼白瞳1年"就诊。眼部检查：左眼视力检查不配合，指测眼压正常。左眼眼睑、结膜无明显水肿、充血，角膜尚透明，前房中深，瞳孔散大，直接对光反射消失，晶状体呈皮质混浊，向鼻上方移位，颞下方可见一黄白色隆起病灶，表面有少量血管分布，晶状体和隆起灶之间可见类悬韧带样丝状物，眼底窥不清（图22-1-1）。右眼检查未见明显异常。眼部B超示：左眼晶状体前缘毛糙，回声增强，其内可见强回声斑，偏颞侧可探及一稍强回声包块，边界尚清，无包膜，其内可见条状血流信号（图22-1-2）。CT检查，双眼未见明显异常，双侧上颌窦黏膜增厚。

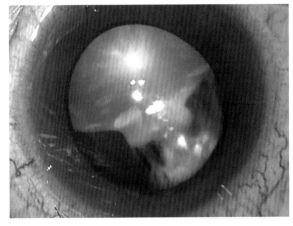

图22-1-1 左眼睫状体髓上皮瘤眼前节照片

左眼虹膜后、颞下方睫状体处见一黄白色隆起病灶，边界清晰，包膜完整，隆起表面可见囊腔和血管，与晶状体通过类悬韧带样物质相连。

图22-1-2 左眼睫状体髓上皮瘤眼部B超影像

左眼晶状体前缘毛糙，回声增强，其内可见强回声斑，偏颞侧可探及一稍强回声包块，边界尚清，其内可见条状血流信号。

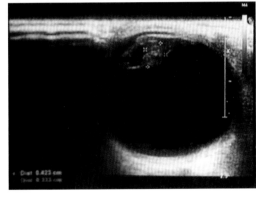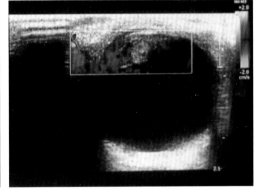

结合病史及相关检查，排除视网膜母细胞瘤等小儿白瞳征常见疾病后，在全身麻醉下行左眼晶状体切割+诊断性玻璃体切除+肿物切除术，并行术中冰冻及病理组织学检查。术中见肿物大小约8mm×6mm，呈黄白色、质软、边界较清晰，表面可见假膜及囊样空泡，肿物表面血管丰富，极易出血（图22-1-3）。肿物切除后送病理检查。术中冰冻：梭形细胞肿瘤，可见砂粒体。病理描述（左眼球内睫状体）：肿瘤细胞核深染，胞浆少，呈条索状、腺管状及巢状排列，伴神经胶质增生，结合免疫组织化学检查，提示低度恶性髓上皮瘤（非畸胎型）

（图22-1-4）。免疫组织化学结果：波形纤维蛋白（+/−），S-100蛋白（+），核因子（−），突触素（−），神经细胞黏附分子（+），神经胶质纤维酸性蛋白（+），孕激素受体（−），血管CD34（+），血小板内皮细胞黏附分子（+），细胞角蛋白（−），上皮膜抗原（部分+），细胞增殖核抗原（2%+）。最终诊断：左眼睫状体非畸胎型髓上皮瘤（低度恶性），左眼并发性白内障。

（二）诊疗思考

髓上皮瘤一旦确诊，应尽早治疗。目前对髓上皮瘤还没有完善和统一的治疗方案，主要治疗方法包括肿瘤局部冷冻、手术切除、眼球摘除、放射治

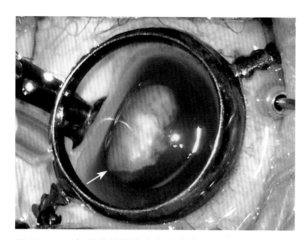

图 22-1-3　左眼睫状体髓上皮瘤术中照片

可见肿瘤（白色箭头）包裹睫状体，包膜（假膜）尚完整，边界清晰，表面可见囊泡样结构和大量血管，极易出血。

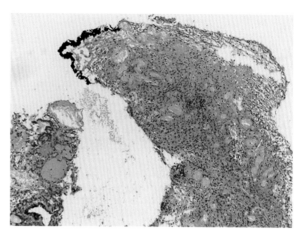

图 22-1-4　左眼睫状体髓上皮瘤病理图片（HE 染色，×40）

HE 染色显示肿瘤位于色素上皮后，为类原始神经上皮细胞增生，排列整齐，核深染，胞浆少；肿瘤细胞呈条索状、腺管状及巢状或"菊团样"排列，伴神经胶质增生。

疗和化学治疗等。小于 3～4 个钟点的髓上皮瘤可使用冷冻治疗，巩膜敷贴放疗或局部切除手术；超过 3～4 个钟点的髓上皮瘤在明确肿瘤性质后行眼球摘除术。本例患儿肿瘤包膜完整，边界清晰，未累及玻璃体和视网膜等眼内其他组织，恶性程度较

低，种植转移可能性低，故暂行玻璃体切除联合肿物切除术，术中使用眼内激光及电凝以减少出血量，完整切除包绕睫状体的肿瘤，并行术中冰冻及术后病理组织学检查。术后随访 2 年，患儿恢复良好，未见肿瘤复发或眼内及眼外转移。

第二节　睫状体无色素上皮腺瘤

睫状体无色素上皮腺瘤（adenoma of the nonpigmented ciliary epithelium）起源于睫状体的无色素上皮，是一种较为罕见的良性睫状体肿瘤。多发于成人，无性别差异。一般起病隐匿，进展缓慢，患者常因视力下降就诊。治疗以手术切除为主，预后较好。

一、病因和发病机制

该病是由分化完全的睫状体无色素上皮细胞良性增生所致，发病原因及机制尚不明确。部分患者存在眼外伤或眼内炎病史，提示创伤和炎症反应可能促进睫状体无色素上皮的反应性增生，

进而诱发肿瘤形成。

二、临床表现

（一）症状

可发生于成人各年龄段。单眼发病，肿瘤早期体积较小时，患者一般无自觉症状，随着肿瘤增大可出现视力下降、眼睛疼痛和虹膜颜色改变，并引起继发性白内障、晶状体半脱位、继发性青光眼、玻璃体积血和眼内炎症等并发症。

（二）体征

瘤体多位于睫状体冠部，解剖位置隐蔽，早期

难以发现。充分散瞳后，裂隙灯显微镜下可见分叶状或表面不规则实性肿物。瘤体无色素，通常呈灰白至浅褐色，因肿瘤组织可刺激色素上皮层反应性增生，故也可呈棕色外观。瘤体可向前压迫虹膜、延伸至瞳孔区并侵入前房或向后侵犯玻璃体腔；也可压迫晶状体引起局限性白内障和晶状体脱位，但不会穿透巩膜蔓延到眼外。部分病例可见巩膜前哨血管或虹膜囊肿。

三、诊断与鉴别诊断

无色素上皮腺瘤是最常见的睫状体肿物之一。早期隐匿，通常当肿瘤增大引起眼前节改变和临床症状时才被发现。临床上常被误诊为睫状体黑色素瘤，导致患者接受不必要的眼球摘除术。

（一）诊断

基于典型的临床表现、眼科检查和影像学检查可做出临床诊断。对于单侧原因不明的晶状体局限性混浊的白内障、晶状体脱位、青光眼、玻璃体积血和眼内炎症等患者，应使用裂隙灯显微镜仔细检查，有助于发现隐匿的睫状体无色素上皮腺瘤。睫状体无色素上皮腺瘤临床特征不显著，最终确诊须依据组织病理学检查。

1. 辅助检查

（1）巩膜透照试验：显示瘤体透光，具有一定诊断价值。

（2）UBM：较清晰显示肿瘤的解剖位置和大小，瘤体呈不均匀中等或高回声，边界清晰（图 22-2-1）。

（3）MRI：结果一致性较差，诊断价值较低。

（4）FFA：可见肿瘤内部血管丰富，呈渐进性的强荧光和晚期着染，但常因病灶位置隐匿、屈光介质模糊而难以获得清晰图像。

2. 病理学检查　大体上，肿瘤位于睫状体内表面，不累及睫状体基质；镜下可见实性、乳头状和多形性组分。腺瘤细胞为分化良好的立方状或柱状无色素上皮细胞，含丰富的嗜酸性胞浆，无异型性（图 22-2-2）。

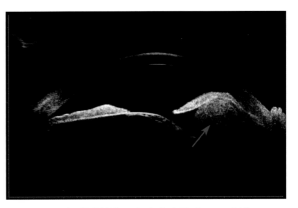

图 22-2-1　左眼睫状体无色素上皮腺瘤 UBM 影像

可见肿瘤瘤体（红色箭头）呈不均匀中等回声，边界清晰。

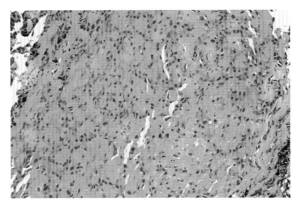

图 22-2-2　左眼睫状体无色素上皮腺瘤病理图片（HE 染色，×400）

左眼肿瘤组织由分化良好、增生性的无色素上皮细胞组成。细胞之间被局部透明变性的纤维结缔组织分割。部分胞质呈双嗜色性，胞核大小相对一致，细胞边界不清，未见核分裂象。

细胞间质含有大量对透明质酸酶敏感的酸性黏多糖，阿尔辛蓝染色呈阳性；瘤体内部可见 PAS 染色阳性的基底膜样物质。免疫组织化学染色结果符合无色素上皮来源的特征，黑色素细胞标志物 HMB45 呈阴性，S-100、CK 等标志物通常为阳性。

3. 诊断要点　①多见于成年人，一般为单眼发病；②常有眼外伤或眼内炎病史；③早期隐匿，肿瘤增大可引起晶状体切迹、白内障、晶状体半脱位、继发性青光眼等；④巩膜透照试验阳性；⑤UBM 示睫状体部位瘤体呈不均匀中等或高回声，边界清晰；⑥病理学检查，显示分化良好、增生性的无色素上皮细胞，酸性黏多糖反应标记物 PAS、阿尔辛蓝等阳性，上皮源性标志物 EMA、CK 等阳性,神经源性标记物 S-100 阳性。

（二）鉴别诊断

1. **睫状体黑色素瘤** 是发生在睫状体色素上皮层外葡萄膜基质中的恶性肿瘤。瘤体表面光滑呈圆拱形或覃伞样,通常为棕黑色。无色素性睫状体黑色素瘤因上覆一层色素上皮也呈现深色外观。黑色素瘤有明显的侵袭性,呈浸润生长,可突破巩膜发生眼外转移。通常可见巩膜前哨血管,巩膜透照试验阴性。UBM 检查表现为实性、中低回声,声衰减显著,且更易侵犯虹膜根部。组织病理学检查,肿瘤细胞异型性明显,免疫组织化学染色 HMB45 为阳性。

2. **睫状体色素上皮腺瘤** 属睫状体良性肿瘤,通常有较深的色素沉着,呈深灰色至棕黑色。巩膜透照试验不透光。镜下可见肿瘤由索状或巢状的色素上皮细胞构成,有明显的色素颗粒和特征性微囊结构。

3. **睫状体转移癌** 由全身其他恶性肿瘤转移至睫状体形成,可见单眼或双眼多发病灶。通常具有原发肿瘤或其他部位转移灶等证据。转移癌多位于葡萄膜基质,瘤体呈扁平隆起或近球形,灰白或灰黄色。镜下肿瘤细胞异型性明显,具有原发肿瘤的特征。

四、治疗

发生于成人的睫状体无色素性肿瘤恶性可能性较小,治疗方法应优先考虑肿瘤局部切除。睫状体无色素上皮腺瘤生长缓慢,若患者无自觉症状,可随访观察。当出现临床症状,且瘤体较小时,可施行肿瘤局部切除联合白内障手术等方法,以保留眼球、改善视力为主要目的,术后肿瘤复发率极低。当瘤体较大,难以完整切除时,可行眼球摘除术。该病预后佳,多数患者术后视力恢复良好。

第三节　睫状体无色素上皮腺癌

睫状体无色素上皮腺癌(adenocarcinoma of the nonpigmented ciliary epithelium)是一种罕见的获得性非色素性睫状上皮恶性肿瘤,通常认为其可从腺瘤恶性进展而来。其多发于成人,无性别差异,一般只累及单眼,且发展缓慢,临床诊断困难,主要依靠组织病理学确诊。

一、病因和发病机制

病因和发病机制不明。部分发生于长期盲眼,可能是眼外伤或慢性炎症引起睫状体上皮反应性增生,进而恶性进展导致。

二、临床表现

（一）症状

可发生于成人各年龄段,无性别差异,一般单眼发病。患者可无明显症状,也可出现视力下降、黑影等,伴或不伴眼痛。肿瘤可引起继发性白内障、晶状体半脱位、继发性青光眼、玻璃体积血和眼内炎症等并发症。如在长期盲眼中突发眼痛、眼球突出、出血、炎症或眼压升高,应警惕睫状体无色素上皮腺癌的可能。

（二）体征

裂隙灯显微镜下睫状体处可见表面不规则的

无色素实性肿物。多数有眼内炎症状和体征。肿瘤可侵犯玻璃体腔，或向前侵犯虹膜和前房，引起继发性局限性白内障。肿瘤血管丰富，前哨血管可出现在肿瘤上方的巩膜外组织中，也有穿透巩膜到眼外的报道。

三、诊断与鉴别诊断

（一）诊断

巩膜透照试验、超声检查和 FFA 等辅助检查有助于临床诊断和鉴别诊断，确诊主要依靠手术切除后的组织病理学。

1. **辅助检查**　巩膜透照试验呈阳性。UBM 或 B 超显示睫状体内中等或高回声、不均质的实性肿块。FFA 检查可显示大量血管，渐进性强荧光和晚期着染。

2. **病理学检查**　肿瘤可分为实性、乳头状和多形性，多由三种类型混合构成。在腺瘤基础上出现恶性指征，包括浸润性生长、细胞异型性、病理性核分裂象等。肿瘤内部通常存在 PAS 染色阳性的基底膜。免疫组织化学染色与无色素上皮腺瘤类同。

（二）鉴别诊断

1. **睫状体黑色素瘤**　多发生于成人，生长缓慢，可见前哨血管、继发性白内障和晶状体半脱位。睫状体黑色素瘤位于葡萄膜基质中的睫状体色素上皮细胞外，即使是无色素性也具有轻度色素沉着的外观。瘤体表面光滑，可呈蘑菇状。巩膜透照试验不透光。FFA 显示，黑色素瘤在晚期血管造影中更明显。UBM 检查，黑色素瘤表现为实性、中低回声图像。免疫组织化学染色 HMB45 为阳性。

2. **睫状体色素上皮腺癌**　与睫状体无色素上皮腺癌形态上相似，但通常色素沉着较深，呈深灰色至棕黑色。巩膜透照试验不透光。组织病理学显示，肿瘤组织由色素上皮细胞构成，有明显的色素颗粒和特征性空泡。

3. **视网膜色素上皮腺癌**　一般为深棕色到黑色、带有滋养血管的隆起肿物，可见渗出物，引起渗出性视网膜脱离。巩膜透照试验不透光。组织病理学检查示非典型上皮细胞呈线状排列，以纤维间隔隔开，可见空泡化细胞，也可见 PAS 染色阳性的基底膜。免疫组织化学 S-100、波形蛋白（vimentin）多为阴性，HMB45 阳性。

4. **睫状体转移癌**　双眼或单眼多发病灶。患者通常具有原发肿瘤或其他部位转移灶的证据，眼部肿瘤的组织形态及生长方式与原发肿瘤类同。

四、治疗

以手术治疗为主，放射治疗的作用尚不明确。大多数睫状体无色素上皮腺癌呈低度恶性，生长缓慢，手术方式优先考虑局部切除肿瘤，如部分板层巩膜葡萄膜切除术，有时须行白内障联合肿瘤切除术。若肿瘤较大难以局部切除或肿瘤穿透巩膜，则行眼球摘除术。

五、预后和随访

视力预后良好，复发或转移罕见。肿瘤穿透巩膜被认为是预后不良的最关键因素，眼部创伤或慢性炎症病史也可能影响预后。

第四节　睫状体色素上皮腺瘤

睫状体色素上皮腺瘤（adenoma derived from pigmented ciliary epithelium, APCE）是起源于睫状体色素上皮的良性肿瘤，较罕见，仅占睫状体肿瘤的 2%～5%。多发于中老年人群。起病缓慢，通常无自觉症状，或表现为单侧无痛性视力下降，易误诊为睫状体黑色素瘤。治疗以定期随访观察和局部手术切除为主，预后良好。

一、病因和发病机制

睫状体色素上皮的增生常由炎症或外伤后瘢痕导致。在睫状体色素上皮腺瘤的发生中，眼内炎症和眼外伤可能起驱动作用，但并非必要条件。肿瘤中可观察到 *RasT24* 基因过表达和 *BRAF* 基因突变，具体致病机制尚不明确。

二、临床表现

（一）症状

睫状体色素上皮腺瘤高发于 50～60 岁，但也有青少年及儿童发病的报道。单侧发病，无明显偏侧性及性别差异。患者可无自觉症状，部分患者表现为单侧无痛性视力下降，可能是肿瘤生长引起的继发性白内障、晶状体半脱位，以及玻璃体色素播散引发的玻璃体混浊所致。继发性青光眼、视网膜脱离和玻璃体积血较为少见。

（二）体征

裂隙灯显微镜下可见睫状体表面均匀深灰色或黑色肿物，瘤体呈圆拱形，表面常有苔藓状皱褶，边缘陡峭隆起，与邻近组织边界清晰。肿瘤表面一般无新生血管，病变处巩膜无前哨血管。肿瘤常将虹膜组织向前推动，而不侵入虹膜间质，也很少侵犯前房角。

三、诊断与鉴别诊断

（一）诊断

睫状体色素上皮腺瘤罕见，临床诊断困难。巩膜透照试验、UBM、B 超、细针穿刺活检等有助于临床鉴别，最终确诊依赖组织病理学检查，其中免疫组化和分子病理学指标有助于该病与睫状体黑色素瘤鉴别。

1. 辅助检查

（1）巩膜透照试验：不透光。

（2）UBM：一般为边界清晰的实性肿物，呈均匀中等回声，多伴回声衰减，内部可见小的囊样腔隙。

（3）彩色多普勒超声：不规则回声，边界清晰并陡峭隆起，可见血流信号。

（4）B 超：实性回声，边界清晰并陡峭隆起。

（5）A 超：内部较高回声。

（6）MRI：类圆形软组织结节，T_1WI 呈中等信号，T_2WI 呈中等信号，增强扫描呈结节状强化。

（7）细针穿刺活检：镜下可见色素上皮细胞，符合色素上皮来源的肿瘤。

2. **病理学检查**　肿瘤为暗褐色至黑色穹窿状、边缘陡峭的肿瘤。肿瘤附着于睫状体色素上皮表面，基底较小，部分带蒂，一般不累及睫状体基质。

组织病理学检查：肿瘤组织由索状和巢状的色素上皮细胞组成，细胞巢之间以带血管的纤维结缔组织隔开，呈现特征性的"假腺体"外观。肿瘤细胞胞质中黑色素颗粒较大，多呈球形。细胞质内可见许多圆形或椭圆形透明空泡，内含抗透明质酸酶的酸性黏多糖。

免疫组织化学检查：SOX10 在睫状体色素上皮腺瘤中表达缺失，而广泛表达于睫状体黑色素瘤中，是最有鉴别价值的免疫组化指标之一。此外，睫状体色素上皮瘤 PAX8（+）及基底膜 PAS（+）也是其区别于恶性黑色素瘤的重要依据。角蛋白或黑色素细胞标志物，如 Melan-A、HMB45、MITF 和 S-100 等，曾被尝试用于鉴别睫状体黑色素瘤，但目前认为诊断价值较低。

$BRAF^{V600E}$ 突变是睫状体色素上皮腺瘤的常见突变，而葡萄膜黑色素瘤特异的 $GNAQ$ 或 $GNA11$ 突变在睫状体色素上皮腺瘤中未被发现。

3. **诊断要点** ①多见于成年人，一般为单眼发病；②常有眼外伤或眼内炎病史；③早期隐匿，肿瘤增大可引起晶状体切迹、白内障、晶状

体半脱位、继发性青光眼等；④巩膜透照试验不透光；⑤UBM 或 B 超示睫状体部位瘤体呈均匀中等回声，边界清晰并陡峭隆起；⑥病理学检查示肿瘤细胞呈索条状或腺腔样排列，细胞质内含有多数圆形、边界清楚的透明小空泡。免疫组化染色对 CK、波形蛋白（vimentin）和 S-100 呈阳性。

（二）鉴别诊断

睫状体色素上皮腺瘤临床罕见，易被误诊为睫状体黑色素瘤。临床上应与恶性黑色素瘤、睫状体黑色素细胞瘤、睫状体非色素性上皮腺瘤等鉴别（表 22-4-1）。

表 22-4-1　睫状体色素上皮腺瘤的鉴别诊断

	睫状体色素上皮腺瘤	睫状体黑色素瘤	睫状体黑色素细胞瘤
瘤体颜色	深灰色	棕黑色	深黑色
瘤体生长速度	不生长或缓慢生长	不生长或缓慢生长	快速生长
常见临床表现	白内障、色素播散	前哨血管，晶状体半脱位	色素播散，继发性青光眼
UBM 表现	中等回声	高回声	低回声
MRI T$_1$WI	较高信号	较高信号	较高信号
MRI T$_2$WI	低信号	更低信号	最低信号
MRI 增强	显著	不显著	显著
组织病理学表现	"假腺体"外观，特征性的透明空泡	纺锤形细胞、上皮样细胞，可见坏死部分	多边形细胞，体积大，胞质丰富，含黑色素小体
免疫组化表现	PAS（+）基底膜	无 PAS（+）基底膜	—
	SOX10（-）	SOX10 广泛（+）	—
	PAX8（+）	PAX8（-）	PAX8（-）
测序发现	常见 $BRAF^{V600E}$ 突变	常见 $GNAQ$ 或 $GNA11$ 突变	—

1. **睫状体黑色素瘤**　属于恶性肿瘤，通常为棕黑色实性肿物，病变对应巩膜区域可见"哨兵血管"；瘤体生长迅速，可出现眼外转移。UBM 呈高信号，且可见肿瘤快速生长形成的囊样间隙导致的回声空洞；MRI 中相对于睫状体色素上皮腺瘤具有更低的 T$_2$WI 信号。组织病理学是确诊的"金标

准"，镜下可见梭形或上皮样细胞，常伴坏死；免疫组化指标 SOX10 广泛阳性，PAX8 呈阴性。$GNAQ$/$GNA11$ 突变。

2. **睫状体黑色素细胞瘤**　属于良性肿瘤，起源于葡萄膜间质，通常为深黑色，表面粗糙或呈波浪状。肿瘤中心较易坏死并导致色素播散和继发

性青光眼。组织病理学检查可见体积较大的多边形细胞,胞质丰富,内含黑色素小体。

3. 睫状体非色素性上皮腺瘤 起源于睫状体的无色素上皮层,肿物呈灰白色、无色素沉着。确诊依据组织病理学结果。

四、治疗

睫状体色素上皮腺瘤属良性肿瘤,治疗以定期随访观察和局部手术切除为主。易被误诊为睫状体黑色素瘤,临床上该病患者常接受敷贴放射治疗,然而其对放射治疗的敏感性尚不明确。临床诊断为睫状体色素上皮腺瘤的患者,若肿物体积尚小且无症状,可定期随访观察;若肿物较大并导致继发性青光眼或其他并发症,可行局部手术切除。

五、预后和随访

一般认为睫状体色素上皮腺瘤处于静止状态,少数也可以缓慢生长、局部浸润,但即使进行性生长通常也不发生恶变或远处转移。局部切除术后肿瘤复发率极低,预后良好,术后视力恢复水平取决于肿瘤大小和范围。

六、典型病例

患者男性,62 岁,因"左眼视物模糊半年余"就诊。患者半年前无明显诱因左眼视物模糊,当地医院诊断为"左眼玻璃体积血并发白内障",行左眼白内障摘除 + 人工晶状体植入 + 玻璃体切除术等治疗。治疗过程中发现眼内肿物,遂转诊至上海交通大学医学院附属第九人民医院眼科。裂隙灯显微镜检查,见左眼 8:00 位虹膜略隆起,UBM 影像示左眼 8:00 位虹膜后方睫状体处中等回声团(图 22-4-1),眼眶 MRI 示左眼球内异常信号灶。入院后行左眼睫状体肿物切除术,病理诊断为"睫状体色素上皮腺瘤"(图 22-4-2)。随访至今 2 年余,患者视力如前,未见肿瘤复发。

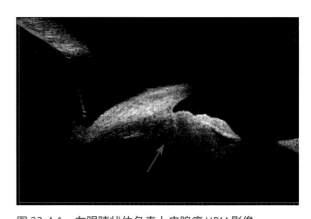

图 22-4-1 左眼睫状体色素上皮腺瘤 UBM 影像

左眼约 8:00 位虹膜后方睫状体处可见中等回声团(红色箭头)。

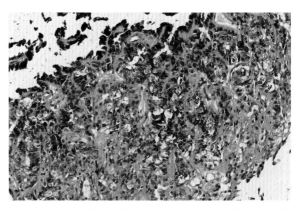

图 22-4-2 左眼睫状体色素上皮腺瘤病理图片(HE 染色,×400)

左眼肿瘤组织内可见假腺样或乳头状分布的色素上皮细胞,间质为局部透明变性的纤维结缔组织。上皮细胞质内可见大量棕褐色色素颗粒,并遮挡细胞核,未见明显异型性及病理性核分裂象。

第五节　睫状体色素上皮腺癌

睫状体色素上皮腺癌（adenocarcinoma of the pigmented ciliary epithelium）是一种起源于睫状体色素上皮的眼部恶性肿瘤，极为罕见。

一、病因和发病机制

创伤和炎症可能是睫状体色素上皮腺癌的诱发因素，提示腺癌可能来自睫状体色素上皮反应性增生的恶性转化。具体的发病机制尚不明确。肿瘤中可检测到 *BRAF* 基因突变，癌基因 *RAS* 可促使其形成并导致恶性转变。

二、临床表现

患者可出现视力下降、疼痛和眼压升高等症状。病灶较隐匿，裂隙灯显微镜下可见睫状体处单个深褐色或黑色肿物隆起，典型外观呈穹窿状，边缘急剧凸起，通常不会形成真正的覃伞状。随着瘤体生长，可突破虹膜侵入前房，累及巩膜和脉络膜等周围结构，引起晶状体脱位、继发性青光眼、玻璃体积血或视网膜脱离等并发症。甚至发生眼外侵犯和远处转移。此外，也有报道伴发阿迪综合征和先天性小眼球等。

三、诊断与鉴别诊断

（一）诊断

睫状体色素上皮腺癌极其罕见，临床诊断困难，易误诊为其他睫状体来源肿瘤。患者病史、临床表现和影像学检查可以提供诊断线索，但最终确诊仍须依据组织病理学结果。

1. 辅助检查

（1）巩膜透照试验：不透光。

（2）A 超检查：显示肿瘤内部高反射回声信号。

（3）UBM 或 B 超检查：肿瘤呈高回声实性肿块。

（4）MRI 检查：T_2WI 中呈略低信号，低于玻璃体和脑灰质，高于脑白质。

（5）FFA：充盈期弱荧光、晚期强荧光着染。

2. 病理学检查　大体上可见，肿瘤带蒂，基底面积小，附着于睫状体表面，可有基质层和邻近巩膜浸润，提示恶性肿瘤。

组织病理具有恶性肿瘤特征。肿瘤可侵入睫状体上皮下基质和邻近巩膜。镜下可见瘤体内存在色素颗粒。肿瘤细胞排列成巢状、索状和腺样结构，周围存在基底膜。肿瘤细胞有异型性，呈侵袭性生长，细胞分裂象少见。

免疫组化特点为部分角蛋白或黑色素细胞标志物［如破骨细胞关联受体（OSCAR）、CK7、S-100 和 MITF 等］阳性，以及腺体周围基底膜 PAS 染色阳性。

3. 组织测序检查　组织测序可检测到 $BRAF^{V600E}$ 突变，未见 *GNAQ* 或 *GNA11* 突变。

4. 诊断要点　①多见于成年人，一般为单眼发病。②常有眼外伤或眼内炎病史。③早期隐匿，肿瘤增大可引起晶状体切迹、白内障、晶状体半脱位、继发性青光眼等。④巩膜透照试验不透光。⑤UBM 或 B 超显示睫状体部位高回声实性肿块。⑥病理学检查，肿瘤细胞排列成巢状、索状和腺样结构，周围存在基底膜。肿瘤细胞有异型性，呈侵袭性生长。⑦免疫组化染色 CK、S-100、PAS 等呈阳性。

（二）鉴别诊断

1. 睫状体无色素上皮腺瘤　起源于睫状体的无色素上皮层，呈灰白色、无色素沉着、结节状的实性肿物，一般位于睫状体内表面，不累及上皮下基质、前房角和巩膜。临床表现较为隐匿，可并发白内障、晶状体脱位和眼内炎症等。巩膜透照试验阳性。组织病理学镜下显示为增生性的无色素上皮细胞，分化良好，缺乏病理性核分裂。

2. **睫状体色素上皮腺瘤** 大体病理上，肿瘤附着于睫状体色素上皮表面，基底较小，部分带蒂，不累及睫状体基质和巩膜。组织病理上，细胞未见明显异型性和病理性核分裂，未见浸润性生长。

睫状体黑色素瘤、睫状体黑色素细胞瘤的鉴别

诊断参见第四节睫状体色素上皮腺瘤。

四、治疗和预后

治疗原则与睫状体色素上皮腺瘤类同，以手术治疗为主，可根据肿瘤大小、范围和并发症情况选择局部切除术或眼球摘除术。视力预后取决于肿瘤大小和范围。预后佳。

第六节　睫状体平滑肌瘤

睫状体平滑肌瘤（leiomyoma of ciliary body）在眼内平滑肌瘤中约占73.8%，年轻女性多见。瘤体主要向脉络膜生长，也可向虹膜、巩膜方向扩展，体积较大时明显隆起于玻璃体腔，引起视力下降。睫状体平滑肌瘤属于良性肿瘤，恶变概率低，治疗以手术切除为主，预后良好。

一、病因和发病机制

睫状体平滑肌瘤根据起源不同分为两种亚型。其中一型起源于神经嵴来源的睫状肌，又被称为中外胚叶平滑肌瘤（mesectodermal leiomyoma），具有肌源性和神经源性相结合的形态特征。另一亚型被认为起源于睫状体血管的平滑肌细胞，为中胚叶来源。睫状体平滑肌瘤在临床上较为罕见，发病机制尚不明确。

二、临床表现

睫状体平滑肌瘤位于睫状体，通常呈圆球形或结节状，由于部位隐蔽，早期不易发现。当瘤体明显增大时，患者出现视力渐进性下降，可伴视物遮挡、眼球胀痛等。睫状体平滑肌瘤可表现为无色素

或有色素，其中约60%为无色素肿物。瘤体部位表层巩膜血管扩张，同时肿瘤向前发展推挤虹膜根部向前移位可引起房角狭窄，共同导致继发性青光眼。肿瘤向睫状体上腔内及前部脉络膜内进行性生长时，可引起巩膜局限性膨隆、晶状体移位和渗出性视网膜脱离。

三、诊断与鉴别诊断

（一）诊断

睫状体平滑肌瘤因位置隐蔽，外观缺乏特异性而不易被发现和准确诊断。结合患者病史、临床表现、影像学检查等有助于该病诊断，但最终确诊仍须依据组织病理和免疫组化。

1. **辅助检查**

（1）巩膜透照试验：鉴别睫状体平滑肌瘤与黑色素瘤的重要临床检查方法。睫状体平滑肌瘤透照时易透光，而恶性黑色素瘤透光性低于周围组织。须注意的是，当睫状体平滑肌瘤体积较大或表面富含色素时，巩膜透照试验可呈阴性。

（2）影像学检查：荧光素眼底血管造影检查显示肿块内血管丰富。UBM或B超通常提示眼内光滑且边界清晰的低、中回声球形占位性病

变，瘤体内部回声均匀或稍不均，彩色多普勒可见血流信号；超声造影可见瘤体完全充盈，非浸润性生长（图 22-6-1）。B 超还可用于监测肿瘤局部切除术后病灶复发情况。CT 检查显示睫状体区宽基底且边界清楚的软组织占位。MRI 检查示该瘤与黑色素瘤特征相仿，表现为 T_1WI 等或高信号，T_2WI 等或低信号，增强扫描后瘤体明显强化。

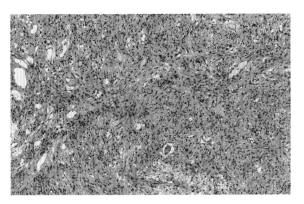

图 22-6-2　左眼睫状体平滑肌瘤病理图片（HE 染色，×40）

肿瘤组织由交叉排列或紧密排列的束状梭形细胞构成，无色素颗粒。

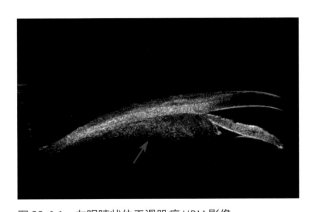

图 22-6-1　左眼睫状体平滑肌瘤 UBM 影像

左眼 2∶00 至 3∶00 位虹膜后方睫状体处可见中低回声团（红色箭头），边界清晰。

2. **病理学检查**　大体上，肿瘤多呈白色、圆球状实性肿块，切面质地致密均质。光镜下，肿瘤细胞呈梭形，无色素，胞浆丰富并有大量的纤维状胞浆凸起，瘤细胞交叉或紧密束状排列（图 22-6-2）。细胞内可见嗜酸性原纤维，Masson 染色后呈红色，磷钨酸苏木素（PTAH）染色后呈紫色，具有诊断价值。电镜下，肿瘤细胞胞浆内存在束状平行纤维丝及纺锤状致密物等平滑肌瘤典型超微结构。

免疫组织化学检查，MSA 及 SMA 呈阳性，黑色素瘤标志物 HMB45、Melan-A 及神经胶质细胞标志物 GFAP 呈阴性，仅中胚叶来源的平滑肌瘤亚型其神经源性标志物 S-100 及 NSE 呈阴性，而中外胚叶平滑肌瘤因起源于多潜能神经外胚层细胞，故 S-100、NSE 和 CD56 染色可呈阳性。免疫组织化学检查有助于本病与其他梭形细胞性肿瘤的鉴别。

由于临床和影像学表现均缺乏特异性，睫状体平滑肌瘤的临床诊断和鉴别诊断较困难。如患者年龄较轻，特别是患者为青年女性，肿瘤位于睫状体，且生长缓慢，临床上判断良性肿瘤可能性大时，可先行组织活检辅助诊断。

3. **诊断要点**　①睫状体区圆球形或结节状实性肿物；②发病年龄较轻，尤其好发于青年女性；③巩膜透照试验多为阳性；④B 超示眼内光滑且边界清晰的低、中回声球形占位；⑤电镜下胞浆内束状平行的纤维丝；⑥光镜下紧密束状排列的无色素性梭形细胞；⑦免疫组化染色 MSA、SMA 阳性，HMB45、Melan-A、GFAP 等阴性，中外胚叶平滑肌瘤神经源性标志物 S-100、NSE 及 CD56 阳性，而中胚叶来源亚型神经源性标志物均为阴性。

（二）鉴别诊断

1. **睫状体无色素性黑色素瘤**　发生于睫状体部位的恶性肿瘤，其组织来源于睫状体基质内黑色素细胞的恶变。瘤体较大时，可有眼前黑影遮挡，视力下降。裂隙灯显微镜检查，散瞳后可见睫状体占位性肿物，前房变浅等改变。UBM 及 B 超检查，可显示肿瘤大小、位置等。MRI 检查对肿瘤性质判断起到一定参考价值。临床特征上有时难以鉴别，组织病理学检查和免疫组化染色是诊断"金标准"。该病 HMB45、Melan-A、S-100、

MITF、酪氨酸酶及 SOX10 等阳性，而平滑肌瘤 HMB45、Melan-A 染色呈阴性，MSA、SMA 染色呈阳性。

2. **睫状体神经鞘瘤** 又称施万细胞瘤（Schwannoma），由施万细胞异常增殖形成，属于良性末梢神经肿瘤。常表现为局限性、孤立性和无色素性的实性肿物，生长缓慢，瘤体表面光滑，有完整的包膜，边界清楚。荧光素眼底血管造影显示瘤体血管不充盈，巩膜透照试验阴性。病理学上，肿瘤细胞呈梭形，胞核细长深染，无明显核仁，呈栅栏状或束状排列，或表现为由星形细胞、卵圆形细胞以及小空泡组成的疏松黏液样区。免疫组化染色，神经源性标志物 S-100 及 NSE 呈强阳性，而上皮源性标记物 CK、肌源性标记物 vimentin、desmin 以及神经胶质细胞标记物 GFAP 等均为阴性。

3. **睫状体神经纤维瘤** 神经纤维瘤是一种由周围神经纤维增生而形成的良性肿瘤组织，发生在睫状体者少见。肿瘤致密，表面光滑，边界清晰，呈瓷白色。UBM 示瘤体区域呈均匀高回声。光镜下与一般神经纤维瘤组织结构大致相同，细胞核呈梭形，深染，部分弯曲成波纹状，交错排列。

Masson 染色显示肿瘤组织呈棕黄色，巩膜胶原纤维呈绿色，睫状肌呈红色。免疫组化染色显示肿瘤组织神经丝蛋白（NF）染色阳性。

四、治疗

（一）观察随访

睫状体平滑肌瘤属于良性肿瘤，在诊断明确的前提下，若患者无明显症状且肿瘤生长缓慢，可暂不治疗，定期随访观察。

（二）手术治疗

主要治疗方法。由于睫状体平滑肌瘤极少恶变且预后良好，依据活检等方法明确病理诊断后，可早期施行局部巩膜下或巩膜板层下肿瘤切除术，最大程度保留眼部结构和功能。当肿瘤位于脉络膜上腔时，可通过巩膜下或巩膜板层下肿瘤切除术，切除瘤体保留完整的葡萄膜。若肿瘤生长累及脉络膜，引起视网膜脱离，可合并玻璃体手术及视网膜脱离复位术。若肿瘤瘤体巨大，视功能严重受损或合并其他严重并发症，局部手术切除难度大且效果不佳，则须考虑行眼球摘除术。

第七节　睫状体神经源性肿瘤

睫状体神经源性肿瘤包括胶质神经瘤、神经鞘瘤、神经纤维瘤等。

一、睫状体胶质神经瘤

睫状体胶质神经瘤（glioneuroma of ciliary body）属于良性肿瘤，多数不会恶变，发病极为罕见。

（一）病因和发病机制

睫状体胶质神经瘤起源于原始视杯前缘上皮组织，属于良性迷芽瘤，内含胶质细胞和神经元成分。

（二）临床表现

睫状体胶质神经瘤多数出生时即存在，生长较为缓慢，常位于鼻下或颞下方虹膜睫状体区，瘤体呈白色或肉色，类球形，边界清楚。患者可出现眼压高，邻近角膜和晶状体混浊，可伴有邻近的脉络膜或视网膜缺损等，导致视力下降。肿瘤可向前方生长，将周边虹膜顶起而呈局限膨隆状；肿瘤也可向后方生长,充分散瞳后,检眼镜下可见球形或半球形实性肿物向玻璃体方向生长,表面覆盖有薄膜状物,伴有局部视网膜脱离。

(三)诊断与鉴别诊断

1. **诊断** 通常依赖临床表现和组织病理学进行诊断。对于临床上怀疑的无色素性睫状体肿物,应行组织病理学检查以明确诊断。肿瘤大体上呈灰白色外观,有较完整的色素上皮覆盖。光镜下表现为和脑组织相似的肿瘤组织,由分化较好的神经胶质细胞(多数为星形胶质细胞)和神经元细胞组成,细胞间可见胶质原纤维。免疫组织化学染色,神经胶质成分 GFAP(+),神经元成分突触素和 NF(+)。神经源性标志物 S-100 蛋白和 NSE 阳性,肌源性标志物表达阴性。邻近的视网膜发育不良,常有脉络膜视网膜缺损。邻近的虹膜上皮可具有胎儿样外观。

2. **鉴别诊断** 临床检查中,肿物外观与其他无色素性睫状体肿物难以区分,包括睫状体其他神经源性肿瘤(神经鞘瘤和神经纤维瘤)、无色素性黑色素瘤、畸胎瘤型睫状体髓样上皮瘤等。通常行病理学检查(常规染色和免疫组化染色)以鉴别。

(四)治疗和预后

较小的睫状体胶质神经瘤且视力良好者可随访观察。导致进行性视力下降应考虑手术局部切除,并行组织病理切片以明确诊断。肿瘤巨大者可行眼球摘除术。手术治疗预后佳。

二、睫状体神经鞘瘤

睫状体神经鞘瘤(Schwannoma of ciliary body)是一种起源于施万细胞的神经外胚层肿瘤,属于具有包膜的良性肿瘤,很少发生恶变。

(一)病因和发病机制

发病极为罕见,目前认为眼内神经鞘瘤均起源于睫状神经周围施万细胞的异常增生,最终累及睫状体乃至虹膜或脉络膜。

(二)临床表现

肿瘤最常发生于睫状体下部或鼻下部,表现为睫状体局限性、孤立性和无色素性的实性肿物,呈圆顶状。睫状体神经鞘瘤通常生长速度缓慢,瘤体表面光滑,包膜完整,边界清楚,无前哨血管。部分患者出现视力下降。如肿瘤生长至眼球赤道部后,患者可出现视网膜脱离。

(三)诊断与鉴别诊断

1. **诊断** 巩膜透光试验阳性。FFA、超声检查和 MRI 检查表现与睫状体无色素性黑色素瘤类同,明确诊断依赖于病理学检查。大体上,肿瘤为表面棕褐色、切面灰白色的实性肿瘤。组织病理学上,肿瘤由单纯的施万细胞增殖形成,可分为 Antoni A 型区和 Antoni B 型区。Antoni A 型区由密集的梭形细胞组成,胞核呈扭曲的长椭圆形,无明显核仁,常有核内空泡,胞质呈嗜酸性。细胞互相紧密平行排列呈栅栏状或不完全的旋涡状,称为 Verocay 小体。Antoni B 型区细胞稀少,胞核呈圆形或近圆形,细胞网状排列呈疏松的黏液样区。免疫组织化学染色有助于诊断,神经源性标志物 S-100 和 NSE 呈强阳性反应,也可表达 SOX10、CD57(LEU7)、calretinin、GFAP、collagen Ⅳ和 laminin 等。上皮源性标志物(CK)、肌源性标志物[波形蛋白(vimentin)、结蛋白(desmin)]、神经胶质细胞标志物(GFAP)以及黑色素标志物(Melan-A、HMB45)通常为阴性。透射电镜可见细胞外基质中长间隔胶原(Luse 体)。

2. **鉴别诊断** 睫状体神经鞘瘤须与睫状体平滑肌瘤、神经纤维瘤、恶性周围神经鞘瘤、黑色素瘤和纤维组织细胞瘤等相鉴别,主要依靠组织病理学确诊。

(四)治疗和预后

较小的睫状体神经鞘瘤且视力良好者可随访观察。与进行性视力下降相关的睫状体神经鞘瘤应考虑板层巩膜葡萄膜切除术等局部肿瘤切除术,并行组织病理检查以明确诊断。对巨大的睫状体神经鞘瘤,应行眼球摘除术。该病属良性肿瘤,无转移风险,预后佳。

三、睫状体神经纤维瘤

神经纤维瘤(neurofibroma)是一种由周围神经纤维增生而形成的良性肿瘤,发生于睫状体者罕见。

(一)病因和发病机制

目前认为睫状体神经纤维瘤起源于睫状神经的周围神经纤维,通常与1型神经纤维瘤病有关。

(二)临床表现

病变可为孤立性,或并发于1型神经纤维瘤病。表现为无色素性肿物,与施万细胞瘤相似,与无色素性黑色素瘤难以鉴别。肿瘤持续缓慢生长,可引起继发性青光眼,巨大者可引起眼球严重变形和视功能丧失。

(三)诊断与鉴别诊断

1. **诊断**　诊断主要依靠临床表现和组织病理学检查,伴或不伴有其他部位神经纤维瘤病的特征或神经纤维瘤病家族史。UBM检查示睫状体病变内回声均匀,回声强。其他表现包括虹膜Lisch结节,脉络膜双侧多个色素性病变等。组织病理学检查示肿瘤边界清晰,表面光滑,瓷白色,无色素,组织致密。光镜下与一般神经纤维瘤组织结构大致相同,由神经鞘细胞、成纤维细胞和神经轴突纤维组成,细胞核呈梭形,深染,部分弯曲成波纹状,交错排列,部分区域排列较疏松。Masson染色示肿瘤组织呈棕黄色,巩膜胶原纤维呈绿色,睫状肌呈红色,可见神经纤维束而神经鞘瘤无此结构。神经丝蛋白染色呈阳性反应,Van Gieson染色显示肿瘤组织呈黄色,巩膜胶原纤维呈红色。

2. **鉴别诊断**　睫状体神经纤维瘤应与其他无色素睫状体肿瘤鉴别,如神经鞘瘤、胶质神经瘤和无色素性黑色素瘤等,主要依靠组织病理学检查。全身神经纤维瘤病的表现有助于提示诊断,但不能排除黑色素瘤的可能。

(四)治疗和预后

临床诊断明确可行肿瘤局部切除术,但多数患者因临床诊断与黑色素瘤难以鉴别而行眼球摘除术或放射治疗。Lisch结节可仅作随访观察。预后可。

参考文献

1. WEISBROD D J, PAVLIN C J, EMARA K, et al. Small ciliary body tumors: Ultrasound biomicroscopic assessment and follow-up of 42 patients. Am J Ophthalmol, 2006, 141(4): 622-628.

2. MARIGO F A, FINGER P T. Anterior segment tumors: current concepts and innovations. Surv Ophthalmol, 2003, 48(6): 569-593.

3. BIANCIOTTO C, SHIELDS C L, GUZMAN J M, et al. Assessment of anterior segment tumors with ultrasound biomicroscopy versus anterior segment optical coherence tomography in 200 cases. Ophthalmology, 2011, 118(7): 1297-1302.

4. SHIELDS C L, SHIELDS J A, GROSS N E, et al. Survey of 520 eyes with uveal metastases. Ophthalmology, 1997, 104(8): 1265-1276.

5. SHIELDS J A, EAGLE R C, SHIELDS C L, et al. Acquired neoplasms of the nonpigmented ciliary epithelium (adenoma and adenocarcinoma). Ophthalmology, 1996, 103(12): 2007-2016.

6. YAN J, LIU X, ZHANG P, et al. Acquired adenoma of the nonpigmented ciliary epithelium: Analysis of five cases. Graefes Arch Clin Exp Ophthalmol, 2015, 253(4): 637-644.

7. 高飞,顼晓琳,张旭,等. 2010—2019年167例经局部切除术治疗的睫状体肿物的临床组织病理构成分析. 眼科, 2020, 29(05): 391-395.

8. SHIELDS J A, EAGLE R C, FERGUSON K, et al. Tumors of the nonpigmented epithelium of the ciliary body: The Lorenz E. Zimmerman tribute lecture. Retina, 2015, 35(5): 957-965.

9. GROSSNIKLAUS H E, ZIMMERMAN L E, KACHMER M L. Pleomorphic adenocarcinoma of the ciliary body. Immunohistochemical and electron microscopic features. Ophthalmology, 1990, 97(6): 763-768.

10. HANBAZAZH M, BARRANTES P C, DEVIENCE E, et al. Overlapping immunohistochemical features of adenocarcinoma of the nonpigmented ciliary body

epithelium and renal cell carcinoma. Am J Ophthalmol, 2021, 226: 191-200.

11. KUMAR J B, PROIA A D, MRUTHYUNJAYA P, et al. Primary adenocarcinoma of pigmented ciliary epithelium in a phthisical eye. Surv Ophthalmol, 2016, 61(4): 502-505.

12. CHÉVEZ-BARRIOS P, SCHAFFNER D L, BARRIOS R, et al. Expression of the rasT24 oncogene in the ciliary body pigment epithelium and retinal pigment epithelium results in hyperplasia, adenoma, and adenocarcinoma. Am J Pathol, 1993, 143(1): 20-28.

13. PAPALE J J, AKIWAMA K, HIROSE T, et al. Adenocarcinoma of the ciliary body pigment epithelium in a child. Arch Ophthalmol, 1984, 102(1): 100-103.

14. SCHALENBOURG A, COUPLAND S, KACPEREK A, et al. Iridocyclectomy for neovascular glaucoma caused by proton-beam radiotherapy of pigmented ciliary adenocarcinoma. Graefes Arch Clin Exp Ophthalmol, 2008, 246(10): 1499-1501.

15. SHIELDS J A, SHIELDS C L. Tumors and related lesions of the pigmented epithelium. Asia Pac J Ophthalmol(Phila), 2017, 6(2): 215-223.

16. ODASHIRO A N, FERNANDES B F, AL-KANDARI A, et al. Report of two cases of ciliary body mesectodermal leiomyoma: unique expression of neural markers. Ophthalmology, 2007, 114(1): 157-161.

17. SHIELDS J A, SHIELDS C L, EAGLE R C. Mesectodermal leiomyoma of the ciliary body managed by partial lamellar iridocyclochoroidectomy. Ophthalmology, 1989, 96(9): 1369-1376.

18. TOMAR A S, FINGER P T, IACOB C E. Intraocular leiomyoma: Current concepts. Surv Ophthalmol, 2020, 65(4): 421-437.

19. ADDISON D J, FONT R L. Glioneuroma of iris and ciliary body. Arch Ophthalmol, 1984, 102(3): 419-421.

20. YOU J Y, FINGER P T, IACOB C, et al. Intraocular schwannoma. Surv Ophthalmol, 2013, 58: 77-85.

21. KÜCHLE M, HOLBACH L, SCHLÖTZER-SCHREHARDT U, et al. Schwannoma of the ciliary body treated by block excision. Br J Ophthalmol, 1994, 78(5): 397-400.

22. 毕颖文, 陈荣家. 60 例睫状体占位性病变的临床病理统计分析. 中国实用眼科杂志, 2005, 23(10): 1020-1024.

23. ZHENG Y, GU X, YAO Y, et al. Adenomas of the ciliary body epithelium: Clinics, histopathology and management. Br J Ophthalmol, 2024, 108(6): 826—832.

23
CHAPTER

第二十三章

脉络膜肿瘤

脉络膜肿瘤是成人最常见的眼内肿瘤，分为良性肿瘤、恶性肿瘤和脉络膜转移癌。脉络膜恶性肿瘤以脉络膜黑色素瘤最常见，是成年人最多见的一种眼内恶性肿瘤，将单独成章论述。脉络膜良性肿瘤包括脉络膜痣、脉络膜血管瘤和脉络膜骨瘤。

第一节　脉络膜痣

脉络膜痣是脉络膜的色素痣，是最常见的眼内良性肿瘤。根据国际眼黑色素瘤研究小组（Collaborative Ocular Melanoma Study）的定义，脉络膜痣特指一种最大直径小于5mm，高度小于1mm的脉络膜黑色素细胞病变。它们通常是无症状的，在常规检查中偶然发现，无须特殊治疗。但是，当脉络膜痣并发脉络膜新生血管（choroidal neo-vascularization，CNV）或者产生继发性视网膜下积液（sub-retinal fluid，SRF）时，可引起视力障碍。脉络膜痣的临床难点在于将其与小的黑色素瘤区分开来，以及明确其恶变风险。

一、病因和发病机制

痣常指源自神经嵴的正常或非典型黑色素细胞组成的良性肿瘤，脉络膜痣多位于眼球赤道部以后。脉络膜痣是否为先天性病变一直存在争议，部分病例证据支持其为出生后发生的获得性病变。脉络膜痣的个数及厚度与年龄成正相关。

脉络膜痣的患病率为0.15%～10%。白种人的脉络膜痣患病率相对较高。脉络膜痣与雌激素水平、身体质量指数相关。脉络膜痣恶变为脉络膜黑色素瘤少见。

二、临床表现

痣的大小、性状、位置等特征在不同人群中并没有明显差异。脉络膜痣大多均匀分布于眼球后极，其中直径大于3mm的痣更容易出现在颞侧视网膜。

（一）症状

脉络膜痣一般无明显症状，常在眼科检查时偶然发现。部分患者可有视力下降、视物变形、视野缺损或视力丧失的症状，多为痣生长位置特殊或继发改变所致。生长在黄斑或视盘附近的脉络膜痣可随生长直接影响黄斑及视盘，进而影响视力。

（二）体征

脉络膜痣呈扁平或轻度隆起，高度一般不超过2mm，大多边界清楚。根据细胞色素量多少，脉络膜痣可分为色素性和非色素性两类，色素性多见。同一眼底可有单个或多个脉络膜痣，也可双眼发病。部分脉络膜痣可伴发视网膜下积液或脉络膜新生血管，引起浆液性视网膜脱离、出血、渗出等。

脉络膜痣存在变异现象，约8%的脉络膜痣基底部直径大于10mm，为巨大脉络膜痣。由于其基底大较厚，易被误诊为脉络膜黑色素瘤。巨大脉络膜痣恶变概率高。

（三）影像学表现

1. **眼底彩色照相**　是临床发现脉络膜色素痣

最常用方法。脉络膜痣常为扁平的、略微隆起的病灶,有或无色素沉着(图23-1-1)。由于视网膜色素上皮对脉络膜痣的遮挡,痣与周边组织的反差较小,眼底照相难以发现较小的脉络膜痣。同时,眼底彩色照相只能观察病灶平面形态,无法了解深层结构特征及进行量化研究。

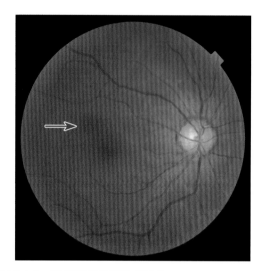

图23-1-1 脉络膜痣患者眼底照片

箭头所指,黄斑颞上方见扁平微隆起的灰黑色病灶。

2. **眼底自发荧光(FAF)** FAF表现为均匀的高自发荧光,含色素较多的脉络膜痣在图像中表现为相对的低荧光,含色素较少的则表现为较多的高荧光,可能与黑色素对光线的吸收有关。此外,脉络膜痣上方视网膜色素上皮(RPE)发生慢性萎缩时可表现为低荧光。当伴有视网膜下积液、玻璃膜疣、橙色脂褐素沉积时表现为高荧光。

3. **光学相干断层扫描** OCT在脉络膜痣的诊断和随访中具有重要价值。增强深部成像OCT(enhanced depth imaging optical coherence tomography,EDI-OCT)可用于观测视网膜、脉络膜的微小变化。EDI-OCT可显示B超无法探及的脉络膜痣病灶或视网膜下积液。EDI-OCT可见脉络膜痣上方的脉络膜毛细血管变薄、RPE萎缩、感光细胞损伤,以及椭圆体带不连续等表现。部分伴有周围晕的脉络膜痣在EDI-OCT上可观察到视网膜色素上皮和巩膜内边界之间存在的纺锤形中低反射带及巩膜局灶性后突,可造成色素痣厚度的低估。当出现视网膜下积液及橙色脂褐素沉积改变时,须警惕黑色素瘤的存在。扫频OCT(swept source optical coherence tomography,SS-OCT)更清晰地显示含有色素的脉络膜痣内部结构,包括脉络膜痣内部的脉络膜毛细血管异常、颗粒状改变及空腔样结构(图23-1-2)。

图23-1-2 脉络膜痣OCT图像

SS-OCT扫描可见脉络膜痣内部的脉络膜毛细血管萎缩、被高反射颗粒状结构取代,其后方信号遮挡。

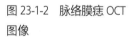
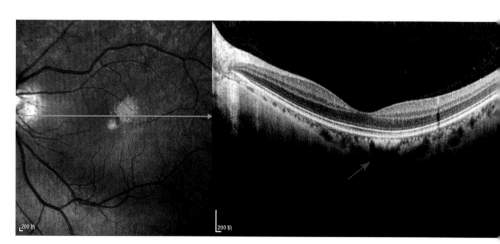

4. **荧光素眼底血管造影** FFA主要用于观察视网膜下积液及视网膜色素上皮渗漏情况,或判断是否并发脉络膜新生血管膜。脉络膜痣在荧光素眼底血管造影表现为弱荧光。

5. **B超** 可观察脉络膜痣的整体形态并监测大小变化。但由于脉络膜痣多为扁平状,B超难以精确测量,同时结果也易受检查者配合程度影响。B超检查,脉络膜痣内部反射率较高,可与脉络膜黑色素瘤内部低到中等的反射率相鉴别。

三、诊断与鉴别诊断

（一）诊断

脉络膜痣通常有明确的边缘，平坦或略微隆起，最大直径小于 5mm，高度一般不超过 2mm，其大小保持稳定。随着时间的推移，脉络膜痣上可以有玻璃膜疣沉积以及视网膜色素上皮的萎缩、增生或纤维化。FFA 一般表现为弱荧光。OCT 显示脉络膜毛细血管变薄、视网膜色素上皮萎缩、感光细胞损伤，以及椭圆体带不连续等表现。

（二）鉴别诊断

1. **脉络膜黑色素瘤** 脉络膜黑色素瘤早期与脉络膜痣形态相近，难以鉴别，当病灶隆起高度超过 2mm 时须密切观察，影像学表现可作为鉴别诊断的依据。由于受黑色素瘤的影响，视网膜色素上皮细胞内溶酶体功能降低，脂褐素沉积，FAF 可出现因橙色脂褐素堆积而产生的高荧光改变。黑色素瘤瘤体血管丰富，FFA 早期可有斑驳状的强荧光或晚期荧光渗漏。

2. **视网膜色素上皮反应性增生** 有眼部外伤史及脉络膜视网膜炎症病史，病灶处出现反应性的色素上皮增生，为扁平、不规则的黑色斑块，通常为多灶性，常伴有白色的神经胶质增生。

3. **视网膜下出血** 老年性黄斑变性、息肉状脉络膜血管病变等可以引起视网膜下出血，可表现为后极部圆形或者半椭圆形暗红色隆起病灶。

OCT 扫描视网膜下出血表现为突出脉络膜平面的高反射团块，可伴有视网膜脱离。荧光素眼底血管造影（FFA）显示出血处荧光遮蔽，出血较少时 FFA 和吲哚菁绿血管造影（ICGA）可见病灶处异常的血管网以及荧光渗漏。

四、治疗

脉络膜痣一般不需要治疗。合并视网膜下积液、脉络膜新生血管形成产生相关症状时须考虑治疗。视网膜激光光凝疗法、玻璃体腔注射抗 VEGF 药物、经瞳孔温热疗法（TTT）、光动力疗法（PDT）可用于治疗伴有视网膜下积液的脉络膜痣。视网膜激光光凝治疗脉络膜痣效果明显，对脉络膜痣表面进行光凝治疗后 6 周，可见视网膜下积液吸收，随访 1 年未见复发。PDT 可用于治疗伴有黄斑中心凹下积液的脉络膜痣，PDT 后脉络膜痣的视网膜下积液明显吸收，部分可完全吸收。抗 VEGF 药物可用于治疗脉络膜新生血管。

须警惕脉络膜痣恶变，恶变的危险因素包括：出现闪光感、飞蚊症或视物模糊等相关视觉症状，直径大于 5mm，厚度大于 2mm，距视盘边缘小于 3mm，痣周边晕圈消失，OCT 显示存在视网膜下积液，B 超显示内部挖空表现，FAF 显示橘红脂样色素高荧光改变等。上述危险因素愈多的脉络膜痣，恶变概率愈大；而不具有以上危险因素的脉络膜痣，5 年内恶变风险仅为 1%。

第二节　脉络膜血管瘤

脉络膜血管瘤（choroidal hemangioma，CH）是一类因先天性血管发育畸形而形成的良性错构瘤。临床上根据脉络膜受累的程度和范围不同，分为孤立性（circumscribed choroidal hemangioma，CCH）和弥漫性（diffused choroidal hemangioma，DCH）两种，可合并渗出性视网膜脱离、视网膜变性、青光眼等并发症。

孤立性脉络膜血管瘤病灶孤立、散发且边界清晰，男性发病率略高于女性，没有任何相关的局部或全身异常。患者常在20～40岁之间，由于合并渗出性视网膜脱离或黄斑水肿，导致视觉障碍而就诊时被发现。

弥漫性脉络膜血管瘤病灶广泛侵入脉络膜，瘤体边界不清，常与其他系统的脉管畸形合并出现，比较常见的有 Sturge-Weber 综合征（Sturge-Weber syndrome，SWS）、色素性血管性斑痣性错构瘤病（phakomatosis pigmentovascularis，PPV）。临床上，至少一半的 SWS 患者存在 DCH，故本章对 SWS 进行论述。SWS 是一种罕见的先天性神经皮肤综合征，以面部葡萄酒色斑、软脑膜毛细血管畸形、眼部脉络膜血管瘤和青光眼等为特征。

一、病因和发病机制

脉络膜血管瘤的相关基因突变主要为 *GNAQ* 位点上的突变，且在 CCH 和 DCH 中突变类型不同。CCH 主要是密码子 *Q209* 发生突变，类似于眼内黑色素细胞瘤；DCH 是密码子 *R183* 发生突变。两种突变均具有正向表达，能够过度激活下游的丝裂原蛋白激酶。但其对于 G 蛋白中 α 亚基的结构和信号强度有着不同影响，*Q209* 突变的影响程度更强。

SWS 是由 *GNAQ* 基因中的体细胞镶嵌突变引起。这种突变在孕早期发生，诱导神经细胞前体发育受损，导致特征性中枢神经系统、皮肤及眼部改变。突变导致正常编码序列的破坏，引起细胞增殖和凋亡的抑制，最终导致 SWS 发生。

二、临床表现

（一）孤立性脉络膜血管瘤

1. **症状** 先天性疾病，但早期通常无明显症状，直到20～40岁出现症状而就诊，一般单眼发病。如果黄斑被瘤体或继发的脉络膜新生血管所累及，则出现视力下降，晚期可表现为视力减退、视物变形或伴有继发性青光眼症状。

2. **体征** CCH 多位于后极部，大小不等，眼底可见边界清楚的橘红色球形隆起，瘤体表面视网膜可有色素沉着及黄白色纤维组织增生。临床症状多由瘤体合并的视网膜下积液及渗出性视网膜脱离导致。脉络膜血管瘤所引起的慢性视网膜脱离导致视网膜的缺血缺氧、视网膜新生血管形成。其他相关的继发性病变包括脉络膜毛细血管变性、视网膜色素上皮的局灶性增生、黄斑囊样水肿、视网膜劈裂和视网膜脉络膜骨化等。

3. **辅助检查**

（1）检眼镜或眼底照相：后极部椭圆形橙色占位，边界不清（图23-2-1）。有症状的患者通常伴有视网膜下积液；病灶平均直径小于6mm，厚度小于3mm；并发症包括瘤体表面纤维增生、囊样视网膜变性、视网膜色素上皮变性和视网膜下纤维化。

（2）超声检查：①A 超，表现为脉络膜血管瘤内部高反射率；②B 超，显示为近后极部及视盘部位前缘锐利的实性病灶，即轮廓平滑的圆顶形脉络膜肿块（图23-2-2），回声特征与周围正常脉络膜组织相

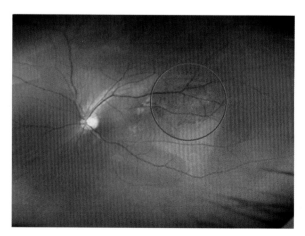

图 23-2-1　左眼孤立性脉络膜血管瘤患者的广角眼底照片

左眼颞上方视网膜橘红色近似球形隆起的占位病灶，直径约4PD。

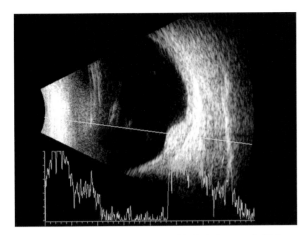

图 23-2-2 右眼孤立性脉络膜血管瘤患者 A、B 超影像

A 超，血管瘤内部高反射率；B 超，右眼近后极部及视盘附近见局限性扁平实性隆起，边界清楚，前缘光滑；内部回声均匀，回声与正常脉络膜组织回声一致。

似，合并视网膜脱离者可见玻璃体腔内强回声光带；③彩色多普勒，灰阶图像可能显示为眼球后极部梭形、卵圆形或盘状肿块，边界清楚且轮廓光滑，内部回声多而强，分布均匀，声衰减中等，无挖空现象。彩色图像可观察到隆起的病灶内血流极其丰富，可呈"血管池"样充满瘤体内，亦可表现为密集弥散星点分布的混杂血流。频谱显示既有较低阻力的动脉血流波形，又有丰富的静脉血流波形。

（3）眼底血管造影：FFA 早期表现为病变瘤体的粗大血管，瘤体较厚区域表现为荧光遮蔽，瘤体表面的视网膜毛细血管纹理紊乱。ICGA 表现为瘤体区域卷发样粗大的血管，呈强荧光表现（图 23-2-3）。造影晚期，FFA 表现为瘤体区斑驳荧光背景中的针尖样强荧光点，以及局部荧光积聚而成的"多湖"外观。ICGA 由于晚期血管瘤中的染料逸出，与周围正常脉络膜相比出现相对弱荧光，被称为"冲刷"现象（图 23-2-4）。

（4）增强深部成像的相干光断层扫描：瘤体区域可见视网膜色素上皮局部高耸隆起，可伴有视网膜下积液或囊样黄斑水肿。部分患者可以观察到中、大型脉络膜血管扩张，高反射物质沉积、视网膜色素上皮不规则变薄、椭圆体带缺失或不规则、外界膜缺失、外核层和外丛状层破坏、内核层不规则、内丛状层结构缺失或水肿等（图 23-2-5）。

（5）相干光断层扫描血管成像（OCTA）：可观察到脉络膜毛细血管和较深的脉络膜层中致密的不规则血管网络，且管径较周围的正常脉络膜血管更粗。OCTA 可作为一种监测治疗反应、观察治疗效果的快速工具。

（6）CT：对于瘤体较大的病例，CT 可显示出眼球后壁视盘附近的局限性弧形隆起，边缘清晰，CT 值约 40HU，增强后病灶强化明显，为高密度强化肿块，亦可区分积液与肿块。

（7）MRI：可观察到眼球后极部的梭形或椭圆形瘤体，瘤体边界清楚，信号均匀。在 T_1WI 上，瘤

图 23-2-3 CCH 早期的 FFA 和 ICGA 影像

A. FFA 影像，瘤体不规则卷发样血管，表层视网膜毛细血管充盈，呈弥漫强荧光，其间夹杂弱荧光斑点；
B. ICGA 影像，瘤体区域卷发样粗大血管，呈现强荧光表现。

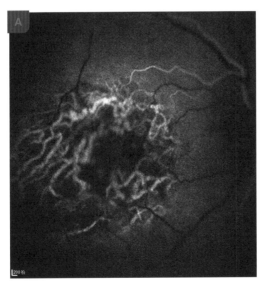
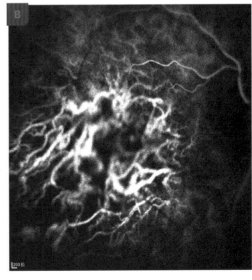

图 23-2-4　CCH 患者晚期的 FFA 和 ICGA 影像

A. FFA 影像，瘤体区斑驳荧光背景中的针尖样强荧光点，以及荧光积聚池；
B. ICGA 影像，瘤体较周边脉络膜弱荧光改变，即"冲刷"现象。

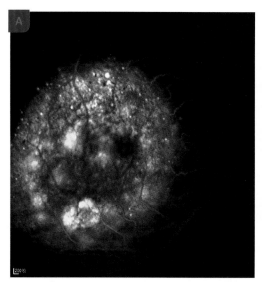
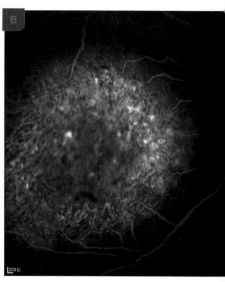

图 23-2-5　CCH 患者 OCT 影像

右眼黄斑区视网膜色素上皮 - 脉络膜光带向前隆起，为下方脉络膜血管瘤推顶所致；瘤体上方伴有视网膜下积液和渗出。

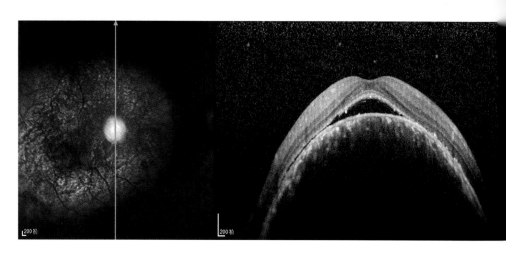

体呈等或稍高信号；在 T_2WI 上，瘤体可呈等或稍低信号。增强早期明显强化，呈橄榄核状；时间 - 信号强度曲线速升缓降；瘤体较大者还可观察到向心性造影剂填充。这些特点有助于同脉络膜黑色素瘤进行鉴别。此外，MRI 可清晰显示继发于血管瘤的渗出性视网膜脱离及渗液信号的改变。在视网膜脱离早期，积液内蛋白含量极低，T_1WI 呈低信号，T_2WI 呈高信号；而对于陈旧性视网膜脱离，积液内蛋白含量较高，T_1WI 和 T_2WI 均呈中高信号，以此可以判断病程长短。

（8）组织学：以海绵状血管瘤为主，瘤体无包膜，但与周围正常的脉络膜组织分界较清，主要由充血扩张的畸形大血管和少许结缔组织间质构成。

（二）弥漫性脉络膜血管瘤

1. **症状**　通常影响一半以上的脉络膜，瘤体缓慢增大。DCH 可因屈光不正、中心凹畸形和渗出性视网膜脱离导致视力下降，有时可合并青光眼。虽然病变自出生以来就存在，但通常青春期之前不会引起渗出性视网膜脱离。

2. **体征**　主要表现为橙色的弥漫性脉络膜增厚，部分患者可由于局限性的脉络膜过度增厚，出现类似于 CCH 的表现，包括瘤体表面视网膜下积液和视网膜色素沉着等等。

3. **影像学检查**

（1）检眼镜或眼底照相：眼底后极部呈现橙红色的弥漫性脉络膜增厚，俗称番茄酱样改变；当伴有局限性的脉络膜过度增厚时，可观察到近似于孤立性脉络膜血管瘤的外观特征。

（2）超声检查：①A超：表现出脉络膜血管瘤内部高反射率，在病灶表面会显示一个初始的高峰值，随后是相对较高的内反射率。②B超：晚期可显示板状或全周的脉络膜增厚，脉络膜血管瘤内部回声增强，且能够观察到明显的病灶前缘和实性病灶。③超声生物显微镜：部分DCH患者中可以观察到睫状体上腔积液以及巩膜内血管的扩张。

（3）眼底血管造影：FFA显示类似于局限性脉络膜血管瘤的弥漫性渗漏。疾病早期，造影仅显示扩张的脉络膜背景荧光；疾病晚期，出现广泛的不规则强荧光区域，一些较严重的病例甚至可出现视网膜外层弥漫性多囊样的荧光积存，表现为典型的囊变和水肿。由于DCH病灶范围广，荧光素渗漏广泛且变化多样，FFA通常不具有诊断性。ICGA的荧光染料为吲哚菁绿，作为一种三碳菁染料，其与蛋白质的结合力强于荧光素钠，不易从脉络膜血管壁的孔隙间扩散渗漏，因此能够更好地显影脉络膜循环。在瘤体自身的强荧光背景下，ICGA的动脉期可显示肿瘤血管的快速充盈和强荧光。静脉期则显示当血管瘤达到最大荧光时，病灶部位均匀分布的强荧光和瘤外弥散性的强荧光斑点。伴随着染料的逐渐渗漏，晚期的特征表现为广泛弱荧光中残留着局灶性强荧光。

（4）眼底自发荧光：作为一种非侵入性的检查方法，可帮助了解DCH上覆的视网膜色素上皮情况。对于未经治疗的DCH，其瘤体内通常表现为等自发荧光或低自发荧光，而经过治疗的DCH则更多地表现为低自发荧光。瘤体内自发荧光信号与血管瘤的大小、位置或厚度无关。瘤体上覆视网膜色素上皮完整时，表现高自发荧光。视网膜色素上皮增生、萎缩和纤维化生时，通常表现出低自发荧光。治疗后，脉络膜血管瘤常见视网膜色素上皮增生，表现为自体荧光减弱。

（5）扫频相干光断层扫描：传统的OCT不能充分成像较深层的脉络膜血管，主要是因为致密的血管结构会造成色素和光的散射，以及分辨率和灵敏度的衰减。SS-OCT成像技术可以更清晰描绘出脉络膜图像，并及时地检测出脉络膜厚度的改变。SS-OCT可见瘤体区域中、大型脉络膜血管扩张，脉络膜毛细血管层萎缩，视网膜色素上皮隆起幅度增加，部分患者可伴有视网膜下积液或黄斑囊样水肿。

（6）CT：可显示眼球后壁局限性增厚，伴边界不清的密度略高肿块，并向内侧隆起，增强明显。

（7）MRI：瘤体在MRI图像上表现为眼球壁后极部最厚，越靠近睫状体越薄，形似"镰刀状"。T_1WI呈等信号或稍高信号，T_2WI呈等信号或稍低信号，增强后可明显强化。

（三）Sturge-Weber综合征

SWS临床表现多样，主要分为四种类型：①Ⅰ型，典型的Sturge-Weber综合征，表现为面部和软脑膜血管瘤，可伴有青光眼；②Ⅱ型，表现为面部血管瘤，不涉及中枢神经系统，可伴有青光眼；③Ⅲ型，表现为孤立性脑膜脑血管瘤，通常不伴有青光眼；④Ⅳ型，在Ⅰ型基础上伴有结节性硬化等全身表现。

1. **皮肤表现**　在三叉神经的上颌支和眼支分布的前额和上眼睑区域出现葡萄酒色斑。通常为单侧，出生时即存在，并可延伸至双侧面部。新生儿的色斑是扁平的，外观为浅粉红色。随着年龄的增长，可变成深红色或紫色，并可隆起于皮面（图23-2-6）。

2. **中枢神经系统表现**　SWS通常表现为进行性神经系统病变，例如癫痫发作、偏瘫、头痛、卒中样发作、行为问题、智力低下和视野缺损等。75%～100%患者有癫痫病，通常是最先出现的症状，75%的患者在1岁之前开始发作，95%的患者在5岁以前发作。到了入学年龄，癫痫发作趋于平稳，但是头痛和偏头痛问题常会加重。随着年龄增长，可出现由癫痫发作或多发性偏头痛所引起的卒中样发作，神经功能损害也会缓慢出现。成年后，大部分SWS大脑受累患者可出现局灶性神经功能

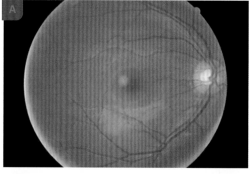

图 23-2-6 SWS 患者的皮肤表现

三叉神经的上颌支和眼支分布区域,左侧前额和上眼睑出现葡萄酒色斑。

损害,通常是偏瘫。

3. 眼部表现 大约 50% 的 SWS 患者存在眼部病变,范围涉及眼睑、角膜、前房、脉络膜和视网膜。眼睑葡萄酒色斑可引起眼部血流的病理改变,大约 50% 的 SWS 患者可观察到巩膜上存在血管扩张、

迂曲等病理改变。常见的眼部病变包括青光眼和脉络膜血管瘤,其他眼部表现包括虹膜异色症和白内障等。

(1)青光眼:先天性青光眼约占 SWS 青光眼的 60%,最常见为开角型青光眼,发病机制主要包括房角发育异常和葡萄酒色斑的异常血管系统引起的巩膜静脉压升高。在 SWS 患者中,4 岁前早期发病的青光眼绝大部分是由于房角发育异常,4 岁后发病的病例中,巩膜静脉压升高通常为主要原因。SWS 的患者也可发生急性闭角型青光眼,主要原因是晶状体受累所引起的瞳孔阻滞,以及后巩膜炎。

(2)脉络膜血管瘤:SWS 最常见的眼后节异常是脉络膜血管瘤,占患者的 20%～70%,通常以弥漫性为主。眼底呈特征性鲜红色或橘红色外观,称为"番茄酱"眼底(图 23-2-7)。弥漫性脉络膜血管

图 23-2-7 SWS 患者弥漫性脉络膜血管瘤的眼底照片和 OCT 影像

A. 右眼正常眼底照片;
B. 左眼为弥漫性脉络膜血管瘤,呈特征性橘红色外观,称为"番茄酱"眼底;
C. 右眼 OCT 显示正常的脉络膜厚度;
D. 左眼 OCT 显示脉络膜厚度异常增厚。

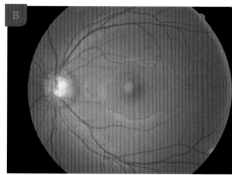

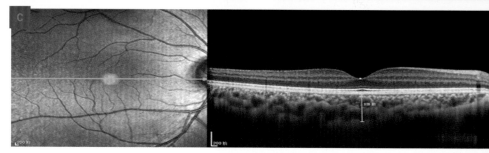

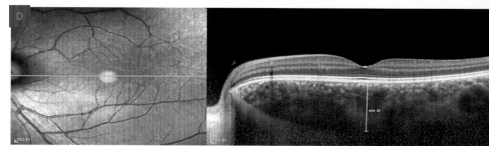

瘤早期很细微,可累及一半眼底,边界不清,一般无临床症状。晚期可因屈光不正、中心凹畸形或渗出性视网膜脱离而导致视力下降。

三、诊断与鉴别诊断

（一）孤立性脉络膜血管瘤

1. **诊断** 孤立性脉络膜血管瘤的诊断要点：①视力下降等临床症状通常发生在 20～40 岁；②病灶通常位于后极部近视盘处；③病灶厚度不超过 3mm；④眼底表现为边缘模糊的橙色脉络膜肿块；⑤可伴有继发性视网膜下积液，不伴有或极少伴有视网膜硬性渗出物；⑥FFA 早期可见粗大的瘤体血管；⑦A 超显示脉络膜血管瘤内部较高的内反射率；⑧B 超显示近后极部及视盘部位轮廓平滑的圆顶形脉络膜肿块；⑨增强 MRI 显示，病灶的时间 - 信号强度曲线为特征性的速升缓降。

2. **鉴别诊断** 孤立性脉络膜血管瘤须与以下疾病相鉴别。

（1）脉络膜黑色素瘤：脉络膜血管瘤在病变早期容易和脉络膜黑色素瘤相混淆。两者的鉴别可以从以下几个方面进行。

1）外观：检眼镜或眼底照相，CCH 表现为橙色或橘红色隆起；脉络膜黑色素瘤外观通常是棕色或黄色肿块。

2）发病部位：CCH 大多位于后极部，近视盘处；脉络膜黑色素瘤可以发生在脉络膜上的任意部位。

3）眼底血管造影：脉络膜黑色素瘤由于瘤体内血管较少，其间大量密集排列的黑色素颗粒引起荧光遮蔽。早期以弱荧光或无荧光为主要表现，动 - 静脉期由肿瘤血管和 / 或扩张的视网膜毛细血管形成双循环征；晚期病灶呈强荧光。脉络膜血管瘤瘤体内的血管来自睫状后短动脉，充盈时间为动脉前期或动脉早期，与脉络膜和睫状视网膜动脉同步显影，极早期就出现强荧光粗大的瘤体异

常血管，之后静脉早期瘤体血管的染料很快渗漏，并融合呈片状；后期染料迅速排空，呈现"冲刷"样改变。

4）超声检查：①A 超检查，脉络膜血管瘤表现出特征性的高反射率，脉络膜黑色素瘤表现为低反射率；②B 超检查，两者超声图像相似，脉络膜黑色素瘤内部呈致密中等强度回声，内回声不均匀，球后组织信号衰减，可见脉络膜凹陷，即挖空现象。

5）MRI：脉络膜黑色素瘤表现为 T_1WI 呈高信号，T_2WI 呈低信号，增强呈轻至中度强化，但强化程度不及脉络膜血管瘤。

（2）脉络膜转移癌：关注脉络膜转移癌患者的全身肿瘤病史及其原发病灶。

1）外观：通常为奶黄色的多个病灶，但是来源于类癌肿瘤、肾细胞癌和甲状腺癌的转移呈现橘黄色，与脉络膜血管瘤相似。

2）发病部位：由于眼球后极部的脉络膜血流丰富，脉络膜转移癌也好发于此，这一点与血管瘤相似。但除后极部以外，脉络膜转移癌亦能够发生于脉络膜任何部位，且可有多发病灶。

3）荧光素眼底血管造影：和脉络膜黑色素瘤相同，整体上表现为早期弱荧光到晚期强荧光改变。

4）吲哚菁绿脉络膜血管造影：呈晚期强荧光，区别于脉络膜血管瘤的早期强荧光表现。

5）超声检查：对于脉络膜转移癌的诊断具有较大价值，主要体现在：①A 超具有中等内反射率；②B 超能够观察到基底较宽、厚薄不一的内实性隆起，且常伴有视网膜脱离，无脉络膜凹陷征或挖空现象。

6）MRI：脉络膜转移癌亦好发于后极部，常伴有视网膜脱离，MRI 信号改变与血管瘤相似。但转移癌易发生出血和囊变，使肿瘤实体信号不均匀，而脉络膜血管瘤在 MRI 动态增强扫描中呈迅速持续强化。

（3）脉络膜肉芽肿：发生在脉络膜任何部位的

黄色肿块，单发或多发，可以观察到玻璃体炎性细胞。与脉络膜黑色素瘤和转移癌相同，FFA 呈早期弱荧光到晚期强荧光的改变，ICGA 检查亦表现为晚期强荧光，这些均可以作为与脉络膜血管瘤的鉴别点。

（4）后巩膜炎：病灶外观颜色与脉络膜血管瘤相近，也好发于后极部的单发性病灶。但炎症、疼痛感是其明显体征，可伴或不伴有玻璃体炎性细胞，FFA 呈早期弱荧光到晚期强荧光的改变，ICGA 检查呈晚期强荧光。B 超检查，Tenon 囊表现为暗区，与球壁及视神经一起构成"T 征"改变。

（二）弥漫性脉络膜血管瘤

DCH 在临床上通常能够及时发现。早期因中心凹下脉络膜厚度的变化而出现屈光不正、远视和弱视等症状，以及眼底"番茄样"改变导致的红瞳体征，结合辅助检查可以明确诊断。

（三）Sturge-Weber 综合征

1. **诊断** 临床诊断要点：①出生时同侧颜面部葡萄酒色斑；②眼压升高、视网膜 DCH；③软脑膜血管瘤病。眼科检查和颅脑影像学检查对 SWS 的诊断具有重要意义。眼科检查主要针对青光眼和 DCH，少数患者可出现虹膜异色症、白内障。MRI 检查可发现软脑膜改变、延髓和脑室静脉的扩大，年龄较大儿童和成人还可伴发一侧脉络丛的扩张和增强，深部静脉突出，皮质萎缩和皮质下钙化。

2. **鉴别诊断** DCH 除常见于 SWS 外，还存在于其他先天性疾病，其显著特征是皮肤的斑痣性异常，但其他系统的症状、突变基因及发病机制的差异往往可以帮助鉴别。

（1）Klippel-Trenaunay-Weber 综合征：Klippel 和 Trenaunay 于 1900 年首次报道，表现为患侧皮肤表面血管痣（瘤）、浅静脉曲张、骨骼及软组织较健侧肢体肥大三联征。1907 年，Parkes 和 Weber 报道了该病存在患侧动静脉瘘，并最终将其命名为 Klippel-Trenaunay-Weber 综合征（Klippel-Trenaunay-Weber syndrome，KTWS）。KTWS 的眼部表现主要包括眼部静脉曲张、视网膜血管迂曲、脉络膜血管瘤、视网膜毛细血管瘤等。眼部静脉曲张、巩膜外静脉压升高可引起青光眼。视网膜毛细血管瘤可并发玻璃体增殖，进而产生牵拉性视网膜脱离。脉络膜血管瘤可以引起渗出性视网膜脱离。部分患者可见视网膜血管白鞘等类似血管炎的改变，引起局部视网膜的缺血性改变。基于 KTWS 在肢体骨骼和静脉系统方面的症状，与 SWS 不难鉴别。

（2）色素性血管性斑痣性错构瘤病：是一种血管畸形合并色素沉积异常的罕见疾病，可仅表现为皮肤病变，也可合并多器官损害，一般出生时即被发现。与 SWS 相似，眼部的典型表现是青光眼和脉络膜血管瘤。但其因血管畸形伴色素沉积导致的皮肤病变类型远比 SWS 多，同时结合软组织或肢体过度生长、静脉畸形、脊柱侧弯、听力损害等伴随病变，可与 SWS 进行鉴别。

（3）巨脑-毛细血管畸形综合征（macrocephaly-capillary malformation syndrome）：由于产前过度生长，导致躯干和大脑的发育不对称，出现原发性巨脑畸形、特征性面部表现、异常的神经认知和皮肤血管畸形。特征性的巨脑畸形和认知障碍可与 SWS 鉴别。

四、治疗

脉络膜血管瘤属于良性且生长缓慢的肿瘤，但由于病灶多位于视盘旁及黄斑区，容易继发各种黄斑病变从而损害视力。治疗方法多样，如激光光凝、冷凝、外部放射治疗及局部敷贴放疗等。

（一）孤立性脉络膜血管瘤

根据其肿瘤的大小、位置、眼部症状和视力下降情况等制订个体化治疗方案。治疗常在不可逆的视网膜或视网膜色素上皮改变发生之前，采取尽量不破坏病灶处视网膜功能的治疗手段，通过诱导血管瘤萎缩、刺激继发性视网膜下积液吸收和黄斑水肿消退,改善黄斑中心凹功能,最终达到保持或提高视力的结果。

对不影响视力的无症状患者,以及严重的视网膜病变视力不能提高的患者,可随访观察。对视网膜下积液和黄斑水肿等患者,临床上的治疗方法包括激光光凝、冷冻疗法、放射疗法、经瞳孔温热疗法、光动力疗法和手术治疗等。

1. 观察随访 对病灶位于黄斑中心凹外、不伴有继发性视网膜下积液、不影响视力的无症状患者,以及因长期的黄斑囊样水肿导致视力不能恢复的患者,进行长期随访。

2. 激光光凝 是孤立性脉络膜血管瘤并发症主要的治疗方法。治疗目的在于刺激继发性视网膜下积液的吸收,有效率为62%～100%。激光光凝会导致瘤体表面的视网膜和脉络膜瘢痕形成,一定程度上影响患者的视力恢复,因此,激光治疗仅用于中心凹以外的病灶。

3. 经瞳孔温热疗法(TTT) 适用于后极部、基底最大直径≤10mm、高度≤4mm的孤立性脉络膜血管瘤。TTT治疗可促进继发性视网膜下积液吸收,同时诱导瘤体消退,瘤体可完全或部分消退达90%以上,伴随相应视力的改善。

与激光光凝术相同,TTT也可造成瘤体周围正常组织的损伤,包括视网膜色素上皮损伤、视网膜前膜、视网膜下纤维化、瘢痕形成等,导致黄斑水肿、视网膜血管阻塞、视网膜的牵拉和出血,以及脉络膜视网膜萎缩等并发症。如果激光累及虹膜,可引起虹膜局灶性萎缩。因此,TTT也不适用于黄斑中心凹的脉络膜血管瘤。如瘤体位于或部分位于黄斑区,激光要避开黄斑及视盘黄斑纤维束,旁黄斑区激光能量要小,以瘤体表面呈浅灰色反应为准。在治疗视盘旁瘤体时,建议在视盘周围保留200μm的边缘不做治疗。治疗过程中一旦观察到继发性视网膜下积液的消退,可停止治疗,TTT的治疗效应可持续数月。

4. 光动力疗法(PDT) 是治疗孤立性脉络膜血管瘤的有效方法,与治疗脉络膜新生血管的原理相同,通过维替泊芬靶向破坏脉络膜血管组织,对瘤体表面的视网膜损伤小。PDT治疗孤立性脉络膜血管瘤的优点:①安全性,不同于激光光凝和TTT的热效应,PDT通过光化学反应治疗血管性病变,具有更高的选择性。"靶向治疗"对视网膜组织的破坏更小,最大限度地避免治疗本身对视力的损害,给患者更好的视力康复。②PDT可用于激光光凝和TTT的禁区——黄斑中心凹的孤立性脉络膜血管瘤的治疗。③PDT时促进继发性视网膜下积液吸收和诱导血管瘤消退均有良好的作用,视力改善效果好。PDT需要"可视化"病灶进行定位和瞄准,故不能用于伴有明显渗出性视网膜脱离的脉络膜血管瘤;PDT破坏血管内皮细胞,临床使用时应注意避开视盘周围区域,以免造成视神经的远期缺血性损伤。

PDT首次治疗的病灶消退最为明显,治疗效果持续3个月以上,因此两次治疗间隔至少3个月。PDT多次治疗可造成迟发性脉络膜缺血和萎缩,临床上同一部位的治疗最多不超过4次。对较大范围的病灶,建议使用大直径的光斑单次治疗;如果采用小直径的光斑多次治疗,则光斑之间应保持距离,避免重叠,尽可能降低同一区域重复治疗引起的脉络膜萎缩。

5. 放射治疗 目前临床上用于治疗脉络膜血管瘤的放射性元素有I-125、Co-60、Ru-106和Pd-103等。放疗的方法有远距离放疗,包括外照射放疗、质子束放疗、伽马刀放疗以及立体定向放疗等,近距离放疗主要是巩膜敷贴放疗。放疗可促进继发性视网膜下积液吸收和瘤体缩小,达到改善视力的效果,主要适用于激光治疗效果不佳,瘤体过大,以及黄斑中心凹的脉络膜血管瘤等。推荐的有效剂量为:10次外照射放疗为20Gy,4次质子束放疗为16.4～20.0Gy,1次巩膜敷贴放疗为25～50Gy。放疗引起的放射性眼部并发症不可避免,尤其是外照射放疗,包括放射性白内障、角膜结膜炎、视网膜病变和视神经病变等。随着技术的发展,质子束放疗和立体定向放疗的辐射溢散已大大减少,尤其是质子束放疗,对周边组织影响很小,但费用高昂是其临床应用较少的主要原因。巩膜敷贴放疗的缺陷主要是敷贴器置入和取出,需要进行至少两次手术。

6. **抗 VEGF 治疗** 对脉络膜血管瘤并不起直接作用,主要针对继发于脉络膜血管瘤的并发症,如继发性视网膜下积液或黄斑水肿,是辅助治疗方法。PDT 联合抗 VEGF 治疗可使继发性视网膜下积液快速消退,复发率显著降低,并发症明显减少。

7. **手术治疗** 适用于已发生广泛渗出性视网膜脱离不能耐受 PDT 的患者,在视网膜相应部位进行部分厚度巩膜板层切除术,即巩膜开窗促进脉络膜液体引流,待视网膜复位后再行 PDT 治疗;对于并发新生血管性青光眼造成的疼痛性盲眼,可考虑行眼球摘除术。

(二)弥漫性脉络膜血管瘤

对无明显继发性视网膜下积液,以及渗出性视网膜脱离的病例,以随访观察为主。黄斑中心凹处脉络膜厚度改变所引起的屈光不正等,主要通过配镜矫正解决。对需要治疗的 DCH,主要方法包括激光光凝、TTT、PDT、放疗、抗 VEGF 药物,以及手术治疗等。

由于 DCH 的病灶范围远大于 CCH,加之边界不清,因此,激光光凝和 TTT 等疗效有限,放疗更适合 DCH 患者,目前低剂量的外照射放疗是 DCH 治疗的主要方法。

(三)Sturge-Weber 综合征

皮肤葡萄酒色斑首选脉冲染料激光(pulsed dye laser, PDL)治疗,可达到很好的治疗效果。

神经系统症状口服抗惊厥药或小剂量阿司匹林治疗。对伴有难治性癫痫或抗惊厥药物无效的患者,可考虑手术治疗,如半球切除术、半球切开术或局灶性切除术等。

青光眼症状,药物治疗首选房水生成抑制剂,如 β 受体阻滞剂、肾上腺素能激动剂和碳酸酐酶抑制剂等。肾上腺素能激动剂可能对中枢神经系统有毒副作用,因此禁用于 2 岁以下的儿童。前列腺素衍生物用于晚期青光眼患者的治疗。总体来看,药物治疗 SWS 青光眼疗效不佳,因此手术治疗尤为重要。手术方式包括小梁切开术、小梁切除术、非穿透性小梁手术、青光眼引流物植入术。常规青光眼滤过手术或引流物植入术容易导致浅前房、脉络膜渗漏、暴发性和迟发型脉络膜上腔出血,甚至渗出性视网膜脱离等严重并发症,故须慎用。小梁切开术并发症少、可重复,为婴幼儿 SWS 青光眼的首选术式。

弥漫性脉络膜血管瘤的治疗方法如前所述,依据血管瘤情况及其并发症,分别选择随访观察、配镜矫正、药物治疗、手术治疗等,目前低剂量外照射放疗是主要治疗方法。

第三节 脉络膜骨瘤

脉络膜骨瘤是一种罕见的良性骨化肿瘤,表现为视盘旁轻度隆起的黄白色肿块,肿块边缘呈波浪状。脉络膜骨瘤生长缓慢,因此患者常无明显症状。但当肿瘤侵犯黄斑部、合并浆液性视网膜脱离或视网膜下新生血管时,可引起视力下降等症状。

一、病因和发病机制

发病机制尚不明确。目前认为与先天发育异常、眼内炎症或激素异常相关。脉络膜骨瘤可能为一种原发性骨性迷离瘤,分化为骨骼的部分中胚层组织异常残留于脉络膜内,在出生后逐渐发展,使得脉络膜内出现成熟的骨组织结构;其他假说包括眼部炎症、外伤等引起色素上皮或间叶组织的化生而产生骨化。脉络膜骨瘤的形成还可能与怀孕等激素异常情况有关。目前没有发现明确的脉络膜骨瘤相关危险因素,一些检验指标,如血钙、血磷、碱性磷酸酶等均与疾病的进展无关。

二、临床表现

脉络膜骨瘤为良性骨肿瘤,多见于青年女性,单眼多发,生长缓慢,患者多无自觉症状,故不易被发现。

(一)症状

多数患者无症状,严重者出现视力下降、视物变形、中央或旁中央视野缺损等症状,甚至可引起视力丧失。视力丧失的原因最常见于继发性脉络膜新生血管(CNV),其次是骨瘤脱钙后导致的视网膜色素上皮萎缩,以及浆液性视网膜脱离。慢性视力下降多为瘤体表面的视网膜变性所致,而亚急性视力下降多由黄斑区新生血管所致。

(二)体征

眼底检查可见低度隆起的病灶,边缘清晰,呈波浪状,位于眼底后极部,环绕视盘生长,颞侧可累及黄斑(图23-3-1)。早期病灶通常为橙红色,表面可见粉红色血管丛及散在色素斑块;晚期由于视网膜色素上皮的脱色素改变而逐渐变为黄白色。脉络膜骨瘤可自发或在光动力治疗激发下发生脱钙现象,瘤体表面的视网膜色素上皮发生萎缩或增生。部分脉络膜骨瘤可合并CNV、出现视网膜下积液或浆液性视网膜脱离。由于骨瘤引起视盘血供不足或视神经炎,视盘周围的骨瘤可导致视神经萎缩。

(三)辅助检查

1. 荧光素眼底血管造影　早期表现为针尖样或斑驳样强荧光,晚期表现为弥漫性荧光着染。伴

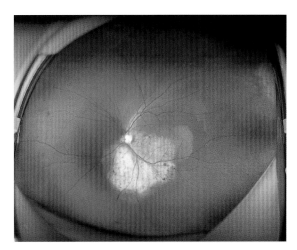

图 23-3-1　脉络膜骨瘤患者的眼底照片

左眼视网膜黄白色及橙红色扁平病灶,边界清楚,椭圆形,位于视盘下方环绕视盘生长,颞侧橙红色区域累及黄斑;瘤体受脱钙影响,表面散在色素沉着灶。

有CNV患者早期可显示花边状强荧光,伴荧光渗漏,晚期可有周围组织荧光着染。

2. 吲哚菁绿血管造影　诊断CNV的重要检查方法,ICGA早期可观察到脉络膜骨瘤处CNV的存在,表现为蜘蛛网状或花瓣样异常血管网。骨瘤的ICGA呈现弱荧光,瘤体范围要大于检眼镜下所见,因瘤体中央区较周边区骨组织多,ICGA显示瘤体中央弱荧光更加明显。

3. 眼底自发荧光　随着脉络膜骨瘤脱钙程度、脂褐素沉积量、外层视网膜及视网膜色素上皮层萎缩程度的不同而有不同的表现。代谢能力增强的外层视网膜及视网膜色素上皮层自发荧光增强,而萎缩或功能失调的色素上皮层则表现为自发荧光缺失。钙化部分的自发荧光相对完整,而脱钙部分的瘤体自发荧光整体减少。

4. B超　近视盘处可见孤立的低隆起条形强回声斑,其后方声影明显,降低灵敏度后眼球壁等回声减弱甚至消失,而强光斑不消失。

5. CT　是主要诊断手段,多选用薄层扫描,显示在脉络膜平面与眶骨密度一致的斑块状影像。CT的典型表现:球后壁近视盘侧呈新月形或梭形光滑锐利的钙化灶或骨化灶,既不突向玻璃体,也不向球后发展,眼球无变形及软组织浸润,视神经正常。

6. **相干光断层扫描** 瘤体上方视网膜各层结构清晰，视网膜色素上皮反光带明显隆起，可有不同程度增宽。部分区域可见视神经上皮层下低反射腔隙，为视网膜下积液表现。瘤体区域可见脉络膜内网状反射信号，结构与周围脉络膜血管结构不同（图 23-3-2）。

图 23-3-2 脉络膜骨瘤患者黄斑区 OCT 影像

左眼黄斑区橙红色扁平病灶，瘤体上方视网膜各层结构清晰，视网膜色素上皮反光带明显隆起，可有不同程度增宽，瘤体区域可见脉络膜内网状反射信号。

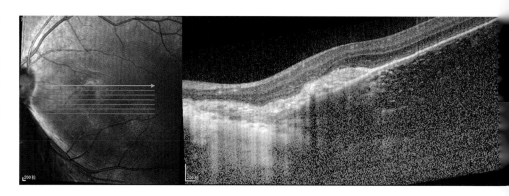

（四）病理检查

脉络膜骨瘤由松质骨组成，与钙沉积不同。组织学表现为成熟的骨质特征，与周围脉络膜边界清晰。瘤体的基本病理改变是由致密的骨小梁结构所构成的大量窦腔，其间可见小的脉络膜血管、成骨细胞、骨细胞和破骨细胞。组织病理学切片显示病理性扩张的薄壁血管，可穿透骨髓腔与较大的脉络膜血管相连，这些血管常称为滋养血管。除瘤体本身的病理改变外，瘤体周围的脉络膜、视网膜色素上皮、Bruch 膜等也呈相应的病理改变。首先，瘤体处的脉络膜毛细血管随着肿瘤进展，管腔可不断变窄甚至闭锁。随着病程发展，视网膜色素上皮受累，瘤体逐渐变扁平并出现脱色素改变，使得瘤体颜色由橙色逐渐变为黄色。视网膜色素上皮细胞泵的功能受损导致视网膜下积液甚至浆液性视网膜脱离。视网膜色素上皮 -Bruch 膜复合体的损伤可导致 CNV 生成，超过 1/3 患者合并 CNV。同时合并视网膜下积液和 CNV 的患者较为少见，而浆液性视网膜脱离多发生于无 CNV 的患者。

三、诊断与鉴别诊断

（一）诊断

单侧受累的年轻女性，根据眼底表现及 CT 检查等可作出诊断。脉络膜骨瘤在检眼镜下表现为橙红色或黄白色扁平或轻微隆起的病灶，表面凹凸不平、边界清楚，呈波浪状。瘤体受视网膜色素上皮厚度及脱色素程度、瘤体脱钙程度等影响，表面可见散在色素沉着灶。部分脉络膜骨瘤可伴有脉络膜新生血管出血、视网膜下积液或浆液性视网膜脱离。病灶一旦累及黄斑，预后较差。B 超表现为近视盘处、孤立的低隆起度强回声斑，CT 显示在脉络膜水平与眶骨密度一致的斑块状影像，是其主要诊断依据。

（二）鉴别诊断

1. **脉络膜转移瘤** 常见于老年人，单眼或双眼发病。通常表现为扁平的淡黄白色病变，无色素沉着，常为多发性病变，伴有视网膜下积液。在超声检查中，转移灶未显示与钙化相关的强回声，通常具有凸出的轮廓和中等的内部反射率。脉络膜转移瘤通常在荧光素眼底血管造影上显示不规则的晚期渗漏。

2. **无色素脉络膜痣和黑色素瘤** 脉络膜痣及早期脉络膜黑色素瘤均可为眼球后极部的扁平微隆起病灶，主要依据影像学与骨瘤鉴别。前两者钙化出现少，B 超无强回声斑，CT 未见与眶骨密度一致的斑块状影像，可与脉络膜骨瘤相鉴别。

3. **脉络膜血管瘤** 常见于男性患者，多单眼发病,常表现为近视盘或黄斑区的橘红色类圆形病灶。若脉络膜血管瘤的视网膜色素上皮发生钙化,表现与脉络膜骨瘤相似,但脉络膜血管瘤在 FFA 和 ICGA 上均呈强荧光,而脉络膜骨瘤的 FFA 表现为早期斑片状强荧光,ICGA 呈弱荧光。

4. 巩膜脉络膜钙化　常见于老年人,多双眼发病,患者通常无任何症状,常在体检中发现。眼底呈现多灶性地图样黄白色病灶,可位于上方、下方及颞侧视网膜,表面可见视网膜血管弓。巩膜脉络膜钙化比脉络膜骨瘤更稳定,常为多病灶边界欠清的圆形病灶,新生血管少见。

四、治疗和预后

脉络膜骨瘤是一种发展缓慢的良性肿瘤,目前尚无较好的治疗方法。无症状的脉络膜骨瘤以临床观察为主,若发现继发性视网膜下新生血管形成,应考虑给予新生血管抑制剂、激光光凝或 PDT 治疗,有利于控制病情发展。脉络膜骨瘤患者的预后受病灶的位置、脱钙程度、RPE 萎缩、视网膜下积液、脉络膜新生血管形成及出血等因素影响,一旦病灶累及黄斑则预后较差。

(一)治疗

治疗方法包括激光治疗、抗 VEGF 药物治疗和手术。激光治疗有视网膜激光光凝、TTT 和 PDT。

1. 视网膜激光光凝　是有效治疗措施之一,特别是病变早期,能促进浆液性渗出性病变的吸收与好转,防止病情恶化,保留尚存的有用视力。注意部分患者激光治疗后可发生脱钙。激光治疗脉络膜骨瘤的可能机制:①激光能量被骨的有机胶原基质或无机钙盐吸收;②激光能量被骨瘤中有机和无机成分相联系的水分子吸收;③分解和切割骨基质。

2. 经瞳孔温热疗法　应用 TTT 治疗脉络膜骨瘤已取得良好效果,尤其合并 CNV 眼底出血患者,TTT 治疗促使 CNV 萎缩。TTT 治疗所用红外激光,其光斑大,适用于治疗面积较大的脉络膜骨瘤。激光光凝联合 TTT 治疗脉络膜骨瘤合并黄斑区 CNV 患者,疗效更佳。

3. 光动力疗法　用于治疗合并 CNV 的脉络膜骨瘤。PDT 可在短期内促进 CNV 消退,但通常需要多个疗程,治疗次数的增加可能会导致脉络膜骨瘤脱钙,导致患者视力下降。

4. 抗 VEGF 治疗　作为合并 CNV 的脉络膜骨瘤的首选治疗方法。玻璃体腔注射抗 VEGF 药物可促进 CNV 消退,以及促进由 CNV 引发的视网膜下积液的吸收,进而提高患者的视力和视觉敏感度,治疗效果好。

5. 手术　对反复眼底出血、玻璃体混浊的患者可施行玻璃体切除术,清除玻璃体内积血,解除机化条对视网膜的牵拉,预防和复位视网膜脱离。

(二)预后

预后受肿瘤位置、脱钙状态、RPE 萎缩、继发 CNV、视网膜下积液,以及视网膜出血等影响。长期随访发现,视力下降至 0.1 或更低水平的概率为56%~58%。

第四节　脉络膜转移癌

恶性肿瘤患者发生眼内转移的比例为 8%~10%,其中最常见转移部位是脉络膜(88%),其次是虹膜(9%)和睫状体(2%)。大多数脉络膜转移癌患者既往有恶性肿瘤病史,但也有大约 34% 的患者无相关病史,首诊于眼科即被确诊为脉络膜转移癌。因此,眼科医生对脉络膜转移癌应有充分的认识，以便早期诊断，早期治疗。

一、病因和发病机制

脉络膜转移癌的原发癌主要为上皮源性恶性肿瘤，以乳腺癌最多见，约有 50% 的乳腺癌患者晚期会出现脉络膜转移；其次为肺癌和支气管癌，发生率也较高，约占 10%；少数来源于胃癌、甲状腺癌、前列腺癌、肾癌等。

眼部转移癌好发于脉络膜的特性是由其解剖特征和血供特点所决定的。脉络膜由睫状后短动脉供血，该动脉具有多个分支和丰富的末端血管，允许更多的肿瘤栓子到达并停留在脉络膜。脉络膜毛细血管内皮细胞附着松散，开窗丰富，有利于肿瘤细胞的聚集、黏附和着床。

脉络膜转移癌以腺癌多见，可能因为腺癌以血循环转移为主，鳞癌以淋巴管转移为主。由于脉络膜血流十分丰富，且眼内无淋巴组织，因此，腺癌更容易进入脉络膜并最终发展成转移癌。

二、临床表现

脉络膜转移癌好发于中老年人，发病年龄多为 40～70 岁，女性多于男性，左眼多于右眼，可单眼发病也可双眼发病。

（一）症状和体征

脉络膜转移癌患者眼部症状表现为视力下降、眼部疼痛、视物变形、眼前黑影、闪光感等。其中，由于脉络膜转移癌多位于赤道后，有多达 40% 的患者黄斑受累，因此，由渗出性视网膜脱离引起的视物模糊和视力丧失是最常见的症状。但同时，也有 9%～13% 的脉络膜转移癌患者是无症状的。

眼底表现为乳白色或淡黄色圆顶状或扁平状团块，呈多个微小团块，也可是孤立性较大肿块（图 23-4-1），可伴有浆液性视网膜脱离或视网膜下出血。多发性病灶和双侧转移多见于乳腺癌，孤立性

病灶和单侧转移多见于肺癌。来自乳腺癌和肺癌的转移灶，一般很少有色素，多为乳白色或淡黄色；来自肾癌、甲状腺癌或神经内分泌肿瘤的转移灶常带有少量色素，多表现为粉红色或橙色；而来自皮肤黑色素瘤的转移灶多为灰棕色。

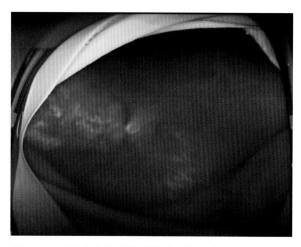

图 23-4-1　肺癌患者脉络膜转移癌的眼底照片
视盘鼻侧可见淡黄色扁平状团块隆起，约占 1/4 象限，表面有橙色的脂褐素沉着。

（二）影像学表现

1. **眼底自发荧光**　表现为斑驳的自发荧光，与脉络膜转移癌上方的视网膜色素上皮受影响有关。部分脉络膜转移癌表面有类似豹纹斑的深色色素和橙色的脂褐素沉着，表现为高自发荧光斑块。病灶伴有出血时，可以看到自发荧光遮蔽。

2. **相干光断层扫描**　由于扫描深度限制，在脉络膜转移癌伴视网膜脱离时，难以观察到脉络膜转移癌的特征。对于视网膜后极部微小肿瘤，OCT 可以观察到脉络膜毛细血管狭窄，视网膜色素上皮下不规则高信号肿块伴后阴影。

3. **眼底血管造影**　脉络膜转移癌的 FFA 及 ICGA 在早期充盈迟缓，呈弱荧光状态；晚期荧光渗漏，呈斑驳强荧光状态；罕见脉络膜黑色素瘤样双循环模式。根据 FFA 和 ICGA 的图像对比分析，可以将脉络膜转移分为：①孤立型，FFA 检查瘤体早期出现针尖状强荧光，晚期呈斑驳样强荧光；ICGA 与 FFA 改变相似，但荧光出现时间较 FFA 晚

（图23-4-2）。②弥漫型：FFA与ICGA均表现为早期荧光遮蔽，晚期不均匀强荧光渗漏（图23-4-3）。③小转移癌：两种造影早期均不显荧光，晚期呈点状弱荧光。

4. B超　主要表现为扁平状、半球形肿块，其高基比远低于黑色素瘤。脉络膜转移癌很少导致

图23-4-2　肺癌患者脉络膜转移癌的FFA和ICGA的早期影像

A. FFA显示瘤体针尖状强荧光；
B. ICGA改变与FFA相似，但荧光出现时间较FFA晚。

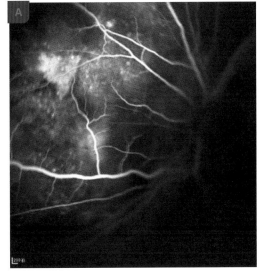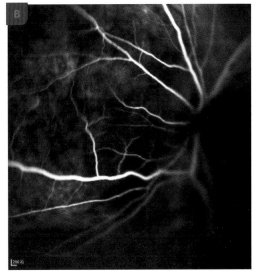

图23-4-3　肺癌患者脉络膜转移癌的FFA和ICGA的晚期影像

A. FFA显示斑驳样强荧光渗漏；
B. ICGA表现为斑驳样强荧光渗漏。

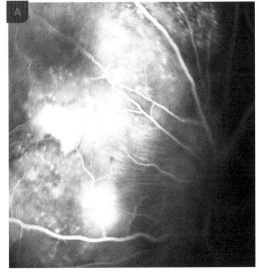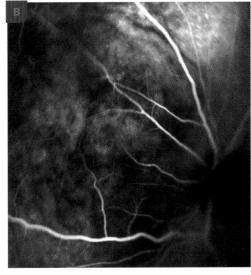

Bruch膜破裂形成蘑菇状外观。内部回声均匀或强弱不均的高反射，回声衰减不明显。可伴有广泛的视网膜脱离，视网膜下积液以及玻璃体条带样回声等改变（图23-4-4）。

5. CT及MRI　CT表现为眼球后极部扁平状或多发结节状肿块，肿瘤较大时可见眼环增厚伴视网膜脱离。多种眼内占位性病变均可见类似改变，缺乏特异性。MRI表现为眼环局限性或弥漫性增厚，

多个结节状肿块或扁平状肿块，T_1WI呈等信号或稍高信号，T_2WI呈稍低信号，瘤体可被强化。

（三）病理检查

脉络膜转移癌的病理类型取决于原发癌。乳腺癌转移最为常见，占脉络膜转移癌的40%～53%，其中，92%的患者同时存在其他全身转移。转移性乳腺癌最常见的病理类型是浸润性导管型，其次为小叶型。肺癌是第二位常见的脉络膜转移

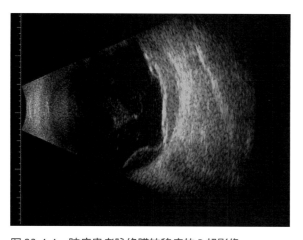

图 23-4-4　肺癌患者脉络膜转移癌的 B 超影像

后极部扁平状肿物，内部均匀回声，声衰不明显，局部视网膜脱离，以及玻璃体条带样回声。

癌的原发癌，其中非小细胞癌的转移占 80%，20% 为小细胞癌；非小细胞肺癌主要是腺癌，其次是鳞状细胞癌。其他引起脉络膜转移癌的原发肿瘤是胃肠道肿瘤（4%）和肾脏肿瘤（2%～4%）。来源于直肠腺癌的转移癌瘤体组织内可见坏死碎片的特征性改变，原发癌为肾癌具有典型的透明细胞形态且分化较差，甲状腺肿瘤来源可见特征性均质的胶冻样物质，神经内分泌肿瘤来源可见成束结构。当一些转移癌无法从病理形态学中鉴别原发肿瘤，如皮肤黑色素瘤的脉络膜转移癌无法与来源于脉络膜黑色素瘤相区别，此时免疫组化是确定原发性肿瘤的最有用手段（表 23-4-1）。

表 23-4-1　区分脉络膜转移癌不同来源的免疫组化标志物

起源	标志物		其他
	CK7	CK20	
乳腺癌	+	–/（+）	ER、PR、GATA3
非小细胞肺癌	+	–/（+）	TTF1、Napsin A
胃癌	+	–/（+）	CDX2
结肠癌	–/（+）	+	CDX2
前列腺癌	–/（+）	–/（+）	PSA、PSAP、NKX3-1
肾癌	–/+	–	PAX8、RCCm、vimentin
甲状腺癌	+	–	thyroglobulin、PAX8、TTF1
膀胱癌	+	+	GATA3
卵巢癌	+	–/+	ER、PR、PAX8
睾丸胚胎性癌或精原细胞瘤	+/–	–	CD30（EC）、POU5F1、CD117（S）、PLAP
黑色素瘤	–	–	S-100 protein、Melan-A、MITF、HMB45 antigen、SOX10
肉瘤	–	–	vimentin
淋巴瘤	–	–	LCA
神经外胚层瘤	–/+		chromogranin、synaptophysin、CD56

注：+，阳性；（+），弱阳性；–，阴性；CK7，角蛋白 7；CK20，角蛋白 20；ER，雌性激素受体；PR，孕激素受体；GATA3，GATA 结合蛋白 3；TTF1，甲状腺转录因子 1；Napsin A，天冬氨酸蛋白酶 A；CDX2，尾型同源盒转录因子 2；PSA，前列腺特异性抗原；PSAP，前列腺特异性酸性磷酸酶；NKX3-1，同源盒基因 3-1；PAX8，配对盒蛋白 8；RCCm，肾细胞癌标志物；vimentin，波形蛋白；thyroglobulin，甲状腺球蛋白；CD30，白细胞分化抗原 30；EC，胚胎性癌；POU5F1，POU 结构域 5 类转录因子；CD117，白细胞分化抗原 117；S，精原细胞瘤；PLAP，胎盘碱性磷酸酶；S-100 protein，S-100 钙结合蛋白；Melan-A，T 细胞识别的黑色素瘤抗原；MITF，黑色素细胞诱导转录因子；HMB45 antigen，黑色素瘤相关抗原；SOX10，性别决定区盒基因 10；LCA，白细胞共同抗原；chromogranin，嗜铬粒蛋白；synaptophysin，突触素；CD56，白细胞分化抗原 56。

三、诊断与鉴别诊断

（一）诊断

根据原发肿瘤病史,以及眼底检查发现后极部乳白色或淡黄色的圆顶状或扁平状占位性病变,可考虑脉络膜转移癌的诊断。由于临床上 34% 的脉络膜转移癌患者没有恶性肿瘤病史,仅表现为眼底的孤立性或多发性占位病变,对这些患者应该进行详细的全身检查,排查原发肿瘤存在的可能。全身检查包括相关癌症标志物的血清学检查、乳腺钼靶射片,以及胸部、腹部和骨盆的 CT、MRI 或 PET/CT 等。

（二）鉴别诊断

1. **脉络膜黑色素瘤** 脉络膜黑色素瘤一般为孤立性肿块,灰黑色,可以突破 Bruch 膜生长,形成蘑菇状或蕈伞样外观;脉络膜转移癌可呈多灶性,乳白色或淡黄色扁平状肿块,一般不突破 Bruch 膜。脉络膜黑色素瘤的 B 超检查可见挖空征,MRI 主要表现 T_1WI 高信号,T_2WI 低信号;脉络膜转移癌没有挖空征改变,T_1WI 为等或稍高信号,T_2WI 为等或低信号,强化程度不及黑色素瘤明显。

2. **脉络膜骨瘤** 多见于年轻女性,单眼发病。瘤体多位于视盘周围,为轻度隆起的黄白色肿块,边界清楚,瘤体边缘呈波浪样。B 超可见脉络膜斑块样强反射回声带,CT 可见与眶骨密度一致的斑块状影像。

3. **脉络膜血管瘤** 表现为边缘清晰光滑的橘红色圆形隆起病灶。当脉络膜血管瘤合并渗出性视网膜脱离时,需要与脉络膜转移癌相鉴别。脉络膜血管瘤的 FFA 及 ICGA 早期即为强荧光状态,强荧光一直持续到晚期;MRI 表现为 T_1WI 高信号,T_2WI 等信号。

四、治疗

发生脉络膜转移癌时,原发癌一般处于晚期,总体疗效差。原发癌及脉络膜转移癌的治疗需根据多学科联合会诊综合开展。脉络膜转移癌的治疗方案应根据患者的身体状况、原发肿瘤的位置和数量、眼内转移的情况,以及有无其他远处转移等多种因素进行选择,一般为全身治疗联合局部治疗。局部治疗包括放射疗法、经瞳孔温热疗法、光动力治疗、手术治疗等,以放射治疗为主。脉络膜转移癌患者通过积极治疗,可以提高视力,改善生活质量。

（一）全身治疗

恶性肿瘤患者出现脉络膜转移癌等远处转移时,需要进行全身化疗。全身化疗可缩小脉络膜转移癌的肿瘤体积、促进视网膜下液吸收、改善患者视力。尤其对脉络膜转移灶位于视盘旁,以及眼内多发性转移灶不能进行放疗的患者,全身化疗要及早进行。

（二）局部治疗

局部治疗旨在缓解眼部症状,保存视力,避免或减少眼球摘除的可能性。如果全身化疗期间眼部症状恶化,应立即进行局部治疗。

1. **放射治疗** 乳腺癌转移病灶较肺癌转移病灶对放疗敏感。

（1）远距离放疗:是最常用的治疗方法,主要适用于双侧、多灶性、伴有视网膜下液,以及视力严重丧失等患者。射线从患眼的颞侧或前中视野投射,每次 2Gy,分次照射,总剂量 30~60Gy,其剂量和疗效存在量效关系,有效率可达 63%~84%。外照射放疗周期较长,历时 2~4 周,共 10~20 次放射治疗,对于生活质量及预后较差的晚期肿瘤患者,难以坚持,从而影响疗效。此外,治疗起效时间平均约 6.5 个月,随时间推移疗效逐渐显现。肿瘤较小且没有视网膜脱离患者,疗效明显,有效率可达 80%~90%;肿瘤较大,且伴有视网膜脱离患者有效率仅为 30%。

（2）近距离放疗:巩膜敷贴放疗是最常用的方法,更具靶向性,对正常组织损伤小,主要适用于范围较为局限的后极部脉络膜转移癌。巩膜敷贴器植入后持续作用,疗效常在数周显现,可见不同程度的瘤体萎缩、脱离的视网膜逐渐复位、视力有所提高等，有效率可达70%以上。与外照射放疗相比，优点是治疗时间短、损伤小；缺点是敷贴器植入及取出均需进行手术，且存在感染和出血的风险。

2. 激光治疗

（1）经瞳孔温热疗法：激光穿透力有限，仅适用于厚度≤4mm的肿瘤。TTT治疗脉络膜转移癌的有效率为71%，表现为转移灶退化、视网膜下液消退或瘤体停止生长。对于靠近黄斑和视盘的病灶，常规TTT有导致视力丧失的风险，可采用阈值下TTT治疗，即治疗时不产生激光光斑反应，脉冲式阈值下TTT治疗可以安全有效处理黄斑及视盘旁肿瘤。TTT的不良反应主要与治疗输出功率太大有关，包括视网膜牵引、视网膜分支血管阻塞、玻璃体积血和视网膜下出血，以及黄斑或视盘水肿。

（2）光动力治疗：PDT可一次完成，特别适合处于疾病后期的患者。但其疗效受限于转移灶的直径和厚度，PDT仅适用于位于赤道后、直径小于10mm、厚度小于3mm的肿瘤。

3. 手术治疗
眼球摘除不能延长脉络膜转移癌患者的生存期。因此，眼球摘除仅用于继发性青光眼导致眼痛难忍又无视力的患者。

脉络膜转移癌患者预后差，其生存时间取决于原发恶性肿瘤的治疗结果。当恶性肿瘤发生脉络膜转移时，患者生存时间为0.5～47个月，中位生存时间为5.2个月。与乳腺癌患者相比，转移性肺癌患者的生存时间更短。

参考文献

1. CHIEN J L, SIOUFI K, SURAKIATCHANUKUL T, et al. Choroidal nevus: A review of prevalence, features, genetics, risks, and outcomes. Curr Opin Ophthalmol, 2017, 28（3）: 228-237.

2. GREENSTEIN M B, MYERS C E, MEUER S M, et al. Prevalence and characteristics of choroidal nevi: the multi-ethnic study of atherosclerosis. Ophthalmology, 2011, 118（12）: 2468-2473.

3. MASHAYEKHI A, SIU S, SHIELDS C L, et al. Slow enlargement of choroidal nevi: A long-term follow-up study. Ophthalmology, 2011, 118（2）: 382-388.

4. QIU M, SHIELDS C L. Choroidal nevus in the United States adult population: Racial disparities and associated factors in the national health and nutrition examination survey. Ophthalmology, 2015, 122（10）: 2071-2083.

5. QIU M, SHIELDS C L. Relationship between female reproductive factors and choroidal nevus in US women: Analysis of data from the 2005-2008 national health and nutrition examination survey. JAMA Ophthalmol, 2015, 133（11）: 1287-1294.

6. ABDOLRAHIMZADEH S, PUGI D M, DE PAULA A, et al. Ocular manifestations in phakomatosis pigmentovascularis: Current concepts on pathogenesis, diagnosis, and management. Surv Ophthalmol, 2021, 66（3）: 482-492.

7. ANAND R, AUGSBURGER J J, SHIELDS J A. Circumscribed choroidal hemangiomas. Arch Oph-thalmol, 1989, 107（9）: 1338-1342.

8. MASHAYEKHI A, SHIELDS C L. Circumscribed choroidal hemangioma. Curr Opin Ophthalmol, 2003, 14（3）: 142-149.

9. RAMASUBRAMANIAN A, SHIELDS C L, HARMON S A, et al. Autofluorescence of choroidal hemangioma in 34 consecutive eyes. Retina, 2010, 30（1）: 16-22.

10. PAPETTI L, TARANI L, NICITA F, et al. Macrocephaly-capillary malformation syndrome: description of a case and review of clinical diagnostic criteria. Brain Dev, 2012, 34（2）: 143-147.

11. PITTA C, BERGEN R, LITTWIN S. Spontaneous regression of a choroidal hemangioma following pregnancy. Ann Ophthalmol, 1979, 11（5）: 772-774.

12. GÜNDÜZ K. Transpupillary thermotherapy in the management of circumscribed choroidal hemangioma. Surv Ophthalmol, 2004, 49（3）: 316-327.

13. ROBERTSON D M. Photodynamic therapy for choroidal hemangioma associated with serous retinal detachment. Arch Ophthalmol, 2002, 120（9）: 1155-1161.

14. SHIELDS C L, PEREZ B, MATERIN M A, et al. Optical coherence tomography of choroidal osteoma in 22 cases: Evidence for photoreceptor atrophy over the decalcified portion of the tumor. Ophthalmology, 2007, 114（12）: e53-e58.

15. NAIK A U, RAJIV R. Bilateral choroidal osteomas with choroidal neovascularization. JAMA Ophthalmology, 2020, 138（1）: 244-250.

16. NAVAJAS E V, COSTA R A, CALUCCI D, et al. Multimodal fundus imaging in choroidal osteoma. Am J Ophthalmol, 2012, 153(5): 890.

17. SHIELDS C L, AREPALLI S, ATALAY H T, et al. Choroidal osteoma shows bone lamella and vascular channels on enhanced depth imaging optical coherence tomography in 15 eyes. Retina, 2015, 35(4): 750-757.

18. LIU W, ZHANG Y, XU G, et al. Optical coherence tomography for evaluation of photodynamic therapy in symptomatic circumscribed choroidal hemangioma. Retina, 2011, 31(2): 336-343.

19. MATHIS T, JARDEL P, LORIA O, et al. New concepts in the diagnosis and management of choroidal metastases. Prog Retin Eye Res, 2019, 68: 144-176.

20. SHAH S U, MASHAYEKHI A, SHIELDS C L, et al. Uveal metastasis from lung cancer: clinical features, treatment, and outcome in 194 patients. Ophthalmology, 2014, 121(1): 352-357.

24
CHAPTER

第二十四章

葡萄膜黑色素瘤

葡萄膜黑色素瘤（uveal melanoma，UM）是成人最常见的原发性眼内恶性肿瘤，85% 眼部黑色素瘤原发于葡萄膜，肿瘤起源于葡萄膜中的黑色素细胞，90% 葡萄膜黑色素瘤位于脉络膜，6% 位于睫状体，4% 源自虹膜。

葡萄膜黑色素瘤发病率与种族和年龄相关，过去 50 年全球范围内葡萄膜黑色素瘤发病率基本稳定。美国葡萄膜黑色素瘤的发病率约为 5.1/1 000 000；欧洲葡萄膜黑色素瘤的发病率 1.3/1 000 000～8.6/1 000 000，其中西班牙和意大利的发病率约为 2/1 000 000，中欧的发病率 4/1 000 000～6/1 000 000，丹麦和挪威的发病率是 8/1 000 000；非洲和亚洲地区葡萄膜黑色素瘤的发病率较低，为 0.4/1 000 000～0.6/1 000 000。葡萄膜黑色素瘤好发于中老年人，随着年龄增长发病率逐渐升高，在 70 岁时达到峰值，在 75 岁后达到平台期，儿童发生葡萄膜黑色素瘤罕见。

葡萄膜黑色素瘤治疗方法选择与肿瘤的大小、位置，以及是否有视网膜脱离、玻璃体积血和脉络膜浸润等相关临床特征有关。治疗方法包括近距离敷贴放射治疗、眼球摘除术、经瞳孔温热疗法、局部肿瘤切除术和质子束放疗等，依据肿瘤的分级和分期施行综合序贯治疗，提高了患者的生存率和保眼率。尽管如此，约 50% 患者最终出现远处转移，主要是肝脏转移，一旦发生转移患者中位生存时间约 12 个月。随着对葡萄膜黑色素瘤发病机制研究的进一步深入，免疫治疗、靶向治疗和基因治疗等新的治疗手段在临床研究中显示出一定优势，尤其是针对发生远处转移的患者。

一、病因和发病机制

葡萄膜黑色素瘤发生机制涉及遗传基因学、分子生物学和表观遗传学等多个方面。

（一）种族和遗传因素

葡萄膜黑色素瘤发病率存在种族差异性，亚洲人明显低于欧美，而白种人葡萄膜黑色素瘤发病率比黑种人高出约 150 倍，可能与白种人脉络膜和视网膜色素上皮中黑色素的含量低，对紫外线的防护能力下降有关。浅色皮肤、金黄色头发以及蓝眼睛是葡萄膜黑色素瘤发生的相关危险因素。

尽管一个家庭中有两个个体同时罹患葡萄膜黑色素瘤的概率不超过千万分之一，但家族性葡萄膜黑色素瘤可以累及数代，显示出遗传倾向。葡萄膜黑色素瘤也可以是眼 - 皮肤黑色素细胞增多症、家族性不典型痣和黑色素瘤综合征的眼部表现，这些都提示遗传因素在葡萄膜黑色素瘤发病中不可忽视。

（二）基因突变

已经确定的与葡萄膜黑色素瘤发病相关的基因突变包括癌基因 GNAQ、GNA11，抑癌基因 BAP1、SF3B1 和 EIF1AX 等。GNAQ 和 GNA11 是编码 G 蛋白亚基的两个重要基因，是葡萄膜黑色素瘤发生的最主要的驱动基因，超过 90% 的葡萄膜黑色素瘤都具有 GNAQ/GNA11 的热点突变，且 GNAQ 和 GNA11 突变为相互排斥类型。Q209 和 R183 是最常见的突变热点，Q209 的突变频率较高，R183 突变频率较低。该突变通过激活蛋白激酶 C（PKC），MAP 激酶（MAPK）和磷酸肌醇 3- 激酶（PI3K）通路，诱导肿瘤细胞增殖。

BRCA1- 相关蛋白 1（BAP1）是位于染色体 3p21.1 上的肿瘤抑制基因。BAP1 的体细胞或种系突变易患葡萄膜黑色素瘤、恶性间皮瘤、皮肤黑色素瘤、基底细胞癌和肾细胞癌。BAP1 突变导致 BAP1 蛋白缺失，会引起葡萄膜黑色素瘤细胞黏附能力下降，细胞骨架重塑，转移能力增加。因此，BAP1 突变和缺失往往伴随着葡萄膜黑色素瘤的高转移率和不良预后。

SF3B1 是编码剪接体 U2snRNP 复合体的核心组分，可以识别转录本剪接位点，对于转录本的正确剪接是必不可少的。据报道，约 25% 的葡萄膜黑色素瘤中 SF3B1 的 R625、K666 和 K700 位点发生了突变，SF3B1 突变破坏了剪接点的正常剪接，导致剪接异常，产生剪接畸变，引起异常转录产物和 mRNA 降解，进而促进肿瘤增殖。

EIF1AX 是编码真核翻译启动因子的关键基因，*EIF1AX* 突变通过改变翻译起始位点，影响蛋白质产物的表达。携带 *EIF1AX* 突变的葡萄膜黑色素瘤通常具有较好的预后。

（三）染色体扩增和缺失

葡萄膜黑色素瘤染色体异常包括染色体 1p 的丢失、3 号染色体单体、染色体 6q 和 8p 的丢失，以及染色体 6p 和 8q 的获得。其中 3 号染色体单体是最常见的核型畸变，发生于 50%～60% 葡萄膜黑色素瘤患者，多见于葡萄膜黑色素瘤早期患者，3 号染色体单体预示着高转移率和不良预后。染色体 1p、8p 的丢失和 8q 的增加多见于葡萄膜黑色素瘤晚期患者。其他染色体的异常，包括 6q 丢失、1q 和 6p 的获得也与肿瘤进展密切相关。

（四）表观遗传学机制

表观遗传失衡在葡萄膜黑色素瘤发生发展中起着重要作用。上海交通大学医学院附属第九人民医院眼科在葡萄膜黑色素瘤表观遗传机制研究取得重要进展。首次发现葡萄膜黑色素瘤异常染色体构象形成癌增强子（onco-enhancer），通过激活癌基因 *NTS* 表达进而促进葡萄膜黑色素瘤恶性转变（图 24-0-1）；脉络膜黑色素瘤中 m^{6}A 甲基化促进抑癌基因 *HINT2* 翻译，进而抑制肿瘤发生（图 24-0-2）；鉴定了新的长链非编码 RNA（long non-coding RNA，lncRNA）ZNNT1，通过调控葡萄膜黑色素瘤细胞自噬，从而抑制葡萄膜黑色素瘤发生（图 24-0-3）；首次发现染色体构象改变导致葡萄膜黑色素瘤细胞中 lncRNA ROR 异常高表达，"诱骗"组蛋白 H3K9 的甲基化酶 G9A 离开修饰位点失去活性，诱导癌基因 *TESC* 表达，促进肿瘤生长和转移，提出"陷阱修饰"学说（图 24-0-4）。同时，葡萄膜黑色素瘤发病中也有组蛋白乳酸酰化等表观遗传因素参与。

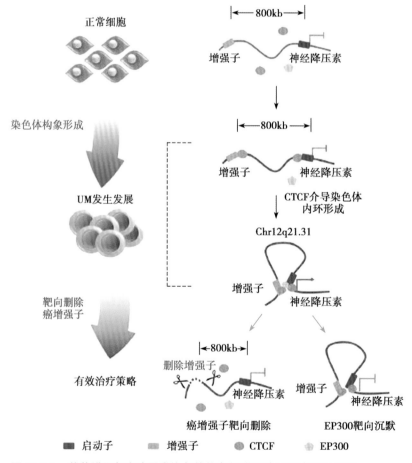

图 24-0-1　葡萄膜黑色素瘤异常染色体构象促进肿瘤细胞增殖示意图

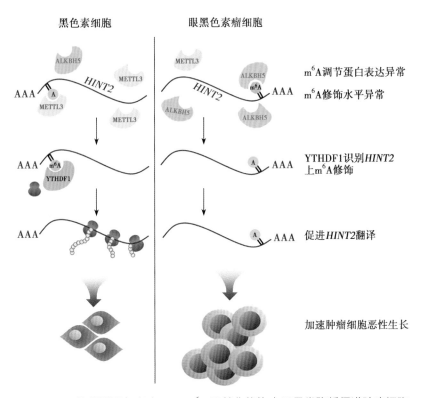

图 24-0-2　葡萄膜黑色素瘤 RNA m^{6}A 甲基化修饰水平异常降低促进肿瘤细胞
生长示意图

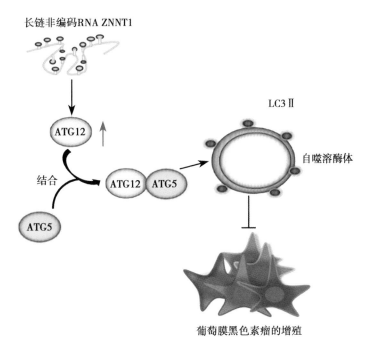

图 24-0-3　葡萄膜黑色素瘤 lncRNA ZNNT1 高表达抑制肿瘤细胞增
殖示意图

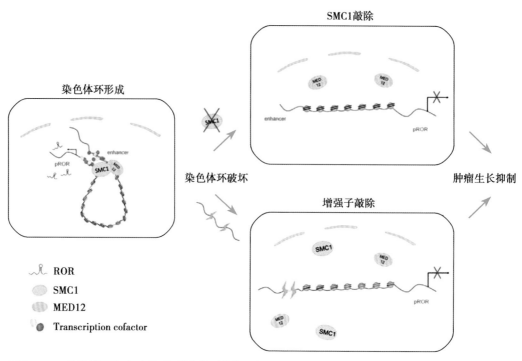

图 24-0-4　葡萄膜黑色素瘤的"陷阱修饰"学说示意图

（五）环境因素

环境因素或职业暴露也是葡萄膜黑色素瘤发生的影响因素之一，尤其是紫外线照射。长期暴露于紫外线是葡萄膜黑色素瘤发生的独立危险因素，葡萄膜黑色素瘤的发病率随纬度的增加而增加。

二、临床表现

（一）症状

早期葡萄膜黑色素瘤没有明显症状，特别是位于周边睫状体和脉络膜的肿瘤，少数患者在眼底检查时偶然发现。常见症状包括飞蚊症、闪光感、眼前黑影和视物模糊，其中视物模糊最为常见。其他症状包括眼前飘浮物、视野丧失、肿瘤侵犯黄斑引起视物变形、肿瘤侵犯睫状后神经或发生继发性青光眼会引起眼痛。

（二）体征

1. **虹膜黑色素瘤**　较少见，约占葡萄膜黑色素瘤的 4%，但通常比睫状体和脉络膜黑色素瘤发现得早。虹膜黑色素瘤有局限性和弥漫性两种形式。

①局限性：约占整体虹膜黑色素瘤的 90%，好发于下方虹膜，表现为虹膜结节样隆起的肿块，伴有不同程度的色素化，表面不规则，色素较少的肿瘤常可见扩张的滋养血管；肿瘤可导致虹膜颜色异常、瞳孔变形、虹膜外翻和前房积血。②弥漫性：肿瘤细胞向虹膜基质浸润，导致虹膜增厚，颜色变黑而无结节形成。虹膜黑色素瘤还可以浸润或直接压迫前房角，或肿瘤细胞、色素、巨噬细胞阻塞小梁网导致眼压升高，引起继发性青光眼。

2. **睫状体黑色素瘤**　约占葡萄膜黑色素瘤的 6%，早期较难发现，直至出现晶状体移位、继发性青光眼、睫状体脉络膜脱离等并发症才被发现。较大的肿瘤在充分散瞳后可在晶状体后发现肿块，前房角镜检查和 UBM 可以发现肿瘤呈局限性或环状，通常存在巩膜外层的滋养血管。

3. **脉络膜黑色素瘤**　最为常见，占葡萄膜黑色素瘤的 90%，按形态可分为三种类型。①圆顶形：最常见，约占 75%，眼底检查可见视网膜色素上皮下扁平或隆起的肿瘤，边界清楚（图 24-0-5 ）。由于色素上皮层萎缩和增生，肿瘤表面的视网膜会出现色素紊乱。②蘑菇形：约占20%，当肿瘤顶端突破 Bruch 膜，肿瘤在视网膜下迅速增大，形成头大、颈窄、底宽的蘑菇状实体肿块（图24-0-6），蘑菇状肿块的头部可表现为单个、双个或多个。肿瘤的色素沉着程度可以有很大的不同，55%为色素性，15%无色素（图24-0-7），30%是混合性。随着肿瘤不断生长，其周围的视网膜下可出现积液，形成浆液性视网膜脱离。而肿瘤生长迅速，导致瘤体发生坏死和血管破裂时，可伴发玻璃体混浊和积血。如果肿瘤靠近黄斑和视盘的位置，肿瘤生长可引起黄斑囊样水肿或继发性视网膜脱离。③弥漫型：较为少见，约占5%，肿瘤沿脉络膜平面发展，无明显结

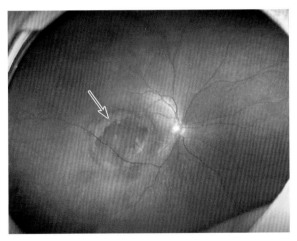

图 24-0-5　圆顶形脉络膜黑色素瘤患者眼底照片

肿瘤呈隆起状生长，边界清楚，表面的视网膜色素紊乱。

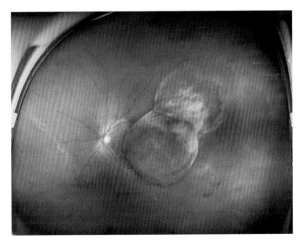

图 24-0-6　蘑菇形脉络膜黑色素瘤患者眼底照片

肿瘤穿破 Bruch 膜，突向玻璃体腔，呈蘑菇样生长。

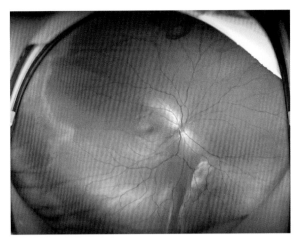

图 24-0-7　无色素型脉络膜黑色素瘤患者眼底照片

肿瘤位于周边部鼻下方，瘤体色素少，颜色浅。

节或肿块，肿瘤可侵及脉络膜厚度的 1/4 甚至全层，表现为脉络膜增厚或色素加深，临床表现为橘红色或稍发暗的广泛性浆液性视网膜脱离（图24-0-8），极易漏诊或误诊。

当肿瘤达到一定体积时，葡萄膜黑色素瘤会逐步穿透巩膜，在眶内生长，进一步侵犯视神经和眼眶管腔系统。患者表现为结膜血管怒张，角膜水肿，眼内结构不清，眼球突出，眼球运动障碍等，眶周触诊可出现剧烈疼痛。

葡萄膜黑色素瘤的转移率非常高，主要是经血行转移至肝脏、肺、骨骼等部位，其中肝脏转移最为常见，约占90%。肿瘤大小、病理类型、浸润范围（睫状体或视神经受累以及巩膜外延伸）是肿瘤转移的主要危险因素。约4%的患者初诊时已有肝脏微转移，即使眼内的原发病灶得到了很好的控制，仍有约50%的患者最终发生远处转移，肿瘤转移者预后差。

（三）影像学检查

1. 眼前节照相和眼底照相

（1）眼前节照相：配合裂隙灯显微镜检查，可视化虹膜或虹膜睫状体肿瘤。了解肿瘤位置、厚度、有无角膜侵犯和前哨血管等特征，确定病变为实性或囊性，局限于虹膜或累及睫状体（图24-0-9）。

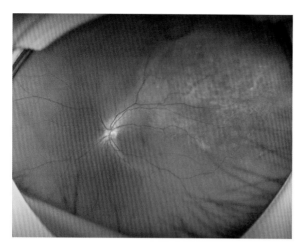

图 24-0-8 弥漫型脉络膜黑色素瘤患者眼底照片

肿瘤沿脉络膜平面发展,表现为扁平状生长,伴浆液性视网膜脱离。

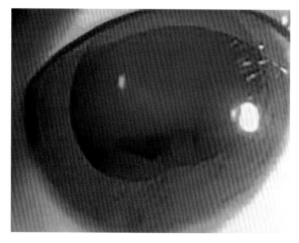

图 24-0-9 虹膜黑色素瘤患者眼前节照片

虹膜睫状体黑色素瘤,肿瘤相应部位瞳孔变形,虹膜增厚隆起。

（2）眼底照相：眼科常用的检查方法之一,可以详细记录和保存眼底检查中发现的 UM 各项特征,包括肿瘤的位置、形状、颜色、有无色素沉着和视网膜脱离等。尤其是全景眼底扫描系统问世以来,可以实现瞳孔直径小至 2mm 情况下一次扫描接近 200° 约 80% 的视网膜面积,更有利于发现周边位置的肿瘤。眼底照相可以在不同检查时间点动态记录肿瘤的大小和范围,可作为健康教育和病情随访的资料。

（3）眼底自发荧光照相：可对具有自发荧光特性的脂褐素沉着成像。在早期脉络膜黑色素瘤检查中发挥作用（图 24-0-10）。视网膜下液形成光感受器外节膜盘和视网膜色素上皮（retinal pigment epithelium, RPE）细胞之间的物理屏障,从而阻止 RPE 对脱落的光感受器外段的正常吞噬作用,形成脂褐素在视网膜下腔的积聚,是自发荧光的来源。橘色脂褐质色素存在于有癌变倾向的痣和许多黑色素瘤中,被认为是小型脉络膜黑色素细胞瘤恶变为黑色素瘤的预测因素之一。脂褐质的自发荧光比脉络膜痣中玻璃膜疣呈现的自发荧光更亮。

2. 超声检查及超声显微镜检查

（1）超声检查：A 超和 B 超检查是诊断脉络膜黑色素瘤的重要辅助检查。A 超检查：脉络膜黑色素瘤显示中等到低的内部回声,具有平滑衰减,也

图 24-0-10 脉络膜黑色素瘤患者眼底自发荧光照片

A. 后极部脉络膜黑色素瘤斑块状自发荧光和局部色素紊乱缺失;
B. 周边部脉络膜黑色素瘤相应区域自发荧光。

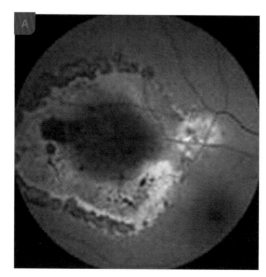

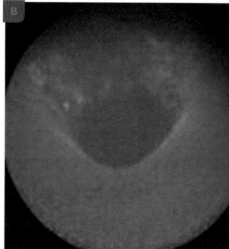

可看到肿瘤内部尖峰的快速运动,即肿瘤内血管搏动(图24-0-11)。B超检查有以下典型特征:圆顶状或蕈状隆起的黑色素瘤病灶内呈低回声区、视网膜下液、眼眶阴影和脉络膜挖空征(图24-0-12)。通过B超扫描,可确定肿瘤大小、厚度和基底情况,了解有无眼外浸润。对于厚度大于3mm的肿瘤,结合A超和B超可以提高脉络膜黑色素瘤的确诊率。对于可疑痣和小黑色素瘤需要使用B超定期随访,观察肿瘤变化情况。

(2)超声生物显微镜(ultrasound biomicroscopy, UBM):传统10MHzB超的检查厚度是300~400μm,而UBM可以将检查厚度下降至20~50μm,组织穿

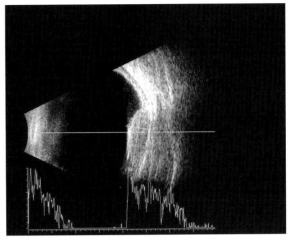

图24-0-11 脉络膜黑色素瘤患者A超图像

肿瘤内部反射率逐渐衰减,尖峰运动。

图24-0-12 脉络膜黑色素瘤患者B超图像

A.脉络膜黑色素瘤蕈样生长合并视网膜脱离;
B.瘤体出现挖空征,周围视网膜脱离。

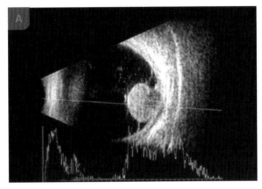
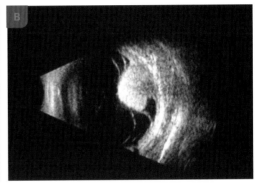

透力达4mm。UBM可以观察和评估肿瘤表面的低反射斑块、肿瘤血管、内部反射性,适用于虹膜黑色素瘤和睫状体黑色素瘤进行体内高分辨率成像和生物测量(图24-0-13),测量肿瘤的位置、大小,评估邻近组织侵犯情况。尤其在巩膜敷贴放疗时,UBM辅助定位可以使放疗边缘定位更精确,贴合更紧密,减少对周围组织的辐射,并可能减少治疗副作用。

(3)彩色多普勒超声(color Doppler imaging, CDI):可非侵入性观察肿瘤内血管和血供情况。UM是由梭形细胞和上皮样细胞构成的实体性肿瘤,CDI探及UM内部丰富的单纯动脉血流信号,明确UM内血供来源于眼动脉分支的睫状后动脉。运用CDI监测肿瘤血管分布,是判定UM恶性潜能和确定疗效的重要检查方法。UM中血管的形成和

分布与肿瘤的生长和恶性潜能成正相关,而肿瘤血管的破坏预示肿瘤坏死和消退。巩膜敷贴放射治疗会导致UM肿瘤血管受损,产生缺血,是肿瘤细胞死亡的因素之一。

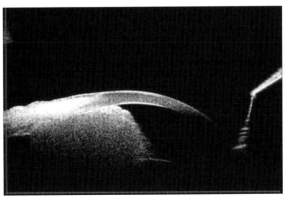

图24-0-13 睫状体黑色素瘤的UBM图像

UBM显示睫状体黑色素瘤。

CDI 在 UM 的鉴别诊断中也有重要作用。脉络膜血管瘤的血流速度比 UM 慢,阻力低。UM 在肿瘤底部显示出搏动性血流,但色素痣中没有这一现象。

3. **磁共振成像**(magnetic resonance imaging, MRI) 对 UM 和眼眶成像清晰,分辨率高,是诊断 UM 和判断 UM 瘤体巩膜外浸润最有价值的辅助检查方法。在 MRI 图像中,UM 的典型表现是:与玻璃体相比,瘤体 T_1WI 高信号,T_2WI 低信号。而且,由于黑色素的顺磁性作用,增强 MRI 中 UM 瘤体可被中度加强。CT 和 MRI 不是 UM 确诊时首选的辅助检查项目,但出现继发性玻璃体积血、广泛视网膜脱离或白内障,使眼底难以观察或无法观察时,或是在制订质子束或巩膜外放射敷贴治疗计划时,CT 和 MRI 辅助检查对 UM 的诊断有重要意义(图 24-0-14)。

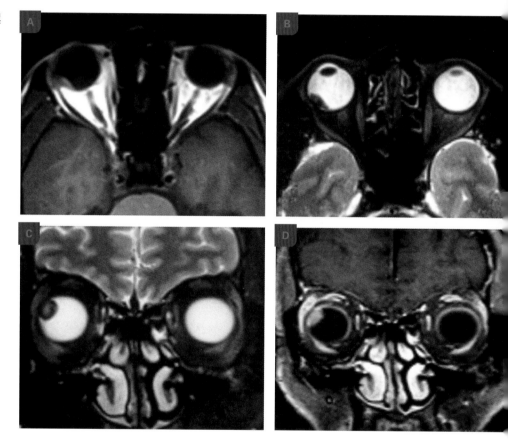

图 24-0-14 脉络膜黑色素瘤的 MRI 影像

A. T_1WI 高信号;
B、C. T_2WI 低信号;
D. 增强 MRI,脂肪抑制 T_1WI 图像 UM 信号增强。

UM 内黑色素的分布可以是同质或异质的,当黑色素含量异质性分布时,提示存在两种不同肿瘤成分,预示肿瘤恶性程度较高,眼球外扩散可能性大。因此,MRI 评估肿瘤内信号强度分布,对于鉴别诊断、判断肿瘤性质,以及诊断肿瘤有无眼球外扩散倾向非常重要。T_1WI 信号强度与肿瘤色素沉着明显相关,T_1WI 高亮度的 UM 中度或重度色素沉着,而 T_1WI 低亮度的 UM 则是少量或无色素沉着。

4. **荧光素眼底血管造影和吲哚菁绿血管造影检查**

(1)荧光素眼底血管造影(fluorescein fundus angiography, FFA):脉络膜黑色素瘤的瘤体内大量黑色素颗粒引起荧光遮蔽,FFA 早期局部弱荧光,动 - 静脉期瘤体内荧光斑逐渐增强,与弱荧光区形成强弱相间的斑驳状荧光,部分肿瘤可见走行迂曲、螺旋状的肿瘤血管与视网膜血管同时显影,形成双循环征,晚期弥漫性荧光(图 24-0-15A)。但 FFA 在

图 24-0-15　脉络膜黑色素瘤的 FFA 和 ICGA 图像

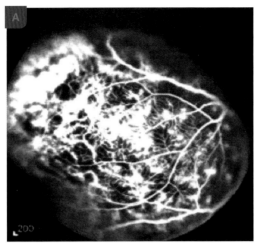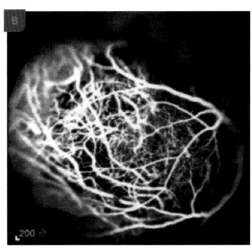

FFA（A）和 ICGA（B）均可见典型的双循环征，ICGA 更清楚地显示肿瘤的扩张血管。

不同病例中表现差异比较大，不能作为确诊脉络膜黑色素瘤的首选辅助检查。当肿瘤固有色素沉着阻塞脉络膜血流时，小的黑色素瘤可能显示正常荧光或弱荧光。而较大的肿瘤由于 RPE 水平的脂褐质沉积，可能会看到小的超荧光斑点，显示出斑驳状弱荧光或强荧光。另外，也可能由于外屏障破坏，晚期会显示 RPE 渗漏。视网膜新生血管不是黑色素瘤的典型特征，出现时要注意与其他疾病进行鉴别诊断。

（2）吲哚菁绿血管造影（indocyanine green angiography，ICGA）：吲哚菁绿在红外光谱上有一个吸收峰值，使其能够穿透视网膜层，对脉络膜黑色素瘤内微循环进行成像，有助于观察肿瘤血管特征，更清晰地呈现双循环征（图 24-0-15B），在脉络膜黑色素瘤诊断中起着重要作用。

无色素性脉络膜黑色素瘤的 ICGA，荧光出现的时间不到 1 分钟；而色素性脉络膜黑色素瘤早期无荧光，3 分钟之后逐渐出现荧光；根据脉络膜黑色素瘤中色素不同，晚期呈现弱荧光、等荧光、强荧光或荧光渗漏。部分脉络膜黑色素瘤的 ICGA 晚期有"排空"现象。ICGA 还可以帮助区分脉络膜黑色素瘤和其他肿瘤，如脉络膜血管瘤或脉络膜转移瘤。脉络膜血管瘤具有早期强荧光和晚期"冲刷"效应，而脉络膜转移瘤则显示弥漫性荧光和晚期等荧光。ICGA 还能够通过观察复杂的微血管形态，预测脉络膜痣的生长风险。

5. **相干光断层扫描**（optical coherence tomography，OCT）

（1）眼前节 OCT（anterior segment OCT，AS-OCT）：与超声相比，AS-OCT 具有高分辨率和低穿透力的特点，可用作评估较表浅的病变，如虹膜色素上皮前的 UM；但与 UBM 相比，分辨率低，后缘可见度差，对于较大的肿瘤，或发生在虹膜色素上皮的肿瘤，则会出现阴影。因此，AS-OCT 在评估 UM 方面的作用有限。

（2）频域 OCT（spectral-domain OCT，SD-OCT）：具有 4～7μm 高分辨率和低背景噪声特性，可以清晰显示视网膜各层结构，定量检测视网膜厚度和 RPE 变化，追踪观察 RPE 层面的脂褐质沉积，随访记录视网膜下积液和视网膜层间水肿的变化。脉络膜黑色素瘤的 SD-OCT 特点：①早期视网膜厚度正常，光感受器完整；②RPE 层有不规则碎屑状沉积；③伴随脉络膜黑色素瘤进展可出现神经视网膜浆液性脱离（图 24-0-16）。与之相鉴别，脉络膜痣的 SD-OCT 特点：①近半数病例的光感受器丧失；②视网膜萎缩变薄；③部分出现 RPE 脱失。黑色素细胞瘤的 SD-OCT 特点是肿瘤内可出现内层视网膜结构。但是，SD-OCT 的穿透深度不足以检测脉络膜肿瘤的内部特征。

（3）频域 OCT 深度增强成像（enhanced depth imaging spectral domain OCT，EDI SD-OCT）：是一种可以获得脉络膜和巩膜内部更深层结构的眼科

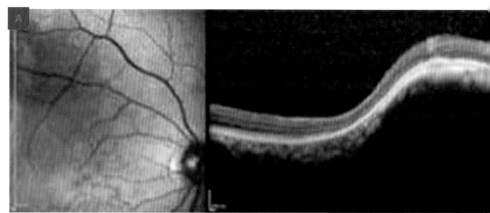

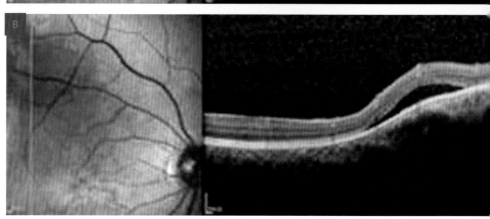

辅助检查方法。可用于对脉络膜肿瘤进行定性评估,评估肿瘤的轮廓、反射率、阴影、内巩膜可见度和定量评估肿瘤的直径和厚度等。脉络膜黑色素瘤的 EDI SD-OCT 特点是:①脉络膜层面见隆起的高反射条带,其后见光学阴影;②锯齿状的光感受器;③出现视网膜下液;④脉络膜黑色素瘤上覆盖的脉络膜毛细血管层变薄;⑤视网膜下脂褐质沉积物;⑥其他视网膜变化包括肿瘤相应区域的 RPE 层萎缩、感光细胞缺失、外界膜缺失、椭圆体带缺失、内丛状层不规则、神经节细胞层不规则、视网膜内出现囊样水肿腔等。

6. 正电子发射计算机断层成像 当屈光间质不透明时,CT 可辅助评估 UM 位置、大小和有无眼外扩展。UM 的 CT 特点:瘤体为高密度肿块,有轻度或中度的对比度,边缘明显。目前较 CT 应用更广泛的是双模式正电子发射断层扫描/CT(PET/CT)成像,已成为辅助 UM 诊断和分期的重要检查方法。

PET/CT 成像是利用肿瘤细胞比周围正常细胞吸收更多葡萄糖原理,以 ^{18} 氟标记的 2- 脱氧 -2- 氟 -D- 葡萄糖摄取的强度为标准化摄取值(standardized uptake values,SUV),代谢更活跃的区域和更大的肿瘤显示出更高的 SUV。原发性 UM 的 SUV 强度与 UM 较大的肿瘤直径和转移风险因素高度相关,如上皮样细胞类型、累及睫状体或前房角、巩膜外扩展,用于对 UM 患者进行分期、制订治疗方案、评估治疗效果和预后(图 24-0-17)。另外,PET/CT 扫描对原发性 UM 患者的肝脏转移表现出高灵敏度和高特异度,是辅助诊断和随访 UM 有无全身其他器官转移的重要指标(图 24-0-18)。

7. 病理学检查和预后因素

(1) UM 的细胞类型:UM 的细胞学分类遵循改进的 Callender 分类,该分类明确了肿瘤细胞的形态亚型,分为上皮样细胞、梭形细胞和中间细胞。①上皮样细胞:圆形,有大而圆的细胞核和嗜酸性

图 24-0-17 UM 患者 PET/CT 影像

A. UM 患者 CT 图像提示眼内占位性病变（红色箭头）；
B. PET/CT 融合图像提示眼内占位性病变放射性摄取异常增高（蓝色箭头）。

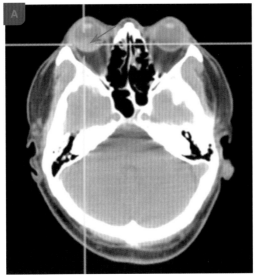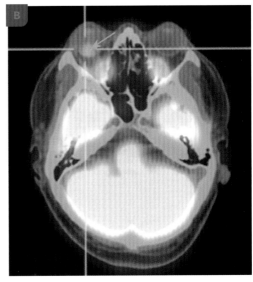

图 24-0-18 转移性 UM 患者 PET/CT 影像

A. 转移性 UM 患者腹部 CT 图像提示肝区占位性病变；
B. PET/CT 融合图像提示肝区占位性病变放射性摄取异常增高；
C. 转移性 UM 患者全身多处器官放射性摄取异常增高。

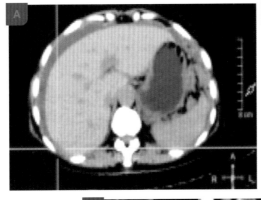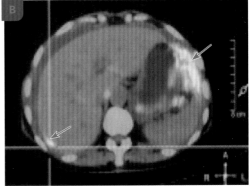

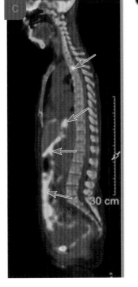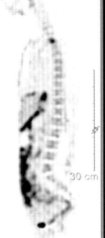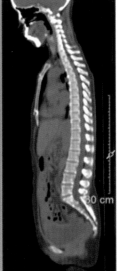

大核仁，核质比高，有丝分裂数目多，胞质内常含有黑色素颗粒。它们在肿瘤中的存在与 UM 的高转移率和高病死率密切相关。②纺锤体形细胞：纺锤体 A 细胞为梭形，细胞核含有中央褶皱或凹槽，起源于痣细胞。纺锤体 B 细胞也是梭形细胞，包含纺锤形或雪茄样大核，核质比低，几乎没有有丝分裂，是 UM 中最常见的细胞类型。③中间细胞：小的上皮样细胞，是纺锤体 B 和上皮样黑色素瘤细胞之间的中间类型。

（2）UM 病理分型与预后：脉络膜黑色素瘤病理分类是根据细胞类型和细胞比例进行分型（图 24-0-19）。①纺锤体细胞型：由至少 90% 纺锤

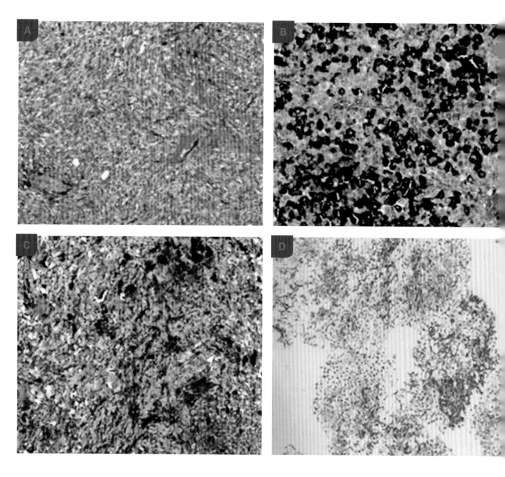

图 24-0-19　脉络膜黑色素瘤的病理分型，HE 染色

A. 纺锤体细胞型，纺锤体 B 细胞组成的脉络膜黑色素瘤，细胞体积小，具有梭形核和突出的核仁；
B. 上皮样细胞型，上皮样细胞组成的脉络膜黑色素瘤，细胞体积大，具有圆形核和较大的核仁；
C. 混合细胞型，细胞比例在两者之间；
D. 免疫组化 S-100 染色阳性。

体 B 细胞组成的脉络膜黑色素瘤。在所有确诊的脉络膜黑色素瘤患者中，诊断为纺锤体细胞型的占 40%，15 年的病死率是 20%。②上皮样细胞型：由至少 90% 的上皮样细胞组成的脉络膜黑色素瘤。在所有确诊的脉络膜黑色素瘤患者中，诊断为上皮样细胞型的占 3%～5%，预后差，15 年的病死率是 75%。③混合细胞型：所有其他细胞比例的脉络膜黑色素瘤都属于此类型，这种混合型的病理学类型最常见。但根据上皮样细胞和梭形细胞的比例，预后差异大。

虹膜和睫状体黑色素瘤与脉络膜黑色素瘤的组织学特征相似，均由纺锤体细胞和上皮样细胞组成。

（3）UM 的免疫组织化学标记：黑色素瘤的特征性标志物包括 S-100 蛋白、HMB45、Melan-A、MITF、SOX10 等。

1）S-100 蛋白敏感性最高，是黑色素瘤的初筛指标，但特异性较差，不能单独用作 UM 的确诊指标。

2）HMB45 是前黑色素体复合物成分之一，是细胞质糖蛋白的特异性单抗，能标记除结缔组织样

黑色素瘤外的多数黑色素瘤细胞,及良性黑色素细胞瘤的黑色素细胞,但不标记正常成人黑色素细胞。HMB45 不参与黑色素的合成,但可提示黑色素产生活跃,是一种黑色素肿瘤的生化标志物。与 S-100 联合应用,对 UM 的诊断及鉴别诊断具有重要的辅助作用。

3)黑色素 A(Melan-A/ MART-1)是编码黑色素细胞的分化抗原,与色素表达相关,在皮肤及视网膜黑色素细胞中均特异性表达。在虹膜黑色素瘤中,S-100 和 Melan-A 的诊断灵敏度是 100% 和 85%,HMB45 则是 55%。在脉络膜黑色素瘤中,3 种蛋白抗体阳性染色为 69%~79%。

4)MITF 是一种小眼畸形转录因子,对黑色素细胞的发育、功能和存活至关重要。MITF 是一种核染色标志物,对黑色素瘤具有较高的灵敏度和特异度,但在 RPE 中也是阳性表达,因此,需要联合其他多种肿瘤标志物进行鉴别。

5)SOX10 是一种核转录因子,在黑色素细胞分化过程中起重要作用。它是一种灵敏度和特异度较高的黑色素瘤标志物,但在梭形细胞型黑色素瘤和转移性黑色素瘤中的灵敏度略低。SOX10 在胶质细胞和施万细胞中也呈阳性表达。因此,不能仅仅根据 SOX10 阳性来诊断黑色素瘤。

黑色素瘤细胞可以出现表达异常,灵敏度不一,因此应同时选用 2~3 个上述标志物再加上 S-100 蛋白联合检测,以提高 UM 的检出率,同时进行鉴别诊断。

(4)其他影响预后的因素

1)有丝分裂:每 40 个高倍视野(40HPF)观察到的有丝分裂数量与 UM 患者预后之间存在很强的相关性。有丝分裂活性低(0~1/40HPF)的肿瘤 5 年病死率为 15%~23%,中等活性(2/40~8/40HPF)的肿瘤为 40%~47%,高活性的肿瘤(9/40~48/40HPF)为 56%。

2)肿瘤浸润淋巴细胞(tumor infiltrating lymphocytes,TIL)是 UM 患者预后不良的一个重要因素。包括淋巴细胞和巨噬细胞数量的增加以及人类白细胞抗原 HLA-Ⅰ和 HLA-Ⅱ的表达增加。其中睫状体黑色素瘤比脉络膜黑色素瘤更容易发生淋巴细胞浸润。UM 的 TIL 主要是抑制性和细胞毒性 T 淋巴细胞(CD8+),其次是 T 辅助淋巴细胞(CD4+),以及调节性 T 淋巴细胞。淋巴细胞浸润程度低的患者的 15 年生存率高达 69.6%,而浸润程度高的患者则下降到 36.7%。TIL 的存在是免疫系统对循环系统中的黑色素瘤细胞发生反应的结果,这些细胞作为特定的循环肿瘤细胞(CTC),是潜在的转移源。原发性 UM 中发现的 TIL 应被视为全身性癌症扩散的间接证据。预后较好的 UM 患者的 HLA-Ⅰ下调,表明它们对自然杀伤性淋巴细胞的灵敏度更高。

3)血管外基质的排列是影响 UM 患者预后的一个因素。存在两种模式,即环状和网络,其共同特点是至少有一个封闭的循环。确诊的 UM 中,60% 的病例为环状模式,35% 为网络模式,其中网络模式 UM 更容易发生转移,10 年生存率更低。形成血管外基质架构的结缔组织隔膜是影响患者预后的另一个因素。通过非侵入性的方法评估血管化,研究形成血管外基质架构的组织起源和作用,有助于改善肿瘤治疗和预后。

4)巩膜外扩展与 UM 患者预后密切相关。可以通过房水引流通道(29.8%)、睫状动脉(27.4%)、涡状静脉(18.5%)、睫状神经(8.9%)或视神经(0.8%)发生。眼外扩展与前房角受累、肿瘤基底直径大小、上皮样细胞型、网格状结缔组织环、3 号染色体单倍体或缺失,以及 8 号染色体扩增等密切相关(图 24-0-20)。眼外扩展的 UM 患者的 5 年无转移生存率为 28%,而没有眼外肿瘤生长的患者为 80.6%。

5)转录组特征:肿瘤活检的基因表达谱(GEP)也可用于预测预后。在 mRNA 上鉴定出两类葡萄膜黑色素瘤:1 类和 2 类 GEP 分型葡萄膜黑色素瘤。1 类:3 号染色体正常,6p 号染色体扩增,被认为是低风险肿瘤,转移率为 1%。2 类:3 号染色体单体,被认为是高风险肿瘤,具有更高的转移率(26%)和病死率。患者倾向于年纪更大,并且肿

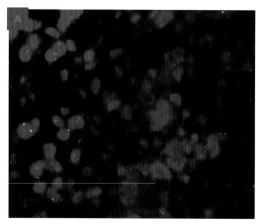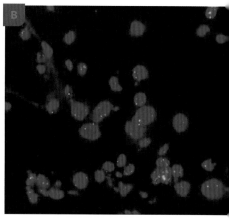

图 24-0-20 脉络膜黑色素瘤眼内切除术后荧光原位杂交（FISH）试验图像

A. FISH 染色提示 3 号染色体缺失；

B. FISH 染色提示 8 号染色体扩增，提示肿瘤的转移风险性增加。

瘤厚度增加，上皮样细胞，高有丝分裂率和转移是重要的临床预测指标。

评估发生微转移的时间发现，发生微转移的原发性肿瘤的大小可能在直径约 3mm、高度约 1.5mm，因此，基因检测对于早期发现和治疗 UM 提高生存率至关重要。

三、诊断与鉴别诊断

（一）诊断

UM 是成人最常见的原发性眼内恶性肿瘤，好发于中老年，无性别差异。目前，对早期发现的原发性 UM 可以实现局部控制。但是，晚期患者一旦出现转移性 UM，中位生存期将低于 12 个月。因此，UM 诊断重点仍是早发现、早诊断。通常情况下，UM 是在眼科检查中偶然发现，或通过症状发现，如飞蚊症、闪光感、眼前黑影、视力下降、畏光或眼压升高等。

UM 诊断要点主要包括以下几个方面：①眼底可见隆起突向玻璃体腔的圆顶状或蘑伞状灰褐色或黄白无色素性占位病变，有自发荧光，无明显包膜，边缘不规则，其上可见视网膜血管覆盖，周围常出现渗出性视网膜脱离。②A 超和 B 超均为典型的低反射率。A 超表现为最初尖峰很高，但向巩膜方向逐渐减弱。B 超表现为脉络膜挖空征、视网膜下液和"眼眶阴影"。CDI 可探及大的 UM 内有丰富的搏动性动脉血流信号。③MRI 图像中，与玻璃体相比，瘤体 T_1WI 高信号，T_2WI 低信号，增强后 UM 瘤体可被中度加强。④分子病理学中 UM 特征性标志物有 S-100 蛋白、HMB45、Melan-A、MITF、SOX-10 等。S-100 蛋白同时与上述 2~3 个标志物联合检测，可提高 UM 的检出率。⑤其他辅助检查如 FA 和 ICGA 均可见双循环征。但这种双循环或肿瘤血管渗漏的表现如今很少单独用于对较大 UM 进行诊断。FA 主要用于 UM 和出血性黄斑变性或脉络膜血管瘤鉴别诊断；ICGA 能发现脉络膜异常环状微血管网，帮助监测小型色素性黑色素细胞瘤的生长。

（二）鉴别诊断

1. **假性黑色素瘤** 是一组容易与 UM 误诊的眼底疾病，最常见的包括脉络膜痣、周边渗出性出血性脉络膜视网膜病变（peripheral exudative hemorrhagic chorioretinopathy，PEHCR）、先天性视网膜色素上皮肥厚（congenital hypertrophy of the retinal pigment epithelium，CHRPE），特发性视网膜或视网膜色素上皮出血性脱离，环状脉络膜血管瘤，湿性年龄相关性黄斑变性。其中，脉络膜痣最常见，其次是 PEHCR。

脉络膜痣是最常见的假性黑色素瘤，其外观与小型脉络膜黑色素瘤极为相似。鉴别良性脉络膜痣和小型恶性黑色素瘤可能是一个挑战。脉络膜痣和脉络膜黑色素瘤可以表现出一些相似的特征，包括肿瘤的大小、颜色，可能是有色素或无色素、位置、视网膜色素上皮改变、视网膜下液和橘色色素。脉络膜痣往往有明确的边缘，平坦或略微隆起,而且其大小保持稳定。随着时间的推移,脉络膜痣上有 drusen 沉积,以及视网膜色素上皮的萎缩、增生或纤维化。CDI 检测:脉络膜黑色素瘤在肿瘤底部显示搏动性血流,脉络膜痣没有底部搏动性血流现象。

脉络膜痣通常是稳定的,但有向 UM 恶性转变的可能。脉络膜痣转化为黑色素瘤的七个临床危险因素:①厚度超过 2mm;②视网膜下积液;③症状;④存在橘色色素;⑤肿瘤边缘靠近视盘 3mm 以内;⑥出现 B 超挖空征;⑦无 drusen 沉积和光晕缺失。其中,晕痣是一种色素性脉络膜痣,周围有一个光环或一个圆形的脱色素带,光晕的存在表明痣的稳定性。

周边渗出性出血性脉络膜视网膜病变 PEHCR 是一种老年人的周边视网膜变性,表现为渗出性和出血性改变,与 UM 在周边有均匀的深褐色肿块极为相似。主要鉴别特点是:PEHCR 在荧光素血管造影上表现为荧光遮蔽。B 超表现为回声密度增大,无挖空征。部分 PEHCR 患者可自发缓解甚至自愈。

先天性视网膜色素上皮肥厚 CHRPE 一般包括典型 CHRPE 和家族性腺瘤性息肉病的眼底色素病变。典型 CHRPE 多单眼发病,病灶扁平、边界清晰、外观光滑、有色素沉着,呈黑色。病灶周边有光晕现象,大多为良性的、非进展性的 RPE 细胞层内的病变。但病灶受累及的 RPE 细胞大小、细胞数量和黑色素数量都有变化。

家族性腺瘤性息肉病的眼底色素病变(pigmented ocular fundus lesions of familial adenomatous polyposis, PO-FL)多双眼发病,多灶性病变,与典型 CHRPE 不同,PO-FL 与家族性腺瘤性结肠息肉病有关,因有极高的结肠癌变风险,因此眼底出现 PO-FL 表现时,应尽早与典型 CHRPE 和 UM 进行鉴别。

特发性视网膜或视网膜色素上皮出血性脱离,多为老年患者,通常有高血压、动脉硬化、糖尿病、老年性黄斑变性和脉络膜息肉状血管病变等原发病史,眼底检查可见后极部视网膜下或者 RPE 下大片

圆形或卵圆形隆起,暗红色,甚至伴有出血性视网膜脱离和脉络膜脱离,当屈光间质混浊甚至完全不能窥入眼底时,需要借助辅助检查和对侧眼底检查。

主要鉴别点:①在屈光间质尚清晰时,可行 FFA/ICGA 检查鉴别,出血性病灶表现为与眼底病变形态大小相似的遮蔽荧光区,可显示黄斑区脉络膜新生血管和异常分支血管网。②B 超检查显示出血性病灶伴有视网膜脱离和脉络膜脱离,有实性脉络膜占位病变,但没有脉络膜黑色素瘤的 B 超特征,如挖空征等。③CDI 探及出血性病灶时没有自发动脉型血管搏动信号。但是,由于脉络膜黑色素瘤是由梭形细胞和上皮样细胞等色素细胞构成的实体性肿瘤,肿瘤内血供来源于眼动脉分支的睫状后动脉系统。所以 CDI 可探及脉络膜黑色素瘤内部丰富的血流信号,呈树枝状分布在整个瘤体内,表现为与睫状后动脉血流特征相同的单纯动脉型血流信号。④陈旧性的出血的 MRI 可呈现与脉络膜黑色素瘤相似的信号,即 T_1WI 弥漫性高信号,T_2WI 为低信号。特别是合并玻璃体积血、机化增生时,更容易误诊。但在增强 MRI 中,只有脉络膜黑色素瘤表现为显著增强,而出血性病灶表现为非增强区。

2. 脉络膜血管瘤 脉络膜血管瘤是脉络膜的一种良性血管肿瘤。成人环状脉络膜血管瘤常被全周视网膜脱离所掩盖,须借助多种辅助检查与 UM 进行鉴别。脉络膜血管瘤的诊断特点:①边缘清晰光滑的橘红色圆形隆起病灶;②渗出性视网膜脱离;③团状血管网;④覆盖血管瘤相应部位的 RPE 缺损;⑤MRI 表现为 T_1WI 呈高信号,T_2WI 呈等信号;⑥CDI 检测,脉络膜血管瘤的血流速度比脉络膜黑色素瘤慢,阻力低。

3. 脉络膜转移瘤 脉络膜转移瘤的原发肿瘤多为肺癌、支气管癌、乳腺癌,多无明显色素沉积,须与无色素性 UM 相鉴别。主要鉴别诊断特点:①转移瘤的体积一般较小,多在 0.5mm 以下(85%),但与 UM 圆顶状不同的是脉络膜转移瘤边缘不规则,甚至可见多角形;②单眼多发转移灶,占转移瘤的 20%~30%,甚至双眼发病;③A 超显示转移瘤

的反射率明显高于 UM；④B 超检查，脉络膜转移瘤很少见到挖空征，转移瘤的高度与基底比显著低于 UM；⑤MRI 表现为 T_1WI 为等或稍高信号，T_2WI 为等或低信号，强化程度不及黑色素瘤明显。

4. **黑色素细胞瘤** 又称大细胞样痣，是一种良性黑色素细胞性肿瘤，偶见恶变为黑色素瘤。可见于任何年龄。此肿瘤起源于葡萄膜基质内的黑色素细胞，可发生于视盘和睫状体部，须与发生在视盘周围的脉络膜黑色素瘤和睫状体黑色素瘤进行鉴别：①位于视盘周围的脉络膜黑色素瘤，肿瘤常累及视盘表面和视盘以外组织，瘤体体积较大、呈进行性生长；②位于视盘周围的黑色素细胞瘤，体积一般较小，多位于视盘一侧，少数占据整个视盘，瘤体呈深黑色，可向表面轻度隆起，但无明显生长倾向；③位于虹膜、睫状体或脉络膜的黑色素细胞瘤，体积可较大，呈渐进性生长，其外观及临床表现似恶性黑色素瘤。因此与恶性黑色素瘤临床鉴别困难，主要依据病理学诊断。

黑色素细胞瘤的病理组织学特点：①瘤细胞体积较大，呈圆形或多边形，其内含有大量粗大的黑色素颗粒，核为圆形，较小；②有些瘤体周边部可见少量小梭形黑色素性瘤细胞；③无细胞异型性及病理性核分裂象。

5. **色素上皮腺瘤和腺癌** 发生于虹膜、睫状体或视网膜色素上皮的黑色素性肿瘤，较少见。一般好发于成年人，无明显的眼部损伤或眼内炎症病史。与 UM 的鉴别诊断要点：①肿物呈暗棕色或深黑色，体积大小不等，无一定形状，无固定的生长方式；②瘤体与邻近组织间有明显的界线；③B 超显示脉络膜表面隆起的实体性肿物；④A 超表现为瘤体内为中、高度反射；⑤FFA 显示瘤体内无血管，动脉期可见视网膜供血动静脉，瘤体内弱荧光；静脉期瘤体呈持续性弱荧光，无"双循环"现象；⑥针吸活检显示，腺瘤细胞形态与色素上皮细胞相同，呈圆形或椭圆形，内含较粗大的黑色素颗粒。

色素上皮腺瘤和腺癌与 UM 鉴别诊断的病理

组织学特点为：①腺瘤位于虹膜睫状体或脉络膜表面，而非位于葡萄膜基质内；②腺瘤细胞呈低柱状或立方状、条索状或腺管状排列，细胞内含丰富的黑色素颗粒；③免疫组织化学染色，腺瘤细胞对细胞角蛋白、波形蛋白及 S-100 蛋白染色呈阳性反应。

通常根据瘤细胞形态和排列方式将色素上皮腺瘤分为腺管型、空泡细胞型及混合型。睫状体腺瘤以空泡细胞型为主，其特点是：瘤细胞质内含有多数圆形、边界清楚的小空泡，胞核常被挤向胞浆的一侧，空泡内含有抗透明质酸酶的酸性黏多糖物质。虹膜和视网膜色素上皮腺瘤以腺管型为主。

6. **睫状体平滑肌瘤** 属于良性非黑色素性肿瘤，好发于睫状体部，虹膜及脉络膜罕见。组织发生于虹膜括约肌和开大肌、睫状肌或葡萄膜血管周围的平滑肌。多见于青年女性。瘤体表面有较完整的色素上皮覆盖，因此肿瘤外观常呈棕色，易误诊为恶性黑色素瘤。有些患者可表现为局部巩膜血管扩张、晶状体移位、不典型的前部葡萄膜炎及继发性视网膜脱离或眼压增高症状。肿瘤有明显的生长倾向，少数可侵犯局部巩膜或穿透角巩膜缘组织至眼球外。瘤细胞的膨胀性生长可致局部巩膜向表面隆起。电镜下可见瘤细胞具有平滑肌瘤的特征，有局灶性梭形致密物质、微饮小泡和胞浆中含有大量微肌丝。特殊染色和免疫组化染色有助于此瘤的鉴别诊断：①PTAH 染色呈紫红色，Masson 三色染色呈红色；②睫状体平滑肌瘤细胞对平滑肌肌动蛋白染色呈强阳性，而对黑色素瘤相关抗原和 S-100 蛋白染色呈阴性。

7. **后极部的坏死性巩膜炎或脉络膜炎性肉芽肿** 眼球后极部坏死性巩膜炎或脉络膜局限性肉芽肿可致局部组织增厚，B 超和 CT 检查显示局限性占位性病变图像，有时易误诊为无色素性脉络膜黑色素瘤。主要鉴别诊断特点是：炎性病变通常伴有角膜后沉着物、房水混浊、玻璃体混浊和视盘边界不清等表现，而脉络膜黑色素瘤几乎很少伴有眼内炎症。

四、国际分期

1986 年，美国多中心协作眼黑色素瘤合作研究组（Collaborative Ocular Melanoma Study Group，COMS）提出，依据肿瘤顶点高度和最大基底直径将葡萄膜黑色素瘤分为三种类型：小型（顶端高度≤2.5mm，最大基底直径＜5mm）、中型（顶点高度＞2.5mm 且≤10mm，最大基底直径≤16mm）和大型（顶点高度＞10mm 或最大基底直径＞16mm）。这种分法相对简单，不能满足临床诊疗的需求。美国癌症联合委员会（American Joint Committee on Cancer，AJCC）充分考虑到葡萄膜黑色素瘤预后不仅和肿瘤大小有关，还取决于肿瘤位置、是否存在巩膜外扩散、局部淋巴结受累和远处转移，提出TNM 分期，用于葡萄膜黑色素瘤的治疗和预后评估（表 24-0-1～表 24-0-4）。

表 24-0-1　TNM 分期中虹膜黑色素瘤(T)的分期及特征(AJCC 第 8 版)

原发肿瘤(T)	特征
T_1	肿瘤局限于虹膜
T_{1a}	肿瘤局限于虹膜，≤1/4 圈
T_{1b}	肿瘤局限于虹膜，＞1/4 圈
T_{1c}	肿瘤局限于虹膜，伴随继发性青光眼
T_2	肿瘤融合或者延伸至睫状体或脉络膜，或两者同时受累
T_{2a}	肿瘤延伸至睫状体，无继发性青光眼
T_{2b}	肿瘤延伸至脉络膜，无继发性青光眼
T_{2c}	肿瘤延伸至睫状体或脉络膜，或两者同时受累，伴随继发性青光眼
T_3	肿瘤融合或者延伸至睫状体或脉络膜，或两者同时受累，扩展至巩膜
T_4	肿瘤巩膜外侵犯
T_{4a}	肿瘤巩膜外侵犯，最大直径≤5mm
T_{4b}	肿瘤巩膜外侵犯，最大直径＞5mm

注：如果少于一半的肿瘤位于虹膜部位，则按照睫状体黑色素瘤分期。

表 24-0-2　TNM 分期中睫状体和脉络膜黑色素瘤(T)的分期及特征(AJCC 第 8 版)

原发肿瘤(T)	特征
T_1	肿瘤基底介于 3～9mm，厚度≤6mm 肿瘤基底介于 9.1～12mm，厚度≤3mm
T_{1a}	T_1 期肿瘤未累及睫状体，没有球外扩散
T_{1b}	T_1 期肿瘤累及睫状体
T_{1c}	T_1 期肿瘤未累及睫状体，球外扩散病灶最大直径≤5mm
T_{1d}	T_1 期肿瘤累及睫状体，球外扩散病灶最大直径≤5mm
T_2	肿瘤基底小于 9.0mm，厚度介于 6.1～9.0mm 肿瘤基底介于 9.1～12.0mm，厚度介于 3.1～9.0mm 肿瘤基底介于 12.1～15mm，厚度≤6.0mm 肿瘤基底介于 15.1～18mm，厚度≤3.0mm
T_{2a}	T_2 期肿瘤未累及睫状体，没有球外扩散
T_{2b}	T_2 期肿瘤累及睫状体
T_{2c}	T_2 期肿瘤未累及睫状体，球外扩散病灶最大直径≤5mm
T_{2d}	T_2 期肿瘤累及睫状体，球外扩散病灶最大直径≤5mm
T_3	肿瘤基底介于 3.1～9mm，厚度介于 9.1～12mm 肿瘤基底介于 12.1～15mm，厚度介于 6.1～15mm 肿瘤基底介于 15.1～18mm，厚度介于 3.1～12mm
T_{3a}	T_3 期肿瘤未累及睫状体，没有球外扩散
T_{3b}	T_3 期肿瘤累及睫状体
T_{3c}	T_3 期肿瘤未累及睫状体，球外扩散病灶最大直径≤5mm
T_{3d}	T_3 期肿瘤累及睫状体，球外扩散病灶最大直径≤5mm
T_4	肿瘤基底介于 12.1～15mm，厚度大于 15.0mm 肿瘤基底介于 15.1～18mm，厚度大于 12.1mm 肿瘤基底＞18mm，厚度不限
T_{4a}	T_4 期肿瘤未累及睫状体，无球外扩散
T_{4b}	T_4 期肿瘤累及睫状体
T_{4c}	T_4 期肿瘤未累及睫状体，球外扩散病灶最大直径≤5mm

原发肿瘤（T）	特征
T_{4d}	T_4 期肿瘤累及睫状体，球外扩散病灶最大直径≤5mm
T_{4e}	任何大小的肿瘤球外扩散病灶最大直径＞5mm

表 24-0-3　TNM 分期中区域淋巴结情况（N）的分期及特征（AJCC 第 8 版）

N 分期	特征
N_0	无淋巴结受累
N_1	眼眶区域淋巴结转移或肿瘤播散
N_{1a}	一个或多个区域淋巴结受累
N_{1b}	局部淋巴结未受累，但眼眶中有不连续的肿瘤播散

表 24-0-4　TNM 分期中远处转移情况（M）的分期及特征（AJCC 第 8 版）

M 分期	特征
M_0	无远处转移的症状和体征
M_1	合并远处转移
M_{1a}	转移病灶的最大直径≤3cm
M_{1b}	转移病灶的最大直径为 3.1～8cm
M_{1c}	转移病灶的最大直径≥8.1cm

结合原发肿瘤的大小以及区域淋巴结和远处转移情况，AJCC 提出基于 TNM 分期的葡萄膜黑色素瘤临床分期标准（表 25-0-5）。由于虹膜黑色素瘤和睫状体脉络膜黑色素瘤预后明显不同，Ⅰ～ⅢC 期仅限于睫状体脉络膜黑色素瘤患者。

表 24-0-5　基于 TNM 分期的葡萄膜黑色素瘤临床分期

肿瘤分期	原发肿瘤（T）	区域淋巴结（N）	远处转移（M）
Ⅰ期	T_{1a}	N_0	M_0
Ⅱ期	$T_{1b\sim1d}$, $T_{2a\sim2b}$, T_{3a}	N_0	M_0
ⅡA 期	$T_{1b\sim1d}$, T_{2a}	N_0	M_0
ⅡB 期	T_{2b}, T_{3a}	N_0	M_0
Ⅲ期	$T_{2c\sim2d}$, $T_{3b\sim3d}$, $T_{4a\sim4c}$	N_0	M_0
ⅢA 期	$T_{2c\sim2d}$, $T_{3b\sim3c}$, T_{4a}	N_0	M_0
ⅢB 期	T_{3d}, $T_{4b\sim4c}$	N_0	M_0
ⅢC 期	$T_{4d\sim4e}$	N_0	M_0
Ⅳ期	任何 T	N_1	M_0
	任何 T	任何 N	$M_{1a\sim1c}$

五、治疗

葡萄膜黑色素瘤的常用治疗方法分为放射疗法、经瞳孔温热疗法、局部切除术和眼球摘除术。葡萄膜黑色素瘤对化学治疗不敏感，一般用于已经发生转移的患者。近年来，新兴的靶向治疗、肿瘤免疫治疗等在葡萄膜黑色素瘤转移的患者中也进行了多项临床研究，表现出一定的优势。

（一）放射疗法

放射治疗有两种主要类型：近距离放射疗法（碘 -125、钌 -106 或钯 -103 或钴 -60）和远距放射疗法（质子束、氦离子或电子刀、伽马刀或激光刀的立体定向放射治疗）。

1. 巩膜敷贴放疗　巩膜敷贴放疗属于葡萄膜

黑色素瘤放射疗法中的近距离放射疗法，主要机制为电离辐射损伤细胞 DNA 和肿瘤血管，导致细胞有丝分裂停滞和肿瘤梗死，它是后节葡萄膜黑色素瘤最常用的治疗方法之一。

　　肿瘤的基底最大直径和高度是影响患者预后的主要因素。巩膜敷贴放疗需要使瘤体表面放射线剂量达到 80～100Gy，主要适用于肿瘤直径≤18mm，厚度≤12mm 的后节葡萄膜黑色素瘤患者。^{125}I 是最常用的放射性同位素，此外使用的同位素还有 ^{106}Ru 和 ^{103}Pd。

　　采取巩膜敷贴放疗时，常需要使用放射敷贴器作为放射同位素的载体。放射敷贴器直径约 2cm，贴合肿瘤病灶区球壁放置，利用单向发出的放射线照射并灭杀肿瘤细胞（图 24-0-21）。对于邻近视

盘的肿瘤，可以使用卡槽式的敷贴器，使敷贴器的位置更接近肿瘤基底部，达到更好的局部剂量控制。比较 ^{125}I 巩膜敷贴放疗和眼球摘除对中等大小 UM 患者的疗效研究，眼黑色素瘤合作研究小组（COMS）发现两种治疗方法在患者的 5 年生存率和肿瘤复发转移率方面均无显著差异。因此，巩膜敷贴放疗可以做到保眼球、保视力治疗 UM，已经越来越多地替代了眼球摘除治疗方法。

　　巩膜敷贴放疗会产生一些并发症。^{125}I 粒子敷贴放射治疗后的眼部并发症及其发生率分别是：干眼 8%，复视 10%，斜视 2%，角膜炎 4%～21%，虹膜新生血管形成 4%～23%，新生血管性青光眼 2%～45%，白内障 8%～68%，玻璃体积血 4%～18%，放射性视网膜病变 10%～63%，视神经病变

图 24-0-21　巩膜敷贴放疗示意图

A. 放射敷贴器内侧面；
B. 放射敷贴器外侧面；
C. 放射敷贴器贴合肿瘤病灶区球壁放置，单向发出放射线照射并灭杀肿瘤细胞。

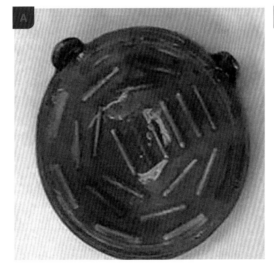
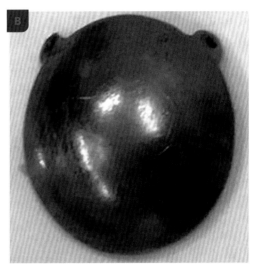
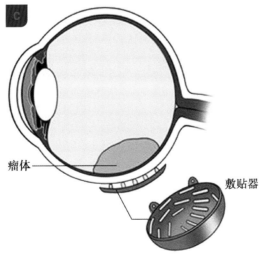

瘤体

敷贴器

4%～46%，巩膜坏死 7%～33% 等。临床上虽然可以通过术中精准定位，实现肿瘤局部高剂量放疗，以减少对周围正常组织影响，但放射性视网膜病变等并发症目前仍无法避免。

2. 质子束放射疗法 质子束放射疗法（proton beam therapy，PBT）是用于后节的睫状体和脉络膜黑色素瘤的另一种放射治疗，对于控制局部肿瘤进展方面可与 ^{125}I 粒子放射疗法类似。PBT 是目前先进的放疗技术之一，可以通过加速器，将质子加速至接近光速水平，用于肿瘤治疗。质子束以其优越的生物学效应，能够给予肿瘤最大放射剂量，同时几乎不影响周围正常组织，提高肿瘤治疗率和控制率。

临床研究资料显示，PBT 对葡萄膜黑色素瘤有很高的控制率和保眼率；5 年局部控制率为 95.9%，5 年和 10 年的保眼率分别为 94.8% 和 93.2%。葡萄膜黑色素瘤患者无须手术和住院，治疗一般在 5 个工作日内完成，因其具有良好的局部控制率、较高的保眼率、能保持眼部视力、降低新生血管性青光眼的发病率，成为越来越多患者的选择。

但 PBT 主要缺陷在于其建立和维护治疗系统难度和费用大，一定程度上限制了该技术的应用。

（二）经瞳孔温热疗法

经瞳孔温热疗法（TTT）是一种非侵入性治疗方式，其原理是将 810nm 红外二极管激光借助传导系统通过扩张的瞳孔传递到脉络膜肿瘤表面，利用热效应使肿瘤温度升高至 45～60℃，肿瘤细胞膜结构破坏，蛋白质变性，与肿瘤相关的血管闭塞，从而导致肿瘤坏死。TTT 的最大穿透深度为 4mm，因此，仅适用于位于后极部小型脉络膜黑色素瘤，对小于 2mm 的肿瘤疗效尤佳。对于中等大小的脉络膜黑色素瘤，尤其厚度大于 6mm，位于视盘、黄斑周围的肿瘤，应通过敷贴放疗联合 TTT 来治疗，即"三明治"疗法。TTT 治疗从伸入玻璃体的肿瘤顶端开始向基底部破坏约 4mm 的瘤体组织，敷贴治疗直接破坏肿瘤基底并清除侵入巩膜层的病变。当敷贴放疗与 TTT 相结合，局部肿瘤控制率极高，

对 270 例接受三明治治疗法的 UM 患者随访 5 年，其肿瘤复发率仅为 3%，并发症较少，表现出良好的前景。

TTT 治疗最适合色素沉着的肿瘤，因为黑色素对红外激光的吸收率最高，是眼底吸收激光能量的主要部分。因此，对于无色素性或少色素性脉络膜黑色素瘤，TTT 往往疗效欠佳。对于这类肿瘤，可先行吲哚菁绿血管造影，因肿瘤血供丰富，瘤体中积聚的大量吲哚菁绿可以大大提高瘤体对红外激光的吸收率。

与 ^{125}I 粒子放疗相比，TTT 的优势包括激光的精确定位导致肿瘤坏死，而对周围正常脉络膜的损害更少。在 TTT 治疗过程中，应适当扩大治疗范围至周围 1.5mm，以避免肿瘤细胞的残余引起肿瘤复发。对于邻近黄斑区或视盘的脉络膜黑色素瘤，应缩小光斑直径至 1.5mm，以避免黄斑区或视盘损伤，从而造成不可逆的视力损害。

TTT 不良反应包括黄斑水肿 22.6%，玻璃体积血 16.1%，视神经病变 16.1% 和浆液性视网膜脱离 9.7% 等。

（三）手术治疗

眼内肿瘤切除术主要用于中小型的葡萄膜黑色素瘤，眼球摘除术用于视力较差的大型葡萄膜黑色素瘤，眶内容剜除术用于侵犯眼外的肿瘤。

1. 眼内肿瘤切除术 眼内肿瘤切除术最早是针对视盘旁、距离视盘 1～2PD 的脉络膜黑色素瘤（因为，在此情况下施行放射治疗将不可避免损伤视神经导致视力丧失），以及针对局部放疗后残余的肿瘤而提出的。局部肿瘤切除可以通过外切术，经板层巩膜入路整体切除肿瘤；也可通过内切术，经玻璃体切除肿瘤。位于虹膜、睫状体和周边脉络膜的黑色素瘤可行肿瘤外切术，位于赤道后的脉络膜肿瘤可采用内切术。肿瘤切除术可获得新鲜的肿瘤组织，用于病理学诊断以及基因检测，以明确诊断和预测预后。肿瘤切除时，如果肿瘤有残余，肿瘤切缘无法扩大，可以联合巩膜敷贴放疗以防止肿瘤复发。对于基底直径小于 16mm、高度

在 2.5～10mm 之间中等大小的 UM，手术治疗和放射治疗相比可获得更好的视力，且两种治疗方法的眼球摘除率、局部复发率和远处转移率无统计学差异。

葡萄膜黑色素瘤眼内肿瘤切除术的指征包括：①肿瘤基底宽不超过 16mm；②肿瘤无局部浸润，未累及巩膜及眼眶部；③肿瘤无全身转移；④肿瘤不超过赤道部。眼内切除术的手术禁忌证包括：①肿瘤眼外或远处转移；②肿瘤超过赤道部，甚至累及范围超过睫状体 2/3；③肿瘤直径大于 16mm；④弥漫性黑色素瘤；⑤全身情况不能耐受手术等。

局部肿瘤切除术的并发症包括视网膜脱离、出血和肿瘤复发。由于担心手术过程中肿瘤播种，在一些眼肿瘤中心通常先进行巩膜敷贴放疗，然后再进行肿瘤局部切除术，以期降低局部肿瘤的复发和转移率。

2. 眼球摘除术　眼球摘除术是传统治疗葡萄膜黑色素瘤的重要治疗手段。眼球摘除术的适应证包括：①最大基底直径>20mm，厚度>12mm 的大型 UM；②肿瘤占位超过眼球体积的 30%；③巩膜外大范围肿瘤蔓延；④新生血管性青光眼；⑤累及视神经；⑥其他治疗失败或复发者。有研究表明，眼球摘除术不能提高脉络膜黑色素瘤患者的 5 年生存率。

3. 眶内容剜除术　眼眶内容剜除术是一种破坏性手术，主要用于眼眶恶性肿瘤的治疗，因此须严格掌握其适应证。对于葡萄膜黑色素瘤，如果发现肿瘤已经侵犯眼外组织，应果断施行眶内容剜除术，以避免发生远处转移，危及患者生命。

（四）全身治疗

已经发生全身转移的葡萄膜黑色素瘤患者，其治疗方案尚未形成共识。目前，推荐全身化学治疗原发及转移肿瘤。其他治疗方式包括免疫疗法、靶向治疗、表观遗传治疗等已经开展临床研究，并取得一定进展。基因治疗作为目前的研究前沿，即将开始应用于葡萄膜黑色素瘤的临床治疗。

1. 化学治疗　常规使用达卡巴嗪、替莫唑胺、紫杉醇或结合白蛋白治疗发生转移的葡萄膜黑色素瘤患者。其中，肝脏是葡萄膜黑色素瘤最常见的转移部位，目前治疗肝脏转移病灶的常规方式为手术切除或经肝动脉栓塞。由于肝脏转移瘤优先由肝动脉分支提供，因此，动脉内化疗、孤立病灶的肝灌注和化学栓塞具有一定疗效。

2. 治疗新方法　近年来，葡萄膜黑色素瘤的致病机制研究不断深入，遗传和表观遗传的致病基因和相关信号通路不断被发现，新的治疗靶点也随之出现。

（1）免疫治疗：免疫疗法在皮肤黑色素瘤的治疗方面取得了较大进展，针对 CTLA-4 和 PD-1 的免疫检查点抑制剂已被批准用于晚期皮肤黑色素瘤治疗。但葡萄膜黑色素瘤由于其突变基因少，肿瘤新抗原产生少，现有的免疫疗法效果不显著。已经开展的二期临床试验表明，伊匹单抗（ipilimumab）和纳武单抗（nivolumab）治疗转移性葡萄膜黑色素瘤患者的 1 年生存率分别为 52% 和 56%。另一项二期临床试验表明，联合应用伊匹单抗和纳武单抗治疗，UM 患者的 1 年生存率为 56%。临床试验纳入 UM 患者的标准不同，不同临床试验的患者情况并不具有同质性，因此，免疫检查点抑制剂的联用及不同配伍应用，能否有效改善葡萄膜黑色素瘤转移患者的预后，仍有待大规模临床试验的验证。

树突状细胞疫苗、肿瘤浸润淋巴细胞、抗体偶联物、嵌合抗原受体修饰 T 细胞及靶向特异性分子（IMCgp100）等治疗葡萄膜黑色素瘤的研究逐步进入临床试验阶段。其中，针对 IMCgp100 的临床研究已开展至三期临床试验，结果表明，IMCgp100 相比传统的化疗药物达卡巴嗪，能显著改善 UM 患者生存情况。免疫治疗葡萄膜黑色素瘤初见成效，随着葡萄膜黑色素瘤更多治疗靶点及免疫疗法策略的改进和完善，免疫疗法将在晚期葡萄膜黑色素瘤的治疗中发挥重要作用。

（2）靶向治疗：肿瘤靶向基因突变位点的精准治疗已成为现代医学研究深入探索的治疗方向。

基因靶向治疗在皮肤黑色素瘤中展现出显著疗效。*BRAF*是黑色素瘤中最常见的突变致癌基因，维罗非尼和达拉非尼通过特异性抑制*BRAF V600*位点可有效抑制肿瘤生长，在皮肤黑色素瘤中取得了很好的治疗效果。达拉非尼联合MEK抑制剂曲美替尼治疗皮肤黑色素瘤，取得了显著持久的治疗效果。然而，葡萄膜黑色素瘤的基因靶向治疗却不尽如人意。尽管两者同属黑色素瘤，但葡萄膜黑色素瘤的基因突变背景和皮肤黑色素瘤存在显著差异。葡萄膜黑色素瘤90%以上的突变为*GNAQ/GNA11*突变，突变发生在G蛋白偶联受体的α亚基中，可激活相应的G蛋白耦联信号通路，导致葡萄膜黑色素瘤的生长和转移，影响预后。针对基因突变后激活的信号通路，相关的靶向抑制剂可产生部分抗葡萄膜黑色素生长的作用。MEK抑制剂司美替尼和曲美替尼、PKC抑制剂LXS196和IDE196、MET抑制剂卡博替尼、FAK抑制剂VS-6063和IN10018，以及多靶点抑制剂索拉非尼和舒尼替尼等药物纷纷进入治疗转移性葡萄膜黑色素瘤的临床试验阶段。

尽管靶向药物治疗较传统化疗药物能更好抑制患者生存期内局部肿瘤的进展，但是对于是否能延长患者生存期尚缺乏证据。同时，靶向抑制剂与其他靶点药物、化疗药物联用，或结合免疫疗法的临床试验也正在进行中。

（3）表观遗传治疗：在葡萄膜黑色素瘤的发生发展中，表观遗传机制也发挥了重要的调控作用。应用干扰表观遗传调控的药物治疗葡萄膜黑色素瘤，逐渐进入临床试验阶段。组蛋白去乙酰化酶抑制剂可以诱导癌细胞的组蛋白或蛋白发生去乙酰化，通过改变基因的表达诱导癌细胞发生凋亡。伏立诺他是一种组蛋白去乙酰化酶抑制剂，已经被批准应用于皮肤T细胞淋巴瘤的治疗。同时，伏立诺他治疗转移性葡萄膜黑色素瘤的临床试验也在进行之中。此外，针对DNA甲基化、组蛋白修饰及表观遗传调节因子的药物陆续开发出来，新型表观遗传药物治疗葡萄膜黑色素瘤的临床试验不断推出，

探究临床治疗UM的安全性和有效性。

随着更多新靶点药物的研制，开展联合疗法治疗转移性葡萄膜黑色素瘤，以增加疗效和减少副作用，已经成为一种新型治疗策略。联合多靶点抑制剂、靶点抑制剂结合化疗药物或结合主动和被动免疫疗法等综合治疗方法，正在进行大规模的临床试验研究，已成为葡萄膜黑色素瘤治疗的重要方向。

（4）基因治疗：基因治疗是近年来生物学治疗的热点，是指将外源基因通过腺相关病毒（AAV）等基因转移技术导入靶细胞，纠正或补偿因基因异常引起的疾病，以达到治疗作用的生物治疗方法。癌症基因治疗是基因治疗应用的主要领域之一。不断深入研究UM发生过程的分子机制，挖掘更多治疗靶点基因，有助于推进UM基因治疗的发展。

*BCL-2*是一种调控细胞凋亡的基因，应用反义BCL-2寡核苷酸转染UM细胞，可促进癌基因的凋亡，同时显示与化疗药物疗效的协同作用。将UM转移相关趋化因子受体CXCR4 siRNA转染到UM细胞中，阻断了趋化因子受体CXCR4的表达，可抑制UM对肝脏的侵袭性。色素上皮衍生因子（pigment epithelial-derived factor，PEDF）是一种神经营养因子，具有抑制新生血管生成和抑瘤的作用。在小鼠模型内过表达PEGF，可以显著缩小UM模型小鼠的眼部黑色素瘤的体积，减少肝脏微转移灶。笔者团队研究发现，神经降压素在UM中高表达，并伴有启动子区域CTCF结合。通过基因治疗介质，将依据该机制设计的陷阱CTCF多肽导入UM细胞系，能够抑制UM细胞的增殖和迁移。这些探索和研究均为UM基因治疗打下坚实基础。

基因治疗还需要进一步提高递送介质的靶向性和安全性，探索与传统治疗手段如放疗、化疗、生物治疗等联合使用，以期取得协同效果。

六、预后和随访

（一）预后

葡萄膜黑色素瘤的预后与临床、组织病理学和

细胞遗传学特征密切相关。

肿瘤复发是保眼治疗最常见的并发症,常见于肿瘤边缘,复发大多数发生在 5 年内。巩膜敷贴放疗的复发率平均为 10%,其中厚度≤3mm 小肿瘤的 5 年复发率为 6%,厚度≥10mm 的大肿瘤 5 年复发率为 13%。复发后远处转移的风险亦明显增加。

视力预后与肿瘤大小、肿瘤与视盘和黄斑的距离有关。较差的初始视力,年龄较大(≥60 岁)和视网膜下积液是视力预后不良因素。放射治疗对视力影响的原因包括放射性视网膜病变、放射性视神经病变以及白内障,约有 69% 的患者在治疗后 10 年内视力丧失。眼周或玻璃体内注射糖皮质激素和抗 VEGF 治疗、全视网膜光凝可以减少放射并发症,提高视敏度,改善患者的视力预后。

葡萄膜黑色素瘤具有较高的转移率,最常见部位是肝脏(89%),其次分别是肺(29%)、骨(17%)、皮肤和皮下组织(12%),以及淋巴结(11%)。葡萄膜黑色素瘤患者 5 年转移率约为 32%,15 年约为 50%。依据 AJCC 分期,Ⅰ期、Ⅱ期和Ⅲ期患者 10 年生存率分别约为 90%、75% 和 60%,一旦发生远处转移,中位生存时间约 12 个月。

肿瘤大小,包括最大基底直径和最大厚度,是影响葡萄膜黑色素瘤患者预后的最重要因素之一。针对小、中、大型葡萄膜黑色素瘤,患者 5 年病死率分别为 16%、32% 和 53%。肿瘤厚度每增加 1mm,在病程 10 年时转移风险就会增加 5%。

相比虹膜和脉络膜黑色素瘤,源自睫状体的黑色素瘤更具侵袭性,转移率高出 2～4 倍,可能由于睫状体的丰富血液供应,导致血行扩散的风险增加。

葡萄膜黑色素瘤预后不良的组织病理学包括上皮样细胞类型、色素沉着、巩膜内和巩膜外肿瘤扩散、睫状体受累、较高的有丝分裂活性、大量淋巴细胞或巨噬细胞浸润和肿瘤视神经蔓延。

预后不良的遗传特征是 3 号染色单体和染色体 8q 扩增,而染色体 6p 扩增提示预后良好。

（二）随访

葡萄膜黑色素瘤眼科治疗后,应定期进行眼部和全身情况随访。放射治疗后,前 2 年每 3～6 个月复查 1 次,此后每 6～12 个月复查,重点关注肿瘤是否复发及其并发症。眼部检查内容包括视力、眼压和瞳孔散大后眼底检查。眼底照相和超声检查评估局部肿瘤的控制情况;OCT 和 OCTA 用于观察黄斑病变;广角荧光素血管造影检查用于评估放疗后的周围肿瘤和视网膜血管灌注情况。尽管放射性视网膜病变多发生在 5 年之内,但仍有 7% 的患者在治疗后 7～10 年出现,因此,对放射性视网膜病变应进行长期监测。对高危患者,需要进行全身检查以发现早期转移性病变,尤其是肝脏的特异性影像学检查。如果有条件做基因检测,可结合基因检测、临床病理特征划分肿瘤转移风险等级,进而指导患者术后随访(表 24-0-6)。

表 24-0-6　葡萄膜黑色素瘤转移风险分层(AJCC)

风险等级	基因检测	肿瘤大小	病理类型	肿瘤范围、位置	随访建议
低风险	1A 级 二倍体型 3 号染色体 染色体 6p 增加 EIF1AX 突变	T_1	梭形细胞型		适当低频随访
中风险	1B 级 SF3B1 突变	T_2 和 T_3	混合细胞型		10 年内每 6～12 个月 1 次
高风险	2 级 单体型 3 号染色体 染色体 8q 增加 BAP1 突变 PRAME 突变	T_4	上皮样细胞型	肿瘤眼外扩散 肿瘤累及睫状体	5 年内每 3～6 个月 1 次; 然后 10 年内每 6～12 个月 1 次

七、典型病例

患者，65岁，女性，发现右眼视力下降3个月，就诊于上海交通大学医学院附属第九人民医院眼科。眼部检查：眼前节未见异常，眼底可见鼻上方棕褐色肿块，突向玻璃体腔，肿瘤表面少量出血，伴视网膜脱离，视盘不可见（图24-0-22），左眼未见异常。全身检查正常。B超显示右眼玻璃体内中等回声占位（图24-0-23）。

结合患者临床特点，诊断为右眼脉络膜黑色素瘤，T_{3a}期。患者入院后于全麻下施行右眼脉络膜肿物切除联合巩膜敷贴放疗术，术中切除瘤体并行

眼内硅油填充，置入 ^{125}I 粒子巩膜敷贴器，2周后行右眼巩膜敷贴器取出术。术后3个月复查，玻璃体腔硅油填充状态，鼻上方见脉络膜缺损区，余视网膜平伏，未见玻璃体和视网膜播散灶（图24-0-24）。半年后，患者于局麻下行右眼硅油取出术和二期人工晶状体植入术。随访3.5年，眼部情况稳定，视力0.4，全身检查无转移（图24-0-25）。

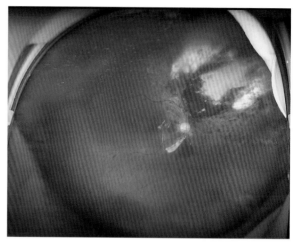

图 24-0-24　右眼脉络膜黑色素瘤患者术后 3 个月眼底照片

原瘤体部位见脉络膜瘢痕，表面少量出血。

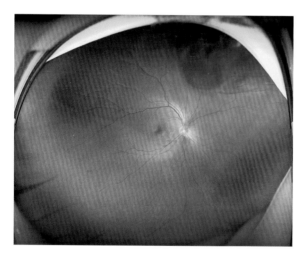

图 24-0-22　右眼脉络膜黑色素瘤患者眼底照片

鼻上方棕褐色肿块突向玻璃体腔，伴局部视网膜脱离。

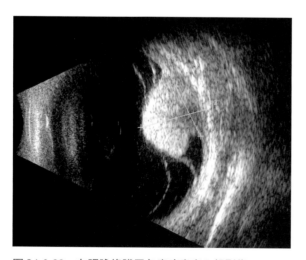

图 24-0-23　右眼脉络膜黑色素瘤患者 B 超影像

右眼玻璃体腔占位，中等回声，约 11.53mm × 9.29mm 大小。

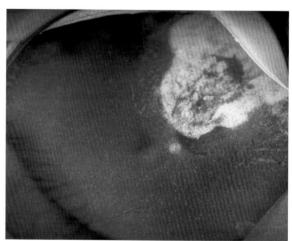

图 24-0-25　右眼脉络膜黑色素瘤患者术后 3.5 年眼底照片

视网膜平伏，肿瘤无复发，无玻璃体和视网膜下播散。

参考文献

1. VIRGILI G, GATTA G, CICCOLALLO L, et al. EUR-OCARE working group: Incidence of uveal melanoma in Europe. Ophthalmology, 2007, 114(12): 2309-2315.

2. HU D N, YU G P, MCCORMICK S A, et al. Population-based incidence of uveal melanoma in various races and ethnic groups. Am J Ophthalmol, 2005, 6(140): 612-617.

3. DECATUR C L, ONG E, GARG N, et al. Driver mutations in uveal melanoma: associations with gene expression profile and patient outcomes. JAMA Ophthalmol, 2016, 134(7): 728-733.

4. HARBOUR J W, ONKEN M D, ROBERSON E D, et al. Frequent mutation of BAP1 in metastasizing uveal melanomas. Science, 2010, 330(6009): 1410-1413.

5. MARTIN M, MASSHOFER L, TEMMING P, et al. Exome sequencing identifies recurrent somatic mutations in EIF1AX and SF3B1 in uveal melanoma with disomy 3. Nat Genet, 2013, 45(8): 933-936.

6. LANDREVILLE S, AGAPOVA O A, MATATALL K A, et al. Histone deacetylase inhibitors induce growth arrest and differentiation in uveal melanoma. Clin Cancer Res, 2012, 18(2): 408-416.

7. FAN J, XU Y, WEN X, et al. A cohesin-mediated intrachromosomal loop drives oncogenic ROR lncRNA to accelerate tumorigenesis. Mol Ther, 2019, 27(12): 2182-2194.

8. CHAI P, YU J, JIA R, et al. Generation of onco-enhancer enhances chromosomal remodeling and accelerates tumorigenesis. Nucleic Acids Res, 2020, 48(21): 12135-12150.

9. TORRES V L, BRUGNONI N, KAISER P K, et al. Optical coherence tomography enhanced depth imaging of choroidal tumors, Am J Ophthalmol, 2011, 151(4): 586-593.

10. PAPASTEFANOU V P, ISLAM S, SZYSZKO T, et al. Metabolic activity of primary uveal melanoma on PET/CT scan and its relationship with monosomy 3 and other prognostic factors. Br J Ophthalmol, 2014, 98(12): 1659-1665.

11. BRONKHORST I H, VU T H, JORDANOVA E S, et al. Different subsets of tumor-infiltrating lymphocytes correlate with macrophage influx and monosomy 3 in uveal melanoma. Invest Ophthalmol Vis Sci, 2012, 53(9): 5370-5378.

12. CAROLINA S B, OLÍVIA M P R, FREDERICO M C, et al. Suspect asymptomatic lesions: Congenital hypertrophy of the retinal pigment epithelium (CHRPE). Rom J Ophthalmol, 2021, 65(3): 275-278.

13. Collaborative Ocular Melanoma Study Group. The COMS randomized trial of iodine 125 brachytherapy for choroidal melanoma: V. Twelve-year mortality rates and prognostic factors: COMS report No. 28. Arch Ophthalmol, 2006, 124(12): 1684-1693.

14. 陈梦曦, 刘月明, 魏文斌. 葡萄膜黑色素瘤放射治疗现状及相关并发症的研究进展. 中华眼科杂志, 2018, 54(9): 707-711.

15. JAGER M J, SHIELDS C L, CEBULLA C M, et al. Uveal melanoma. Nat Rev Dis Primers, 2020, 6(1): 24.

16. LI Y Y, SHI J H, YANG J, et al. Uveal melanoma: Progress in molecular biology and therapeutics. Ther Adv Med Oncol, 2020, 12: 1758835920965852.

17. SETH R, MESSERSMITH H, KAUR V, et al. Systemic therapy for melanoma: ASCO guideline. J Clin Oncol, 2020, 38(33): 3947-3970.

18. VIOLANTI S S, BONONI I, GALLENGA C E, et al. New insights into molecular oncogenesis and therapy of uveal melanoma. Cancers (Basel), 2019, 11(5): 694.

19. SEEDOR R S, ORLOFF M, SATO T. Genetic landscape and emerging therapies in uveal melanoma. Cancers (Basel), 2021, 13(21): 5503.

20. ALVAREZ-RODRIGUEZ B, LATORRE A, POSCH C, et al. Recent advances in uveal melanoma treatment. Med Res Rev, 2017, 37(6): 1350-1372.

25
CHAPTER

第二十五章

视网膜母细胞瘤

视网膜母细胞瘤（retinoblastoma，RB）是由于抑癌基因 *RB1* 突变和失活引起的视网膜恶性肿瘤，其确切的细胞来源仍有争议，包括视网膜干细胞、神经元细胞、神经胶质细胞等，目前的研究证据支持其起源于视锥前体细胞，是儿童最常见的眼内恶性肿瘤，占儿童所有恶性肿瘤的 2%～3%。

视网膜母细胞瘤发病率与年龄高度相关，多发生于婴幼儿。美国新生儿视网膜母细胞瘤发病率为 1:18 000～1:16 000，5 岁以下儿童发病率为 11.8/1 000 000；英国 15 岁以下儿童视网膜母细胞瘤发病率约为 3.5/1 000 000，14 岁以前累计发病率约为 53/1 000 000，因为到这个年龄基本上所有的视网膜母细胞瘤都已被确诊，因而更能准确代表实际发病情况。在北美、欧洲等地区，由于人口登记和疾病记录系统完善，视网膜母细胞瘤发病率比较准确，近 30 年基本没变化。日本报道的新生儿发病率与美国相近，1:20 000～1:16 000。但是在包括中国、巴基斯坦、印度尼西亚等国家的亚太地区，报道的患者数还不足预测的数量一半，在这些国家和地区，用数学方法估算的发病率可能比实际登记报道的更准确。按照 2017 年世界人口展望预测，视网膜母细胞瘤发病率将在 2045 年达到顶峰，约 8 300 例/年，此后趋于平稳，其中亚洲、欧洲和拉丁美洲发病率会逐渐下降，而北美、非洲还会进一步上升。

2/3 患者 3 岁以内发病，8 岁以后发病少见，15 岁后则更罕见。20%～30% 为双眼发病，但双眼发病的时间间隔短至数月，长达 10 余年。40% 视网膜母细胞瘤患者属于遗传型，非遗传型占 60%。

视网膜母细胞瘤发病率尚未发现有种族、地区、性别等差异，但在世界范围内其病死率和保眼率差距显著。在美国和欧洲等发达国家，生存率已超过 95%，我国约为 86%，印度 50% 左右，而非洲仅 20%。近 20 年，视网膜母细胞瘤的治疗取得重大进展，静脉化疗［VEC 方案（长春新碱、卡铂、依托泊苷）］广泛应用于临床，治疗重心从早期摘除眼球保生命转移至在不影响生存率的前提下提高保

眼率，保留部分视功能。化疗方式由单纯静脉化疗发展为眼动脉介入化疗、玻璃体腔内注射等多种形式，现代精准放射治疗技术在提高治疗的精准性的同时减少对正常组织的损伤，基因治疗等新的治疗手段出现，综合序贯治疗策略极大地提高了患者的生存率和保眼率。

一、病因和发病机制

自 20 世纪 70 年代开始，国内外学者从遗传基因学、肿瘤发生和分子生物学等多方面对视网膜母细胞瘤的病因和发病机制进行阐述。

（一）遗传因素

40% 患者为遗传型，由患病或携带突变基因的父母直接遗传，或父母生殖细胞突变导致。这类患者常为双眼发病，发病年龄早，生殖细胞突变者可向后代遗传，为常染色体显性遗传。

（二）基因突变和失活

1. 视网膜母细胞瘤基因　视网膜母细胞瘤基因即 *RB1* 是一种肿瘤抑制基因，也是世界上第一个被克隆和完成全序列测定的基因。*RB1* 定位于染色体 13q 长臂 1 区 4 带，基因转录产物约 4.7kb，编码具有 928 个氨基酸残基的 Rb 蛋白，Rb 蛋白分布于细胞核内，是重要的细胞周期调节因子。在正常情况下，*RB1* 控制着视网膜细胞的生长发育以及视觉细胞的分化，*RB1* 先天性缺失或功能丧失，则视网膜细胞异常增殖，形成视网膜母细胞瘤。1971 年，Knudson 首次提出视网膜母细胞瘤"二次突变"假说，认为是两个等位 *RB1* 失活导致了视网膜母细胞瘤的发生。1986 年，Weinberg 等在视网膜母细胞瘤组织克隆出 *RB1* 证实了该学说。"二次打击"学说是目前被广泛认可的视网膜母细胞瘤发病机制，约 80% 视网膜母细胞瘤患者有 *RB1* 突变导致的 Rb 蛋白表达降低或缺失。近年来，全基因组分析研究证实，就基因突变而言，双等位基因 *RB1* 失活足以导致视网膜母细胞瘤的发生，但实际上大多数患者表现得远比"二次打击"复杂。

2. **染色体扩增和丢失** 细胞遗传学研究显示,很多患者除了有 *RB1* 突变,同时还存在染色体 1q、2p 和 6p 扩增,16q 丢失,所涉及的基因包括 *MYCN*、*MDM4*、*KIF14*、*E2F3* 和 *CDH11* 等。外显子组分析还显示,部分患者有 *BCOR* 部分缺失或突变,*CREBBP* 基因突变。目前尚不清楚这些染色体改变究竟是视网膜母细胞瘤发生所必需,还是在病变发生后促进其快速发展。研究结果更倾向于认为视网膜母细胞瘤发展是多步骤的:即通过一系列染色体和基因表达改变,视网膜母细胞瘤逐步进展,但这些变化并没有特定的顺序。

(三)表观遗传学机制

表观遗传学是研究非基因序列改变所致的基因表达水平变化,研究对象是表观遗传修饰,包括 DNA 甲基化、基因组印记、染色体重塑和非编码 RNA 调控等,但不涉及基本 DNA 的改变,表观遗传修饰对于肿瘤的发生、诊断和治疗具有重要意义。笔者团队近年来在视网膜母细胞瘤发病机制表观遗传学方面取得重要进展:发现在无 *RB1* 突变的视网膜母细胞瘤中存在 *RB1* 缺失,是由于 CCCTC 结合因子(CCCTC-binding factor,CTCF)功能障碍导致的 13q14 位点结构改变,进而导致 *RB1* 基因失活,促进了视网膜母细胞瘤发生(图 25-0-1)。

鉴定了全新的长链非编码 RNA(long non-codingRNA,lncRNA)RBAT1(retinoblastoma

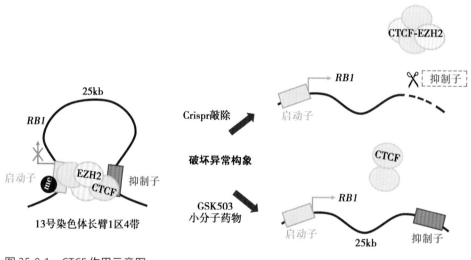

图 25-0-1 CTCF 作用示意图

CTCF 与 *RB1* 启动子异常结合,通过招募调味增强子同源物 2(enhancer of zeste homolog 2,EZH2)化合物并催化 *RB1* 启动子 H3K27 甲基化来沉默 *RB1* 表达,促进视网膜母细胞瘤发生。

associated transcript-1),并证实 RBAT1 在视网膜母细胞瘤中与异质性胞核核糖核蛋白 L(heterogeneous nuclear ribonucleoprotein L,HNRNPL)有较强的特异性结合,通过将 HNRNPL 募集至 *E2F3* 启动子区域,激活 *E2F3* 基因的转录及其相关信号通路,从而促进视网膜母细胞瘤的增殖和发展(图 25-0-2);首次发现视网膜母细胞瘤 12 号染色体上 13.32 区域的乙酰胺基半乳糖转移酶 8 反义上游转录本 1(*GALNT8* antisense upstream 1,

GAU1)新致病区,当 GAU1 所在致病区染色体构象形态由闭合向开放转变时,GAU1 被激活,随后招募转录延长因子-TCEA1 形成 GAU1-TCEA1 复合物,该复合物能激活癌基因 *GLANT8* 表达,促进肿瘤细胞恶性生长(图 25-0-3)。这些研究不仅补充、完善了视网膜母细胞瘤的发病机制,也为视网膜母细胞瘤的治疗提供了靶点。

(四)环境因素

60% 患者为非遗传型,系患者视网膜母细胞

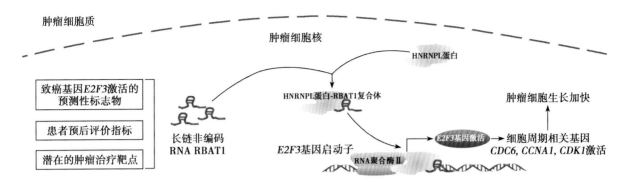

图 25-0-2　RBAT1 作用示意图

RBAT1 与 HNRNPL 蛋白有较强的特异性结合,并将 HNRNPL 募集至 *E2F3* 启动子区域,激活 *E2F3* 基因的转录及其相关信号通路,从而促进视网膜母细胞瘤的增殖。

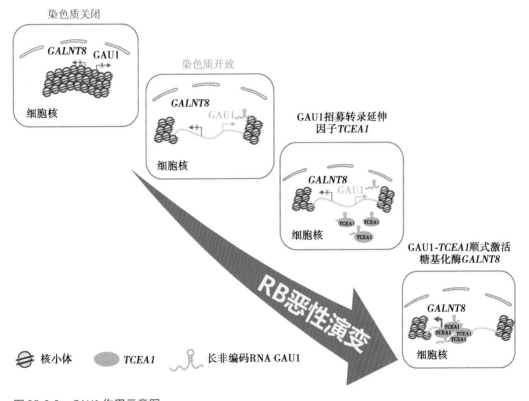

图 25-0-3　GAU1 作用示意图

GAU1 所在致病区染色体构象形态由闭合向开放转变时,lncRNA GAU1 转录被激活,随后招募转录延长因子 *TCEA1* 形成 GAU1-TCEA1 复合物,直接结合 *GALNT8* 启动子,激活 *GALNT8* 表达,促进肿瘤细胞恶性生长。

发生突变所致,其致病因素包括母亲在孕期暴露在 X 射线下、孕期吸烟、父亲从事焊接、机械或金属行业者、母亲感染人乳头状瘤病毒(HPV)、体外受精的婴儿等。多为散发、单眼,不遗传给后代。

二、临床表现

(一)症状

1. **白瞳征**　即瞳孔区发白,又称猫眼样反光,是视网膜母细胞瘤最典型的症状,约 60% 患者有此表现。症状出现时间取决于肿瘤的位置和大小,当肿瘤位于后极部或瘤体体积较大时,可见眼底肿瘤反射出的黄绿光,或者肉眼可见瞳孔内有白色病变组织(图25-0-4)。

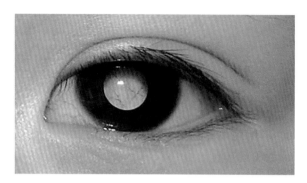

图25-0-4　视网膜母细胞瘤患儿白瞳征照片

左眼瞳孔区可见黄白色反光。

2. **斜视**　当肿瘤累及黄斑,中心视力丧失可导致知觉性斜视,见于约20%患者(图25-0-5)。

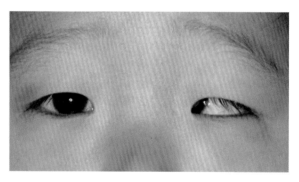

图25-0-5　视网膜母细胞瘤导致左眼内斜视照片

3. **局部红痛和视力下降**　由肿瘤引起的葡萄膜炎、继发性青光眼、白内障和玻璃体积血所致(图25-0-6)。

4. **眼球增大和突出**　肿瘤突破眼球壁向眼眶蔓延,可表现为非感染性眼眶蜂窝织炎、新生血管性青光眼等,常见于晚期病例(图25-0-7)。这种情况在发展中国家尤为突出。在中等收入国家,约10%患者就诊时有眼外表现,而在低收入国家,比例高达45%。

(二)体征

1. **眼底表现**　在全麻下,利用新生儿数字化

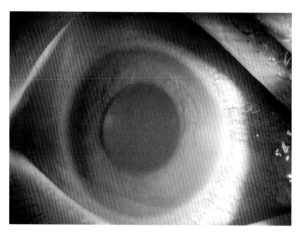

图25-0-6　视网膜母细胞瘤患者眼前节照片

肿瘤侵及前房导致结膜睫状充血,虹膜新生血管。

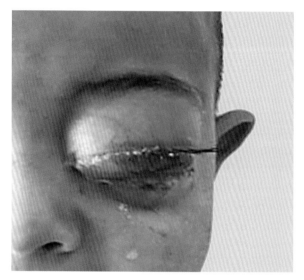

图25-0-7　晚期视网膜母细胞瘤患者照片

肿瘤侵犯眼眶、眼睑等多个组织,眼睑高度肿胀,眶内容突出。

广域眼底成像系统 RetCam3 结合巩膜压迫是视网膜母细胞瘤眼底检查的"金标准"。广域眼底成像系统分辨率高,可视范围广,操作简便,不仅可以提供清晰的眼底图片,有利于视网膜母细胞瘤的诊断、分期和随访。眼底检查可见视网膜单个或多个实体性病灶,肿瘤有数种生长方式。①内生型:肿瘤发生于视网膜神经上皮层,呈扁平透明或淡白色,逐渐增大,隆起突向玻璃体腔,肿瘤表面视网膜血管扩张、出血(图25-0-8)。在顶端,肿瘤浸润内界膜和玻璃体,导致玻璃体内播散。而在肿瘤基底部,由于牵引性玻璃体后脱离,为玻璃体后播

散提供了空间。②外生型：肿瘤向视网膜深层生长，进入视网膜神经上皮和色素上皮之间，在眼底可见散在或孤立的白色边界不清的病灶，常伴有渗出性视网膜脱离。早期视网膜脱离范围较局限，与肿瘤位置有关，随肿瘤增大，可形成完全性脱离（图25-0-9）。③混合型：兼具两者特点，混合型一般是晚期视网膜母细胞瘤的特点，组织学上通常肿瘤已经突破RPE层和Bruch膜，与脉络膜浸润有关（图25-0-10）。④空腔型：是一种非常罕见的内生型的变异形式，占整体视网膜母细胞瘤的2.7%～4%。肿瘤内部有假性囊肿样的灰色透明腔，在荧光素血管造影上显示为弱荧光，超声检查为空隙。空腔型视网膜母细胞瘤在治疗过程中，会出现新的空腔；而非空腔型视网膜母细胞瘤在经过平均2个疗程化疗后，也可以出现继发性空腔。⑤弥漫浸润型：见于1%～2%的视网膜母细胞瘤患者。肿瘤的生长呈水平方向而不是垂直方向，肿瘤细胞浸润视网膜，B超、OCT检查发现视网膜增厚，但无可见的肿块和钙化。病理上显示肿瘤弥漫性浸润神经节细胞层。该类型平均初诊年龄偏大，平均5.7岁，症状以视力下降、眼红和白内障多见，易漏诊。⑥弥漫性前部视网膜母细胞瘤：这个概念于1998年首次提出，是一类极其少见的类型，占整体患者比例不到1%，迄今报道共13例。患者初诊年龄偏晚，平均6.4岁，一半患者表现为仅有前房内肿瘤细胞浸润而无视网膜或

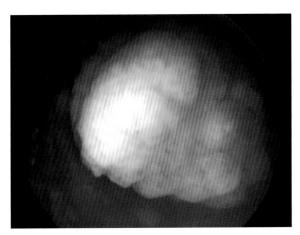

图25-0-8 内生型视网膜母细胞瘤眼底照片

视网膜灰白色肿块，隆起突向玻璃体腔内生长。

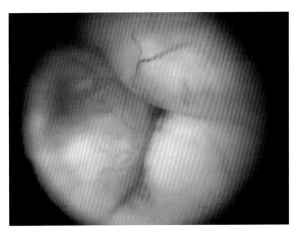

图25-0-9 外生型视网膜母细胞瘤眼底照片

肿瘤向视网膜深层生长，导致视网膜完全脱离，形成对吻征。

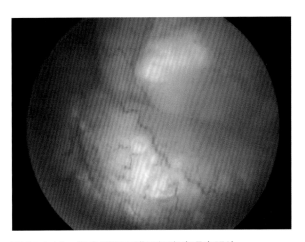

图25-0-10 混合型视网膜母细胞瘤眼底照片

眼底肿瘤兼具内生型和外生型特点。

玻璃体受累，另一半患者可以在锯齿缘发现很小的视网膜病灶，通常伴有玻璃体播散。

2. **眼内播散** 作为原发于视网膜内的恶性肿瘤，视网膜母细胞瘤不仅可以向远处转移，还可以通过种植的方式在眼内产生继发性肿瘤。视网膜母细胞瘤的播散形式至少有12种表现型，典型的是尘状、球形和云状，播散的腔隙包括玻璃体腔、房水、视网膜下和后玻璃体间隙。①玻璃体内播散：视网膜内界膜和玻璃体膜破裂即可发生玻璃体播散。初诊时就有的玻璃体播散称为原发性播散，是内生型肿瘤的病理特征，继发性播散则是指肿瘤进展或复发时出现，而与最初的生长方式无关。继发性播散有一部分是医源性，激光光凝、冷凝、化

疗后肿瘤体积迅速缩小以及检查时巩膜外不恰当的顶压均会导致内界膜破裂，促使肿瘤细胞进入玻璃体腔。②玻璃体后间隙播散：玻璃体后间隙是由于内生型肿瘤快速增长和牵引性玻璃体脱离形成的间隙，易与玻璃体播散相混淆。超声检查可显示该间隙，最大时可达到玻璃体腔体积的一半。玻璃体后间隙里的肿瘤细胞可以自由漂浮，或黏附在视网膜内界膜上或玻璃体外表面。③视网膜下播散：是外生型肿瘤的标志，球形播散常锚定在脱离的视网膜外层上，扁平盘状病变更容易融合于浅窄的视网膜下腔内。④房水播散：不仅指前房中可见肿瘤细胞，也包括不可见的后房间隙，从肿瘤发展的时间顺序上，后房的浸润通常先发生，再进入前房。但如果虹膜根部被脉络膜睫状体病灶浸润，则肿瘤细胞可以绕过后房直接进入前房。UBM 检查可有助于记录、判断房水播散是独立的，抑或与睫状体、虹膜浸润有关。房水播散途径主要包括：肿瘤细胞直接经玻璃体进入前段；经睫状体或脉络膜-睫状体途径或侵犯虹膜根部；医源性播散，如经平坦部玻璃体切除术、囊内晶状体切除术等。

3. 远处转移　远处转移仍是视网膜母细胞瘤的主要死因，尤其在低收入国家，很多患者初诊时已经有眼外侵犯和转移征象。伴有病理高危因素的患者，眼球摘除后如果接受辅助化疗，从确诊到出现最初转移证据的时间为 2～24 个月，平均 10 个月，而如果不接受化疗，则时间要提前 5 个月。视网膜母细胞瘤可转移至中枢神经系统、骨骼、淋巴结，肝脏等部位则较少见。①中枢神经系统受累：可以是肿瘤通过视神经或蛛网膜下腔直接蔓延，也可以是通过血液传播至脑实质或脊椎旁。患者由于颅内压升高出现头痛、呕吐、视物模糊以及局灶性神经系统体征。诊断依靠影像学检查和脑脊液细胞学检查。②骨转移：骨转移常表现为长骨疼痛或明显肿块，面部骨骼也可能会累及。诊断需要行骨髓穿刺活检和影像学检查如 MRI 或正电子发射断层扫描。尽管视网膜母细胞瘤对化疗比较敏感，但常规治疗对于远处转移患者疗效甚微。目前报道可行的治疗方案是大剂量化疗联合局部放射治疗和自体干细胞移植，对于无中枢神经系统累及者，可达到近 70% 缓解率，而伴有中枢神经受累者几乎没有受益。对于这部分患者，拓扑替康鞘内化疗或放射标记的抗 GD2 抗体进行放射免疫治疗或许是未来的研究方向。

（三）辅助检查

1. 荧光素眼底血管造影　视网膜母细胞瘤的荧光素眼底血管造影表现不具有特异性，动脉期肿瘤即可显影，静脉期增强，晚期出现渗漏，消退延迟。主要用于：①与其他儿童眼底病如 Coats 病、早产儿视网膜病变鉴别；②检查亚临床虹膜新生血管和肿瘤的血管形成状态；③动脉化疗后，检测是否有血管性的并发症如缺血性视网膜病变；④协助判断肿瘤是否复发。

2. 超声生物显微镜检查（ultrasound biomicroscopy, UBM）　可以显示睫状体、悬韧带和前段玻璃体等结构，评估视网膜母细胞瘤是否向眼前节蔓延。当肿瘤较小且位于玻璃体基底部的视网膜或锯齿缘前方，眼底检查容易漏诊，UBM 有较大的诊断价值。当瞳孔闭锁或屈光间质混浊时，进行玻璃体注射化疗时，利用 UBM 介导进针部位，可以避开肿瘤所在位置减少医源性损伤和肿瘤播散。

3. 相干光断层扫描（optical coherence tomography, OCT）　越来越多的研究表明，OCT 有助于我们鉴别肿瘤和非肿瘤性病变：①发现隐匿性视网膜母细胞瘤或初期复发，表现为视网膜内层或外层圆形的高反射性病变；②脉络膜浸润；③检测玻璃体或视网膜病灶对治疗的反应；④当后极部玻璃体或视网膜前有较致密的播散灶时，评估视网膜和视神经的状态；⑤评估中心凹的完整性和潜在的视功能；⑥记录治疗的并发症，如动脉介入化疗后脉络膜变薄，放射性的黄斑水肿；⑦与其他视网膜肿瘤的鉴别诊断。

4. B 型超声检查　肿瘤表现为玻璃体腔内弱或中、强回声光团，60%～80% 有高反射伴声影的钙化灶。少数肿瘤因生长过快，中央有坏死液化但无钙化，则表现为低反射。当肿瘤生长方式是弥漫型者，

B超显示视网膜表面不规则增厚，无钙化。对于很小的或位于周边的肿瘤，B超有可能不显示。

5. **计算机断层扫描**（computed tomogra-phy，CT） 肿瘤表现为眼球内高密度肿块，肿块内可有钙化斑（图25-0-11）。高分辨率的CT可以全面了解肿瘤的数目、大小、位置、与视神经的关系，以及局部淋巴结（图25-0-12）。

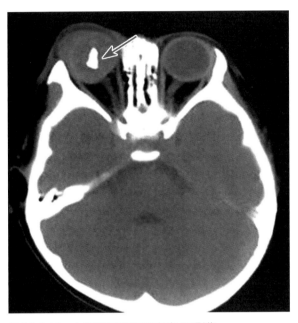

图 25-0-11 右眼视网膜母细胞瘤CT影像
显示右眼内高密度肿块伴钙化灶（箭头所示）。

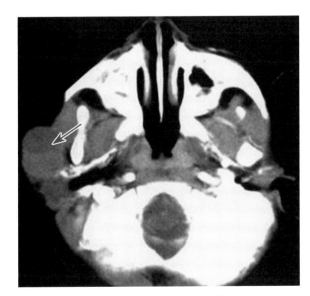

图 25-0-12 右眼视网膜母细胞瘤CT影像
同一患者可见同侧局部淋巴结肿大（箭头所示）。

6. **磁共振成像**（magnetic resonance imaging，MRI） 肿瘤在MRI上表现为眼球内异常的软组织信号，增强扫描肿块可呈不均匀轻度增强，脂肪抑制后显示肿瘤向球外侵犯更清晰，但对钙化灶显示不敏感（图25-0-13）。高分辨率对比增强MRI是目前评估视网膜母细胞瘤是否向眼球外蔓延最灵敏的检查技术。在中等收入和高收入国家，MRI甚至已经完全取代CT检查，这对于低龄幼儿的检查尤为重要。

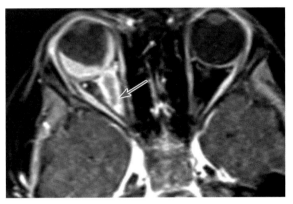

图 25-0-13 右眼视网膜母细胞瘤眼眶MRI影像
显示右眼内占位伴视神经增粗（箭头所示）。

7. **视觉电生理** 因大多数患儿无法行主观视力检查，视觉电生理是评估视功能的重要指标。动脉介入化疗和玻璃体腔内注射，一方面提高了眼球内药物的浓度，增强疗效降低了全身毒副作用，同时，较高的药物浓度会对视网膜组织尤其是感光细胞造成损伤，电生理检查是评估治疗安全性的重要指标。

（四）特殊类型

1. **成人型视网膜母细胞瘤** 1919年被首次报道，此后陆续被报道40余例，非常少见，在总体患者中不到0.1%，患者年龄最大74岁。视力下降和眼前飘浮物是最常见症状，所有患者均可见检查到视网膜肿块（图25-0-14），近一半患者出现前房内播散、虹膜新生血管和假性前房积脓等眼前节表现。可能的发病机制包括：残存的少量胚胎视网膜细胞，在后期发生了恶性转化；约20%视网膜母细胞瘤摘除眼中，在肿瘤的底部发现有视网膜瘤的成分，提示肿瘤可能来源于原先存在的未诊断、自发消退或静止的视网膜母细胞瘤，被称为视网膜细胞瘤或视网膜瘤，因其他致癌突变重新激活。成人型视网膜母细胞瘤极易与其他的眼内恶性肿瘤混淆，绝大多数患者均是摘除眼球后病理检查确诊。

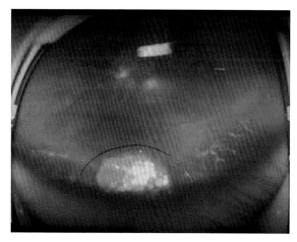

图 25-0-14　成人型视网膜母细胞瘤患者眼底照片

53 岁男性患者，因左眼视力下降就诊，眼底检查发现视网膜下方肿块伴钙化。

2. **三侧性视网膜母细胞瘤**（trilateral retino-blastoma，TRB）　是指双眼视网膜母细胞瘤合并独立的颅内肿瘤，颅内肿瘤来源于原始神经外胚层，大多数是松果体肿瘤，20%～25% 是蝶鞍上或蝶鞍旁肿瘤。TRB 在视网膜母细胞瘤患者中发生率约为 3.5%，而有家族史者则可高达 10%～15%。TRB 的高危人群是双眼遗传型患者，尤其有阳性家族史或 12 个月内接受过放射治疗，针对这部分患者，早期的 MRI 检查有助于识别是否合并颅内病变。TRB 预后不佳，自 1995 年由于成像技术和化疗方案的改进，包括 4 个疗程的强化化疗，三药联合的大剂量化疗和干细胞回输，TRB 患者 5 年生存率显著提高，合并松果体肿瘤者由 6% 提高至 44%，非松果体肿瘤则由 0 提高至 57%。

3. **自发消退型视网膜母细胞瘤**　与其他恶性肿瘤不同的是，视网膜母细胞瘤有较高的自发消退比例，为 1%～2%。自发消退型视网膜母细胞瘤表现多样，大部分患者表现为眼球萎缩、眼球痨；或因其他眼病行眼球摘除后病理检查发现；还有少数患者无症状，体检时发现，这部分患者通常保存部分视力。自发消退型视网膜母细胞瘤的典型病理学特征是钙化的肿瘤细胞巢和周围环绕的视网膜坏死灶。视网膜母细胞瘤自发消退的机制有两种：一种认为由于肿瘤的快速增长，导致肿瘤供血不足，缺血坏死进而消退；一种认为是免疫机制，因为在坏死区域有免疫复合物沉积，部分患者外周血中免疫复合物浓度升高。值得重视的是，自发消退型视网膜母细胞瘤的瘤体内仍有可能残留少许活性肿瘤细胞，肿瘤依然有复发和转移的风险。

4. **第二恶性肿瘤**　视网膜母细胞瘤患者可以同时伴有其他部位的恶性肿瘤，称为第二恶性肿瘤。发生第二恶性肿瘤的高危因素包括：①遗传易感性，即生殖细胞 *RB1* 突变，是最主要的原因，遗传型和非遗传型患者发生第二恶性肿瘤的比例分别是 20% 和 1%；②外放射治疗，外放射能使遗传型患者第二恶性肿瘤发生率提高 3 倍，尤其是对 1 岁以内接受放疗者，近年来采用的质子放疗和立体定向适形放疗模式则大大降低这一风险；③化疗，目前尚无确切证据表明静脉化疗对第二恶性肿瘤发生的影响。但有报道，在其他儿童肿瘤治疗中，即使在安全的累积剂量下，依托泊苷依然存在诱发白血病的可能。靶向化疗，包括眶周化疗、动脉化疗和玻璃体腔内化疗，并不会增加第二恶性肿瘤的发生。第二恶性肿瘤可来源于完全不同的解剖部位，包括头颅、骨骼、软组织、大脑、乳腺和肺等器官组织，其中最常见的是肉瘤，包括骨肉瘤和软组织肉瘤，约占 68%，其次是来自上皮组织的恶性肿瘤约为 14%，黑色素瘤 8%，白血病和淋巴瘤 4%。第二恶性肿瘤的诊断需要病理学确认，但是对于淋巴瘤、横纹肌肉瘤或肾母细胞瘤，其肿瘤细胞呈小、圆形，蓝色深染，与转移性视网膜母细胞瘤难以鉴别，此时 *RB1* 突变和拷贝数变化检测有助于鉴别。第二恶性肿瘤的治疗取决于肿瘤的细胞起源、位置等，通常是术前化疗联合根治性切除，在发达国家，

4

第二恶性肿瘤已经成为遗传型视网膜母细胞瘤的第一位死亡原因。

（五）病理检查

病理学检查一直是恶性肿瘤诊断的"金标准"，但视网膜母细胞瘤的诊断主要依靠临床特点。病理检查可见视网膜中大量肿瘤细胞浸润，肿瘤细胞核质比高，细胞凋亡和核分裂明显，组织学上一般分为未分化型与分化型两种。未分化型占大多数，主要是由小圆形神经母细胞构成，恶性程度高；分化型仅见于部分病例，恶性程度较低，主要由方形或低柱状细胞构成，瘤细胞环绕一个圆形腔隙排列如菊花瓣状，在腔隙内有时可隐约见到类似锥细胞或杆细胞样的凸起称为蔷薇花形。由于肿瘤增长过速，肿瘤组织内常出现坏死灶，坏死和变性的瘤组织内有大小不等、形态不规则的钙质沉着。在病理切片上，常能见到距离血管远处的瘤组织呈现坏死现象，而围绕于血管外围的存活瘤组织则呈珊瑚样或指套样排列，称为假菊花形排列。病理检查报告应包括：①肿瘤标本大体描述，包括肿瘤的数量、位置、体积等；②肿瘤细胞特点和组织学分型；③肿瘤侵及的范围，尤其视神经及其残端、脉络膜、房角是否累及；④依据pTNM标准进行分期。2009年国际视网膜母细胞瘤分期工作组将肿瘤侵犯视神经，包括筛板前、筛板、筛板后极视神经断端以及肿瘤侵犯脉络膜定义为视网膜母细胞瘤病理高危因素，建议此类患者眼球摘除后应进行全身辅助性化疗。

（六）液体活检

由于存在肿瘤扩散的风险，既往不提倡视网膜母细胞瘤活检或从眼球内获取体液。随着玻璃体腔内注射化疗的开展和注射方案完善，玻璃体腔内注射治疗已被证实是安全有效的，表明视网膜母细胞瘤的眼内并非禁区。房水检测作为一种常规、可重复的微创手段可以替代活检，上海交通大学医学院附属第九人民医院眼科建立了视网膜母细胞瘤房水游离DNA（cell-free DNA，cfDNA）检测平台，有助于再认识视网膜母细胞瘤的生物学特征，可以

作为高灵敏度早期检测方法。在视网膜母细胞瘤患者的房水中，可以检测到体细胞*RB1*突变，包括单核苷酸和拷贝数变化；房水中90%的**cfDNA**均来自肿瘤，并与肿瘤突变负荷成正相关。这些研究成果为疑难病例的鉴别诊断提供了新手段，避免了眼球摘除，有望改变现有的视网膜母细胞瘤患者临床管理模式，提供更准确的遗传咨询和家庭临床检测。

三、国际分类和分期

肿瘤的分类、分期对于治疗方案的设计、治疗效果的评估、预后的判断具有重要意义，视网膜母细胞瘤的分期标准也是随着对疾病认识的加深，治疗手段的更新而不断细化。最初是根据临床过程将视网膜母细胞瘤粗略地分为眼内期、青光眼期、眼外期、全身转移期。此后，随着诊疗技术的发展，不断提出新的视网膜母细胞瘤的分期方法。

（一）Reese-Ellsworth分类（R-E分类）

外放射是早期治疗视网膜母细胞瘤的重要手段，1963年，Reese和Ellsworth首次根据肿瘤的位置、数量、大小将视网膜母细胞瘤分为五个大组，十个亚组，依据肿瘤对外放射的反应评估预后，简称R-E分类（表25-0-1）。

（二）国际视网膜母细胞瘤分期系统分期

2006年，来自不同国家和地区的多学科团队依据临床评估、影像学检查和组织病理学，考虑到疾病扩展、眼外复发的高危因素以及对治疗的反应，首次提出了一个涵盖视网膜母细胞瘤各方面的分类方法，即国际视网膜母细胞瘤分期系统（International Retinoblastoma Staging System，IRSS）（表25-0-2）。

（三）眼内期视网膜母细胞瘤国际分期

随着视网膜母细胞瘤治疗方法由外放射过渡到化学减容，治疗目的由保生命发展到保眼球，上述分期标准已不能满足指导临床治疗的需要。对

表 25-0-1 视网膜母细胞瘤 R-E 分类(1963)

分类	亚类	肿瘤表现	预后
I组	I a	单个肿瘤位于赤道或赤道后,<4DD(6mm)	很好
	I b	多发性肿瘤位于赤道或赤道后,大小均<4DD(6mm)	很好
II组	II a	单个肿瘤位于赤道或赤道后,大小 4~10DD(6~15mm)	良好
	II b	多发性肿瘤位于赤道后,大小 4~10DD(6~15mm)	良好
III组	III a	任何位于赤道前的肿瘤	不确定
	III b	单个肿瘤位于赤道后,>10DD(15mm)	不确定
IV组	IV a	多发性肿瘤,有些>10DD(15mm)	不良
	IV b	任何扩大到锯齿缘的病灶	不良
V组	V a	肿瘤范围超过一半视网膜	差
	V b	玻璃体腔内播散	差

注: DD(disc diameter): 视盘直径。

表 25-0-2 国际视网膜母细胞瘤分期系统(IRSS, 2006)

0 期	I 期	II 期	III 期: 局部蔓延	IV 期: 远处转移	
保守治疗	眼球摘除,组织学完全切除	眼球摘除,显微镜下肿瘤残留	A: 眶外表现 B: 耳前或颈部淋巴结蔓延	A: 血源性转移 1. 单灶 2. 多灶	B: CNS 扩展 1. 视交叉前病变 2. CNS 肿块 3. 软脑膜疾病

注: CNS, 中枢神经系统。

于早期患者,肿瘤局限于眼球内,保眼球是首要目标,故眼内期视网膜母细胞瘤国际分期(Intraocular International Retinoblastoma Classification, IIRC)应运而生。IIRC 有两个版本,分别是 2005 年 Linn 提出的"洛杉矶儿童医院版"(表 25-0-3)和 2006 年 Shields 等提出的"费城版"。两个版本均是将眼内期 RB 分为 A～E 共五期(图 25-0-15～图 25-0-19),其中对 A～D 期的评定标准基本相同,差异在于"费城版"将原发灶合并高危因素如新生血管性青光眼、屈光间质混浊、肿瘤侵犯筛板后视神经、脉络膜>2mm 范围、巩膜、前房归为 E 期。目前"洛杉矶儿童医院版"分类方法被广泛采用,也是制订眼内期 RB 治疗策略的主要依据。

（四）TNMH 分期

美国癌症联合委员会(American Joint Committee of Cancer, AJCC)2017 年颁布了第 8 版 Cancer Staging Manual,提出了视网膜母细胞瘤的最新 TNMH 分期,该分期不仅包含了肿瘤眼内、眼外和病理表现,还首次将遗传状态纳入分期标准,有望成为未来视网膜母细胞瘤分期"金标准"(表 25-0-4)。

（五）RSU 分期

上述分期均是以患者初发表现为依据,在视网膜母细胞瘤治疗过程中,肿瘤复发是临床面临的难题,对复发病例重新分期旨在标准化再治疗方案、更好地理解疗效、评估预后和眼球摘除的标准。但肿瘤的复发不一定累及视网膜(retina,

表 25-0-3　眼内期视网膜母细胞瘤国际分期
（IIRC，洛杉矶儿童医院版，2005）

分期	肿瘤表现
A	肿瘤最大直径≤3mm
B	肿瘤最大直径＞3mm，或 与黄斑距离≤3mm 与视盘距离≤1.5mm 视网膜下积液与肿瘤边缘距离≤3mm
C	肿瘤伴有 视网膜下种植距离肿瘤≤3mm 玻璃体腔种植距离肿瘤≤3mm 视网膜下种植和玻璃体腔种植均距离肿瘤≤3mm
D	肿瘤伴有 视网膜下种植距离肿瘤＞3mm 玻璃体腔种植距离肿瘤＞3mm 视网膜下种植和玻璃体腔种植均距离肿瘤＞3mm
E	肿瘤＞50% 眼球体积，或 新生血管性青光眼 前房、玻璃体积血或视网膜下出血导致屈光间质混浊 肿瘤侵犯筛板后视神经、脉络膜（＞2mm 范围）、巩膜、前房

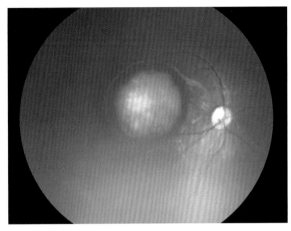

图 25-0-16　B 期视网膜母细胞瘤眼底照片

肿瘤直径＞3mm 且位于黄斑。

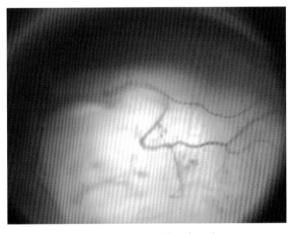

图 25-0-17　C 期视网膜母细胞瘤眼底照片

肿瘤直径＞3mm 伴视网膜下种植距离肿瘤＜3mm。

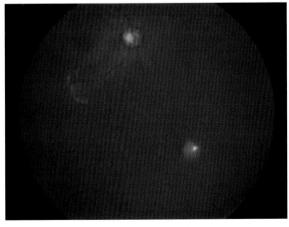

图 25-0-15　A 期视网膜母细胞瘤眼底照片

单发病灶，直径＜3mm。

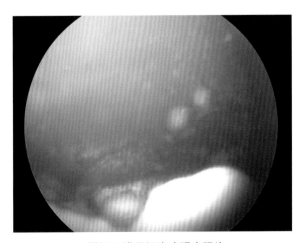

图 25-0-18　D 期视网膜母细胞瘤眼底照片

肿瘤伴有视网膜下种植和玻璃体腔种植距离肿瘤＞3mm。

表 25-0-4　视网膜母细胞瘤 TNMH 分期（AJCC，第 8 版，2017）

临床定义（cTNM）		
分类	**亚类**	**肿瘤表现**
cT_X		肿瘤无法评估
cT_0		无肿瘤存在证据
cT_1		视网膜内肿瘤，视网膜下液距离瘤体基底部≤5mm
	cT_{1a}	肿瘤直径≤3mm 且距离黄斑、视盘＞1.5mm
	cT_{1b}	肿瘤直径＞3mm 或距离黄斑、视盘＜1.5mm
cT_2		眼内肿瘤伴视网膜脱离、玻璃体种植或视网膜下种植
	cT_{2a}	视网膜下液距离瘤体基底部＞5mm
	cT_{2b}	肿瘤伴玻璃体种植或视网膜下种植
cT_3		眼内进展期肿瘤
	cT_{3a}	眼球萎缩
	cT_{3b}	肿瘤侵犯睫状体平坦部、睫状体、晶状体、悬韧带、虹膜或前房
	cT_{3c}	眼压升高伴虹膜新生血管和/或牛眼
	cT_{3d}	前房积血和/或大量玻璃体积血
	cT_{3e}	无菌性眼眶蜂窝织炎
cT_4		眼外肿瘤侵犯眼眶，包括视神经
	cT_{4a}	影像学证据显示球后视神经受累，或视神经增粗，或眶内组织受累
	cT_{4b}	临床检查发现明显眼球突出和/或眶内肿块
cN_X		区域淋巴结情况无法评估
cN_0		未发现淋巴结转移
cN_1		局部淋巴结（耳前、下颌下和颈部）受累
cM_0		无颅内或远处转移的症状
cM_1		远处转移但没有显微镜检查结果确认
	cM_{1a}	基于临床或影像学检查，肿瘤转移至远处（骨髓、肝脏等）
	cM_{1b}	影像学检查，肿瘤转移至中枢神经系统，但不包括三侧性 RB
pM_1		有组织病理学证据的远处转移
	pM_{1a}	组织病理学证实肿瘤转移至远处（骨髓、肝脏或其他）
	pM_{1b}	组织病理学证实肿瘤转移至脑脊液或中枢神经系统
H		遗传特征
H_X		*RB1* 基因突变情况未知或证据不足
H_0		血液监测等位 *RB1* 基因正常
H_1		双眼视网膜母细胞瘤、三侧性视网膜母细胞瘤、视网膜母细胞瘤阳性家族史，*RB1* 基因突变

病理定义（pTNM）		
分类	**亚类**	**肿瘤表现**
pT_X		肿瘤无法评估
pT_0		无肿瘤存在证据
pT_1		眼内肿瘤无任何局部浸润或局灶性脉络膜浸润或视神经筛板前、筛板受累
pT_2		眼内肿瘤伴局部浸润
	pT_{2a}	局灶性脉络膜浸润或视神经筛板前、筛板受累
	pT_{2b}	肿瘤侵犯虹膜基质和/或小梁网和/或 Schlemm 管
pT_3		眼内肿瘤伴明显局部浸润
	pT_{3a}	脉络膜大范围浸润（最大直径＞3mm，或多灶性脉络膜受累总计直径＞3mm，或任何范围全层脉络膜受累）
	pT_{3b}	视神经筛板后侵犯，但不累及视神经断端
	pT_{3c}	巩膜内 2/3 侵犯
	pT_{3d}	涉及巩膜外 1/3 的全层浸润和/或侵犯集液管
pT_4		眼外肿瘤的证据：视神经断端肿瘤阳性；肿瘤侵犯视神经周围脑膜间隙；巩膜全层浸润，邻近脂肪组织、眼外肌、骨骼、结膜或眼睑受累

4

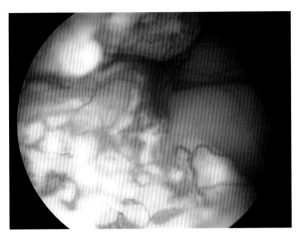

图 25-0-19　E 期视网膜母细胞瘤眼底照片

体积巨大超过眼球容积 50%。

R), 可以是独自存在的视网膜外播种 (seeding, S) 或葡萄膜受累 (uveal involvement, U), 因此, 上述的分期标准均不合适, Munier 等依据肿瘤的位置提出了复发的分期标准 (表 25-0-5)。在该分期中, 对肿瘤复发的识别不仅是临床观察, 还依靠 UBM 和 SD-OCT 等检查。需要注意的是, 这里的复发是指在每月随访检查中, 停止治疗后至少 2 个月疾病无进展后发生的任何肿瘤再生长或新肿瘤出现。肿瘤对治疗无反应、在治疗期间进行性发展或出现新的原发性肿瘤均不属于复发范畴。

表 25-0-5　视网膜母细胞瘤复发分期 (RSU 分期, 2019)

分类	亚类	肿瘤表现
R_X		由于屈光间质混浊, 无法评估是否有视网膜复发
R_0		无视网膜复发
R_1		视网膜内复发
	R_{1a}	局灶性 (可用于局部治疗, 包括近距离放疗) 视网膜复发, 距离中心凹 >3mm 和视盘 >1.5mm
	R_{1b}	弥漫性视网膜复发 (任何非局灶性视网膜复发) 或任何视网膜复发邻近中心凹 ≤3mm 或视盘 ≤1.5mm
S_X		由于屈光间质混浊, 无法评估是否有播种
S_0		无播散性复发
S_1		视网膜下播散复发
	S_{1x}	由于屈光间质混浊, 无法评估视网膜下播散
	S_{1a}	局灶性视网膜下播散 ≤1 个象限, 至少距离中心凹 >3mm 和视盘 >1.5mm
	S_{1b}	弥漫性视网膜下播散 >1 个象限或任何视网膜下播散邻近中心凹 ≤3mm 和 / 或视盘 ≤1.5mm
S_2		玻璃体内播散复发
	S_{2x}	由于屈光间质混浊, 无法评估玻璃体内播散
	S_{2a}	局灶性玻璃体和 / 或玻璃体后播散, 距离视网膜肿瘤 ≤3mm
	S_{2b}	弥漫性玻璃体和 / 或玻璃体后播散 (任何非局灶性玻璃体和 / 或玻璃体后播散)
S_3		房水播散复发
U_X		由于屈光间质混浊且无 UBM/MRI 检查, 无法评估葡萄膜复发
U_0		无葡萄膜复发
U_1		脉络膜复发
	U_{1a}	局灶性脉络膜复发 (最大直径 ≤3mm)
	U_{1b}	大范围脉络膜复发 (最大直径 >3mm)
$U_2(x)$		睫状体内复发 (x= 受累及的范围钟点数)
U_3		虹膜复发

四、诊断与鉴别诊断

（一）诊断

视网膜母细胞瘤的诊断要点：①常见于3岁以内儿童；②可以有家族史；③眼底检查可见视网膜单个或多个实体性病灶，呈扁平透明或淡白色，逐渐增大，隆起突向玻璃体腔，肿瘤表面视网膜血管扩张、出血；④眼部B超检查玻璃体腔内弱或中、强回声光团，60%~80%有高反射伴声影的钙化灶；⑤不典型患者可以行外周血或眼内液基因检测协助诊断。

（二）鉴别诊断

常见的需要鉴别的疾病见表25-0-6。

1. Coats病 Coats病多见于男性青少年，女性较少，亦可发生于成年人。通常侵犯单眼，病程缓

表 25-0-6 视网膜母细胞瘤鉴别诊断

发育异常	炎症和感染性疾病	血管异常	肿瘤	其他
原始玻璃体持续增生症 持续性胚胎血管症 后极部缺损 先天性视网膜皱襞 有髓神经纤维 牵牛花综合征 视网膜发育不良 先天性白内障 先天性视网膜劈裂 色素失禁 Norrie病	先天性弓形虫病 先天性巨细胞病毒性视网膜炎 内源性或外源性眼内炎 眼眶蜂窝织炎 单纯疱疹性视网膜炎 眼内囊虫病	早产儿视网膜病变 Coats病 家族性渗出性视网膜病变	髓上皮瘤 视网膜星形细胞错构瘤 急性白血病 胶质神经瘤 脉络膜血管瘤 视网膜毛细血管瘤 少年黄色肉芽肿	孔源性视网膜脱离 玻璃体积血 外伤 斜视（Bruckner's现象） 先天性角膜混浊

慢，早期不易察觉，后期可出现视力显著减退，白瞳征或失用性外斜视。眼底检查，视网膜血管异常，呈梭形或球形扩张，扭结状或花圈状卷曲；视网膜下大量白色或黄白色渗出；视网膜表面有成簇的胆固醇结晶和色素沉着；晚期玻璃体机化增殖并发广泛视网膜脱离（图25-0-20）。FFA可出现视网膜小血管、毛细血管扩张迂曲及异常血管形态，管壁呈囊样扩张，粟粒状动脉瘤、大动脉瘤及微血管瘤和大片毛细血管无灌注区。异常血管早期渗漏明显，晚期荧光融合（图25-0-21）。病变区附近可有新生血管形成，其末端常呈毛刷状强荧光，并有荧光素渗漏。

2. 早产儿视网膜病变 早产儿视网膜病变（retinopathy of prematurity，ROP）是未发育成熟的视网膜血管系统在缺氧等因素的刺激下出现的一种反应性增殖病变，常导致视网膜脱离、纤维化，严重影响视力及眼球的发育。早产、低出生体重、吸氧尤其孕期小于32周的早产儿和出生体重小于1 500g的低体重儿是早产儿视网膜病变重要危险因素。眼底表现分为五期：Ⅰ期，视网膜后极部有血管区与周边无血管区之间出现一条白色平坦的细分界线；Ⅱ期，白

色分界线进一步变宽且增高，形成高于视网膜表面的嵴形隆起；Ⅲ期，嵴形隆起愈加显著，有新生血管长入嵴内和嵴上，此期伴纤维增生，并进入玻璃体；Ⅳ期，部分视网膜脱离，又分为A与B级，周边视网膜脱离未累及黄斑为ⅣA级，视网膜脱离累及黄斑为ⅣB级；Ⅴ期，视网膜全脱离，常呈漏斗形。

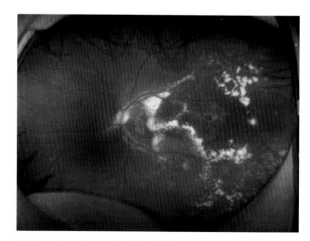

图 25-0-20 Coats患者眼底照片

颞侧异常扩张的视网膜血管，大量黄白色胆固醇样结晶，少量视网膜前出血。

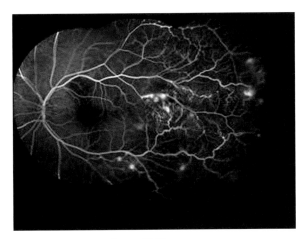

图 25-0-21　Coats 病 FFA 影像
视网膜颞侧异常扩张的血管,微血管瘤,晚期渗漏。

3. **永存原始玻璃体增生症**　永存原始玻璃体增生症(persistent hyperplastic primary vitreous, PHPV)是出生时即存在的先天眼部异常,系原始玻璃体未退化,并在晶状体后方增殖的结果。90% 为单眼,足月产儿,有前部 PHPV 和后部 PHPV 两种表现。前部 PHPV 表现为部分或全部白瞳征,眼球多小于正常,浅前房,晶状体后可见白色膜状组织,瞳孔扩大后可看见晶状体周围有被拉长了的睫状突,是该症的特征性表现。后部 PHPV 可单独存在,或与前部 PHPV 共存。小眼球,前房和晶状体大多正常,晶状体后无纤维增殖膜,玻璃体内花梗样组织从视盘发出,向前延伸,常常沿着视网膜皱襞。B 超检查具有特征性,晶状体后部及玻璃体前部见强回声团,呈漏斗状,前端与睫状体和晶状体相连,后端连接视神经。多普勒彩超显示在玻璃体腔内条索状回声内可见血流信号,由视盘向晶状体后延伸,频谱分析为动脉血流。

4. **眼内炎**　细菌或真菌进入眼内引起葡萄膜的感染称为化脓性葡萄膜炎。因为化脓性细菌和真菌的毒力较大,往往侵犯所有眼内组织,包括玻璃体、葡萄膜、视网膜,甚至角膜及巩膜,故又称为眼内炎。有剧烈眼红痛及眼部刺激症状、视力迅速减退、眼睑水肿痉挛等,常有眼外伤史,分泌物或眼内液病原菌检查可确诊。

5. **家族性渗出性玻璃体视网膜病变**　常染色体显性遗传,多为双侧,但两侧病情轻重不一定相

等,以颞侧视网膜没有血管化为特征。在视网膜有血管区和无血管区交界处可见血管芽,后极部视网膜血管呈牵引状,视网膜皱襞形成,伴视网膜下渗出或渗出性脱离,晚期可发生孔源性视网膜脱离(图 25-0-22)。FFA 显示视网膜血管分支众多,分布密集,在赤道部附近呈扇形并突然中止末端吻合,有异常荧光素渗漏(图 25-0-23)。

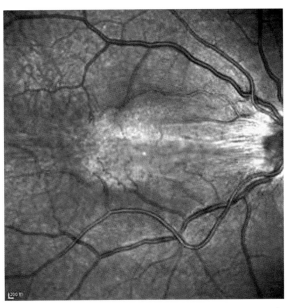

图 25-0-22　家族性渗出性玻璃体视网膜病变患者无赤光眼底照片
后极部视网膜向颞侧牵拉,血管走行变直。

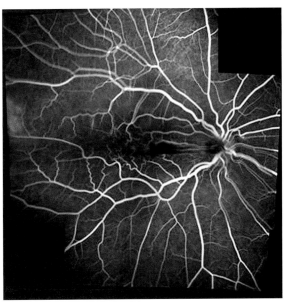

图 25-0-23　家族性渗出性玻璃体视网膜病变的 FFA 影像
显示视网膜血管分支末端吻合,周边无血管灌注。

五、治疗

（一）基本原则

近 20 多年来，随着治疗新方法和新技术的出现，视网膜母细胞瘤的疗效显著提高，生存率和保眼率明显提升。治疗方案选择变得更复杂，但挽救生命仍是第一目标，在此基础上尽可能保存眼球和视功能。正确评估患者病情，充分掌握每种治疗方法的适应证、优势和潜在的并发症，选择合适的治疗方案，并根据疗效不断调整治疗策略以适应不同患者是成功的关键。

（二）治疗方法

包括全身和局部治疗，具体治疗手段有化学治疗、放射治疗、激光、冷冻、热疗和手术治疗等。

1. 化学治疗　20 世纪 60—70 年代，眼球摘除和外放射是视网膜母细胞瘤的主要治疗手段，化疗仅作为眼外蔓延和远处转移患者的辅助治疗。到 20 世纪 90 年代，静脉化疗逐渐发展成一线治疗，主要起到化学减容的目的，即缩小肿瘤的体积从而使之适合局部治疗。近年来，随着动脉介入化疗的开展，静脉化疗一部分被动脉化疗和玻璃体内注射化疗所取代。

（1）静脉化疗：静脉化疗适用于除 A 期和部分 B 期患者外的所有视网膜母细胞瘤，既可以作为一线方案，也可以作为晚期患者的辅助治疗。目前采用的标准方案是长春新碱（vincristin，VCR），依托泊苷（etoposide，VP16）和卡铂（carboplatin，Carbo）联合的 VEC 方案。3 岁以下患者用药剂量：长春新碱 0.05mg/kg 静脉推注，第 1 天；依托泊苷 5mg/kg 静脉滴注，第 1、2 天；卡铂 18.6mg/kg 静脉滴注，第 1 天。3 岁以上患者用药剂量：长春新碱 1.5mg/m²（体表面积）静脉推注（最大剂量 2mg），第 1 天；依托泊苷 150mg/m²（体表面积）静脉滴注，第 1、2 天；卡铂 560mg/m²（体表面积）静脉滴注，第 1 天。一般每 3~4 周 1 次，共 4~6 次。在每次化疗周期前，均须行眼部检查以评估肿瘤对化疗的反应，2 个疗程结束后，对于未钙化或萎缩的肿瘤应补充强化的

局部治疗。研究显示，单纯的静脉化疗 2 个疗程，能使肿瘤直径缩小 35%，厚度减少 50%，但是单独静脉化疗很难将肿瘤细胞完全杀死，临床多需要联合局部治疗，对于 D 期患者，静脉化疗联合局部治疗能使保眼率达到 60% 以上。

静脉化疗副作用通常是化疗药物引起的急性毒性反应，主要包括脱发、恶心呕吐、中度骨髓抑制如发热和中性粒细胞减少等，大多数停药后可以自行恢复，少数需要药物支持治疗，包括注射粒细胞集落刺激因子和输血。长期毒性反应包括依托泊苷可以诱发继发性白血病和卡铂导致的耳毒性。

静脉化疗取代了外放射治疗，降低了第二恶性肿瘤的风险，是视网膜母细胞瘤一线治疗方法。但是由于药物的首过效应和血眼屏障的存在，需要高剂量的药物才能在眼内组织达到有效的治疗浓度，增加了严重的全身副作用风险；对于晚期病例，尤其伴有玻璃体、视网膜下或其他眼内播散的病例，静脉化疗疗效差，停药后复发率较高，这些不足限制了静脉化疗在临床的应用。

（2）动脉化疗：2008 年，Abramson 应用微导管和微导丝开展眼动脉介入治疗视网膜母细胞瘤，股动脉插管，经股动脉 - 颈内动脉 - 眼动脉直接将化疗药物注入眼内。患儿复合静脉全身麻醉后，常规消毒，行股动脉穿刺，成功后置入 4F 小儿血管鞘。在 X 射线透视引导下，用 4F 超滑导管选择性插入患儿患侧颈内动脉。增强器转至 90°，头颅影像呈侧位，采取手推造影剂进行颈内动脉数字减影血管造影。使用微导丝引导直径≤1.7F 的微导管行反转回退法眼动脉超选择插管，造影确认眼环显示后，行眼动脉灌注化疗。6%~10% 患儿存在眼动脉变异（颈内动脉无法找到眼动脉开口），或术中见眼动脉闭塞（眼动脉插管成功后造影剂完全反流），则改行颈外动脉旁路插管术，微导管经颈外动脉、上颌动脉、脑膜中动脉，选择性插入眼交通支 / 眼动脉，造影确认眼环显示后，行动脉灌注化疗。若术中见眼动脉严重狭窄（眼动脉插管成功后，造影示眼动脉直径小于微导管口径，存在明显反

流），则改行颈内动脉球囊阻断术，球囊导管于眼动脉和后交通动脉之间阻断颈内动脉，造影确认眼动脉和眼环显示后，行灌注化疗，每次阻断时间不超过 5 分钟。综合运用三种技术，可使插管成功率达 98%。

所用药物主要为美法仑、卡铂和拓扑替康，适应证同静脉化疗。美法仑应用 10ml 溶媒溶解，根据患儿年龄和体重采用不同剂量（表 25-0-7）；卡铂直接按 20mg 加生理盐水 30ml 稀释；拓扑替康使用 2ml 注射用水溶解后，再按 1mg 加生理盐水 30ml 稀释；每组溶液分别按照 30ml/15～30min 的速度行眼动脉灌注。第 1 次：美法仑 + 卡铂 20mg；第 2 次：美法仑 + 拓扑替康 1mg；第 3 次：美法仑 + 卡铂 20mg；第 4 次：美法仑 + 拓扑替康 1mg，依此交替联合用药。一般每 3～4 周 1 次，共 2～4 次。2017 年，中国抗癌协会肿瘤介入分会儿童肿瘤专家委员会牵头制定了《选择性眼动脉化疗术治疗视网膜母细胞瘤中国专家共识》，规范了动脉化疗的操作流程。

表 25-0-7　视网膜母细胞瘤动脉化疗中美法仑的参考用量

年龄	美法仑用量[#]	稀释后药物用量 /ml
0～3 个月	0.5mg/kg	15
>3～6 个月	3.5mg	21
>6～12 个月	4.0mg	24
>1～3 岁	5.0mg	30
>3 岁	7.5mg	45

注：[#] 示有明显不良反应时降低剂量的 25%，当治疗效果不足时增加剂量的 25%；每疗程最大剂量不超过 0.5mg/kg。

相较于静脉化疗，动脉化疗更具有精准性，肿瘤局部药物浓度高，杀伤效果强，而药物用量减少，全身不良反应也明显减轻。动脉化疗作为一线治疗方案，联合玻璃体腔化疗、激光、冷冻等局部治疗，可使 C 期视网膜母细胞瘤患儿保眼率几乎达到 100%，使 D 期患者总体保眼率提高至 79%～85%。

动脉化疗安全性高，未见报道严重并发症，全身不良反应也较静脉化疗少。约 24% 患者术中可能会由于自主神经反射，出现缺氧、肺顺应性降低、低血压和心动过缓；并发症以局部为主，包括眼局部充血、眼睑水肿、睫毛脱落、上睑下垂、额部充血，少见第三或第六脑神经麻痹，多在 2～3 个月内恢复。眼内并发症主要为血管性病变，包括眼动脉阻塞、玻璃体积血和脉络膜闭塞性血管病；血管闭塞率约 15.89%，3 次以上介入治疗或眼动脉直径＜0.65mm 是眼动脉闭塞的主要危险因素。因此，对眼动脉直径＜0.65mm 的患儿开展眼动脉介入治疗时，建议采用球囊扩展阻断术，以避免眼动脉闭塞的发生。由于药物与玻璃体蛋白、黑色素相互作用，导致药物在玻璃体和色素组织中残留，产生毒性作用，导致视网膜电图波幅降低。这些并发症会造成视功能损害，在治疗中应引起重视。部分患者在术后会出现一定程度的中性粒细胞下降。

（3）玻璃体腔注射化疗：玻璃体腔注射化疗的概念在 20 世纪 60 年代即被提出，由于潜在的肿瘤眼外播散风险，在临床应用受到限制，直至 2012 年 Munier 等开发了防反流措施，使玻璃体腔注射安全性增强，并迅速在全世界范围被采用。最常用的药物是美法仑，根据眼球容积和肿瘤体积大小，剂量 20～30μg；其次是拓扑替康，常与美法仑联合，适用于对美法仑耐药或美法仑治疗失败、复发的病例。与美法仑相比，拓扑替康在眼内半衰期更长，对眼毒性更低，价格也低廉。

注射的要点包括：注射前消毒，减少感染；适当降低眼内压；睫状体平坦部进针，注意避免肿瘤所在部位；采用更细的 32G 长针；妥善处理进针穿刺点，可采用局部冷凝或注射处局部结膜下注射化疗药物。玻璃体腔注射化疗可每 7～10 天重复 1 次。

研究证实，无论是初始玻璃体播散还是继发性玻璃体播散，玻璃体腔注射化疗有效率达 69%～100%。玻璃体腔注射化疗无全身毒性，不良反应也少，最常见的副作用是注射部位局灶性椒盐样视网膜病变，其他少见副作用包括结膜下出血、轻度的玻璃体积血、白内障和视网膜脱离。

（4）前房注射：前房播散的视网膜母细胞瘤在临床上棘手难治，无论是动脉化疗还是玻璃体腔注射化疗均无法在前房内达到有效的药物浓度，对此类患者疗效甚微。前房播散曾被认为是视网膜母细胞瘤转移的高危因素，强调选择眼球摘除治疗前房播散的视网膜母细胞瘤患儿。但近来研究认为，前房播散并非视网膜母细胞瘤转移的独立高危因素。2017 年，Munier 等首次报道对前房种植的视网膜母细胞瘤患儿开展前房化疗，取得了较好疗效。在该团队随后的研究中，对 11 例前房播散患者给予前房化疗，平均随访 29 个月，患者均存活，其中 6 例保眼成功，保眼率达 55%。最常见的副作用是白内障和角膜内皮损伤，由于前房注射技术开展时间短，需要更多的病例和更长的随访时间来评估其长期疗效和不良反应。

（5）眼周注射：卡铂或拓扑替康的眼周注射化疗在 1990 年开始应用，单独应用卡铂（20mg/2ml）或拓扑替康（2mg/2ml）眼周化疗难以达到长期抑制肿瘤的效果，通常作为化疗和冷冻的辅助治疗。眼周注射可采用结膜下注射或 Tenon 囊下注射，不良反应包括眼球运动受限、眶脂肪萎缩和纤维化和视神经萎缩等，随着动脉化疗和玻璃体注射化疗的开展，眼周化疗目前仅限于位于后极部复发性耐药肿瘤的巩固治疗。

（6）其他径路化疗：为了使化疗更具有精准性，提高肿瘤内的药物浓度，减少毒副作用，近年来有研究尝试新的给药途径。Carcaboso 等将荷载拓扑替康的生物相容性聚合物置入浅层巩膜，以达到缓释长效的功能；Patel 等尝试脉络膜上腔注射法，主要针对后部肿瘤，利用微针将纳米颗粒和微粒悬浮液直射到脉络膜上腔，将药物置于巩膜和脉络膜之间的腔隙，定向输送至脉络膜、视网膜色素上皮和部分视网膜。这些研究在动物实验均证实了安全性和有效性，为临床应用提供了基础。

2. **激光治疗**　适用于赤道后体积比较小的肿瘤，由于治疗的范围有限，副作用很少，仅对局限于视网膜内的肿瘤有效，是 A 期和未累及黄斑、视盘的 B 期患儿的一线治疗，以及化疗或复发病例的辅助及巩固治疗。临床采用的激光为 532nm 的绿激光、810nm 的红外激光和 1 064nm 的连续 Nd：YAG 激光。作用机制包括热效应，凝固点产生 65℃高温，导致蛋白质变性，直接破坏肿瘤细胞；或阻塞肿瘤血管产生的间接作用。在间接检眼镜直视下，激光聚焦于肿瘤表面，持续 1～2 秒，直至肿瘤发白。肿瘤消退的标志是完全钙化和形成平坦的瘢痕。如有需要，可以每 2～4 周重复治疗或联合其他治疗。与冷冻相比，激光诱导的脉络膜视网膜瘢痕更小，并发症包括视网膜纤维化、视网膜牵引，以及继发于内界膜破裂导致的肿瘤玻璃体内播散。

3. **冷冻治疗**　适用于位于赤道前部的直径<3mm，高度<2mm 小肿瘤。目前常用的冷凝源是二氧化碳，温度可达 –80℃，导致肿瘤细胞和血管内皮细胞内冰晶形成，质膜破裂。将冷冻探头直接放置邻近肿瘤的外表面，采用三重冻融技术覆盖整个肿瘤，对靠后部的肿瘤，可以剪开球结膜将冷冻探头置于 Tenon 囊下间隙。冷冻会留下脉络膜视网膜瘢痕，早期患者根治率高达 90%。最常见副作用是暂时性结膜充血水肿，少见报道视网膜裂孔、玻璃体积血和暂时性视网膜下积液。

4. **经瞳孔温热疗法**（transpupillary thermotherapy，TTT）　利用 45～60℃高温造成肿瘤内的血管栓塞，进而诱导肿瘤萎缩。常采用波长 810nm 的半导体红外线激光，采用低强度、大光斑（2～3mm）、长时间照射（5～30min）模式，达到治疗范围内病灶发白和表面微出血。对于基底直径≤1.5mm 的小肿瘤，单独热疗即可达到 90% 的治愈率。并发症包括虹膜萎缩、晶状体混浊、内界膜破裂导致的肿瘤播散、视网膜纤维化、孔源性视网膜脱离和血管闭塞。

5. **近距离放射治疗**　适用于孤立的中等大小肿瘤，一般基底部不超过 10mm，高度不超过 6mm。

将放射源置于毗邻肿瘤的巩膜表面,常用的放射性核素有钴-60、碘-125和钌-106等,照射总量45~50Gy,在5年随访中,肿瘤控制率最高可达95%。并发症包括增殖性和非增殖性视网膜病变、放射诱导的黄斑/视盘病变、后囊性白内障和放射性视神经病变。

6. **外放射治疗** 放射治疗是肿瘤治疗不可或缺的一部分,在20世纪60年代,外放射治疗曾是视网膜母细胞瘤的一线治疗方法;20世纪90年代,化疗的有效性和安全性使外放射在视网膜母细胞瘤中的应用也日渐减少。随着影像诊断与放疗技术的不断改进,现代精准放射治疗技术旨在将适形的放射剂量分布于肿瘤内部,减少放射总量,降低对周围正常组织损伤和全身并发症。

(1)经典单野外放射治疗(external beam radiotherapy,EBRT):照射野完全覆盖眼球,剂量40~50Gy。由于局部并发症如白内障、放射性角膜炎、青光眼和视神经病变的发生率高,影响面部软组织和骨骼发育造成面部畸形,诱发第二恶性肿瘤发生的风险,近40年外放射治疗的应用率从1973—1976年的30%降至2005—2008年间的2%。EBRT适用于对化疗无反应的大肿瘤,化疗联合局部治疗后失败的挽救治疗手段或累及眼眶的晚期患者手术后的补充治疗。

(2)质子放疗(proton radiation therapy,PRT):质子放疗是一种高能量的外部放射疗法,使用质子加速器产生高能质子束,在精确控制下质子照射肿瘤,将能量准确地释放到病变部位,达到治疗效果。通过调节质子能量,可以使不同深度肿瘤获得均匀的照射而使周围正常组织损伤很小。PRT具有穿透性能强、剂量分布好、局部剂量高等优势,对周围骨骼和软组织辐射量低,副作用小。PRT可作为局部治疗与化疗结合、巩固化疗结果或者其他治疗方案后的挽救治疗措施。

(3)适形放疗:适合肿瘤形状的放疗,即使放射野形态与肿瘤形态一致。根据CT、MRI等影像学资料,获得肿瘤(靶区)与周围器官和组织的三维解剖,计算出照射野照射方向上应有的强度分布,然后按照设计好的强度分布在治疗机上实施治疗,由于靶区是立体的,称为三维适形放疗;调强适形放疗则是指按要求调整每个照射野内剂量率能,使靶区剂量很高而周围组织剂量很低。它的优势就在于能够提高肿瘤的局部剂量,更好地保护周围的正常组织;能够在照射野内形成多个照射靶区,可以在一个照射范围内完成多个病灶的照射和治疗。适形放疗可作为视网膜母细胞瘤二线治疗或挽救治疗措施以及眼眶受累患者的辅助治疗。

(4)立体定向放疗(stereotactic radiotherapy,SRT):用高度集中、来自不同方向的多条射线精确瞄准集中到肿瘤上,通常每个等量点范围在0.5mm以内。由于在短时间内将单次高剂量射线投射到肿瘤,使病灶受到高剂量射线照射而周围射线剂量锐减,从而保护周围正常组织,有线性放疗和伽马刀两种形式。对于位于视盘和黄斑的肿瘤,SRT具有良好的肿瘤控制效果,周围组织损伤小,可以作为保眼治疗的选择。由于高度精确性和非侵入性,在肿瘤体积内剂量更均匀,SRT可能部分取代近距离放射治疗。

7. **手术治疗**

(1)经玻璃体肿瘤切除术:经玻璃体肿瘤切除术治疗视网膜母细胞瘤存在播散转移风险,一度是治疗禁区,对于化疗和局部治疗无效的难治性患者,主要施行眼球摘除手术。随着化疗药物和穿刺技术的发展,眼科专家逐渐突破禁区,21世纪初开始尝试经玻璃体肿瘤切除术,而规范化的操作流程和化疗药物合理应用是手术安全的关键。手术操作要点包括:手术采用25G或27G微创切割头;术中使用浓度为5μg/ml的美法仑灌注液;彻底清除肿瘤组织和玻璃体内的播散灶;复位视网膜后填充硅油;手术结束时穿刺口结膜下注射0.2ml(5μg,25μg/ml)美法仑;术后随访过程可酌情补充化疗或局部治疗。2018年,赵军阳教授等报道经玻璃体肿瘤切除术治疗视网膜母细胞瘤,21例患者术后中位随访 3.3 年，未观察到眼外播散，除 1 例失访外，其余患者均存活，18 例保眼成功，14 例恢复有用视力。在此基础上，该团队对 960 例视网膜母细胞瘤患儿进行回顾性分析，发现玻璃体肿瘤切除治疗和首选眼球摘除治疗的患儿间生存率无显著差异（P=0.367）。尽管如此，经玻璃体肿瘤切除术治疗视网膜母细胞瘤仍应慎重选择病例，不建议作为一线治疗方法，仅限于双眼患者：对一只眼已经摘除或失明，另一只眼未发现临床高危因素，且其他治疗均无效，可考虑在美法仑灌注下施行玻璃体肿瘤切除术。

（2）眼球摘除术：适用于 E 期尤其是伴有临床高危因素的患儿或经综合治疗、肿瘤无反应或仍在进展的病例。手术要点是剪除视神经要尽可能长，至少 1.5cm（图 25-0-24）。一般不在眼球摘除的同时植入义眼座，为防止结膜囊狭窄、眼眶发育迟滞，可配带薄壳或义眼刺激眼眶发育，等肿瘤完全稳定后再行二期义眼座植入术。

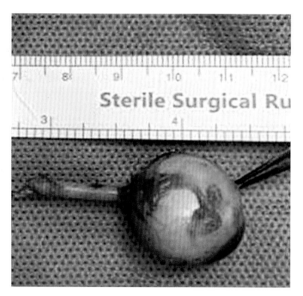

图 25-0-24　手术摘除的眼球标本照片，视神经残端长 2cm

（3）眶内容剜除术：适用于肿瘤向眼球外、眼眶蔓延的患者。术后应根据病理分级，联合化疗或外放射治疗，术后颜面部畸形可考虑行转移皮瓣或

者赝复体修复（图 25-0-25）。有学者提出综合序贯治疗方案：术前 VEC 大剂量化疗（3～6 个周期），然后手术，再辅以外放射（总量 45～50Gy），最后再行 12 个标准疗程化疗，可以降低复发率。

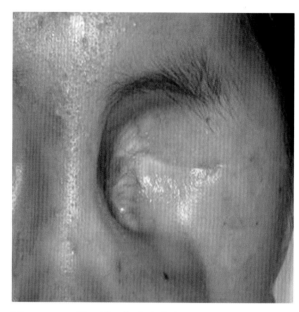

图 25-0-25　视网膜母细胞瘤患者眶内容剜除术后照片
左侧眶内容剜除和皮瓣移植术后眼眶周围畸形。

8. 其他治疗

（1）基因治疗：RB1 抑癌基因失活和突变导致视网膜母细胞瘤发生，80% 以上的视网膜母细胞是由 RB1 抑癌基因失活和突变引起的。视网膜母细胞瘤致病基因明确，肿瘤生长在可以直接观察的视网膜上，非常适合基因治疗。第一个进入一期临床试验的基因疗法是用复制缺陷型腺病毒载体（AdV-TK）携带一种能被更昔洛韦激活的自杀基因——单纯疱疹胸腺激酶。研究证实玻璃体腔内重复注射 AdV-TK，同时静脉注射更昔洛韦是可行和安全的。虽然早期能有效抑制肿瘤播散种植，但最终还是因肿瘤复发而摘除眼球，可能原因是载体的穿透力、感染和转染肿瘤细胞的能力有限或转导的基因只是短暂表达。另一个开展临床前研究的病毒载体包括腺病毒 101 和 Ad-TERT p-E1，其作用机制主要是诱导肿瘤细胞自溶。目前最先进的溶瘤腺病毒是 VCN-01，它可以在肿瘤细胞中选择性复制，VCN-01 在动物实验中能有效地杀死肿瘤细胞，提高并减少了神经系统转移，目前正在进行 VCN-01 玻璃体腔注射治疗儿童难治性视网膜母细胞瘤的一期临床试验。

（2）靶向新药：随着越来越多视网膜母细胞瘤潜在靶点的发现，新的治疗策略也应运而生，包括针对肿瘤微环境的血管生成或糖酵解抑制剂，针对特定视网膜母细胞瘤通路的 MDMX-P53 相互作用抑制剂、组蛋白脱乙酰基酶抑制剂和脾络氨酸激酶抑制剂。

（3）联合治疗：联合应用已有的治疗方式包括化疗、放疗和高温疗法，通过新的分子机制可提高抗肿瘤活性，达到更好的临床效果。例如，联合应用卡铂和热休克蛋白抑制剂，可以快速产生化学热效应以缓冲压力，减轻热损伤，并且由于其抗凋亡特性而易于恢复。已在视网膜母细胞瘤中鉴定出热休克蛋白 70 和 90，进一步研究证实热休克蛋白抑制剂作为高温疗法增强剂的作用。

（三）治疗策略

除 A 期和部分 B 期患者可以通过局部治疗而痊愈外，其余视网膜母细胞瘤患者均需要施行综合治疗方案。选择治疗方案的关键因素是疾病分期，化疗是视网膜母细胞瘤的一线治疗方法，对中晚期病例首选动脉介入化疗，目前推荐的治疗方案如表 25-0-8 所示。2019 年，中华医学会眼科学分会眼整形眼眶病学组、中华医学会眼科学分会眼底病学组和中华医学会儿科学分会眼科学组制定了《中国单侧眼内期视网膜母细胞瘤治疗专家共识》和《中国视网膜母细胞瘤诊断和治疗指南》，对我国视网膜母细胞瘤的临床诊治具有重要指导价值。应该强调，制订治疗方案时要充分考虑个体性，包括社会经济条件、宗教风俗习惯、可获得的治疗资源，在治疗过程中应密切观察肿瘤对治疗的反应，及时调整治疗方案。

表 25-0-8　视网膜母细胞瘤各期推荐治疗方案

TNM 分期	治疗方案
$T_{1a}N_0M_0$	激光或冷冻治疗
$T_{1b}N_0M_0$	激光、TTT 或冷冻治疗
$T_{1c}N_0M_0$	静脉化疗 + 激光或冷冻治疗
$T_{2a}N_0M_0$	静脉化疗 + 激光或冷冻治疗
$T_{2b}N_0M_0$	动脉化疗 + 激光或冷冻治疗
$T_{3a}N_0M_0$	动脉化疗 + 激光、冷冻或玻璃体注射化疗
$T_{3b}N_0M_0$	眼球摘除 + 静脉化疗或玻璃体注射化疗
$T_{4a}N_0M_0$	眼球摘除 + 静脉化疗 + 适形放疗
$T_{4a}N_1M_0$	眼球摘除 + 局部淋巴结清扫 + 静脉化疗 + 适形放疗
$T_{4b}N_0M_0$	眶内容剜除 + 静脉化疗 + 适形放疗
$T_{4b}N_1M_0$	眶内容剜除 + 局部淋巴结清扫 + 静脉化疗 + 适形放疗
$T_{4a\sim4b}N_2M_0$	高剂量静脉化疗 + 干细胞拯救治疗
$T_{4a\sim4b}N_{0\sim2}M_1$	高剂量静脉化疗 + 干细胞拯救治疗
$T_{4c\sim4d}N_{0\sim2}M_{0\sim1}$	高剂量静脉化疗 + 干细胞拯救治疗

六、随访

随访是治疗的重要环节。在治疗未完成阶段，应每月1次，观察的重点是肿瘤对治疗的反应，包括肿瘤是否萎缩及萎缩程度、钙化情况，是否有新发肿瘤，局部并发症出血、视网膜脱离等，以及全身副作用。如肿瘤表现为进展性，则需要调整治疗方案，轻度的全身反应如脱发、恶性、骨髓抑制停药后可自行恢复，如血小板、白细胞数量过低，可注射粒细胞集落刺激因子或成分输血。

治疗完成后，初期也应每月1次，观察的重点是肿瘤是否有复发或转移征象，如病情稳定，间隔时间可逐渐延长至3个月至半年、1年。眼球摘除的患者，如病理无高危因素，每半年复查1次MRI，2年后改为每年1次；如伴有高危因素，每3个月复查1次MRI，2年后改为半年1次；随访应定期规律，双眼检查并详细记录，一旦在随访过程中出现肿瘤复发或新发病灶，则按照分期给予相应处理。

七、预后

决定预后的最关键因素是疾病的临床分期，其他次要因素包括是否得到有效及时的治疗。A、B期患者如能及时治疗，生存率和保眼率几乎可达100%；E期尤其伴有临床高危因素患儿，保眼率很低，生存率也仅有40%左右。一旦肿瘤向球壁甚至球外蔓延，死亡率则会急剧上升，葡萄膜侵犯者病死率达22.22%，视神经侵犯者病死率62.5%，眶内和巩膜侵犯者病死率100%。此外，血液中或眼内液中某些生物指标与视网膜母细胞瘤预后相关，对肿瘤的复发、转移有一定的监测意义。

八、遗传咨询

视网膜母细胞瘤遗传形式有四种：①家族性遗传型，患者从患病父母获得了视网膜母细胞瘤遗传易感性，具有家族史；②孤立的或散发的遗传型，RB1突变来自生殖细胞形成前的生殖系突变，通常是双侧而无家族史；③马赛克型，由受精卵形成后发生的RB1突变引起，常为单侧，如果生殖细胞受累可以遗传；④非遗传型，体细胞RB1突变引起，常为单侧、单灶和散发。加强遗传咨询和产前筛查对于有阳性家族史的遗传型患者具有重要意义。在基因检测之前，诊断性筛查依靠出生后间接检眼镜检查。现代成像技术如高频超声探头和MRI可以检测出较大的肿瘤，但对厚度<2mm位置周边的肿瘤不敏感。现在对具有已知突变的患者可以在孕期进行筛查，在孕早期（妊娠11周）从绒毛膜绒毛提取或孕中期（妊娠16周）依靠羊膜穿刺术获得DNA，手术的并发症主要是潜在的流产风险，发生率为0.11%~0.22%。如果胎儿确定有RB1突变，则父母有权决定是否继续妊娠。如果父母拒绝终止妊娠，则应该在整个孕期行2D、3D超声检查和MRI扫描，观察肿瘤的生长，经眼肿瘤专家、围产期专家和新生儿专家共同决定权衡是否早产或等待足月产。Gombos等提出，对这部分孕妇可以在37周时终止妊娠，由于此时患儿的肿瘤大多处于早期（A、B期），对局部治疗较敏感，有很高的保眼率，但这一做法仍存在争议。随着第三代试管婴儿技术出现，可以挑选健康的胚胎植入子宫，杜绝携带RB1突变的婴儿出生。

九、思考和展望

视网膜母细胞瘤虽然是罕见病，但由于患者都为婴幼儿，视力丧失甚至眼球丧失对患者一生及其家庭都会造成巨大影响。提高早期诊断率，合理治疗，视网膜母细胞瘤是可防可治的：①通过对有家族史的高危人群开展基因检测，遗传咨询，可以降低视网膜母细胞瘤患儿的出生，降低发病率；②开展面向基层医院和社区卫生工作人员的视网膜母细胞瘤的科普教育；③视网膜母细胞瘤诊断主要依靠眼部检查,尤其是眼底照相,有条件的地区可以开展新生儿眼底检查,筛查包括视网膜母细胞瘤、早产儿视网膜病变等常见儿童眼底病;④制订适宜的、局部应用的、低毒性和可推广的治疗策略;⑤加强国际合作,目前国际上已经有很多视网膜合作医疗小组或中心,如北美儿童癌症研究小组、南北半球视网膜母细胞瘤治疗中心,开展前瞻性多中心临床研究,积极参与国际合作交流和合作,借鉴发达国家经验;⑥加强视网膜母细胞瘤的发病机制研究,寻找新的治疗靶点,实现精准治疗。

十、典型病例

(一)病例 1

患儿,1 月龄,因早产行早产儿视网膜病变筛查时发现右眼底鼻下方灰白色病灶(图 25-0-26),无家族史。依据临床表现,诊断为视网膜母细胞瘤。肿瘤呈单发,无视网膜脱离及眼内播散,直径>3mm,临床分期 B 期。予局部激光 2 次,冷凝 1 次,肿瘤萎缩钙化,周围可见脉络膜瘢痕(图 25-0-27)。现定期随访中。

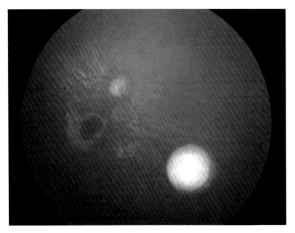

图 25-0-26　B 期视网膜母细胞瘤患儿眼底照片

鼻下方灰白色隆起肿块,无视网膜下和玻璃体播散,无视网膜脱离。

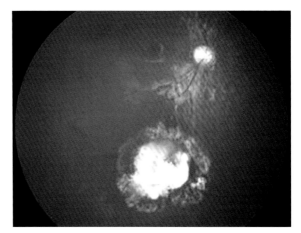

图 25-0-27　患儿治疗后的眼底照片

经激光和冷凝后,肿瘤萎缩钙化。

(二)病例 2

患儿,3 岁,男性,发现右眼发白 3 个月。3 个月前,家长发现患儿右眼眼球转动时有白色反光。病程中患儿一般情况良好,顺产,生长发育无异常,无家族性遗传型疾病史。眼部检查:右眼瞳孔区发白,白瞳征(图 25-0-28),眼前节未见异常。眼底检查:视网膜可见黄白色肿块突向玻璃体腔内,肿瘤表面血管扩张,伴视网膜脱离(图 25-0-29),左眼未见异常。体检:局部淋巴结未触及,系统检查正常。B 超显示右眼玻璃体内中等回声肿块(图 25-0-30)。

结合患儿临床特点,诊断为右眼视网膜母细胞瘤,临床分期 D 期。2017 年 3 月 3 日,第一次介入化

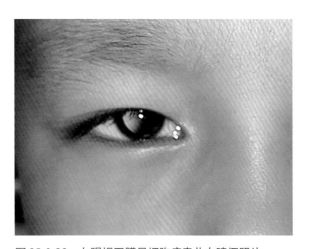

图 25-0-28　右眼视网膜母细胞瘤患儿白瞳征照片

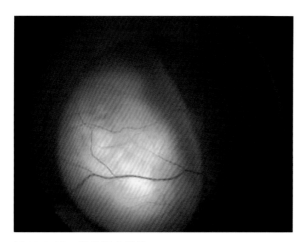

图 25-0-29　患儿眼底照片

视网膜黄白色肿块突向玻璃体,伴视网膜脱离。

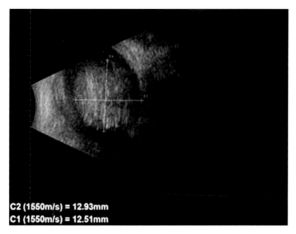

C2 (1550m/s) = 12.93mm
C1 (1550m/s) = 12.51mm

图 25-0-30　患儿眼部 B 超影像

右眼内肿块,中等回声,约 12.93mm × 12.51mm 大小。

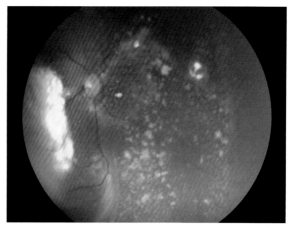

图 25-0-31　第一次眼动脉超选择介入化疗后患儿眼底照片

第一次眼动脉超选择介入化疗后 1 个月,肿瘤大部分钙化,体积缩小。

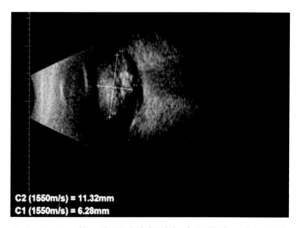

C2 (1550m/s) = 11.32mm
C1 (1550m/s) = 6.28mm

图 25-0-32　第一次眼动脉超选择介入化疗 1 个月后患儿眼部 B 超影像

B 超检查肿瘤体积缩小至 11.32mm × 6.28mm。

疗,术后 1 个月复查,肿瘤大部分钙化(图 25-0-31),B 超显示肿瘤体积明显缩小(图 25-0-32)。

2017 年 3 月 29 日,第二次眼动脉介入化疗,肿瘤钙化稳定(图 25-0-33)。

病情稳定后,每月随访 1 次。2017 年 7 月 21 日,发现小范围视网膜种植(图 25-0-34),及时给予激光治疗。

2017 年 9 月 21 日检查随访发现,患儿眼底仍有小范围视网膜及玻璃体种植(图 25-0-35),再次给予激光和玻璃体腔注射美法仑治疗。

目前定期随访中,肿瘤控制稳定(图 25-0-36)。

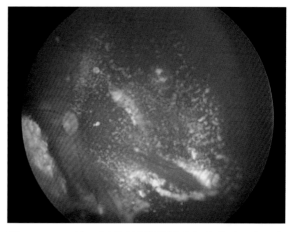

图 25-0-33　第二次眼动脉超选择介入化疗后 1 个月患儿眼底照片

肿瘤基本钙化,无眼内播散。

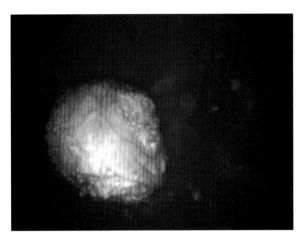

图 25-0-34　第二次眼动脉超选择介入化疗后 3 个月患儿眼底照片

肿瘤出现小范围视网膜种植。

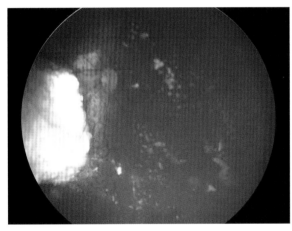

图 25-0-35　第二次眼动脉超选择介入化疗 5 个月，激光治疗后 2 个月患儿眼底照片

仍有小范围视网膜种植及少量玻璃体播散。

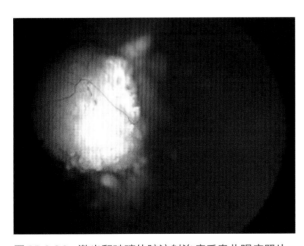

图 25-0-36　激光和玻璃体腔注射治疗后患儿眼底照片

治疗结束 2 年，肿瘤钙化稳定，无视网膜及玻璃体肿瘤种植和播散。

参考文献

1. YANG J，LI Y，HAN Y，et al. Single-cell transcriptome profiling reveals intratumoural heterogeneity and malignant progression in retinoblastoma. Cell Death Dis，2021，12（12）：1100.

2. ZHOU C，WEN X，DING Y，et al. Eye-preserving therapies for advanced retinoblastoma：A multicenter cohort of 1678 patients in China. Ophthalmology，2022，129（2）：209-219.

3. MACCARTHY A，BIRCH J M，DRAPER G J，et al. Retinoblastoma in great Britain 1963-2002. Br J Ophthalmol，2009，93（1）：33-37.

4. Committee for the National Registry of Retinoblastoma. The national registry of retinoblastoma in Japan（1983-2014）. Jpn J Ophthalmol，2018，62（4）：409-423.

5. GROBNER S N，WORST B C，WEISCHENFELDT J. et al. The landscape of genomic alterations across childhood cancers. Nature，2018，555（7696）：321-327.

6. CHAI P，JIA R，JIA R，et al. Dynamic chromosomal tuning of a novel GAU1 lncing driver at chr12p13.32 accelerates tumorigenesis. Nucleic Acids Res，2018，46（12）：6041-6056.

7. KALIKI S，PATEL A，IRAM S，et al. Retinoblastoma in India：Clinical presentation and outcome in 1457 patients（2074 eyes）. Retina，2019，39（2）：379-391.

8. SHIELDS C L，LALLY S E，MANJANDAVIDA F P，et al. Diffuse anterior retinoblastoma with globe salvage and visual preservation in 3 consecutive cases. Ophthalmology，2016，123（2）：378-384.

9. SENGUPTA S，PAN U，KHETAN V. Adult onset retinoblastoma. Indian J Ophthalmol，2016，64（7）：485-491.

10. LU J E，FRANCIS J H，DUNKEL I J，et al. Metastases and death rates after primary enucleation of unilateral retinoblastoma in the USA 2007-2017. Br J Ophthalmol，2018，103（9）：1272-1277.

11. WOO K I，HARBOUR J W. Review of 676 second primary tumors in patients with retinoblastoma：association between age at onset and tumor type. Arch Ophthalmol，2010，128（7）：865-870.

12. BERRY J L，XU L，MURPHREE A L，et al. Potential of aqueous humor as a surrogate tumor biopsy for retinoblastoma. JAMA Ophthalmol，2017，135（11）：1221-1230.

13. GERRISH A，STONE E，CLOKIE S，et al. Noninvasive diagnosis of retinoblastoma using cell-free DNA

from aqueous humour. Br J Ophthalmol, 2019, 103(5): 721-724.

14. LIU W, LUO Y, DAI J, et al. Monitoring retinoblastoma by machine learning of aqueous humor metabolic fingerprinting. Small Methods, 2022, 6: e2101220.

15. MUNIER F L, BECK-POPOVIC M, CHANTADA G L, et al. Conservative management of retinoblastoma: Challenging orthodoxy without compromising the state of metastatic grace. "Alive, with good vision and no comorbidity". Prog Retin Eye Res, 2019, 73: 100764.

16. FABIAN I D, STACEY A W, JOHNSON K P, et al. Primary intravenous chemotherapy for group D retinoblastoma: A 13-year retrospective analysis. Br J Ophthalmol, 2017, 101(1): 82-88.

17. ABRAMSON D H, FABIUS A W, FRANCIS J H, et al. Ophthalmic artery chemosurgery for eyes with advanced retinoblastoma. Ophthalmic Genet, 2017, 38(1): 16-21.

18. ZHOU M, WEN X, JIA S, et al. Risk factors for ophthalmic artery stenosis and occlusion in patients with retinoblastoma treated with intra-arterial chemotherapy. Br J Ophthalmol, 2021.

19. CHEN M, JIANG H, ZHANG J, et al. Outcome of intra-arterial chemotherapy for retinoblastoma and its influencing factors: A retrospective study. Acta Ophthalmol, 2017, 95(6): 613-618.

20. BARONI L V, SAMPOR C, FANDINO A, et al. Anterior segment invasion in retinoblastoma: is it a risk factor for extraocular relapse? J Pediatr Hematol Oncol, 2014, 36: e509-512.

21. SREELAKSHMI K V, CHANDRA A, KRISHNAKUMAR S, et al. Anterior chamber invasion in retinoblastoma: Not an indication for adjuvant chemotherapy. Invest Ophthalmol Vis Sci, 2017, 58(11): 4654-4661.

22. MUNIER F L, GAILLARD M C, DECEMBRINI S, et al. Intracameral chemotherapy (melphalan) for aqueous seeding in retinoblastoma: Bicameral injection technique and related toxicity in a pilot case study. Ocul Oncol Pathol, 2017, 3(2): 149-155.

23. MUNIER F L, MOULIN A, GAILLARD M C, et al. Intracameral chemotherapy for globe salvage in retinoblastoma with secondary anterior chamber invasion. Ophthalmology, 2018, 125(4): 615-617.

24. MOUW K W, YEAP B Y, CARUSO P, et al. Analysis of patient outcomes following proton radiation therapy for retinoblastoma. Adv Radiat Oncol, 2017, 2(1): 44-52.

25. PICA A, MOECKLI R, BALMER A, et al. Preliminary experience in treatment of papillary and macular retinoblastoma: evaluation of local control and local complications after treatment with linear accelerator-based stereotactic radiotherapy with micromultileaf collimator as second-line or salvage treatment after chemotherapy. Int J Radiat Oncol Biol Phys, 2011, 81(5): 1380-1386.

26. ZHAO J, LI Q, WU S, et al. Pars plana vitrectomy and endoresection of refractory intraocular retinoblastoma. Ophthalmology, 2018, 125(2): 320-322.

27. ZHAO J, LI Q, FENG Z X, et al. Tylectomy safety in salvage of eyes with retinoblastoma. Cancers (Basel), 2021, 13(22): 5862.

28. SONG X, ZHOU Y, JIA R, et al. Inhibition of retinoblastoma in vitro and in vivo with conditionally replicating oncolytic adenovirus H101. Invest Ophthalmol Vis Sci, 2010, 51(5): 2626-2635.

29. PASCUAL-PASTO G, BAZAN-PEREGRINO M, OLACIREGUI N G, et al. Therapeutic targeting of the RB1 pathway in retinoblastoma with the oncolytic adenovirus VCN-01. Sci Transl Med, 2019, 11(476): eaat9321.

30. PRITCHARD E M, DYER M A, GUY R K. Progress in small molecule therapeutics for the treatment of retinoblastoma. Mini Rev Med Chem, 2016, 16(6): 430-454.

31. RIMPELA A K, REINISALO M, HELLINEN L, et al. Implications of melanin binding in ocular drug delivery. Adv Drug Deliv Rev, 2018, 126: 23-43.

32. AKOLEKAR R, BETA J, PICCIARELLI G, et al. Procedure-related risk of miscarriage following amniocentesis and chorionic villus sampling: A systematic review and meta-analysis. Ultrasound Obstet Gynecol, 2015, 45(1): 16-26.

26

CHAPTER

第二十六章

原发性玻璃体视网膜淋巴瘤

眼内淋巴瘤（intraocular lymphoma，IOL）是一类罕见但恶性程度高的眼内肿瘤，属于非霍奇金淋巴瘤（non-Hodgkin lymphomas，NHL）的一种，包括原发性眼内淋巴瘤（primary intraocular lymphoma，PIOL）——指病变起源于眼部或中枢神经系统，全身其他系统未见累及；以及继发性眼内淋巴瘤（secondary intraocular lymphoma，SIOL）——指眼部病灶是由其他系统的淋巴瘤转移至眼内所致。PIOL根据眼内发病部位又分为原发性玻璃体视网膜淋巴瘤（primary vitreous retinal lymphoma，PVRL）以及原发性葡萄膜淋巴瘤（primary uveal lymphoma，PUL）。PUL临床极为罕见，可分为脉络膜淋巴瘤、虹膜淋巴瘤和睫状体淋巴瘤，其中脉络膜淋巴瘤所占比重较大。在PIOL患者中60%~80%为PVRL，故本章主要阐述原发性玻璃体视网膜淋巴瘤。

原发性玻璃体视网膜淋巴瘤通常与中枢神经系统疾病相关，被认为是原发性中枢神经系统淋巴瘤（primary central nervous system lymphoma，PCNSL）的一部分。据估计，大约80%的PVRL个体最终会发展为PCNSL，而20%的PCNSL病例会出现PVRL。根据当前世界卫生组织对淋巴瘤的分类，大多数PVRL是弥漫性大B细胞淋巴瘤。眼内T细胞淋巴瘤并不常见，多继发于转移性全身T细胞淋巴瘤，包括原发性皮肤外周T细胞淋巴瘤、NK-T细胞淋巴瘤和成年T细胞白血病，通常局限于虹膜和睫状体及周围脉络膜。

近年来，由于免疫缺陷和免疫抑制患者数量的增加，预期寿命延长以及诊断方法改进，PVRL的发生率不断增高。PVRL的总发病率约占眼内恶性肿瘤的1.86%，其准确发病率尚不清楚。美国PVRL的发病率约为4.8/1 000 000，每年新发PVRL患者80~300例。PVRL发病的中位年龄为50~60岁，年龄范围为1~85岁，无明确性别和种族差异。

一、病因和发病机制

原发性玻璃体视网膜淋巴瘤的病因和发病机制尚不清楚，涉及淋巴瘤的多种假设。主要包括以下四种。

（一）归巢机制

趋化因子和趋化因子-受体具有广泛的生物学活性，例如调节白细胞运输，黏附至细胞外基质和调节造血细胞增殖等。通过PVRL患者的眼组织及血液标本发现，在淋巴瘤细胞中检测到B细胞趋化因子受体CXCR4和CXCR5，相应的视网膜色素上皮组织中检测到配体BLC和SDF-1。B细胞趋化因子可选择性将淋巴瘤细胞从脉络膜循环吸引至RPE和/或视网膜，从而参与PVRL的发病过程，因此，抑制B细胞趋化因子可能是PVRL治疗的潜在策略。

（二）感染学说

感染性或非感染性葡萄膜炎可引起B细胞反应性增生，进而引起细胞的多克隆增殖，从而促使肿瘤发生。此外，免疫力低下患者如继发EB病毒或弓形虫感染，可导致被病毒感染的B淋巴细胞大量增殖，并向眼内及中枢神经系统迁移，最终形成肿瘤。

（三）免疫微环境失调

由于炎症因子等刺激，导致眼内免疫微环境失调，视网膜免疫功能缺失；加上视网膜内屏障功能的破坏，使肿瘤细胞首先进入视网膜增殖，随后转移至玻璃体和RPE。Bruch膜的屏障功能可阻止肿瘤细胞向脉络膜转移。

（四）基因突变

MYD88是一种细胞膜相关蛋白，可衔接介导免疫反应的Toll样受体和IL-1受体。MYD88基因的L265P位点突变后，导致亮氨酸到脯氨酸的转变，功能突变激活了B细胞，产生致癌性。大样本的队列研究表明，62%~88%的PVRL病例MYD88（L265P）突变呈阳性。

二、临床表现

（一）症状和体征

原发性玻璃体视网膜淋巴瘤临床表现较为多

样化,常被误诊为葡萄膜炎、视网膜血管炎等,属于伪装综合征的一种。不同患者之间的临床表现差异很大,最常见的主诉是视力下降(40%~50%)和眼前飘浮物(20%~25%),较少见眼红、眼痛及畏光。64%~83%的病例为双眼发病,但在疾病初期,双眼症状不对称,从而给人以单侧受累的印象。

在大多数情况下,"后葡萄膜炎"是最常见的体征。眼后节检查可有轻度至重度的玻璃体混浊,与视力下降程度不一致,即有时虽然"玻璃体炎"很重,但视力较好。与其他感染或非感染疾病引起的玻璃体炎相比,黄斑水肿较为少见,大多数PVRL病例的视敏度好于预期。由于淋巴瘤细胞是均质的,比炎性细胞大,并且不发生反应性细胞聚集,玻璃体混浊可呈现特殊的块状、股状、片状和膜状外观,并在周边或上方更为明显,且无玻璃体结构

的破坏。淋巴瘤细胞可聚集在视网膜血管周围,形成血管周围鞘膜样血管炎改变。此外,淋巴瘤细胞可在视网膜深层或RPE下沉积,如同白点综合征或玻璃膜疣,病灶周围可有豹纹斑样色素沉着,病灶吸收后出现RPE萎缩和视网膜下纤维化。其他视网膜改变包括团块状视网膜下沉积物、渗出性视网膜脱离、黄斑处盘状瘢痕形成和视网膜坏死等(图26-0-1),神经浸润也可能发生。PVRL患者的眼前节改变较少,但当肿瘤细胞累及前房时,可观察到羊脂状KP。眼眶、巩膜外和脉络膜受累很少见。

中枢神经系统侵犯可发生在PVRL的任何阶段,可以是局灶性和/或弥漫性,通常累及额叶,可导致行为改变及认知功能障碍。局灶性神经系统体征最常见的有轻度偏瘫和小脑体征,如共济失调。

图 26-0-1　原发性眼内淋巴瘤患者眼底照片

A. 右眼表现为黄斑处盘状瘢痕以及血管炎改变;
B. 左眼表现为明显的玻璃体混浊,以及视网膜黄白色渗出样改变。

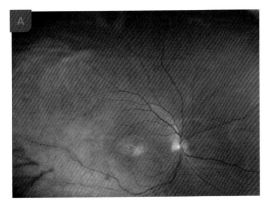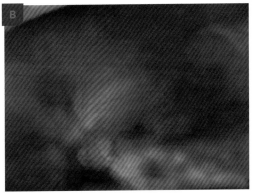

（二）影像学表现

1. 眼底自发荧光(fundus autofluorescence, FAF)　FAF图像可同时出现高自发荧光和低自发荧光区。低自发荧光区域提示RPE萎缩或肿瘤细胞遮蔽荧光;高自发荧光表明RPE下方存在淋巴瘤细胞增殖。FAF可用于帮助识别小的视网膜下淋巴瘤浸润病灶,尤其当病灶上方合并有RPE损伤时。玻璃体内注射甲氨蝶呤治疗后,高自发荧光斑点可变为低自发荧光斑点。因此,近年来FAF已被用作判断PVRL活动性的指标。

2. 相干光断层扫描(optic coherence tomogra-phy, OCT)　OCT扫描是一种非侵入性成像方法,可用于监视和记录PVRL病灶的存在及进展(图26-0-2)。淋巴瘤细胞侵入视网膜组织,并在视网膜下间隙增殖,在视网膜上表现为灰色斑点。OCT扫描中可在RPE的平面观察到点状、结节状以及条带状的高反射信号。在严重的PVRL患者,可见累及视网膜全层的高反射信号,并与病变的活动程度相一致。玻璃体内化疗后,在OCT上可观察到Bruch膜上淋巴瘤沉积的消退。

3. 荧光素眼底血管造影(fluorescein fundus angiography, FFA)　FFA的最典型特征是弱荧光

图 26-0-2 原发性眼内淋巴瘤患者 OCT 图像

A. 右眼在 RPE 的平面观察条带状的高反射信号；
B. 左眼在 RPE 的平面观察结节状的高反射信号，并伴有黄斑区视网膜水肿。

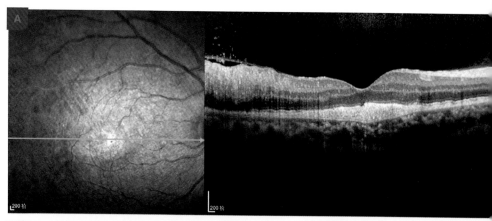

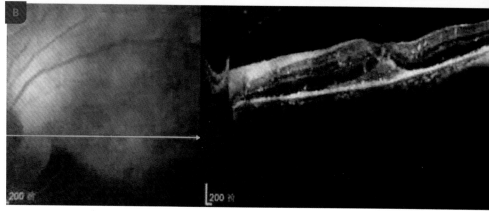

斑点，其表现为所谓的"豹斑"外观（43%），其分布与 FAF 上的豹点状高荧光一致。FAF 检查的高荧光病灶，经组织病理学证实其 RPE 下存在淋巴瘤细胞增殖，而在 FFA 中肿瘤细胞产生荧光遮蔽呈现为弱荧光状态。在一项针对 44 名 PVRL 患者的研究中，发现点状强荧光窗缺损（55%），圆形弱荧光（34%）和血管炎（14%），囊样黄斑水肿不超过 2%。

4. **B 超检查** PVRL 患者的 B 超检查无特征性，但当眼后节检查困难时，可考虑 B 超检查。B 超可发现包括脉络膜视网膜增厚、视网膜脱离、玻璃体碎屑和视神经阴影增大等病变。

5. **影像检查** 临床高度怀疑原发性眼内淋巴瘤患者，首先推荐头颅和脊髓的增强磁共振成像（MRI）检查，对确诊患者仍需要每 3 个月进行头颅增强 MRI 检查。一旦怀疑脑淋巴瘤，头颅增强 MRI 是最好的成像方式。病灶在 T_1WI 多呈低或等信号，T_2WI 呈等或稍低信号，单发或多发，边界清晰。研究表明，平均间隔 8～29 个月，PVRL 病例

中有 42%～92% 出现颅内淋巴瘤。增强 MRI 可帮助识别中枢神经系统受累并监测全身化疗后神经系统病变的治疗效果。

（三）病理检查

1. **脑脊液**（cerebro-spinal fluid, CSF） 高度怀疑原发性眼内淋巴瘤，除了行头颅磁共振检查，还须行脑脊液检查。大约 80% 的 PVRL 个体最终会发展为原发性中枢神经系统淋巴瘤（PCNSL），PCNSL 可在 CSF 内播散，约 25% 的患者可从 CSF 中识别出淋巴瘤细胞。如果可以通过识别脑脊液中的淋巴瘤细胞来诊断 PCNSL，那么该患者就无须行侵入性眼组织活检进行诊断。

2. **眼组织活检** 玻璃体活检仍是诊断原发性眼内淋巴瘤的"金标准"，玻璃体液可以通过经睫状体平坦部行玻璃体切除术或者玻璃体抽吸术获得。淋巴瘤细胞非常脆弱，很容易坏死，早期的激素治疗可以引起肿瘤细胞凋亡，因此在玻璃体活检之前至少停用激素 2 周以上，以免产生假阴性结果。同

时，要与病理医生充分沟通，以便确认使用正确的容器和保存液，并能在 60 分钟内处理标本。如果预计运输时间较长，则应将标本放入培养基或温和的细胞固定液中。临床上，玻璃体切除术比玻璃体抽吸术更好，因为它可提供更高的检出率。虽然进行玻璃体切除术后有淋巴瘤通过巩膜隧道开口扩散到睑球间隙的风险，但玻璃体切除术不仅可以获得足够量的玻璃体，保护细胞的完整性，还可以在诊断的同时清除玻璃体混浊物，改善患者视力。使用 25G 或 27G 玻璃体切割头经结膜无缝合的玻璃体切除术是获取眼内组织诊断 PVRL 的安全有效的方法。为了获得更高的诊断率和更多的存活淋巴瘤细胞，建议低切率 600 次 /min 进行玻璃体切割取样，并关闭眼内灌注，尽可能多地获得未稀释的玻璃体液（1.5~2ml），也有术者采用气体灌注维持眼内压，这样可以获得更多的未稀释玻璃体液。尽可能靠近玻璃体皮质部采集，此处的肿瘤细胞要多于玻璃体的中心部。临床上很少使用视网膜及脉络膜活检，但对高度怀疑原发性眼内淋巴瘤，多次玻璃体标本检查阴性，必要时可考虑进行。活检的视网膜样本应从可疑病变的较深部分获取，该样本须与脉络膜毛细血管区域紧密相连，而脉络膜毛细血管区域存活的肿瘤细胞最易被检测到。

3. 眼内标本的检测方法

（1）细胞学和免疫组化：组织学鉴定仍然是诊断眼内淋巴瘤的基本程序之一。染色方法包括 Giemsa 染色、苏木精 - 伊红染色、高碘酸 -Sehiff 染色等。从形态上讲，典型的淋巴瘤细胞是大 B 细胞淋巴样细胞，嗜碱性细胞质稀少，细胞核与细胞质之比增加，细胞核呈圆形、椭圆形、豆状或不规则形，核仁多，染色质粗糙。在 T 细胞淋巴瘤中，HE 染色可观察到具有非典型核的中型至大型淋巴样细胞。细胞学检查确诊率仅为 25%，具有较高的假阴性率，假阴性的产生与玻璃体中细胞稀疏以及玻璃体标本被其他细胞结构如反应性 T 淋巴细胞、坏死细胞、碎片和血纤蛋白等污染有关。在细胞学检查不佳的情况下，通过其表面标记物对细胞进行表型分型可用于鉴定淋巴瘤细胞。在免疫组织化学上，B 细胞淋巴瘤细胞 CD19、CD20、CD22、CD79、κ 或 λ 轻链阳性，而 CD3 阴性。T 细胞淋巴瘤细胞 CD3 或 CD4 阳性，CD20 阴性。PVRL 具有高 Ki-67 阳性率（平均＞80% 时），常表明其广泛扩散。

（2）流式细胞仪：如果细胞量少，还可以采用流式细胞分析，此方法可以同时检测多种细胞表面标志，并可以记录肿瘤细胞的数量。通过流式细胞技术对玻璃体中细胞进行免疫分型可以将 B 细胞和 T 细胞淋巴瘤与反应性淋巴细胞区分开。在单克隆 B 细胞群体的 PVRL 中，表现为 κ 或 λ 轻链限制性表达，κ 与 λ 的比值≥3 或≤0.6 均是 B 细胞淋巴瘤的敏感指标，可用作克隆性标记。流式细胞仪可将免疫细胞学检查的诊断率从 30% 提高到 70%。

（3）免疫球蛋白基因重排：聚合酶链反应（PCR）用于扩增免疫球蛋白重链 DNA。B 细胞淋巴瘤的分子分析可以检测到 *IgH* 基因的重排，而在 T 细胞淋巴瘤中，可以检测到 T 细胞受体基因的重排。房水 EB 病毒的 PCR 分析可能有助于支持眼内 NK 细胞淋巴瘤的诊断。B 细胞淋巴瘤患者的 *IgH* 基因重排率为 80.6%，T 细胞淋巴瘤患者的 T 细胞受体（T cell receptor，*TCR*）基因重排率为 100%。基因重排分析对 PVRL 诊断的灵敏度为 64%。

（4）细胞因子检测：房水和玻璃体液中细胞因子水平的测量是诊断眼内淋巴瘤的辅助手段。B 细胞淋巴瘤可产生高水平的 IL-10。IL-10 是一种免疫调节性细胞因子，可被淋巴瘤分泌并促进其生长。当样本液中存在恶性 B 淋巴细胞时，IL-10 升高，而炎性状态下 IL-6 或 IL-12 升高。较高的 IL-10 水平表示疾病更具有侵袭性。眼内液中 IL-10/IL-6 的比值已经成为判断 PVRL 预后的指标。

（5）基因检测：在 PVRL 中，*MYD88* 突变（尤其是 L265P）非常频繁，其检测可显著提高玻璃体切除术标本的诊断率，且具有所需标本量少，受糖皮质激素干扰小的优点，是一种非常有前景的检测方法。

三、诊断与鉴别诊断

（一）诊断

PVRL 的诊断"金标准"是组织病理学，其他的诊断要点有：①后葡萄膜炎改变；②脉络膜结节，眼底常能观察到豹纹样斑点；③豹纹样斑点在 FFA 上表现为弱荧光，在 FAF 上表现为高荧光；④OCT 扫描中可在 RPE 的平面观察到点状、结节状以及条带状的高反射信号；⑤IL-10/IL-6 的比值大于 1。上述多种手段的联合应用可以提高确诊率。

（二）鉴别诊断

鉴别诊断主要包括各种感染性和非感染性葡萄膜炎，下面列出几种常见疾病的临床特点，以帮助鉴别诊断。

1. **Vogt- 小柳 - 原田综合征**　常表现为突发双眼视力下降，可伴有头痛、头昏、耳鸣、听力下降、脱发、皮肤白癜风等改变。双眼弥漫性脉络膜炎、脉络膜视网膜炎、神经视网膜炎等。疾病易复发，复发时可出现肉芽肿性前葡萄膜炎和全葡萄膜炎。糖皮质激素治疗可使该疾病迅速消退，而对于 PVRL 患者激素治疗效果轻微。

2. **急性视网膜坏死综合征**　是一种主要由水痘 - 带状疱疹病毒或单纯疱疹病毒感染引起的，以小动脉受累为主的视网膜血管炎，可表现为视网膜出血、视网膜棉絮样坏死，病程急，进展快，易发生孔源性视网膜脱离，眼内液可检测到相关病毒。

3. **急性后极部多灶性鳞状色素上皮病变**　发病年龄较轻，可见后极部视网膜色素上皮水平的多发性圆形或卵圆形扁平奶油样病灶，疾病多为自限性，可于数周内消退，通常不需要治疗，视力预后良好。

4. **真菌性眼内炎**　多见于长期使用免疫抑制剂的免疫力低下的患者，可见严重的玻璃体黄白色点状及团块状混浊，圆形或卵圆形扁平奶油样视网膜脉络膜病灶，病程可持续性进展，糖皮质激素治疗短暂有效，往往很快复发或加重。玻璃体液涂片及真菌培养可确定诊断。

四、治疗

迄今为止，尚无针对眼内淋巴瘤的既定治疗方案，需多学科协作。该团队需要眼科医生、神经科医生、肿瘤科医生、血液科医生、放射科医生的共同参与。治疗方案包括：眼内化疗，与全脑放疗相结合的眼部放疗及多种全身性化疗方案。

（一）化疗

1. **全身化疗**　甲氨蝶呤具有穿透血脑屏障和血眼屏障的能力，静脉内甲氨蝶呤的大剂量化疗是用于治疗中枢神经系统或全身受累的眼内淋巴瘤患者的一线药物。单独使用大剂量甲氨蝶呤，其缓解率高达 72%，而联合使用，其缓解率高达 94%～100%。大剂量化疗组可以把中位生存期从 28 个月提高到 85 个月。对于表现出复发或难治性反应的病例可使用噻替派、白消安和环磷酰胺进行大剂量化疗，并进行自体外周血干细胞移植。全身化疗相关的最常见的不良事件是肾小管内甲氨蝶呤代谢产物 7-OH- 甲氨蝶呤诱发的急性肾衰竭，发生率高达 5%。因此，在治疗前后都应予水化和尿液碱化，同时予四氢叶酸钙解救。

2. **眼内化疗**　将药物直接注射到玻璃体内，能避免全身化疗可能导致的严重毒性反应，可以作为单眼患者的主要疗法，也可以作为双眼患者或合并中枢神经系统淋巴瘤患者的辅助疗法。目前主要的眼内化疗药物有甲氨蝶呤、利妥昔单抗。玻璃体内注射甲氨蝶呤的剂量为 0.4mg/0.1ml，每周 2 次，共 4 周；或每周 1 次，共 8 周，接下来的 9 个月每月 1 次，平均 6.4 次注射后缓解。最常见的并发症包括眼内压的短暂升高和角膜上皮病变，这些副作用可通过延长连续注射间隔来缓解。利妥昔单抗是一种抗 CD20 单克隆抗体，也可能于玻璃体内注射，用于治疗 CD20 阳性 PVRL，注射剂量为 1mg/0.1ml，每周 1 次，持续 4 周。该药毒性较低，但容易复发，可作为甲氨蝶呤的替代选择。

（二）放疗

对仅眼部受累的 PVRL 患者，建议采用低剂量（30～35Gy）立体定向外放射治疗。对并发中枢神经系统淋巴瘤患者，对全身化疗反应差且不适合进行更积极治疗的患者，建议进行全脑和眼部放疗。但是，脑部辐射可能引起延迟的神经毒性、共济失调、认知功能下降甚至死亡。眼部辐射可导致放射性视网膜病变、玻璃体积血、干眼、结膜炎、新生血管性青光眼、视神经萎缩、点状上皮糜烂和白内障等。

五、展望

PVRL 常"伪装"成眼内炎症，导致误诊或延误治疗，甚至带来不适当的处理，因此对于老年慢性"葡萄膜炎"患者，特别是反复发作、对激素不敏感时，要怀疑 PVRL。病理诊断是 PVRL 诊断的"金标准"，但临床上玻璃体活检的阳性检出率低。眼内细胞因子、流式细胞、基因重排及相关基因突变等检测手段的应用，极大提高了淋巴瘤的诊断水平。PVRL 的诊疗需要多学科合作，以获得最佳的治疗方案，最大程度地保留视功能，延长生存时间。对 PVRL 的流行病学、病理生理学、分子生物学等方面的研究，可深入了解肿瘤的发病机制和临床特性，发现新的治疗靶点，改善患者预后。

参考文献

1. TANG L J, GU C L, ZHANG P. Intraocular lymphoma. Int J Ophthalmol, 2017, 10(8): 1301-1307.
2. CHAN C C, BUGGAGE R R, NUSSENBLATT R B. Intraocular lymphoma. Current Opinion in Ophthalmology, 2002, 13(6): 411-418.
3. CHAN C C, SHEN D, HACKETT J J, et al. Expression of chemokine receptors, CXCR4 and CXCR5, and chemokines, BLC and SDF-1, in the eyes of patients with primary intraocular lymphoma. Ophthalmology, 2003, 110(2): 421-426.
4. SAGOO M S, MEHTA H, SWAMPILLAI A J, et al. Primary intraocular lymphoma. Survey of Ophthalmology, 2014, 59(5): 503-516.
5. DAVIS J L. Intraocular lymphoma: A clinical perspective. Eye(Lond), 2013, 27(2): 153-162.
6. SHEN D F, HERBORT C P, TUAILLON N, et al. Detection of toxoplasma gondii DNA in primary intraocular B-cell lymphoma. Mod Pathol, 2001, 14 (10): 995-999.
7. YU X, LI W, DENG Q, et al. MYD88 L265P mutation in lymphoid malignancies. Cancer Res, 2018, 78(10): 2457-2462.
8. HOFFMAN P M, MCKELVIE P, HALL A J, et al. Intraocular lymphoma: A series of 14 patients with clinicopathological features and treatment outcomes. Eye (Lond), 2003, 17(4): 513-521.
9. FARDEAU C, LEE C P, MERLE-BÉRAL H, et al. Retinal fluorescein, indocyanine green angiography, and optic coherence tomography in non-Hodgkin primary intraocular lymphoma. American Journal of Ophthalmology, 2009, 147(5): 886-894.
10. VELEZ G, CHAN C C, CSAKY K G. Fluorescein angiographic findings in primary intraocular lymphoma. Retina, 2002, 22(1): 37-43.
11. RAJAGOPAL R, HARBOUR J W. Diagnostic testing and treatment choices in primary vitreoretinal lymphoma. Retina, 2011, 31(3): 435-440.
12. CHAN C C, SEN H N. Current concepts in diagnosing and managing primary vitreoretinal (intraocular) lymphoma. Discovery Medicine, 2013, 15(81): 93-100.

第二十七章

其他视网膜肿瘤

视网膜含有丰富的血管系统和复杂的细胞成分,均可产生肿瘤病变。大部分视网膜肿瘤为良性,初期多无症状,后期常因玻璃体积血、视网膜脱离、黄斑水肿等并发症造成严重视力损伤。对静止性、良性、无视功能障碍的视网膜肿瘤可不予处理,随访观察。目前常用的治疗方法包括激光、冷冻、光动力治疗、抗VEGF治疗,以及玻璃体切除术。

第一节　视网膜血管瘤

视网膜血管瘤(retinal hemangioma)是视网膜血管局部形成圆形或囊状扩张的肿瘤样病变,动脉、静脉和毛细血管均可发生。视网膜血管瘤可单独存在,也可以合并皮肤、中枢神经系统和内胚层的其他血管瘤,后者统称为系统性母斑病。视网膜血管瘤常分为三个临床类型:视网膜毛细血管瘤、视网膜海绵状血管瘤和视网膜蔓状血管瘤。

一、病因和发病机制

视网膜毛细血管瘤(retinal capillary hemangioma,RCH)也称为视网膜血管母细胞瘤,是视网膜神经上皮层内毛细血管发育畸形,可单独发生,也可以和家族性视网膜及中枢神经系统血管瘤病(von Hippel-Lindau disease,VHL)合并出现。VHL由3号染色体短臂上3p25-26区域突变引起,最常见的种系突变是错义突变(27%~38%)和无意义突变(13%~27%),是一种常染色体显性遗传病。受累的基质细胞不能降解低氧诱导因子-1α(HIF-1α),该因子积聚并进一步诱导血管内皮生长因子、血小板衍生生长因子、促红细胞生成素和转化生长因子-α等产生,这些活性因子导致毛细血管增生和新生血管形成,形成多个系统良性和恶性肿瘤。

视网膜海绵状血管瘤和视网膜蔓状血管瘤均属于先天性发育畸形,可伴有全身血管发育畸形。

二、临床表现

(一)视网膜毛细血管瘤

多发生于10~30岁青少年,单眼或双眼患病,无性别差异,早期多无自觉症状,后期常因渗出、视网膜下积液、出血、视网膜脱离而致视力下降。由于大部分视网膜毛细血管瘤位于周边视网膜,病变进展缓慢,早期患者多无自觉症状。初期血管瘤表现为细小密集的毛细血管扩张,毛细血管缓慢增长,形成迂曲、扩张的管腔,并从视网膜中央动脉和静脉分出供养动脉和回流静脉,两者吻合形成血管瘤。毛细血管瘤周围的视网膜出现水肿和渗出,可引起渗出性和牵引性视网膜脱离、视网膜出血、青光眼和白内障,导致失明。临床表现分为渗出型和玻璃体视网膜型,此外还有一些特殊类型,包括视盘血管瘤和von Hippel-Lindau综合征。

1. **渗出型**　主要表现为黄斑区星芒状渗出,或伴有小的出血灶,患者多有明显的视力下降。血管瘤附近的视网膜下出现大量的积液,视网膜呈灰白色隆起。

2. **玻璃体视网膜型**　主要表现为玻璃体混浊,或玻璃体视网膜纤维结缔组织增生,视网膜皱褶。后期形成致密的玻璃体视网膜及视网膜下纤维条索,玻璃体后脱离和新生血管膜形成。

3. **视盘血管瘤**　15%~17%患者血管瘤起源

于视盘内,可单眼或双眼发病,部分患者同时伴有视网膜毛细血管瘤。如果向玻璃体生长称为内生型,为视盘旁或视盘上红色球形血管样肿瘤,无明显的供养和回流血管,边界清晰完整;外生型常位于视盘并遮盖部分视盘。肿瘤为橘红色,肿瘤边界不清,肿瘤常伸入邻近的视网膜下间隙,视盘表现为增厚感,但并无明显隆起的肿块(图27-1-1)。

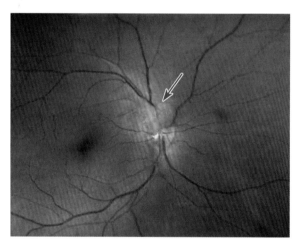

图 27-1-1　视盘毛细血管瘤眼底照片

视盘上方视网膜增厚隆起,遮盖部分视盘,边界不清。

4. von Hippel-Lindau 综合征　1895 年,von Hippel 发现具有家族特性的视网膜血管瘤,1926 年,Arvid Lindau 报道了视网膜血管瘤合并小脑病变和腹腔脏器的病变,1964 年,Melmon 和 Rosen 首次将这种家族性多发性肿瘤综合征命名为 von Hippel-Lindau 综合征。VHL 为常染色体显性遗传病,发病率为 1/36 000～1/45 000,多于青年时期发病。视网膜血管瘤是 VHL 患者最常见表现甚至是首发症状,49%～62% 的 VHL 患者患有视网膜血管瘤,其中 50% 为双眼。视网膜血管瘤可位于周边视网膜或视盘,由于视网膜下积液和黄斑区渗出严重影响患者视力,约 15% 的患者因严重的并发症而失明。

VHL 的特征是多发性、多器官良恶性肿瘤症候群,除视网膜血管瘤外,中枢神经系统血管母细胞瘤是 VHL 疾病中最常见的表现。多达 72% 的 VHL 患者伴有中枢神经系统血管母细胞瘤,虽然是良性肿瘤,但可以对中枢神经系统结构造成压迫,引起颅内高压,患者可出现头痛、肢体麻木、共济失调等症状,甚至会导致突发的意识丧失、语言及运动功能障碍。6%～15% 的 VHL 患者会出现内淋巴囊肿瘤,常见的病变部位是内淋巴囊或颞骨岩部,累及双侧者仅见于 VHL,主要临床表现为前庭症状、部分或完全听力丧失、耳鸣和面部轻瘫。

内脏病变包括透明细胞肾细胞癌和肾囊肿、嗜铬细胞瘤、胰腺神经内分泌肿瘤等。约 30% 的 VHL 患者会出现肾细胞癌和肾囊肿,肾囊肿可无症状或肾区肿块,大的肾细胞癌可出现典型的胁腹痛、血尿、胁腹肿块等症状体征。约 16% 的 VHL 患者出现嗜铬细胞瘤,双侧多见,最常见于肾上腺髓质。临床上 VHL 中的嗜铬细胞瘤因产生过量的去甲肾上腺素,导致阵发性或持续性高血压、心动过速、头痛、出汗、面色苍白和恶心,10 岁以下的儿童可能会突然出现高血压危象。VHL 患者尸检胰腺囊肿发病率高达 72%,其中 94% 无症状,84% 为多发性。15%～56% 的 VHL 患者可发生胰腺神经内分泌肿瘤,约 8% 可能会恶变并转移。

VHL 预后不良,患者中位生存年龄 49 岁,主要死因是中枢神经系统血管母细胞瘤出血、肾细胞癌及嗜铬细胞瘤引起的恶性高血压。

荧光素眼底血管造影检查:造影早期可见滋养动脉迅速充盈,并充满瘤体和回流静脉,肿瘤周围的毛细血管扩张。随时间延长,开始出现渗漏,肿瘤边界不清,附近组织着染,肿瘤的强荧光可持续到晚期,可同时显示黄斑区的渗漏和囊样水肿(图27-1-2)。

病理可见增生的毛细血管来自视网膜神经上皮,血管瘤由内皮细胞和周细胞增生组成,还有来自胶质的空泡状的间质增生,视网膜外丛状层有囊样变性。

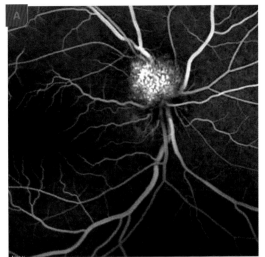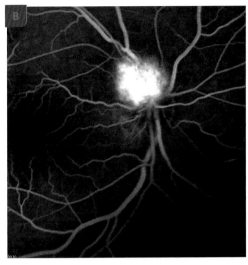

（二）视网膜海绵状血管瘤

视网膜海绵状血管瘤（cavernous hemangioma of the retina）是一种罕见的视网膜血管错构瘤，常见于青少年，单眼发病居多，可能伴有皮肤和中枢神经系统海绵状血管瘤，导致卒中、脑神经麻痹等相关症状。

患者多无自觉症状，少数患者偶有视物模糊或眼前飘浮物。眼底检查可见多个不同大小的囊性、暗红色和紫色葡萄状肿瘤聚集在一起。肿瘤的囊壁很薄，部分表面被白色纤维膜覆盖，位于视网膜的内层以及视神经乳头的表面。血管内充满暗红色的静脉血，血流非常缓慢，有时可见血浆与血细胞分离的液面，肿瘤周围的视网膜中没有脂质渗出，视网膜动脉和静脉基本正常（图 27-1-3）。

荧光素眼底血管造影检查：早期为弱荧光，血管瘤体内的充盈非常缓慢并且不完全，中晚期瘤体腔内呈现强荧光，最终出现雪花片状荧光。由于瘤体腔内的血流十分缓慢，荧光残留时间长，血细胞下沉遮蔽荧光，而上方血浆着染，呈现出特征性的帽状荧光。视网膜海绵状血管瘤与视网膜循环系统相对独立，一般不会出现荧光渗漏。

病理检查可见肿瘤由内皮细胞形成的静脉性血管瘤、狭窄的管腔相互连接而成，肿瘤处的视网膜外层有囊性变，但无脂质渗出。

（三）视网膜蔓状血管瘤

视网膜蔓状血管瘤（retinal racemose heman-

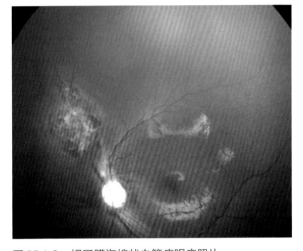

图 27-1-3　视网膜海绵状血管瘤眼底照片

鼻上方可见多个不同大小的囊性肿瘤聚集成葡萄串样，颜色暗红，表面有白色纤维膜覆盖，视盘周边少量出血。

gioma，RRH）是一种先天性、散发性、非遗传性视网膜动静脉畸形。特征性表现是出现扩张迂曲的视网膜血管，由视盘向周边视网膜延伸。约 30% 视网膜蔓状血管瘤患者合并大脑中动静脉畸形，这种情况称为 Wyburn-Mason 综合征或 Bonnet-Dechaume-Blanc 综合征，极少数情况下，患者的皮肤、肾脏、肌肉中也会发生血管畸形。

多见于青年人，无性别差异，单眼多见，偶有双眼发病。眼底检查可见视网膜动静脉极度迂曲、扩张，有的甚至卷曲、盘旋呈蚯蚓状。动静脉管径均明显增粗，不易区分（图 27-1-4）。视网膜蔓状血管瘤有三种类型：第一类在动静脉之间有异常的毛细血管网；第二类动静脉直接交通，常伴有脑动静脉畸形；第三类具有广泛而复杂的动静脉交通，典型的表现是从视盘发出一条或数条扩张的动脉，向视网膜内延伸与静脉吻合后再汇集成粗大的静脉返回视盘。

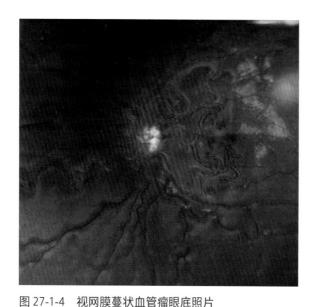

图 27-1-4 视网膜蔓状血管瘤眼底照片

视网膜动静脉极度迂曲、扩张，盘旋呈蚯蚓状，动静脉管径均明显增粗，不易区分。

如果血管瘤位于黄斑中心凹以外，患者视力不受明显影响。伴有眼眶血管畸形可能出现搏动性眼球突出。最常见的并发症是视网膜静脉阻塞（45.46%），其次是出血（33.33%），主要是由于与动脉直接连接的静脉承受着动脉高压，导致不规则的静脉壁增厚，血管内皮损伤、增殖和血栓形成，严重情况下血栓进一步纤维化导致血管闭塞和新生血管形成。

荧光素眼底血管造影具有特征性，异常的动脉在早期很快荧光充盈，经动静脉交通迅速回到视盘，但无荧光素渗漏（图 27-1-5）。

较少见有关视网膜蔓状血管瘤的病理报道，受累的血管都具有不同程度的中膜增厚，血管外壁玻璃样变性。视网膜神经轴突丧失及神经节细胞减少。

三、诊断与鉴别诊断

（一）诊断

视网膜血管瘤诊断要点：①眼底异常血管畸形

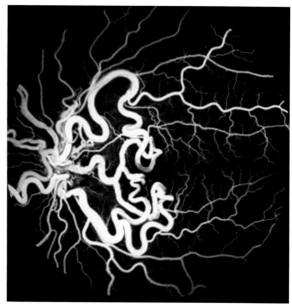

图 27-1-5 视网膜蔓状血管瘤的 FFA 影像

显示异常扩张迂曲的血管，但无荧光素渗漏。

或血管瘤；②后期患者可出现玻璃体积血、视网膜脱离、视网膜静脉阻塞，视力严重下降；③荧光素眼底血管造影检查，可显示视网膜异常的血管，部分病例晚期有渗漏；④部分患者伴有皮肤、中枢神经系统和内胚层的其他血管瘤，腹部 CT，头颅、腹部 MRI 检查以及儿茶酚胺生化检测有助于 VHL 诊断。

（二）鉴别诊断

需要鉴别的疾病包括：

1. **视网膜大动脉瘤** 是一种获得性的视网膜血管异常，常见有高血压病及动脉硬化的 60 岁以上老年人，女性多见，多为单眼。眼底检查可见病变常位于视网膜动脉二、三级分支静脉交叉处，呈圆形或梭形囊样，橘红色。早期可无任何症状，病变可引起视网膜出血，黄斑水肿、渗出，出血亦可穿破内界膜进入玻璃体，血管瘤周围有环状黄白色渗出斑，从而导致视力下降。

2. **视网膜血管增生性肿瘤** 视网膜的良性肿瘤，好发于中老年人，女性较为多见。病因不明，可为自发性或继发于其他眼部疾病如炎性、血管病变、外伤、营养不良、退行性病变等。眼底检查以伴有明显渗出的周边部视网膜血管性肿物为主要表现，多单眼发病，呈边界清楚、大小不一的粉红色或黄色肿瘤样病变，单发多见。瘤体周围有略微扩张的视网膜动、静脉分别充当肿瘤的滋养和引流血管。荧光素眼底血管造影检查，动脉早期肿瘤快速充盈，动脉期和静脉期早期可见清晰的瘤体毛细血管网，静脉期瘤体血管明显渗漏，周围视网膜弥漫性染色，晚期有轻到中度渗漏的荧光素进入玻璃体。其组织成分为增生的血管组织和神经胶质细胞。

3. **视乳头水肿** 主要与视盘血管瘤相鉴别。视乳头水肿是一种临床体征，继发于许多疾病，包括神经系统病变与非神经系统病变引起两大类。前者主要是颅内肿瘤和颅内感染，后者包括血管性疾病、血液系统疾病和结缔组织疾病等。眼底表现为视盘边缘模糊、视盘充血变红，严重时出现静脉迂曲。视神经与周围血管由于高度水肿而不能看清，有时视盘周围出现片状出血或渗出物斑块。早期视力基本正常，但生理盲点扩大。视乳头水肿的晚期出现视神经萎缩，外观为苍白色，动脉变细，则出现明显的视力减退甚至失明。

4. **Leber 多发性粟粒状动脉瘤** 先天性血管畸形，男性青年多发，大多单眼发病，周边视网膜浅层多发性红色或红白色球形扩张的小血管，常伴硬性渗出，FFA 发现视网膜毛细血管扩张，微动脉瘤形成，因此不少学者认为它属于 Coats 病。

5. **Coats 病** 又称外层渗出性视网膜病变，10 岁以内男性多发，单眼发病，不伴有全身其他系统异常。典型的眼底表现是异常的血管和视网膜渗出。病变区血管迂曲扩张，管壁呈囊样、树枝状、串珠状瘤样改变，可有新生血管和交通支。视网膜大片黄白色脂质渗出，含有发亮的胆固醇结晶。FFA 显示异常的血管，毛细血管无灌注区，渗出呈现片状强荧光。

6. **先天性视网膜血管迂曲** 与蔓状视网膜血管瘤相鉴别，亦是一种发育异常，多双眼发病，主要累及静脉系统，血管迂曲但扩张不明显，迂曲的血管容易发生阻塞和出血。荧光素眼底血管造影常无渗漏，也无动静脉之间的交通支。

四、治疗

（一）视网膜毛细血管瘤

由于视网膜毛细血管瘤的大小、严重程度和症状各不相同，因此，应根据具体情况选择治疗手段。治疗时应考虑到肿瘤的大小、位置、是否存在视网膜下积液或玻璃体视网膜牵拉，以及视力改变。此外，应定期行荧光素眼底血管造影，以确定肿瘤或炎症是否复发。视网膜毛细血管瘤患者还必须行 von Hippel-Lindau 疾病全身筛查试验，以确保他们是否合并眼外异常。

1. **观察** 对较小的病变（<500μm）、无视网膜下积液和渗出、不影响视力的血管瘤可不予处理，随访观察。

2. **激光光凝** 可以直接光凝肿瘤或滋养血管，由于激光的穿透力有限，受屈光间质透明度影响，故仅适合直径 1.5mm 或更小的肿瘤，对直径大于 4.5mm、伴有明显渗出和出血的病例效果差。激光可引起黄斑水肿和暂时性渗出加重，玻璃体腔内注射曲安奈德可减轻炎症反应，采用较小功率激光重复治疗模式减少副作用（图 27-1-6）。

3. **冷冻** 冷冻的治疗效应较激光深，对于位置更靠近前部，伴有中度的视网膜下积液或直径>3mm 的肿瘤，冷冻更合适。冷冻的范围应完全包绕病变瘤体，采用双重冻融技术预防增生性玻璃体视网膜病变。

4. **经瞳孔温热疗法** 经瞳孔温热疗法可以使视盘血管瘤瘤体完全纤维化，但可能出现视神经萎缩。

5. **光动力治疗** PDT 能有效引起原发性血管瘤的纤维化和退化。但对于视盘附近的病灶，因血管闭塞的副作用限制了其使用，同时，对于较大的肿瘤，维速达尔仅能激活肿瘤表面的血管。PDT 治疗后出现广泛的渗出性视网膜脱离可导致视力严重下降，不宜作为一线治疗。

6. **抗 VEGF 治疗** 伴有视网膜毛细血管瘤的 VHL 疾病患者的眼内血管内皮生长因子（VEGF）水平升高，提示视网膜毛细血管瘤可能依赖于 VEGF。抗 VEGF 治疗可以降低血管的通透性，减

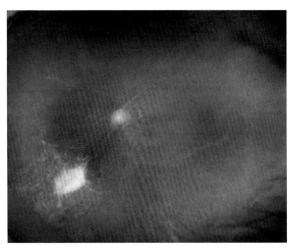

图 27-1-6　视网膜毛细血管瘤激光治疗后照片

鼻下方视网膜血管瘤,经 3 次激光光凝后,瘤体萎缩瘢痕化,瘤体周边可见激光斑。

少渗出,玻璃体腔内注射贝伐单抗可以阻止血管瘤的生长,并有可能抑制眼内新血管瘤的发生。局部注射贝伐单抗副作用较曲安奈德少,但持续时间短,需要重复注射。PDT 联合抗 VEGF 治疗,可以提高疗效、降低副作用。全身应用 VEGF 拮抗剂 SU5416治疗视网膜血管瘤,可减轻黄斑水肿,但对肿瘤大小没影响,且全身治疗具有较严重的副作用。

7. **敷贴放疗或小剂量外放射**　对直径>4mm肿瘤或对先前的激光和冷冻治疗无效的患者,可采用放疗。但对于后极部或靠近视神经的肿瘤,均可能导致永久性视力损伤或中心暗点。

8. **药物**　盐酸普萘洛尔是一种合成的 β- 肾上腺素受体阻断药,其安全性已得到临床充分证实。近年来,普萘洛尔已成为增殖性婴儿血管瘤的首选治疗方法,其潜在作用机制包括改变局部血流动力学、抗血管生成、诱导毛细血管内皮细胞凋亡和抑制 VEGF 和bFGF 信号通路。有报道每天 120mg 普萘洛尔可延迟或停止 VHL 患者视网膜毛细血管瘤的生长。

9. **手术**　当出现玻璃体积血、增殖性视网膜病变、视网膜脱离和黄斑前膜等并发症时,需要行玻璃体切除术,必要时须联合激光、冷冻和抗 VEGF 治疗。

10. **VHL 眼外表现的治疗**　①中枢神经系统血管母细胞瘤的首选治疗是显微外科切除术,无法安全切除的肿瘤可选择立体定向放射或颅骨放射;②内淋巴囊肿瘤治疗指征包括进行性感觉神经性听力减退、前庭症状和面神经受压,手术是首选治疗方法,可完全切除肿瘤且不易复发;③直径 3cm 以下的肾细胞癌和肾囊肿不会转移,因此,一般 3cm 以上的肿瘤才进行手术切除,主要术式是部分肾切除术,不仅可以长期保留肾功能,且 10 年存活率高达 81%;④嗜铬细胞瘤的首选治疗是经腹腔镜部分肾上腺切除术,术后患者需要长期随访,评估残余肾上腺皮质中嗜铬细胞瘤有无复发;⑤无症状胰腺神经内分泌肿瘤和囊肿无须治疗,引起阻塞性症状的囊肿可行经腹腔镜减压术,转移性较大的肿瘤(>3cm,加倍生长时间超过 500天)可行选择性胰腺切除术。

（二）视网膜海绵状血管瘤

视网膜海绵状血管瘤病情稳定,不易发展恶化,可密切随访观察。激光和冷冻等治疗可使视网膜海绵状血管瘤萎缩(图 27-1-7),但整体疗效需要进一步研究。如果发生玻璃体积血,可行玻璃体切除术。血管瘤一旦累及黄斑或视神经,则视力预后较差。

（三）视网膜蔓状血管瘤

大部分视网膜蔓状血管瘤病情稳定,一般不造成视力障碍,可以密切观察,不予治疗。激光和冷冻治疗视网膜蔓状血管瘤的疗效不确切,合并视网膜静脉阻塞和黄斑水肿者,施行抗 VEGF 治疗,合并玻璃体积血者施行玻璃体切除术。

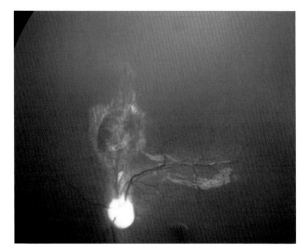

图 27-1-7　视网膜海绵状血管瘤激光治疗后照片

视网膜血管瘤瘤体萎缩。

第二节　视网膜星形细胞瘤

视网膜星形细胞瘤（retinal astrocytomas，Ras）是一种错构瘤，起源于视网膜星形胶质细胞。视网膜星形细胞瘤比较少见，临床上多无症状，诊断主要依据临床表现，目前缺乏基于人口数据的发病率估算。视网膜星形细胞瘤可能与结节性硬化症、神经纤维瘤病相关，也可以孤立存在于视网膜。其中，孤立型约占30%，1/2～2/3与发育异常的综合征相关。视网膜星形细胞瘤一般无生长趋势，不造成视功能障碍，无须治疗。偶尔发生持续生长并引起严重的眼部并发症如视网膜脱离或玻璃体积血，则会出现严重的视力损伤。

一、病因和发病机制

孤立型视网膜星形细胞瘤发病机制不详。结节性硬化症（tuberous sclerosis complex，TSC）是一种常染色体显性遗传病，是肿瘤抑制基因 *TSC1* 或 *TSC2* 基因丢失所致。*TSC1* 和 *TSC2* 基因定位于9q34或16p13.3，分别编码错构瘤蛋白（hamartin）和马铃薯球蛋白（tuberin），它们通过抑制 mTOR 信号通路来控制细胞的增生和分化，调节细胞生长。神经纤维瘤病（neurofibromatosis，NF）是一种先天性、家族性和遗传性疾病，染色体显性遗传，主要是由 *NF1* 和 *NF2* 基因突变失活或缺失所致。*NF1* 基因位于17q11.2的中央周围区，编码神经纤维蛋白，该蛋白负调控 Ras 蛋白转导信号。*NF2* 基因位于染色体22q12.2，是一种肿瘤抑制基因，编码神经鞘蛋白（merlin），该蛋白将肌动蛋白细胞骨架连接到细胞表面的糖蛋白上，起负生长调控作用，具有传导抑制信号的功能。

二、临床表现

除眼部表现外，多数患者伴有神经和皮肤病变，内脏系统也多有累及。

1. **孤立型**　较少见，仅表现为视网膜病变，多发生于年龄较大的儿童或成年人。多数病变位于黄斑或近视盘区域，表现为视网膜感觉神经层内黄白色结节性病变。尽管组织学上为良性，该类型常显示出进行性增长和局部恶性侵袭性特征，易并发渗出性视网膜脱离、玻璃体积血、新生血管性青光眼和疼痛，最终导致摘除眼球。

2. **伴发于结节性硬化症**　患病率为 1：60 000～1：10 000，是与视网膜星形细胞瘤相关的最常见疾病。主要为神经系统症状和皮肤病变，包括癫痫、智力发育不全、肾脏良性血管瘤、心脏横纹肌瘤和皮肤皮脂腺痣等。眼睑皮肤和结膜下均可见皮脂腺瘤结节、虹膜 Lisch 小结节，约50%的 TSC 患者发生视网膜星形细胞瘤，其中约50%双侧视网膜受累。眼底病变多位于靠近视盘的后极部，表现为神经纤维层中小钙化病变，呈多结节状，多数病变相对较小，直径范围为 0.5～5.0mm。有三种类型：扁平样，视网膜浅层或血管上扁平肿块、形状不规则、边界不清，多有钙化；桑葚样，乳白色、半透明、边界清楚，由白色或橙色发亮、蛙卵状颗粒堆积而成的肿物，多位于视盘上，可部分或全部遮盖视盘，突向玻璃体腔；过渡型，介于两者之间，病灶大小不一，圆形或椭圆形略隆起，初起为透明或半透明的扁平病灶，逐渐转为混浊，伴有白色钙化的隆起结节。扁平样病变最常见（70%），其次是桑葚样病变（55%）和过渡型（9%），有30%的患者同时存在一种以上病变。结节可稳定多年无变化，少数可缓慢增长，向玻璃体伸展并形成玻璃体内种植，可造成牵拉性玻璃体后脱离和玻璃体积血；结节亦可向视网膜下生长，形成桑葚样肿物，导致视网膜脱离和新生血管性青光眼。

3. **伴发于神经纤维瘤**　NF 为神经皮肤综合

征,可累及全身多个器官,中枢神经系统疾患包括垂体瘤、胶质瘤、听神经瘤等。典型皮肤病变是色素斑、咖啡斑和色素痣。眼部组织,包括眼睑、结膜、角膜和视神经均可被累及,眼底星形细胞瘤的发生率较 TSC 少,表现为位于视盘附近视网膜神经上皮层内肿物,白色桑葚样或钙化如蛙卵状。部分患者同时伴有髓鞘神经纤维和先天性多灶性视网膜色素上皮肥厚。如病灶不在黄斑区,则视力不受影响,少数病例会进展,青光眼的发生率较高。

OCT 显示病变位于视网膜神经上皮层内,非钙化的病灶表现为轮廓清晰的穹顶状改变,视网膜神经纤维层增厚,并具有一定程度的视网膜结构紊乱,而多结节状的钙化病灶表现为蛀虫状的光学空间,邻近的视网膜增厚。

荧光素眼底血管造影显示典型的强自发荧光。在早期肿瘤表面显示出细小、轮廓分明的血管网,后期则表现为弥散性渗漏,如伴有视网膜下积液,则在肿瘤周围有一模糊的渗漏边缘。

眼内星形细胞瘤表现出两种不同组织学类型:一种由交织成束的纺锤状细胞与少数多角形细胞交织在一起,另一种是含有大量玻璃状细胞质的大细胞,这两种组织学模式均弥散表达神经胶质纤维酸性蛋白。视网膜星形细胞错构瘤的组织病理学表现因病例而异。典型的小型静止型星形细胞瘤通常局限于视网膜的神经纤维层,由细长的纤维状星形胶质细胞与胞质凸起交错组成。更具侵略性的肿瘤主要由巨大的细胞组成,细胞具有丰富的嗜酸性细胞质,核呈多态性和某些有丝分裂活性,肿瘤特征性地表现出广泛的坏死。

视网膜星形细胞瘤的免疫组织化学分析显示了肿瘤异质性,同时表达神经元特异性烯醇化酶(NSE)和神经胶质纤维酸性蛋白(GFAP)。通常,巨细胞对 NSE 具有免疫反应性,但对 GFAP 呈阴性或微弱反应;而纺锤体细胞同时表达 NSE 和 GFAP。肿瘤细胞对 S-100 蛋白和波形蛋白也具有强免疫反应性。

三、诊断与鉴别诊断

(一)诊断

视网膜星形细胞瘤诊断要点:①眼底特征性神经纤维层钙化病灶,结节状,乳白色、半透明或呈桑葚状;②多伴有神经和皮肤病变,以结节性硬化症和神经纤维瘤常见;③OCT 显示视网膜神经上皮层内病变,视网膜神经纤维层增厚,并具有一定程度的视网膜结构紊乱;④荧光素眼底血管造影表现为典型的强自发荧光。

(二)鉴别诊断

合并全身表现的 TSC 和 NF 诊断比较明确,对于孤立型患者需要和以下眼底疾病鉴别。

1. **视盘玻璃膜疣** 双眼居多,可见于任何年龄,可能属于先天性发育异常,有家族遗传特征,玻璃样物质沉积于视盘部位。位置较深的埋藏性由于玻璃膜疣位于视盘深部,眼底表现为慢性视乳头水肿样外观,视盘隆起,边缘呈扇贝状,无充血,表面血管可见,随年龄增长,玻璃膜疣体积增大,可见性增加。表浅的玻璃膜疣位于视盘表面,粗糙、边缘凹凸不平、发亮的不规则结晶样体,排列成串或堆积成桑葚状,并且可以融合成较大的不规则团块,突向玻璃体腔。患者视力正常,多无自觉症状,眼底出血和脉络膜新生血管形成是其主要并发症,也是导致视力下降的原因。

2. **脉络膜骨瘤** 由成熟骨组织构成的位于脉络膜的一种良性肿瘤,多见于青年女性,一般无全身性疾病或家族史。单眼居多,可持续多年无症状,或因视力下降、旁中心暗点和复视就诊。眼底检查可见肿瘤主要位于视盘边缘或视盘附近,多呈扇形,也可环绕视盘呈地图状。肿瘤呈扁平状生长,边界清楚并常有圆钝的伪足状突出,黄白色或橙红色,瘤体的表面可见散在的色素斑块和微小血管伴出血。超声检查显示特征性的超高反射和极强的声影,CT 检查可见眼底后极部有 CT 值与骨密度相同的病灶。

3. **视网膜母细胞瘤** 是儿童最常见的眼内原发性恶性肿瘤,大多数 3 岁以内发病。20%～30%

为双眼发病,40%RB患者属于遗传型,非遗传型占60%。最常见的症状是白瞳征,其次是斜视,眼底检查可见视网膜单个或多个实体性病灶,呈扁平透明或淡白色,逐渐增大,隆起突向玻璃体腔,肿瘤表面视网膜血管扩张、出血,肿瘤可向玻璃体内播散。B超显示玻璃体腔内弱或中、强回声光团,60%~80%有高反射伴声影的钙化灶,CT表现为眼球内高密度肿块,肿块内可有钙化斑。

4. **有髓鞘神经纤维**　一种先天发育异常,正常情况下,视神经从外侧膝状体到巩膜筛板段包绕有髓鞘纤维,视网膜内的神经纤维没有髓鞘,纤维是透明的。如发育异常,在出生后一段时间内,髓鞘继续生长超过筛板水平,到达视网膜,则形成白色混浊的有髓鞘纤维。有髓鞘神经纤维沿视网膜神经纤维分布,其部位、形状、疏密差异较大。常见为邻近视盘处可见一片白色羽毛状的斑块,或沿上下血管弓分布,包绕黄斑,浓密的有髓鞘神经纤维呈有光泽乳白色,覆盖了该处的血管。一般不影响视力,大片的浓厚的有髓鞘神经可产生相应的视野缺损,如生理盲点扩大、神经束状暗点。

四、治疗

大部分病灶稳定呈静止性,不影响视力的病变可不予处理,定期观察。有新生血管形成,可行抗VEGF或光动力治疗。如合并视网膜脱离、玻璃体积血等并发症,则需要施行玻璃体切除术。

参考文献

1. CHELALA E, DIRANI A, FADLALLAH A. Intravitreal anti-VEGF injection for the treatment of progressive juxtapapillary retinal capillary hemangioma: a case report and mini review of the literature. Clin Ophthalmol, 2013, 7: 2143-2146.

2. WON Y K, LEE M W, SHIN Y I L, et al. Clinical results of various treatments for retinal capillary hemangioma. Korean J Ophthalmol, 2020, 34(2): 133-142.

3. PAPASTEFANOU V P, PILLI S, STINGHE A, et al. Photodynamic therapy for retinal capillary hemangioma.

Eye(Lond), 2013, 27(3): 438-442.

4. ALBIÑANA V, ESCRIBANO R M J, SOLER I, et al. Repurposing propranolol as a drug for the treatment of retinal haemangioblastomas in von Hippel-Lindau disease. Orphanet J Rare Dis, 2017, 12(1): 122.

5. MARIOTTI C, GIOVANNINI A, REIBALDI M, et al. 25-gauge vitrectomy combined with half-fluence photodynamic therapy for the treatment of juxtapapillary retinal capillary hemangioma: A case report. Case Rep Ophthalmol, 2014, 5(2): 162-167.

6. LYN S Y, ZHANG M, WANG R K, et al. Analysis of the characteristics of optical coherence tomography angiography for retinal cavernous hemangioma: A case report. Medicine(Baltimore), 2018, 97(7): e9940.

7. TURELL M E, SINGH A D. Vascular tumors of the retina and choroid: Diagnosis and treatment. Middle East Afr J Ophthalmol, 2010, 17(3): 191-200.

8. KUMAR M, REDDY N, KONANA V K, et al. Fluorescein cap: Fluorescein angiographic feature of retinal cavernous hemangioma. Indian J Ophthalmol, 2018, 66(10): 1473-1474.

9. SHANMUGAM P M, RAMANJULU R. Vascular tumors of the choroid and retina. Indian J Ophthal mol, 2015, 63(2): 133-140.

10. QIN X J, HUANG C, LAI K. Retinal vein occlusion in retinal racemose hemangioma: A case report and literature review of ocular complications in this rare retinal vascular disorder. BMC Ophthalmol, 2014, 14: 101.

11. DENS H, CASTEELS I. Exudative type 3 retinal arteriovenous malformation in a pediatric patient. Case Rep Ophthalmol, 2018, 9(3): 504-509.

12. COHEN V M, SHIELDS C L, FURUTA M, et al. Vitreous seeding from retinal astrocytoma in three cases. Retina, 2008, 28(6): 884-888.

13. SHIELDS J A, EAGLE R C Jr, SHIELDS C L, et al. Aggressive retinal astrocytomas in four patients with tuberous sclerosis complex. Trans Am Ophthalmol Soc, 2004, 102: 139-147.

14. GOEL S, DAS D, SAURABH K, et al. Multicolor imaging in retinal astrocytoma. Indian J Ophthalmol, 2019, 67(7): 1167-1168.

15. PUSATERI A, MARGO C E. Intraocular astrocytoma and its differential diagnosis. Arch Pathol Lab Med. 2014, 138(9): 1250-1254.

16. ESKELIN S, TOMMILA P, PALOSAARI T, et al. Photodynamic therapy with verteporfin to induce regression of aggressive retinal astrocytomas. Acta Ophthalmol, 2008, (7): 794-799.

28

CHAPTER

第二十八章

视盘肿瘤

视盘肿瘤包括原发性视盘肿瘤，邻近组织扩散所致的视盘肿瘤，以及来自远处转移的视盘肿瘤。原发性视盘肿瘤包括血管性肿瘤（毛细血管瘤、海绵状血管瘤、蔓状血管瘤）、黑色素细胞瘤、星形细胞瘤等。

第一节　视盘血管性肿瘤

视盘血管瘤包括毛细血管瘤、海绵状血管瘤和先天性动静脉畸形。

一、视盘毛细血管瘤

视盘毛细血管瘤与视网膜毛细血管瘤同属先天性遗传性斑痣性错构瘤，生长在视盘附近，部位特殊，治疗困难，常作为一种独立的疾病。

按照生长方式的不同，分为外生型（常位于视盘并遮盖部分视盘，向视网膜下间隙生长）和内生型（向玻璃体生长），内生型较多见。内生型肿瘤呈微红或橙色、边界清楚、隆起，可侵犯部分或整个视盘和邻近视网膜。外生型肿瘤位于深层，边界不清，自视盘边缘向外延伸，临床上容易和视盘水肿、视盘新生血管、视网膜下新生血管膜等疾病混淆。当合并渗出、玻璃体增殖、视网膜脱离等继发病变时要与视盘星形细胞错构瘤、视盘玻璃膜疣等疾病相鉴别。

临床早期无症状，当血管瘤逐渐长大，其毛细血管管壁不完整时可出现视网膜下积液以及硬性渗出，出现视力减退。肿瘤过大或出血时，可导致视网膜脱离、视网膜下出血及玻璃体积血，偶尔发生青光眼。

荧光素眼底血管造影所见瘤体在早期迅速形成强荧光，与视网膜毛细血管瘤不同，视盘毛细血管瘤没有大的滋养动脉和回流血管。造影晚期由于荧光素渗漏，视盘及肿瘤周边呈现明显的强荧光。

近视盘的毛细血管瘤，因其位置特殊，治疗上

比较困难，破坏瘤体时很难保存其表面的神经纤维层几乎是不可能的。治疗方法有激光光凝、放射治疗、TTT、PDT、手术切除和球内注射抗 VEGF 药物。激光光凝、放射治疗、TTT 因损伤较大，患者视功能受损严重，近年来逐渐被 PDT 取代。PDT 可减少视盘血管闭塞，减轻视盘损伤，但 PDT 也有可能造成视物暗点、继发性视网膜脱离、黄斑前膜和水肿等。视盘血管瘤未发生继发性病变时，不建议给予干预治疗，应以观察随访为主。当合并玻璃体积血、黄斑水肿或视网膜脱离等继发病变时可给予对症治疗。

二、视盘海绵状血管瘤

单侧发病为主，临床上罕见。典型的特征为视盘表面葡萄样扩张丛生的血管瘤，部分被白色胶质或纤维组织覆盖。病变可遮盖全部的视盘，并累及周边全层视网膜组织。发病年龄较轻，平均发病年龄 23 岁左右，女性多见。可伴有皮肤血管瘤以及中枢神经系统的海绵状血管瘤。早期瘤体未累及黄斑时，视力可正常。与视盘及 / 或视网膜毛细血管瘤不同，本病进展极为缓慢，很少并发出血及视网膜内或视网膜下的渗出。

荧光素眼底血管造影显示瘤体充盈缓慢，早期瘤体弱荧光，至静脉期瘤体才能完全充盈。瘤体内有荧光分层现象，部分瘤体荧光不充盈。晚期弱荧光渗漏，瘤体荧光着染。

治疗仅局限于出现继发性病变后的对症处理。

三、视盘血管畸形

先天性动静脉畸形,常单眼发病,既往被称为蔓状血管瘤。表现为一段异常扩张的视网膜血管由视盘向视网膜内延伸,与静脉吻合后再汇集成粗大的静脉返回视盘。组织病理学显示血管的中层肌纤维变异,难以确定血管是动脉或静脉。在视神经中,血管可挤压神经组织,导致视神经萎缩。在视网膜内,大的血管可占据视网膜全层。荧光素眼底血管造影所见与海绵状血管瘤不同,瘤体内荧光充盈迅速,且无渗漏。

视盘血管畸形一般不造成视力障碍,无须特殊治疗。当合并视网膜静脉阻塞和黄斑水肿时,可予抗 VEGF 治疗;并发玻璃体积血则予玻璃体切除术治疗。

第二节　视盘星形细胞肿瘤

视盘和视网膜星形细胞肿瘤并不常见,通常分为三种类型,包括星形细胞错构瘤、获得性星形细胞瘤和胶质增生。

一、星形细胞错构瘤

星形细胞错构瘤是一种良性先天性肿瘤,通常与结节性硬化症或神经纤维瘤病有关。星形细胞错构瘤可为单发或多发病灶,在检眼镜检查中呈白色或黄色的不连续肿块,呈凝胶状或半透明外观,范围从小于 1mm 到大于 5mm,并且多年保持稳定。当点缀有球形钙化沉积物时,被比作桑葚样外观。该肿瘤很少伴发其他肿瘤,很少引起玻璃体积血和玻璃体种植,一般不需要治疗。临床上,通常可以通过眼底照相、荧光素眼底血管造影和相干光断层扫描监测肿瘤发展情况。

星形细胞错构瘤通常是静止的,仅须保持定期随访。极少数患者并发视网膜脱离以及玻璃体积血时可行玻璃体切除手术。

二、获得性视盘星形细胞瘤

获得性视盘和视网膜星形细胞瘤是一种凝胶状黄白色肿瘤,很少有文献报道。该病是良性后天性孤立病变,与结节性硬化症无关,但有进行性发展倾向,可导致视力丧失,通常需要摘除眼球。表现为单个肿瘤时,通常位于视盘处,有时伴有视网膜渗出,有明显的发展趋势,甚至导致完全视网膜脱离和继发性青光眼。肿瘤从几毫米大小到遍布整个眼球不等,大约一半的肿瘤含有钙沉积,一些星形细胞瘤的细胞可脱落到玻璃体中,常被误诊为视网膜母细胞瘤、成人黑色素瘤、转移癌等,致使患者被手术摘除眼球。

获得性视盘星形细胞瘤有持续生长倾向,容易引起严重的眼部并发症如视网膜脱离或玻璃体积血,出现严重的视力障碍,需要玻璃体切除手术。当并发新生血管性青光眼引起持续性疼痛以及视力丧失,或者肿瘤侵犯视神经时,可选择摘除眼球。

三、视盘胶质增生

视盘和视网膜胶质增生通常是反应性的,常发生在后段炎症或感染后。如果为局灶性或结节状,则表现为在视盘和视网膜表面的白色密集块。通常存在先前的视盘血管炎、视网膜炎症和视网膜色素上皮增殖的迹象。如果为弥漫性,则神经胶质增生看起来更广泛,并且可以掩盖原发病灶的改变。

治疗在于对原发疾病的控制,视盘的胶质增生为反应性改变,不需要特殊处理。

第三节　视盘黑色素细胞瘤

黑色素细胞瘤是由色素沉着的圆形和椭圆形痣细胞组成的良性病变,通常是单侧的,很少累及双眼。通常发生在视盘中,有时累及邻近的视网膜或脉络膜。黑色素细胞瘤尤其要同黑色素瘤相鉴别。临床上,视盘黑色素细胞瘤和葡萄膜黑色素细胞瘤可在同一只眼中发生。

一、临床表现

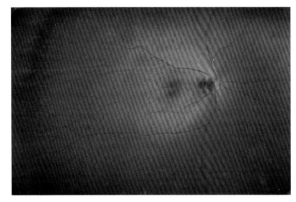

图 28-3-1　视盘黑色素细胞瘤眼底照片

靠近视盘颞侧的黑色病变,大小约 1/2PD。

大多数黑色素细胞瘤是相对静止的,10%～15% 的患者表现为微小的肿瘤增大,1%～2% 有恶变倾向。

(一)症状及体征

大多数黑色素细胞瘤不会引起明显的视觉障碍,仅 25% 左右的患者发生视力改变。轻度视力降低通常为轻度渗出性视网膜病变,或肿瘤坏死引起的黄斑水肿或视神经视网膜炎导致。严重的视力下降,考虑为继发性视网膜中央静脉阻塞和自发性肿瘤内部缺血性坏死引起。

视盘黑色素细胞瘤典型的眼底改变为靠近视盘一侧,完全或者部分位于视盘中的深棕色至黑色病变,大小为 1/4～4PD 不等,隆起度不超过 2mm(图 28-3-1)。黑色素细胞瘤沿神经纤维层生长,超出盘缘的部分呈羽毛状伸入周围视网膜。

临床体征可包括 Marcus Gunn 瞳孔。临床上即使存在极好的视敏度,Marcus Gunn 瞳孔也会发生。

(二)专科检查

因肿瘤压迫视神经纤维,患者出现典型的视野改变,如生理盲点扩大、鼻侧阶梯、神经纤维束状视野缺损等。OCT 特征为视盘前缘有一倾斜、高反射的信号带,其后因信号遮蔽表现为局部低反射(图 28-3-2)。色素细胞连接紧密,FFA 中瘤体无荧光渗漏,如肿瘤引起视盘水肿,瘤体周围可见局部强荧光。ICGA 表现为瘤体处遮蔽荧光(图 28-3-3)。

二、鉴别诊断

视盘黑色素细胞瘤的鉴别诊断包括近视盘的脉络膜黑色素瘤、脉络膜痣、RPE 增生、视网膜和 RPE 合并的错构瘤、RPE 腺瘤、视盘的转移性黑色素瘤等。

1. **脉络膜黑色素瘤**　视盘原发性黑色素瘤极为罕见,临床可见近视盘的黑色素瘤。黑色素瘤向 Bruch 膜的后部周围延伸,并侵入视网膜神经上皮

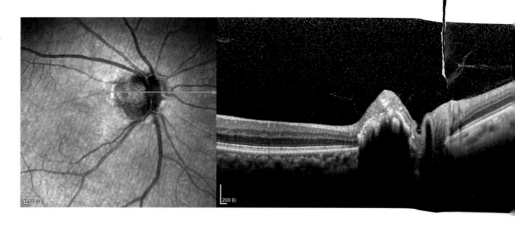

图 28-3-2 视盘黑色素
细胞瘤眼底照片和 OCT
图像

OCT 显示视盘颞侧缘有一
倾斜、高反射的信号带,其
后有信号遮蔽。

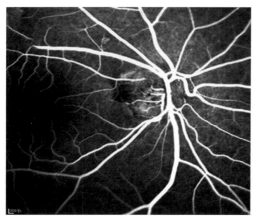
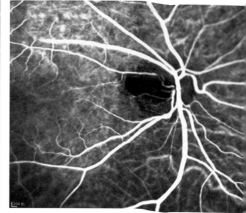

图 28-3-3 视盘黑色素
细胞瘤 FFA 和 ICGA 图像

FFA 无荧光渗漏,ICGA 表
现为瘤体处遮蔽荧光。

层,引起类似于黑色素细胞瘤的羽毛样边界,导致误诊。FFA 可作为鉴别诊断的依据。黑色素瘤含有黑色素,瘤体血管丰富,FFA 早期出现斑驳状强荧光,或者双循环征,晚期荧光渗漏更明显。

2. 脉络膜痣 视盘黑色素细胞瘤是黑色素细胞痣的一种变体,多位于视盘上方。脉络膜痣是一个扁平、微微隆起的脉络膜病变,位于视盘外,不覆盖视盘,OCT 检查可以观察到相应的脉络膜隆起的改变。

3. 视网膜色素上皮增生 位于视盘边缘的色素上皮增生类似于黑色素细胞瘤,但通常继发于眼外伤或者脉络膜炎,有相对应的原发性脉络膜视网膜改变。

4. 视网膜和视网膜色素上皮联合错构瘤 近视盘的视网膜和视网膜色素上皮联合错构瘤与黑色素细胞瘤相似。但是,它通常不累及视盘本身,而可能从其近视盘端延伸至视盘边缘。与黑色素细胞瘤不同,它与上层视网膜胶质增生有关,后者可导致视网膜血管受牵拉,引起开瓶样的血管变化。

5. 视网膜色素上皮腺瘤 近视盘的上皮腺瘤可扩展到视盘边缘,但不显示羽毛状边缘的改变,较黑色素细胞瘤更可能出现黄色视网膜渗出。

6. 转移性视盘黑色素瘤 视盘转移性黑色素瘤极为罕见,增长很快,并弥漫性渗入视盘,类似于视盘水肿或急性视盘炎。通常看不到明显的黑色团块。

三、治疗

对视盘黑色素细胞瘤,应定期复查眼底,一旦瘤体增大,瘤体颜色发生改变,或瘤体周边色素性病灶扩大,则须进一步检查,排除恶变可能。如果发生继发性视盘水肿、视网膜水肿、视网膜下积液、局部出血或视网膜静脉阻塞时可给予相应的改善视网膜微循环药物及眼内注射抗 VEGF 类药物等对症治疗。

参考文献

1. MCCABE C M, FLYNN H W Jr, SHIELDS C L, et al. Juxtapapillary capillary hemangiomas. Clinical features and visual acuity outcomes. Ophthalmology, 2000, 107 (12): 2240-2248.

2. LEWIS R A, COHEN M H, WISE G N. Cavernous haemangioma of the retina and optic disc. A report of three cases and a review of the literature. Br J Ophthalmol, 1975, 59(8): 422-434.

3. PUSATERI A, MARGO C E. Intraocular astrocytoma and its differential diagnosis. Archives of Pathology & Laboratory Medicine, 2014, 138(9): 1250-1254.

4. ZIMMER-GALLER I E, ROBERTSON D M. Long-term observation of retinal lesions in tuberous sclerosis. American Journal of Ophthalmology, 1995, 119(3): 318-324.

5. SHIELDS J A, DEMIRCI H, MASHAYEKHI A, et al. Melanocytoma of the optic disk: A review. Survey of Ophthalmology, 2006, 51(2): 93-104.

6. GARCÍA-ARUMÍ J, SALVADOR F, CORCOSTEGUI B, et al. Neuroretinitis associated with melanocytoma of the optic disk. Retina (Philadelphia, Pa), 1994, 14(2): 173-176.

7. CROXATTO J O, EBNER R, CROVETTO L, et al. Angle closure glaucoma as initial manifestation of melanocytoma of the optic disc. Ophthalmology, 1983, 90(7): 830-834.

8. SHIELDS J A, DEMIRCI H, MASHAYEKHI A, et al. Melanocytoma of optic disc in 115 cases: The 2004 Samuel Johnson Memorial Lecture, part 1. Ophthalmology, 2004, 111(9): 1739-1746.

9. SHIELDS J A, SHIELDS C L, SINGH A D. Metastatic neoplasms in the optic disc: The 1999 Bjerrum Lecture: part 2. Arch Ophthalmol, 2000, 118(2): 217-224.

29
CHAPTER

第二十九章

肿瘤相关眼内病变

小细胞肺癌、妇科肿瘤和胸腺癌等全身恶性肿瘤除发生眼内转移外,肿瘤组织可表达视网膜和视神经的共同抗原,引起免疫交叉反应,产生视网膜和视神经病变,称为副肿瘤性视网膜视神经病变。有些特殊类型的眼内恶性肿瘤,如原发性玻璃体视网膜淋巴瘤(primary vitreoretinal lymphoma,PVRL)和弥漫性浸润性视网膜母细胞瘤,以及全身恶性肿瘤眼内弥漫性转移等,缺乏典型的相关肿瘤的眼内症状和体征,引起类似葡萄膜炎的临床表现,临床上容易造成误诊误治,称为伪装综合征。副肿瘤性视网膜视神经病变和伪装综合征临床少见,诊断困难,预后差。

第一节　副肿瘤性视网膜视神经病变

副肿瘤综合征是与某些癌症相关的全身性表现,这些癌症与局部肿瘤的侵袭或转移无关,并且无法通过营养、代谢、感染和医源性原因解释。副肿瘤综合征的发病率不明,但估计可发生在10%左右的癌症患者中,涉及神经和视觉系统的癌症更少见,仅约0.01%。眼部副肿瘤综合征累及部位多为视网膜及视神经,又称为副肿瘤性视网膜视神经病变。副肿瘤性视网膜视神经病变主要包括:癌症相关性视网膜病变(cancer-associated retinopathy,CAR),黑色素瘤相关性视网膜病变(melanoma-associated retinopathy,MAR),副肿瘤性卵黄样黄斑病变(paraneoplastic vitelliform maculopathy,PVM),双眼弥漫性葡萄膜黑色素增生(bilateral diffuse uveal melanocytic proliferation,BDUMP),副肿瘤性视神经病变(paraneoplastic optic neuropathy,PON)等。分子模拟可能是副肿瘤性视网膜视神经病变发生的基础,肿瘤组织异常表达与正常视网膜视神经相同的蛋白,经免疫细胞识别后产生相关抗体,部分抗体经血液循环到达视网膜和视神经,破坏正常细胞的生理功能,导致视觉功能障碍。

一、癌症相关性视网膜病变

CAR最早报道于1976年,是最常见的副肿瘤性视网膜视神经病变。

(一)病因和发病机制

CAR的发生与肺癌尤其是小细胞肺癌相关,远超妇科肿瘤和胸腺癌等其他肿瘤。CAR患者中可检测到抗自身抗体,但目前对抗体的特异性作用,及其治疗前后的变化所知甚少。迄今为止,超过18种视杆细胞、视锥细胞和神经节细胞抗原与CAR有关,可作为潜在的自身抗原。最常见的抗原靶标是视网膜蛋白Recoveryin,这是一种23kDa的钙结合分子,可帮助调节视网膜的磷酸化。但是,目前尚无相关临床证据支持抗原检测可作为CAR的诊断指标。

(二)临床表现

CAR常见于双侧,其临床症状主要反映靶细胞的功能异常,如视锥细胞功能障碍表现为视力下降、色觉和中央视野缺损,以及畏光和眩光等;视杆细胞功能障碍表现为夜盲、暗适应能力受损、周边视野缺损等。CAR起病隐匿,症状通常在几个月内逐渐发展，可持续数年，也可表现为视力迅速下降，最终失明。

（三）诊断与鉴别诊断

CAR 发病早期，眼底检查可观察到静脉炎或轻度玻璃体炎，随后可出现小动脉狭窄、视网膜色素上皮变薄，并呈现椒盐样外观及视神经萎缩等。眼底自发荧光照片可显示中心凹周围出现高荧光区域——强荧光的黄斑环，黄斑环周围有自发荧光不足的现象。FFA 表现为血管渗漏和黄斑囊样水肿。OCT 检查显示视网膜感光层的萎缩和变薄，椭圆体区高反射消失。CAR 患者的视网膜电图呈熄灭型，a 波和 b 波反应低平。

CAR 的临床表现具有迷惑性，在没有发现明显的恶性肿瘤病史之前，常常会和下述两种疾病相混淆。

1. **急性区域性隐匿性外层视网膜病变** 多见于年轻人，女性发病高于男性，无恶性肿瘤病史。主诉视力下降、视物模糊或遮挡、眼前闪光感，不伴有色觉障碍。眼底检查无明显异常或仅轻微色素改变，OCT 检查显示椭圆体带的毛糙、变薄及断裂，但不会出现视网膜外层的丢失。与 CAR 不同，该病呈良性病程，有自愈倾向。

2. **无色素性视网膜色素变性** 属于遗传性视网膜变性疾病，主诉夜盲，进行性视野缺损。眼底检查可见视盘蜡黄，视网膜呈青灰色，动脉变细，与典型的视网膜色素变性不同，常无骨细胞样色素沉着，或者仅在周边眼底出现少数几个骨细胞样色素斑。也有人认为本型是色素性的早期表现，随着病程的延长，慢慢会出现色素沉着。视网膜电图异常或无波。与 CAR 的鉴别要点除询问有无恶性肿瘤病史外，还需要仔细寻找周边的骨细胞样色素沉着。另外，针对视网膜色素变性突变位点的基因学检测也是主要的手段之一。

（四）治疗

目前尚无有效的针对 CAR 的治疗方案，通过手术、化学疗法和放射疗法治疗原发恶性肿瘤也并不能改善视力。长期免疫治疗是目前 CAR 主要的治疗方法，糖皮质激素、血浆置换术和免疫球蛋白注射可能降低自身抗体滴度并抑制其对光感受器的破坏，但遗憾的是视觉预后仍然很差，并且经常发生快速、无法逆转的视力丧失。

二、黑色素瘤相关性视网膜病变

MAR 最早报道于 1988 年。MAR 患者常常有明确的黑色素瘤病史，从诊断原发肿瘤到发现 MAR 的平均时间为 3.6 年（2 个月～19 年）。患者通常在 50 岁左右，男女比例达到 4.7∶1。

（一）病因和发病机制

目前认为，血清中抗双极细胞抗体的存在与 MAR 发病密切相关。这些抗体通过针对双极细胞的突触后受体，破坏了双极细胞与视杆细胞间的信号传递，从而导致视杆细胞相关的视觉损害。目前发现在双极细胞中特异性表达的抗体是阳离子通道蛋白 TRPM1 抗体。

（二）临床表现

MAR 的临床特征通常表现为视杆细胞介导的功能障碍，患者主诉突然出现双眼前闪烁、夜盲、周边视野缩小等。患者无痛性视力下降，进展不如 CAR 明显，部分患者可以保存中心视力。

（三）诊断与鉴别诊断

MAR 在发病早期眼底检查可以正常，晚期可观察到视盘苍白、血管变细、广泛的视网膜色素上皮萎缩。部分患者可出现玻璃体炎和黄斑水肿。OCT 检查早期显示正常的视网膜结构和厚度，晚期出现黄斑旁中心区域视网膜内层结构变薄。FFA 早期正常，晚期部分病例可有血管渗漏。视野检查最常见为弓形缺损、中心或旁中心暗点、周边视野缩窄，晚期可出现管状视野。MAR 的 ERG 是经典的负波形，暗适应后出现倒置的 a 波，b 波减弱或消失，反映了双极细胞功能障碍或感光器与双极细胞之间的突触传递受到破坏。

MAR 与 CAR 的临床表现具有相似性，但 MAR 主要为视杆细胞受累，而 CAR 表现为视杆和视锥细胞均受累，因此 MAR 的中心视力和色觉改变没有 CAR 明显，视力可以缓慢进行性下降。此外，CAR 常发生在恶性肿瘤起病前，MAR 患者一般有明确的黑色素瘤病史。

（四）治疗

MAR 的出现可能意味着黑色素瘤的全身转移。黑色素瘤患者出现中枢神经系统转移，伴有视觉症状者，要考虑 MAR 的可能。黑色素瘤转移瘤切除术后，全身免疫治疗是 MAR 主要的治疗手段，患者视力及视野可能有所改善。在伴有玻璃体炎、血管炎的病例中，通过眼周或眼内注射类固醇激素或眼内抗 VEGF 药物注射可以减轻症状。

三、副肿瘤性卵黄样黄斑病变

PVM 是 CAR 的一种非常少见的亚型，仅累及视锥细胞，既往被称为癌症相关性视锥细胞功能障碍。PVM 通常与黑色素瘤有关，最近在其他恶性肿瘤患者中亦有发现。PVM 的发生预示着肿瘤转移扩散，发病年龄为 30～80 岁，无明显性别差异。

（一）病因和发病机制

PVM 中卵黄样病变的形成机制仍然知之甚少，PVM 患者血清中检测到的多种高滴度自身抗体可能与其发病有关。血清学检查已鉴定出针对双极性细胞的自身抗体，如靶向杆状外段蛋白质、过氧化物酶 3、bestropin-1、碳酸酐酶 II、受体间类视黄醇结合蛋白等多种抗视网膜和抗视网膜色素上皮抗体的存在，但目前尚缺乏临床证据支持抗体检测作为诊断指标之一。

（二）临床表现

PVM 的临床表现多变，可表现为视物模糊、中心暗点、视物变形、闪光感、眩光和光晕、色觉下降甚至全色盲。部分患者自述视力下降可通过戴墨镜改善。

（三）诊断与鉴别诊断

眼底检查发现后极部橙黄色的玻璃膜疣状病变，有时伴有浆液性视网膜脱离，并可出现假性融合。FFA 通常表现为玻璃膜疣样病变对背景脉络膜荧光的阻断，且染色较晚，相应的 FAF 显示病变的荧光增加。OCT 显示多个区域局部浆液性神经上皮层脱离，以及 RPE 上扁平样致密碎片堆积，但没有发现局灶性脉络膜增厚，此改变有助于排除脉络膜转移瘤。ERG 显示视锥细胞反应异常，而视杆细胞反应正常。

与 MAR 或 CAR 相比，PVM 需要与累及黄斑的视网膜脉络膜疾病相鉴别。这类疾病多属于遗传性脉络膜视网膜营养不良，与 PVM 相比除无恶性肿瘤相关病史以外，它们各自突变位点的基因学检查也是诊断主要依据。除此以外，它们各自的临床特征不同。

1. 视锥细胞营养不良　无相关恶性肿瘤病史，主诉渐进性视力下降、色觉丧失、畏光、眼球震颤等。眼底早期正常，晚期黄斑呈靶心状的萎缩性改变。视觉电生理显示明视 ERG 严重降低，晚期可累及视杆细胞，视网膜电图熄灭。

2. 卵黄状黄斑营养不良　起病年龄一般在幼年及青年，呈双眼对称性发病，常染色体显性遗传。早期视力正常，即使黄斑区已存在卵黄样病灶。卵黄样物质破碎，进入萎缩性改变时视力剧降。视觉电生理显示 ERG 正常，EOG 异常。

3. Stargardt 病　常见于近亲结婚的子女，属于常染色体隐性遗传病。少年到青年时期发病，中心视力在初期即有明显下降，并进行性加重，无夜盲。眼底黄斑区黄色斑点，晚期可融合成一个边界清楚的横椭圆形萎缩病灶，呈金箔样外观。萎缩区周围可再出现黄色斑点病灶，并缓慢扩大融合，侵及整个后极部。早期无明显眼底改变的 Stargardt 病可以通过 FFA 鉴别，此时的荧光造影可以因为色素上皮的萎缩而显现出斑点状的透见荧光；并且由于脉络膜背景荧光的暗淡，使得视网膜毛细血管格外清晰，这种现象称为"脉络膜淹没征"。

（四）治疗

有恶性肿瘤病史，无论患者已缓解多长时间，一旦发现有 PVM 存在，都应考虑肿瘤扩散转移的可能，要进行彻底全身检查。姑息性手术切除、放疗和化疗等综合方法治疗原发恶性肿瘤，但不幸的是 PVM 的确诊预示预后较差，大多数患者在就诊后的几个月到 4 年内死于肿瘤转移。研究表明，对类固醇激素不敏感的 PVM 患者进行替莫唑胺全身化疗，有可能延长生存期。

四、双眼弥漫性葡萄膜黑色素增生

BDUMP 很罕见，于 1966 年由 Machemer 首先报道。大多与晚期恶性肿瘤相关，预后较差。BDUMP 与女性的卵巢癌、子宫癌和子宫颈癌相关，在男性可能与肺癌、胰腺癌和结肠癌有关。

（一）病因和发病机制

原发肿瘤刺激葡萄膜黑色素细胞增殖的机制尚不清楚。BDUMP 患者的血清能够在体外导致人黑色素细胞增殖紊乱，研究发现其中含有抗视网膜自身抗体，如培养的黑色素细胞延伸和增殖因子 CMEP，但其意义不明。

（二）临床表现

BDUMP 通常表现为快速发作，双侧无痛性视力下降，偶见单侧发病。

（三）诊断与鉴别诊断

BDUMP 的眼底检查可见 RPE 萎缩区和肥大的 RPE 橙色区域相邻，边界清晰，形成独特的长颈鹿皮纹斑块样改变（图 29-1-1）。FFA 可见大量的圆形或多边形窗样缺损。眼底自发荧光成像显示 RPE 萎缩区的低自发荧光及荧光的完全丧失，同时在保留的中间区域自发荧光水平增强。OCT 同样显示不规则 RPE 增厚和 RPE 完全消失的交替区域（图 29-1-2）。Gass 等总结了 BDUMP 的五个基本体征：①后极部视网膜色素上皮多个圆形或椭圆形红色斑块；②荧光素眼底血管造影表现为与这些斑块相对应的早期多焦点强荧光区域；③多发性、色素性和非色素性葡萄膜黑色素细胞局灶性增生或葡

图 29-1-1 BDUMP 眼底照片

A. 右眼；
B. 左眼。患者双眼后极部视网膜色素上皮水平有多个圆形或椭圆形暗红色斑块，多发性、色素性葡萄膜黑色素细胞局灶性增厚。

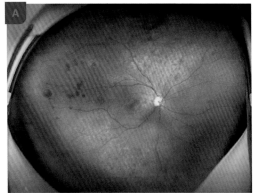
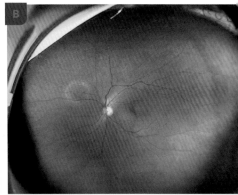

图 29-1-2 BDUMP 患者右眼眼底和 OCT 图片

黄斑区 RPE 增厚和 RPE 完全消失的交替区域，并伴有视网膜下积液的形成。

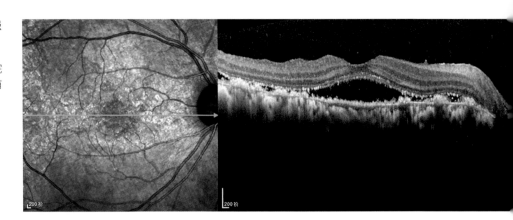

萄膜弥漫性增厚；④渗出性视网膜脱离；⑤快速进展的白内障。其他临床特征包括虹膜和睫状体囊肿，皮肤和黏膜的色素沉着。

BDUMP 伴有葡萄膜局灶性或者弥漫性增厚，并时常伴有视网膜脱离，需要鉴别的疾病主要有以下三种。

1. **后巩膜炎** 患者主诉视力下降伴眼痛。眼底结节性脉络膜隆起，隆起部位有脉络膜皱褶或视网膜条纹包绕，色泽无变化。严重者可出现眼球突出、视盘水肿、渗出性视网膜脱离。B 超可见球壁增厚及 T 形暗区。激素治疗有效。

2. **Vogt- 小柳 - 原田综合征** 早期也可表现为后极部多发性脉络膜结节样病变，脉络膜明显增厚，病情发展可出现渗出性视网膜脱离。激素治疗敏感，反复发作的病例晚期眼底呈晚霞样改变。

3. **原发性玻璃体视网膜淋巴瘤（PVRL）** PVRL 患者的眼内淋巴瘤细胞可在视网膜深层或 RPE 下沉积，形成结节状改变，构成独特的豹点样花纹。与 BDUMP 患者相比，PVRL 患者的玻璃体炎样改变更为明显，玻璃体细胞病理学检查和细胞因子检测有助于两者鉴别诊断。

（四）治疗

BDUMP 患者通常在确诊后 1 年内死于肿瘤的广泛转移。对于 BDUMP 绝大多数治疗未见疗效，最终可完全失明。白内障手术常用于改善患者视觉功能，但疗效有限。其他常用的干预措施包括眼部放射治疗、视网膜下液引流、糖皮质激素治疗，但大多数患者无反应，病情继续恶化。血浆置换术可能是改善和维持视觉功能的一种可行的治疗手段。

五、副肿瘤性视神经病变

PON 比副肿瘤性视网膜病变更少见，主要由小细胞肺癌以及霍奇金和非霍奇金淋巴瘤等恶性肿瘤引起。PON 临床症状常在恶性肿瘤确诊之前出现，并常伴一些脑神经功能障碍，故一些报道也将 PON 归类为副肿瘤性脑干或小脑病变的一部分。

（一）病因和发病机制

原发肿瘤高表达的坍塌反映调节蛋白 CRMP-5 可引发宿主免疫应答，与人体神经系统中广泛表达的 CRMP-5 产生交叉反应，诱导过量的 CD8$^+$T 细胞侵入视神经，导致 PON 的发生。

（二）临床表现

PON 患者通常表现为亚急性、双侧无痛性视力下降和丧失，视力丧失在数天至数周快速进展。双眼发病可不对称，可先后发病，查体存在相对性传入性瞳孔障碍。视神经病变常伴有其他神经系统症状，如周围神经病变、共济失调、亚急性痴呆、嗅觉丧失、舞蹈症等。

（三）诊断与鉴别诊断

眼底检查早期视盘正常；后期可出现视神经炎，视网膜血管渗漏和玻璃体混浊的临床三联征；晚期可出现视盘萎缩。FFA 显示视盘强荧光及视网膜周围血管渗漏。视野显示盲点扩大，弧形和垂直缺损，向心性缩窄以及双颞侧偏盲。视觉诱发电位峰值低平，峰时延长，甚至熄灭。ERG 基本正常或仅有轻微改变。MRI 发现脑实质中斑块，视神经信号增强。

主要与各种原因引起的视神经病变相鉴别。

1. **压迫性视神经病变** 颅内占位或颅内高压均可导致视神经压迫，出现视力下降，视野缺损，眼底可见视盘水肿或萎缩性改变。头颅 MRI 及 CT 检查有助于鉴别。

2. **中毒性或营养不良性视神经病变** 有相关用药史、毒物接触史、家族史。双眼无痛性视力下降，视野缺损，呈慢性病程。眼底改变早期正常，晚期可有视神经萎缩改变。影像学检查正常。

3. **放射性视神经病变** 由于头面部放射治疗引起的迟发性的视神经损害，可单眼也可双眼发病。常在放射治疗后 3 个月～3 年内发病，高峰期在 1～1.5 年。眼底可见视盘水肿伴盘周出血、渗出。数周到数月出现急性视力丧失。

4. **非动脉炎性缺血性视神经病变** 多见于老年人，单眼多见。典型特征可以观察到与生理盲点相连的象限性缺损及扇形缺损。FFA 显示早期缺血区视盘灌注不良，晚期荧光渗漏。

5. **特发性视神经炎** 表现为急性视力下降，可有眼球转动痛，眼底可见视盘高度水肿充血，盘周小出血。影像学检查可见脱髓鞘改变。激素冲击治疗有效。

（四）治疗

由于 PON 临床症状常在恶性肿瘤确诊之前出现，因此，及时认识 PON，可以及早发现全身恶性肿瘤，改善患者预后，有报道患者最长生存期超过 14 年。原发性肿瘤的治疗可以稳定甚至改善视觉效果，除此之外，免疫抑制治疗也是 PON 的治疗手段，效果因个体差异性而不同。对于具有玻璃体炎和视网膜血管渗漏的患者，特别是 CRMP-5 抗体阳性者，类固醇激素眼内注射效果较好。

第二节　伪装综合征

伪装综合征（masquerade syndrome）由 Theodore 于 1967 年首次应用于眼科，旨在描述一种表现为慢性结膜炎的结膜恶性肿瘤。此后，伪装综合征主要用于存在眼内浸润细胞，产生类似于眼部炎症改变的非炎症性疾病。全身肿瘤和眼肿瘤可以引起类似葡萄膜炎改变的伪装综合征，与肿瘤有关的伪装综合征最常见的是原发性玻璃体视网膜淋巴瘤（PVRL），其次为白血病相关性视网膜脉络膜病变、弥漫性浸润性视网膜母细胞瘤以及全身恶性肿瘤眼内弥漫性转移。由于伪装综合征往往被误诊为葡萄膜炎，造成对原发疾病的漏诊和延迟治疗。因此，了解伪装综合征的临床特征，有助于去伪存真，作出明确诊断，采取有效治疗，改善患者预后。

一、病因和发病机制

伪装综合征约占所有葡萄膜炎的 3%～5%，老年人的葡萄膜炎约 4% 最终诊断是肿瘤性伪装综合征，最常见的是原发性玻璃体视网膜淋巴瘤。

由于肿瘤细胞在眼内弥漫性扩散，可以造成前房积脓、角膜内皮后表面白色肿瘤细胞沉着物、虹膜表面灰白色肿瘤结节、玻璃体混浊、视网膜脉络膜有类圆形的奶油状黄白色病灶浸润等葡萄膜炎样改变。

伪装综合征临床表现具有极大的多样性，然而它们的发生发展轨迹相近。①由于肿瘤细胞本身的浸润以及肿瘤细胞触发的多种信号通路异常导致血 - 房水屏障、视网膜内外屏障功能受损是最主要的原因。②眼睛是免疫赦免器官，与具有更强免疫监视功能的器官相比，容易使细胞脱离正轨，进一步增加了肿瘤细胞扩散的可能。③脉络膜具有丰富的血流，是体内血流最多的组织之一，故肿瘤细胞可能在脉络膜中弥漫性扩散。

除肿瘤直接扩散造成的眼部损伤以外，恶性肿瘤细胞、血小板、纤维蛋白可以在毛细血管水平聚集，造成视网膜和脉络膜微动脉血栓，从而引起相应组织的出血、梗死。肿瘤本身以及组织缺血可促进分泌促新生血管生长因子，诱发视网膜以及脉络膜新生血管，继发眼内出血。

二、临床表现

伪装综合征常以葡萄膜炎的表现形式出现,包括前葡萄膜炎、前房积脓、虹膜结节、虹膜新生血管、玻璃体炎、中间葡萄膜炎、后葡萄膜炎、全葡萄膜炎等。

根据肿瘤细胞浸润部位和严重程度不同,患者主诉多种多样。其中无痛性视力下降、飞蚊症、眼前闪光和眼红眼痛为最常见的主诉。多数患者的视力下降程度与眼部的体征严重程度不相符,看似眼内出现严重的炎症,而视力相对较好。但当视网膜脉络膜发生较严重的肿瘤浸润时,患者可出现严重的视力障碍。

PVRL 常以后葡萄膜炎、玻璃体炎和全葡萄膜炎的临床表现形式出现,眼前节炎症性表现少见。眼科查体可见玻璃体内大量的炎性细胞、片状的玻璃体混浊,视网膜有类圆形的奶油状黄白色病灶浸润。

白血病相关性视网膜脉络膜病变通常可见视网膜棉绒斑、视网膜血管扩张和迂曲,部分患者存在视网膜火焰状的出血和中心白点的视网膜圆形出血斑(Roth 斑)(图 29-2-1)。此外,由于白血病细胞聚集在血管壁上造成血管周围鞘,可产生霜样血

图 29-2-1　白血病相关性视网膜脉络膜病变患者眼底照片

A. 右眼,可见视网膜血管扩张和迂曲,以及中心白点的视网膜圆形出血斑(Roth 斑);
B. 左眼,可见视网膜血管扩张和迂曲,以及视盘颞上方视网膜片状出血。

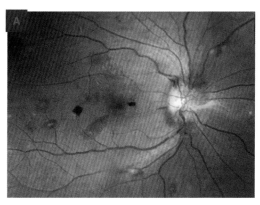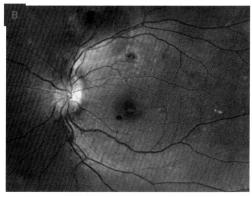

管的类炎症样改变,视网膜的这些病变被误认为伴有闭塞性血管炎的后葡萄膜炎。由于贫血、微血栓或通过白血病细胞分泌的促新生血管生长因子的直接作用,也可诱发脉络膜新生血管(CNV),可被误认为并发有 CNV 的白点综合征。当脉络膜出现肿瘤浸润时可以出现浆液性视网膜脱离,个别患者可出现脉络膜结节样肿块。

弥漫性浸润性视网膜母细胞瘤没有典型的视网膜母细胞瘤的临床表现。在眼前节,由于肿瘤细胞的播种可引起前房积脓、前房积血、虹膜新生血管、角膜内皮后表面肿瘤细胞沉着物、虹膜表面灰白色肿瘤结节和角膜基质层水肿的临床体征,小梁网的浸润可导致眼压升高。在眼后节,视网膜浸润可表现为广泛的灰白色不透明病灶,玻璃体腔内可见游离的肿瘤细胞,部分伴随玻璃体积血。因弥漫性浸润性视网膜母细胞瘤的临床表现不典型,临床

上很容易漏诊和误诊,50% 以上的患儿常被误诊为视网膜炎、葡萄膜炎或眼内炎。

全身恶性肿瘤眼内弥漫性转移的患者中,25%~50% 的患者是以眼部症状为首发的。眼部转移癌主要侵袭葡萄膜,约 90% 位于脉络膜,10% 位于虹膜或睫状体。眼底可见典型的黄色奶油状视网膜下肿物,可继发渗出性视网膜脱离,易误诊为后葡萄膜炎。乳腺癌转移灶多表现为双眼多灶性肿物,肺癌转移灶则多累及单眼,并倾向于单发病灶。虹膜病变表现为白色、黄色或粉色的大小不一的肿物,可引起前房积血或积脓,易误诊为前葡萄膜炎。

三、诊断与鉴别诊断

(一)诊断

伪装综合征常以眼部葡萄膜炎的表现形式出

现,临床上对于无明显病因的葡萄膜炎或治疗无效的葡萄膜炎、不明原因的眼压过高和视网膜脱离等,警惕是否存在肿瘤隐患。

对表现为非特异性葡萄膜炎的免疫力低下的中老年人,须警惕 PVRL。PVRL 诊断的"金标准"为细胞学检查,对可疑患者进行眼内房水或玻璃体组织细胞学检查是必要的。除此以外,眼底特征性豹纹样斑点在 FFA 上表现为弱荧光,在 FAF 上表现为高荧光;IL-10/IL-6 的比值大于 1 等是重要的辅助诊断手段。头颅或脊柱的 MRI 或脊髓液活检有助于判断是否有中枢神经系统受累。

白血病视网膜病变的眼底表现可以与葡萄膜炎或视网膜炎症的表现十分接近,临床上极易误诊。应关注患者的全身情况,是否有贫血貌、发热、不明原因出血等症状,完善血常规等检查。当视网膜脉络膜受浸润时,FFA 可见多灶性强荧光点或荧光渗漏点,晚期见规则的荧光积聚于视网膜下。病情严重时可以出现大片无灌注区、新生血管荧光渗漏、血管壁荧光着染和由于出血造成荧光遮挡。

对于不明原因的前房积血或儿童视网膜脱离,应考虑弥漫性浸润性视网膜母细胞瘤的可能。弥漫性浸润性视网膜母细胞瘤无肿瘤肿块和钙化灶,眼部 B 超以及 FFA 很少有特异性发现;OCT 可见视网膜的弥漫性浸润灶表现为神经节细胞层的均匀增厚、反射增强。对这类患儿,前房穿刺获取房水进行细胞学分析和细胞因子分析是必要的。房水检测可作为一种常规、可重复的非侵入性手段替代活检。

对没有恶性肿瘤病史,但出现无法解释的虹膜结节、黄色奶油状视网膜下肿物以及继发性渗出性视网膜脱离的患者,应考虑眼部转移癌,并考虑是否有全身恶性肿瘤患病可能。

(二)鉴别诊断

主要着重于各种感染性以及非感染性葡萄膜炎、脉络膜占位性病变,以及伴有渗出性或者浆液性视网膜脱离的病变。

1. 中心性浆液性脉络膜视网膜病变 多见于中青年男性,单眼发病,黄斑区局限性的神经上皮层脱离为其特征,FFA 检查静脉期可见一个或多个强荧光渗漏点。白血病视网膜病变出现的渗出性视网膜脱离可出现于视网膜各区域,非仅限黄斑区,可出现一个或多个局限性视网膜脱离,FFA 可见双眼强荧光渗漏点。

2. 葡萄膜渗漏综合征 双眼同时或先后发病,眼底特发性的浆液性视网膜脱离或合并脉络膜脱离,具有小眼球和巩膜增厚的解剖特征。

3. Vogt- 小柳 - 原田综合征 双眼患病,20~40 岁发病最多,具有全身特异性症状如毛发变白、白癜风等皮肤损害,头痛、头晕等神经系统表现,以及听力障碍、耳鸣等内耳症状。FFA 可见多个病灶区出现点状荧光渗漏,晚期染料积存于视网膜下,视盘着染。

4. HTLV-I 相关性葡萄膜炎 人类嗜 T 淋巴细胞 I 型病毒是 C 型逆转录病毒,感染后引发成人 T 细胞白血病、HTLV-I 相关性脊髓病、热带痉挛性瘫痪及 HTLV-I 相关性葡萄膜炎。HTLV-I 相关性葡萄膜炎是一种中间葡萄膜炎,可反复发作,炎症是由 HTLV-I 感染的 CD4$^+$T 细胞分泌的细胞因子引起,而不是由恶性淋巴细胞直接浸润所致。表现为单眼或双眼的轻度虹膜炎、玻璃体混浊,伴有轻度视网膜血管炎,少有视网膜和后部葡萄膜的浸润。血清学检查可发现 HTLV-I 抗体阳性。该病对类固醇反应良好。

5. 眼内炎 细菌进入眼内引起葡萄膜组织的感染称为化脓性葡萄膜炎。可以表现为前房积脓、玻璃体混浊、视网膜以及脉络膜炎。有剧烈眼红痛及眼部刺激症状、视力迅速减退。眼内液病原菌检查可确诊。

6. 弓形虫性脉络膜视网膜炎 单眼眼底黄白色视网膜病灶,多位于黄斑区或视盘附近或沿大血管分布,可伴有视网膜水肿和出血。玻璃体中度混浊,透过混浊的玻璃体观察视网膜的病灶类似雾中明灯现象。血清抗弓形体抗体滴度增高,房水DNA 病原微生物检测可以明确诊断。

7. **脉络膜黑色素瘤** 成年人最常见的眼内恶性肿瘤，易发生眼外和全身转移。由于肿瘤组织毒素的刺激，脉络膜黑色素瘤患者也可以伴发葡萄膜炎以及视神经炎。脉络膜黑色素瘤瘤体多呈蕈伞样，B超有挖空现象，FFA显示双循环征，MRI种T_1WI呈高信号，T_2WI呈低信号。

8. **弥散型脉络膜血管瘤** 眼底的特征性鲜红色或橘红色外观，称为"番茄酱"眼底，可伴有渗出性视网膜脱离。OCT显示脉络膜厚度异常增厚，视网膜隆起。ICG血管造影早期可以观察到脉络膜血管瘤的瘤内血管形态，晚期血管流空可见"冲刷"现象。CT平扫表现为局限性或弥漫性眼环增厚，占位不明显，增强强化明显。MRI显示T_1WI呈等或稍高信号，T_2WI呈稍低信号，增强早期明显强化，TIC曲线为速升缓降型。

9. **结节病相关性葡萄膜炎** 结节病伴发眼部表现的比例约25%，其中2/3的患者表现为双侧肉芽肿性前葡萄膜炎，临床表现为视力下降、眼红、畏光，伴有发热、乏力、夜间盗汗等全身症状。除前葡萄膜炎表现外，部分患者可有眼后节组织的累及，表现为玻璃体细胞、串珠样雪球征和雪堤征，活动期或萎缩期均可见周边视网膜多个奶油色的Dalen-Fuchs结节，可出现视网膜血管炎或视网膜大动脉瘤、视盘或脉络膜肉芽肿。眼底荧光造影可见视网膜血管渗漏，脉络膜病灶早期弱荧光，晚期荧光着染，可出现视网膜色素上皮层窗样缺损和黄斑囊样水肿。

四、治疗和预后

伪装综合征容易误诊、误治或延误治疗，了解该类疾病，早期发现肿瘤，及时治疗，改善预后。

PVRL预后差，平均生存期为3～5年，累及中枢神经系统的患者中位生存期为31个月，大约90%的PVRL患者在10～30个月内发现累及中枢神经系统，为患者死亡的主要原因。预后不良的相关因素还包括高龄、血清乳酸脱氢酶升高、脑脊液

中的蛋白质浓度增高和治疗滞后。治疗方案包括眼内化疗、放疗，以及全身化疗。

白血病患者出现眼部受累时普遍预后较差，80%的儿童在急性白血病出现眼部病变后10个月内死亡。治疗以原发肿瘤为主，眼部改变如棉绒斑、Roth斑，以及浆液性视网膜脱离可以在化疗后消退。

弥漫性浸润性视网膜母细胞瘤的预后差。因肿瘤细胞播散至玻璃体腔及前房，通常施行眼球摘除。应用动脉介入或静脉化疗、球内注射化疗和放疗等综合治疗，有望保留眼球。

全身恶性肿瘤眼内弥漫性转移患者预后差，主要取决于全身恶性肿瘤的治疗结果。治疗方案包括全身化疗，以及免疫治疗和靶向治疗。对眼部的孤立性病灶可采用敷贴放疗、质子束放疗、经瞳孔温热疗法和光动力疗法。对伴有持续性肿瘤生长和新生血管性青光眼患者，可考虑眼球摘除。

参考文献

1. BUSSAT A, LANGNER-LEMERCIER S, SALMON A, et al. Paraneoplastic syndromes in ophthalmology. J Fr Ophthalmol, 2018, 41(5): e181-e185.
2. GORDON L K. Paraneoplastic syndromes in neuro-ophthalmology. J Neuroophthalmol, 2015, 35(3): 306-314.
3. ADAMUS G. Autoantibody targets and their cancer relationship in the pathogenicity of paraneoplastic retinopathy. Autoimmun Rev, 2009, 8(5): 410-414.
4. ALEXANDER K R, FISHMAN G A, PEACHEY N S, et al. 'On' response defect in paraneoplastic night blindness with cutaneous malignant melanoma. Invest Ophthalmol Vis Sci, 1992, 33(3): 477-483.
5. O'NEAL K D, BUTNOR K J, PERKINSON K R, et al. Bilateral diffuse uveal melanocytic proliferation associated with pancreatic carcinoma: A case report and literature review of this paraneoplastic syndrome. Surv Ophthalmol, 2003, 48(6): 613-625.
6. GASS J D, GIESER R G, WILKINSON C P, et al. Bilateral diffuse uveal melanocytic proliferation in patients with occult carcinoma. Retina, 2003, 23(6 Suppl): 527-533.
7. GOSSAGE L, EISEN T, MAHER E R. VHL, the story

of a tumour suppressor gene. Nat Rev Cancer, 2015, 15 (1): 55-64.

8. WANG J Y, PENG S H, NING X H, et al. Shorter telomere length increases age-related tumor risks in von Hippel-Lindau disease patients. Cancer Med, 2017, 6 (9): 2131-2141.

9. ONG K R, WOODWARD E R, KILLICK P, et al. Genotype-phenotype correlations in von Hippel-Lindau disease. Hum Mutat, 2007, 28(2): 143-149.

10. FILLING-KATZ M R, CHOYKE P L, OLDFIELD E, et al. Central nervous system involvement in von Hippel-Lindau disease. Neurology, 1991, 41(1): 41-46.

11. 刘师学, 常青. 原发性玻璃体视网膜淋巴瘤的诊断进展. 中华眼底病杂志, 2020, 36(6): 474-478.

12. TOUHAMI S, AUDO I, TERRADA C, et al. Neoplasia and intraocular inflammation: From masquerade syndromes to immunotherapy-induced uveitis. Prog Retin Eye Res, 2019, 72: 100761.

13. REICHSTEIN D. Primary vitreoretinal lymphoma: An update on pathogenesis, diagnosis and treatment. Curr Opin Ophthalmol, 2016, 27(3): 177-184.

14. STATHOPOULOS C, MOULIN A, GAILLARD M C, et al. Conservative treatment of diffuse infiltrating retinoblastoma: optical coherence tomography-assisted diagnosis and follow-up in three consecutive cases. Br J Ophthalmol, 2019, 103(6): 826-830.

15. BITIRGEN G, BELVIRANLI S, CALISKAN U, et al. Ophthalmic manifestations in recently diagnosed childhood leukemia. Eur J Ophthalmol, 2016, 26(1): 88-91.

16. RAHIMY E, SARRAF D. Paraneoplastic and non-paraneoplastic retinopathy and optic neuropathy: evaluation and management. Surv Ophthalmol, 2013, 58(5): 430-458.

17. PAPAVASILEIOU E, PRASAD S, FREITAG S K, et al. Ipilimumab-induced Ocular and Orbital Inflammation--A case series and review of the literature. Ocul Immunol Inflamm, 2016, 24(2): 140-149.

18. FRANCIS J H, HABIB L A, ABRAMSON D H, et al. Clinical and morphologic characteristics of MEK inhibitor-associated retinopathy: Differences from central serous chorioretinopathy. Ophthalmology, 2017, 124(12): 1788-1798.

19. CHOE C H, MCARTHUR G A, CARO I, et al. Ocular toxicity in BRAF mutant cutaneous melanoma patients treated with vemurafenib. Am J Ophthalmol, 2014, 158 (4): 831-837.

4

第五篇

泪器肿瘤

30

CHAPTER

第三十章

泪腺肿瘤

人的泪器包括泪腺和泪道两部分，泪腺是分泌泪液的浆液腺，位于眼眶外上眶缘内的泪腺窝，泪道则是泪液排出的通道。泪器肿瘤包括泪腺肿瘤和泪道肿瘤，约占眼眶肿瘤的10%。

正常的泪腺呈扁平分叶状，前部被提上睑肌腱膜分隔为上下两部分，上部称为眶部泪腺，下部称为睑部泪腺，两者在提上睑肌腱膜后相连接。正常泪腺体积大约为20mm×12mm×5mm，眶部微凸通过纤维小梁和泪腺窝的骨膜相连，当纤维连接断裂则发生泪腺脱垂。正常情况下泪腺前缘光滑并与外上眶缘平行，泪腺发生病变体积增大时可突出眶缘。睑部泪腺体积较小，泪腺分泌管一般为12个，通过睑部泪腺开口于结膜上穹窿颞侧，如因疾病摘除睑部泪腺可使泪腺分泌管阻断从而影响泪液分泌。

泪腺在组织学上包含上皮组织和间质组织，前者包括腺管和腺泡等，后者包括胶原、弹力纤维、浆细胞和淋巴细胞等。因此可将泪腺肿瘤分为上皮性肿瘤和非上皮性肿瘤两大类，非上皮性肿瘤占总数的55%～80%，而上皮性肿瘤占20%～45%。泪腺上皮性肿瘤中良性肿瘤约占55%，恶性肿瘤约45%。良性上皮性肿瘤包括泪腺多形性腺瘤、泪腺囊肿、泪腺米库利兹病和泪腺嗜酸细胞瘤等；恶性上皮性肿瘤主要为泪腺腺样囊性癌和多形性腺癌，除此之外还有些泪腺恶性上皮性肿瘤在临床上较少见，如泪腺导管癌和黏液表皮样癌等。

泪腺多形性腺瘤是最常见的泪腺良性上皮性肿瘤，由于其细胞来源具有多向分化潜能，因而具有术后复发率高和易发生恶变的特点，手术治疗特别强调完整切除肿瘤以防止复发和恶变。泪腺囊肿是另一种常见的泪腺良性肿瘤，起源于泪腺导管上皮细胞，与泪腺多形性腺瘤相比，泪腺囊肿极少发生恶变，治疗效果好。泪腺米库利兹病是一种发病率较低的自身免疫性疾病，其具体病因尚未明确，组织学上以淋巴细胞弥漫性浸润泪腺，泪腺腺体萎缩为特点。

泪腺腺样囊性癌是最常见的恶性泪腺上皮性肿瘤，占所有泪腺恶性上皮性肿瘤的60%，在全部泪腺上皮性肿瘤中占25%～30%。泪腺腺样囊性癌是一种恶性程度高、进展快、易转移、复发率和死亡率高的恶性肿瘤，早期就出现破坏周围眶壁骨质、侵犯颞窝和颅内的特点，预后不佳。泪腺腺样囊性癌还具有侵犯神经的特点，由于感觉神经被侵犯，患者早期就有明显的疼痛感。泪腺多形性腺癌是另一种泪腺恶性上皮性肿瘤，可分为原发性和源自泪腺多形性腺瘤的恶变。

非上皮性肿瘤主要是泪腺淋巴瘤，是眼眶淋巴瘤的一部分。眼眶淋巴瘤是成年人最常见的原发性恶性眼眶肿瘤，占眼眶肿瘤的50%左右。眼眶淋巴瘤种类很多，据统计有20多种，其中黏膜相关性淋巴组织结外B细胞淋巴瘤是最常见的眼眶淋巴瘤，占所有眼眶淋巴瘤总数80%以上，其他还包括滤泡性淋巴瘤、弥漫性大B细胞淋巴瘤和淋巴浆细胞样淋巴瘤，较少见的还有NK/T细胞淋巴瘤和Burkitt淋巴瘤等。

泪腺肿瘤的诊断一般包括病史采集、体格检查和影像学检查等。泪腺肿瘤最常见的症状为眼睑外上方出现肿块和眼球向下方或内下方突出和移位。泪腺肿瘤的性质和病程进展速度有关，良性肿瘤患者发展缓慢病程可长达一两年以上，而恶性肿瘤常常在半年内有显著进展。疼痛症状多见于恶性泪腺上皮性肿瘤，良性泪腺肿瘤很少出现剧烈疼痛。影像学检查包括超声检查、CT 检查和 MRI 检查，临床常用的 CT 和 MRI 检查对泪腺肿瘤的诊断作用大。良性泪腺肿瘤一般在影像学上表现为眼眶外上方边界清晰规则的圆形或椭圆形占位病变，局部骨质由于长期的压迫可出现凹陷；恶性肿瘤则多表现为不规则形状边界不清的占位性病变、呈浸润性生长，可侵犯周边的眶壁骨质，破坏相邻的颞窝或颅底导致肿瘤扩散，在眼眶内肿瘤还会向眶深部蔓延生长。

泪腺肿瘤的治疗根据肿瘤性质不同而采用不同的治疗方案。良性肿瘤强调完整切除，手术必须将肿瘤和其包膜及周围部分软组织一起整体切除，以防止肿瘤细胞残留而导致复发。泪腺恶性肿瘤过去以眼眶内容剜除手术为主，目前的治疗原则是根据肿瘤的分期不同采用局部切除联合放化疗或根治性眶内容剜除术。近年来，新的治疗技术不断应用于临床，包括质子放疗、重离子放疗、伽马刀放疗、体内近距离放疗、经动脉介入化疗，以及基因和分子靶向治疗等，手术联合化疗和放疗等治疗方法的综合序贯应用，减少了患者的术后复发率和手术并发症，显著提高了患者的保眼率和生存率。

第一节　泪腺多形性腺瘤

泪腺多形性腺瘤（pleomorphic adenomas）是最常见的泪腺良性上皮性肿瘤，约占全部眼眶肿瘤的 1%。该病多发生于成年人，无性别差异，平均发病年龄在 30～40 岁。该病一般起病缓慢，患者病程长达数年，以眼球突出为首要症状。该病以手术切除为主，如切除不完全极易复发。泪腺多形性腺瘤虽为良性肿瘤，但可发生恶变，术后复发的恶变率高。

一、病因和发病机制

泪腺多形性腺瘤组织中含有多种成分，早期认为其起源于上皮组织和间质组织，称为良性混合瘤（benign mixed tumor）。随着研究深入，发现该病起源于具有多向分化潜能的上皮细胞，其间质成分均为上皮化的产物，本质上还是上皮性肿瘤，命名为泪腺多形性腺瘤。

泪腺多形性腺瘤的发生是由于泪腺组织中的多种成分异常增生，主要包括腺上皮细胞和肌上皮细胞，因这些细胞凋亡和增生间的平衡被打破而导致，但具体的发生机制尚不明确。

泪腺多形性腺瘤的发生、发展以及恶变与癌基因和抑癌基因密切相关。泪腺多形性腺瘤相关的癌基因主要包括多形性腺瘤基因 1（pleomorphiic adenoma gene 1，*PLAG1*），高迁移率组蛋白 2（high mobility group AThook 2，*HMGA2*）等。

（一）多形性腺瘤基因 1

多形性腺瘤基因 1 是一种癌基因，位于 8 号染色体长臂的 1 区 2 带,是一个锌指转录因子基因。*PLAG1* 包含 5 个外显子和 4 个内含子,其表达产物为 PLAG1 蛋白,属细胞周期相关蛋白家族。PLAG1 蛋白可在多个器官表达,如心脏、脾脏、胎盘、小肠、前列腺等,但在正常的涎腺、泪腺组织中不表达。有关 *PLAG1* 基因及表达的研究多集中在涎腺多形性腺瘤中,对泪腺多形性腺瘤的研究较少。

PLAG1 的高表达机制为 *PLAG1* 基因启动子发生基因交换,包括:融合伴侣 β1 连环蛋白基因、白血病抑制因子受体基因、转录延伸因子 A1 基因、成纤维细胞生长因子受体 1 基因,之后通过激活胰岛素样生长因子 II 通路促进细胞增生。

PLAG1 在涎腺多形性腺瘤中和泪腺多形性腺瘤中都被发现具有高表达,其中涎腺多形性腺瘤样本阳性率达到了 90% 以上,而泪腺多形性腺瘤样本中的表达率也达到了 50% 左右。因此,PLAG1 可作为多形性腺瘤的诊断指标,用于诊断包括泪腺多形性腺瘤在内的多种多形性腺瘤。然而 PLAG1 在泪腺多形性腺癌中的表达降低到 20%,因此,推测 PLAG1 的表达降低可能与良性多形性腺瘤恶变有关。

(二)高迁移率组蛋白 2

高迁移率组蛋白 2 也是癌基因,位于 12 号染色体长臂 1 区 3 带到 5 带,全长超过 140kb,含有 5 个外显子。基因表达的蛋白就被称为 HMGA2 蛋白,一般在胚胎期组织或间叶组织源性良性肿瘤以及多种恶性肿瘤中有表达,而正常成年人正常组织基本不表达。HMGA2 蛋白可通过与 DNA 结合改变其结构,影响相应细胞生长、增殖、分化和凋亡。

HMGA2 基因在多形性腺瘤中有较高的阳性表达,而在腺样囊性癌和黏液表皮样癌等未见表达,因此推断 *HMGA2* 基因在多形性腺瘤中具有特异性。涎腺多形性腺瘤中有 34% 左右表达 *HMGA2* 基因,而在泪腺多形性腺瘤中仅 9.5% 表达 *HMGA2* 基因,在鉴别多形性腺瘤和其他类似肿瘤中有一定

价值。此外,在多形性腺瘤恶变的组织中,*HMGA2* 基因表达是下调的,这可能是多形性腺瘤癌变因素之一。

二、临床表现

(一)症状和体征

泪腺多形性腺瘤患者多为中青年,但也有儿童和老年患者发病的报道。起病缓慢,常见症状为患眼无痛性上眼睑外侧肿胀,进行性眼球突出及眼球向下和向内移位(图 30-1-1),随着眼球突出和移位出现复视以及视力下降,一般无炎症样表现。触诊时可扪及患侧眼睑颞上方硬性肿物,表面多呈结节状而质地坚实,部分可硬如骨质。肿块无触痛,多不能推动,一般与皮肤和眶缘无粘连。早期就诊患者可能仅发现眼睑肿胀,患侧上睑外缘比较饱满,此时若能在患侧外上眶缘扪到肿块,则要想到泪腺多形性腺瘤的可能性。如触诊时发现肿块和眶骨已有粘连或扪诊时引起压痛,则要考虑恶变或炎症的可能。

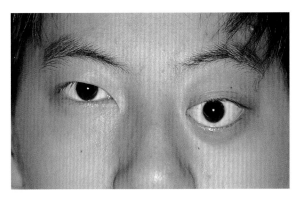

图 30-1-1　左侧泪腺多形性腺瘤患者照片
左侧上睑外侧肿胀,眼球向前下方突出和移位,下睑退缩。

眼球突出是泪腺肿瘤常见的体征,由于肿瘤位于眼眶外上方泪腺窝,眶部泪腺增大时除了使眼球向前突出还会将眼球向下向鼻侧挤压,因此,眼球向前突出同时伴随向下内方移位,这是泪腺多形性腺瘤有别于其他眼眶肿瘤的特点,眼球突出和下移严重时还可导致下睑下移、退缩甚至出现眼睑内翻

和倒睫。此外,由于泪腺多形性腺瘤多来源于眶部泪腺,因此患者可出现眼球向颞上方或上方运动受限(图30-1-2)。

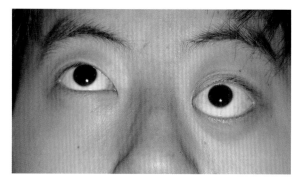

图30-1-2 左侧泪腺多形性腺瘤患者照片
患者左眼上转受限。

泪腺多形性腺瘤患者还可出现视功能损害,肿瘤压迫眼球导致屈光度改变可引起患者单眼视力下降,肿瘤增大导致眼球向下向内移位可引起眼球运动障碍导致复视。早期摘除肿瘤后解除对眼球的压迫,视力一般可恢复,晚期患者由于眼球突出和眼睑闭合不全,可导致暴露性角膜炎,甚至造成角膜白斑引起视力减退。此外,由于肿瘤长期压迫导致视网膜水肿、脉络膜皱褶或视神经受压萎缩等,即使摘除肿瘤后也难以恢复视力。

早期患者可因肿瘤体积较小,眼球突出症状不明显,但可因上睑下垂而就诊(图30-1-3)。有经验

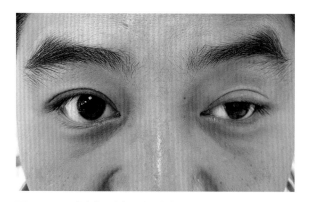

图30-1-3 左侧泪腺多形性腺瘤患者照片
左眼眼睑下垂,而眼球突出和移位并不明显。

的医生对怀疑的患者进行影像学检查,否则很可能导致误诊和漏诊。

此外,泪腺多形性腺瘤患者也很少出现局部疼痛或感觉麻木,一旦出现此类症状应怀疑恶性病变。

(二)影像学检查

影像学检查是诊断泪腺肿瘤和制订治疗方案的重要依据,CT和MRI扫描是泪腺肿瘤最常用的影像学检查方法。泪腺多形性腺瘤的影像学表现为眼眶外上方边界清晰的圆形或椭圆形占位,如果发现肿块边界不清、骨质破坏和钙化则为恶性肿瘤的可能性大。

1. **超声探查** 泪腺多形性腺瘤B超特征为眶外上方圆形或椭圆形占位病变,边界光滑清晰。肿瘤内部回声多或中等,分布均匀,声衰减中等,无可压缩性(图30-1-4)。

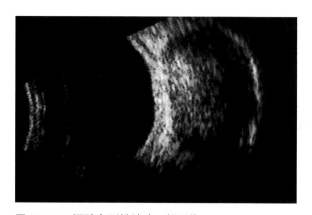

图30-1-4 泪腺多形性腺瘤B超图像
眼眶外上方椭圆形病变,边界光滑,肿瘤内部回声多,分布均匀,声衰中等。

2. **CT扫描** 泪腺多形性腺瘤的CT影像具有特征性改变,水平位和冠状位CT扫描可显示病灶位于眶外上方泪腺窝的圆形或椭圆形占位,瘤体密度一般与软组织一致,内部可有因囊性变产生的低密度区和钙化引起高密度区。肿块呈膨胀性增长,边界清楚光滑,大多数肿瘤位于泪腺窝内不会超过眶缘,少数肿瘤可突出外上眶缘,极少数可越过眶缘进入颞部皮下。肿瘤内部密度大多表现为均质的软组织影像,少数可显示密度不均匀。泪腺窝骨

壁可被肿瘤压迫而扩大,病变较大时,冠状CT可显示眶顶骨吸收或骨缺损。肿块位置、形状及泪腺窝骨质凹陷扩大是泪腺多形性腺瘤特征性的改变,也是和恶性泪腺肿瘤进行鉴别的重要依据之一(图30-1-5)。

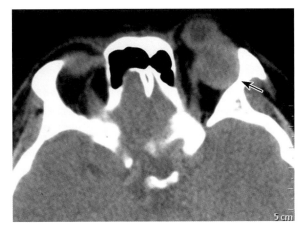

图 30-1-5　左侧眼眶泪腺多形性腺瘤CT影像
左眼眶外上方椭圆形占位、边界光滑、泪腺窝骨质因长期受压迫而凹陷扩大(黑色箭头)。

3. **MRI检查**　表现为眼眶外上方边界清晰的圆形或椭圆形占位,其影像表现T_1WI多呈低信号,也可表现为等信号,极少出现高信号;T_2WI多为高信号,少数可为等信号。MRI信号常表现为不均匀,即T_1WI显示肿瘤内混合低信号和等信号,T_2WI显示混合高信号(图30-1-6),增强也多表现为不均匀。泪腺多形性腺瘤可压迫眼球造成眼球壁变形(图30-1-7、图30-1-8)。

三、诊断与鉴别诊断

(一)诊断

典型的泪腺多形性腺瘤通过病史、症状、体征和影像学检查可作出初步诊断。常因缓慢出现的单侧眼睑外上方无痛性肿块来就诊,可有复视。体检可发现眼球前突和/或向内下方移位,眼球外上运动受限,可有外上方眼睑肿胀和轻度上睑下垂,或出现下睑退缩和内翻倒睫症状。触诊可发现患侧眼眶外上方中等硬度的肿块,活动度较差,表

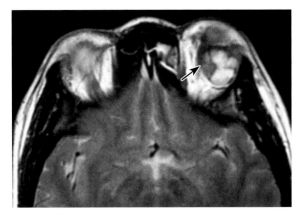

图 30-1-6　左侧泪腺多形性腺瘤的水平位MRI影像
左眼眶外上象限团块状异常信号影,T_2WI为中高信号,肿瘤内等信号和高信号混杂(黑色箭头)。

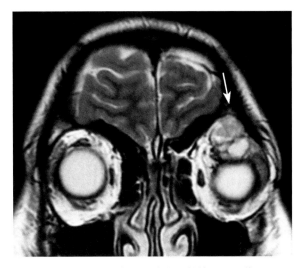

图 30-1-7　左侧泪腺多形性腺瘤冠状位MRI影像
可见肿瘤压迫造成眼球壁受压变形(白色箭头)。

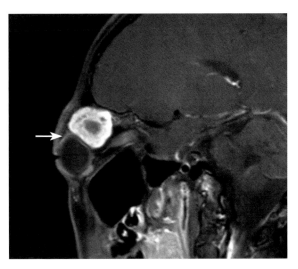

图 30-1-8　泪腺多形性腺瘤矢状位MRI影像
可见肿瘤压迫眼球后部使眼球发生形变(白色箭头)。

面光滑，一般无压痛。病变主要累及眶部泪腺肿块，因此肿块一般不超出眶缘，但复发的泪腺多形性腺瘤则可以超出眶缘甚至可以位于眶外侧或下部。

（二）鉴别诊断

1. 泪腺炎症性疾病　泪腺炎症可出现单眼或双眼上眼睑肿胀，如感染性炎症还伴随体温升高、白细胞增多和耳前淋巴结肿大等症状；非感染性炎症常引起睑部泪腺病变，眼睑肿胀更明显，局部可扪及眼睑皮下的肿块伴有触痛，激素治疗有效，但易反复发作，CT检查可见病变位于睑部泪腺，呈半圆形或杏仁状，眼眶内炎症性改变如眼环增厚和眼外肌增粗等，这些都与泪腺多形性腺瘤不同。

2. 眼眶淋巴瘤　常表现为生长缓慢的眼眶肿物，多发于60～70岁老年人，单眼或双眼发病，肿块累及结膜时可见粉红色弥漫性肿块（图30-1-9）。CT显示肿块包绕眼球生长呈铸形改变（图30-1-10）。手术切除时可见肿块质脆，呈粉红色鱼肉状，术后

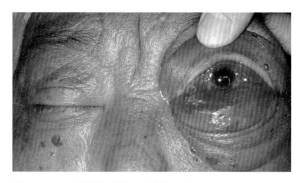

图 30-1-9　左侧眼眶淋巴瘤患者照片
累及结膜，结膜可见粉红色弥漫性肿块。

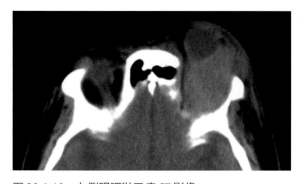

图 30-1-10　左侧眼眶淋巴瘤 CT 影像
肿瘤向眼眶深部侵犯，包绕眼球呈铸形生长。

病理检查可明确诊断。

3. 皮样囊肿　眼眶占位性病变中较常见的一种囊性病变，发病较早，大多数在10岁左右发现靠近外上眶缘的无痛性肿块（图30-1-11）。CT检查可见特征性囊肿样改变，内部为低密度区或有液平。手术切除时可见囊性病变，内部为黄色液体和油脂以及毛发。

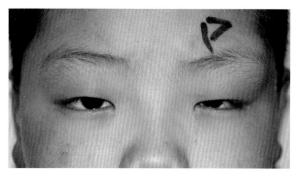

图 30-1-11　左侧眼眶皮样囊肿患者照片
左眼上睑外侧肿胀。

4. 泪腺恶性肿瘤　肿瘤发展快，病程大多小于半年，由于生长快以及嗜神经生长，常伴有明显的疼痛。影像学检查可见恶性泪腺肿瘤的边界不规则，肿瘤向眶深部蔓延，常破坏相邻的眶骨，甚至穿过眶顶侵犯颅内。

（三）病理检查

泪腺多形性腺瘤大体标本多为圆形或椭圆形的灰白色实性肿物，质地较硬，肿块周围有假包膜包绕。表面可光滑也可有结节状凸起，结节凸起处包膜可部分缺失，切面呈灰白色或略带黄色，可有小囊腔及黏液样区。肿瘤起源于有多向分化潜能的上皮细胞，肿瘤中的间质均为上皮细胞转化形成。镜下瘤细胞常是腺管样双层排列，内层为柱状，外层为梭形，前者是腺上皮，后者为肌上皮，此外还可见到片状、索状和乳头状的细胞巢。上皮细胞和间质成分混杂，肌上皮向外移行，散开即形成透明样、黏液样或软骨样间质，其间散在有星形、梭形和鳞状细胞及角化。肿瘤的多形性特征表现为即使是同一肿瘤的不同区域也不相同。近年来，随着细胞表面抗原等大分子物质的研究进展，肿瘤

的免疫组化显示上皮细胞和肌上皮细胞抗原呈典型的局限性分布（图30-1-12）。

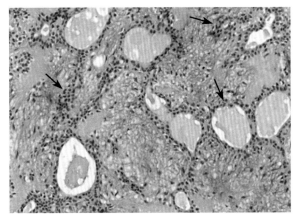

图30-1-12　泪腺多形性腺瘤病理图片（HE染色，×200）
泪腺上皮细胞、肌上皮细胞及间质成分混合存在，腺上皮细胞排列成腺管状、条状和实体状（箭头），腺管形状和大小不一，内层为可产生黏液的腺上皮细胞，外层为移行于间质中的肌上皮细胞。

　　多形性腺瘤的包膜为假包膜，其厚度从数微米到数百微米不等。假包膜常不完整，研究表明，90%的多形性腺瘤的肿瘤细胞有包膜浸润现象，表现为在结节凸起处无包膜、肿瘤细胞侵犯包膜以及肿瘤细胞穿出包膜（图30-1-13）。

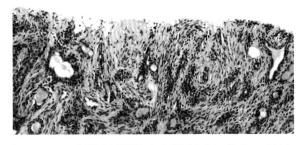

图30-1-13　泪腺多形性腺瘤病理图片（HE染色，×200）
显示肿瘤表面包膜不完整，在结节部位并无包膜。

四、治疗

（一）基本原则

　　泪腺多形性腺瘤治疗原则是手术完整切除肿

瘤，包括肿瘤包膜及肿瘤周围脂肪和骨膜，以防肿瘤细胞在手术中脱落引起术后复发。由于肿瘤来源于具有多向分化潜能的上皮细胞，具有很强的生物活性，因此术后易复发，且多次复发易恶变成泪腺多形性腺癌。术前活检可能对肿瘤复发具有促进作用，研究表明，有术前活检史的患者术后复发率高达32%，而未活检者仅为3%。因此，怀疑泪腺多形性腺瘤的患者一般不进行局部活检。影响术后复发的因素主要包括：术前是否施行针刺活检或切开活检；术中肿瘤包膜是否碎裂，肿瘤细胞是否脱落残留；手术切除肿瘤是否完整。

（二）治疗方法

　　1. **手术入路**　通常采用外上方眼睑皮肤切口，肿瘤较大者可采取扩大的外侧开眶术。外上方眼睑皮肤入路即经典的外侧开眶术，取外上眶缘切口，从眉弓中1/2弧形切开至外眦部，缺点是在内上方分离肿瘤时视野较狭窄、操作不便；扩大的外侧开眶术通过眶外上方皮肤S形切口入路，可以较好地暴露泪腺窝，但S形切口的下半部瘢痕影响患者外观。泪腺肿瘤不应选择上穹窿结膜入路，一方面该入路肿瘤暴露不充分，容易造成肿瘤受挤压破裂，另一方面该入路易损伤泪腺导管和提上睑肌。

　　2. **剥离肿瘤**　完成手术入路后进行肿瘤的剥离和切除，由于肿瘤包膜常与周围骨膜融合在一起，因此将骨膜和肿瘤周围部分正常软组织一起切除以减少复发。泪腺多形性腺瘤质脆易碎裂，不能直接钳夹肿瘤。正确的牵拉肿瘤方式应该是钳夹肿瘤边缘的骨膜，提起骨膜将整个瘤体完整切除。术中一旦肿瘤包膜破裂，局部应反复冲洗，尽可能将散落的肿瘤组织清除干净，否则肿瘤细胞散落切口内极易导致肿瘤复发。如果有局部骨组织侵犯，应将局部泪腺窝的骨质一起切除。

　　3. **复发肿瘤治疗**　原则上应根据复发的范围和部位，采用不同的治疗方案。如果局部少量复发,肿瘤范围小,可行扩大的局部切除,即将肿瘤周围的软组织甚至肌肉同时切除。完整切除肿瘤后,应辅助行放射治疗,总剂量 50～60Gy,可减少再次复发。

（三）预后评估

影响泪腺多形性腺瘤患者预后的主要因素是肿瘤复发和恶变。研究表明,泪腺多形性腺瘤患者术后 20 年内恶变为多形性腺癌约占 10%,30 年内恶变达到 20% 左右。而肿瘤复发与手术是否完整切除肿瘤有直接关系,肿瘤切除彻底者预后良好,完整切除肿瘤者复发率仅 3% 左右。

随着诊断方法及手术技术的不断改进以及对疾病的认识不断加深,泪腺多形性腺瘤复发率越来越低。泪腺多形性腺瘤患者良好的预后关键在于避免术前活检,术中完整切除瘤体和避免肿瘤包膜破裂,术后定期复诊,一旦发现复发及时局部扩大切除并联合放射治疗。

五、典型病例

（一）典型病例

泪腺多形性腺瘤术后复发。患者女性,34 岁,右眼突出 10 余年在当地医院诊治,诊断为右眼眶内肿物,施行右眼眶肿物摘除术,术后病理诊断为"泪腺多形性腺瘤"。患者术后 1 年右眼再次突出,来到上海交通大学医学院附属第九人民医院眼科就诊,以"右眼眶多形性腺瘤术后复发"收治入院。体格检查:右眼矫正视力 0.6,右侧眼眶外上方见原手术瘢痕,右眼球突出,突眼度 24mm——103mm——19mm,右眼球下移,眼球运动无明显受限,右侧上眶区扪及肿块,质韧,边界不清,无压痛,活动度差(图 30-1-14)。影像学检查显示右眼眶外上方占位性病变。入院后接受眼眶复发肿瘤摘除手术,可见 7 个大小不等的瘤体(图 30-1-15),术后病理

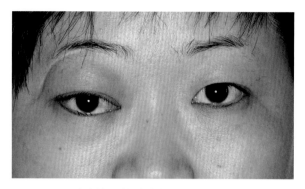

图 30-1-14　右侧多形性腺瘤患者术后复发照片

右眼眶外上方皮肤见陈旧性手术瘢痕,右眼突出下移。

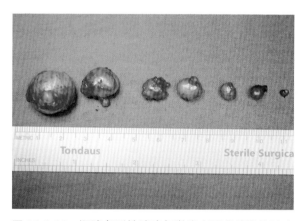

图 30-1-15　泪腺多形性腺瘤复发患者手术摘除的肿瘤照片

可见 7 个大小不等的瘤体;术后病理显示仍为多形性腺瘤。

诊断仍为泪腺多形性腺瘤,未做辅助放疗,术后视力及眼球运动同术前,术后随访 18 个月未见肿瘤复发。

（二）诊疗思考

泪腺多形性腺瘤手术如果没有完整摘除、术中包膜破裂导致肿瘤细胞脱落术野,可能造成术后复发,复发时间可长达 20～30 年。因此,对于该肿瘤术后应长期随访。随访时应检查眼球突出度,影像学检查包括 CT 和 MRI,一旦发现肿瘤复发应及时治疗。如果治疗及时,手术彻底,术后效果一般较好。

第二节 泪腺囊肿

泪腺囊肿（lacrimal ductal cysts）在眼眶肿瘤中占 1%～2%，但由于大多数症状较轻，绝大多数为良性病变，极少恶变，一般不需要治疗。

一、病因和发病机制

泪腺囊肿大多是发生于泪腺导管的上皮性囊肿，起源于睑部泪腺者多见。其发生是外伤、炎症等各种因素导致泪腺导管阻塞，导管内液体积聚，导致泪腺导管进行性扩张，形成含有无色或黄色液体的双层细胞囊腔。泪腺囊肿临床上并不少见，占泪腺病变的 6%～18%。

二、临床表现

好发于中青年患者，多表现为单侧上睑无痛性肿大，少数可发生在双侧，女性多于男性。体检可发现颞上方结膜穹窿囊性肿物（图 30-2-1），可透光，压痛不明显。一般生长较慢，其体积可因液体排除而缩小，也会因情绪激动哭泣而增大。继发感染者可形成脓肿。

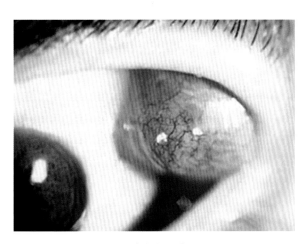

图 30-2-1　右侧泪腺囊肿患者照片
右侧外上方结膜穹窿处囊性肿物。

B 超可显示眼眶外上方的低回声区。CT 显示眼球外上方边界清晰的圆形或类圆形占位性病变，呈囊性病变，病变多位于睑部泪腺；MRI 显示 T_2WI 的等信号占位性病变。

三、诊断与鉴别诊断

（一）诊断

泪腺囊肿的诊断主要依靠临床表现和影像学检查。缓慢出现的单眼上睑外侧肿胀，颞上结膜可见囊肿性占位，无明显疼痛，以及影像学检查的囊性病变。

（二）鉴别诊断

1. **泪腺多形性腺瘤** 表现为眼眶外上方缓慢增大的无痛性肿块，影像学检查显示占位性病变主要位于泪腺窝内的眶部泪腺，这与泪腺囊肿不同。

2. **泪腺恶性上皮性肿瘤** 泪腺恶性上皮性肿瘤发展较快，常伴有疼痛，影像学检查可有明显骨质破坏。

3. **皮样囊肿** 皮样囊肿也常发生于眼眶外上方，影像学检查其内部密度显示为脂肪的密度，与泪腺囊肿明显不同。

四、治疗

泪腺囊肿发展较慢，无明显症状者一般只需观察随访。如出现体积明显增大影响眼球运动，则应完整手术切除囊肿，并尽量减少泪腺组织损伤。如发生继发感染导致脓肿形成，应控制感染，必要时引流，感染控制后切除囊肿。

该病手术效果和预后较好，完整切除囊肿者一般很少复发。泪腺囊肿一般不会恶变，极少数囊壁上皮细胞可恶变为鳞状细胞癌。

第三节　泪腺米库利兹病

米库利兹病（Mikulicz病）又称良性淋巴上皮病变（benign lymphoepithelial lesion，BLEL），是一种发病率较低的自身免疫性疾病，1888年由Mikulicz-Radecki首次报道。临床上以中年女性多见，双侧或单侧眼睑无痛性肿大。血清IgG4水平升高是其特点，治疗以糖皮质激素为主，效果较好。

一、病因和发病机制

米库利兹病是由于淋巴细胞弥漫性浸润泪腺和唾液腺，淋巴细胞在腺体内增生导致泪腺和唾液腺腺体萎缩，泪腺和唾液腺导管肌上皮反应性增生的良性病变。目前发生机制尚未完全明确，有多种因素可能引起该病，包括IgG4、肌上皮岛形成、性激素异常和补体系统异常等。

（一）IgG4异常

米库利兹病患者的病变组织有大量IgG4阳性浆细胞浸润，血清IgG4水平显著升高。原本认为米库利兹病是Sjögren综合征的一种亚型，随着米库利兹病的组织和外周血中IgG4明显升高，将其归入IgG4相关性疾病。IgG4相关性疾病是一种由免疫系统介导的系统性、慢性自身免疫性炎性疾病。这类疾病的主要特征是受累器官肿胀、纤维化、硬化，以及患者血清中IgG4水平显著增高，受累组织和器官大量淋巴细胞浸润，特别是IgG4阳性浆细胞浸润。

（二）肌上皮细胞岛异常

米库利兹病的组织特异性损害主要表现为腺体萎缩、淋巴细胞增生浸润、腺导管损伤和导管内肌上皮细胞岛增生。而导管内肌上皮增生为该病所特有，肌上皮细胞岛的异常增生可能是导致米库利兹病的原因之一。

（三）雌激素紊乱

米库利兹病患者以中老年女性多见，推测该病可能与雌激素水平紊乱后机体免疫功能失去平衡有关，可能是通过激活多克隆B淋巴细胞和提高血清催乳素两种方式刺激产生自身抗体所致。

（四）补体系统异常

米库利兹病患者的泪腺组织中补体蛋白C3表达显著升高。C3蛋白在补体系统中不仅含量最高，而且在激活补体的途径中起到关键作用，因此推断该病的发生与补体系统异常有关。

此外，有研究认为与病毒感染有关，提出病毒诱导假说，认为米库利兹病的发生与EB病毒、丙肝病毒和人类免疫缺陷病毒（HIV）感染可能有关，但缺乏足够证据。还有研究认为，该病的发生与某些细胞因子异常有关，如转化生长因子-β、P53蛋白、Ki-67抗原以及白介素21等；对泪腺米库利兹病患者的病变泪腺切除后进行检测，发现CD4、LCK蛋白表达均为阳性，可能与该病的发生有一定相关性。

二、临床表现

单侧或双侧泪腺无痛性肿大，眼睑肿胀（图30-3-1）。由于病变集中在泪腺组织，而副泪腺正常，因此较少出现干眼症状。泪腺持续性肿大后可导致眼球突出，视力下降。体检可扪及肿大的泪

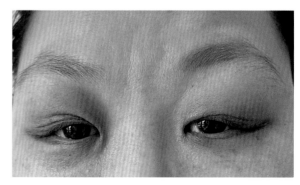

图30-3-1　双侧泪腺米库利兹病患者照片
双侧眼睑外上方肿胀。

腺，无明显触痛。如严重的眼球突出可导致眼睑闭合不全、角膜上皮损伤、结膜充血。病变侵犯唾液腺导致唾液腺肿大和口干现象。

米库利兹病的影像学检查缺乏特征性改变，CT 检查可见单侧或双侧眼眶外上方边界清晰的软组织肿块，无骨质破坏。MRI 检查显示泪腺弥漫性肿大，T_1WI 等信号或略低信号，T_2WI 多为略低信号（图 30-3-2）。

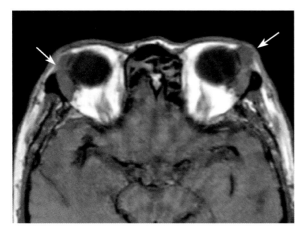

图 30-3-2　泪腺米库利兹病患者 MRI 影像
双侧泪腺弥漫性肿大，边界清晰，骨质无破坏（白色箭头）。

三、诊断与鉴别诊断

（一）诊断

主要依靠临床表现、影像学检查和实验室检查。2008 年，Masaki 提出该病的诊断标准为：双侧或单侧泪腺、腮腺或下颌下腺对称性、无痛性、持续肿大 3 个月以上；血清 IgG4 大于 135mg/dl；病理活检可见大量淋巴浆细胞浸润且 IgG4 阳性浆细胞大于 10 个 /HPF 和 / 或 IgG4 阳性浆细胞 /IgG 阳性浆细胞大于 50%。

（二）鉴别诊断

1. Sjögren 综合征　米库利兹病曾被认为是 Sjögren 综合征的一个亚型，两者都有泪腺和唾液腺病变，但越来越多的证据显示两者并不是同一种疾病。Sjögren 综合征患者的主要症状是眼干和口干等，血清 IgG4 水平正常，对激素治疗不敏感。

2. 炎性假瘤　炎性假瘤也可导致泪腺肿大，但很少有唾液腺肿大发生。炎性假瘤经过激素治疗也可好转，但经常反复发作，而米库利兹病一般激素治疗效果较好，很少复发。手术切除后的病理检查可明确诊断。

3. 泪腺良性肿瘤　泪腺良性肿瘤也可表现为单侧泪腺无痛性肿大，但很少会有双侧发病，而且泪腺良性肿瘤如泪腺多形性腺瘤病变以眶部泪腺为主，肿块很少突出眶缘，影像学检查可显示良性泪腺肿瘤为单侧眼眶外上方规则的椭圆形或圆形占位，局部骨质可受压变薄。

（三）病理检查

米库利兹病的病理特点为泪腺基质内有较多淋巴细胞浸润，导管肌上皮增生形成肌上皮岛，好像漂浮在淋巴细胞海洋中的一座孤岛。泪腺实质很少纤维化，实质内淋巴滤泡不明显（图 30-3-3）。

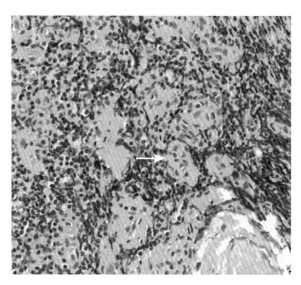

图 30-3-3　米库利兹病的病理图片（HE 染色，×400）
病变组织内大量淋巴细胞，内有肌上皮呈岛状漂浮在淋巴细胞的海洋中（白色箭头）。

四、治疗

由于该病是一种泪腺特发性炎性反应，因此对糖皮质激素敏感。应用激素治疗后大多数患者的泪腺肿大可显著减轻。初始剂量为泼尼松 40mg/d

持续 1 个月，之后每周减少 5mg，最后到达 5mg/d 的维持剂量，维持用药应达 2～3 年以防止复发。

但有时激素效果不佳，可考虑手术切除，同时应用糖皮质激素。

第四节　泪腺嗜酸细胞瘤

泪腺嗜酸细胞瘤是罕见的泪腺上皮性肿瘤。多为良性，单侧发病，缓慢生长，中老年患者占大多数。治疗以手术完整切除为主。

一、病因和发病机制

嗜酸细胞瘤发生在各种器官和结构中，例如唾液腺、甲状腺、肾上腺、肾、肝、和乳房等。眼部嗜酸细胞瘤最常见于泪阜，其次为泪囊和泪腺。其于 1970 年被首次报道，绝大多数为良性肿瘤，极少数为恶性嗜酸细胞瘤。

二、临床表现

表现为生长缓慢的眼眶外上方占位性病变，大多数患者年龄超过 40 岁。患者可有假性上睑下垂，眼球突出和移位，疼痛较少出现（图 30-4-1）。

影像学表现与良性泪腺肿瘤相似，CT 检查可见眼眶上外方边界清晰的圆形或椭圆形占位，局部骨质被压迫扩大（图 30-4-2），MRI 检查可见增强的

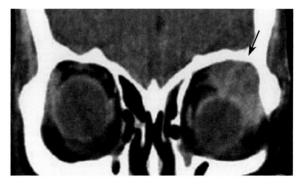

图 30-4-2　泪腺嗜酸细胞瘤的冠状位 CT 影像

左眼眶外上方边界清晰的类圆形肿块，局部骨质受压凹陷（黑色箭头）。

肿块。如肿块边界不清并有局部骨质破坏，则应考虑恶性肿瘤。

三、诊断与鉴别诊断

该疾病的诊断与泪腺良性肿瘤类似，根据单眼缓慢发病、外上眶缘肿大、上睑下垂、眼球突出移位等症状，结合影像学表现，可首先作出良性还是恶性泪腺肿瘤的初步判断。手术切除肿瘤后进行的病理检查是明确诊断的直接依据。

肿瘤大体上一般为圆形或类圆形肿物，有完整包膜或假包膜，瘤体实性，切面均质状，颜色一般为灰红或淡红。病理检查，肿瘤组织中有大量嗜酸性细胞，细胞体积较大，圆形或多边形，胞浆丰富，含有细小、颗粒状的嗜酸性细胞质以及大量形状不规则、大小不等的线粒体，颇似肝细胞或肾上腺皮质细胞。

虽然泪腺嗜酸细胞瘤临床上罕见，但在诊断泪腺良性肿瘤时也应考虑该病，鉴别诊断主要依

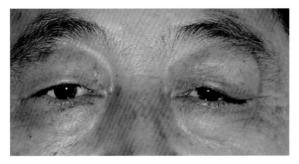

图 30-4-1　左侧泪腺嗜酸细胞瘤患者照片

左眼上睑肿大，外侧上睑下垂。

靠术后病理检查。

四、治疗

以手术治疗为主,完整切除肿瘤及其包膜和周围部分眼眶软组织,如手术切除不彻底可造成肿瘤复发。如术前影像学检查发现肿瘤具有侵袭性生长和骨质破坏,考虑恶性肿瘤,手术治疗应扩大切除范围,依据术后病理结果进一步施行放疗和化疗。

第五节　泪腺多形性腺癌

泪腺多形性腺癌(pleomorphic adenocarcinoma)约占泪腺上皮性恶性肿瘤的 20%,发生率仅低于腺样囊性癌,曾被称为恶性混合瘤(malignant mixed tumor)或多形性腺瘤恶变(carcinoma ex-pleomorphic adenoma)。泪腺多形性腺癌的发生有两种类型:一类起病即为恶性,患者多为 60 岁以上的老人,男性稍多于女性,起病急、发展快、病程短(1.5~2 年),局部疼痛和压痛显著;另一类是由泪腺多形性腺瘤恶变而成,常因泪腺多形性腺瘤手术切除不彻底导致术后复发恶变。泪腺多形性腺癌的治疗目前以手术扩大切除联合放射治疗为主,但复发仍难以避免,预后较差。

一、病因和发病机制

泪腺多形性腺癌的发生是由于泪腺中的腺上皮细胞或肌上皮细胞发生恶性变而导致。目前尚不明确泪腺多形性腺癌的发病机制。多形性腺瘤的发生与泪腺多形性腺瘤恶变相关的癌基因发生异常有关,包括多形性腺瘤基因 1(PLAG1)和高迁移率组蛋白 2(HMGA2)表达下调。

抑癌基因的改变也可能是泪腺多形性腺瘤恶变的因素之一。细胞周期素依赖性激酶 4 抑制蛋白及其可变读框基因(inhibitor of cyclin-dependent kinase 4a-alternative reading frame,INK4a-ARF 基因)是调控细胞周期的抑癌基因,位于人类染色体 9p21,转录产物 $P16^{INK4a}$ 和 $P14^{ARF}$ 对细胞周期起到负调控作用。恶性多形性腺瘤中 $P16^{INK4a}$ 在细胞核中表达降低而在细胞质中表达升高,INK4a-ARF 抑癌基因的改变与多形性腺瘤恶变有关。

二、临床表现

(一)症状和体征

泪腺多形性腺癌以男性多见,平均发病年龄在 50 岁以上。临床主要表现为眼眶外上方肿块,占全部患者的 80% 左右;其次为眼球移位,约占 70%;30% 左右患者主诉疼痛。根据肿瘤的临床和病理特点,泪腺多形性腺癌分为非侵袭、微侵袭性和侵袭性三种。不同类型肿瘤其恶性程度和侵袭能力不同,临床表现和预后差别很大。

非侵袭和微侵袭性患者病史较长、发展较慢,多源自多形性腺瘤的恶变。这两种类型的患者年龄较大,表现为单侧缓慢进行性的眼球突出并向内下方移位,上睑肿胀或下垂(图 30-5-1)。由于肿块位于泪腺窝,患侧眼球可出现向外上方运动受限(图 30-5-2),患者较少出现疼痛。病理上这两类患者肿瘤局限于泪腺内或者穿出包膜<1.5mm。

侵袭性多形性腺癌在病理切片上可见肿瘤细胞穿破包膜>1.5mm,泪腺的包膜完全被肿瘤细胞侵蚀,眶外上方肿块呈浸润性生长,患者常有自发

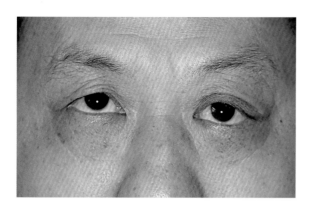

图 30-5-1 左侧泪腺多形性腺癌患者照片

左眼上睑下垂、眼球向下方移位，眼眶外上眶缘隆起。

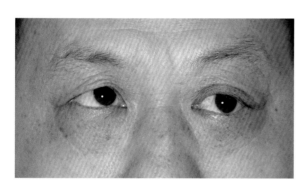

图 30-5-2 左侧泪腺多形性腺癌患者照片

左眼向外上方运动受限。

疼痛或压痛。临床体检可发现眼眶外上方扪及边界不清、形状不规则的固定肿块，肿块压痛明显，同时伴随眼球向下移位。

泪腺多形性腺瘤发生恶变常伴有以下三种表现：泪腺肿块突然变大；肿瘤快速生长伴有疼痛和眶骨侵蚀；已切除的泪腺多形性腺瘤突然复发。

（二）影像学检查

1. 超声检查 B 超显示泪腺区类圆形或不规则占位，边界欠清，内回声不均，声衰减明显，这些均与泪腺多形性腺瘤不同。肿瘤无压缩性，肿瘤破坏骨质时可见向后膨出的回声影。

2. CT 非侵袭性和微侵袭性泪腺多形性腺癌的影像学表现与多形性腺瘤相似，区别比较困难。表现为眼眶外上方类圆形软组织密度的占位病变，局部骨质可有压迹或缺损。侵袭性具有特征性改变，眼眶外上方不规则占位、边界不清、形状不规则、呈结节状，可见骨质破坏、瘤内钙化斑和低密度的坏死灶等恶性肿瘤表现（图 30-5-3）。晚期病例可见肿瘤引起泪腺窝和蝶骨大翼广泛骨破坏。

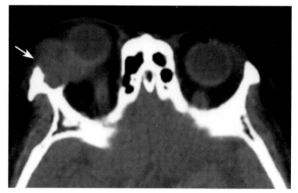

图 30-5-3 泪腺多形性腺癌 CT 影像

眼眶外上方不规则占位，局部骨质破坏（白色箭头）。

3. MRI 瘤体增强明显，可见其对周围正常结构的浸润，肿瘤内部信号不均、杂乱，在 T_2WI 和增强 T_1WI 上显示更明显（图 30-5-4）。

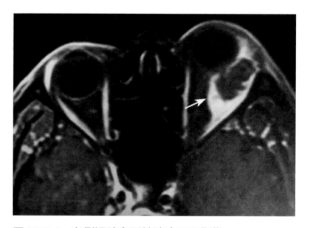

图 30-5-4 左侧泪腺多形性腺癌 MRI 影像

显示占位呈椭圆形，沿眶外壁向眶尖蔓延，肿瘤强化不均匀（白色箭头）。

三、诊断与鉴别诊断

（一）诊断

由于非侵袭性和微侵袭性泪腺多形性腺癌临

床表现和影像学检查结果与泪腺多形性腺瘤相似，一般只有手术摘除肿瘤后通过病理检查才能明确诊断。而侵袭性泪腺多形性腺癌具有较显著的恶性肿瘤特征，通过临床表现和影像学表现，在术前可基本确定诊断。

（二）病理检查

镜下病理表现为在多形性腺瘤的双层腺管结构中出现恶性变，大多为低分化腺癌，少数情况下可见腺样囊性癌或鳞状细胞癌，甚至黏液表皮样癌和肉瘤。肿瘤组织呈浸润性生长，常常侵犯周围神经和血管。

（三）鉴别诊断

1. **泪腺多形性腺瘤**　两者临床和影像学表现十分相似，主要区别在于腺癌生长速度快，常常伴有疼痛，术后病理检查是最有效的鉴别依据。

2. **米库利兹病**　常表现为双侧泪腺无痛性肿大，影像学无明显骨质破坏，血清 IgG4 水平升高，激素治疗有效。

3. **泪腺上皮性恶性肿瘤**　泪腺腺样囊性癌、腺癌、黏液表皮样癌等多种肿瘤的临床表现和影像学特征与侵袭性泪腺多形性腺癌类似，既往多形性腺瘤的病史是后者的鉴别诊断要点，最终诊断依靠术后病理学检查。

四、治疗

侵袭性泪腺多形性腺癌恶性程度高，发展速度快，易转移和复发，对单纯放疗和化疗不敏感。治疗以手术切除为主，辅助术后放疗，其他治疗还包括化疗和靶向药物治疗等。

而非侵袭性和微侵袭性泪腺多形性腺癌的特征与良性腺瘤相似，治疗以完整摘除肿瘤为主。

（一）手术治疗

非侵袭性和微侵袭性泪腺多形性腺癌的治疗原则为完整摘除肿瘤及周围部分软组织，手术入路一般为前路开眶或外侧开眶，可去除部分眶上缘骨质，扩大手术视野。如术中病理为非侵袭性则预后

较好，术后一般无须辅助放疗；如为微侵袭性则术后辅助放疗和化疗。如术前怀疑侵袭性泪腺多形性腺癌，传统治疗方法为眼眶内容剜除术，手术切除包括眼眶外侧壁、眶顶、眼球在内的全部眼眶软组织，手术对患者的视功能和外观产生严重损害，造成极大的生理和心理痛苦。近来研究发现，单纯施行眼眶内容剜除并不能减少肿瘤的复发，目前多倾向于保留眼球的肿瘤局部扩大切除术、术前或术后给予放疗和化疗。

（二）放射治疗

泪腺多形性腺癌的放疗主要采用外放射放疗进行术后辅助放疗，可改善肿瘤术后生存率减少复发。放疗方法采用调强放疗，剂量一般为 60～70Gy，治疗时间在 6 周左右。如复发可再行放疗，总的剂量不超过 100Gy。

内放射可采用 ^{125}I 粒子，术中植入手术区域，也可术后通过穿刺植入。一般放置 10～20 个粒子，每个粒子的放射强度为 0.7～0.9mCi。

粒子放疗和外放疗对于降低肿瘤复发和提高生存率的作用没有显著差异，同时无论哪种放疗都会造成眼部的并发症，主要包括干眼、结膜炎症、视网膜和视神经损伤、晶状体混浊，以及局部睫毛和眉毛脱落等。粒子植入手术还可发生粒子移位，需要再次手术植入粒子。

（三）化学治疗

全身静脉化疗，对于泪腺恶性肿瘤效果不佳，很少单独采用。目前多采用经股动脉插管，股动脉—颈外动脉—泪腺动脉等介入化疗，直接将化疗药物注射到肿瘤内，更有效杀灭肿瘤细胞。动脉介入化疗主要用于术前治疗，缩小肿瘤体积，便于完整切除肿瘤，降低复发率，提高生存率，介入化疗在提高疗效的同时大大减少了全身毒副作用。

（四）预后

侵袭性泪腺多形性腺癌预后不佳。研究表明，术后复发率可高达 70% 以上，50% 患者局部复发侵入颅内，30% 患者远处转移。因此，创新更有效

的治疗方法以降低泪腺多形性腺癌的复发率是当前的研究热点,如针对肿瘤基因异常的靶向治疗,包括基因突变和基因融合等,可能成为泪腺肿瘤治疗的突破方向。

五、典型病例

(一)典型病例

患者,女性,71 岁,右眼眶肿瘤摘除术后 9 年,发现右眼眶肿块 1 年。患者 9 年前因"右眼眶占位性病变"在当地医院手术治疗,术后病理为"泪腺多形性腺瘤"。1 年前再次发现右眼上睑肿胀、眼球突出,未及时就诊。1 年来症状逐渐加重,右眼肿块渐渐增大,右眼突出明显、睁眼困难,当地医生介绍到上海交通大学医学院附属第九人民医院眼科就诊。体检发现,右眼矫正视力 0.5,右眼外上方可见 3cm×3cm 肿块,质硬,活动度差。右眼球突出,突眼度:$16mm\frac{90mm}{}10mm$,未见明显眼球运动受限,右眼眶外上方见手术瘢痕,右眼上睑下垂,下垂量 1.5mm,提上睑肌肌力 6mm(图 30-5-5)。CT 检查显示右眼眶外上方不规则软组织肿物,局部骨质破坏(图 30-5-6)。治疗方案为手术切除联合术后放疗。选择外侧开眶入路,将肿瘤和部分被侵蚀的眶外侧壁一起切除,术后病理证实为泪腺多形性腺癌。患者术后视力及眼球运动同术前,双眼眼球突出对称,术后接受外照射放疗(总剂量 60Gy,6 周),每半年定期复查,至今 2 年未见复发。

(二)诊疗思考

泪腺多形性腺癌容易复发,单纯手术切除病灶甚至眶内容剜除均不能防止复发和转移,目前采用手术切除肿瘤联合放疗的综合疗法是最有效的治疗手段。该患者采用了手术切除联合术后体外放疗的方法在 2 年的随访期内尚未复发,但这并不意味着彻底治愈。长期随访是早期发现肿瘤复发的

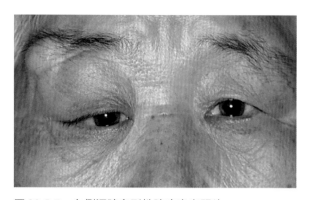

图 30-5-5　右侧泪腺多形性腺癌患者照片
右上睑肿胀,上睑下垂,眼眶外上方可见陈旧性手术瘢痕,右侧眉毛外侧可见占位性病变,右侧眼球向前向内下方突出。

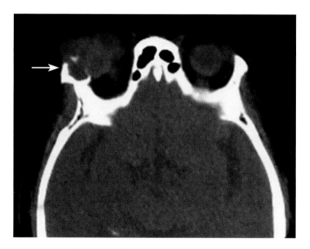

图 30-5-6　右侧泪腺多形性腺癌 CT 影像
右眼眶外上方占位性病变,局部骨质破坏(白色箭头)。

重要手段,CT 和 MRI 影像学检查是观察泪腺多形性腺癌复发的有效方法。

国内有的单位,如首都医科大学附属北京同仁医院等应用粒子放射治疗,他们在手术切除肿瘤后,直接在手术部位放入放射性粒子,使病灶得到持续性放疗效果,初步研究显示该方法可替代体外放疗以减少肿瘤复发及远处转移。但放射性粒子植入技术还面临一些不可避免的并发症,最常见为植入的粒子发生移位影响放疗效果,必须再次手术植入。通过改进植入方法,将来放射性粒子植入可能为减少泪腺多形性腺癌复发提供新方法。

5

第六节 泪腺腺样囊性癌

泪腺腺样囊性癌（adenoid cystic carcinoma，ACC）旧称圆柱瘤，是最常见的泪腺恶性上皮性肿瘤，占所有泪腺恶性上皮性肿瘤的 60%，在全部泪腺上皮性肿瘤中占 25%～30%，仅次于多形性腺瘤，占所有眼眶肿瘤的 4.6%，占头颈部恶性肿瘤 1%。本病在中年女性患者多见，病情进展迅速，该肿瘤具有嗜神经特性，疼痛症状明显。

一、病因和发病机制

泪腺腺样囊性癌起源于泪腺小导管，其生物学特点为恶性程度高、发展迅速、易复发、易转移、沿神经侵袭，死亡率高等。头颈部腺体，包括大、小唾液腺是腺样囊性癌的好发部位。腺样囊性癌是人类头颈部最具破坏性且不可预知的肿瘤之一。

泪腺腺样囊性癌的发生机制仍不确定，分子生物学研究显示 MYB 原癌基因在泪腺腺样囊性癌的发生中起到一定作用。MYB 原癌基因家族包括 a-MYB、b-MYB 及 c-MYB，其中 c-MYB 位于细胞核内，其编码产物为 MYB 蛋白，是与 DNA 结合的转录因子。MYB 转录因子可启动多个靶基因，调节细胞生长、增殖和凋亡，与细胞周期密切相关，与多种肿瘤的发生和发展有关。MYB 转录因子在正常情况下只在未分化的祖细胞中表达，随着细胞的分化成熟，MYB 的表达下调。然而，在泪腺腺样囊性癌组织中 MYB 过表达和基因重排，MYB 在泪腺腺样囊性癌的发生发展中起一定作用。

泪腺腺样囊性癌的神经侵犯与突刺蛋白 -100 和神经细丝酸性蛋白有关。泪腺腺样囊性癌根据病理特点可分为筛样型、管样型、混合型和实性型几种，其中实性型是预后最差的。在实性型泪腺肿瘤中，发现其突刺蛋白 -100 和神经细丝酸性蛋白表达阳性率高于筛样型和管样型。而且，在有神经侵犯的腺样囊性癌标本中，突刺蛋白 -100 和神经细丝酸性蛋白表达阳性率也高于无神经侵犯。突刺蛋白 -100 和神经细丝酸性蛋白与泪腺腺样囊性癌的嗜神经特性有关。

Notch 信号通路在细胞分化、增殖、凋亡，以及表皮细胞向间质转化中起重要作用，在胚胎泪腺组织中有 Notch 的受体和配体高表达。全基因组测序显示，大约 35% 的泪腺腺样囊性癌患者中 Notch 信号通路异常。

二、临床表现

（一）症状和体征

泪腺腺样囊性癌好发于 30～50 岁的女性。该病病程短，病情发展迅速是其特点。与其他泪腺肿瘤不同，泪腺腺样囊性癌易浸润局部神经，因此，该病疼痛的发生率高，80% 左右的患者表现为自发痛和触痛，部分患者以眼痛、头痛为首要症状就诊。肿瘤侵犯神经后除疼痛外，还表现为局部皮肤的感觉减退。泪腺腺样囊性癌另一个特点是易侵袭骨质，破坏眶壁使肿瘤侵犯颅内、颞窝、颞下窝、额窦及翼腭窝。侵犯颞窝时出现颞部弥漫状隆起，穿过颅底侵犯脑膜时出现头痛等症状。

临床表现为单侧进展较快的眼球突出，伴眼球向内下移位（图 30-6-1）。可继发上睑下垂、视力下降和眼球运动障碍（图 30-6-2）。在眶外上方可扪及边界欠清、活动度差、固定的质硬肿块。

泪腺腺样囊性癌易转移，16%～40% 的患者发生转移，最常转移的器官是肺、骨骼、脑和肝脏。

（二）影像学检查

合理选择影像学检查对诊断泪腺腺样囊性癌具有重要作用，CT 检查是诊断和鉴别泪腺腺样囊性癌的重要方法，而 MRI 可更清晰显示肿瘤组织

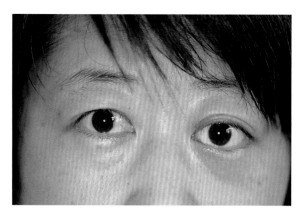

图 30-6-1　左侧泪腺腺样囊性癌患者照片

左眼球突出，眼球向内下方移位。

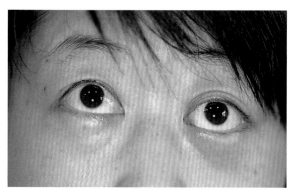

图 30-6-2　左侧泪腺腺样囊性癌患者照片

左眼球上转受限。

结构以及对周围组织的侵犯情况。

1. CT 扫描　泪腺腺样囊性癌有特征性的 CT 影像表现，眼眶外上方中高密度占位性病变，形状为扁平或梭形，肿瘤沿眶外壁向眶尖生长。早期可出现严重的骨质虫蚀样破坏。随着肿瘤快速生长，形状变为不规则状，边缘不清并向各处侵袭：肿瘤向前生长可超出眶缘并包绕眼球呈铸造征，向后可充满眶尖，进一步向后穿破蝶骨大翼侵犯颞叶脑膜；肿瘤向外穿过外侧壁骨质侵犯颞窝和颞肌；向上侵蚀眶顶骨质至前颅底。少数肿瘤内可见泪腺恶性上皮性肿瘤特征性的钙化斑。此外，还可有眶腔扩大、眶上裂或眶下裂扩大等继发改变（图 30-6-3）。

2. MRI　T_1WI 呈中或低信号，T_2WI 呈中或高信号，可明显强化，大部分强化均匀。MRI 可清晰

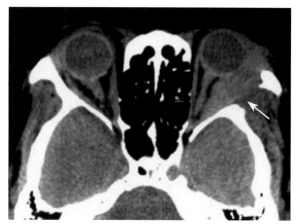

图 30-6-3　左侧泪腺腺样囊性癌 CT 影像

左眼眶外上方占位性病变，肿瘤形状不规则，向眶尖蔓延，眶外壁骨质破坏明显（白色箭头）。

显示肿瘤的形态及向上侵犯颅底、向后侵犯蝶骨大翼、向外侵犯颞窝（图 30-6-4），肿瘤可侵犯眼外肌（图 30-6-5）。

（三）肿瘤分期

泪腺肿瘤的 TNM 分期即肿瘤大小的 T 分期、淋巴转移的 N 分期、远处转移的 M 分期。美国癌症联合委员会（American Joint Committee on Cancer, AJCC）将泪器肿瘤分为四期：T_1、T_2、T_3 和 T_4 期。$T_1 \sim T_3$ 分期主要是依据肿瘤大小，并根据局部侵袭范围分为 a、b、c 三个阶段：a 期代表肿瘤组织无骨膜或骨组织侵犯，b 期代表肿瘤组织仅有骨膜侵犯，c 期代表肿瘤组织有骨膜或骨组织侵犯。

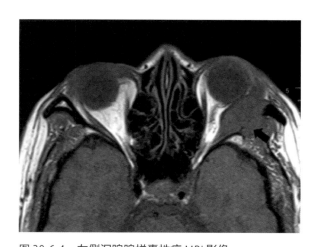

图 30-6-4　左侧泪腺腺样囊性癌 MRI 影像

左眼眶外上方不规则占位性病变，T_1WI 呈中低信号，眼眶外侧壁骨质破坏，颞窝和颞肌被侵犯（黑色箭头）。

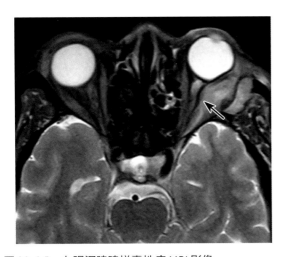

图 30-6-5　左眼泪腺腺样囊性癌 MRI 影像

左眼眶外上方不规则占位，T_2WI 呈中高信号，黑色箭头显示肿瘤侵犯眼外肌。

T_4 期是肿瘤侵犯眼眶外组织，包括鼻窦、颞窝、翼腭窝和颅内，同时根据肿瘤大小又进行了细分，肿瘤最大直径<2cm 者为 a 亚期，2～4cm 间为 b 亚期，>4cm 为 c 亚期。泪腺恶性肿瘤 TNM 分级方案对于选择治疗方案和评价预后具有重要指导意义（表 30-6-1）。

三、诊断与鉴别诊断

（一）诊断

根据典型的临床特点：40 岁左右中青年女性多见、单侧发病、病程多在 6 个月内、发展迅速、疼痛等，结合 CT 和 MRI 检查的特征性改变可诊断该病。病理检查是最有力的诊断依据。

（二）病理

肿瘤大体标本多呈灰白色质地较硬的实性肿块，一般无包膜，易侵犯周围组织。镜下主要由分化差的基底样细胞，依据排列方式和分化程度分为四型：筛样型、管样型、混合型和实性型。筛样型，是腺样囊性癌的典型结构和最常见类型，癌细胞呈细胞团块状，团块中有大小不等的黏液性囊腔，使肿瘤团块呈筛状（图 30-6-6）。管样型，癌细胞排列成小条索、团块或腺管状，细胞巢外有较厚基底膜样物质包围（图 30-6-7）。混合型，癌巢外的间质较为

表 30-6-1　美国癌症联合委员会（AJCC）泪腺恶性肿瘤 TNM 分级方案第 8 版

分类	TNM 分期	肿瘤表现
肿瘤大小	T_X	原发肿瘤无法评估
	T_0	无原发肿瘤
	T_1	肿瘤最大径≤2cm
	T_{1a}	无骨膜或骨质侵犯
	T_{1b}	仅骨膜侵犯
	T_{1c}	骨膜或骨质侵犯
	T_2	2cm<肿瘤最大径≤4cm
	T_{2a}	无骨膜或骨质侵犯
	T_{2b}	仅骨膜侵犯
	T_{2c}	骨膜或骨质侵犯
	T_3	肿瘤最大径>4cm
	T_{3a}	无骨膜或骨质侵犯
	T_{3b}	仅骨膜侵犯
	T_{3c}	骨膜或骨质侵犯
	T_4	肿瘤侵犯邻近组织，包括鼻窦、颞窝、翼窝、眶上裂、海绵窦、脑组织等
	T_{4a}	肿瘤最大径≤2cm
	T_{4b}	2cm<肿瘤最大径≤4cm
	T_{4c}	肿瘤最大径>4cm
淋巴结	N_X	区域淋巴结无法评估
	N_0	无区域淋巴结转移
	N_1	有区域淋巴结转移
远处转移	M_X	远处转移无法评估
	M_0	无远处转移
	M_1	有远处转移

疏松丰富，癌巢很小分散存在于间质中，其筛状结构及癌巢外围的基膜样物质均不明显（图 30-6-8）。实性型，小基底样癌细胞形成实心的癌巢，无任何分化的迹象（图 30-6-9）。此外，还有少数为粉刺型，此型癌巢较大，中央部癌组织坏死，形成类似乳腺癌中的粉刺型外观。不同的病理类型其预后

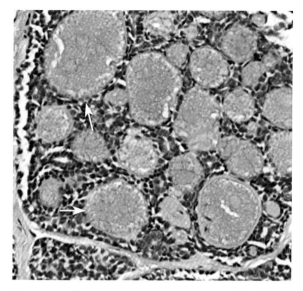

图 30-6-6　泪腺腺样囊性癌筛样型病理照片（HE 染色，×400）

癌细胞呈大小不等、形态不规则的细胞团块，团块中有大小不等的微黏液性囊腔（白色箭头）。

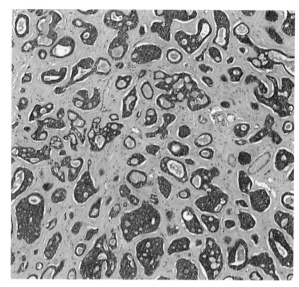

图 30-6-8　泪腺腺样囊性癌混合型病理照片（HE 染色，×200）

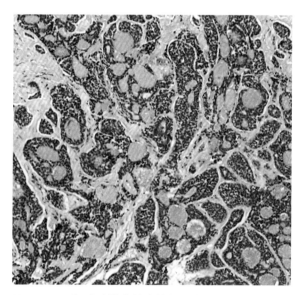

图 30-6-7　泪腺腺样囊性癌管样型病理照片（HE 染色，×200）

癌细胞排列成小条索、团块或腺管。

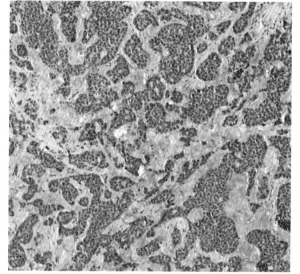

图 30-6-9　泪腺腺样囊性癌实性型病理照片（HE 染色，×200）

癌细胞形成实心的癌巢，无任何分化的迹象。

不同，筛样型和管样型的预后较好，实性型恶性程度高，易于早期复发和早期转移，生存率低、预后差。

腺样囊性癌沿神经侵袭，是其重要的病理学表现和特征性生长方式。这种方式被认为是一种恶性肿瘤转移方式，常提示预后不良。

（三）鉴别诊断

1. **炎性假瘤**　腺样囊性癌与泪腺炎性假瘤的临床表现类似，均表现为进展较快的上睑外侧肿胀，都会有疼痛和眼球运动障碍，可扪及眼眶外上方肿块。CT 均显示眼眶外上方占位，呈扁平形并向眶尖蔓延。主要区别：炎性假瘤的 CT 扫描无骨质破坏，眼睑常有炎症表现且皮质激素治疗有效，反复发作，并可累及双眼。

2. **泪腺多形性腺瘤** 巨大的泪腺多形性腺瘤可压迫眼球致眼部胀痛，应和腺样囊性癌鉴别。CT 检查：多形性腺瘤的骨壁凹陷多由肿瘤压迫造成，易与腺样囊性癌虫蚀样骨质缺损区别。

3. **其他泪腺恶性上皮性肿瘤** 泪腺恶性上皮性肿瘤因病情发展迅速、多呈浸润性生长、钙化斑、骨质破坏、伴有疼痛等特点，术前较难和腺样囊性癌鉴别，明确诊断依靠病理学检查。

四、治疗

泪腺腺样囊性癌是最常见的恶性泪腺上皮性肿瘤，其恶性程度高、易早期转移和侵犯邻近组织，治疗后复发率高，患者生存率低。常用治疗方法包括手术治疗、放射治疗、化学治疗以及基因治疗。手术切除是首选治疗方法，然而手术切除的范围及辅助治疗方案一直是研究热点。放射治疗、化学治疗是重要的辅助治疗手段，分子靶向和基因治疗是目前肿瘤治疗的新方向，是恶性肿瘤治疗的发展趋势。

（一）手术治疗

泪腺腺样囊性癌的 TNM 分级方案是制订治疗方案的依据。对于小于 T_3 期的肿瘤，应该施行保留眼球的肿瘤切除术。肿瘤扩大切除联合术前术后放疗和化疗，可获得与眶内容切除术等同的临床疗效。大于等于 T_3 期的泪腺腺样囊性癌应施行根治性眶内容剜除术，当眶外侧壁或眶顶骨质有明确的肿瘤侵蚀时，应同时切除受累的骨壁，包括侧壁、眶顶及脑膜在内的全部软组织。眶内容剜除术后为避免放疗造成眶前部过薄的皮肤发生溃疡，可选择颞肌转移或真皮脂肪瓣填塞眶腔。研究表明，单纯的扩大眶内容剜除术并不能提高泪腺腺样囊性癌的生存率，术后辅以大剂量放射治疗，可减少术后复发。手术后应用不低于 60Gy 的放射治疗，其 5 年和 10 年的生存率分别为 88% 和 77%。由于泪腺腺样囊性癌易侵犯颅底和颞窝，所以放射野应包括颅骨。对于 T_4 期以上患者，如果肿瘤侵犯颅内即使做扩大眶内容剜除也无法彻底清除病灶。因此，对于这类患者采用姑息治疗，即局部切除肿瘤为术后辅助放疗和化疗创造条件。

（二）放射治疗

对于泪腺腺样囊性癌主要采用术后辅助放疗，由于其具有侵犯神经的特性，因此各分期泪腺腺样囊性癌患者术后都应联合放疗。对于无法手术切除的患者，常采用单纯放疗的治疗模式，其剂量一般为 66～70Gy。

术后辅助放疗的时机应等手术区血肿和积液被吸收、伤口愈合后再进行，这样可以最大化放疗疗效。建议术后 4 周复查增强 MRI 及放疗定位，辅助放疗在术后 4～6 周开始，不晚于 8 周。放疗的剂量一般为 60～66Gy，治疗时间一般为 6～7 周，范围包括同侧海绵窦和三叉神经眶下支行径。

调强放疗技术是泪腺腺样囊性癌术后主要照射方法，在肿瘤控制及减少眼部放射损伤都有良好效果。

体内 ^{125}I 放射性粒子植入是目前采用的内照射方法，肿瘤切除后可直接在手术区域放置放射性粒子，也可术后用穿刺植入。放射性粒子一般放置在上直肌、外直肌和颞肌前部，放置数量一般为 20 个，每个粒子放射强度为 0.7～0.9mCi。

放射治疗的副作用包括干眼、局部皮肤红斑、结膜炎、视网膜和视神经损伤导致视力下降、晶状体混浊等。体内放射性粒子植入可出现粒子移位，须再次手术补充植入新的粒子。

（三）化学治疗

全身静脉化疗是泪腺恶性肿瘤的传统治疗方法，近年开展的超选择泪腺动脉介入化疗是通过导管将化疗药物经过股动脉 - 颈外动脉 - 泪腺动脉直接作用于泪腺腺样囊性癌，常用的化疗药物为顺铂和阿霉素（多柔比星）。该方法相对于传统静脉化疗具有以下优点：①可直接作用于肿瘤区的血管系统，使肿瘤内获得较高的药物浓度，同时化疗药物在全身的剂量较少，全身的毒副作用较小；②介入化疗可明显缩小肿瘤体积，便于彻底手术切除；③介入化疗可诱导肿瘤细胞坏死凋亡，还可杀灭亚临床病变，降低手术引起的肿瘤细胞播散和复发。术前和术后都可进行动脉介入化学治疗，但据统计术前采用该方法比术后更有效控制复发率，提高患者的生存率。研究表明，动脉介入化疗后再进行眶内容剜除和放射治疗泪腺腺样囊性癌，5年死亡率和复发率为16.7%和23.8%，眶内容剜除联合放疗的5年死亡率和复发率为57.1%和71.4%。该方法存在局部副作用，少数患者可发生眼睑缺血坏死。

（四）基因和分子靶向治疗

分子靶向治疗在多种恶性肿瘤的治疗中取得令人鼓舞的成绩。但目前常用的分子靶向药物在泪腺腺样囊性癌的临床试验中效果不理想，如Lenvatinib［乐伐替尼，靶向VEGFR（血管内皮细胞生长因子受体）、FGFR（成纤维细胞生长因子受体）、PDGFR（血小板衍生生长因子受体）等］，Axitinib［阿西替尼，靶向VEGFR、PDGFR、KIT（酪氨酸激酶受体）］等药物的客观缓解率只有16%和9%，低于其他肿瘤的效果。

随着肿瘤发生机制研究进展，靶向治疗仍将是泪腺腺样囊性癌的努力方向。如胰岛素样生长因子1受体介导的头颈部腺样囊性癌 MYB-NFIB 基因融合是其发病的重要机制，白介素-2和成纤维细胞生长因子受体1基因等分子靶点将是泪腺腺样囊性癌靶向治疗的重要研究方向。

（五）预后

泪腺腺样囊性癌的传统手术治疗预后很差，Ismael回顾了1952—2002年诊治的20例患者：35%局部复发，80%远处转移，65%死亡，平均无瘤存活时间为18个月，5年和10年生存率为56%和49%。60%以上发生转移的患者累及肺脏，其次会转移至骨骼和肝脏。

泪腺腺样囊性癌的预后主要与病理类型有关。实体型泪腺腺样囊性癌的神经侵袭发生率高于筛样型和管样型，易于早期复发和转移，预后最差。

临床上常发现一个肿瘤样本中含有多种病理类型，因此分辨主要的病理类型对预后评估很重要。

随着治疗新技术的应用，如颈动脉介入化疗和放射粒子近距离放疗等，使泪腺腺样囊性癌的复发率不断降低、生存率不断提高。当务之急是开展新技术的多中心临床研究和推广应用。

腺样囊性癌的复发率和转移率高，手术后10～20年仍有发生转移的报道，因此，术后长期随访至关重要。

五、典型病例

（一）典型病例

患者男性，43岁，因左眼发现肿块半年伴眼球突出就诊。患者在半年前无明显诱因出现左眼上睑肿大并摸到左眼上睑外侧有一枣核大小肿块，伴有疼痛感，半年来肿块渐渐长大至鸽子蛋大小，并出现眼球突出（图30-6-10）。上海交通大学医学院附属第九人民医院眼科门诊就诊，检查发现左眼眶外上方可扪及3cm×2cm不规则肿块，局部皮肤痛温觉下降。影像学检查：CT显示左眼眶外上方不规则肿块，向眶深部侵袭，局部眶外侧骨壁破坏（图30-6-11），初步诊断为左眼眶泪腺恶性上皮性肿瘤。

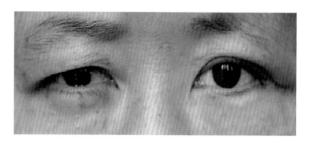

图30-6-10　左侧泪腺腺样囊性癌患者照片
左眼球突出，左眼上睑肿胀。

治疗方案：先采用超选择泪腺动脉介入化疗，然后施行局部扩大切除术，术后放射治疗。按计划采用三次动脉介入化疗，第一次超选择泪腺动脉介入化疗后，CT检查显示肿瘤体积缩小；当完成第三次超选择泪腺动脉介入化疗后，肿瘤体积显著缩小

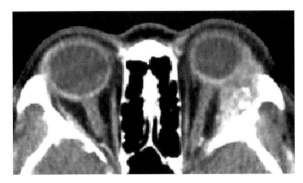

图 30-6-11　左侧泪腺腺样囊性癌患者水平位 CT 影像

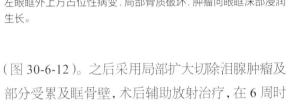

左眼眶外上方占位性病变,局部骨质破坏,肿瘤向眼眶深部浸润生长。

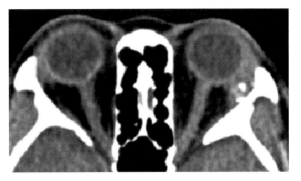

图 30-6-12　左侧泪腺腺样囊性癌患者第三次介入化疗后 CT 影像

肿瘤体积显著缩小。

（图 30-6-12）。之后采用局部扩大切除泪腺肿瘤及部分受累及眶骨壁,术后辅助放射治疗,在 6 周时间内接受 60Gy 剂量外放疗。手术后随访至 2 年未发现肿瘤复发（图 30-6-13、图 30-6-14）。

（二）诊疗思考

对于有明显骨质破坏的泪腺腺样囊性癌患者,一般采用眶内容剜除术以彻底切除肿瘤,减少复发。该手术治疗方法对患者的面部外观和视功能造成了毁灭性后果,严重影响患者术后的生活质量。并且,有研究表明,该方法并未降低复发率和提高生存率。近年来,通过术前施行泪腺动脉介入化疗,使肿瘤体积明显缩小,在此基础上进行局部切除肿瘤术,术后放疗,在完整切除肿瘤的前提下保留眼球和视功能,提高患者术后的生存和生活质量。由于该手术方案临床应用的时间短、病例少,同时缺乏多中心对照研究数据支持,长期的临床效果还需要进一步临床试验和验证。

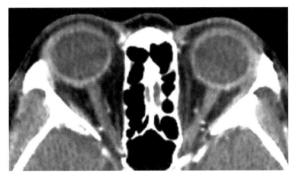

图 30-6-13　左侧泪腺腺样囊性癌患者术后 2 年复诊 CT 影像

检查显示肿瘤无复发。

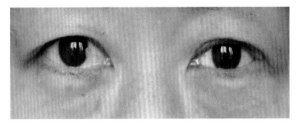

图 30-6-14　左侧泪腺腺样囊性癌患者术后 2 年复诊照片

双眼突出度对称。

第七节　泪腺导管腺癌

泪腺导管腺癌属于少见的高度恶性的泪腺上皮性肿瘤,约占所有泪腺上皮性肿瘤的 2%。临床上中老年男性患者较多,影像学表现不具有典型泪腺恶性肿瘤特征,易被误诊。该肿瘤易早期通过淋巴结远处转移,手术后易复发,患者 5 年生存率低。

一、病因和发病机制

泪腺导管腺癌的病理特点类似涎腺导管癌和乳腺浸润性腺癌。该病的临床研究很少,大多是个案报道。从 1996 年 Katz 首次报道泪腺导管癌至今,国际上共有 34 例原发性泪腺导管腺癌的相关报道。由于泪腺导管腺癌和涎腺导管腺癌有基本一致的病理学表现,因此,目前泪腺导管腺癌的诊断和治疗方案一般按照涎腺导管腺癌。涎腺导管腺癌好发于腮腺,中老年男性多见,具有侵袭性强、早期易局部和远处转移,手术切除后局部复发率高的特点。远处转移一般通过淋巴结转移至脑、肺、肝脏和肾上腺等部位,患者死亡率较高。

二、临床表现

泪腺导管腺癌的最常见症状为无痛性上睑下垂和上睑外侧无痛性肿胀,单侧发病,其他症状包括复视和视力下降,少数患者也可出现局部疼痛。体检触诊可发现眼眶外上方固定的占位性病变,质地较硬,活动度差,可有轻度触痛。该肿瘤侵袭性强,发病早期即可发生局部和远处转移,淋巴结转移较常见,远处转移到脑、肝脏、肾上腺和肺等,术后复发率高,5 年生存率仅 40% 左右。

泪腺导管腺癌的影像学表现不典型,有些患者的 CT 影像只表现为眶外上方的占位性病变,边界较清晰,同时并不出现恶性泪腺肿瘤中常见的骨质破坏现象,因此易被误诊为良性泪腺肿瘤。行 MRI 可见肿瘤位于眶部泪腺和眼外肌,以及眼球局部分界不清(图 30-7-1)。行 PET/CT 检查以了解肿瘤全身转移情况。

三、诊断

(一)诊断

临床表现为上睑肿胀、上睑下垂和继发性疼痛,影像学表现不具有典型的恶性泪腺肿瘤特征,

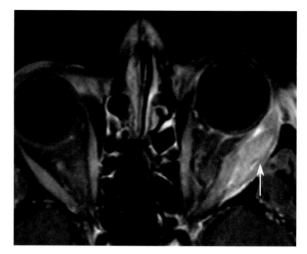

图 30-7-1 左眼泪腺导管腺癌 MRI 影像
显示肿块和外直肌分界不清(白色箭头)。

易误诊为泪腺良性肿瘤。明确诊断主要依靠病理学检查。

(二)病理检查

病理学特征为肿瘤大体为圆形或类圆形,无包膜,和正常组织边界不清。镜下肿瘤组织可形成管状、乳头状、实性片状和筛孔状等结构,部分可见粉刺样坏死。肿瘤细胞大,胞浆丰富含有嗜酸性颗粒,核深染并表现为多形性、囊泡状,少数可见明显核仁,有丝分裂明显(图 30-7-2、图 30-7-3)。肿瘤细胞浸润眼眶组织表现为乳头状或无特定结构,

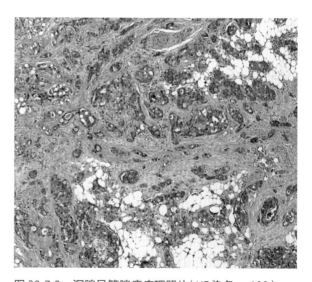

图 30-7-2 泪腺导管腺癌病理照片(HE 染色,×100)
肿瘤组织可形成管状、乳头状、实性片状和筛孔状等结构,部分可见粉刺样坏死,间质纤维化伴炎细胞浸润。

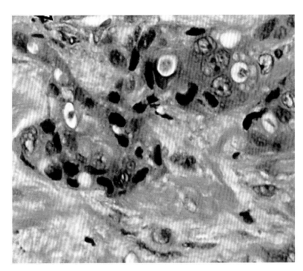

图 30-7-3　泪腺导管腺癌病理照片（HE 染色，×400）

肿瘤细胞大，核深染并表现为多形性、囊泡状，肿瘤细胞胞质丰富含有嗜酸性颗粒。

主要侵犯神经系统、血管、淋巴和骨。间质可表现为纤维化并可见炎症细胞浸润。肿瘤的超微结构显示未分化的肿瘤细胞含有多形性细胞核、突出的胞浆内腔和顶端微绒毛、粗面内质网轮匝、散在的桥粒、成束的细丝和许多小泡。免疫组织化学染色表现为雄激素受体、细胞角蛋白 -7、癌胚抗原、上皮膜抗原等阳性染色，部分侵袭力强的肿瘤常表现为 HER-2/neu 蛋白过表达，核免疫染色显示 p53 蛋白表达率 10%～95%，Ki-67 的变化范围为 20%～70%。

四、治疗

治疗原则包括手术完整切除肿瘤、清扫相关淋巴结以及术后进行放射治疗，化学治疗对全身转移是否有效尚存在争议。

该病预后不良，手术后易发生局部复发和远处转移。50% 左右的患者在治疗后发生了远处转移，包括脑、脊髓、肺、肝脏和骨骼等，34% 的患者在 5 年内因该病死亡。而与之组织病理特点相似的涎腺导管腺癌患者在 5 年内的肿瘤相关性死亡率则高达 60%～80%，其中的原因是眼眶局部缺少淋巴组织以及眼眶壁骨质屏障减少了肿瘤的扩散，而涎腺周围有大量淋巴组织有利于肿瘤通过淋巴系统转移。

参考文献

1. GÜNDÜZ A K，YEŞILTAŞ Y S，SHIELDS C L. Overview of benign and malignant lacrimal gland tumors. Curr Opin Ophthalmol, 2018, 29(5): 458-468.
2. VON HOLSTEIN S L，THERKILDSEN M H，PRAUSE J U, et al. Lacrimal gland lesions in Denmark between 1974 and 2007. Acta Ophthalmol, 2013, 91(4): 349-354.
3. VON HOLSTEIN S L，COUPLAND S E，BRISCOE D, et al. Epithelial tumours of the lacrimal gland: A clinical, histopathological, surgical and oncological survey. Acta Ophthalmol, 2013, 91(3): 195-206.
4. 王婧，朱豫. 泪腺上皮性肿瘤分子生物学进展. 国际眼科纵览，2018, 42(4): 269-273.
5. HOLLIDAY E B，ESMAELI B，PINCKARD J, et al. A multidisciplinary orbit-sparing treatment approach that includes proton therapy for epithelial tumors of the orbit and ocular adnexa. Int J Radiat Oncol Biol Phys, 2016, 95(1): 344-352.
6. 李静，马建民. 原发性泪腺导管腺癌一例. 中华实验眼科杂志，2016, 34(11): 988-989.
7. 唐东润，史学锋，孙丰源，等. 良性淋巴上皮病变的临床特点与治疗. 中华眼科杂志，2009, 45(5): 441-445.
8. MASAKI Y，SUGAI S，UMEHARA H. IgG4-related diseases including Mikulicz's disease and sclerosing pancreatitis: Diagnostic insights. J Rheumatol, 2010, 37(7): 1380-1385.
9. 范先群. 眼整形外科学. 北京：北京科学技术出版社，2009: 363-367.
10. 宋国祥. 眼眶病学. 2 版. 北京：人民卫生出版社，2010: 345-359.
11. YAMAMOTO M，HARADA S，OHARA M, et al. Clinical and pathological differences between Mikulicz's disease and Sjögren's syndrome. Rheumatology, 2005, 44(2): 227-234.
12. 王峰，孙丰源，唐东润. 26 例原发泪腺腺样囊性癌的临床病理分析. 中国实用眼科杂志，2017, 35(10): 1016-1019.
13. ZHANG M，FATHY C，BREAZZANO M P, et al. Intra arterial chemotherapy for lacrimal gland adenoid cystic carcinoma. Int Ophthalmol Clinics, 2017, 51(3): 143-152.
14. DODDAPANENI R，TAO W，NARANJO A, et al.

Fibroblast growth factor receptor1（FGFR1）as a therapeutic target in adenoid cystic carcinoma of the lacrimal gland. Oncotarget, 2019, 10(4): 480-493.

15. CHEN T Y, KEENEY M G, CHINTAKUNTLAWAR A V, et al. Adenoid cystic carcinoma of the lacrimal gland is frequently characterized by MYB rearrangement. Eye, 2017, 31(5): 720-725.

16. SEE T R O, STÅLHAMMAR G, TANG T, et al. Primary ductal adenocarcinoma of the lacrimal gland: A review and report of five cases. Surv Ophthalmol, 2020, 65(3): 371-380.

17. KUBOTA T, MORITANI S, ICHIHARA S. Clinicopathologic and immunohistochemical features of primary ductal adenocarcinoma of lacrimal gland: Five new cases and review of literature. Graefes Arch Clin Exp Ophthalmol, 2013, 251(8): 2071-2076.

18. ALEJANDRA A. VALENZUELA, ALAN A, et al. Clinical features and management of tumors affecting the lacrimal drainage apparatus. Ophthalmic Plastic and Reconstructive Surgery, 2006, 22(2): 96-101.

19. SHI Y Y, JIA R B, FAN X Q. The progress in the diagnosis and management of orbital lymphoma. Chin J Ophthalmol, 2017, 53(8): 632-636.

20. 何彦津, 宋国祥, 丁莹. 3450 例眼眶占位性病变的组织病理学分类. 中华眼科杂志, 2002, 38(7): 396-398.

21. ANDREASEN S, VON HOLSTEIN S L, HOMØE P, et al. Recurrent rearrangements of the PLAG1 and HMGA2 genes in lacrimal glandpleomorphic adenoma and carcinoma expleomorphic adenoma. Acta Ophthalmol, 2018, 96(7): e768-e771.

22. YANG J, ZHOU C D, WANG Y F, et al. Multimodal therapy in the management of lacrimal gland adenoid cystic carcinoma. BMC Ophthalmol, 2019, 19(1): 125.

31
CHAPTER

第三十一章

泪囊肿瘤

泪囊肿瘤临床上相对少见,半数以上是恶性肿瘤,其中以鳞癌、腺癌、移行上皮癌、淋巴瘤和黑色素瘤较为常见。良性泪囊肿瘤主要包括乳头状瘤、泪囊囊肿、炎性假瘤、IgG4相关性病变、多形性腺瘤和纤维瘤等。泪囊肿瘤早期症状不明显,常被误诊或漏诊。

根据组织学来源,泪囊肿瘤分为上皮性和非上皮性肿瘤。上皮性肿瘤主要来源于泪囊壁双层柱状上皮、柱状细胞以及固有层腺体;非上皮性肿瘤主要来源于泪囊上皮下的淋巴细胞、血管及神经组织。根据组织胚胎学起源,可分为表皮外胚层、神经外胚层及中胚层起源肿瘤。泪囊上皮源性肿瘤(表皮外胚层分化的泪囊肿瘤)包括鳞状细胞癌、未分化癌、移行细胞癌、黏液表皮样癌、乳头状瘤,以及泪囊腺体源性的腺癌、腺样囊性癌及嗜酸性腺瘤。神经外胚层分化的泪囊肿瘤包括黑色素瘤、神经鞘瘤、神经纤维瘤等。中胚层分化的泪囊肿瘤主要包括血管源性肿瘤和淋巴瘤。

第一节　泪囊乳头状瘤

泪囊乳头状瘤是最常见的泪囊肿瘤,约占泪囊良性肿瘤的40%。按细胞组成可分为鳞状上皮型、过渡细胞型和混合型。按生长方式分为外生性、内翻性和混合性。外生性乳头状瘤(exophytic papilloma)由覆盖上皮发生,向表面外生生长,形成手指样或乳头状凸起,呈菜花状或绒毛状外观,根部与正常组织之间较窄形成蒂。内翻性乳头状瘤(inverted papilloma, IP)是一种少见的良性侵袭性肿瘤,上皮层呈指状或管状向基底间质内翻生长,形成侵袭性棘皮病区域,复发率高,有恶变倾向。混合性乳头状瘤兼具以上两种生长特性。在小活检中,生长方式可能难以识别,因此,有学者建议用移行乳头状瘤(transitional cell papilloma)代替内翻性乳头状瘤。

一、病因和发病机制

(一)病因

泪囊乳头状瘤的确切病因尚不明确。泪囊和鼻窦黏膜的组织结构相似,泪囊和鼻窦内翻性乳头状瘤可同时发病。绝大多数内翻性乳头状瘤起源于鼻泪管和泪囊连续性的鼻道黏膜上皮层,部分起源于筛窦区、鼻窝侧壁、上颌窦黏膜等。研究显示,内翻性乳头状瘤的发生与病毒感染密切相关,尤其与人乳头状瘤病毒(HPV)有关,50%以上复发性乳头状瘤患者存在人乳头状瘤病毒感染。DNA和RNA原位杂交技术也证明,大于50%的外生性乳头状瘤与HPV感染有关。其他可能的因素包括免疫力下降、慢性炎症刺激、吸烟、黏膜息肉样变和环境污染等。

(二)发病机制

与细胞增殖、调控和凋亡等相关的多种基因参与乳头状瘤的发生、发展和恶变的过程,基因的异常表达及动态变化可用于预测和诊疗疾病。p53的异常高表达与上皮恶性转化相关,Ki-67和P27高表达可促进内翻性乳头状瘤细胞增殖。人乳头状瘤病毒是一种DNA病毒,可整合到宿主DNA中,驱动乳头状瘤恶性转化及复发。低风险的HPV-

6/11 诱导移行细胞转化,高风险的 HPV-16/18 促进肿瘤进展及恶性转化。复发乳头状瘤中细胞角蛋白 -14(CK14)表达降低,可促进肿瘤侵犯眼眶。MSX2(muscle segment homeobox gene)和 PDCD4（programmed cell death 4）与发育异常相关,在内翻性乳头状瘤恶性变和鳞状上皮不典型增生时表达升高,可预测肿瘤恶变。

二、临床表现

（一）症状

泪囊乳头状瘤多发年龄是 30～40 岁,单侧多见,双侧少见。起病隐匿,生长缓慢,呈扩张性生长,也可沿泪道向泪小管内生长,边界清,可压迫但不侵蚀周围组织,多无皮肤破溃等现象。部分泪囊乳头状瘤患者因眼睑肿胀,泪点处息肉状肿物向外膨出而被发现。乳头状瘤缓慢生长过程中可伴随持续性溢泪和内眦无痛性肿块,常常被误诊为泪道阻塞,如出现有脓性分泌物时更容易被误诊为慢性泪囊炎。部分患者因误诊为泪道阻塞而进行泪囊鼻腔吻合术时才被发现而确诊。

（二）体征

泪囊区肿块是泪囊乳头状瘤最常见体征,位于内眦韧带附近,部分肿瘤与骨壁固定,不能推动,可压迫周围组织甚至导致骨质吸收,但不侵蚀周围骨质。肿瘤高于内眦韧带往往预示预后不良,而位于内眦韧带下方泪囊肿瘤预后良好。瘤体体积小时泪道冲洗多通畅,或早期压迫不严重时也可通畅,可伴有少量分泌物。

三、诊断与鉴别诊断

（一）诊断

泪囊乳头状瘤的诊断要点:①人乳头状瘤病毒感染史,乳头状瘤病史;②裂隙灯显微镜检查泪点处息肉状肿物,眼睑肿胀处泡状隆起;③泪道冲洗泪道阻塞或通而不畅;④超声检查泪囊区圆形或椭

圆形不规则异常回声,内回声中等,后回声强,有一定的压缩性;⑤CT/MRI 薄层冠状扫描可见泪囊区分叶状实质性肿块,包膜多完整,边界多光滑,中央可见低密度影,骨质多完整。后期病变可向眶内膨胀性生长,晚期可出现内侧蝶骨翼、筛状板骨质变薄或骨性鼻泪管的扩大;⑥内翻性泪囊乳头状瘤病理表现为无角化复层鳞状上皮向基底间质内翻生长,形成侵袭性棘皮病区域。

（二）鉴别诊断

泪囊乳头状瘤需要与泪囊恶性肿瘤和泪囊囊肿相鉴别。

1. 泪囊恶性肿瘤　发病率相对低,临床表现为反复溢泪、脓性或血性分泌物以及内眦部隆起或肿块。CT/MRI 等影像学检查可以显示病变位置以及侵袭范围。泪囊 CT 造影可排除泪道阻塞性疾病。确诊依赖于病理检查。

2. 泪囊囊肿　呈圆形或类圆形,对周围骨质压迫无破坏(图 31-1-1),边界清楚,CT/MRI 增强后无强化,弥散加权成像(diffusion weighted imaging,DWI)无受限(图 31-1-2)。可根据肿块的形态和对周围组织的侵犯程度与泪囊实性肿瘤进行鉴别。

四、治疗

以手术切除为主。较小的肿瘤可通过内镜手术切除,利用残存的泪囊黏膜行泪囊鼻腔吻合术。瘤体较大时,将泪囊及部分鼻泪管切除,后期根据

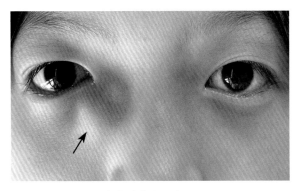

图 31-1-1　右侧泪囊囊肿患者照片
右侧泪囊区皮肤红肿,局限性隆起,半球形,内眦角被挤压上移。

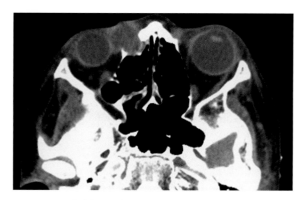

图 31-1-2　右侧泪囊囊肿 CT 影像

右侧泪囊、鼻泪管区囊状占位病变，边界清，大小为 2.2cm×1.7cm×2.7cm。

患者流泪情况决定是否重建泪液引流通路。肿瘤标本送病理检查。

内翻性乳头状瘤侵袭性生长，可恶变为鳞状细胞癌，少数为腺癌，一旦发现有恶变倾向，须扩大切除。多次手术及病史较长的内翻性乳头状瘤更容易恶变。术后根据肿瘤类型辅助放疗和化疗等综合治疗，并定期随访以监测肿瘤的复发及恶变可能。

五、典型病例

（一）病史特点

中老年男性，右眼间断流泪和溢脓 2 年，偶有血性分泌物 1 个月余。患者 2 年前右眼开始流泪，伴有黏稠分泌物，无红肿，不伴有其他不适，泪道冲洗通畅，每次冲洗后流泪症状略有好转。1 个月前自觉鼻根部肿胀感，冲洗泪道时见返流液呈暗红色，转诊至上海交通大学医学院附属第九人民医院眼科治疗。门诊检查，双眼视力 1.0，右侧内眦部稍隆起，表面皮肤无红肿，无破溃，内眦部结膜轻度充血（图 31-1-3）。冲洗泪道不通，上冲下返，下冲上返，未见血性返流液，触诊泪囊区无压痛。

眼眶增强 CT 检查，右侧泪囊及鼻泪管走行区见条块状软组织密度影，范围约 0.9cm×1.3cm×3.2cm，CT 值约为 50HU，增强扫描轻度强化，邻近骨质未见异常（图 31-1-4）。

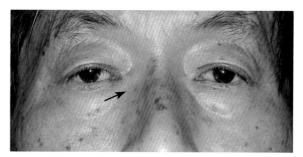

图 31-1-3　右侧泪囊肿瘤患者术前照片

患者右侧泪囊区稍隆起，表面皮肤无红肿，无破溃。

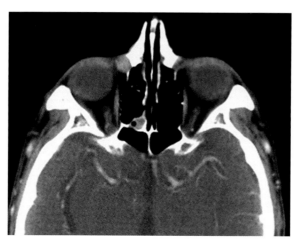

图 31-1-4　右侧泪囊肿瘤增强 CT 水平位影像

右侧泪囊及鼻泪管区见软组织密度影，大小约 0.9cm×1.3cm×3.2cm，边界尚清，无明显骨质破坏，双眼眶构成诸骨骨质密度未见明显异常。

眼眶增强 MRI 检查，右侧泪囊、鼻泪管区见软组织异常信号影，范围约 0.9cm×1.3cm×3.2cm，T_1WI 呈低信号，T_2WI 呈高信号，增强后可见强化，TIC 呈速升平台型，ADC 值约 0.87×$10^{-3}mm^2/s$（图 31-1-5）。右侧后组筛窦内见类圆形 T_1WI 为等信号、T_2WI 为低信号，增强后未见强化。门诊以"右侧泪囊区占位性病变"收入院治疗。

（二）治疗经过

完善术前检查。颈部腮腺淋巴结和肝胆胰等 B 超检查，排除局部和全身转移。结合患者病史及体征，特别是 MRI 检查显示血运丰富、弥散系数低等，考虑右侧泪囊区肿物，恶性可能。全身麻醉下，施行手术切除。右侧鼻唇沟皮肤切口，自泪

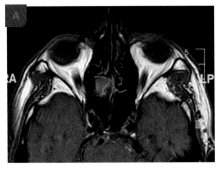
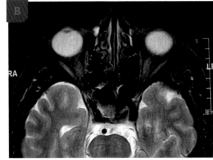
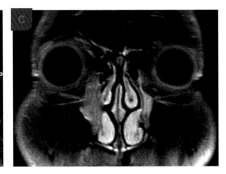

图 31-1-5 右侧泪囊肿瘤增强 MRI 影像

A. 水平扫描, 右侧泪囊及鼻泪管区见软组织肿块影, 形态不规则, T_1WI 呈低信号;

B. 水平扫描, T_2WI 呈不均匀高信号;

C. 冠状扫描, 右侧泪囊区占位 T_1WI 增强可见强化。

总管至鼻泪管下端完整切除泪道黏膜组织, 内镜辅助切除泪道部分上颌骨、中鼻甲和下鼻甲。术中冰冻显示泪囊内翻性乳头状瘤, 局部见高度不典型增生, 所有切缘阴性, 分层缝合组织和皮肤(图 31-1-6A)。鼻腔填塞碘仿纱条, 1 周后撤除。术后右侧鼻喷布地奈德鼻喷雾剂, 每日 2 次。术后病理证实: 泪囊内翻性乳头状瘤(参照 AJCC 鼻咽癌的分期标准 $T_1N_0M_0$), 局部不典型增生。分子

病理显示: P16(散在 +)、P53(散在 +)、Ki-67(少量 +)、P40(+)、LCA(−)。

(三)结果和随访

患者术后复查, 内眦角形态正常, 局部皮肤瘢痕不明显, 溢泪症状不明显(图 31-1-6B)。内镜、CT 和 MRI 检查, 未见肿瘤复发。第 1 年每 3 个月随访 1 次, 第 2 年和第 3 年, 每 6 个月随访, 3 年内未见肿瘤复发。

图 31-1-6 右侧泪囊肿瘤患者术后照片

A. 术后第 1 天, 患者切口愈合良好;

B. 术后 3 个月, 内眦形态良好, 皮肤瘢痕不明显。

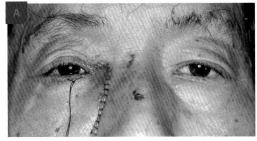
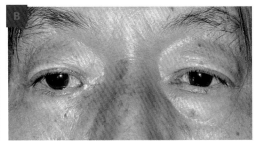

(四)诊疗思考

患者临床表现典型, 起病时表现为泪道不全阻塞, 影像学检查考虑泪囊肿瘤, 恶性可能。术中冰冻显示, 泪囊内翻性乳头状瘤。考虑患者年龄大、肿瘤累及泪囊及鼻泪管全长、曾有出血病史、冰冻显示不典型增生, 所以手术方案为泪囊肿瘤扩大

切除术, 术中切除泪囊和鼻泪管, 以及相邻组织, 包括部分上颌骨、中鼻甲和下鼻甲, 直至切缘阴性。由于手术切除彻底, 术后未进行化疗。考虑肿瘤的恶变风险及复发可能, 术后密切随访。目前患者已随访 3 年, 外观满意, 未见肿瘤复发及转移。

第二节　泪囊鳞状细胞癌

原发性泪囊恶性肿瘤发病率低,约占眼眶恶性肿瘤的14%。根据组织类型,原发性泪囊恶性肿瘤可分为上皮来源和非上皮来源肿瘤,以上皮来源多见(55%~86.5%),其中鳞状细胞癌(squamous cell carcinoma,SCCA)占居首位,占39%~66%。

一、病因和发病机制

泪囊鳞状细胞癌确切发病机制尚不明确。发病相关高危因素包括:①持续内眦部结膜充血;②慢性泪囊黏膜炎症;③泪囊鼻腔吻合术术后炎症反应及可触及的肿块;④人乳头状瘤病毒感染,尤其高风险HPV-16/18感染。

图 31-2-1　左侧泪囊鳞状细胞癌患者照片
A.正前方注视;
B.左侧注视。
左侧泪囊区隆起,触及约2cm×2cm×1.5cm实质性隆起,内眦部眼睑皮肤红肿和结膜充血,左眼球突出,向外上方移位。

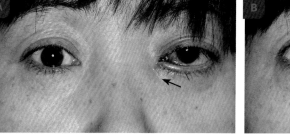

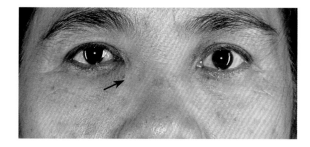

图 31-2-2　右侧泪囊鳞状细胞癌患者照片
患者右侧泪囊区轻隆起,可触及大小约1cm×1cm×1cm肿物,眼睑内侧皮肤红肿。

3.**鼻出血**　约有10%晚期患者可出现鼻出血。

4.疼痛、复视、眼位偏斜、眼球突出,有的患者视力下降。

二、临床表现

(一)症状

中老年多见,男女不限,亦可见儿童。早期患者常无特异症状,随着病情进展出现溢泪和内眦部肿块。

1.**溢泪**　50%以上患者有流泪症状,病情明确之前,溢泪症状往往持续了数月甚至数年。10%有血性分泌物。溢泪、脓性分泌物和/或血性分泌物是泪道黏膜受刺激,瘤体增生阻塞鼻泪管导致。

2.**内眦部肿物**　初期有内眦部结膜充血(图31-2-1);随着病情变化,泪囊区逐渐隆起,50%以上患者可扪及内眦肿块(图31-2-2)。

(二)体征

早期常无明显体征,后期可触及泪囊区肿块。肿块质地较硬,活动度差,触痛不明显,边界不清或欠清;按压泪囊,泪点处的分泌物可清亮、黏蛋白状、脓性或血性;触诊耳部、腮部、颈部淋巴结可排除是否伴随淋巴结病变。

(三)影像学检查

B超检查可以观察肿瘤位置、形态、边界、内部回声和肿瘤可压缩性,同时判断声衰减及与周围组织的关系;原发性泪囊恶性肿瘤可表现为泪囊区实性非均质肿物,形态不规则,边界模糊,无包膜,内部呈低回声,无明显声衰减。彩色多普勒血流显像可反映肿瘤内部血流的丰富程度和分布情况。

5

CT 表现为泪囊区不规则占位,边界不清,伴有周围骨质破坏(图 31-2-3)。泪道 CT 造影能同时显示泪道管腔大小及泪道内瘤体占位情况,适用于原因不明的泪溢患者。

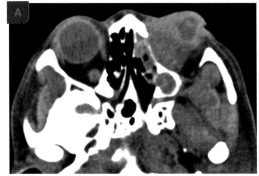
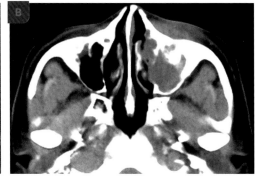

图 31-2-3　左侧泪囊鳞状细胞癌 CT 影像

A. 左侧泪囊区不规则占位,浸润眶内组织,包绕眼外肌,左眶内下壁、左上颌窦前壁及内侧见骨质破坏;
B. 病灶侵及上颌窦,窦内见高密度影,上颌窦骨质边缘毛糙、破坏。

MRI 检查,T_1WI 表现为等或低信号,增强后表现为不均匀强化,边界模糊。T_2WI 表现为中度信号强度的异质性。病灶蔓延范围广泛,常常累及鼻腔、上颌窦、筛窦、鼻泪管、眼睑皮下组织和内直肌(图 31-2-4)。

(四)病理学检查

肿瘤由大小不等的六边形或多边形上皮细胞组成。细胞异型性,核大而深染,胞质嗜酸性,偶尔可以看到细胞外或细胞内的角质化,伴有细胞间桥接。鳞状上皮分化程度可以是分化良好、中度或低分化,可伴有神经浸润(图 31-2-5)。根据病理类型,结合临床改变,确定辅助放疗、化疗及免疫治疗等方案。

三、诊断与鉴别诊断

(一)诊断

泪囊鳞状细胞癌的诊断要点:①人乳头状瘤病毒感染史,全身恶性肿瘤病史。②溢泪和/或血性分泌物以及内眦部肿块。③泪道冲洗,泪道阻塞或通而不畅,伴血性分泌物返流。④超声表现为泪囊区形态不规则占位,边界模糊,内回声多而不均匀,无可压缩性。彩色多普勒血流显像可表现为肿瘤内部血流较丰富;CT 可显示周围是否伴有骨质破坏;MRI 的 T_1WI 表现为等或低信号,增强后表现为不均匀强化,边界模糊。⑤病理学检查可见肿瘤由大小不等的六边形或多边形上皮细胞组成。细

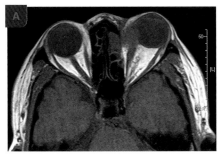
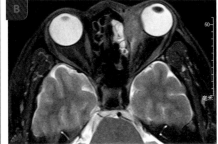
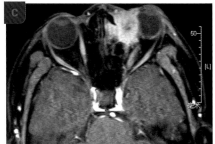

图 31-2-4　左侧泪囊鳞状细胞癌 MRI 影像

左眼泪囊区和眼眶内侧软组织肿块影,形态不规则,边界欠清。
A. T_1WI 等信号,病变已侵及筛窦;
B. T_2WI 压脂呈稍高信号,病灶对应处的鼻黏膜高信号;
C. T_1WI 增强,泪囊区瘤体明显不均匀强化,筛窦内病变局部强化。

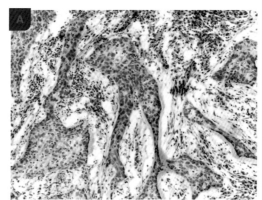
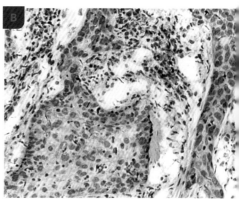

图 31-2-5 泪囊鳞状细胞癌病理图片（HE 染色）

A. 肿瘤细胞排列成巢团状，伴鳞状分化，侵袭性生长（×200）；

B. 细胞有异型性，可见核分裂象（×400）。

胞异型性，核大而深染，胞质嗜酸性，细胞内角质化，分化良好、中度或低分化，可伴有神经浸润。

（二）鉴别诊断

泪溢、泪囊区隆起是泪囊炎、泪囊肿瘤、泪囊黏液囊肿共有的临床特点，需要进行鉴别诊断。泪囊鳞状细胞癌与泪囊的其他恶性上皮性肿瘤，以及内翻性乳头状瘤的鉴别主要依靠组织病理学诊断。

1. **慢性泪囊炎** 起病缓慢，反复流泪、溢脓，病情时轻时重，泪道冲洗不通畅。部分患者可由于分泌物大量聚积，泪囊逐渐扩张，内眦韧带下方呈囊状隆起。而泪囊肿瘤起病隐袭而持续加重，早期泪道冲洗通畅，眼眶 CT/MRI 检查可明确占位病变。

2. **泪囊黏液性囊肿** 泪囊黏液性囊肿是因为鼻泪管阻塞后泪囊分泌物积存导致的，可引起局部膨大，挤压后部分黏液排出会变小（图 31-2-6）。CT/MRI 上囊肿一般呈类圆形，内眦韧带下方，对周围骨质压迫而无破坏，边界清楚，增强后无强化，DWI 上无受限。

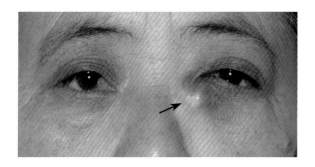

图 31-2-6 左侧泪囊黏液性囊肿患者照片

左侧泪囊区局限性隆起，色暗，轻度充血，挤压内眦角上移。

3. **鼻腔和鼻窦肿瘤** 鼻腔症状是首发症状。鼻出血、鼻塞和鼻腔肿物是鼻腔癌的三大症状。早期常仅有单侧鼻塞、鼻出血等症状。随病变发展，可出现面鼻部麻木感，胀满感，顽固性头痛，进行性持续性单侧鼻塞及嗅觉障碍等。位于上颌窦顶部的肿瘤，易侵犯眶下神经而发生面颊部疼痛和麻木感；筛窦肿瘤可突破与眶间隔的纸样板，侵入眼眶，使眼球向外、前、下移位，发生复视。CT/MRI 等影像学检查可以明确肿瘤的病变位置。

四、治疗

手术切除为主，肿瘤侵犯鼻腔或鼻窦，邻近骨破坏，或侵犯周围皮肤，侵犯眶尖、脑膜/脑，或有转移迹象，包括淋巴结和/或远处转移时，施行手术、放疗、化疗，以及靶向治疗等综合治疗。

（一）手术治疗

泪囊肿瘤首选手术完整切除。未扩散至泪囊外者，连同泪囊和鼻泪管及部分鼻泪道开口处的鼻黏膜一并摘除，直至切缘阴性；肿瘤小范围侵犯眼眶，可切除泪道、部分眶内浸润组织，切除受累鼻窦；肿瘤已大面积蔓延到眶内，影响眼球运动或视功能时，考虑行眶内容剜除，以及受累鼻窦广泛切除。鼻窦切除范围包括上颌骨部分、上颌窦、筛窦、部分额窦。

（二）放射治疗

放射治疗在泪囊鳞状细胞癌治疗中占有重要作用，鳞癌和未分化癌均对放疗敏感。手术前放疗能抑制肿瘤细胞增殖,缩小肿瘤体积以利于手术切除。对于部分泪囊肿瘤浸润眼眶,但患者强烈要求保留眼球,也可考虑施行局部肿瘤切除术,术后及时放疗切除范围不彻底的病灶。NCCN 推荐头颈部肿瘤术后的放疗指征为:手术切缘阳性、淋巴结包膜外侵犯、原发肿瘤 pT_3 或 pT_4、淋巴结 N_2 或 N_3、神经受侵或脉管癌栓。放疗一般在术后 14～90 天内实施,总剂量平均 60Gy,每次 2Gy,共照射 30 次。

重离子放疗。精准照射,能到达体内肿瘤深层,提高肿瘤日照射剂量,缩短疗程,明显减轻肿瘤周边正常组织的损害,减少第二肿瘤的发生率,有效降低放疗毒副作用,包括视力损害、白内障、青光眼、放射性视网膜病变和色素沉着等,提高患者的生存质量。适用于泪囊鳞状细胞癌,尤其适用于对常规放疗不敏感的患者。

(三)化学治疗

对于侵犯眶尖、脑膜和脑组织,淋巴结或远处转移的泪囊鳞状细胞癌患者,化学治疗显著改善患者的总体生存率。目前,头颈部鳞癌常用的是以顺铂为主的化疗方案,包括多西紫杉醇 + 顺铂 +5-氟尿嘧啶的 TPF 方案,顺铂 +5-氟尿嘧啶的 PF 方案,以及放疗和手术前的吉西他滨 + 顺铂的 GP 方案。

(四)靶向治疗

西妥昔单抗(cetuximab)是表皮生长因子受体单抗靶向药物,联合放疗在治疗局部晚期头颈部鳞癌中的疗效得到肯定。尼妥珠单抗是一种人源化 IgG1 型表皮生长因子受体胞外段结构域的单克隆抗体,也是我国第一个批准用于恶性肿瘤的人源化单抗药物。尼妥珠单抗(nimotuzumab)与顺铂联用可以提高对人舌鳞状癌细胞增殖抑制剂的凋亡作用,但用于泪道鳞癌的效果尚须进一步临床验证。

五、预后和随访

总体来说,泪囊鳞状细胞癌的 5 年生存率在 38%～93%,易复发和转移,须长期随访。一般术后第 1 年,每 3 个月随访 1 次;第 2 年,每 6 个月随访 1 次;第 3 年,每年随访 1 次;若出现复发和转移症状,随时复查。每 6 个月 1 次影像学检查,包括头颈部增强 CT、眼眶 MRI 和头颈 - 腹部淋巴结 B 超。一旦发现可疑复发病灶或病灶性质难以判断时,可考虑 PET/CT 检查。

六、典型病例

(一)病史特点

患者,女性,47 岁,右眼内眦肿物伴流泪半年余。患者发现右眼内眦肿物伴流泪半年,初期肿物呈绿豆大小,尔后渐进长大。追问病史,患者曾于 3 年前诊断为右眼泪道阻塞而行泪道置管术,术后 4 个月撤管时泪道通畅。撤管 2 个月后右眼再次流泪,再次行泪道激光术,术后效果欠佳。经抗炎消肿治疗后仍无改善,泪道 CT 造影显示右侧泪囊区占位性病变,患者随即到上海交通大学医学院附属第九人民医院眼科就诊。门诊检查,右侧内眦球结膜充血,泪囊区隆起(图 31-2-7)。自泪囊区至眶下缘扪及质硬肿物。右眼泪河高,右眼球外上方移位。右侧泪道冲洗:上冲下返,下冲原位返流。

图 31-2-7 右侧泪囊鳞状细胞癌患者照片

A. 正前方注视;
B. 右侧注视。
右侧泪囊区隆起,内眦部上下眼睑略红肿,内眦部结膜充血。

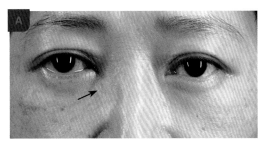
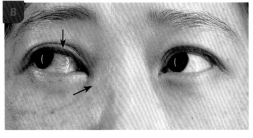

（二）治疗经过

眼眶 CT：右眼眶内侧肌锥外见肿块影，大小约 1.8cm×1.4cm×2.0cm，CT 值 31～49HU，累及右侧鼻泪管（图 31-2-8）。双侧眼球大小、形态如常，眼肌和视神经未见明显异常，眼眶诸骨骨质如常。

眼眶增强 MRI：内眦部肿块影，T_1WI 呈低信号，T_2WI 压脂高信号，边界尚清，增强后明显强化，右侧内直肌轻度受压（图 31-2-9）。

结合患者病史、体征和影像学检查，门诊以"泪囊肿瘤，恶性可能"收入院治疗。

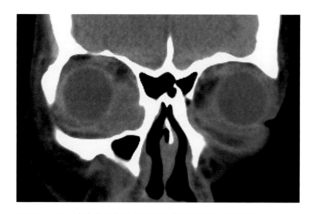

图 31-2-8　右侧泪囊鳞状细胞癌的眼眶 CT 影像

右侧泪囊、鼻泪管区不规则占位，浸润眶内组织，包绕眼外肌。

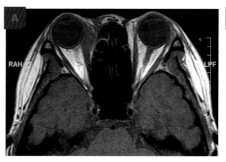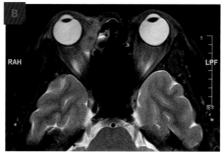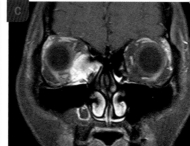

图 31-2-9　右侧泪囊鳞状细胞癌的眼眶增强 MRI 影像

A. 水平位，右侧泪囊、鼻泪管区占位，边界尚清，T_1WI 呈低信号；
B. 水平位，T_2WI 压脂呈高信号；
C. 冠状位，T_1WI 增强后肿块明显强化。

（三）治疗结果和随访

入院后完善术前检查，全麻下施行右眼泪囊肿瘤切除术。采用右侧下睑眼袋联合鼻翼侧切口，鼻内镜辅助，行肿物扩大切除术，切除泪囊和鼻泪管、部分眶内侧壁、部分上颌骨、部分中鼻甲和下鼻甲。术中冰冻报告示泪囊鳞状细胞癌，所有切缘阴性。分层缝合眼袋和鼻翼切口，鼻腔填塞碘仿纱条。术后 1 周撤除碘仿纱条。右侧鼻腔喷用布地奈德喷雾剂，每日 2 次，用药 1 个月。

术后病理：结节状增生纤维组织内散在多量异型上皮巢团，呈浸润性生长，细胞巢中央伴灶性坏死，结合形态及免疫组化结果，符合基底样鳞状细胞癌，神经束侵犯。分子病理显示：CKHi（＋），CK5/6（＋），P63（＋），P40（＋），Ki-67（约 40%＋），S-100（－），CK14（－）。术后确诊：泪囊基底样鳞状细胞癌（参照 AJCC 鼻咽癌的分期标准，$T_2N_0M_0$）。

术后 3 周行重离子放疗，放疗期间右侧内眦部稍红肿，放疗结束后 2 个月红肿明显减退。

目前已随访 3 年未见肿瘤复发。患者内眦部和眼睑外观满意，病情稳定，无明显流泪不适，肿瘤未见复发及转移。

（四）诊疗思考

泪囊肿瘤发病率低，起病隐袭，常表现为泪道阻塞，往往被误诊而进行泪道疏通的治疗。该患者早期流泪症状明显，但却忽视泪道 CT 造影检查。因此建议泪道阻塞的中老年患者，可考虑泪道 CT 造影检查。

重离子放疗是当前先进的放射治疗技术，精准照射，到达肿瘤组织的放射能量高，通过提高日照射剂量而明显缩短疗程，减轻放疗副作用。

第三节　泪囊黑色素瘤

原发性泪囊黑色素瘤（lacrimal sac melanoma）属于黏膜黑色素瘤，占眼部黑色素瘤0.7%，占泪囊肿瘤的4%~13%，居泪囊非上皮源性恶性肿瘤的第二位（30%），易复发转移，预后差。

一、病因和发病机制

泪囊黑色素瘤的发生与多种危险因素有关，包括中老年人、痣发育不良、既往手术史或切口活检史、黑色素瘤病史和家族史等。

泪囊黑色素瘤起源存在争议。泪囊中通常不存在黑色素细胞，有人认为黑色素细胞可能是由位于泪道引流系统上皮或基底间质残余的黑色素细胞引起，或者在胚胎发育过程中在泪囊黏膜下形成，或者从邻近的结膜、鼻腔鼻窦转移到泪囊，例如结膜黑色素瘤侵袭泪道累及泪囊；还可能原发于上颌窦黑色素瘤，向筛窦侵袭，泪囊受累于擤鼻时经鼻泪管逆行种植引起。

二、临床表现

（一）症状

好发于41~80岁，无性别差异。单眼溢泪、血泪、溢脓和疼痛是常见的临床表现。早期单纯溢泪，易误诊为慢性泪囊炎，部分患者在行泪囊鼻腔吻合手术时发现异常，经活检证实为黑色素瘤。后期可有疼痛、鼻出血、眼球突出或全身症状。

（二）体征

大多数患者在流泪半年后内眦部出现可触及肿块。肿块质地较硬且不可压缩，触痛不明显，少数黑色素瘤患者肿瘤表面略带暗黑色或者伴有黑色素沉着（图31-3-1）。早期患者泪道冲洗通畅或部分通畅或可探通，晚期常伴有血性或黏液性分泌物返流。泪囊黑色素瘤具有高度侵袭性，容易侵犯

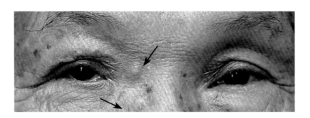

图31-3-1　右侧泪囊黑色素瘤患者照片

右侧内眦上方鼻根部隆起肿物，约2.0cm×1.0cm大小；表面皮肤无破溃（术后病理证实泪囊黑色素瘤）。

鼻泪管和眼眶，发展到一定程度后可迅速广泛扩散，易发生全身转移。

三、诊断与鉴别诊断

（一）诊断

泪囊黑色素瘤诊断要点：①中老年发病，鼻腔和全身恶性肿瘤史等；②溢泪或血泪、泪囊区肿块；③泪道冲洗通畅或部分通畅或可探通，晚期常伴有血性或黏液性分泌物返流；④CT和MRI表现为泪囊区不规则肿块，可破坏眼眶内侧壁及鼻泪管骨质，向筛窦或鼻腔内浸润生长；MRI表现为反核磁现象，即T_1WI呈稍高信号，T_2WI显示为低信号；⑤病理学检查，肿瘤细胞常为上皮样细胞型，细胞圆形或多边形，胞浆嗜伊红染色，核圆形，核仁明显，胞浆中发现色素颗粒者易诊断（图31-3-2）。对不能找见色素颗粒者，可利用免疫酶标记法确诊，结合细胞表面的标记物免疫组织化学染色。黑色素瘤的特异性标记有Melan-A和HMB45。

（二）鉴别诊断

泪囊黑色素瘤恶性度高，侵袭能力强，但发病率低，病灶常较隐蔽，早期症状不明显，临床症状不具有特异性，易被忽视。因此不典型慢性泪囊炎的患者应在术前常规行泪囊CT造影，防止漏诊误诊。

1. **慢性泪囊炎**　临床表现有溢泪，流脓，内眦

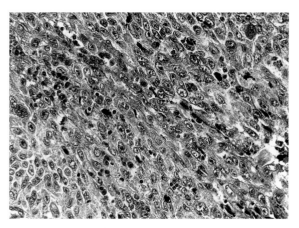

图 31-3-2　泪囊黑色素瘤的病理图片（HE 染色，×400）

瘤细胞体积大小不等，呈长梭形，排列紊乱，束状，核呈梭形或长椭圆形，偏心位，核仁明显，可见双核及多核瘤细胞，细胞质少至中等，部分胞质内含有黑色素颗粒。

部结膜充血，皮肤常有湿疹，挤压患眼泪囊区可以看到返流的脓性或者浆液性分泌物，泪道冲洗不通畅。泪囊黑色素瘤可有血泪、泪囊区肿块，以及 CT 显示骨质破坏。

2. **泪囊囊肿**　CT 和 MRI 上囊肿一般呈类圆形，位于内眦韧带下方，对周围骨质压迫无破坏，边界清楚，增强后无强化。泪囊黑色素瘤边界多不清楚，可伴骨质侵蚀改变。

3. **泪囊鳞状细胞癌**　鳞癌发病年龄偏低，而泪囊黑色素瘤的发病年龄平均为 60 多岁。MRI 的 T_1WI 表现为等或低信号，T_2WI 显示为高信号，增强后表现为不均匀强化，边界模糊。黑色素瘤的信号正好相反 T_1WI 呈稍高信号，T_2WI 显示为低或稍高信号；组织病理学可明确诊断。

4. **继发性黑色素瘤**　由结膜黑色素瘤累及或者转移至泪道引流系统比较常见，患者往往有相关病史，裂隙灯显微镜下往往可见结膜病变，而流泪、泪囊区肿块症状不明显。

四、治疗

手术切除为主，同时联合多学科的综合治疗。

（一）手术治疗

根治性手术切除是首选治疗方法。应清除所有病变及相邻可疑组织，避免肿瘤残留；侵犯眼眶者行眶内容剜除和眶内侧壁切除，部分患者还应切除邻近筛窦、上颌窦、额窦，直至切缘阴性。

（二）放射治疗

关于泪囊黑色素瘤是否行术后放疗，目前尚有争议。早期研究认为黑色素瘤对放疗不敏感。最近研究表明，大多数黑色素瘤的放射敏感性与其他实体瘤一样，术后放疗能够降低肿瘤复发，改善预后。

（三）化学治疗

化学治疗是头颈部黏膜黑色素瘤局部复发或转移的标准治疗，方案包括达卡巴嗪单用或达卡巴嗪与尼莫司汀联合用药，或进一步联合长春新碱或卡铂等。

（四）其他治疗

BRAF 抑制剂和 MEK 抑制剂的靶向治疗是黑色素瘤治疗的重大进展。BRAF 抑制剂达拉非尼和 MEK 抑制剂曲美替尼治疗 BRAF V600E 突变的黑色素瘤取得很好的临床疗效。PD-1 和 PD-L1 在肿瘤细胞的免疫监视中起重要作用。

五、典型病例

（一）病史特点

女性，51 岁，右眼流泪、流脓、伴内侧肿胀近 2 年，偶有鼻血。患者 20 个月前在当地医院行"右眼泪囊肿物切除术"，术后病理报告为"右眼泪囊恶性黑色素瘤"。术后 1 个月当地医院做扩大切除，病理显示没有残存肿瘤细胞。未进行进一步放射治疗。8 个月前发现内眦部再次隆起，经当地医院就诊，考虑为肿瘤复发，而转诊于上海交通大学医学院附属第九人民医院眼科。

专科检查：右眼内侧眼睑及泪囊区皮肤红肿，下睑未见泪点，右侧内眦部明显隆起（图 31-3-3）。泪囊鼻泪管区可触及一隆起肿物，大小约 3cm×1.5cm，质地中等，活动度欠佳。泪道冲洗：右眼上泪点进针软性阻塞，泪道冲洗不通畅。

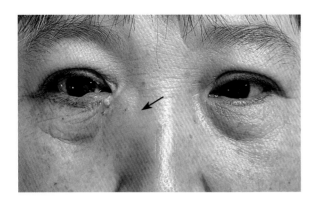

图 31-3-3　右侧泪囊黑色素瘤患者照片

右侧鼻翼侧隆起。

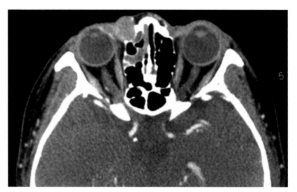

图 31-3-4　右侧泪囊黑色素瘤的眼眶增强 CT 影像

右侧泪囊鼻泪管开口处见团块状软组织密度影，大小约 1.7cm×1.2cm，增强扫描不均匀强化，病灶向鼻腔内浸润。

颈部淋巴结 B 超：右侧颈部数个淋巴结回声，位于Ⅱ区、Ⅲ区，最大淋巴结 13mm×6mm×15mm，位于Ⅱ区。左侧颈部见数个淋巴结回声，位于Ⅱ区、Ⅲ区，最大淋巴结 11mm×5mm×12mm，位于Ⅱ区。双侧腮腺、肝、胆、胰、脾、肾、输尿管 B 超检查未见明显异常。

眼眶 CT：右侧泪囊区见结节状软组织密度影，大小约 1.7cm×1.2cm，增强扫描不均匀强化，病灶向鼻腔内浸润生长，邻近眶内侧壁及上颌骨额突骨质破坏，右侧上颌窦见软组织密度影（图 31-3-4）。PET/CT 全身扫描未见转移性病变。

眼眶 MRI：右侧泪囊区类圆形软组织信号影，边界尚清，最大截面约 1.5cm×1.2cm，T_1WI 和 T_2WI 呈稍高信号，内见线样、斑点状低信号，病灶局部向鼻腔内延伸，明显强化（图 31-3-5）。功能成像：病灶 ADC，$(0.8\sim0.9)\times10^{-3}mm^2/s$。右侧额窦、

上颌窦及双侧筛窦黏膜增厚。右侧上颌窦见软组织填充窦腔。门诊以"右眼泪囊恶性黑色素瘤术后复发"收治入院治疗。

（二）治疗经过

入院后完善术前检查，制订治疗方案。患者强烈要求保留眼球，拒绝右侧眼全眶内容剜除术。手术方案为"右眼泪囊黑色素瘤扩大切除术＋部分眶内容切除和颈部淋巴结清扫术"。全身麻醉下手术，右侧下睑眼袋和鼻翼皮肤切口，手术完整切除泪道系统，包括泪囊、鼻泪管，以及部分上颌骨、部分筛骨及筛窦黏膜，鼻内镜下切除部分中鼻甲和下鼻甲。术中冰冻报告为泪囊黑色素瘤，所有切缘阴性。考虑患者右侧颈部数个淋巴结回声，最大淋巴结 13mm×6mm×15mm，大于 1cm，淋巴结转移待排。术中同时施行右侧改良根治性颈部淋巴结清扫术，完全清扫颈部Ⅰ～Ⅴ区淋巴组织，切除下颌

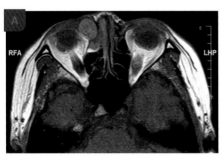
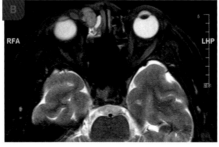
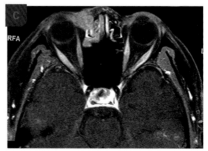

图 31-3-5　右侧黑色素瘤眼眶增强 MRI 影像

A. 右侧泪囊区类圆形软组织信号影，边界尚清，最大截面约 1.5cm×1.2cm；T_1WI 稍高信号；

B. T_2WI 稍高信号，内见线样、斑点状低信号，病灶局部似延伸至鼻腔内；C.T_1WI 增强扫描明显强化。

下腺和腮腺。

术后病理：右侧泪囊黑色素瘤（$T_2N_0M_0$），右下颌下腺慢性涎腺炎，右腮腺涎腺组织变性，右侧Ⅰ区3只淋巴结、Ⅱ区12只、Ⅲ区5只淋巴结均阴性。右侧Ⅰ区1只淋巴结见黑色素，为淋巴结噬色素细胞沉积。分子病理显示：S-100-RED（+），SOX10-RED（部分+），MelanA-RED（+），Melanoma-RED（+），MITF-RED（部分+），CyclinD1-RED（部分+），Ki-67-RED（热点区15%~20%+），PHH3-RED（局部15%~20%+）。特殊染色结果：褪黑色素（+）。

术后4周患者施行放疗，每次剂量2Gy，共31次。每半年复查1次颈部增强CT、眼眶MRI、肺CT和腹部B超，均未见异常。已随访3年，患者病情稳定，未见复发转移，外观满意（图31-3-6）。

（三）诊疗思考

泪囊黑色素瘤发病率低，起病隐匿，体征不明显，易被忽视，错过早期手术时机，增加肿瘤复发转移风险。该患者首次手术时诊断泪囊黑色素瘤，

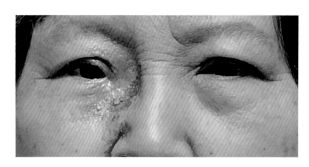

图31-3-6　右侧泪囊黑色素瘤患者术后照片

右侧泪囊区凹陷，皮肤区稍红肿，表面有少许色素沉着，内眦角圆钝，睑裂长度缩短。

手术后2次肿瘤复发。建议患者眼眶全内容剜除术，因患者的强烈要求保住眼球，手术方案调整为：右眼泪道黑色素瘤扩大切除术+部分眶内组织切除和颈部淋巴结清扫术，广泛切除肿瘤，同时切除部分眶内组织，对于可疑淋巴结予以清扫，病理证实淋巴结噬色素细胞沉积。术后为防止肿瘤复发进行放疗。目前患者随访3年，患者对外观较满意，复查未见肿瘤复发。

第四节　泪囊淋巴瘤

眼附属器黏膜相关淋巴组织（MALT）是常见的眼部结外淋巴瘤发生部位，泪道内存在黏膜相关淋巴组织，泪道淋巴瘤约占泪道肿瘤的8%，占泪道非上皮源性恶性肿瘤的50%，其中最常见的发病部位是泪囊。根据淋巴瘤病理学特点，可分为非霍奇金淋巴瘤和霍奇金淋巴瘤。根据淋巴细胞起源，可分为B细胞、T细胞和NK细胞淋巴瘤。眼部淋巴瘤最常见的是MALT淋巴瘤，另外，NK/T细胞淋巴瘤和Burkitt淋巴瘤亦有发生。

一、病因和发病机制

原发性泪囊淋巴瘤是指独立发生于泪囊的淋巴瘤，不伴有全身系统病变。泪道黏膜相关淋巴组织的淋巴细胞由于基因突变等原因停止分化，异常增生发展为淋巴瘤。MALT淋巴瘤为低度恶性B细胞淋巴瘤，惰性生长。结膜和眼眶黏膜相关淋巴组织淋巴瘤的发生与幽门螺杆菌、肺炎衣原体和丙型肝炎病毒等病原体的慢性感染密切相关，泪囊淋巴瘤的发生可能与感染有关。慢性抗原刺激导致慢性炎症、反应性淋巴增生，最终导致淋巴瘤。继发性泪囊淋巴瘤是全身淋巴瘤的原发部位或转移性病灶，即部分泪囊淋巴瘤患者有原发性慢性淋巴细胞等恶性肿瘤病史，因此，任何有系统性淋巴增殖障碍病史的患者流泪时都应怀疑继发性泪囊淋巴瘤的可能。

二、临床表现

老年患者多见，无性别差异。常见的临床症状包括溢泪、继发性鼻泪管阻塞、肿块或有血性分泌物。早期单纯溢泪，易误诊，随着病情进展出现泪囊炎症状（图31-4-1）。后期可有眼球突出、移位或全身症状。

早期泪道冲洗通畅，部分患者泪道冲洗阻塞，晚期常伴有血性或黏液性分泌物返流。晚期肿瘤增大可触及内眦部泪囊区肿块。

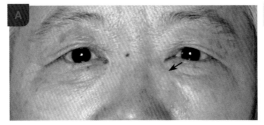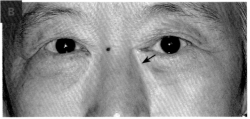

图31-4-1 左侧泪囊淋巴瘤患者术前和术后照片

A. 术前左眼内眦部微隆起，在泪囊和鼻翼侧明显；
B. 术后伤口愈合良好，两侧外观差异不大。

早期泪道CT造影排除泪囊占位病变。仔细触诊耳部、腮部、颈部的淋巴结来确认是否伴淋巴结病变。详细进行全身体格检查排除系统性淋巴瘤。

三、诊断与鉴别诊断

（一）诊断

泪囊淋巴瘤诊断要点：①老年发病，全身其他部位淋巴瘤病史等；②溢泪、血泪或泪囊区肿块；③泪道冲洗通畅或部分通畅或可探通，晚期常伴有血性或黏液性分泌物返流；④CT和MRI表现为泪囊区肿块，可破坏眼眶内侧壁及鼻泪管骨质，密度相对均匀；MRI上T_1WI呈等信号，T_2WI呈等信号或稍高信号，其内可有低信号区，增强中等均匀强化；⑤肿瘤大体标本，质嫩，鱼肉状。病理检查：瘤细胞弥漫生长，由小至中等大小淋巴细胞组成，排列紧密，核不规则，核仁不明显，胞浆丰富。细胞间距较一致，细胞呈中心细胞样和单核细胞样，部分呈浆细胞样伴有淋巴滤泡植入，可浸润周围肌肉和脂肪组织（图31-4-2）。免疫表型分析进行相关分型。典型B细胞淋巴瘤CD20及CD79a标记阳性，CD5及CD3阴性，抗BCL2、BCL6、CD10、CD23、CD30、CyclinD-1、MUM-1抗体的检测可阳性。T细胞淋巴瘤标记物CD3、CD5、CD45R阳性。

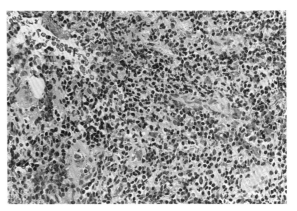

图31-4-2 泪囊淋巴瘤病理图片（HE染色，×400）

瘤细胞弥漫生长，由中等大小淋巴细胞组成，核不规则，核仁不明显，胞浆丰富。

（二）鉴别诊断

须与以下疾病相鉴别。

1. **良性淋巴组织增生性疾病** 发病年龄偏小，一般表现为多样化的成熟小淋巴细胞，核无明显异型性。泪囊MALT淋巴瘤中瘤细胞弥漫生长，异型性明显，核不规则，核仁不明显，胞浆丰富。可应用分子生物学及基因重排技术进行鉴别诊断。典型B细胞淋巴瘤CD20及CD79a标记阳性，T细胞淋巴瘤标记物CD3、CD5、CD45R阳性。

2. **泪囊炎** 血性分泌物相对少见。眼眶CT/MRI等影像学检查、泪囊CT造影可以明确泪道阻塞部位，排除泪囊区占位性病变。

3. **泪囊炎性假瘤** 免疫反应性疾病，与自身免疫和细胞免疫有关。临床表现为受累部位红肿、发热和疼痛,激素冲击有效。眼眶 MRI 炎性细胞浸润期:T_1WI 等低信号,T_2WI 中高信号。纤维化期:T_1WI 等低信号,T_2WI 呈低信号,增强后中度至明显强化(图 31-4-3)。

4. **泪囊转移性肿瘤** 可起源于全身任何部位,患者往往有相关病史,尤其是全身或眼眶淋巴瘤病史。详细的问诊及体格检查可明确诊断。

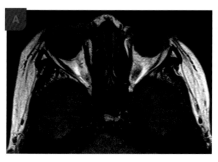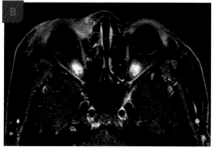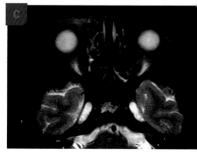

图 31-4-3　右眼泪囊炎性假瘤眼眶 MRI 影像

A. 右侧泪囊区软组织增厚,部分结节状,直径 1cm 左右,周围下眼睑见片絮状软组织肿胀影,T_1WI 呈等高信号;
B. T_1WI 增强呈均匀强化明显;
C. T_2WI 压脂呈等高信号。

四、治疗

以放疗为主,辅以手术治疗、化学治疗及生物靶向药物治疗。放射治疗适用于各种分期和类型的眼眶淋巴瘤。MALT 淋巴瘤为低度恶性淋巴瘤,是泪囊淋巴瘤最常见的亚型。泪囊 MALT 淋巴瘤放射治疗总体耐受性很好。有研究认为使用低剂量放射治疗,尤其当剂量低于 30Gy,局部控制率和 5 年生存率均较低。所以,对于低度恶性的眼眶淋巴瘤建议剂量应高于 30Gy 低于 36Gy。局限性泪囊淋巴瘤效果显著。

化疗是全身淋巴瘤治疗的首选治疗方法。眼眶淋巴瘤的化疗主要作为辅助治疗,可单用利妥昔单克隆抗体,或结合使用环磷酰胺、阿霉素(多柔比星)、长春新碱和泼尼松的 CHOP 方案。

手术切除不是泪囊淋巴瘤的主要治疗方法,手术更重要的目的是取材进行病理检查,明确诊断并进行病理学分类、免疫表型和基因分析,从而指导治疗方案的制订和判断预后。

淋巴瘤的预后与分期、亚型及全身状态等多种因素有关,其中淋巴瘤亚型是最主要的影响因素。MALT 淋巴瘤发展缓慢,建议长期随访。

第五节　泪囊腺癌

腺癌是一类来源于腺体、导管或分泌上皮的恶性肿瘤。眼部附属器腺癌少见,主要好发于泪腺。发生于泪囊的腺癌起源于表皮外胚层,相对罕见,临床上常误诊为慢性炎症。

一、病因和发病机制

泪囊腺癌发病机制不明。肿瘤的形成与上皮细胞的过度生理应激和衰老有关。研究认为泪囊腺癌的组织学来源是在泪囊和/或鼻泪管壁的浆液性、黏液性或混合性腺体。

二、临床表现

（一）症状

好发于老年女性。临床表现以溢泪和内眦部肿块为主。早期患者常无明显症状，随病情的进展可出现泪道阻塞、泪囊炎症状。若肿物继续增大侵犯眼眶会引起眼球突出、眼球运动受限、复视、视力下降等。肿瘤侵犯鼻腔会伴随鼻出血、鼻窦炎等症状。疼痛不是常见的临床症状。部分患者往往开始时即伴随鼻窦炎症。

（二）体征

早期常无明显的体征，泪道冲洗可通畅；进展期患者可触及泪囊区肿块，伴有泪道冲洗不通。在触诊中多质地较硬，活动度差，触痛不明显，边界不清；晚期患者突眼度可发生改变，眼球位置改变和运动异常。

三、诊断与鉴别诊断

CT 和 MRI 等影像学检查有助于初步判断肿瘤的性质。病理和免疫组化有助于确诊。

（一）诊断

泪囊腺癌诊断要点：①老年女性多见；②早期主要是溢泪，晚期可出现泪道阻塞、眼球位置改变和运动异常；③内眦部肿块，质地较硬，活动度差，边界不清或欠清；④眼眶 CT 和 MRI 可显示泪囊区占位性病变；⑤病理学检查，肿瘤由多形性细胞组成，体积大，胞浆丰富，为轻度嗜酸性至透明的组织细胞样。细胞常不规则排列成多层，核大小不一，核分裂象多见。癌细胞可形成大小不等、形状不一、排列不规则的腺样结构，表现为管腔形成和黏蛋白生成。

（二）鉴别诊断

早期需要同泪道阻塞、泪囊炎等疾病鉴别诊断，晚期需要同眶内占位性病变、转移性泪囊肿瘤鉴别诊断。

1. **泪囊炎** 同样表现为泪道阻塞的症状，但泪囊炎血泪少见，泪囊区肿胀常为囊性肿块。泪道 CT 造影可以明确泪道阻塞、泪囊炎诊断，排除泪道占位性病变。

2. **眼眶占位性病变** 病变位于眼眶内，占位效应往往推挤眼球向前突出，而患者无流泪、流脓病史，多不累及鼻腔及鼻窦。CT、MRI、PET/CT 等影像学检查以及病理学检查可明确诊断。

3. **转移性泪囊肿瘤** 好发于中老年患者，相对罕见。主要从邻近结构延伸或远处转移累及泪道。患者往往有相关病史，例如，鼻咽癌可直接扩散，肾癌、肝癌和皮肤黑色素瘤可远处转移至泪道。CT、MRI、PET/CT 等影像学检查以及病理学检查可明确诊断。

四、治疗

以手术治疗为主。其他方法包括放疗、化疗及生物靶向药物治疗。手术应尽量切除病变组织，位于眶深部者、包绕眼球生长者可行部分切除，或者考虑眶内容剜除术，术后须辅助放化治疗。放疗中应用铅眼罩保护眼球，可降低眼部放射性并发症的发生率。化疗可作为肿瘤全身转移时的辅助治疗方式。

泪囊腺癌发病率较低，目前尚没有泪囊腺癌预后的大数据统计分析。长期规律的定期随访以监测肿瘤复发情况，如发现肿瘤复发和转移，应在新发肿瘤病灶或快速增长的转移灶行活检病理，重新评估。

五、典型病例

（一）病史特点

患者，男，55 岁，右眼流泪 2 年余。右眼球突出伴疼痛、复视 3 个月。患者右眼流泪，眼球突出，伴眼球胀痛，复视，渐进性加重，曾在当地医院就诊，诊断为"眼眶肿物"，转诊于上海交通大学医学院附属第九人民医院眼科。

专科检查：右眼球突出，轻度上转，各方向运动受限，其中左转、上转和下转明显受限（图31-5-1）。眼球突出度，右眼20mm，左眼14mm，右眼球突出6mm。右眼内眦部结膜充血，右侧泪道冲洗不通畅，上冲下返，下冲上返。

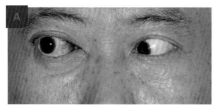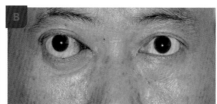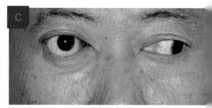

图31-5-1　右侧泪囊腺癌患者术前照片

A. 向右注视，右眼球突出，右眼右转略受限；

B. 正前方注视，右眼球突出，偏外上方；

C. 向左注视，右眼左转受限（术后病理诊断为泪囊腺癌）。

眼眶CT：泪囊、眼眶内下象限、球后肌锥内外见不规则软组织肿块影，最大截面约4.6cm×2.8cm，CT值约为48HU，邻近内下壁骨质破坏，病灶侵犯右侧泪囊、鼻泪管、鼻窦，与内直肌分界不清（图31-5-2）。

患者颈部淋巴结、肝、胆、胰、脾、肾B超检查，排除了局部淋巴结和全身转移。

眼眶MRI：右眼眶内下象限、球后肌锥内外见不规则软组织肿块影，边界不清，最大截面约3.6cm×3.4cm，T_1WI稍低信号，T_2WI压脂呈中等信号，增强扫描可见明显不均匀强化，内见坏死无强化区，肿块侵入右侧上颌窦、筛窦、鼻背部及鼻泪管，ADC值约$1.1×10^{-3}mm^2/s$（图31-5-3）。门诊以

"右眼泪囊肿瘤，恶性可能"收治入院治疗。

（二）治疗经过和结果

入院后完善术前检查。结合患者病史、临床表现及影像学检查，泪囊恶性肿瘤可能性大。肿瘤侵犯眶内，沿球壁蔓延，侵犯内直肌和肌锥内组织，因此，单纯切除肿瘤难以达到根治目的。治疗方案：全麻下施行右眼泪囊肿瘤切除术，术中冰冻检查，依据冰冻结果，考虑肿瘤扩大切除或眶内容剜除术。术中冰冻报告为泪囊腺癌，低分化。由于肿瘤恶性度高，已广泛侵犯眼眶、眼外肌及球后组织，施行右眼眶内容剜除术，术中切除右眼内眦和内侧眶壁，取右下肢血管化游离股前外侧皮瓣修复缺损。

图31-5-2　右侧泪囊腺癌眼眶CT影像

A. 右侧眼球突出，泪囊、眼眶内侧、球后和肌锥内外见不规则软组织肿块影，邻近内下壁骨质破坏；

B. 病灶侵犯右侧鼻泪管、额窦、筛窦，与邻近眼外肌分界不清。

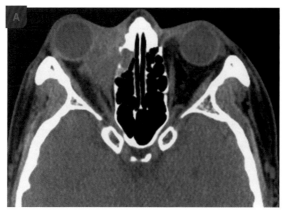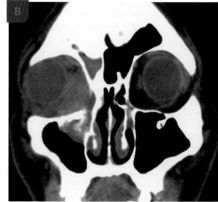

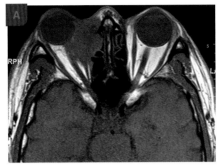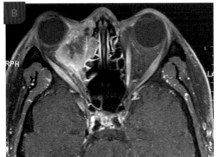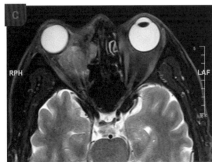

图 31-5-3 右侧泪囊腺癌眼眶增强 MRI 影像

A. 右侧眼眶内下象限、肌锥内外、球后见不规则软组织肿块影，边界不清，最大截面约 3.6cm×
3.4cm，肿块侵入右侧上颌窦、筛窦、鼻背部及鼻泪管，T_1WI 呈稍低信号；
B. T_1WI 增强扫描呈明显不均匀强化，内见坏死无强化区；
C. T_2WI 压脂呈中等信号。

术后病理：低分化腺癌。分子病理显示：AR（+++），AFP（+/-），Adipophilin（个别+），Ber-EP4（-），CD10（部分+），CAM5.2（+），CD34（脉管+），CEA（-），CDX-2（-），CK20（-），CK5/6（部分+），CK7（+），D2-40（淋巴管+），EMA（+），ERG（-），GATA3（+），Ki-67（30%+），Napsin-A（-），NKX3.1（-），P63（-），PAX-8（-），PSA（-），Perforin（-），TTF1（-），Villin（-），SALL-4（-），GCDFP-15（部分+），Her-2（局部++）。肿瘤组织和血液进行靶基因全外显子测序，筛选靶向药物。患者最终确诊：泪囊低分化腺癌（根据 AJCC 鼻咽癌的分期标准，此肿瘤为 $T_2N_0M_0$）。

术后皮瓣存活，愈合好。术后 2 周和 4 周随访，皮瓣和伤口愈合好，施行放疗，患者在放疗科进行了规范的放射治疗，30 次放疗，每次 2Gy。术后半年复查颈部、眼眶、肺部及腹部 B 超，均未见瘤变迹象。以后每半年复查 1 次。

（三）诊疗思考

泪囊腺癌发病率低，起病隐匿，体征不明显。该患者肿瘤已广泛侵犯眼眶、眼外肌及球后组织，术中冰冻报告为泪囊腺癌，低分化。由于肿瘤恶性度高，施行右眼眶内容剜除术，术中切除右眼内眦和内侧眶壁，切除肿瘤彻底，范围广泛，并取右下肢血管化游离股前外侧皮瓣修复眼部缺损。术后为防止肿瘤复发进行了放疗。目前患者随访 3 年，

复查未见肿瘤复发。

参考文献

1. 蒋永强，王彬，李晓华，等. 泪囊原发性恶性肿瘤 22 例临床病理学分析. 中华眼外伤职业眼病杂志，2019，41（2）：81-84.
2. 毕颖文，陈荣家，李霞萍. 原发性泪囊肿瘤的临床病理分析. 中华眼科杂志，2007，43（6）：499-504.
3. KUMAR V A, ESMAELI B, AHMED S, et al. Imaging features of malignant lacrimal sac and nasolacrimal duct tumors. AJNR Am J Neuroradiol, 2016, 37（11）：2134-2137.
4. STEFANYSZYN M A, HIDAYAT A A, PE'ER J J, et al. Lacrimal sac tumors. Ophthalmic Plast Reconstr Surg, 1994, 10（3）：169-184.
5. DAVE T V, MISHRA D, MITTAL R, et al. Accidentally diagnosed transitional cell papilloma of the lacrimal sac. Saudi J Ophthalmol, 2017, 31（3）：177-179.
6. NAKAMURA Y, MASHIMA Y, KAMEYAMA K. Human papilloma virus DNA detected in case of inverted squamous papilloma of the lacrimal sac. Br J Ophthalmol, 1995, 79（4）：392-393.
7. JANG J H, CHANG S D, CHOE M, et al. A case of recurrent Schneiderian papilloma of the lacrimal sac invading the nasal cavity. Korean J Ophthalmol, 2009, 23（2）：100-103.
8. LAWSON W, SCHLECHT N F, BRANDWEIN-GENSLER M, et al. The role of the human papillomavirus in the pathogenesis of Schneiderian inverted papillomas: An analytic overview of the evidence. Head Neck Pathol, 2008, 2（2）：49-59.

9. GUNIA S, LIEBE D, KOCH S. Loss of basal cell keratin 14 reflects increased risk of recurrence in surgically resected sinonasal inverted papilloma. J Clin Pathol, 2008, 61(6): 707-712.

10. WANG Y, DING L, ZHANG X, et al. Clinical significance of programmed cell death 4 expression in malignant progression of human nasal inverted papillomas. Med Oncol, 2012, 29(4): 2505-2511.

11. KIM D Y, HONG S L, LEE C H, et al. Inverted papilloma of the nasal cavity and paranasal sinuses: A Korean multicenter study. Laryngoscope, 2012, 122 (3): 487-494.

12. KRISHNA Y, COUPLAND S E. Coupland, lacrimal sac tumors--A review. Asia-Pacific Journal of Ophthalmology(Philadelphia, Pa.), 2017, 6(2): 173-178.

13. SONG X, WANG S, WANG J, et al. Clinical management and outcomes of lacrimal sac squamous cell carcinoma. Head Neck, 2019, 41(4): 974-981.

14. WOO K I, SAGIV O, HAN J, et al. Eye-preserving surgery followed by adjuvant radiotherapy for lacrimal gland carcinoma: Outcomes in 37 patients. Ophthalmic Plast Reconstr Surg, 2018, 34(6): 570-574.

15. HARARI P M, HARRIS J, KIES M S, et al. Postoperative chemoradiotherapy and cetuximab for high-risk squamous cell carcinoma of the head and neck: Radiation therapy oncology group RTOG-0234. J Clin Oncol, 2014, 32(23): 2486-2495.

16. BERTKE M H, SHAUGHNESSY J N, FORSTHOEFEL M K, et al. Prognostic significance of HPV status in postoperative squamous-cell carcinoma of the head and neck. J Community Support Oncol, 2016, 14 (5): 215-220.

17. YIP C C, BARTLEY G B, HABERMANN T M, et al. Involvement of the lacrimal drainage system by leukemia or lymphoma. Ophthalmic Plast Reconstr Surg, 2002, 18(4): 242-246.

18. 施颖芸, 贾仁兵, 范先群. 眼眶淋巴瘤临床诊断与治疗进展. 中华眼科杂志, 2017, 53(8): 632-636.

19. GAVRIEL H, MCARTHUR G, SIZELAND A, et al. Review: Mucosal melanoma of the head and neck. Melanoma Res, 2011, 21(4): 257-266.

20. ROBERT C, GROB J J, STROYAKOVSKIY D, et al. Five-year outcomes with dabrafenib plus trametinib in metastatic melanoma. N Engl J Med, 2019, 381(7): 626-636.

32
CHAPTER

第三十二章

鼻泪管肿瘤

鼻泪管的管壁被覆双层上皮细胞和杯状细胞，其下为基底膜，基底膜下为疏松结缔组织的腺样层及其下方的静脉丛。鼻泪道是眼表和鼻腔之间的通道，膜性鼻泪管上部与泪囊相延续，下部开口于下鼻道外侧壁的前部，成人直径 4mm，长 12mm 左右。在组织学上，鼻泪管黏膜与泪囊黏膜相似，所以，鼻泪管肿瘤和泪囊肿瘤的细胞起源相似。鼻腔或上泪道的肿瘤可蔓延至或浸润鼻泪管。

一、病因

内翻性乳头状瘤是最常见的鼻泪管良性肿瘤。鼻泪管恶性肿瘤罕见，包括淋巴瘤、嗜酸细胞瘤、孤立性纤维瘤、皮脂腺癌和黑色素瘤等，其中淋巴瘤与全身淋巴瘤有关。鼻泪管肿瘤主要来源于鼻泪管及其周围组织包括鼻窦和鼻腔等，单纯累及鼻泪管者罕见。临床上，鼻泪管肿瘤多在眼眶影像学检查、泪囊鼻腔手术或鼻泪管内镜检查时被发现。泪囊肿瘤可向下蔓延侵犯鼻泪管，鼻泪管肿瘤可侵犯鼻腔。

二、临床表现

鼻泪管肿瘤常无特异性症状，随着肿瘤增大可阻塞鼻泪管，出现溢泪、脓性分泌物等泪囊炎症状，部分患者伴血泪和血性分泌物。肿瘤可造成鼻出血、眼球突出等症状，晚期可蔓延到颅内。

鼻泪道肿瘤大多以泪道阻塞为首发症状，早期泪道冲洗通畅，随着肿瘤增大阻塞鼻泪管，泪道冲洗不通，伴有血性和脓性分泌物。多数病例早期肿瘤呈扩展性改变，CT 影像可见鼻泪管扩张，无明显侵蚀样改变。鼻泪道肿瘤临床表现更为隐蔽，血性溢泪和内眦部肿块出现时间较泪囊肿瘤更晚。

三、诊断与鉴别诊断

（一）诊断

依据病史、体格检查和影像学检查做出初步诊断，病理和免疫组化确诊。

1. **病史**　详细询问患者症状出现的时间、进展速度、是否伴有眼眶肿瘤、鼻腔肿瘤或者全身肿瘤病史。患者是否伴有鼻流血情况。

2. **体格检查**　鼻翼侧是否隆起，内眦部是否有肿块，检查泪道阻塞程度并观察泪液和泪道分泌物颜色。

3. **影像学检查**　CT 表现为骨性鼻泪管扩张。CT 和 MRI 的薄层冠状扫描更清晰显示鼻泪管扩张情况，肿瘤的位置、大小及其与周围组织的关系；骨质破坏，肿瘤侵犯周围骨及软组织情况（图 32-0-1）。CT 和 MRI 难以区分原发性肿瘤和继发性肿瘤。

（二）鉴别诊断

鼻泪管肿瘤的临床诊断主要根据临床表现和影像学检查，还须与以下疾病鉴别。

1. **泪小管肿瘤**　表现为睑缘泪小管部位隆起，

图 32-0-1　右侧鼻泪管肿瘤眼眶 CT 影像

A. CT 水平扫描，右侧鼻泪管扩张，鼻泪管内见团块状软组织影，边界清，形态尚规则；
B. CT 冠状扫描，右侧鼻泪管扩张，骨质破坏，病灶沿鼻泪管侵犯鼻腔，累及泪囊。

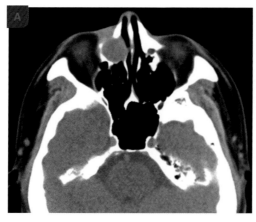
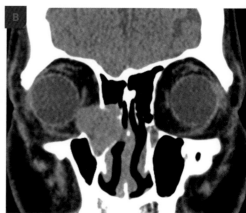

可由邻近组织扩散而来。单纯鼻泪管肿瘤的泪点和泪小管往往正常，无明显隆起，周边皮肤正常。

2. 眼睑基底细胞癌　多发于下睑内侧皮肤，可见周边皮肤隆起，破溃或色素沉着。增生的基底细胞呈巢状，周边细胞呈栅栏状排列，细胞异型性相对较小，病理性核分裂象较少，脂肪染色阴性。鼻泪管肿瘤患者表面皮肤破溃少见，影像学检查可以明确肿瘤的部位，免疫组化有助于确定诊断。

四、治疗

以手术切除为主。对于鼻泪管恶性肿瘤，广泛局部切除联合术后放疗和／或化疗。广泛的手术切除包括完全切除鼻泪管和上颌骨内侧切除术，依据骨质侵蚀范围，决定鼻窦切除的大小。当肿瘤侵犯眼眶时，可考虑眼眶内容剜除术，术后辅助放疗和／或化疗。

近年来，随着内窥镜技术在鼻泪管手术和检查中的应用，往往可早期发现鼻泪管肿瘤，对于鼻泪管良性肿瘤和早期恶性肿瘤，可通过鼻内镜手术切除。由于鼻泪管的解剖学特点，肿瘤难以完全切净，往往预后不良。

五、随访

肿瘤术后密切随访。一般建议第 1 年每 3 个月 1 次，第 2 年每 6 个月 1 次，第 3 年起，每年随访 1 次，连续随访 5 年左右。

参考文献

1. KUMAR V A, ESMAELI B, AHMED S, et al. Imaging features of malignant lacrimal sac and nasolacrimal duct tumors. AJNR Am J Neuroradiol, 2016, 37 (11): 2134-2137.
2. TANWEER F, MAHKAMOVA K, HARKNESS P. Nasolacrimal duct tumors in the era of endoscopic dacryocystorhinostomy : literature review. J Laryngol Otol, 2013, 127 (7): 670-675.

33

CHAPTER

第三十三章

泪小管肿瘤

泪小管是泪道引流通路中重要的组成部分,上下眼睑均有一根泪小管收集泪阜处泪液,通过眼睑轮匝肌的收缩和舒张排挤泪液至泪囊。泪小管分为垂直部和水平部,垂直部连接泪点,长约1～2mm,继呈直角形成扩大的泪小管壶腹部,转向内侧形成水平部,上下泪小管沿睑缘向内眦倾斜,长约8mm,汇合后成为泪总管进入泪囊。泪总管在内眦韧带水平进入泪囊。

泪小管内层被覆不角化的复层鳞状上皮和富有弹性的结缔组织。泪小管管壁薄而富有弹性,周围有眼轮匝肌纤维围绕,这些纤维的收缩和舒张有助于将泪液自泪点吸入并排入泪囊。

第一节 泪点痣

原发性泪点痣少见,占泪点疾病的6%左右。泪点痣往往体积不大,可同时累及睑缘皮肤、结膜和泪道内黏膜,泪点痣不仅影响外观,还可影响排泪功能,引起泪溢。

一、病因和发病机制

泪点痣发生于睑缘与泪道系统开口的交界处,同眼睑其他色素痣一样,是由先天存在的痣细胞所形成的。大多数患者在出生后就有一个明显的痣,少数患者是在青春期之后才逐渐形成,随年龄的增长,会逐渐静止。因其生长位置特殊,痣的组织类型多样,可能起源于泪小管上皮、结膜上皮、邻近皮肤或上皮下组织。泪点痣包括色素痣和无色素痣,泪点色素痣包括皮内痣、复合痣和交界痣,以复合痣多见。

二、临床表现

泪点痣通常发生于下泪点,表现为泪点周边圆形或围绕泪点的环状肿物,肿物缓慢增大,逐渐侵犯和挤压泪点,导致泪点阻塞或移位,影响泪道排泪功能,患者可出现泪溢症状。

泪点色素痣一般是黑色或褐色隆起,累及邻近皮肤,表面皱褶可见,表面有或者没有毛发,伴有或不伴有泪点开口移位(图33-1-1)。无色素痣一般出生即有,位于泪点周围,实性,表面光滑,色灰白,表面可见细小树枝状小血管,无或者少量色素,边界清,表面有或者没有毛发(图33-1-2)。

三、诊断与鉴别诊断

依据泪点周围或带色素或不带色素的、生长缓

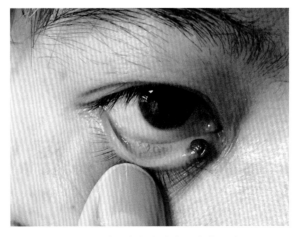

图33-1-1　右眼下睑泪点色素痣患者术前照片

右眼下睑泪点色素痣,环绕泪点,色灰黑,边界清,累及邻近皮肤和结膜,泪点呈裂隙状。

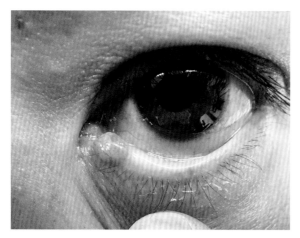

图33-1-2　左眼下泪点无色素痣患者术前照片

左眼下泪点无色素痣,环绕泪点,肿块色灰白,边界清,累及睑缘结膜,泪点形态可。

慢的实质性占位,不伴有炎症表现即可作出诊断,需要鉴别的疾病包括:

1. **泪点上皮侵入性囊肿**　泪点上皮侵入性囊肿(epithelial inclusion cysts)位于眼睑边缘,偏向外侧泪点,表面光滑,几乎没有血管,呈圆顶状囊性外观,可含有不透明的液体。泪点痣是实体性占位,往往含有血管。组织学上,泪点上皮侵入性囊肿显示多层立方上皮内衬囊肿,偶尔有杯状细胞和嗜酸性物质。

2. **泪点乳头状瘤**　主要包括疣状乳头状瘤和鳞状细胞性乳头状瘤。乳头状瘤往往是由人乳头状瘤病毒感染所致,生长迅速,数月内可形成明显的肿块,亦有病程长达数年乃至数十年者。泪点处指状凸起,肿瘤偏心,表面粗糙且带粉红色外观。

3. **泪点肉芽肿**　肉芽肿表面柔软光滑湿润,与邻近的眼睑结膜相似,粉红色,表面血管细小,相对较软。组织学切片显示白细胞、淋巴细胞和成纤维细胞在松散的纤维组织和大量血管内浸润,纤维组织内有多条小血管。

4. **泪点嗜酸细胞瘤**　嗜酸细胞瘤往往位于泪点周围,表面粗糙但湿润,色灰白色,表面血管细小。组织病理学切片显示多个囊肿内衬单层立方细胞,里面充满嗜酸性液体,糖原染色(PAS染色)阳性。

5. **泪点上皮源性肿瘤**　上皮源性肿瘤可从结膜表面扩展到泪点和泪小管,肿瘤表面溃破或出血等可予以鉴别。

四、治疗

泪点痣属于一种良性的先天性赘生物,无症状时无须治疗。如影响外观或影响泪液引流时,可考虑手术切除。如果短时间内出现明显增大或者破溃出血等恶性迹象,须及时手术切除,切除组织送病理检查。

泪点痣位置特殊,切除手术必然会破坏泪点的解剖结构,术中和术后的泪点保护和处理很重要,处理不慎会造成泪点粘连闭锁,术后溢泪。手术切口一般在泪点痣边缘外1mm处,在显微镜下完整切除痣的前提下,尽量保留正常的睑缘组织,术中睑缘修复和泪点成形术,术毕硅胶管泪道插管留置1～3个月,预防泪点术后粘连(图33-1-3～图33-1-5)。

五、预后

泪点痣为良性肿瘤,手术彻底切除一般无复发,手术切除不彻底导致残留痣逐渐长大。

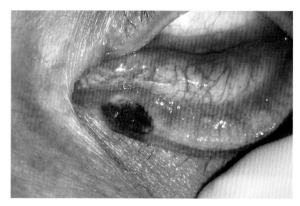

图33-1-3　左眼下泪点色素痣患者术前照片

左眼下泪点色素痣,累及泪点上方和颞侧、睑结膜及睑缘皮肤。

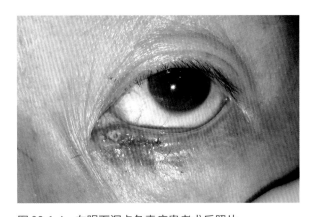

图 33-1-4　左眼下泪点色素痣患者术后照片

术后即刻左眼下泪点形态正常, 缝线在位; 透明 FCI 管锚端固定泪点处, 下端放置鼻腔。

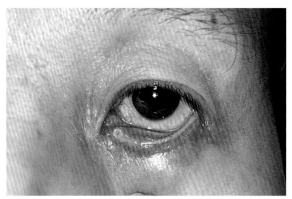

图 33-1-5　左眼下泪点色素痣患者术后照片

术后 1 个月撤除透明 FCI 管后, 左眼下泪点形态正常。

第二节　泪小管角化囊肿

　　角化囊肿(keratinizing cyst)主要好发于青少年, 起源于毛囊漏斗部, 因此又称为表皮样囊肿、漏斗部囊肿和表皮包涵囊肿, 是最常见的皮肤囊肿之一。囊腔的上皮是多层鳞状细胞, 下面是规则的基底生发层, 不含杯状细胞和颗粒细胞。泪小管角化囊肿临床少见。

一、病因

　　皮肤角化囊肿是皮肤表皮角化和皮下囊肿, 一般是由于毛囊排泄不畅形成的囊性包块, 有时进行性增大。泪小管角化囊肿主要由泪点下方近端的泪小管垂直段扩张引起。

二、临床表现

　　泪小管角化囊肿一般表现为泪河升高, 溢泪, 睑缘内侧肿块, 裂隙灯显微镜下可见泪点处白色、圆顶状隆起的囊性病变。部分囊肿周边区域透明, 中央部分白色, 可能是囊肿早期阶段, 角蛋白积累较少引

起的。囊肿侵犯泪点, 导致泪点孔径缩小, 显微镜下可见一个充满针状角蛋白的囊肿阻塞小孔, 囊肿挤压和覆盖泪点, 泪道扩张器探查时可能无法找到泪点。但泪点一般完好, 泪道探查时可触及泪囊骨壁。

三、诊断与鉴别诊断

(一)诊断

　　依据病史和裂隙灯显微镜检查, 一般可作出诊断。应仔细询问病史, 裂隙灯显微镜检查可见泪点处白色、圆顶状隆起的囊性病变, 局部按压可挤出白色乳状物质。泪道扩张器探查泪点和泪道, 泪道冲洗明确泪道引流情况。

　　一般不考虑影像学检查, 必要时 CT 扫描进行鉴别诊断。

　　病理检查, 角化囊肿的上皮是由多层的鳞状上皮组织组成, 具有规则的基底样生发层, 无杯状细胞和颗粒层。

(二)鉴别诊断

　　根据发病多为儿童或青少年、泪点周围的囊性

膨隆,不伴有泪道内分泌物增多等泪道阻塞的表现应该考虑此病,确诊需要病理结果支持。需要鉴别的疾病包括:

1. **泪小管炎** 泪小管炎患者的泪点发红、外翻呈乳头状凸起,周围皮肤结膜充血肿胀。挤压泪小管或泪囊区皮肤时,有黏液脓性分泌物由泪点溢出。泪小管炎多由放线菌感染引起。而泪小管角化囊肿周边皮肤红肿不明显,局部按压可挤出白色乳状物质。

2. **泪点发育不全** 主要包括泪点狭窄、膜闭或者管化不全,一般挤压无明显分泌物。显微镜可见泪点狭窄或者未见泪点。部分患者伴有鼻部或者其他面部发育异常。

3. **其他围绕泪点的增生性病变** 病变不累及泪点,表面无或者含有色素,边界清。患者泪点正常,无溢泪症状,泪道冲洗通畅,挤压无白色分泌物。

四、治疗

手术切除是主要治疗方法。术中注意避免损伤泪点和泪小管。如与泪点位置较近,术后泪道硅胶管置管1～3个月,预防泪点术后粘连。

五、预后和随访

角化囊肿一般不恶变,但有复发可能,复发的原因可能是手术中囊壁残留。囊壁上皮薄而脆,在术中容易残留,尤其当囊肿范围较大,囊壁刮除不干净。因此,手术切除组织送病理检查,术后随访。

第三节 泪小管乳头状瘤

乳头状瘤是眼睑最常见的良性病变,好发于睑缘黏膜和泪阜等处。泪小管乳头状瘤好发于泪小管的壶腹部,单个或多发,表面常有角化。一部分发生在泪点的乳头状瘤常围绕泪点四周,可长入泪小管内。

一、病因

泪小管乳头状瘤是泪小管产生的茎状肿块,病因尚不明确,可能与人乳头状瘤病毒 HPV-6 和 HPV-11 感染密切相关,也可能与紫外线、吸烟、免疫缺陷等有关。

二、临床表现

泪小管乳头状瘤通常是单侧发病,可发生于任何年龄,生长较迅速,数月内可形成明显的肿物,亦有病程长达数年者。由于肿瘤阻塞泪道,泪小管乳头状瘤患者早期多以泪溢为初始症状,部分病程较长患者内眦部可触及肿块、伴有或者不伴有结膜乳头状瘤。外观可见瘤体粉红色,裂隙灯显微镜下可见瘤体表面乳头状隆起,表面一般无破溃(图33-3-1)。

泪小管乳头状瘤冲洗泪道常显示为阻塞,当瘤体的占位效应堵塞泪点和泪小管时,会造成冲洗困难。如瘤体较小,对泪道压迫不严重时,泪道也可能通畅。在行泪道冲洗或探查时,乳头状瘤可脱出泪点外,基底较小且带蒂肿瘤可回纳入泪小管,基底较宽的肿瘤可表现为睑缘泪小管部位肿块。泪道检查时的机械刺激可能诱使肿瘤加速生长。

図 33-3-1 右眼下泪小管乳头状瘤患者照片

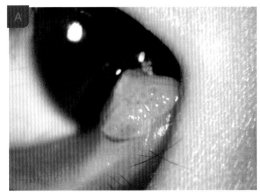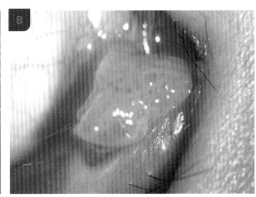

右眼下泪小管乳头状瘤，瘤体呈粉红色、乳头状隆起，位于泪点内侧，部分遮盖泪点，基底较宽，表面无破溃。

三、诊断与鉴别诊断

（一）诊断

根据病史及典型的乳头状外观、溃破后易出血的特点，容易诊断，但最终确诊需要病理检查。如果乳头状瘤生长加速，伴渗液或出血，甚至溃烂，应怀疑乳头状瘤恶变，及时手术切除和病理检查。

1. **病史** 关注眼部手术史、外伤史和 HPV 感染史等。

2. **眼科检查** 裂隙灯显微镜检查，注意观察泪点和泪小管情况，肿瘤与泪点、泪小管的关系。泪道冲洗和探通评估泪道阻塞程度，有条件时应用泪道内镜检查泪小管情况。

3. **超声检查** UBM 表现为中等回声、密度均匀的带蒂肿物。

4. **病理检查** 病理显示为上皮来源的肿瘤，鳞状上皮高度增生，形成息肉样或乳头状，乳头呈圆形或椭圆形上皮团块，中心有疏松而富有脉管的结缔组织。复层鳞状上皮下有广泛的基底间质，其内有薄壁血管通道增生和淋巴浆细胞浸润，一般无细胞异型性（图 33-3-2）。

（二）鉴别诊断

泪小管乳头状瘤应与恶性肿瘤区别，必要时需要结合分子免疫组化的结果进一步明确诊断。

1. **泪小管恶性肿瘤** 泪小管恶性肿瘤罕见，进展快，易于溃破形成泪小管走行区域的溃疡，病理可以明确诊断。

2. **泪小管丝状疣** 丝状疣表现为正常皮肤颜

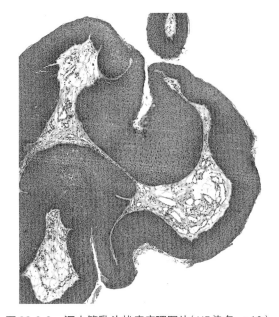

图 33-3-2 泪小管乳头状瘤病理图片（HE 染色，×10）
上皮组织高度增生，形成息肉样增生和乳头状分叶，鳞状上皮向外过度生长形成乳头，乳头呈圆形或椭圆形上皮团块。

色或者浅褐色的扁平丘疹，表面光滑，边界明显，呈丝状。

3. **泪小管炎** 泪小管的慢性炎症，其临床表现为患者流泪、眼红、眼痛、分泌物增多，内眦部反复红肿、瘙痒不适，泪点发红、凸起。挤压泪囊和泪小管会有少量脓性分泌物溢出，可伴发化脓性结膜炎。

四、治疗

手术切除是治疗乳头状瘤的首选方法。随着泪道内镜的应用，可考虑局部切除后泪道内镜辅助激光治疗。

手术方法：从结膜侧切开泪小管，暴露乳头状瘤基底部，将肿瘤及基底部组织完整切除，对创面进行冷冻或激光，判断远端泪小管是否有残留可借助泪道内镜辅助。泪道内镜管径很小，可以深入泪道的任何部位。手术切除后，借助内镜在其基底部予以激光治疗，或局部注射干扰素可防止复发。对位缝合泪小管黏膜前泪道置管，硅胶管从鼻腔引出后留置3个月。

治疗过程中应注意的事项包括：手术尽量减少对泪小管的损伤，冷冻治疗能够有效降低乳头状瘤的复发，硅胶管置管可防止术后瘢痕收缩造成的泪小管狭窄和阻塞。

五、预后和随访

乳头状瘤总体预后好。乳头状瘤易复发，有恶变倾向，如遇出血或复发尽早复诊。

参考文献

1. ALI M J, NAIK M N, KWATHI S. Punctal keratinizing cyst: A clinicopathological correlation of an exceptionally rare lacrimal disorder. Ophthalmic Plast Reconstr Surg, 2015, 31(3): e66-68.

2. RUMELT S, PE'ER J, RUBIN P A D. The clinicopathological spectrum of benign peripunctal tumors. Graefes Arch Clin Exp Ophthalmol, 2005, 243(2): 113-119.

3. 赵云, 惠靖雯, 杨丽红等. 原发性泪道肿物64例临床组织病理学分析. 中华眼科杂志, 2020, 56(5): 364-369.

4. EHARA Y, YOSHIDA Y, YAMAMOTO O. Unusual location of a blue nevus: development on the lacrimal punctum. Eur J Dermatol, 2015, 25(1): 77-78.

5. 谢惠敏, 王硕, 贾子善, 等. 显微镜下XL-射频皮肤治疗仪消融微切泪点和周围肿物. 国际眼科杂志, 2018, 18(3): 585-588.

6. YUEN H K, YEUNG E F, CHAN N R, et al. The use of postoperative topical mitomycin C in the treatment of recurrent conjunctival papilloma. Cornea, 2002, 21(8): 838-839.

7. SYRJÄNEN K J. HPV infections in benign and malignant sinonasal lesions. J Clin Pathol, 2003, 56(3): 174-181.

8. WILLIAMS R, ILSAR M, WELHAM R A. Lacrimal canalicular papillomatosis. Br J Ophthalmol, 1985, 69(6): 464-467.

9. 胥利平, 陶海, 韩毳. 超声生物显微镜在泪小管疾病诊断中的初步应用. 眼科新进展, 2011, 31(1): 42-45.

10. ALI M J, SINGH S, NAIK M N. High-definition dacryoendoscopic features of a canalicular squamous papilloma. Int Ophthalmol, 2017, 37(6): 1341-1343.

5

第六篇

眼眶肿瘤

34

CHAPTER

第三十四章

眼眶囊肿

眼眶内的囊肿样占位病变,统称为眼眶囊肿(orbital cyst),在所有眼眶占位性病变中占 10% 左右。根据囊肿发生的时间可分为先天性和后天性囊肿,根据囊肿的性质可分为上皮性和非上皮性两种。常见的上皮性囊肿有眼眶皮样囊肿、眼眶畸胎瘤、眼眶上皮植入性囊肿、导管囊肿、黏液囊肿;非上皮性囊肿有眼眶脑膜瘤膨出等。眼眶囊肿属于良性病变,共同的特征为眶内占位性病变中包含有囊腔,内含有液体。

第一节　眼眶皮样囊肿

眼眶皮样囊肿(orbital dermoid cyst)是一种较为常见的先天性眼眶疾病,占所有眼眶占位性病变的 3.2%~3.7%。皮样囊肿的囊壁由角质化复层鳞状上皮构成,有纤维壁,囊内含有皮肤附属物,如汗腺、皮脂腺和毛囊。该病可手术切除,预后好。

一、病因和发病机制

眼眶皮样囊肿是一种先天性眼眶占位性病变,是由于胚胎发育时表皮外胚层成分在神经管闭合时植入中胚层,发育过程中沿着胚胎闭合线转移皮下形成的占位性病变,属于迷芽瘤。除位于眶缘的囊肿在幼儿期可发现肿物之外,由于病情发展缓慢甚至有静止期,位于眶缘之后的囊肿,尤其是眶深部皮样囊肿往往至青少年时期才出现症状,老年发病者也可见到。

二、临床表现

眼眶皮样囊肿可发生于眶缘浅表处,也可发生于眶内甚至眶深部,临床表现取决于肿物的原发位置。

发生于眶缘者幼儿时期即可被发现,好发于眶外上缘,其次为眶内上缘。局部隆起,可扪及半球形或球形肿物,边界清楚,略有弹性,无压痛,与皮肤无粘连(图 34-1-1)。视力、眼球位置及眼球运动无明显改变,肿物较大者可影响上睑形状,或压迫眼球引起屈光不正。

位于眶内的患者发病年龄较位于眶缘者大,一般在 10 岁之后渐渐出现单眼突出,发展较慢。多发生在眼眶的外上象限和内上象限,其次为眶下部,偶有侵犯鼻部和泪道。囊肿所在的眶间隙以骨膜下间隙多见,囊肿压迫骨壁形成凹陷,肿物在骨窝与骨膜间增长,可突入颅腔或颞窝形成哑铃状囊肿。囊肿刺激骨膜,使骨凹陷缘增厚,凹窝内多处

图 34-1-1　右侧眼眶皮样囊肿患者照片

A. 右眼上睑至眉弓部可见明显隆起的皮下肿物;
B. 水平位 CT 显示右眼眶上外缘中等密度占位性病变。

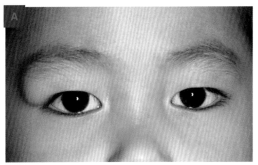
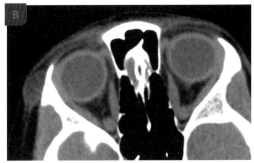

骨嵴(图34-1-2、图34-1-3)。

眶深部囊肿发病于青壮年,发展缓慢,但眼球突出移位。好发部位在眶深部后方,蝶骨大小翼骨缝附近。最初临床表现为眼球突出,并向前下方移位。病变进展缓慢,甚至静止较长时间。肿物较大

者在眶上缘往往扪及圆形肿物或骨性膨隆,由于肿物压迫眼球,引起屈光不正、视网膜水肿、视力减退,少数患者因囊肿破裂伴有炎性反应、眼眶压痛及眼睑水肿、瘘管形成或颞部膨隆、眼球运动障碍及视神经萎缩(图34-1-4)。

图34-1-2 右侧眼眶皮样囊肿患者照片

A. 患者正前方注视,显示右眼上睑下垂、右眼球向前下方移位;
B. 抬头位显示右眼球突出明显。

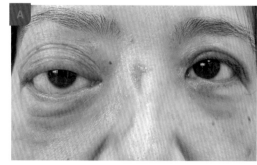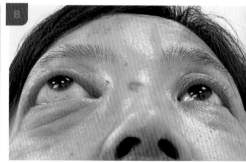

图34-1-3 右侧眼眶皮样囊肿患者 MRI T₂WI 影像

右眼眶内上方见囊性肿物,肿物囊膜呈低信号,内容物高信号。

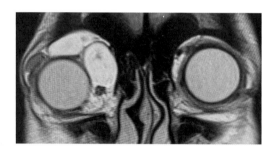

图34-1-4 右侧眼眶皮样囊肿患者照片和 MRI T₂WI 影像

A. 右眼眶皮样囊肿患者,右眼球显著向前突出;
B. 右眼眶深部可见囊性占位性病变,眼球突出移位,视神经和眼外肌受挤压。

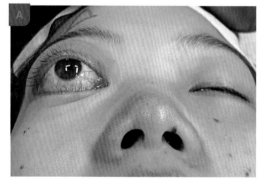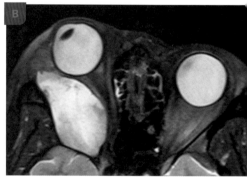

三、诊断与鉴别诊断

(一)诊断

1. 根据典型的临床表现,眶缘浅表的皮样囊肿可以做出诊断;眶深部的囊肿可以根据典型的影像学检查而做出诊断。眼眶皮样或表皮样囊肿主要发生于青少年,儿童也可发生。临床表现为发生于眶缘或眼眶外上象限的局部隆起,可扪及半圆形或圆形肿物;部分患者表现为渐进性单侧眼球突出。

2. **影像学检查**

(1)CT检查:眼眶皮样囊肿多位于颧额缝以及蝶骨大、小翼骨缝附近,常呈椭圆形、圆形或哑铃形的囊性外观,大多边界清晰,少数因局部炎症而边界不清。可压迫导致骨质改变,周围骨组织可因长期压迫而形成凹陷,在眶顶和外侧壁囊肿有时可突破骨壁形成骨孔进入邻近组织,此时囊肿呈哑铃形。囊壁为高密度环形影,内部因含有脱落的上

皮角质、黏液性类脂体、毛发等成分，因此会有高低密度混杂信号（图34-1-5），部分内部可见液平。增强CT可见囊壁被强化而内容物不被强化显影。

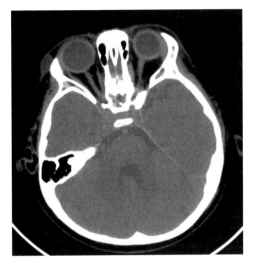

图 34-1-5　右侧眼眶皮样囊肿患者的 CT 影像

可见病变位于右侧眶外壁眶缘处，低密度，边界清楚。

图 34-1-6　右侧眼眶皮样囊肿患者的 MRI 影像

A. T₁WI 显示右眼眶深部囊性肿物；

B. 脂肪抑制序列可见囊肿内信号无明显变化。

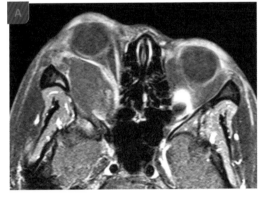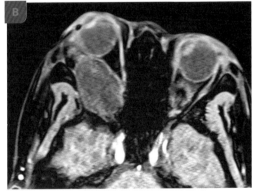

（2）MRI：大多数眼眶皮样囊肿在 T_1WI 和 T_2WI 均呈高信号，周围有环形低信号，脂肪抑制序列上高信号被抑制。少数呈长 T_1 长 T_2 信号，脂肪抑制序列后信号未见明显改变。偶可见液平面。增强后，中央不强化，囊壁可轻度强化（图34-1-6）。

（3）超声检查：由于眼眶皮样囊肿含有不同的囊内容物，因此其回声表现不同。A 超显示部分病例在眼球壁高波峰后有一个无回声平段，即为囊内液，表示病变内无回声界面，但多数囊肿内有高低不等的波峰。B 超显示肿块呈圆形或椭圆形，内部回声强弱不等，声衰不明显，后壁回声增强。

3. **病理检查**　大体结构为圆形、椭圆形的囊性病变，囊壁较厚，切开后内部可含有油脂和毛发，表皮样囊肿内部可含有角质成分。镜下可见囊壁内衬角化复层鳞状上皮和立方形上皮，外部包裹着纤维层胶原蛋白组织。在囊壁和囊腔内可见皮肤附属器包括皮脂腺和毛囊、血管、脂肪和胆固醇。

（二）鉴别诊断

发生于眼眶深部的皮样囊肿应该与骨化纤维瘤和朗格汉斯细胞组织细胞增多症相鉴别。

1. **骨化纤维瘤**　多发生于青少年，可呈结节状，可有无痛性进行性眼球突出，同时可有颅面骨的外观畸形。CT 检查有助于与眼眶皮样囊肿相鉴别，可见圆形或椭圆形，边界清楚，受累骨质局部膨大。

2. **眼眶朗格汉斯细胞组织细胞增多症**　多发病于儿童，眼眶受累多位于外上侧，突眼是最常见的症状。影像学改变可能早于临床症状，CT 检查可以发现眼眶周围骨质的破坏、侵蚀和虫蚀样缺损。

四、治疗

眼眶皮样囊肿生长缓慢，对不影响功能和外观的患者，可观察随访。对不断增大影响外观、导致眼球突出或者反复发炎者，应进行治疗，首选方法是手术切除，原则为完整切除皮样囊肿。

（一）手术路径

位于眶缘浅表囊肿，常见于外上方颧额缝附

近,可采用眉弓下切口;位于眼眶内上方囊肿,可采用结膜内上方穹窿切口或内上方皮肤弧形切口;对眶内的皮样囊肿,可采用前路开眶方式;对眶深部囊肿,可采用外侧开眶手术。

(二)完整切除囊肿

要点在于仔细分离囊壁尽量保证囊壁完整,术中可见囊肿有一蒂与骨缝处骨膜紧密相连,切断连接将囊壁及囊内容物完全摘除,保留眼眶正常结构和功能。如术中囊肿破裂应用吸引器吸除内容物,然后完整切除囊壁,切下后应仔细检查囊壁的完整性。切口内如有未能切除之囊壁可用石炭酸烧灼,然后大量生理盐水冲洗。

(三)切口缝合

如囊肿较大会造成局部骨质缺损,应用邻近软组织瓣滑行充填缺损,避免无效腔形成。分层缝合肌肉和皮下组织,皮肤用美容线连续缝合可减少瘢痕形成。

五、预后

眼眶皮样囊肿手术完整切除后一般很少复发,预后良好。如复发可再次手术完整切除。如快速增长时期恶化可能,应及时治疗。

六、典型病例

患儿男性,3岁,因右眉部可触及肿物并逐渐增大2年,前来上海交通大学医学院附属第九人民医院就诊。专科检查见眼眶的外上象限局部隆起,活动度差,患者无其他主诉。门诊诊断为眼眶皮样囊肿,收治入院行手术治疗。手术行眉下切口,逐层暴露组织间隙见右眶区肿物,边界清晰,周边骨组织有明显凹陷,肿物有一蒂与骨膜相连,完整摘除肿物(图34-1-7)。切开肿物见肿物包膜内有黏稠物质脱出。术后随访18个月未见复发。

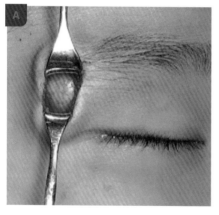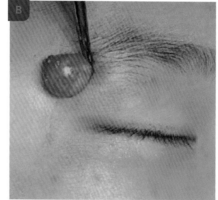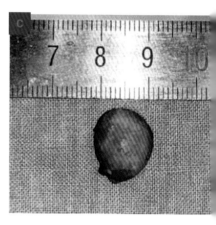

图 34-1-7　右侧眼眶皮样囊肿患者术中照片

A. 眉下水平切口逐层暴露囊肿;
B. 术中完整切除的皮样囊肿标本;
C. 术中摘除囊肿。

第二节　眼眶畸胎瘤

畸胎瘤(teratoma)是一种来源于生殖细胞的肿瘤,分为良性的成熟畸胎瘤和恶性的未成熟畸胎瘤,多发生于骶尾部、头颈部、生殖器、腹膜后和纵隔。单纯发生于眼眶的畸胎瘤较少见,多为良性,含有多种成分,包括皮肤、毛发、牙齿、骨骼、神经等组织。该病有一定恶变倾向,故应早期治疗,局部切除可获痊愈,预后良好。

一、病因和发病机制

眼眶畸胎瘤是在眶内发生的一种胚胎性肿瘤,一般由2~3个胚层发育而来。畸胎瘤的发生机制尚不明确,其发生与胚胎组织发育、生长异常有关。瘤组织可能来源于胚胎期的一种多能细胞,具有分化和形成各种组织的潜能。

二、临床表现

(一)原发性眼眶畸胎瘤

出生时即存在,女性多于男性,多为单眼发病,病变发生于眶深部,因肿物生长推挤可引起眼球移位和眼球突出(图34-2-1);肿物生长较快,可波及面颊、颞部和鼻窦。部分患者光照检查可见皮下透光,囊性病变。随眼球突出的加重,患者可因睑裂闭合不全而引起暴露性角膜炎;病变压迫视神经,可导致视力丧失,后期肿瘤可向颅内、鼻窦侵犯。

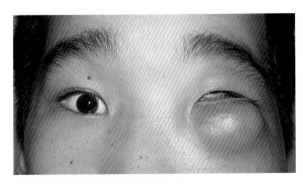

图 34-2-1 左侧眼眶畸胎瘤患者照片
左眼下睑高度隆起,左眼球上移,垂直睑裂缩小。

(二)继发性眼眶畸胎瘤

可来源于颅内或鼻窦,患者早期出现颅脑及鼻窦症状,晚期病变向眼眶蔓延,可挤压视神经造成视力损伤,眼底检查可发现视盘水肿和出血。

三、诊断与鉴别诊断

(一)诊断

眼眶畸胎瘤较罕见,多为良性、囊样病变。诊断主要根据其病史、临床表现、影像学检查以及切除后的病理检查。

1. **病史和临床表现** 原发性眼眶畸胎瘤可于出生时或婴儿期即出现,继发性眼眶畸胎瘤可源于颅内或鼻窦。临床表现为单侧眼球突出进行性加重,眼球多向前和向上移位,可触及眶周囊性或实性肿块,用光照射可见局部透光。由于视神经受牵拉和压迫,患眼视力多已丧失。

2. **影像学检查**

(1)眼眶 CT:可见眼眶骨性扩大,眶内占位病变类圆形、边界清楚、内密度不均或呈囊性(图34-2-2)。部分病例可显示骨密度斑影,为牙齿和骨骼显影。肿物眶外蔓延时,可同时显示鼻窦、鼻咽腔、颞窝及颅内等侵犯情况,肿物不被造影剂强化。

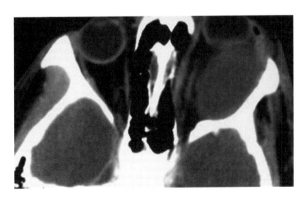

图 34-2-2 左眼眶畸胎瘤的 CT 影像

(2)MRI 检查:可见肿物内囊性区和实体性区相混杂,其间可有钙斑,T_1WI 和 T_2WI 均显示为多种信号强度相间。在影像学引导下,细针穿吸可抽出浆液、黏液或含脂液体。

(3)B 型检查:眶内可见类圆形占位病变,根据囊内的不同成分,内回声可显示为强回声、块状回声或无回声,但以无回声的囊性病变多见。当有软骨、骨骼和牙齿等成分时,可见强回声光斑和声影。病变具有轻度可压缩性,彩色多普勒超声检查显示肿物内部无血流信号。

3. 病理学检查 眼眶畸胎瘤大体呈不规则的具有部分透光性的囊性肿块，囊壁光滑、呈紫灰红色或灰红色。镜下成熟畸胎瘤囊性区内可见呼吸道和消化道黏膜，及其腺体上皮和附件，一般无间变；未成熟畸胎瘤可见多胚层不成熟及成熟组织包括纤维组织、平滑肌、横纹肌、软骨和骨组织等，瘤细胞可间变。

（二）鉴别诊断

眼眶畸胎瘤应与出生后进行性眼球突出，例如眼眶血管瘤和较少见的横纹肌肉瘤相鉴别。

1. 眼眶婴儿血管瘤 出生后数周即发现眼球突出，同时合并软组织增厚的病史及临床表现，有典型的皮肤草莓痣或蓝紫色深层肿物。影像学 MRI 检查可见 T_1WI 等信号，T_2 高信号，增强 MRI 显示明显强化。彩色多普勒超声可见肿瘤内弥漫红蓝彩色血流信号及高速低阻或中阻动脉频谱具有特征性。

2. 眼眶横纹肌肉瘤 眼眶横纹肌肉瘤是一种高度恶性肿瘤，可侵袭邻近组织，血行转移至肺、骨、淋巴结、骨髓等。表现为单侧眼球突出，眼球移位，上睑下垂等。相比畸胎瘤，横纹肌肉瘤发展更迅速，眼球突出 10 天即可显著进展，伴随角膜暴露干燥混浊、结膜充血，同时具有皮温增高现象。多普勒超声显示肿瘤内有丰富血流信号也可鉴别两者。CT 显示边界不清的肿物，少见钙化。

四、治疗

首选手术治疗，完整切除肿瘤。如术中囊膜破损，应完全切除囊膜及内容物，对手术区域充分冲洗。因畸胎瘤有恶变倾向，故应早期手术治疗。对放射治疗不敏感。

五、预后

眼眶畸胎瘤多为良性，手术完整切除后，可痊愈。复发较少，预后较好。少数可能复发及恶性变，术后应定期复查。

第三节　眼眶上皮植入性囊肿

眼眶上皮植入性囊肿（implantation epithelial cyst）是由于外伤、手术或穿刺等导致上皮细胞植入眼睑皮下或眼眶软组织内形成。常见的植入细胞为皮肤上皮细胞、结膜上皮细胞、呼吸上皮细胞及汗腺上皮细胞。

一、病因和发病机制

眼眶上皮植入性囊肿常因外伤、手术缝线等导致游离上皮碎片植入眶区组织引起。上皮细胞异位于眼眶软组织内并增殖，经过细胞分泌、退化、脱落等过程，形成眶区囊肿。

二、临床表现

多数患者有手术外伤史。主要表现为无痛性突眼，可伴有眼球运动障碍，结膜红肿。上皮植入性囊肿可自发或钝性外伤导致出血和破裂。

上皮植入性囊肿可发生于眼眶的任何部位，与外伤部位或手术类型有关。结膜上皮囊肿多位于眼眶前部内上象限；呼吸道上皮囊肿可能是胚胎期鼻窦上皮植入眼眶形成，好发于眼眶外侧；汗腺上皮囊肿与 Moll 腺有关，位于眼眶前部，但更多见于眼睑。

三、诊断与鉴别诊断

（一）诊断

有外伤、手术或穿刺病史，临床主要表现为无痛性突眼，可伴眼球运动障碍。CT 表现为低密度肿块，如伴有眼眶骨折或眼眶术后改变对诊断有价值。

1. **影像学检查**　CT 表现为低密度肿块，密度均匀，CT 值为 20～30HU，边缘多光整无分叶，部分多房囊肿可显示间隔，增强扫描囊壁强化，囊液不强化。MRI 可见囊肿 T_1WI 表现为等信号，T_2WI 为高信号，部分囊肿可见蜂房状的囊样分隔，增强扫描可见囊壁有环形强化。

2. **病理检查**　在组织病理学上，皮肤上皮植入性囊肿的囊壁由上皮细胞被覆，囊液含有角蛋白碎屑和上皮细胞；结膜上皮植入性囊肿的囊壁由含有杯状细胞的非角化立方形结膜上皮被覆；呼吸道上皮植入性囊肿囊壁由薄层假复层柱状上皮被覆，上皮层含有杯状细胞，囊腔内含有黏液；汗腺上皮植入性囊肿，囊壁被覆双层非角化立方形上皮，囊腔内为清亮的液体。与皮样囊肿不同，植入性囊肿的囊壁不含皮肤附属结构。

（二）鉴别诊断

眼眶上皮植入性囊肿须与皮样囊肿、畸胎瘤、眼眶脓肿、黏液囊肿等眼眶囊性病变相鉴别。

1. **皮样囊肿**　无明显外伤手术史，多位于骨缝或其周围，尤其是额颧缝和额筛缝，除发生于眼眶深部者外，通常在出生或婴儿期即可出现。而眼眶上皮植入性囊肿多出现于成人，有眼眶外伤及手术史。

2. **眼眶畸胎瘤**　可于出生时或婴儿期即出现，继发性畸胎瘤可源于颅内或鼻窦。临床表现为眼球突出或眼球移位，可触及眶周囊性或实性肿块。CT 和 MRI 可见密度混杂信号，病变内有脂肪、液体及钙化成分，有助于鉴别；而上皮植入性囊肿 CT 显示肿物内为低密度区。

3. **眼眶脓肿**　是坏死组织和化脓性病菌聚积所形成的脓肿。可由眼眶周边组织炎症或外伤引起。表现为疼痛性突眼和眼球运动障碍，眼睑和结膜充血、水肿比眼眶上皮植入性囊肿明显。可伴有全身表现，如发热、畏寒、周身不适等。CT 可见眶内类圆形或不规则形高密度影，边界清，有时可见液平面。

四、治疗

手术切除是眼眶上皮植入性囊肿的首选治疗方法。手术原则是完全摘除囊壁及囊内容物。由于囊肿与周围组织粘连紧密，手术中应仔细分离彻底切除囊壁，避免囊肿残留和复发。

五、预后

眼眶上皮植入性囊肿为良性病变，手术治疗完整切除后，可痊愈，预后好。

第四节　泪腺导管囊肿

泪腺导管囊肿是泪腺导管梗阻扩张形成的囊肿，是一个相对少见的眼眶囊性病变。发生于眼眶前部和泪腺区肿块性病变，通常是双侧发病。

一、病因和发病机制

囊肿的形成是由于导管周围的炎症或创伤，伴随着泪腺分泌过多引起的继发性梗阻；如果损伤了导管壁，破坏了导管周围神经肌肉的收缩性，即使在分泌压力很低的时候，也会引起导管阻塞、扩张和感染。

二、临床表现

眼眶泪腺导管囊肿可为单侧或双侧，孤立或多发。囊肿多起源于泪腺，表现为上睑外侧无痛性隆起，颞上方穹窿内一个半透明、淡蓝色囊肿。通常囊肿小而孤立，可移动、有波动感。大部分患者有一定程度的刺激症状，可伴有触痛。双侧囊肿可伴有眼睑皮肤松弛症，部分囊肿增大后可引起眼球向下移位。

三、诊断与鉴别诊断

（一）诊断

上睑外侧无痛性隆起，颞上方穹窿内一个半透明的液性囊肿。

1. **影像学检查** CT 或 MRI 表现为边界清晰、囊内密度低、包膜密度高的囊性病变，无眼眶骨改变。

2. **病理检查** 组织学上囊壁由双层上皮细胞排列而成，内层为立方上皮，外层为肌上皮细胞。囊壁内基质常有纤维变性伴炎细胞浸润，偶见严重的炎症反应和肉芽组织。

（二）鉴别诊断

发生于眼睑外上方和泪腺窝的囊性和非囊性病变，如皮样囊肿、植入性囊肿、泪腺肿瘤及 Mikulicz 病等需要与眼眶泪腺导管囊肿鉴别。

1. **泪腺良性肿瘤** 表现为单侧泪腺无痛性肿大，很少会有双侧发病，影像学检查显示为单侧眼眶外上方规则的椭圆形或圆形占位，局部骨质可受压变薄。

2. **泪腺恶性肿瘤** 表现为眼眶外上方肿块，病变发展快，病程短，常伴有明显的疼痛。影像学检查表现为边界不规则占位，可向眶深部蔓延，常破坏相邻眶骨。

3. **Mikulicz 病** 为泪腺与涎腺组织内淋巴细胞弥漫性浸润，同时有泪腺导管肌上皮增生，双侧对称性持续性肿大的病变，可合并一侧或两侧下颌下腺和腮腺肿大，有口干、咽喉干燥不适等症状。

四、治疗

泪腺导管囊肿可通过手术完整切除。由于囊壁菲薄容易破裂，手术时小心剥离囊膜，完整摘除。单纯切割、切除不完整或单纯吸出囊肿内容物常导致复发。

五、预后

该病手术效果较好，完整切除囊肿者一般很少复发。泪腺囊肿一般不会恶变，极少数囊壁上皮细胞可恶变为鳞状细胞癌。

第五节　眼眶黏液囊肿

当正常的鼻窦分泌物因感染、过敏、外伤、肿瘤或先天性狭窄而被阻塞时，就会发生黏液囊肿。黏液分泌物和上皮碎片形成囊性堆积并逐渐侵蚀眼眶骨壁，通过侵犯周围组织引起症状。眼眶黏液囊肿多来源于额窦，其次为筛窦，上颌窦和蝶窦少见。少数黏液囊肿内出血，表现为囊肿内棕色液体和胆固醇结晶。眼眶黏液囊肿占所有眼眶占位性病变的 2%～4%。

一、病因和发病机制

眼眶黏液囊肿（mucocele）多由鼻窦缓慢进展的囊性病变发展而来。黏液囊肿的常见原因是炎症继发瘢痕引起窦口阻塞，其他原因包括骨折、骨瘤、息肉、鼻中隔偏曲和先天性窦口狭小，其持续产生积聚的黏液，填充于正常的通气空间，对周围骨组织产生压力，导致正常间隔消失、鼻窦膨胀、骨壁变薄，最终扩展进入眼眶。

回顾病史，大约 1/3 患者有骨折，1/3 有慢性鼻窦炎和鼻窦手术史，余下 1/3 无明显诱因。

图 34-5-1　右眼眶黏液囊肿患者照片和 CT 影像

A. 右眼内转受限；
B. 眼眶 CT 显示右眼眶内侧占位，与筛窦沟通。

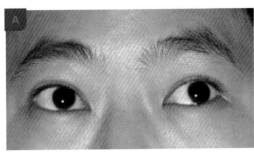
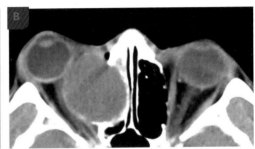

图 34-5-2　右眼眶黏液囊肿患者照片和 CT 影像

A. 右眼内上方和内眦部饱满，伴有鼻根部变平，眼球向外向下移位；
B. 眼眶 CT 显示右眼眶内上方占位，与额窦相沟通。

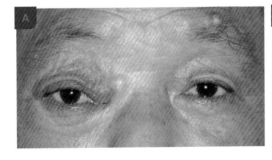
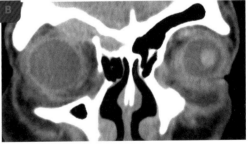

上移位。另外，鼻窦息肉也可引起眼眶黏液囊肿，通常发生在病史较长的过敏性鼻炎。

三、诊断与鉴别诊断

（一）诊断

眼眶黏液囊肿的常见原因是继发炎症瘢痕引起窦口阻塞，常有骨折、慢性鼻窦炎和鼻窦手术史。临床特征为鼻窦和眼眶的非浸润性肿块，可伴有眼球突出及眼球移位。

二、临床表现

好发于 40～70 岁的成人，一般表现为无痛性单侧突眼、眼球移位、复视或溢泪，鼻窦和眼眶非浸润性肿块（图 34-5-1、图 34-5-2）。当继发感染为黏液脓肿时可有疼痛表现。额窦的黏液囊肿导致眼球向下向外移位及轻度突眼，病变向鼻窦后方扩展可引起更严重的眼球向下移位及突眼，造成眼眶内上方和内眦区饱满，鼻根部可触及肿块。当病变穿透骨质，骨膜化生成骨，形成骨壳，可触及病变边缘外生骨疣。上颌窦黏液囊肿通常导致眼球向

CT 检查表现为眼眶占位性软组织肿块伴窦壁变薄或骨侵蚀，黏液囊肿使鼻窦扩大，同时黏液囊肿边缘可见窦壁骨性变薄、正常骨间隔被破坏（图 34-5-3）。MRI 检查：因黏液内有大量水分，T_1WI 为中低信号，T_2WI 为高信号。在慢性期蛋白浓缩水分逐渐吸收，T_1WI 和 T_2WI 为高信号；病程迁延时，T_1WI 和 T_2WI 均为低信号；囊肿本身无信号增强，而囊壁有信号增强。

（二）鉴别诊断

眼眶黏液囊肿应与眼眶淋巴瘤、眼眶囊肿等疾

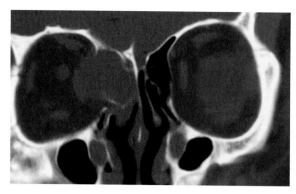

图 34-5-3　右眼眼眶和筛窦黏液囊肿 CT 影像
筛窦和眼眶均一的软组织影，伴窦壁变薄和骨侵蚀。

病鉴别。

1. **眼眶淋巴瘤**　表现为眼球突出、眼睑肿胀、结膜水肿、上睑下垂、复视、视力损伤、眼球运动受限。MRI 或 CT 可见病变位于眶内肌锥内外间隙，呈弥漫性分布，边界不清；眼眶淋巴瘤包绕眼球生长，可见典型的铸形改变。病理学检查可见异常分化的淋巴瘤细胞。

2. **眼眶脓肿**　炎症反应较为明显，可见眼睑、结膜充血水肿，严重者水肿结膜突出于睑裂之外，睑裂不能闭合。患者可伴有发热、畏寒等全身表现。血常规检查可有白细胞计数升高，以中性粒细胞为主。穿刺抽吸物为脓液。

3. **脑膜脑膨出**　同样表现为眼眶内上方有质地偏软的肿块，但脑膜脑膨出在屏气和咳嗽时会增大和搏动，黏液囊肿无此现象。通过穿刺抽取积液化验是脑脊液还是黏液可鉴别。

四、治疗

眼眶黏液囊肿以手术治疗为主，目的是完整地切除囊肿，重建鼻窦正常引流。必要时由眼科医生与耳鼻喉科或神经外科医生联合手术，以内镜手术为主。额窦和筛窦来源的囊肿可采用经鼻内镜鼻腔入路联合皮肤切口，彻底切除囊肿囊壁，同时清除鼻窦病灶，鼻窦留置引流条放置 3～5 天后拔除。

五、预后

该病属于良性疾病，完整地切除囊肿，重建正常引流者预后较好。但部分由于不能完整切除囊壁或新生骨再狭窄形成者，容易复发。

参考文献

1. GUMP W C. Endoscopic endonasal repair of congenital defects of the anterior skull base: Developmental considerations and surgical outcomes. J Neurol Surg B Skull Base, 2015, 76(4): 291-295.

2. TIRUMANDAS M, SHARMA A, GBENIMACHO I, et al. Nasal encephaloceles: A review of etiology, pathophysiology, clinical presentations, diagnosis, treatment, and complications. Childs Nerv Syst, 2013, 29(5): 739-744.

3. YUCETAS S C, UÇLER N. A retrospective analysis of neonatal encephalocele predisposing factors and outcomes. Pediatr Neurosurg, 2017, 52(2): 73-76.

4. HAIK B G, LOUIS L S. Radiologic recognition of orbital dacryops. AJNR Am J Neuroradiol, 1989, 10(5 Suppl): S89-90.

5. GUJAR S K, GANDHI D. Congenital malformations of the orbit. Neuroimaging Clin N Am, 2011, 21(3): 585-602.

6. PUSHKER N, MEEL R, KUMAR A, et al. Orbital and periorbital dermoid/epidermoid cyst: A series of 280 cases and a brief review. Can J Ophthalmol, 2020, 55(2): 167-171.

7. 何彦津, 宋国祥, 丁莹. 3 476 例眼眶占位性病变的组织病理学分类. 中华眼科杂志, 2002, 38(7): 396-398.

8. AHUJA R, AZAR N F. Orbital dermoids in children. Semin Ophthalmol, 2006, 21(3): 207-211.

9. GULZAR R, SHAHID R, MIRZA T. Congenital orbital teratoma with unilateral proptosis. J Coll Physicians Surg Pak, 2017, 27(3): S61-S62.

第三十五章

眼眶炎性肿瘤样病变

眼眶炎性肿瘤样病变是最常见的眼眶疾病之一，常见的有特发性眼眶炎症（idiopathic orbital inflammation，IOI）、眼眶结节病（orbital sarcoidosis）、肉芽肿性多血管炎（granulomatosis with poly-angiitis，GPA）、木村病（Kimura's disease，KD）和良性淋巴上皮病（benign lymphoepithelial lesion，BLEL，又称Mikulicz病）等。眼眶炎性肿瘤样病变多与自身免疫性疾病、病原体引起的慢性炎症反应有关，以成年人多见，也可发生于青少年。手术活检是重要的确诊手段，糖皮质激素和免疫抑制剂等药物治疗是主要治疗手段，放射治疗常用于联合治疗，多数患者通过治疗可控制病情，预后较好。

第一节　特发性眼眶炎症

特发性眼眶炎症也被称为非特异性眼眶炎症（nonspecific orbital inflammation）或眼眶炎性假瘤（orbital inflammatory pseudotumor），是一种无明确病因的良性非感染性免疫性疾病，约占眼眶疾病的5%。IOI临床表现为眼眶非特异性炎症肿块，眼周不适、疼痛、眼球转动受限、眼球突出，可有球结膜充血水肿、眼睑皮肤红肿、复视和视力下降等，激素治疗有效但较易复发。

一、病因和发病机制

特发性眼眶炎症曾被认为是一种眼眶肿瘤。1903年，Gleason报道了一例急性发作的双侧侵袭性眼球突出，临床诊断为眼眶肿瘤，但最终病理确认并非肿瘤性疾病，而是因眼外肌充血增粗所致。1905年，Birch Hirschfeld通过手术和病理检查发现，这类类似肿瘤临床表现的疾病是由淋巴滤泡组成的肿块，属于慢性非特异性炎症，他提出了眼眶炎性假瘤的概念。

随着对眼眶"炎性假瘤"认识的进一步深入，这类无明确病因的非特异性眼眶炎症肿块，是一种炎症过程，而不是一种特定的疾病，统称为特发性眼眶炎症或非特异性眼眶炎症。其发病机制主要有感染假说和免疫复合物介导的慢性炎症等假说。

（一）病原体感染

外源性病原体，如链球菌感染、EB病毒、水痘带状疱疹病毒感染等，引起眼眶局部淋巴细胞、单核细胞和嗜酸性粒细胞等炎性细胞浸润。

（二）免疫复合物介导的炎症病变

免疫复合物介导眼眶组织发生抗原结构改变，产生自身抗体，在眼眶局部形成免疫复合物沉积，引起眼眶组织损伤，并不断释放抗原物质，表现为持续性、慢性、非特异性炎症改变。在硬化性泪腺炎型特发性眼眶炎症中，存在细胞介导的1型辅助性T细胞（Th1）通路异常。特发性眼眶炎症患者可同时合并自身免疫性疾病，包括克罗恩病、强直性脊柱炎与牛皮癣等。该病组织中发现IL-2、IL-8、IL-10、IFN-γ、TNF-α、CD20与CD25等细胞因子异常表达。

二、临床表现

特发性眼眶炎症大多为单侧发病，8%～20%患者可同时或相继双侧发病。根据病程分为急性、亚急性和慢性。急性发作较为常见，数小时到数天内可出现症状；亚急性患者的症状可在数周内出现；慢性患者病程起病隐匿，在数月内出现症状。

眼部表现为眼眶疼痛，眼睑、眶周红斑和水肿，结膜充血，眼球突出，上睑下垂，复视，眼球运动障碍和眼球运动疼痛等（图35-1-1）。

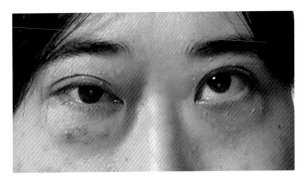

图35-1-1　右侧特发性眼眶炎症患者照片
患者右眼上睑下垂，眼球上转运动受限。

根据病变累及部位和范围，将急性特发性眼眶炎症分为五型。①前部型：除疼痛、复视、眼球突出、眼睑肿胀、上睑下垂外，因病变紧邻球后，故患者常伴有葡萄膜炎、视盘炎、视神经病变及渗出性视网膜脱离。②弥漫型：病变累及眶部脂肪及眼肌等多种组织，临床症状、体征类似前部型，但临床表现更重，疼痛、复视、眼球突出和眼睑肿胀更明显。组织学上多呈硬化性病变，病变累及眶尖，可有压迫性视神经病变。③后部型：因病变局限于眶尖处，故眼球突出、疼痛、炎症均较前部型及弥漫型轻，而视神经受累较早出现且严重。④泪腺炎型：疼痛、外侧眼睑及穹窿结膜充血，上睑缘可扪及肿大泪腺，呈S形征。外上方穹窿结膜处可见泪腺导管突出。突眼症状相对较轻，眼球向内下方移位，患者有干眼症状。⑤肌炎型：结膜红肿，球后疼痛，眼球转动时加剧。眼球运动障碍，受累眼肌附着处球结膜局限性充血。

三、诊断要点与鉴别诊断

特发性眼眶炎症是一种排除性诊断，排除肿瘤及特定病因引起的眼眶炎症（如眼眶蜂窝织炎、木村病、米库利兹病、Wegener 肉芽肿等）。结合病史、临床表现、影像学表现、病理学检查及糖皮质激素试验等进行诊断与鉴别诊断。

（一）诊断要点

1. 因病变的位置和范围不同，可表现为多种临床症状，诊断须排除肿瘤及其他病因明确的炎症性疾病。

2. 影像学检查缺乏特异性改变，依据病变累及的位置和范围，影像表现不同。

3. 糖皮质激素诊断性治疗。对怀疑特发性眼眶炎症患者，口服泼尼松龙 1mg/（kg·d），48 小时后如症状和体征明显改善，则特发性眼眶炎症可能性大。

4. 病理学检查是诊断"金标准"。表现为小的成熟淋巴细胞、浆细胞、嗜中性粒细胞为主的慢性炎性浸润。

（二）影像学检查

1. CT 检查　根据炎症累及范围，分为不同类型：①眶隔前型，主要表现为眶隔前眼睑组织肿胀增厚；②肌炎型，表现为眼外肌增粗，典型者为单侧眼外肌肌腹和肌腱同时增粗，以上直肌和内直肌最易受累（图35-1-2）；③巩膜周围炎型，表现为眼球壁增厚；④视神经束膜炎型，表现为视神经增粗，边缘模糊；⑤弥漫型，累及眶隔前软组织、肌锥内外、眼外肌、泪腺以及视神经等，表现为患侧眶内低密度软组织影，眼外肌增粗，泪腺增大，眼外肌与病变边界不清，病变包绕视神经（图35-1-3）；⑥肿块型，可见边界清楚的肿块，呈软组织密度影，增强检查可见有轻中度强化；⑦泪腺炎型，表现为泪腺增大，多为单侧。

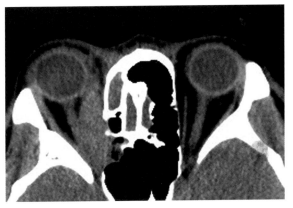

图35-1-2　右侧特发性眼眶炎症肌炎型的CT影像
水平CT显示右侧眼眶内侧低密度软组织影，内直肌增粗。

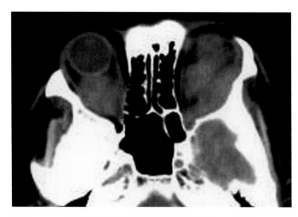

图 35-1-3　双侧特发性眼眶炎症弥漫型的 CT 影像

右眼眶内异常密度影，累及眶隔前软组织、眼外肌、肌锥内外及眶尖。

2. MRI 检查　当病变以淋巴细胞浸润为主，MRI 表现为长 T_1 长信号；其加权弥散系数 ADC 值有助于 IOI 与眼眶淋巴瘤的鉴别。

3. B 超及彩色多普勒血流检查　①弥漫浸润型：眶内低回声或无回声占位病变，形态不规则，边界不清，病变与眼球密切接触。②肌炎型：多条眼外肌低或无回声，彩色多普勒血流示不丰富的血流信号。③泪腺炎型：内部无回声，无可压缩性，彩色多普勒血流示中等或丰富血流信号。

病变急性期时，由于眼球筋膜囊的水肿，超声显示眼球后部弧形无回声区与视神经暗影形成典型的 T 形征。彩色多普勒血流示有较为丰富的血流信号。

（三）病理检查

特发性眼眶炎症具有慢性炎性浸润的特征，伴有不同程度的基质改变与血管变化。组织学特征以小的成熟淋巴细胞、浆细胞、嗜中性粒细胞组成为主。淋巴细胞浸润可集中于具有反应性生发中心的淋巴滤泡中。同时伴基质改变，包括水肿、增生性纤维化。血管病变主要包括血管周炎与血管中心性淋巴细胞袖套状改变。肉芽肿相对少见。

依据细胞学特点分为以淋巴细胞浸润为主的非硬化型、以纤维增生为主的硬化型和混合型三种。

1. 非硬化型　以淋巴细胞为主的大量炎症细胞浸润，仅有少许纤维结缔组织增生。

2. 硬化型　组织内大量纤维结缔组织增生，炎症细胞浸润较少。主要病理表现为不可逆性纤维化改变。

3. 混合型　炎性细胞浸润和纤维组织增生混杂，介于非硬化型和硬化型之间。

（四）鉴别诊断

1. Graves 眼病　肌炎型需要与 Graves 眼病相鉴别。两者均表现为眼球突出，眼球运动障碍。Graves 眼病为甲状腺相关病变，突眼症状明显，常为双侧性，影像检查可见内直肌和下直肌增粗，以肌腹为主，边界清楚。肌炎型特发性眼眶炎症多为单侧，整条眼外肌增粗，边界模糊。

2. 眼眶淋巴瘤　眼眶淋巴瘤和特发性眼眶炎症在临床表现、影像学检查及激素治疗反应等有很多相似性，难以鉴别。特发性眼眶炎症急性起病，眼眶疼痛明显；眼眶淋巴瘤的 MRI 检查表现为铸造状改变。两者主要依据病理学检查鉴别。

3. 眼眶蜂窝织炎　应与弥漫型特发性眼眶炎症相鉴别。眼眶蜂窝织炎的临床症状重，病程短而急，可有眶骨破坏及脓肿形成，眶内不形成实性肿块。

4. 眼眶良性肿瘤　应与肿块型特发性眼眶炎症相鉴别。特发性眼眶炎症对糖皮质激素治疗敏感。眼眶良性肿瘤多有特异性影像学改变。视神经脑膜瘤沿脑膜蔓延，部分脑膜瘤可见双轨征及小钙化点。视神经胶质瘤沿视神经蔓延，可沿眶尖侵入颅内。静脉畸形可见静脉石，增强扫描可见结节状强化。

四、治疗

（一）治疗原则

首选糖皮质激素治疗，必要时手术活检。对停药后反复发作，或无法耐受糖皮质激素副作用的患者，可考虑放射治疗、免疫抑制剂治疗等。

（二）治疗方法

1. **激素治疗** 糖皮质激素是首选治疗药物，对非纤维化型的疗效显著，对纤维硬化型疗效较差，虽然多数患者症状改善，但约 50% 患者复发。

（1）激素冲击治疗：甲泼尼龙 500～1 000mg/d 静脉给药，连续 3～5 天，然后口服激素治疗。

（2）口服激素治疗：成人患者起始剂量为每天 60～100mg[1mg/(kg·d)]泼尼松龙或相当剂量的甲泼尼龙，患者一般 48 小时内即可有明显的症状改善；维持剂量治疗 1～2 周，疗效持续且可耐受副作用，则每周递减 10～20mg，5～8 周后至维持剂量 5mg/d。儿童患者 1.0～1.5mg/(kg·d)，持续 1～2 周，逐步减量至 5～6 周。口服激素一般须维持 3 个月。

（3）激素局部注射治疗。局部注射长效激素操作简单，全身毒副作用小，对眼肌型和泪腺型疗效好。局部注射 20～40mg 醋酸曲安奈德，每周 1 次，间隔 3～4 周重复注射。严密观测眼压。

2. **手术活检** 对糖皮质激素治疗效果不佳，病变位置浅表的患者，选择手术局部切除术和病理检查。

3. **放射治疗** 常用于激素减量时复发或激素无效患者。眼眶近距离照射，总剂量为 20～30Gy，2～3 周，有效率达 50%～75%。放疗并发症包括角结膜炎、干眼、青光眼、视网膜病变、视神经病变、皮炎等。亦可采用皮质激素联合小剂量放疗，口服泼尼松 40～60mg/d，1～2 周减量，3～4 周停药；然后采用小剂量照射，总量 20Gy，2 周内分 10 次照射。

4. **免疫抑制剂治疗** 对激素疗效不佳，或复发患者，应用免疫抑制剂治疗。

甲氨蝶呤（methotrexate，MTX）可抑制 DNA 和 RNA 合成所需的二氢叶酸还原酶，是一类抗代谢用药。甲氨蝶呤联合激素应用可有效改善激素不敏感患者的疗效。霉酚酸酯（mycophenolate mofetil，MMF）是一种嘌呤核苷酸合成阻断剂，可抑制淋巴细胞增殖，并具有抗纤维化作用，最常见副作用是胃肠道不适和骨髓抑制。霉酚酸酯主要用于激素抵抗或激素减量过程中，起始给药 500mg/d，逐渐增加到每天 1.5～3g 的目标治疗剂量，可联合糖皮质激素维持剂量进行长期治疗。

5. **其他治疗** 英夫利昔单抗可阻断抗 TNF-α，从而减少炎症症状和体征。阿达木单抗具有较强的靶向抗 TNF-α 作用，主要用于肌炎型治疗，诱导剂量为 40～160mg/周。利妥昔单抗是 CD20 蛋白的嵌合单克隆抗体，具有抑制 B 淋巴细胞活性的作用，静脉注射可有效改善临床症状。

五、预后

多数患者经过积极治疗，症状可明显缓解，但停药后易复发，难以达到彻底治愈，建议每年 2～3 次复查。少数患者可向淋巴增生性疾病转化，如症状顽固、反复发作者应再次活检，排除恶变可能。

六、典型病例

患者，男性，46 岁，左眼球进行性突出，睁眼困难 2 年，上海交通大学医学院附属第九人民医院眼科就诊。眼部检查：VOD 0.8，VOS 0.8，左眼上眶区软组织肿胀，左眼球突出（图 35-1-4），眼球下移，上睑下垂，下睑退缩，眼前节及眼底未见明显异常。CT 影像学诊断：左侧眼眶上部肌锥外占位（图 35-1-5）。实验室检查：血常规、甲状腺功能、血免疫球蛋白 IgA、IgE、IgG、IgG4 抗体未见明显异常。

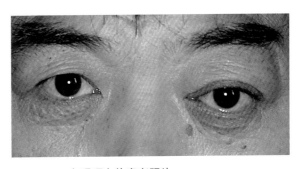

图 35-1-4 左眼眶占位患者照片

左眼球突出，眼球下移，上睑下垂，下睑退缩。

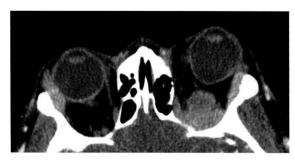

图 35-1-5　左眼眶占位患者 CT 影像

左眶上部肌锥外见不规则软组织密度影,边界不清,增强扫描均匀强化。

患者入院后完善术前检查,全麻下行左眼眶肿物活检术。手术采用左眼上穹窿结膜入路,术中可见眼眶灰白色肿物累及上直肌,直肌水肿呈灰白色外观,取足量病灶组织行病理免疫组化分析。病理诊断:左眼眶内纤维脂肪及横纹肌组织内见淋巴细胞及部分浆细胞浸润,间质纤维化。免疫组化结果:CD20(B 细胞 +),CD3(T 细胞 +),CD4(+),CD138(少量 +),Bcl-2(部分 +),IgG(+),IgG4(个别 +),CD56(-),CK(-),Ki-67(40%+),Bcl-6(-),CD68-PGM1(少量 +),Bcl-6(部分 +),CD38(浆细胞 +),PAX-5(部分 +),CD8(部分 +),CD5(+),LEF1(部分 +),TIA-1(少量 +)。结合免疫组化检测结果考虑炎性假瘤。诊断:左眼特发性眼眶炎症。

治疗:甲泼尼龙 1 000mg/d,连续 3 天静脉给药,同时给予胃黏膜保护剂。尔后,口服泼尼松龙 1mg/(kg·d),维持 1 周后,按每周 10mg 逐渐减量,减量周期为 6 周,减量至 10mg/d,维持 1~2 个月。

激素治疗后 2 个月复查,左眼球突出明显好转,左眼上睑下垂,眼球运动明显改善(图 35-1-6)。CT 检查,左眼眶术后改变,眼眶内未见明显占位性病变(图 35-1-7)。随访半年,患者病情稳定,未见复发。

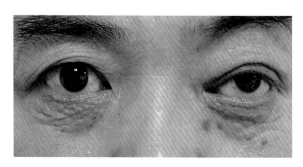

图 35-1-6　左眼特发性眼眶炎症患者激素治疗后照片

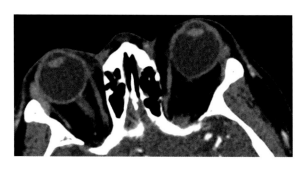

图 35-1-7　左眼特发性眼眶炎症患者激素治疗后 CT 影像

左眼眶占位性病变治疗后改变,眼眶内未见明显占位性病变。

第二节　眼眶结节病

结节病是一种病因不明,以非干酪性肉芽肿为特征的慢性多系统疾病,可累及心、肝、肺等多器官。约 30% 的结节病可累及眼部,主要表现为葡萄膜炎和结膜肉芽肿,其中约 1/3 累及眼眶。

一、病因和发病机制

结节病是遗传易感性和环境因素共同作用的结果。具有遗传易感性的个体暴露于某些环境因素,触发过度的炎症免疫反应,导致肉芽肿的形成。

（一）遗传因素

自1973年首次报道人类白细胞抗原基因（HLA）与结节病发病有关以来，结节病与可变HLA等位基因的关联已被证实。不同种族、不同地区人群中与结节病相关联的HLA等位基因存在差异，我国汉族结节病患者的HLA-DRB1*11频率升高，而HLA-B*13和HLA-DRB1*07频率降低。血管紧张素转换酶基因与结节病预后相关。

（二）环境因素

结节病的发病与分枝杆菌、丙酸杆菌、立克次体、病毒等感染有关。结节病患者病变组织中检测到结核分枝杆菌和丙酸杆菌的DNA，分枝杆菌和丙酸杆菌的降解产物可触发人体内Toll样受体2和9，以及C型凝集素和NOD样受体。巨噬细胞通常抑制效应T细胞反应，而结节病患者的巨噬细胞具有抗原呈递能力，对某些配体具有高反应性。目前认为，木屑、金属粉尘、硅、滑石粉等长期刺激可能与结节病发病相关。

（三）免疫反应

结节病肉芽肿的形成是机体对病变部位持续存在的抗原所发生的迟发型变态反应，这一免疫反应包括三个过程：①免疫活性细胞在病变部位的聚集；②抗原呈递细胞呈递抗原激活T细胞；③细胞因子的释放并发生一系列炎性反应。在炎性反应早期，病变局部有CD4$^+$T细胞及单核巨噬细胞聚集，并在局部有IFN-7、IL-2等细胞因子分泌增加，发生Th1型免疫反应。当病变部位Th2型T细胞增加，预示疾病进展或发生了纤维化，故Th1与Th2的变化与肉芽肿的形成及进展密切相关。

二、临床表现

结节病多见于中青年人，发病年龄约为30岁，老年人及儿童亦可罹患，眼眶结节病好发于50岁以上女性。

（一）眼部表现

1. **眼睑肿胀和局部肿块**　眼眶结节病的大多数病变位于眼眶前部，形成局部肿块，可有眼周不适或疼痛、眼睑皮肤红肿、眼球突出和移位、复视和视力下降（图35-2-1）。

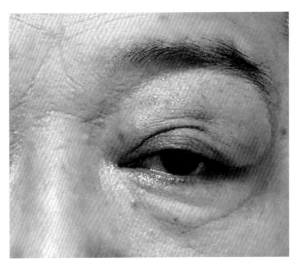

图35-2-1　左眼眶结节病患者照片

左眼睑肿胀，泪腺区可触及肿物，上睑下垂。

2. **泪腺受累**　最常见，可引起泪腺肉芽肿、泪囊炎、干燥性角结膜炎、干眼。累及眼外肌可出现斜视、眼球转动受限。

3. **累及视路的颅内病变**　可有视盘炎、视乳头水肿、压迫性或浸润性视神经病变、视神经萎缩、瞳孔反应异常、视力下降、视野缺损等。

4. **葡萄膜炎**　表现主要为：①角膜后羊脂状KP，虹膜结节；②小梁网结节，虹膜周边前粘连；③玻璃体雪球状或串珠状混浊；④多灶性脉络膜视网膜病变；⑤结节、节段性静脉周围炎和大血管瘤；⑥视盘结节，孤立的脉络膜结节。

（二）全身情况

眼部病变可单独发生，大多合并全身多器官病变。急性发病表现为发热、肌肉疼痛等，双肺门淋巴结肿大、急性多关节炎，存在自限性，病程约6～8周。慢性发病表现为发热、不适、厌食、体重减轻、关节痛、咳嗽和呼吸障碍等，以及斑点或丘疹样皮疹等。

三、诊断与鉴别诊断

（一）诊断要点

眼眶结节病的诊断主要在全身结节病患者中进行，主要依据组织活检。没有全身结节病证据的孤立性眼眶肉芽肿，常被认为是特发性眼眶炎症。

（二）影像学检查

1. CT 检查　眼眶中等密度实质性占位，病变信号接近眼外肌。部分患者可表现为低密度囊性占位，一般边界较清晰（图 35-2-2）。

2. MRI　表现为：①眼眶前部肿块，T_1WI 呈均匀等信号，T_2WI 呈低信号，眼外肌、视神经受累可表现为明显增粗；②多无囊变、坏死，与周围组织分界清楚；③增强扫描多呈明显均匀强化，视神经膜鞘受累类似视神经脑膜瘤，神经周围强化（图 35-2-3、图 35-2-4）。

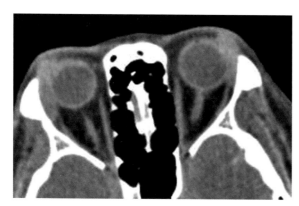

图 35-2-2　双侧眼眶结节病患者 CT 影像
双侧泪腺片状软组织密度影，眼球轻度受压移位。

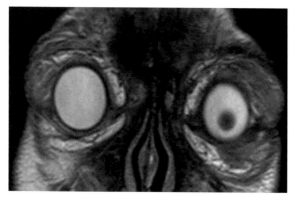

图 35-2-3　左侧眼眶结节病患者 MRI 影像
左侧泪腺区病灶，T_2WI 呈均匀等低信号，与眼外肌信号相近。

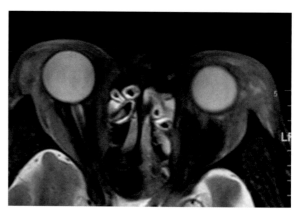

图 35-2-4　双侧眼眶结节病患者的 MRI 影像
双侧眼眶泪腺区异常信号影伴双侧眼外肌增粗，T_2WI 呈均匀等低信号，与眼外肌信号相近。

3. PET/CT　有助于诊断眼眶活动性结节病，全身系统性结节病的患者可伴纵隔淋巴结肿大。

（三）实验室检查

1. 血管紧张素转化酶活性在急性期增加，可作为结节病诊断、判定病情，以及指导治疗的指标之一。

2. 部分患者血清球蛋白部分增高，以 IgG 增高多见。

3. 白介素 -2 受体（IL-2R）和可溶性白介素 -2 受体（sIL-2R）升高，对结节病的诊断有重要意义。

4. 部分患者 α1- 抗胰蛋白酶、溶菌酶、$β_2$ 微球蛋白、血清腺苷脱氢酶、纤维连接蛋白等升高。

5. 血浆白蛋白减少，血钙增高，血清尿酸增加，血清碱性磷酸酶增高，可作为诊断活动性结节病的参考指标。

（四）病理检查

病理学检查是诊断的主要依据。大体病理主要表现为类圆形肿块，呈分叶状，切面多呈灰白色，血管不丰富。镜下表现为边界清楚的局限性上皮样细胞肉芽肿，上皮样细胞核呈卵圆形、细胞质丰富，可见体积较大的朗格汉斯多核巨细胞，形态不规则，其中偶见 Schaumann 包涵体、双折射晶体包涵体和星状包涵体，周边可有少量淋巴细胞浸润，没有或少有坏死（图 35-2-5）。抗酸染色阴性，可伴有囊性变。

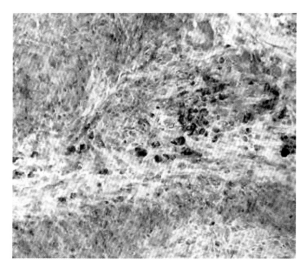

图 35-2-5　眼眶泪腺结节病病理照片（HE 染色，×200）
泪腺组织内淋巴细胞浸润，大量肉芽肿结节形成。

（五）诊断标准

眼眶结节病的诊断除典型的眼眶占位的临床表现和影像学依据外，存在葡萄膜炎表现和实验室检查。实验室检查包括：①结核菌素试验阴性；②ACE 升高；③X 线胸片或胸部 CT 示双侧肺门淋巴结对称性肿大；④肝功能异常。支气管肺泡灌洗液中淋巴细胞增多和 CD4/CD8 增高是较为特异的诊断依据，皮肤、肺、淋巴结、结膜等组织活检发现非干酪样上皮肉芽肿支持结节病诊断。

眼结节病（ocular sarcoidosis，OS）诊断分为四种：①眼结节病确诊（definite OS），组织活检证实并伴葡萄膜炎；②拟诊眼结节病（presumed OS），无组织活检，双侧肺门淋巴结肿大并伴葡萄膜炎；③推断眼结节病（probable OS），无组织活检，未发现双侧肺门淋巴结肿大，但是三项眼部体征和两项实验室检查阳性；④眼结节病可能不除外（possible OS），组织活检阴性，四项眼部体征和两项实验室检查阳性。

（六）鉴别诊断

眼眶结节病较为少见，且缺乏特异表现，临床上易发生误诊。常误诊为其他肉芽肿性炎症、低度恶性淋巴瘤或非特异性炎症等。眼眶结节病的诊断应排除结核病，如做结核菌素试验等；常见的鉴别诊断如下。

1. **眼眶 MALT 淋巴瘤**　MALT 淋巴瘤在眼眶病中较为常见，其 CT 值和超声内回声表现与结节病相近，但淋巴瘤在形态上更具有可塑性，且常表现为包裹眼球的铸造状，患者血 ACE 不增高。

2. **特发性眼眶炎症**　局部眼睑红肿疼痛、压痛等炎症表现较结节病严重。可行结核菌素试验、血清 ACE 检查及放射性同位素镓扫描等鉴别，必要时可行肿块或下穹窿部结膜病理活检，眼结节病患者结膜活检的阳性率较高。

3. **IgG4 眼病**　常表现为双侧泪腺无痛性肿大，全身一个以上脏器受累，血清 IgG4 水平增高（≥1.35g/L），大量淋巴细胞、浆细胞浸润和纤维化，对糖皮质激素治疗反应好，但易复发。

4. **泪腺混合瘤**　多为膨胀性生长，病理上可见上皮成分及黏液样间质（黏液、软骨及骨样物质），CT 及 MRI 常呈边界清楚的圆形或椭圆形软组织肿块影，眶窝扩大且无骨质破坏是其特征性改变。

5. **泪腺腺样囊性癌**　起源于腺泡的分泌细胞或导管肌上皮，眶区疼痛是较特征性临床表现。CT 及 MRI 表现为泪腺区长圆形或扁平状软组织肿块，向眶尖区生长，密度或信号不均，增强扫描呈不均匀强化，邻近眶壁骨质破坏呈虫蚀或锯齿状。

6. **Mikulicz 病**　为一种良性淋巴上皮病变，多同时累及泪腺和唾液腺，影像表现为泪腺弥漫性增大。

7. **泪腺结核病**　发病率低，病理以"干酪坏死性肉芽肿"为特征，影像学可表现为密度或信号均匀的软组织肿块，结核菌素试验及抗酸杆菌多为阳性。

四、治疗

（一）基本原则

结节病有一定的自愈性，部分全身结节病可随访观察，但对于眼眶结节病仍须积极治疗。施行手术活检，明确诊断后进行全身免疫和激素治疗。

（二）治疗方法

1. **糖皮质激素** 目前治疗结节病的首选药物，可使结节病肉芽肿发生退行性改变，从而治愈或控制病情。口服泼尼松或泼尼松龙的平均初始剂量为 0.5～1.0mg/（kg·d），最大剂量为 80mg/d，由初始剂量平均 2～4 周递减维持，总治疗持续时间为 3～6 个月。

2. **手术治疗** 对可触及的眼眶病变或怀疑眼眶恶性肿瘤患者，应进行活检或切除病变后病理检查。除了眼眶病变，对存在斜视和 / 或眼睑位置异常患者，首先进行眼眶手术，然后进行斜视和眼睑手术。

3. **免疫抑制剂** 主要用于糖皮质激素治疗无效或不能耐受其副反应者。常用药物有环磷酰胺、甲氨蝶呤、硫唑嘌呤和环孢素等（表35-2-1）。

表 35-2-1　眼结节病常用免疫抑制剂治疗剂量及治疗周期

药物	参考治疗剂量	治疗周期
甲氨蝶呤	7.5～25mg/ 周	2～12 周
霉酚酸酯	500～1 500mg/d，每日 2 次口服	2～12 周
硫唑嘌呤	1～4mg/（kg·d），口服	4～12 周
环孢素	2.5～10mg/（kg·d），每日 2 次口服	2～6 周
他克莫司	0.15～0.30mg/（kg·d），口服	2～6 周

4. **生物制剂** TNF-a 抑制剂，常用给药方式为静脉给药，第一次剂量为 3～5mg/kg，2 周后给药 1 次，4～8 周后再重复给药。

五、预后评估

眼眶结节病的预后较好，多数情况下能够治愈。治疗过程中应密切观察，如 ACE 活性增高或其他实验室检查结果提示病情活动时，应调整剂量或改变治疗方案。结节病患者发生恶性肿瘤的风险增加，尤其是非霍奇金淋巴瘤、白血病、肺癌、胃癌、小肠癌、肝癌和皮肤癌等。对系统性结节病患者，如发生眼眶占位病变，应进行活检。

六、典型病例

（一）病例特点

1. **主诉** 双眼肿胀伴睁不大 7 个月。

2. **专科检查** VOU 1.0（矫正），双上睑肿胀，外侧可打及质韧肿物，可推动，但不能完全回纳入眶内，压痛（－）；双眼上睑下垂，睑裂高度 7mm，提上睑肌肌力 11mm，Bell 现象阳性，双眼各方向运动无明显受限（图 35-2-6）。结膜无充血，角膜明，前房清，瞳孔圆，对光反射阳性，虹膜结节，晶状体透明，视网膜见多个黄白色小结节。双眼泪膜破裂时间 15s，Schirmer 试验 12mm。

3. **既往史** 胃溃疡 + 十二指肠溃疡病史。

4. **过敏史** 青霉素过敏史。

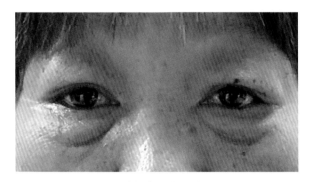

图 35-2-6　双侧眼眶结节病患者照片

双侧上睑肿胀，外上方可打及肿块，上睑下垂。

（二）实验室检查

血清尿素氮↑，单核细胞↑，淋巴细胞↓，ACE↑，结核菌素皮肤试验（－），IgG4（－），抗 SS-A

6

抗体（－）、抗 SS-B 抗体（－）。

（三）影像学检查

CT 扫描，双眼泪腺区占位（图 35-2-7）。

（四）治疗经过

门诊以"双侧眼眶占位"收治入院。入院后完善各项术前检查，于局麻下行双眼泪腺区肿物切除术。术后病理检查提示眼眶结节病。术后施行眼眶局部激素注射治疗，每 2 周 1 次，肿块消失。随访半年未见复发。

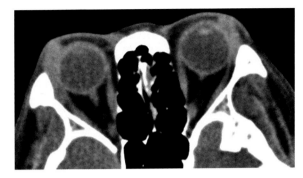

图 35-2-7　双侧眼眶结节病 CT 影像
双侧泪腺区占位。

第三节　眼眶韦格纳肉芽肿

眼眶韦格纳肉芽肿（Wegener's granulomatosis，WG），又称为肉芽肿性多血管炎（granulomatosis with poly-angiitis，GPA），是一种罕见的特发性免疫介导性疾病，其典型病理学特征是局灶性坏死、血管炎及肉芽肿三联征。病变可累及任何部位，上呼吸道病变、肺损害及肾损害是其典型的临床三联征。病变累及眼部多见于眼前节或眼眶。

一、病因和发病机制

眼眶韦格纳肉芽肿或眼眶肉芽肿性多血管炎为坏死性肉芽肿性血管炎，可累及全身多个系统，病因可能与感染、免疫反应和自身遗传因素相关。

（一）感染

GPA 起病初期多为呼吸道受累，以及金黄色葡萄球菌感染引起的鼻窦炎和鼻炎，以后逐渐扩展到眼眶等其他组织，可出现肺炎、肾小球肾炎等。

（二）免疫

目前认为 GPA 发病可能是由 T 细胞介导的迟发型超敏反应，由抗血管内皮细胞抗体和抗溶酶体抗体介导的免疫损伤，其中淋巴细胞介导的损伤可导致 T 细胞和巨噬细胞的肉芽肿。GPA 患者的

IL-12 明显增高，导致 IFN-γ 和 TNF-α 显著增加，引起肉芽肿性血管炎病变。活动期 GPA 患者 CD4$^+$T 细胞产生 IFN-γ 比正常人 CD4$^+$T 细胞高 10～20 倍，TNF-α 也明显增高。

（三）遗传

GPA 患者的 HLA-B8 抗原检出率增高。HLA-DR2 阳性者，GPA 发病率有增高趋势。

二、临床表现

GPA 的临床表现复杂多样，早期以某个系统或器官表现为主，病程进展表现为多器官受累。眼眶 GPA 约占 GPA 发病的 30%，其中约半数患者为双侧发病，约 8% 最终导致失明。

（一）眼部表现

眼球突出是眼部最常见表现，其次为上睑下垂、眼球麻痹等。其他眼部表现包括结膜炎、角膜炎、角膜的环形溃疡，以及表层巩膜炎、视网膜和视神经血管炎、鼻泪管阻塞及泪囊炎、葡萄膜炎等。

（二）全身症状

1. 最常见表现为呼吸道异常，肺部浸润和鼻窦炎。呼吸道感染表现为出血性鼻炎、鼻黏膜溃疡

和咽鼓管阻塞性中耳炎。典型的下呼吸道症状是咳嗽、咯血、气促和少见的胸痛，还可以出现胸腔渗液和声门下腔狭窄。

2. 肾脏病变常发生于呼吸道感染后，可以是轻度局灶性肾小球肾炎，也可以是伴有增生和新月形变化的暴发性、弥漫性、坏死性肾小球肾炎。肾脏受累的表现包括血尿、氮质血症、蛋白尿和足部水肿。一旦发生肾病，可迅速进展，预后一般较差。

3. 其他全身表现包括关节痛和非畸形关节炎；丘疹、小囊泡、紫癜、溃疡和皮下结节等皮肤病变；周围神经病变，包括多发性单神经炎和脑神经麻痹；心脏受累有急性心包炎和充血性心力衰竭。比较少见的表现有甲状腺炎、腮腺肿块、鼻翼和鼓膜肉芽肿和溃疡性乳房团块等。

三、诊断与鉴别诊断

（一）诊断要点

GPA 的诊断主要根据多器官受累的临床症状和体征，依据临床表现、实验室检查、组织病理学检查和影像学检查。

（二）影像学诊断

MRI 诊断价值优于 CT。CT 主要用于怀疑骨破坏或肉芽肿浸润引起严重并发症的患者。

1. CT 检查　眼眶 CT 可见单侧或双侧眼眶弥漫性肿胀及软组织占位病变，CT 值为 50～60HU，可出现周围骨质破坏，骨结构大部分缺如呈巨大空腔影。

2. MRI 检查　有助于明确病变范围及程度，在初始诊断分期上 MRI 明显优于 CT。病变不同阶段 MRI 有不同信号特征表现。在炎症的初始阶段，GPA 组织内含大量的中性粒细胞及单核细胞，并伴有一定程度的水肿，T_2WI 脂肪抑制像上表现为较高信号。病变中后期，缺血坏死区的淋巴细胞被纤维蛋白原和胶原纤维所取代，形成致密结缔组织，此时 T_2WI 上表现为低信号改变；在未增强的 T_1 加权像中，由于脂肪的衬托，能够清楚地鉴别 GPA 病变与正常组织的关系，多数可见到视神经、眼肌及

球后脂肪的浸润。增强后，病变组织呈明显均匀的强化信号。

3. B 超　眼部超声可见病变侧眼球后不规则回声。

4. 肺部影像学检查　表现为"三多一洞"，即多形性、多发性、多变性、空洞形成。最常见表现为肺部单发或多发结节、肿块，以双下肺、胸膜下多见，多以小叶中心分布。部分患者出现单发或多发空洞，早期为厚壁，尔后变为薄壁。

（三）实验室检查

1. 一般实验室检查

（1）正常色素和红细胞形态的贫血、轻度非嗜酸性粒细胞增多，血小板增多；

（2）血沉增快，C 反应蛋白增高，常被作为疾病活动的检测标准；

（3）免疫球蛋白（IgG、IgM、IgA）升高，以 IgA 升高更有意义；

（4）类风湿因子阳性，约占 50% 以上病例，在病变累及多系统的患者更常见；

（5）血清总补体和 C3 补体正常或增高，活动期病例中约一半免疫复合物阳性；尿蛋白质和沉渣异常提示肾脏受累。

2. 抗中性粒细胞胞浆抗体　抗中性粒细胞浆抗体（ANCA）是目前诊断 GPA 最敏感和最特异指标，尤其是 C-ANCA 的特异性更高，达 80%～100%。活动期 GPA 的 ANCA 水平较缓解期明显增高，对选择治疗方案和预测复发有价值。

（四）病理检查

组织活检以坏死性肉芽肿为主，周围嗜碱性坏死环绕栅栏状细胞是特征性表现。血管炎包括小动脉、小静脉和毛细血管，呈巨细胞性肉芽肿样改变。肺泡出血时，有肺泡毛细血管炎症。肾组织呈节段性新月形坏死性肾小球肾炎，没有或少见免疫球蛋白和补体的沉积，一般无血管炎。

（五）鉴别诊断

1. 目前认为 GPA 为 ANCA 相关性血管炎中的一种，在 GPA 确诊前，应先排除类似血管炎的其

他诊断。1990 年，美国风湿病协会提出 GPA 的诊断标准，2022 年，美国风湿病协会与欧洲抗风湿病联盟更新了包括 GPA 在内的血管炎分类标准，提高了诊断准确率。该标准通过临床表现、实验室检查、影像学检查和组织活检等 10 项内容进行评分，得分≥5 分可诊断为 GPA（表 35-3-1）。

表 35-3-1　肉芽肿性多血管炎（GPA）诊断标准

临床表现	得分
鼻腔出血、溃疡、结痂、充血或堵塞，或鼻中隔缺损/穿孔	3
软骨受累（耳或鼻软骨炎症、声音嘶哑或喘鸣、支气管受累或鞍鼻畸形）	2
传导性或感音神经听力受损	1
实验室检查、影像学检查和组织活检	**得分**
细胞质抗中性粒细胞胞质抗体（C-ANCA）或抗蛋白酶 3 抗体（抗 PR3）阳性	5
胸部影像学检查示：肺结节、包块或空洞	2
组织活检可见肉芽肿、血管外肉芽肿性炎症或巨细胞	2
影像学检查：鼻腔和鼻窦炎症、实变或积液，或乳突炎	1
组织活检可见寡免疫复合物肾小球肾炎	1
核周抗中性粒细胞胞浆抗体（p-ANCA）或抗髓过氧化物酶抗体（抗 MPO）阳性	−1
血清嗜酸性粒细胞计数≥1×10⁹/L	−4
确诊标准：须确诊为小或中血管炎，且排除其他诊断。上述 10 项条目，得分≥5 分可诊断为 GPA。	

2. 眼眶 GPA 的鉴别诊断中，许多肿瘤性病变、感染性或炎性疾病都须加以鉴别。如眼眶转移瘤、淋巴瘤及炎性假瘤在 T_1 上多数为等低信号，T_2WI 上常表现为等高信号，强化方式是其鉴别要点。

3. 眼眶结节病　可累及视神经，有时会与 GPA 难以分辨。眼眶结节病较罕见，在 T_2WI 上表现为低信号，局限于眶内，有时可累及鼻窦，结节病抗原试验阳性可鉴别。GPA 肉芽肿形成初期的炎性病变，MRI 无法将其与常见的鼻窦炎或感染性病变区分开来。鼻窦真菌感染扩散的眼眶病变，在 T_2WI 上表现与 GPA 病变相似，须借助临床表现及病理活检鉴别。

四、治疗

（一）糖皮质激素治疗

GPA 治疗以糖皮质激素为主，确定无激素禁忌证后，甲泼尼龙 40mg/d，1 周后可改为口服醋酸泼尼松 35mg，晨起顿服，可联合环磷酰胺，隔日 1 次。局部应用妥布霉素地塞米松滴眼液点眼，联合免疫抑制剂他克莫司滴眼液点眼。

（二）免疫抑制剂治疗

1. 环磷酰胺　环磷酰胺是治疗 GPA 的基本药物，可使用 1 年或数年，撤药后患者能长期缓解。通常给予每天口服 1.5～2mg/kg，也可用 200mg，隔日 1 次。病情平稳患者可用 1mg/kg 剂量维持。严重病例可给予 1.0g 冲击治疗，每 3～4 周 1 次，同时给予每天口服 100mg。用药期间注意观察不良反应，如骨髓抑制等。

2. 硫唑嘌呤　为嘌呤类似药，有抗炎和免疫抑制双重作用，可替代环磷酰胺。一般用量为 1～4mg/（kg·d），总量不超过 200mg/d。对环磷酰胺不能控制的患者，可合并或改用硫唑嘌呤。用药期间应监测不良反应。

3. **甲氨蝶呤** 一般用量为 10～25mg,每周 1 次,口服、肌内注射或静注疗效相同。对环磷酰胺不能控制的患者,可合并使用。

4. **环孢素** 作用机制为抑制 IL-2 合成,抑制 T 淋巴细胞。优点为无骨髓抑制作用。但免疫抑制作用较弱。常用剂量为 3～5mg/(kg·d)。

5. **吗替麦考酚酯** 初始用量 1.5g/d,分 2～3 次口服,持续 3 个月;维持剂量 1.0g/d,分 2～3 次口服,维持 6～9 个月。

6. **丙种球蛋白** 一般与激素及其他免疫抑制剂合用,剂量为 300～400mg/(kg·d),连用 5～7 天。

(三)其他药物治疗

1. **复方新诺明片**(trimethoprim/sulfamethoxazole,SMZCo) 对病变局限于上呼吸道以及已用泼尼松和环磷酰胺控制病情者,可选用复方新诺明片进行抗感染治疗,能预防复发,延长生存时间。

2. **生物制剂** 利妥昔单抗能够缓解 ANCA 相关血管炎(包括 GPA、变应性肉芽肿性血管炎和显微镜下多血管炎)。

(四)手术治疗

手术切除,术后依靠病理检查明确诊断,并辅以糖皮质激素类药物治疗。

(五)血浆置换

对活动期或危重病例,可用血浆置换治疗作为临时治疗。但须与激素及其他免疫抑制剂合用。

五、预后

环磷酰胺能显著改善 GPA 患者的生存期,但不能完全控制肾脏等器官损害的进展。使用免疫抑制剂和激素治疗时,应注意预防卡氏肺囊虫感染所致的肺炎,约 6%GPA 患者在免疫抑制剂治疗的过程中出现卡氏肺囊虫肺炎,并可成为 GPA 的死亡原因。

第四节　眼眶木村病

木村病(Kimura's disease,KD)是一种罕见的慢性炎症性疾病,表现为皮下软组织肿块或肿瘤样结节不明原因的进行性增大,伴淋巴结肿大,多发于头颈部。周围血中嗜酸性粒细胞增多与血清 IgE 水平升高,病理检查表现为嗜酸性粒细胞肉芽肿病变。

一、病因和发病机制

1937 年,我国学者金显宅首先对该病进行描述,称之为嗜酸性粒细胞增生性淋巴肉芽肿。1948 年,日本学者木村哲二系统性分析了该病的病理学特征,国际上开始以木村病命名。木村病的病因学与发病机制不明,认为与内分泌功能紊乱、自身免疫性疾病、过敏、感染等相关。

(一)细胞免疫

T 淋巴细胞免疫调节缺陷可能在木村病的发生过程中起着重要作用。当体内存在持续抗原刺激使 Th2 细胞导致淋巴因子的释放,刺激 B 淋巴细胞和炎症介质的产生,进而激活嗜酸性粒细胞逐次诱导 IgE 介导的 I 型变态反应。

(二)体液免疫

木村病患者外周血粒细胞 - 巨噬细胞集落刺激因子(GC-CSF)、肿瘤坏死因子(TNF-α)、可溶性白介素 -2 受体(sIL-2R)和 IL-5 升高,这些因子加速了 IgE 的合成和嗜酸性粒细胞的分化和增生;同时诱导内皮细胞 I-CAM 的表达，促进中性粒细胞和嗜酸性粒细胞的游走可能与木村病的发生与进展有关。

二、临床表现

木村病主要发生于日本、中国及东南亚地区，好发于青年和中年男性。

（一）眼部表现

1. **泪腺肿大** 病变主要累及泪腺，形成肿块，临床症状与泪腺炎症类似，病变泪腺附近的上睑皮肤红肿。

2. **眼球突出和移位** 泪腺肿块增大引起占位效应，可导致眼球突出及眼球向鼻下方移位。

3. **眼球运动障碍和复视** 侵及上直肌使眼球上转受限，出现复视及视力下降。

4. **上睑下垂** 上睑肿胀或瘤体侵犯提上睑肌引起上睑下垂。

（二）全身症状

1. **头颈部肿物或结节** 多数患者以头颈部肿物或结节为起始表现，常见部位包括耳周、颈部、下颌下及面颊部，常累及腮腺（图35-4-1）。

2. **皮肤病变** 局部皮肤瘙痒，色素沉着。眼睑皮肤和结膜受累时，表现为单个或多个紫蓝色结节。

3. **肾脏病变** 主要表现为肾病综合征，以膜性病变常见，可伴蛋白尿。

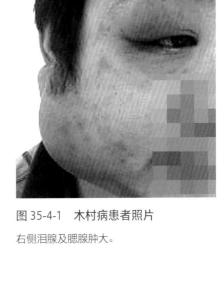

图 35-4-1 木村病患者照片

右侧泪腺及腮腺肿大。

三、诊断与鉴别诊断

（一）诊断要点

眼眶木村病以泪腺和腮腺进行性肿大为主要临床表现，外周血中嗜酸性粒细胞增多与血清 IgE 水平升高。

（二）影像学检查

CT 或 MRI 检查可见眼眶泪腺占位性病变。MRI 平扫 T_1WI 信号强度与肌肉相仿，T_2WI 信号强度高于肌肉组织（图35-4-2）。

影像学检查可将头颈部木村病从形态学上分成两种亚型：边界相对清晰的结节样病变（Ⅰ型），淋巴结内病变；边界模糊的斑块样弥漫型病变（Ⅱ

图 35-4-2 双侧眼眶木村病患者 MRI 影像

MRI 冠状位示双侧上睑肿胀，双眼泪腺区见团块影，T_1WI 呈低信号（A），T_2WI 呈高信号（B）。

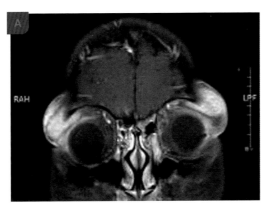
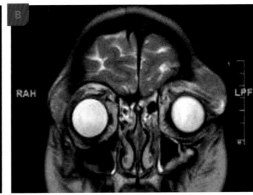

型），淋巴结外组织的弥漫浸润性生长。Ⅰ型病变多见于腮腺区及淋巴结密集区（下颌下、颈部、腋窝、腹股沟等），泪腺病变为Ⅱ型。

（三）实验室检查

血清 IgE 升高是木村病的特征，外周血嗜酸性粒细胞增多。

（四）病理学检查

大体标本表现为病灶与正常组织分界不清，组织学表现为：①大量嗜酸性粒细胞浸润，形成嗜酸性脓肿；②淋巴组织及纤维组织增生，淋巴滤泡形成，生发中心活跃增生；③病灶及淋巴组织内小血管增生扩张；④病变累及的腺体破坏、腺泡萎缩；⑤淋巴结结构正常。

电子显微镜检查：内皮细胞质有丰富的细丝，类似肌动蛋白，较多线粒体，少许 Weibel-Palade 小体，质膜内陷为吞饮泡，细胞表面有微绒毛凸起伸向腔内。内皮细胞和周细胞外周有多层基底膜物质围绕。

（五）鉴别诊断

1. **血管淋巴样增生伴嗜酸性粒细胞增多** 好发于头颈部，多表现为丘疹或红色结节，是一种良性血管增生性病变。病理以血管内皮细胞呈特征性的上皮样病变为主，而淋巴滤泡少见。

2. **淋巴结结核** 淋巴结肿大、低热、盗汗等结核感染中毒症状，血沉增快，结核菌素试验（PPD试验）强阳性，结核感染 T 细胞斑点试验（T-spot）阳性，淋巴结病理可见干酪样坏死灶，抗酸染色阳性。

3. **淋巴瘤** 表现为淋巴结肿大，伴有发热、乏力、体重明显下降，乳酸脱氢酶明显升高等。淋巴结病理可见淋巴结结构破坏，单克隆性 B 或 T 淋巴细胞增生，霍奇金淋巴瘤可见镜影细胞。

4. **Castelman 病** 是一种淋巴增殖性疾病，表现为单发或全身多发的淋巴结肿大，以颈部淋巴结肿大多见，无嗜酸性粒细胞增多、IgE 升高表现。淋巴结病理可见特征性洋葱皮样外观结构。

5. **家族性嗜酸性粒细胞增多症** 常染色体显性遗传性疾病，染色体定位于 5q31-33。家属中多数成员外周血嗜酸性粒细胞可达 50% 以上，症状出现较晚，常伴有心内膜心肌纤维化和神经系统并发症。

四、治疗

（一）手术治疗

对单发眼眶木村病考虑手术切除。因肿瘤边界不清，手术不易彻底切除，术后易复发，术中行冰冻切片检查，以保证切除足够范围，减少复发。

（二）放射治疗

该病对放疗敏感，有效率达 90% 以上。推荐放射总剂量为 26～30Gy，2～3 周，常规分割剂量，较少复发。

（三）糖皮质激素治疗

口服泼尼松 30～60mg/d，可使肿块明显缩小或消失，但患者易在激素减量或停药后复发。如伴肾脏病变，可用糖皮质激素和免疫抑制剂，但停药后也常复发。

（四）联合治疗

手术治疗加小剂量放疗，或手术后联合糖皮质激素治疗，可明显提高治愈率。

五、预后

木村病是一种慢性良性疾病，一般无恶变倾向，预后较好，但该病易复发。外周血嗜酸性粒细胞≥20%，是木村病预后的独立危险因素。

六、典型案例

（一）病例特点

患者男性，发现双侧上睑外侧无痛性肿块，伴有双侧腮腺、下颌部肿大，局部皮肤瘙痒和色素沉着 3 个月。前来上海交通大学医学院附属第九人民医院眼科就诊，门诊以"双侧泪腺区占位"收治入院。

专科检查：双眼矫正视力 1.0，双侧上睑肿胀，睑上泪腺区外侧可扪及质韧肿物，可推动，压痛（-）（图 35-4-3）。右眼上睑中度下垂，睑裂高度 7mm，提上睑肌肌力 11mm，Bell 现象（+）；左眼上睑轻度下垂，睑裂高度 9mm，提上睑肌肌力 12mm，双眼各方向运动无明显受限；结膜无充血，角膜明，前房清，瞳孔圆，对光反射（+），眼底未见异常。

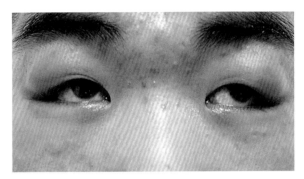

图 35-4-3　双侧眼眶木村病患者照片
双侧泪腺区肿胀，可触及质硬肿物。

既往史：无高血压、糖尿病史，无手术史。

（二）特殊检查

1. **血常规及免疫检查**　嗜酸性粒细胞和血清 IgE 升高，余未见异常。

2. **MRI 检查**　双侧上睑明显肿胀，泪腺区可见团块影，T$_2$WI 呈高信号，增强后明显强化，考虑双侧泪腺占位，炎性假瘤待排（图 35-4-4）。

（三）治疗经过

1. 入院后完善各项术前检查，全麻下行双侧眼眶肿瘤切除术。术后病理诊断：双侧眼眶木村病。

2. 术后口服激素治疗，60mg/d 泼尼松，按每周递减 10mg 逐渐减量，减量周期为 4 周，至维持剂量为 5mg/d 1 个月后停药。期间每 2 周复查肝肾功能。

3. 患者术后双侧泪腺及腮腺肿大明显消失，双眼上睑下垂好转。随访 2 年未见复发（图 35-4-5）。

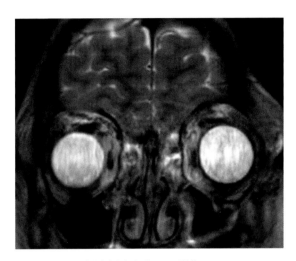

图 35-4-4　双侧木村病患者 MRI 影像
双侧上睑明显肿胀，泪腺区可见团块影，T$_2$WI 呈高信号。

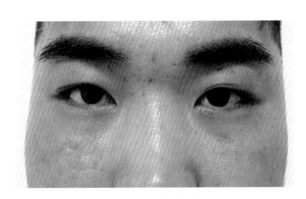

图 35-4-5　双侧木村病患者术后照片
双侧眼睑和泪腺肿胀明显改善，上睑下垂好转。

第五节　眼眶淋巴上皮病

良性淋巴上皮病（benign lymphoepithelial lesion，BLEL）又称 Mikulicz 病。腺体的淋巴细胞增生浸润、腺体实质萎缩、肌上皮岛在腺导管内的增生浸润引起腺管扩张是 BLEL 的三大组织学特征。

一、病因和发病机制

1888年，米库利茨·拉德基首先报告了该病，患者表现为双侧上睑肿胀，泪腺和唾液腺肿大，显微镜检查发现病变组织中大量淋巴细胞浸润，称为米库利茨病（Mikulicz diseases，MD）。1953年，Morgan发现米库利茨病与干燥综合征（Sjögren syndrome，SS）的组织学表现相似，认为大多数诊断为米库利茨病的患者可能也患有SS，因此在一个时期内米库利茨病被认为是干燥综合征的一个亚型。直到1989年，Konno等人发现米库利茨病和干燥综合征在临床表现、唾液腺血管造影、唾液腺疾病程度、抗核抗体，以及抗SS-A和抗SS-B抗体阳性率上存在较大差异，认为米库利茨病与干燥综合征的发病机制不同。1991年，世界卫生组织（WHO）涎腺肿瘤新分类建议采用"良性淋巴上皮病变"代替米库利茨病名称。

良性淋巴上皮病变患者血清中IgG4水平升高，而自身抗体阴性，并在病变泪腺和唾液腺中存在表达IgG4的浆细胞，是IgG4相关疾病的一个亚型。

二、临床表现

眼眶淋巴上皮病是一种慢性特发性炎症，双侧多见，是局限于泪腺和涎腺的自身免疫性疾病，不伴有眼干及全身免疫性疾病。可发生于任何年龄，但以30岁以上的中年人多见，中年女性较多，女性比例为60%～80%。

（一）眼部表现

1. 眼干、眼痛、异物感等不适症状。

2. **泪腺肿大**　上睑皮肤肿胀，泪腺无痛性肿大，眼球外上方可扪及肿块；泪腺逐渐肿大，软而有弹性、无压痛，可伴有上睑下垂。

3. **涎腺肿大**　患者可同时伴有双侧涎腺肿大，伴口干、咽喉干燥不适等症状。

4. **眼球运动障碍**　泪腺肿大可致患侧眼球突

出并向鼻下方移位，患眼外上转受限，部分重度患者可有明显的眼球突出。部分患者因泪腺肿物压迫眼球，导致屈光改变而视力下降。

（二）全身系统表现

患者可有自身免疫性胰腺炎、肾小管间质肾炎、腹膜后纤维化、硬化性胆管炎、肾小球肾炎、垂体炎、间质性肺炎。

三、诊断与鉴别诊断

（一）诊断要点

1. 双侧泪腺肿大，合并一侧或双侧下颌下腺和/或腮腺肿大（图35-5-1）。

2. 排除有上述表现的其他疾病，如特发性眼眶炎症、泪腺混合瘤等。

（二）影像学检查

1. **CT或MRI检查**　眼眶颞上方软组织肿块，密度均匀，边界清楚，眶骨无骨质破坏（图35-5-2）。MRI检查显示双侧泪腺明显增大，T_1WI、T_2WI呈

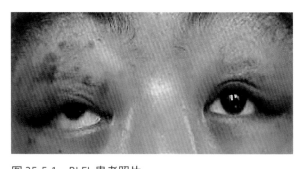

图35-5-1　BLEL患者照片

上睑皮肤肿胀，以外侧明显，双泪腺肿大。

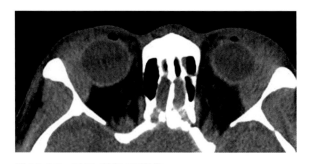

图35-5-2　BLEL患者CT影像

眼眶泪腺区软组织肿块，密度均匀，边界较清楚，眶骨无骨质破坏。

均匀等信号。

2. **彩色多普勒超声检查** 显示双侧眼眶颞上方类椭圆形中低回声区,肿物内部有血流。

（三）实验室检查

1. 血清 IgG4 水平升高,免疫球蛋白 IgG、IgE 可增高,补体 C3、C4 降低,血沉可增高。

2. 抗 SS-A 和抗 SS-B 抗体阴性,而干燥综合征抗 SS-A 和抗 SS-B 抗体阳性,有助于鉴别诊断。

（四）病理学检查

眼眶淋巴上皮病以临床诊断为主。BLEL 病理特有的导管上皮和肌上皮细胞增生所形成的上皮岛组织学形态,在眼眶淋巴上皮病中可能没有典型的上皮-肌上皮岛改变,所以病理诊断对其不具有特异性。病理标本检查,泪腺等腺体均有典型的淋巴细胞多克隆性增生浸润,同时伴有浆细胞、嗜酸性粒细胞等浸润,细胞呈明显多样性。

（五）鉴别诊断

1. **特发性眼眶炎症** 发病无明显性别倾向,以单眼发病常见,炎症表现较为明显,病理学检查以淋巴细胞和浆细胞增生为主,无肌上皮岛结构。

2. **Sjögren 综合征（Sjögren syndrome, SS）** SS 分为原发性和继发性两种,原发性 SS 伴有泪液分泌减少,且有抗 SS-A 抗体和抗 SS-B 抗体阳性;继发性 SS 伴有类风湿性关节炎、系统性红斑狼疮、胆管性肝硬化或皮肌炎等全身结缔组织病。而眼眶淋巴上皮病一般干眼症状较轻,抗 SS 抗体阴性,IgG4 升高,不伴有全身结缔组织病。

3. **泪腺混合瘤** 多为膨胀性生长,病理上可见上皮成分及黏液样间质(黏液、软骨及骨样物质),CT 及 MRI 常呈边界清楚的圆形或椭圆形软组织肿块影,眼眶泪腺窝扩大,且无骨质破坏。

4. **泪腺腺样囊性癌** 起源于腺泡的分泌细胞或导管肌上皮的恶性肿瘤,疼痛是其特征性表现。影像学检查可见长圆形或扁平状软组织肿块,向眶尖区生长,密度/信号不均,增强扫描呈不均匀强化,邻近眶壁骨质破坏呈虫蚀或锯齿状。

四、治疗

（一）糖皮质激素治疗

糖皮质激素类药物疗效明显,治疗过程中要逐渐减量,并且疗程要足够长,否则容易复发。首次治疗可考虑糖皮质激素冲击治疗,冲击治疗后改为口服,疗程至少维持 3 个月以上。

（二）放射治疗

由于该病主要为淋巴细胞浸润,对不能耐受糖皮质激素治疗的患者可施行局部放射治疗。

（三）手术治疗

临床诊断困难时,可手术活检,术后依据病理结果,辅以激素治疗。

五、预后与随访

眼眶淋巴上皮病患者预后较好。少数可发展为淋巴瘤,并多以非霍奇金淋巴瘤为主,因此长期定期随访是必不可少的。

参考文献

1. O'DONNELL B. Management of orbital inflammation. Br J Ophthalmol, 2011, 95(8): 1043.

2. PEMBERTON J D, FAY A. Idiopathic sclerosing orbital inflammation: A review of demographics, clinical presentation, imaging, pathology, treatment, and outcome. Ophthalmic Plast Reconstr Surg, 2012, 28(1): 79-83.

3. 李静. 特发性眼眶炎性假瘤病因及发病机制的研究进展. 中华实验眼科杂志, 2012, 30(5): 5.

4. PUROHIT B S, VARGAS M I, AILIANOU A, et al. Orbital tumours and tumor-like lesions: Exploring the armamentarium of multiparametric imaging. Insights Imaging, 2016, 7(1): 43-68.

5. HOLDS J B. Orbital infections and inflammatory disease. Current Opinion in Ophthalmology, 1992, 3(5): 657-663.

6. EL NASSER A MOHAMMAD A. Local steroid injection for management of different types of acute idiopathic orbital inflammation: an 8-year study. Ophthalmic Plast Reconstr Surg, 2013, 29(4): 286-289.

7. NG C C, SY A, CUNNINGHAM E T. Rituximab

for treatment of non-infectious and non-malignant orbital inflammatory disease. Journal of Ophthalmic Inflammation and Infection, 2021, 11(1): 24.

8. ABOU-HANNA J J, TIU TEO H M, THANGAVEL R, et al. Long-term follow up of systemic rituximab therapy as first-line and salvage therapy for idiopathic orbital inflammation and review of the literature. Orbit, 2022, 41(3): 297-304.

9. PASADHIKA S, ROSENBAUM J T. Ocular sarcoidosis. Clin Chest Med, 2015, 36(4): 669-683.

10. MATSOU A, TSAOUSIS K T. Management of chronic ocular sarcoidosis: Challenges and solutions. Clin Ophthalmol, 2018, 12: 519-532.

11. GUTMAN J, SHINDER R. Orbital and adnexal involvement in sarcoidosis: Analysis of clinical features and systemic disease in 30 cases. Am J Ophthalmol, 2011, 152(5): 883.

12. MULLER K, LIN J H. Orbital granulomatosis with polyangiitis (Wegener granulomatosis) clinical and pathologic findings. Archives of Pathology & Laboratory Medicine, 2014, 138(8): 1110-1114.

13. TAN L T, DAVAGNANAM I, ISA H, et al. Clinical and imaging features predictive of orbital granulomatosis with polyangiitis and the risk of systemic involvement. Ophthalmology, 2014, 121(6): 1304-1309.

14. JOSHI L, TANNA A, MCADOO S P, et al. Long-term outcomes of rituximab therapy in ocular granulomatosis with polyangiitis. Ophthalmology, 2015, 122(6): 1262-1268.

15. YOON P J, SOO A S, JUNGSIK S J, et al. Reclassification of previously diagnosed GPA patients using the 2022 ACR/EULAR classification criteria. Rheumatology (Oxford), 2022, 62(3): 1179-1186.

16. CHAN J, HUI P K, NG C S, et al. Epithelioid haemangioma (angiolymphoid hyperplasia with eosinophilia) and Kimura's disease in Chinese. Histopathology, 1990, 15(6): 557-574.

17. LI J, GE X, MA J, et al. Kimura's disease of the lacrimal gland mimicking IgG4-related orbital disease. BMC Ophthalmology, 2014, 14(1): 1-4.

18. KAMIŃSKI B, BŁOCHOWIAK K. Mikulicz's disease and Küttner's tumor as manifestations of IgG4-related diseases: A review of the literature. Rheumatologia, 2020, 58(4): 243-250.

19. YAMAMOTO M, TAKAHASHI H, OHARA M, et al. A new conceptualization for Mikulicz's disease as an IgG4-related plasmacytic disease. Modern Rheumatology, 2006, 16(6): 335-340.

20. YAMAMOTO M, HARADA S, OHARA M, et al. Clinical and pathological differences between Mikulicz's disease and Sjögren's syndrome. Rheumatology, 2005, 44(2): 227-234.

36

CHAPTER

第三十六章

眼眶血管源性肿瘤

眼眶血管在发生过程中，从单一的内皮细胞到形成大血管，每一阶段均可发生肿瘤。血管源性肿瘤因含有的细胞成分不同而分为两类：由细胞增殖形成的肿瘤称为真性肿瘤，如血管内皮瘤、血管外皮瘤、血管瘤，是真正的肿瘤；另一种是由血管的各个成分包括血管内皮、外皮、平滑肌构成的，实际是错构瘤，但这类血管畸形实质占位效应明显，虽然其本质为血管畸形，但也在此章讨论。

第一节　眼眶血管瘤

血管瘤较常发生于眼睑，偶尔可发生于眼眶，眼眶血管瘤约占全部眼部血管瘤的 7%。眼眶血管瘤是指发生于眶隔后的血管瘤。

一、病因和发病机制

眼眶血管瘤患病的危险因素包括低出生体重儿或早产儿、试管婴儿、遗传史、女性，其发生与种族无关。可能存在的发病机制有孕妇雌激素水平升高，血管瘤瘤体细胞凋亡速度降低等。

二、临床表现

患儿往往在出生后数周发现眼球突出，合并软组织增厚，通常在患儿哭闹时加重。由于病变在球后，眼睑皮肤可无任何临床表现，53%~80% 的患者出现眼部并发症，主要包括眼球突出（图 36-1-1）、眼球移位、斜视、弱视、视神经受压导致视力下降。混合型血管瘤在发生上述症状的同时，可合并眼周肿胀、眶前区高度充盈。当瘤体直径＞10mm 时，症状更明显。通常在出生后 1 年内眼球渐进性突出，1 岁以后逐渐消退。MRI 是首选影像学检查方法，增强 MRI 表现为 T₁ 等信号，T₂ 高信号，病灶内可表现为弥散信号不均匀，中心及旁中心流空效应，瘤体边界清。对于眼眶血管瘤，CT 作为备选检

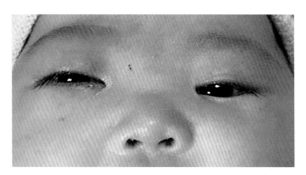

图 36-1-1　眼眶婴幼儿血管瘤患儿照片

右眼上睑肿胀，眼球向前突出。

查手段，一般不在检查中运用。

三、诊断与鉴别诊断

（一）诊断

眼眶婴幼儿血管瘤根据出生后数周即发现眼球突出合并软组织增厚的病史及临床表现，影像学为 MRI T₁ 等信号，T₂ 高信号，病灶内弥散信号不均匀等表现可初步诊断。

（二）鉴别诊断

眼眶婴幼儿血管瘤和横纹肌肉瘤影像学上表现相似，并且出现的年龄可能重叠，从而导致临床诊断的不确定性。婴幼儿血管瘤不能单纯依靠临床评估来诊断。ADC 值有助于鉴别婴幼儿血管瘤和横纹肌肉瘤，横纹肌肉瘤的平均 ADC 值为 $7.82×10^{-3}mm^2/s$，明显低于婴幼儿血管瘤。

四、治疗

眼眶婴幼儿血管瘤大多为良性病变，可自发消退，故应明确治疗指征。如血管瘤的临床症状不明显，体积小，生长慢，建议随访观察。治疗的主要目的是保护视功能。眼眶血管瘤主要症状是眼球突出，如血管瘤快速生长，眼球突出严重，可引起暴露性角膜炎和压迫性视神经病变，导致视力下降。

（一）药物治疗

1. **β受体阻滞剂** 眼眶婴幼儿血管瘤首选口服普萘洛尔治疗，使用剂量为 1.5~2mg/（kg·d），分 2 次服用。用药前应对患儿做全面的体格检查，包括心肌酶、血糖、肝肾功能、心电图、心脏彩超、甲状腺功能、胸片等。治疗在有经验的医师指导下进行，对患儿服药后情况进行监测。治疗起始剂量为每天 1.0mg/kg，分 2 次口服。首次服药后观察患儿有无肢端湿冷、精神萎靡、呼吸困难和明显烦躁等现象。如患儿能够耐受，首次服药 12 小时后追加剂量为 0.5mg/kg。如患儿仍然无明显异常，第 2 天增量至 1.5mg/（kg·d），分 2 次口服，并密切观察。如无异常反应，第 3 天增量至 2.0mg/（kg·d），分 2 次口服，后续治疗以此剂量维持。服药期间定期复诊，服药后的前 3 个月，每 4 周复诊 1 次，3 个月后可 6~8 周复诊 1 次。眼眶婴幼儿血管瘤复查内容除药物安全性评估项目外，还应包括患儿眼眶增强核磁共振以显示肿瘤体积变化、与眶深部软组织关系、散光度数、散光轴变化等。

2. **糖皮质激素** 口服糖皮质激素对患儿的副作用以生长迟缓为甚，有时候可增加感染风险、免疫抑制、情绪改变，适用于口服普萘洛尔无效的患者。口福泼尼松原则为每日足剂量，疗程内逐渐减量，足疗程服用。

（二）放射治疗

血管瘤对放射治疗非常敏感。因血管瘤可自然消退，如果未导致视功能损伤，则应该随访观察，或者口服 β 受体阻滞剂和类固醇治疗。考虑到继发性癌变和眼部照射的长期影响，对婴幼儿血管瘤的放射治疗应该作为最后的手段。

五、典型病例

患儿，男性，3 月龄，因家长发现患儿出生后左眼渐进性突出伴上睑内侧肿物遮挡视轴前来就诊。触诊左眼眶压稍高，上睑内侧暗紫色隆起，质软，边界不可触及，压之褪色，去除压力后恢复。MRI 检查 T_1WI 呈中低信号，T_2WI 见左眼内直肌内侧高信号，肿物最大直径为 25mm，形态不规则，边界清楚，增强后呈均匀强化。

根据患者发病年龄，临床表现和影像学表现，初步诊断为左眼眶血管瘤。完善血压、心率、呼吸频率及体温等生命体征、血糖水平和心电图等检查后，给予起始剂量 1.0mg/（kg·d）盐酸普萘洛尔口服 2 周，患儿无明显肢端湿冷、精神萎靡、呼吸困难和明显烦躁的现象，加大口服剂量到 2.0mg/（kg·d），2 个月后复查病灶体积缩小 30%，6 个月后复查病灶体积缩小 90%（图 36-1-2）。

图 36-1-2　左眼眶血管瘤患儿照片及 MRI 影像

A、D. 服药前；
B、E. 服药 2 个月后；
C、F. 服药 6 个月后。

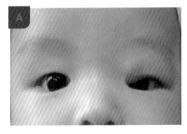
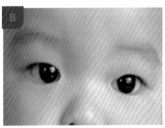
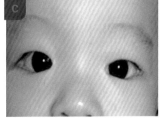

图 36-1-2（续）

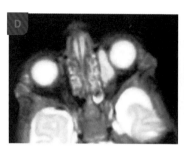
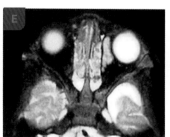
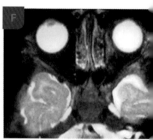

第二节　眼眶海绵状血管瘤

　　海绵状血管瘤是成人最常见的眶内良性脉管畸形，又称海绵状血管畸形。它在出生时即形成，但通常直至青壮年时期才显现出临床症状。它并非真性肿瘤，其本质为错构瘤（hamartoma），是由血管管壁组织的错误排列造成，随生长发育等比例生长，至青壮年时期有临床体现。海绵状血管瘤在血流动力学上表现为低流速的动脉性的血管畸形，2014 年国际血管畸形研究协会将其命名为海绵状血管畸形，描述它为低流速非扩张型的血管畸形。由于眼眶海绵状血管畸形和全身其他部位的血管畸形临床表现不同，位于眼球后眼眶狭窄空间内的海绵状血管畸形，其临床表现和影像学特征具有眼眶实质性占位的鲜明特点，治疗方法与其他脉管畸形不同，因此，我们仍将其命名为眼眶海绵状血管瘤。

一、病因和发病机制

　　海绵状血管瘤病因和发病机制尚不明确。约 60% 发生于女性，可能与雌激素分泌相关，在女性患者可表现为妊娠期间血管瘤迅速增大。其大体形态学表现为圆形或类圆形、暗红色。病理学表现为完整纤维膜包裹的实性组织。其管腔由菲薄的内皮细胞衬垫，内皮细胞标志物 CD31 染色阳性（图 36-2-1），切开组织，可见瘤体富含血窦，内含大量红细胞，管壁大部分为梭形平滑肌细胞，平滑肌细胞标志物 actin 蛋白染色阳性，血管内皮细胞生长因子 2 染色阳性，多数海绵状血管瘤 Ki-67 染色阳性率低，这一点支持其脉管畸形的本质。

图 36-2-1　眼眶海绵状血管瘤病理图片

A~C. HE 染色图像；D. 免疫组化染色图像。

A. 眶内多发海绵状血管瘤边界清晰，包膜完整，类圆形（×4）；

B. 间质为纤维组织伴玻璃样改变（×10）；

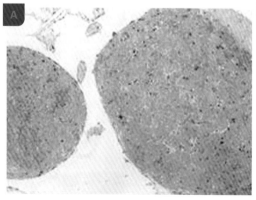
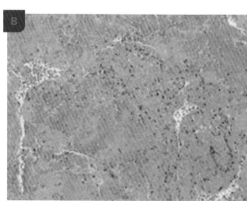

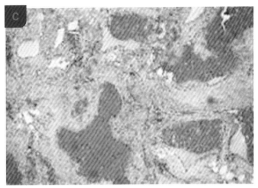
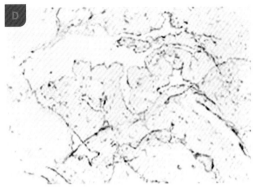

图36-2-1(续)

C. 管腔内充满平滑肌（×10）；

D. 血管内皮细胞标记物CD31染色阳性（×10）。

二、临床表现

眼眶海绵状血管瘤多发生于女性，约占60%，就诊年龄为28～65岁之间，以中年人居多。病程缓慢，部分患者因眼球渐进性突出前来就诊，另有一部分患者因意外瘤就诊，即体检时偶然发现眶内占位。少数患者因视力下降就诊，该部分患者病灶多位于眶尖，眼球突出症状不明显，因此就诊较晚。

眼球突出是最常见的临床表现，表现为无痛性、单侧、持续性、渐进性突出（图36-2-2）。由于血管瘤多位于肌锥内，突出方向主要是向前，眼球各方向运动受限程度取决于肿瘤的大小、位置和与眼外肌粘连的关系。眼眶海绵状血管瘤的眼球突出不随体位改变而改变，也很少伴有眼球移位或复视。眼球突出程度与肿瘤大小与生长速度相关，患者就诊时患侧眼球突出度较健侧平均多5mm。

视力下降是仅次于眼球突出的常见临床表现。大约50%患者就诊时视力下降，视力下降多由于肿瘤压迫眼球，造成视网膜皱褶、眼轴缩短和散光。严重视力下降发生于眶尖海绵状血管瘤

（图36-2-3），由于眶尖结构拥挤，肿瘤一般体积较小，对眼球无压迫，故不引起患者复视或眼球突出，直到肿瘤压迫视神经产生严重视力下降，患者才来就诊。

眶尖海绵状血管瘤可压迫眶上裂造成动眼神经麻痹，患者上睑下垂伴瞳孔散大，眼球固定，呈眶上裂综合征表现。部分肿瘤可压迫眼外肌造成复视，压迫眼上静脉造成回流障碍可出现眶压升高，眼睑水肿。

影像学检查：B超检查，肿瘤呈类圆形，内回声多、强而均匀，肿瘤具有可压缩性。CT显示具有良性占位性病变的特征，边界清楚、内密度均匀，可显示视神经受压、移位及眶腔扩大，CT具有定位诊断意义。MRI可见肌锥内类圆形肿块，在眶内脂肪信号对比下表现与眼外肌相比，T_1WI等信号，T_2WI均匀信号肿块，主要由瘤体内血流缓慢所致。视神经受压向健侧移位，有时可出现一眶多瘤。增强后瘤内呈渐进性强化（图36-2-4）。

CT和MRI扫描：特征是位于球后肌锥内，通常呈卵圆形或圆形，有时可呈分叶状，边界清楚，软组织密度均匀；核磁共振T_2加权像呈均匀高信

图36-2-2　左眼海绵状血管瘤患者照片

A. 左眼球轴向性前突；
B. 仰头位眼球突出明显。

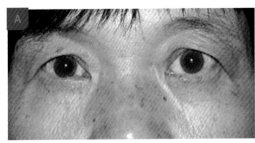
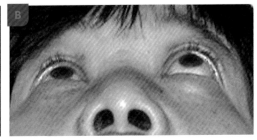

图 36-2-3 眶尖海绵状
血管瘤 CT 影像

肿块位于视神经外侧,压迫
视神经,并与视神经粘连
紧密。

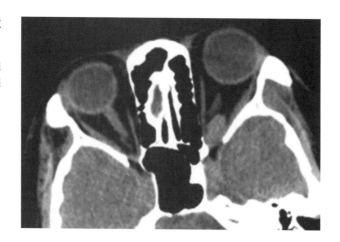

图 36-2-4 眼眶海绵状
血管瘤 MRI 影像

A. 左眼眶球后肌锥内见类圆
形 T_2 高信号影,边界清楚,大
小约 22mm×23mm×16mm;
B. 同一患者 T_1 显示软组织
信号影;
C. 冠状位示肿瘤位于肌锥
内,隐约见包膜,提示与视
神经粘连不紧密;
D. T_2WI 高信号, T_1WI 等信
号,视神经受压内移。

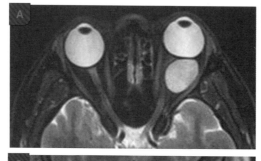
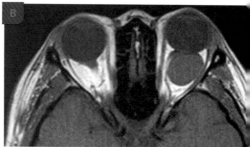
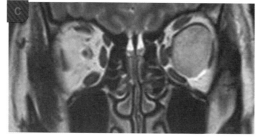
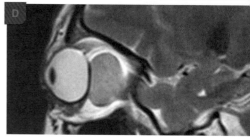

号。平扫 CT 和 MRI 在鉴别海绵状血管瘤的应用
价值不大。

CT 和 MRI 增强扫描:由于海绵状血管瘤窦腔
多,纤维间隔多,动脉供血血流缓慢,因此在动脉
早期和静脉期强化不明显且不均匀,而在延迟期呈
充盈不完全均匀强化。同时,海绵状血管瘤的增强
起始区域多局灶化,且起始于瘤体周边部,而不是
呈现斑块状或地图样强化。

三、诊断与鉴别诊断

(一)诊断

由于 CT 和 MRI 等影像学检查方法的普及,越
来越多的海绵状血管瘤以意外瘤的形式被发现,即

当肿瘤很小且无症状时,患者通常体检身体时,或
头颈部其他不适时,进行影像学检查时发现。病灶
逐渐增大时会产生明显的眼球突出、视神经压迫和
脉络膜皱褶。临床上患者可以不出现眼球突出的
症状,而影像学显示有一个边界清楚的圆形至卵圆
形肿块,通常位于肌锥内,造影剂显示渐进性强化
即可初步诊断海绵状血管瘤。

(二)鉴别诊断

主要与神经鞘瘤鉴别。眼眶神经鞘瘤也表现
为渐进性的眼球突出,B 超检查同样显示为类圆形
的占位病变,边界清晰;CT 及 MRI 平扫难以和海
绵状血管瘤相鉴别。MRI 检查,眼眶神经鞘瘤通常
表现为 T_1 加权像低信号, T_2 加权像高信号,增强后
不均匀强化。MRI 增强扫描时,动态观察强化形

式，有助于区别神经鞘瘤与海绵状血管瘤。

其他不常见的鉴别诊断包括脑膜瘤、血管外皮瘤等。

四、治疗

眼眶海绵状血管瘤首选手术治疗。海绵状血管瘤延伸至眶尖、眶颅沟通或难以摘除时，可以采用内镜辅助手术。手术适应证：临床症状影响功能和外观，包括眼球突出、视力下降、复视等；影像学检查发现视神经受压。在选择手术入路时，病变的解剖位置及其与视神经和眼外肌的关系是重要的考虑因素。

手术通常在全身麻醉下进行。前路开眶术摘除海绵状血管瘤占手术治疗的 60%。经结膜入路又是其中最常见的手术方式，适用于肌锥外或表浅病变、病灶位于视神经下方，或内侧瘤体不伴周围组织粘连，对于体积较大的病变也适用。外侧开眶术是治疗眼眶肿瘤的经典手术入路。1888 年由 Kronlein 首先提出，1953 年 Berke 和 Reese 改良了手术切口。外侧开眶术适用于眼眶后三分之一的海绵状血管瘤，尤其是位于视神经上方或外侧的病变。经鼻入路内镜手术适用于位于眼眶内侧或下方以及眶顶的血管瘤，包括眶尖海绵状血管瘤。内镜下切除眼眶内侧壁和下壁，暴露血管瘤后，从鼻腔取出。有人主张术中重建内侧壁以避免术后复视或眼球内陷。

硬化疗法适用于不愿意接受手术治疗的患者或因病灶位置深而特别难以切除的病变，以及切除术可能会损伤眼外肌、运动和感觉神经及视神经的患者。直视下将平阳霉素注入瘤体内，可诱导血管内皮细胞凋亡，导致管腔硬化。治疗后病变体积可显著减少，眼球突出、肿胀和疼痛减轻。

第三节 眼眶血管外皮细胞瘤

血管外皮瘤起源于间叶组织，多见于四肢、头颅等，眼眶罕见。眼眶血管外皮细胞瘤占眼眶血管瘤的 4%，占所有眼眶病变的 1%。

一、病因和发病机制

血管外皮细胞瘤的命名存在争议。根据组织病理学和免疫组化观察，其来源于血管周细胞的观点受到质疑。按照病理特征，血管外皮细胞瘤被重新分类为孤立性纤维瘤，WHO 软组织肿瘤分类中将血管外皮瘤归属于软组织纤维肿瘤（solitary fibrous tumor）。我们沿用眼眶血管外皮瘤的命名，并在眼眶血管性肿瘤的章节下进行论述。血管外皮细胞瘤的发生可能与血管外皮瘤的发生与 *NAB2-STAT6* 基因融合相关。

二、临床表现

眼眶血管外皮细胞瘤主要发生于成人，其症状、体征及影像学表现与海绵状血管瘤相似，不具有特异性，患者表现为无诱因单侧眼球突出，可伴有球结膜水肿、视力下降，有时可触及眶区无痛性肿块。影像学表现为类圆形占位性病变，边界清，增强后呈不均匀强化。然而，随着时间的推移，血管外皮细胞瘤会变得更具侵袭性，扩展到整个眼眶，甚至侵犯颅腔。肿瘤可发生于肌锥内、外或泪腺区，T_1WI 与 T_2WI 均表现为中等信号，增强后显著强化，多数病变表现为分叶或多结节状，边缘粗糙,若为低度恶性,易发生囊性或坏死改变。B超显示肿瘤边界清楚,内部回声强弱与病变结构相关,彩色多普勒超声可探及动脉频谱,血流信号丰富。组织病理学表现为紧密排列的肿瘤细胞,基质填充以疏松黏液及胶原束隔,在免疫组织化学上,所有肿瘤均表达CD34和STAT6。

三、诊断与鉴别诊断

临床表现、MRI和CT影像特点与其他局限性眼眶肿瘤如海绵状血管瘤、孤立性纤维瘤、纤维组织细胞瘤、神经鞘瘤等非常相似。诊断通常在手术切除后进行组织病理学检查确定。

血管外皮细胞瘤病理学表现为由梭形或卵圆形的细胞围绕薄壁血管,血管内皮细胞扁平,血管通常呈分枝状或鹿角形。根据肿瘤细胞间血管的程度,肿瘤可分为窦腔型、实型或混合型。血管外皮细胞瘤在镜下表现可能与孤立性纤维瘤、纤维组织细胞瘤、恶性血管内皮瘤或血管母细胞性脑膜瘤非常相似。目前,免疫组织化学对该肿瘤无特异性标记抗体。

四、治疗

血管外皮细胞瘤的治疗方法与其他局限性原发性肿瘤相同。手术治疗应该彻底切除肿瘤,不能完全切除肿瘤可能会导致晚期复发或肿瘤侵袭性增强。手术入路的选择应取决于肿瘤在眼眶内的位置。肿瘤复发可能在手术后数年发生,恶变者可能需要更广泛的眼眶内容剜除结合放疗或化疗。有报道显示,即使完全切除肿瘤,低度恶性的眼眶血管外皮细胞瘤患者中,仍有约2%发生远处转移。

五、典型病例

患者,男性,68岁,因右眼渐进性眼球突出伴

下转受限1年就诊。视力检查:Vod 0.25,不能矫正;Vos 0.8。眼球突出度18mm—$\frac{92mm}{}$—12mm,眼球各方向转动均受限,向下受限更明显(图36-3-1)。

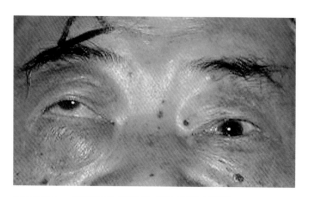

图36-3-1 右眼眶血管外皮细胞瘤患者照片
右眼眼球突出,上移,上斜视。

CT显示右眼眶肌锥内异常团块影,边界清晰,大小约20mm×28mm×21mm,平扫CT值约为53HU,增强后缓慢不均匀强化,增强后103HU,右眼外直肌增粗,似呈类似改变。邻近肌肉、视神经受压推移,右眼眶底壁骨质局部吸收,右侧上颌窦受累,右侧眼球突出(图36-3-2)。

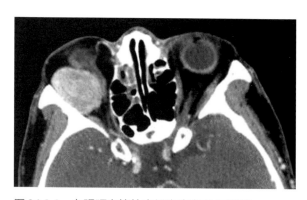

图36-3-2 右眼眶血管外皮细胞瘤患者CT影像

肿物有完整包膜,切开包膜,实质为鱼肉样组织。病理可见大量梭形细胞,部分有轻度异型性,免疫组化结果:SMA(−)、Caldesmon(−)、DES(−)、MyoD1(+/−)、S-100(−)、SOX-10(−)、Ki-67(5%+)、B-catenin(+)、CD163(+)、STAT(+)、KP1(+)、EMA(−);生物学行为符合低度恶性肿瘤,诊断为眼眶血管外皮细胞瘤(孤立性纤维瘤)。6年后,患

者再次因右眼渐进性突出半年就诊,入院行右眼眶肿物摘除术,术后病理显示:梭形细胞肿瘤,考虑为眼眶血管外皮细胞瘤(孤立性纤维瘤)复发。术后给予放疗,55Gy局部照射。术后随访5年,未见复发。

第四节　眼眶血管内皮细胞瘤

血管内皮细胞瘤是指血管内皮来源的增殖性良性、交界性或恶性肿瘤,包括卡波西样血管内皮瘤(Kaposiform hemangioendothelioma,KHE)、丛状血管瘤(tufted angioma,TA),梭形细胞血管内皮瘤(spindle cell hemangioendothelioma,SCH)和其他少见血管内皮瘤,包括上皮样血管内皮瘤、混合性血管内皮瘤、网状血管内皮瘤、多形性血管内皮瘤、血管内乳头状血管内皮瘤和良性淋巴管内皮瘤等。

一、病因和发病机制

病因不清楚。发病机制包括:①异常增殖的血管内皮细胞捕获血小板,在局部激活凝血级联反应,加剧了血小板和凝血因子的消耗。②卡波西样血管内皮瘤和丛状血管瘤的超微结构显示,其内皮细胞基底膜薄弱,缺乏连续性,为凝血因子和胶原蛋白的相互作用创造了条件,一定程度上解释血小板减少和水肿、血栓形成等现象。③卡波西样血管内皮瘤和丛状血管瘤的特殊组织结构决定了其异常的血流动力效应(高流量和切应力),容易形成湍流,导致血小板滞留和活化,严重者可导致颅内或消化道出血等严重并发症引起死亡。

二、临床表现

血管内皮细胞瘤发病率低,无明显年龄和性别差异,外观表现为皮肤黏膜缓慢生长的单发或多发结节或斑块,大多数无特征性的临床表现。梭形细胞血管内皮瘤表现为多发于肢体的结节,伴有静脉石产生。而卡波西样血管内皮瘤和丛状血管瘤可引起Kasabach-Merritt现象,是指脉管性疾病基础上伴发血小板减少、微血管溶血性贫血和消耗性凝血功能障碍的一类临床表现,其病程凶险,患者往往因凝血功能紊乱、败血症,以及重要器官的损害而预后不佳。

影像学检查可辅助诊断及鉴别诊断。彩色多普勒可检测病灶内血流量,与其他低流量或高流量脉管畸形相鉴别。CT可用于判断是否有骨质破坏。MRI有利于明确病灶范围。增强眼眶MRI对病变的显示无特异性,表现为边界清楚的圆形或类圆形包块,可通过血管造影显示其供血动脉。手术活检通常是必不可少的,病理学检查是血管内皮细胞瘤的诊断"金标准"。此外,需要定期复查血常规,以明确血小板水平及凝血功能,判断Kasabach-Merritt现象是否发生及其严重程度。

三、诊断与鉴别诊断

(一)诊断

临床表现及影像学检查均无特征性表现,均须通过病理学明确诊断。其中卡波西样血管内皮瘤在病理上同时结合了血管瘤及结节期卡波西肉瘤的特点,最特征性的表现为病灶由许多实性边界不清的结节构成,结节之间由结缔组织分隔开。每一个结节由小的毛细血管和内皮细胞团组成。丛状血管瘤特征是毛细血管和内皮细胞如同加农炮弹一样分布,有裂隙样腔隙的小而紧密排列的血管以圆形、椭圆形方式成簇随机分布于真皮层。增大的内皮细胞紧密排列,使毛细血管腔难以辨认。出血和含铁血黄素沉积很明显,梭形细胞血管内皮瘤病理上最典型的表现为薄壁的扩张静脉,管腔中通常可见血栓或静脉石,在这些静脉之间可见成簇梭形细胞。其他少见血管内皮瘤亦有各自特征性的病理表现。

(二)鉴别诊断

卡波西样血管内皮瘤和丛状血管瘤应与其他类型血管性肿瘤相鉴别:①血管瘤,特别是病灶位于皮下,缺乏表面鲜红色斑片的深部病灶;②先天性血管瘤,迅速消退型和不消退型;③血管肉瘤,以内皮细胞和成纤维细胞性组织增生,形成的恶性度极高的肿瘤,以青少年多见,好发于四肢皮下组织,病理检查可确诊;④迅速消退型先天性血管瘤,也可出现一过性血小板降低。

四、治疗

针对卡波西样血管内皮瘤和丛状血管瘤的治疗可分为三种情况。①对稳定病灶,建议观察随访;局限、表浅的病灶可选择手术切除。②病灶若渐进性增大,或患者伴有视力下降和眼球突出,可选择口服泼尼松龙 2～3mg/(kg·d),服用 3～4 周后评估临床疗效并确定是否停药。口服阿司匹林 2～5mg/(kg·d)可作为其辅助治疗。③卡波西样血管内皮瘤的一线治疗,选用口服泼尼松龙 2～3mg/(kg·d)或 5mg/kg,隔日 1 次,或静脉用甲泼尼龙 1.6mg/(kg·d),长春新碱 0.05mg/kg 每周 1 次静脉滴注,监测血小板变化情况,输注血小板只适用于手术前或有急性出血时,不作为常规治疗。一线治疗效果不佳时,可联合使用环磷酰胺 10mg/kg/10d。雷帕霉素 0.1mg/(kg·d)目前是二线治疗药物,有望成为缓解卡波西样血管内皮瘤,以及控制卡波西样血管内皮瘤和丛状血管瘤的一线治疗方法。

第五节　眼眶血管肉瘤

眼眶血管肉瘤(orbital angiosarcoma)是起源于间充质的恶性肿瘤。眼眶肉瘤起源于眼眶软组织,眼眶血管肉瘤起源于眶内血管,是眼眶肉瘤的一种。全身各部位肉瘤的发病率占实体肿瘤的 1%,其中发生于眼眶软组织的占 0.4%,眼眶肉瘤多为横纹肌肉瘤,其次为脂肪肉瘤、血管肉瘤。眼眶血管肉瘤极为罕见。

一、病因和发病机制

血管肉瘤发生于血管或淋巴管内皮细胞。血管肉瘤的发病机制尚不清楚。眼眶血管肉瘤多为新发,也有良性血管肿瘤放疗后恶变所致。

二、临床表现

眼眶血管肉瘤可发生于任何年龄段,好发人群为 70 岁以上老年患者。临床表现不典型,误诊率高。最常见的临床表现是扩张性紫色肿块,通常皮肤病变较小,而病灶较深,又被称为冰山现象。位于眼眶前部的肿瘤质地柔软,隆起于皮肤面,推动困难,患者同时合并上睑下垂,部分患者表现为类似卡波西肉瘤的结膜隆起红色肿块,基底宽,边界不清;位于眼眶后部的血管肉瘤表现为渐进性眼球突出、眼球移位。CT 表现为眼睑及眼眶内不规则异常密度影,边界欠清晰,平扫时 CT 值为 10～15HU,增强后 CT 值为 70～80HU。

三、诊断与鉴别诊断

（一）诊断

1. **临床诊断** 结合患者年龄、性别、起病进程、肿瘤形态及性状、浸润组织范围、是否累及邻近组织，以及影像学表现，可作出初步诊断。颈部增强 CT 和腹部 B 超筛查转移情况。依据临床表现、影像学检查和眼眶肉瘤 AJCC 第 8 版分期，作分期诊断（表 36-5-1）。

表 36-5-1　眼眶肉瘤 AJCC 第 8 版分期

病灶	分期
T（原发灶）	
T_X	原发灶无法确定
T_0	无肿瘤证据
T_1	肿瘤最大直径≤2cm
T_2	肿瘤最大直径>2cm，未侵犯眼球，未破坏骨壁
T_3	任何大小，骨质破坏
T_4	任何大小，侵犯眼球、眼睑、结膜、颞窝、鼻腔、鼻窦、中枢神经系统
N（区域淋巴结）	
N_X	无法评估区域淋巴结
N_0	无区域淋巴结转移
N_1	有区域淋巴结转移
M（远处转移）	
M_0	无远处转移
M_1	有远处转移

2. **病理诊断** 镜下可见由纤维结缔组织分隔的形态多样的异型性内皮细胞，细胞呈钉状形态伸入血管腔，形成管腔内乳头状，并有局灶性透明核。血管被非典型内皮细胞包围，有时，异常增殖的内皮细胞可突向管腔内形成假性肉芽肿。免疫组化染色显示肿瘤细胞共表达血管内皮和淋巴管内皮标志物 CD31、CD34、ERG 和 D2-40 阳性，增

殖指标 Ki-67>60%，即可诊断为血管肉瘤。目前对血管肉瘤的组织学分级沿用法国癌症联合会软组织肉瘤学组（French Federation of Cancer Center Sarcoma Group，FNCLCC）的分级模式，根据原发灶有丝分裂率、灶内坏死程度，以及分化程度进行分级。分级越高，预后越差。

（二）鉴别诊断

血管肉瘤的表现是多变的，其罕见性进一步增加了临床诊断的挑战，因此诊断可能会延误。大约 25% 的血管肉瘤最初被误诊为基底细胞癌或化脓性肉芽肿，也可被误诊眼睑炎症。其他的鉴别诊断还包括血管内乳头状内皮增生、卡波西肉瘤、血管淋巴样增生、转移性皮肤癌、无色素黑色素瘤、特发性眼眶炎症、眼眶血管内皮细胞瘤和血管外皮细胞瘤。因此，组织活检和免疫组织化学染色是确诊血管肉瘤的必要条件。

四、治疗

目前，关于眼眶血管肉瘤的治疗方案尚无定论。若经评估，肿瘤可通过手术完整切除，建议行扩大切除术；若肿瘤侵犯邻近组织，但通过眶内容剜除术可以完整切除肿瘤，则建议行眶内容剜除术；术后辅助放疗、化疗以减少复发和转移。

血管肉瘤的总体预后较差，通常在发现时就有转移。积极的预后因素包括直径小于 5cm，有丝分裂率低，手术切缘阴性，有炎症浸润。眼眶血管肉瘤复发率和转移率高，常见转移部位是肝和肺，10 年生存率约为 50%。

五、典型病例

患者，男性，8 个月前发现左眼内眦部暗红色肿物生长，高出皮面，无破溃、无红肿、无流脓。肿物逐渐增大，当地医院手术活检病理报告为血管内皮瘤。专科检查发现左眼内眦部、上下眼睑及鼻根部皮肤暗紫红色肿块，边界不清，有轻压痛，质地

僵硬,直径为3cm(图36-5-1)。视力:Vod 0.1,Vos 0.5。

CT增强扫描:左眼眶内侧及左侧鼻背可见不规则异常密度影,边缘欠清,大小约20mm×12mm,平扫CT值约为15HU,增强后CT值约为77HU,邻近骨质未见明显破坏(图36-5-2)。患者于全麻下行左眼睑及眼眶肿物切除术。术中冰冻示异常增殖的内皮细胞突向血管腔内,CD31、CD34表达阳性,病理诊断为眼眶血管肉瘤。术后予局部放疗(54Gy),随访2年,局部无复发,未见淋巴结转移及远处转移。

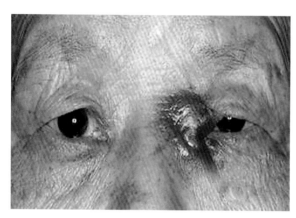

图36-5-1　眼眶血管肉瘤患者照片

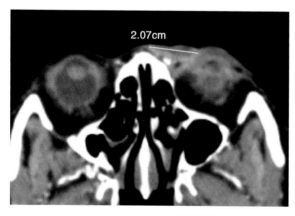

2.07cm

图36-5-2　眼眶血管肉瘤的增强CT影像

参考文献

1. MILMAN T, SHIELDS C L, BROOKS J S J, et al. Primary cutaneous angiosarcoma of the eyelid: A diagnostic and therapeutic challenge. Ocul Oncol Pathol, 2018, 4(4): 230-235.

2. LEMANSKI N, FARBER M, CARRUTH B P, et al. Primary adnexal angiosarcoma masquerading as periorbital hematoma. Surv Ophthalmol, 2014, 59(6): 655-659.

3. CALANDRIELLO L, GRIMALDI G, PETRONE G, et al. Cavernous venous malformation (cavernous hemangioma) of the orbit: Current concepts and a review of the literature. Surv Ophthalmol, 2017, 62(4): 393-403.

4. SIDDENS J D, FISHMAN J R, JACKSON I T, et al. Primary orbital angiosarcoma: A case report. Ophthalmic Plast Reconstr Surg, 1999, 15(6): 454-459.

5. 中华医学会整形外科分会血管瘤和脉管畸形学组. 血管瘤和脉管畸形诊断和治疗指南. 组织工程与重建外科杂志, 2019, 15(10): 277-317.

6. 中华医学会整形外科分会血管瘤和脉管畸形学组. 血管瘤和脉管畸形诊断和治疗指南. 组织工程与重建外科杂志, 2016, 12(2): 63-94.

第三十七章

眼眶淋巴源性肿瘤

淋巴组织是人体重要的免疫组织,是机体免疫造血系统重要的组成部分。各种损伤和刺激可诱发淋巴组织增生(lymphoid hyperplasia, LH),根据LH是否存在恶性特征,分为反应性淋巴组织增生(reactive lymphoid hyperplasia, RLH)和非典型淋巴组织增生(atypical lymphoid hyperplasia, ALH)两类。RLH属于良性结外淋巴组织病变,ALH可发展为淋巴瘤,其中,眼眶淋巴瘤(orbital lymphoma, OL)是成年人最常见的眼眶恶性肿瘤。

第一节 眼眶反应性淋巴组织增生

反应性淋巴组织增生为良性病变,具有免疫表型,眼眶RLH通常预后良好,大多可逆转消退。但RLH、ALH、眼附属器黏膜相关淋巴组织型淋巴瘤在临床表现和影像学上难以区分,依赖组织病理鉴别诊断。非感染性炎症造成的RLH不及时治疗,长期发展可能导致ALH,最终造成淋巴瘤发生。

一、病因和发病机制

眼眶反应性淋巴组织增生为多克隆性的淋巴组织增生性疾病,具有分化良好的淋巴细胞组织形成的生发中心。感染及免疫因素刺激淋巴组织均可导致RLH。

1. 感染因素 病毒、细菌、真菌以及原虫感染是造成反应性淋巴组织增生的常见病因。如EB病毒导致的传染性单核细胞增多,结核分枝杆菌诱导淋巴组织增生,猫抓热、真菌、原虫(如弓浆虫病)等均可成为诱因。

2. 免疫因素 红斑狼疮等自身免疫病、变性的组织及异物、淋巴管造影剂等医源性因素和一些代谢性疾病均可导致该病的发生。

二、临床表现

RLH占眼部淋巴增生性疾病的8%~19%,多发于50~70岁中老年人。

1. 眼部表现 多为单眼发病,表现为进展缓慢的眼眶前部肿块,可触及橡胶状坚硬肿块,表面光滑或呈结节状。其他症状有软组织肿胀、眼球突出、眼球运动受限和上睑下垂,病灶累及结膜时可见囊性或结节状鱼肉样变、结膜激惹征、结膜水肿等(图37-1-1)。部分RLH可表现为炎性症状,如

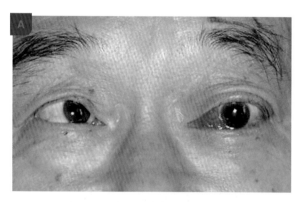
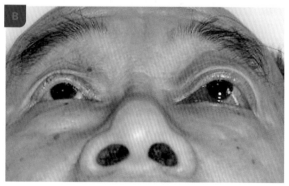

图 37-1-1 左眼眶反应性淋巴组织增生患者照片

A. 左眼球结膜红肿伴右转受限;
B. 左眼球突出。

疼痛和发红等。

2. **全身症状** 约 1/3 的眼眶 RLH 患者存在眼外 LH，最常累及淋巴结、腮腺和肺。

三、诊断与鉴别诊断

（一）诊断要点

1. 临床表现及 CT 和 MRI 影像学特征有助于诊断和鉴别诊断。

2. 所有疑似淋巴增生性疾病患者都应进行组织活检，病理检查明确诊断。

（二）影像学检查

1. **CT 检查** 通常用于筛查新病灶或用于评判 RLH 患者治疗后的疾病消退情况。眼眶 RLH 在 CT 上呈圆形或分叶状肿块，与肌肉等密度，可被强化（图 37-1-2）。RLH 泪腺病变往往会导致腺体均匀增大，病变轮廓较清晰，压迫周围眶壁、眼球和视神经，可导致泪腺窝扩大或眼球移位，一般无骨皮质损害。

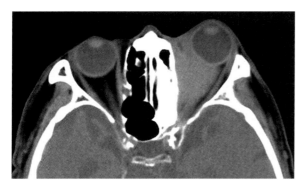

图 37-1-2　左眼眶反应性淋巴组织增生患者 CT 图像

左侧球后不规则团块状异常信号影，侵犯内直肌，眼外肌显示欠清，左眼球突出。

2. **MRI 检查** T_1WI 和 T_2WI 表现为与肌肉等信号或低信号（图 37-1-3），可出现眶下神经增粗和额神经增粗的影像学特征，有助于与眼眶特发性非特异性炎症相鉴别。

（三）实验室检查

血常规检查可见淋巴细胞比例增高或白细胞

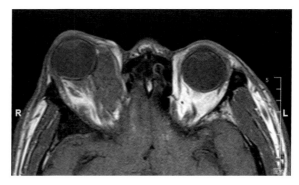

图 37-1-3　右眼眶反应性淋巴组织增生患者 MRI 水平位 T_1 加权图像

右侧球后见不规则团块状异常信号影，T_1WI 呈等信号，右侧眼球突出，右侧视神经向外轻度偏移，右侧眼外肌显示欠清。

增高，部分患者可有嗜酸性粒细胞增多，建议行免疫性自身抗体检查及炎症因子系列检查。

（四）病理检查

1. **活检** 疑似眼眶 RLH 的患者都应进行组织活检，减容性活检是首选方案。此外，也可采用细针穿刺活检。与术中快速冰冻病理检查相比，免疫组织化学染色更能准确判定病变性质及分型。如果存在淋巴结病变，且易于获取肿大的淋巴结，则考虑施行淋巴结完全切除活检。

2. **病理检查**

（1）组织学特点：RLH 的特征是密集的淋巴细胞浸润，主要特点为多克隆性增生。淋巴滤泡具有清晰的带状结构，生发中心通常位于滤泡边缘附近，生发中心明显扩大，可见胞内充满凋亡 B 细胞碎片的"可染体"巨噬细胞，使滤泡呈现出"星空"外观。生发中心周围有小淋巴细胞环绕。在滤泡之间的淋巴组织内可见浆细胞、组织细胞及少数中性粒细胞和嗜酸性粒细胞浸润。

（2）免疫组化特点：生发中心细胞表达 CD10（+）、CD20（+）、BCL6（+）和 RB（+），滤泡树突状细胞 CD21 和 CD23 染色（+），而 CD3 和 CD5 染色仅限于边缘区和滤泡间区，BCL2 在生发中心表达阴性。

（3）分子克隆分析：表现为免疫球蛋白重链和轻链的多克隆表达。采用流式细胞技术分析、聚合酶链反应和Southern blot分析检测免疫球蛋白重链基因或T细胞受体基因的重排,评估淋巴增殖的克隆性。

(五)鉴别诊断

1. **IgG4相关眼眶病** 病理检查可见大量淋巴细胞和浆细胞浸润,IgG4阳性浆细胞≥40%,或＞50个/高倍视野,血清IgG4水平≥1.35g/L。

2. **眼眶滤泡性淋巴瘤** 病理特征是恶性淋巴细胞紧密排列成大小相似的滤泡,滤泡内增生的淋巴细胞为单克隆性,细胞呈异型性,核分裂象较少,一般不见吞噬异物的巨噬细胞。生发中心细胞BCL2呈阳性,是主要鉴别诊断依据。

四、治疗方法

(一)治疗原则

手术切除、激素治疗、放射治疗,以及靶向治疗等综合治疗。

(二)治疗方法

1. **手术活检** 减容性手术活检,病理检查明确诊断。对年龄过大患者,可观察随访。

2. **激素治疗** 口服糖皮质激素是一线治疗方法,可有效抑制眼眶的炎症反应,疗效满意。对不能耐受激素全身副作用的患者,可考虑眼眶局部注射糖皮质激素,常用药物为曲安奈德,初次剂量20～40mg,与2%利多卡因0.3～0.5ml混合后注射,治疗后临床症状和影像学检查有所改善,4周后重复注射。

3. **靶向治疗** 利妥昔单抗用于不适合或难以接受糖皮质激素和放疗的患者。利妥昔单抗没有骨髓抑制等严重副作用,不良反应包括潜在感染的重新激活,以及罕见的进行性多灶性白质脑病。

4. **放射治疗**

(1)对有糖皮质激素禁忌证的患者,可选择放射治疗。一般治疗放射剂量为20～30Gy,分10～15次照射。放疗患者的复发率、扩散和恶性转化的风险均较低,放疗5年后局部控制率高达95%。

(2)放射免疫疗法:对于严重患者,可采用放射性同位素联合利妥昔单抗等单克隆抗体的放射免疫疗法。放射免疫疗法具有交叉效应,可更有效抑制增生的淋巴细胞。

五、预后评估

RLH病程相当缓慢,总体预后较好。20%～30%的病例可复发或迁延进展,发展为眼眶淋巴瘤,因此需要长期随访观察。对眼眶淋巴增生完全消退或显著改善患者,每6个月复查1次。对病情稳定或无症状患者,每年进行全血计数和眼眶及胸部CT扫描,随访时间至少持续5年以上。

第二节　眼眶淋巴瘤

眼眶淋巴瘤(orbital lymphoma,OL)是最常见的眼眶肿瘤,多为单眼发病。OL绝大多数为B细胞非霍奇金淋巴瘤(non-Hodgkin's lymphoma,NHL),病理亚型多样,常见的为黏膜相关淋巴组织淋巴瘤(mucosa-associated lymphoid tissue lymphoma,MALT),滤泡性淋巴瘤(follicular lymphoma,FL),弥漫大B细胞淋巴瘤(diffuse large B cell lymphoma,DLBCL),套细胞淋巴瘤(mantle cell lymphoma,MCL)。此外还有自然杀伤T细胞淋巴瘤(natural killer T-cell lymphoma,NKTL)和T细胞淋巴瘤。

眼眶淋巴瘤的鉴别诊断包括特发性眼眶炎症、

反应性淋巴组织增生、上皮性肿瘤、眼眶转移瘤，以及泪腺炎及其他炎性反应引起的肿瘤样病变。OL确诊主要依靠病理学检查，包括免疫组织化学分析、分子生物学标记物检测和基因重排检测等诊断方法。

眼眶淋巴瘤的治疗以放疗、化疗和靶向治疗为主，强调眼科、血液科、肿瘤科和放射科的多学科诊疗，多数OL是可控、可治的，不同病理类型的预后不同。

一、病因和发病机制

（一）遗传因素

目前认为染色体异常与基因表达异常与OL发生有关。

1. **黏膜相关淋巴组织淋巴瘤**　属于结外边缘区B细胞淋巴瘤，存在染色体易位，其中较多见的有 t(11;18)(q21;q21)、t(14;18)(q32;q21)和 t(3;14)(p14.1;q32)。易位常导致信号通路异常，如 *A20* 基因是 NF-κB 的抑制剂，该基因的体细胞缺失和突变，最终激活核 NF-κB 的蛋白质形成或上调；在眼部 MALT 淋巴瘤中该基因异常激活 NF-κB 与结外边缘区淋巴瘤（extranodal marginal zone B cell lymphoma，EMZL）和其他淋巴恶性肿瘤发病相关。

2. **弥漫大B细胞淋巴瘤**　WHO 根据基因表达谱不同，将 DLBCL 分为三类：生发中心 B 细胞样（germinal center B-cell-like，GCB），活化 B 细胞样（activated B-cell-like，ABC）和第三型淋巴瘤（type 3 DLBCL）。*BCL2*、*MYC*、*EZH2*、*BCL6* 和 *MEF2B* 基因异常与 GCB 发生有关，而 ABC 则与 *BCL2* 扩增和 *MYD88*、*CD79B*、*TP53* 等基因异常有关。低度恶性淋巴瘤亚型，包括 FL、EMZL 和慢性淋巴细胞白血病/小淋巴细胞淋巴瘤（chronic lymphocytic leukemia，CLL/ small lymphocytic lymphoma，SLL）可发生向 DLBCL 的组织学转化。DLBCL 中发现有较高比例的易位染色体 t(14;18)(q32,q21)。

3. **滤泡性淋巴瘤**　来源于生发中心的 B 细胞，形态学上表现为肿瘤细胞部分保留了滤泡生长的模式。最常见的基因突变是 t(14;18)(q32;q21)导致 *BCL2* 基因重排，抗凋亡蛋白 BCL2 高表达与 FL 的形成有关。

4. **套细胞淋巴瘤**　几乎所有 MCL 都有 t(11;14)(q13;q32)的标志性易位，MCL 中还发现涉及 IgH 和 CCND1（细胞周期蛋白 D-1）位点的其他 t(11;14)易位，以及涉及 3、6、8、10 和 17 等多个染色体的畸变。*CCND1* 基因的过度表达，强化了细胞的增殖，促进 MCL 的发生。

5. **自然杀伤T细胞淋巴瘤**　促癌转录因子 *STAT3*（信号转导和激活转录因子 3）的激活与 NK/T 细胞淋巴瘤发病有关。此外，6q 染色体的缺失是 NKTL 的遗传学特征，最常见的是 6q21 区域的缺失，此区域编码多种肿瘤抑制基因，包括 *PRDM1*、*ATG5*、*AIM1*、*HACE1* 和 *FOXO3*，这些基因的表达异常与 NKTL 发病有关。

（二）免疫因素

1. **自身免疫性疾病**　干燥综合征、系统性红斑狼疮、类风湿性关节炎、桥本甲状腺炎、免疫性血小板减少性紫癜和自身免疫性溶血性贫血等会增加患者发生淋巴瘤的风险。

2. **免疫缺陷**　HIV 感染者中发生 DLBCL 的频率显著高于普通人群。HIV 感染者淋巴瘤发生的机制尚不完全清楚，但采用高效抗逆转录病毒疗法可显著降低 HIV 感染者的淋巴瘤发病率。

（三）抗原刺激因素

微生物因素与 OL 的发病相关性很高。

1. **病毒感染**　鹦鹉热病毒、人类单纯疱疹病毒 8 型（HSV-8）、人 T 细胞白血病病毒 1 型（HTLV-1）与 EMZL、HBV 与 DLBCL 的发病相关。此外，HBV、HCV 不仅有亲肝细胞的特性，还有嗜淋巴细胞的特点，丙型肝炎病毒也可能在 B 细胞非霍奇金淋巴瘤的发病中起作用。

2. **微生物感染**　鹦鹉热衣原体感染与原发性 OL 发病可能有关，幽门螺杆菌感染与胃 MALT 淋巴瘤有关。

3. 化学品接触 长期接触农药、染发剂、苯类化工产品等化学品是 OL 发病的高危因素。

二、临床表现

眼眶淋巴瘤以单侧发病为主，部分病例双侧发病。OL 的临床表现与病变部位、病理类型及恶性程度密切相关。多数 OL 为 B 细胞淋巴瘤，其中以惰性淋巴瘤为主，疾病进展较缓慢。部分高度恶性淋巴瘤起病急，进展快，眼部症状重并伴有全身症状。眼眶非 B 细胞淋巴瘤较少见，但 NK/T 细胞淋巴瘤生长快速，病情进展快。

根据 MRI 影像学特点，将眼眶淋巴瘤分为局限型和弥漫型淋巴瘤两种。①局限型淋巴瘤：病变局限于 1 个区域，边界模糊，密度较均匀，周边组织可有不同程度受压推移。低度恶性眼眶淋巴瘤多为局限型改变，邻近骨质破坏较轻，主要表现为骨质吸收变薄。②弥漫型淋巴瘤：较多见，病变常累及 2 个及以上象限眼眶区域。表现为肌锥内、外弥漫性软组织密度影，与眼外肌、视神经分界不清，软组织包绕眼球呈典型的铸造状生长，球壁周围肿块常呈弓形或分叶状轮廓，机械性推移占位不明显，常沿邻近皮下组织向前蔓延。高度恶性眼眶淋巴瘤多为弥漫型，肿瘤沿眼球、眼外肌、泪腺、视神经、眶隔等结构蔓延和包绕上述结构生长，边缘呈浸润状，密度和信号均匀，可引起眶骨改变。

（一）眼眶惰性 B 细胞淋巴瘤

1. 临床特点 眼眶惰性淋巴瘤均为低度恶性，如 MALT 淋巴瘤和部分 FL，症状持续时间较长，绝大多数表现为单侧眼眶肿瘤。

2. 眼部表现 ①眼球突出、眼睑肿胀和结膜水肿；②累及眼睑结膜或眼外肌者可出现上睑下垂、复视、视力损伤、眼球运动受限；③累及泪器及鼻泪道可出现泪漏、泪囊炎、鼻泪道阻塞；④可伴有疼痛、异物感和炎性反应（图 37-2-1、图 37-2-2）。

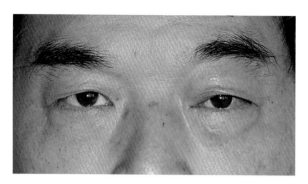

图 37-2-1 左眼眶 MALT 淋巴瘤患者照片
左侧眼球突出伴轻度上睑下垂。

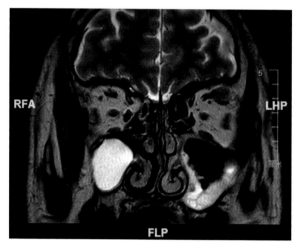

图 37-2-2 左眼眶 MALT 淋巴瘤患者 MRI 图像
左侧眼眶外上象限肌锥外可见团块状异常信号影，边界欠清，周围脂肪间隙密度增高，局部与上直肌分界欠清，T_2WI 压脂呈稍高信号影。

3. 全身症状 可有发热、盗汗或体重减轻等。

（二）眼眶侵袭性 B 细胞淋巴瘤

1. 临床特点 DLBCL 及 MCL 是常见的侵袭性眼眶 B 细胞淋巴瘤，这类眼眶淋巴瘤恶性程度高，生长快，较早出现眼部症状，可同时双侧受累，可有淋巴瘤或淋巴增生性疾病的既往史。

2. 眼部表现 因肿瘤发展较快，有明显的眼球突出和眼球运动受限、上睑下垂、复视或视力损伤（图 37-2-3）。病变常广泛累及眼眶脂肪、肌肉，以及眼睑和结膜组织，往往有明显的眼部疼痛等症状（图 37-2-4）。

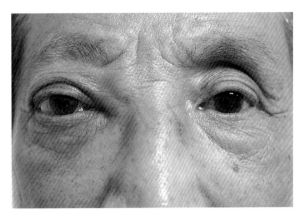

图 37-2-3 右眼眶弥漫大 B 细胞淋巴瘤患者照片

右侧眼球突出伴上睑下垂，右上眶区、鼻根部软组织肿大。

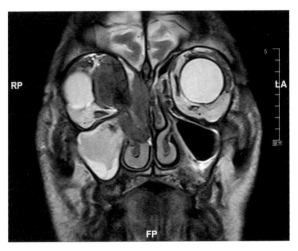

图 37-2-4 右眼眶弥漫大 B 细胞淋巴瘤患者 MRI 影像

右侧眼眶内侧、筛窦、鼻腔及上颌窦内见不规则软组织信号影，T_2WI 呈等信号影，右眼球受挤压，眼球偏位，病灶累及右眶内侧壁及筛骨骨质破坏，增强后不均匀轻度强化。

3. **全身表现** 患者往往主诉头痛，长时间的低烧、盗汗或体重减轻。可有区域淋巴结肿大，淋巴结多数无痛、表面光滑、质韧饱满，早期大小不等、孤立或散在，后期互相融合、与皮肤粘连、固定或破溃。

（三）眼眶 NK/T 细胞淋巴瘤

1. **临床特点** 发病率极低，但病变发展很快，恶性程度高，临床症状重。

2. **眼部表现** 眼眶 NK/T 细胞淋巴瘤病情进展快，眶内肿块迅速长大，侵犯或压迫视神经，引起视乳头水肿和视网膜出血，患者视力突然下降或失明。因肿瘤生长快速，坏死组织多，引起眼眶肿

胀、眶压升高，眼睑和内眦皮肤明显红肿，并可侵袭邻近鼻窦组织（图 37-2-5）。

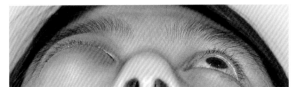

图 37-2-5 右眼眶 NK/T 细胞淋巴瘤患者照片

右眼眶肿胀明显、眶压升高，眼睑皮肤明显红肿。

3. **全身表现** 眼眶 NK/T 细胞淋巴瘤的一个重要临床特点是容易发生噬血细胞综合征，可以出现于病程初期，也可发生于病程晚期，临床表现复杂多样，如高热、体重减轻、肝脾大、血细胞减少及肝功能异常等。

三、诊断与鉴别诊断

（一）诊断要点

1. **临床表现** 无外伤或感染性疾病引起的进行性眼球突出、眼睑和结膜水肿；可伴有上睑下垂、复视、视力下降、眼球运动受限等。

2. **眼眶 CT 或 MRI 检查**，表现为眼眶占位性病变。

3. 进行全面的眼科检查和全身检查、实验室检查，必要时行 PET/CT 检查。

4. **病理学诊断** 眼眶肿瘤活检，病理检查确诊。如确诊为眼眶淋巴瘤，建议行骨髓穿刺活检以明确疾病分期。

（二）影像学检查

CT 和 MRI 是 OL 的首选影像学检查。PET/CT 对于 OL 的病情判断、明确分期、制订合理的治疗方案、判断预后有重要价值。

1. **CT** 病灶可由眼眶前部向后铸造状生长。B 细胞淋巴瘤多数位于眼外肌及球后间隙（图 37-2-6）。T 细胞淋巴瘤更易侵犯眼外肌，泪腺也常受累。大部分 NK/T 淋巴瘤可侵袭鼻腔及眼眶并向颅内

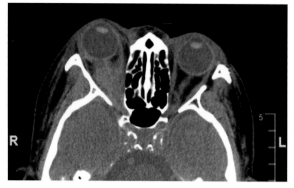

图 37-2-6　右眼眶弥漫大 B 细胞淋巴瘤患者 CT 影像

右眼眶球后肌锥内见团块状组织密度影,边界欠清,病灶与内、上直肌分界不清,向眶尖延伸,眶壁骨皮质连续。

浸润。

2. MRI　眼眶淋巴瘤在 T_1 加权呈等或稍低信号,在 T_2 加权呈等或稍高信号,密度信号均匀。由于肿瘤细胞密度高、瘤体内毛细血管内皮细胞不完整、通透性高、内皮间质成分较少,采用脂肪抑制技术增强检查时,病变明显均匀强化,少部分病变内有坏死液化,则其强化程度与泪腺及眼外肌相似。因淋巴瘤有更高的细胞密度,所以弥散加权磁共振 - 弥散系数(DWI-ADC)值较低(0.5~0.7)(图 37-2-7、图 37-2-8)。

图 37-2-7　左眼眶弥漫大 B 细胞淋巴瘤患者 MRI 影像

左眼眶内上象限肌锥内、外见团块状软组织异常信号影,边界尚清,病灶局部包绕视神经,与左眼内直肌、上直肌分界不清。
A. T_1 加权呈等信号;
B. T_2 加权呈压脂稍高信号。

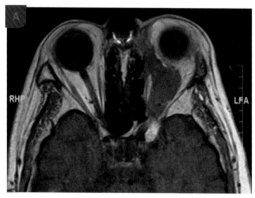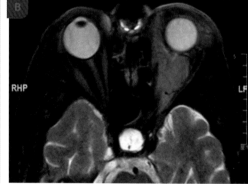

图 37-2-8　右眼眶 NK/T 淋巴瘤患者 MRI 影像

右眼眶软组织肿胀,眼眶内侧壁骨质不连续,右侧眼球明显突出,球后肌锥内可见团块状不规则软组织异常信号影,边界欠清,病灶包绕视神经,向后累及眶尖,向内局部向右侧筛窦突入。
A. T_1 加权影像;
B. T_2 加权影像。

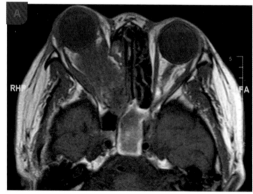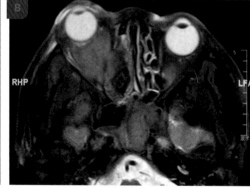

3. PET/CT　能够提供恶性肿瘤的代谢活性及解剖位置双重信息,具有较高的灵敏度和特异度,已作为淋巴瘤分期、疗效判定及预后评价的重要手段。

(1)治疗前评估:非霍奇金淋巴瘤治疗前进行 PET/CT 检查,对分期具有重要价值。对多数DLBCL,如果 PET/CT 提示有明确的骨髓受累,则可不再施行骨髓活检。对惰性淋巴瘤等亚型,治疗前的分期检查仍以增强 CT 扫描为首选。

(2)疗效评价:对于非霍奇金淋巴瘤,推荐化疗 3~4 周期后行 PET/CT 检查。为降低化疗后炎性反应对 PET/CT 检查结果的影响,PET/CT 扫描通常安排在下周期化疗前 1~2 天进行。

(3)治疗后评估:为最大限度减少治疗相关炎性反应,PET/CT 通常在化疗后 6~8 周或放疗后

8～12 周进行。

（4）随访：长期随访不推荐使用 PET/CT。但当侵袭性淋巴瘤患者出现异常相关临床症状及实验室指标时，可使用 PET/CT 进行评估。

（三）实验室检查

1. 免疫球蛋白 IgG、IgG1、IgG4、IgE、IgM 检查，IgG4 在部分 MALT 淋巴瘤具有独特的血清学特征。

2. 乳酸脱氢酶检查，对 OL 的预后有提示作用。

3. 血 β_2 微球蛋白升高是 B 细胞淋巴瘤发生预后事件的独立危险因素。

（四）病理学检查

常见 OL 的病理类型有 MALT、DLBCL、FL、MCL 及 NK/T 细胞淋巴瘤。

1. **黏膜相关淋巴组织淋巴瘤** 典型免疫表型为 CD5(－)、CD10(－)、CD20(＋)、CD23(－/＋)、CD43(－/＋)、CyclinD1(－)，以及 BCL2(－)。

2. **弥漫大 B 细胞淋巴瘤** 通常表现为 CD19(＋)、CD20(＋)、PAX5(＋)、CD3(－)。根据检测生发中心 B 细胞标志 CD10 和 BCL6，以及非生发中心 B 细胞标志 IRF4/MUM1，将 DLBCL 分为生发中心样（germinal center B-cell-like，GCB）和非生发中心样（non-GCB）或活化 B 细胞样（activated B-cell-like，ABC）两个亚型。

3. **滤泡性淋巴瘤** 典型的免疫表型为 CD20(＋)、CD23(＋/－)、CD10(＋)、CD43(－)、BCL2(＋)、BCL6(＋)、CD5(－)、CCND1(－)，部分病例可以出现 BCL2(－)或 CD10(－)。

4. **套细胞淋巴瘤** 光镜下可将 MCL 分为四种亚型，即小细胞型、边缘区样型、多晶型和母细胞化型。典型免疫表型为 CD5(＋)、CD19(＋)、CD20(＋)、CD23(－/弱＋)、CD200(－/弱＋)、CD43(＋)、CD10(－)、CD11c(－)、BCL6(－)，强表达 sIgM 或 IgD。

5. **NK/T 细胞淋巴瘤** 镜下可见大量非典型淋巴细胞浸润血管壁。典型的免疫表型为 CD2(＋)、CD56(＋)、细胞质 CD3(＋)、肿瘤细胞内抗体 1(＋)、穿孔素(＋)和粒酶 B(＋)。

（五）分子病理检测

1. **荧光原位杂交**（fluorescence in situ hybridization，FISH）**检测技术** 适用于蛋白表达不一定对应于基因异常的情况。DLBCL 的 BCL2 和 BCL6 与 MYC 基因重排检测，以及有 BCL2 基因易位但免疫组化结果阴性的 FL，需要进行 FISH 检测。

2. **淋巴细胞抗原受体基因重排检测技术** 多重 PCR 方法检测免疫球蛋白（immunoglobulin，Ig）和 T 细胞受体（T cell receptor，TCR）基因重排，进行淋巴瘤的鉴别诊断。大部分 B 细胞与 T 细胞淋巴瘤可见 B 细胞受体（B cell receptor，BCR）与 TCR 基因重排，大量增生的单克隆淋巴细胞发生克隆性重排，可检测出单克隆峰。检测克隆性 BCR(Ig) 和 TCR 基因重排常用于：①炎性疾病基础上发生瘤变的早期 MALT 淋巴瘤，病变局限或隐匿性累及、形态异常不显著或缺乏特征性免疫表型；②疑似淋巴瘤，但标本组织较小、病理检查困难；③某些淋巴瘤的诊断鉴别，如儿童型滤泡性淋巴瘤、淋巴瘤样丘疹病、水疱 - 痘疮样淋巴瘤等；④细胞构成较复杂或免疫标记难以区分细胞系的淋巴瘤，如肿瘤细胞异常表达 CD20 的外周 T 细胞淋巴瘤、伴有 B 细胞成分增生的外周 T 细胞淋巴瘤或 B、T 细胞组合性淋巴瘤等；⑤肿瘤克隆相关性分析，如判断弥漫大 B 细胞淋巴瘤是否由滤泡性淋巴瘤转化而来等；⑥微小残留病灶评估。

（六）流式细胞技术分析

流式细胞技术分析具有敏感度高、特异性强、检测周期短等特点，在判断 B、T 细胞的克隆性增生，抗原表达水平及小 B 细胞类肿瘤鉴别诊断等方面具有独特的优势。其缺点在于不能结合组织学形态分析，对于霍奇金淋巴瘤等肿瘤细胞较少的病变，以及 T 细胞或 NK 细胞肿瘤的甄别能力不如免疫组化强，不适合检测部分定位于细胞核或细胞浆内的抗原，如 BCL6、MUM1、cyclinD1、Ki-67、BCL2 等。

（七）眼眶淋巴瘤分级分期

1. **Ann Arbor 分级** 眼眶淋巴瘤主要遵循血液系统疾病淋巴瘤的分级方法，其中 Ann Arbor 分期适用于原发 OL（表 37-2-1）。

表 37-2-1　Ann Arbor 分期

分期	描述
ⅠE	结外区域累及单/双眼
ⅡE	横膈同侧,单个结外区域累及与一个或以上淋巴结区域累及
ⅢE	横膈两侧均存在淋巴结累及±结外区域累及(或脾脏累及)
ⅣE	两个以上结外区域累及或肝脏、骨髓侵犯

2. **眼眶淋巴瘤 TNM 分期**　TNM 分期考虑 OL 淋巴瘤的确切解剖位置、多中心性或双侧性,此分期诊断标准多用于 OL 的放射治疗(表 37-2-2)。

表 37-2-2　AJCC 第 8 版眼眶淋巴瘤 TNM 分期标准

T 分期	标准
Tx	淋巴瘤侵犯区域不确定
T_0	无淋巴瘤证据
T_1	淋巴瘤累及结膜,无眼眶、眼睑侵犯
T_2	淋巴瘤累及眼眶±结膜侵犯
T_3	淋巴瘤累及眶隔前眼睑(如眼睑真皮层、眶隔前间隙)±结膜、眼眶侵犯
T_4	淋巴瘤累及邻近结构(如骨、窦腔、脑)

N 分期	标准
Nx	淋巴结侵犯情况未评估
N_0	无淋巴结侵犯证据
N_1	眼眶回流区域淋巴结侵犯、纵隔上方淋巴结侵犯(包括耳前淋巴结、腮腺淋巴结、下颌下淋巴结、颈部淋巴结)
N_{1a}	纵隔上方单个淋巴结区域侵犯
N_{1b}	纵隔上方两个及以上淋巴结区域侵犯
N_2	纵隔淋巴结侵犯
N_3	外周或中枢淋巴结区域弥漫性侵犯

M 分期	标准
M_0	无其他结外区域侵犯证据
M_{1a}	眶外组织或器官非连续性侵犯(如腮腺、下颌下腺、肺、肝、脾、肾、乳腺)
M_{1b}	淋巴瘤骨髓侵犯
M_{1c}	同时存在 M_{1a} 与 M_{1b}

（八）鉴别诊断

1. **特发性非特异性眼眶炎症**　多为急性起病,眼眶疼痛表现较淋巴瘤明显。病理学检查中淋巴瘤多为 T 或 B 淋巴细胞的单克隆表现,而非特异性眼眶炎症中 T 和 B 淋巴细胞同时存在,病理免疫组化指标有助于鉴别。此外,MRI 检查的 DWI-ADC 有助于鉴别,淋巴瘤的 ADC 值较低(0.5～0.7),而特发性非特异性炎症的 ADC 值往往大于 1.0。

2. **眼眶蜂窝织炎**　临床症状重,病程短而急,可有眶骨破坏及脓肿形成,通常眶内不形成实性肿块。

3. **眼眶良性肿瘤**　眼眶良性肿瘤多有包膜,边界较清晰。视神经脑膜瘤沿脑膜蔓延,部分脑膜瘤可见双轨征及小钙化点。视神经胶质瘤沿视神经蔓延,可沿眶尖侵入颅内。部分血管畸形可见静脉石,增强扫描可见结节状强化及快进慢出的影像学表现。

4. **眼眶转移癌**　表现为眼眶肿物、眼球突出、视力下降、眼球运动障碍、眼痛及眼底病变。全身其他系统恶性肿瘤病史有助于鉴别。眼眶转移癌常累及眼外肌,肿瘤位于肌锥内,可呈圆锥形或不规则形,眶壁骨质破坏是重要 CT 特征。

四、治疗

（一）基本原则

眼眶淋巴瘤首选诊断性手术切除和活检,术后联合放疗或化疗等综合治疗,具体治疗方案须结合其病理类型和分期分级。侵袭性淋巴瘤可采用标准化疗方案,以完全缓解为治疗目的;惰性淋巴瘤对化疗相对不敏感,治疗目的在于减少肿瘤负荷、改善生活质量和延长无进展生存时间;对无辅助治疗指征的患者可随访观察。

（二）疗效评价

采用 CT、MRI 和 PET/CT 评价。施行免疫检查点抑制剂等免疫治疗时,采用免疫治疗相关疗效标准评价。

1. 治疗期评价 每 2～4 周期进行影像学检查和疗效评价。

2. 治疗后评价 如采用 CT 或 MRI,建议全部治疗结束后 4 周评价,确认最终疗效;如施行 PET/CT 检查,建议末次化疗后 6～8 周,或放疗后 8～12 周进行。

3. 卢加诺疗效评价 2014 年,卢加诺(Lugano)国际恶性淋巴瘤会议修订的疗效评价标准,将淋巴瘤疗效分为完全缓解(complete response, CR)、部分缓解(partial response PR)、疾病稳定(stable disease, SD)、疾病进展(progressive disease, PD)(表 37-2-3)。

表 37-2-3　Lugano 疗效评效标准

	病灶区域	PET/CT 评效	CT 评效
完全缓解	淋巴结及结外受累部位	5PS 评分低于 4 分 *,伴或不伴有残余病灶	淋巴结长径≤1.5cm 无结外病灶
	不可测病灶	不适用	消失
	器官增大	不适用	退至正常
	新发病灶	无	无
	骨髓	无骨髓 FDG(氟代脱氧葡萄糖)敏感疾病证据	形态学正常
部分缓解	淋巴结及结外受累部位	5PS 评分 4～5 分,伴摄取较基线减低,残余病灶可为任意大小	靶病灶 PPD(长径 × 短径)的总和缩小≥50%
	不可测病灶	不适用	消失 / 正常,残余病灶 / 病灶未增大
	器官增大	不适用	脾脏长径缩小＞原长径增大值的 50%;常默认脾脏正常大小 13cm,若原为 15cm,判 PR 需长径＜14cm
	新发病灶	无	无
	骨髓	残余摄取高于正常骨髓组织但较基线减低;如果骨髓持续存在结节性局部异常改变,需 MRI 或活检进一步诊断	不适用
疾病稳定	淋巴结及结外受累部位	5PS 评分 4～5 分、代谢较基线相比无明显改变	最多 6 个靶病灶,所有靶病灶长径乘以垂直于长径的短径之和(sum of the product of the diameters, SPD)增大＜50%,无 PD 证据
	不可测病灶	不适用	未达 PD
	器官增大	不适用	未达 PD
	新发病灶	无	无
	骨髓	与基线水平相同	不适用

	病灶区域	PET/CT 评效	CT 评效
疾病复发或进展	淋巴结及结外受累部位	5PS 评分 4～5 分伴摄取较基线增加,和/或中期或终末期评效时出现新发摄取增高	1 个病灶进展即可诊断,长径>1.5cm PPD 增加≥50%(较最小状态);任意径线较最小状态增加 0.5cm(≤2cm 病灶)或 1.0cm(>2cm 病灶)
			脾脏长径增长>原长径增大值的 50%,常默认脾脏正常大小 13cm,若原为 15cm,判 PD 需长径>16cm;若基线无脾大,长径须在基线基础上至少增加 2cm;新出现或复发的脾大
	不可测病灶	无	新发病灶或原有非可测病灶明确进展
	新发病灶	出现淋巴瘤相关新发高代谢灶(排除感染、炎症等),若未明确性质须行活检	原已缓解病灶再次增大
			新发淋巴结任意径线>1.5cm
			新发结外病灶任意径线>1.0cm,若直径<1.0cm,须明确该病灶是否与淋巴瘤相关
			明确与淋巴瘤相关的任意大小的病灶
	骨髓	新出现或复发的高代谢摄取	不适用

*5PS 评分为 3 分:在多数患者中提示标准治疗下预后较好,特别是中期评估患者。但是,在某些降阶梯治疗的临床试验中,评分为 3 被认为治疗效果不佳,需要避免治疗不足。

4. 专科评价 为准确评价治疗效果,需要对患者病灶基线作规范设定:①手术前与手术后(放化疗前后)的 CT 或 MRI 影像学资料;②手术活检中记录切除肿瘤的大小,肿瘤累及的病灶范围;③活检以及放化疗前患者视力、眼球突出度、眼球运动、是否有斜视或复视、眼球位置、眼表情况。随访期间,眼部临床表现加重时,考虑疾病进展。

(三)治疗方法

1. 手术治疗 多数淋巴瘤沿组织间隙弥漫性生长,手术无法完全切除,单纯手术治疗复发率高,单纯根治性手术不是 OL 的首选治疗方法。

(1)手术目的:取得足够量的组织样本进行病理学诊断,手术减容改善患者临床症状。

(2)手术操作:通过眼睑眉下切口、眼睑切口、结膜切口入路。眼眶淋巴瘤常沿眼眶组织间隙向眶尖部生长,由于瘤体组织与眼外肌和泪腺等组织粘连、呈包绕性生长、瘤体易碎,手术时应先确定瘤体边缘,肿瘤分离时避免损伤重要组织,尤其是眶尖部的视神经等重要组织。

2. 放射治疗 眼眶淋巴瘤的一线治疗方法之一。依据患者的具体情况,决定放疗线束、放射野和剂量。复杂放疗技术如调强适形放疗(intensity modulated radiation therapy, IMRT),屏气和呼吸门控,影像引导,质子治疗等在特定情况下可提高临床疗效。

(1)放射范围:勾画肿瘤位置,采用累及野照射(involved field radiotherapy, IFRT),累及淋巴结(involved-node radiotherapy, INRT)和累及部位照射(involved-site radiotherapy, ISRT)。

常用 ISRT 作为标准靶区勾画放疗部位,以 CT 为基础,融合包括 PET/CT 和 MRI 在内的影像技术,排除邻近的正常组织,最大程度照射肿瘤,减少对眼部正常组织的损伤,提高临床疗效。

(2)放射剂量:眼眶淋巴瘤对放疗敏感,27～30Gy 照射剂量下可获得较好局部控制和长期疗效。惰性 OL 可采用 4Gy 的极低剂量分次放疗。DLBCL 化疗后进展,施行挽救放疗时应给予 40～50Gy。

（3）并发症的预防处理：放射早期可有急性眼毒性效应，主要为结膜炎、角膜炎。放射远期最常见的并发症是白内障、干眼。①视网膜损伤：患者接受的放疗剂量＞30Gy时，视力下降多与放疗引起的视网膜变性有关，发生率较低。②放射性白内障：高的放射累积剂量可能导致晶状体混浊，选用铅片防护局部辐射量。③干眼：放射造成的干眼在OL治疗后常见，使用人工泪液治疗。每日辐射量小于2.25Gy，可降低其发病率。

3. 化学治疗

（1）R-CHOP方案：CHOP联合利妥昔单克隆抗体（rituximab）的免疫化疗方案（表37-2-4），是目前侵袭性B细胞淋巴瘤的一线治疗方案。R-CHOP方案注意事项：利妥昔单抗加入生理盐水中静脉滴注，第一次开始30分钟内以每小时50mg的速度滴注，30分钟后逐步增加滴速，最大不能超过每小时400mg，用药前用苯海拉明和退热药预防过敏反应，用药期间心电监护。主要副作用与输注相关，常发生在输注后30分钟～2小时内，表现为寒战、发热、皮疹、支气管痉挛、呼吸困难、低血压、心率不齐等。副作用处理：马上停止利妥昔单抗注射液输注，改用生理盐水，应用激素、苯海拉明和退热药，严重反应时可用肾上腺素处理，反应消退后，可继续输注利妥昔单抗注射液，但速度应缓慢。

（2）DA-EPOCH方案：用于CHOP/R-CHOP方案治疗失败、耐药，以及复发难治性B细胞淋巴瘤的治疗方案（表37-2-5）。将依托泊苷、长春新碱和阿霉素（多柔比星）等三种药物加入生理盐水混合后，持续静脉滴注96小时，主要副作用是骨髓抑制。阿霉素持续96小时静脉滴注，可减低心脏毒性副作用。

（3）NK/T细胞淋巴瘤化疗：首选含门冬酰胺酶的化疗方案（表37-2-8）。中国临床肿瘤学会（CSCO）淋巴瘤诊疗指南推荐P-GemOx方案：第1天，培门冬酶2 500IU/m²、吉西他滨1 250mg/m²、奥沙利铂80mg/m²，每21天重复1次。对于晚期（初治Ⅲ～Ⅳ期）以及难治和复发的NK/T细胞淋巴瘤患者，可采用的化疗方案有SMILE、P-GemOx或AspaMetDex等门冬酰胺酶方案（表37-2-6）。

表 37-2-4　R-CHOP 化疗方案

药物	剂量及途径	时间及程序
利妥昔单抗（rituximab）	3 750mg/m²，IV（静脉滴注）	d1q21 × 6 周期 **
环磷酰胺（CTX）	750mg/m²，IV	d1q21
阿霉素（ADM）	50mg/m²，IV	d1q21
长春新碱（VCR）	1.4mg/m²，IV	d1q21
泼尼松（pred）	100mg/m²，PO（口服）	d1～-d5，q21

** dx 代表第 x 天，q21 代表 21 天为 1 个化疗周期。表 37-2-5 同此。

表 37-2-5　DA-EPOCH 方案

药物	剂量及途径	时间及程序
依托泊苷（VP-16）	50mg/m²，IV	d1～d4，q21
长春新碱（VCR）	1.4mg/m²，IV	d1～d4，q21
阿霉素（ADM）	50mg/m²，IV	d1～d4，q21
环磷酰胺（CTX）	750mg/m²，IV	d6，q21
泼尼松（pred）	60mg/m²，PO	d1～d6，q21

表 37-2-6　NK/T 细胞淋巴瘤常用化疗方案

方案名称	药物	剂量及途径	时间
AspaMetDex	门冬酰胺酶	6 000U/m², IM（肌内注射）	第 2、4、6 和 8 天
	甲氨蝶呤	3 000mg/m², IV	第 1 天
	地塞米松	40mg, PO	第 1~4 天
DDGP	地塞米松	15mg/m², IV	第 1~5 天
	顺铂	20mg/m², IV	第 1~4 天
	吉西他滨	800mg/m², IV	第 1~8 天
	培门冬酶	500IU/m², IV	第 1 天
VIPD	依托泊苷	100mg/m², IV	第 1~3 天
	异环磷酰胺	1 200mg/m², IV	第 1~3 天
	顺铂	33mg/m², IV	第 1~3 天
	地塞米松	40mg, IV/PO	第 1~4 天
SMILE	地塞米松	100mg/m², IV	第 2~4 天
	甲氨蝶呤	2 000mg/m², IV	第 1 天
	异环磷酰胺	1 500mg/m², IV	第 2~4 天
	门冬酰胺酶	6 000U/m², IV	第 8、10、12、14、16、18、20 天
	依托泊苷	100mg/m², IV	第 2~4 天
GELOX	吉西他滨	1 000mg/m², IV	第 1、8 天
	门冬酰胺酶	6 000U/m², IM	第 1~7 天
	奥沙利铂	130mg/m², IV	第 1 天

（4）并发症的预防处理：对化疗药物的毒性反应存在个体差异，无法完全避免，但大部分的化疗反应是可以控制的。如化疗期间出现恶心、呕吐、食欲下降等胃肠道反应，要确保患者营养摄入。对于化疗期间出现白细胞降低、血小板降低、贫血等血液学毒性，临床上已经有成熟的升白细胞、升血小板、补血等治疗措施，需要定期复查血常规，及时处理。

4. 靶向治疗

（1）难治性或复发性 B 细胞眼眶淋巴瘤：对肿瘤局部注射利妥昔单克隆抗体治疗，每 3 周 1 次，剂量为 375mg/m²，共 6 次治疗。治疗时可加入自体血清增强药物活性。不良反应少见，主要有血细胞减少和发热。

（2）难治性或复发性 NKTL：采用信迪利单抗 200mg/d，每 21 天重复 1 次。此外，可采用帕博利珠单抗（pembrolizumab）方案，帕博利珠单抗为 200mg/d，每 21 天重复给药。

5. 免疫治疗　抗 CD19 抗原的嵌合抗原受体 T 细胞（CAR-T）免疫治疗，用于复发性或难治性 B 细胞非霍奇金淋巴瘤患者。阿昔卡本西洛舍尔和替沙根莱克醇目前已经批准用于治疗 B 细胞非霍奇金淋巴瘤（NHL）。CAR-T 细胞治疗安全性好，副作用少，并可显著控制肿瘤进展。不良反应包括细胞因子风暴，持续高热导致的谵妄、低血压等并发症。在治疗时应密切监测患者生命体征的变化。

6. 辅助治疗 中医治疗主要用于减轻内科治疗和放疗后的不良反应。在改善食欲、体力及免疫低下等方面发挥辅助作用，对终末期患者起到支持作用。

7. 冷冻疗法 作用有限，不能完全消除病变组织，仅作为辅助治疗，用于不能耐受其他治疗方法的患者。

五、预后和随访

（一）预后评估

眼眶淋巴瘤的预后主要根据国际预后指数（international prognostic index，IPI）进行评估，根据评分结果可以将患者分为低危组、中危组、中高危组及高危组。

1. IPI评分 依据五个独立的不良预后因素：年龄大于60岁，Ⅲ～Ⅳ期，结外累及部位数目大于1，美国东部肿瘤协作组（Eastern Cooperative Oncology Group，ECOG）行为状态（performance status，PS）评分≥2，血清LDH高于正常上限，每个不良预后因素为1分。0～1分为低危组；2分为低中危组；3分为高中危组；4～5分为高危组。

2. 改良IPI 改良国际预后指数（revised IPI，R-IPI）适用于应用利妥昔单抗治疗的患者，具有与IPI相同的五个独立不良预后因素，每一个不良预后因素为1分。0分为预后非常好，1～2分为预后好，3～5分为预后差（表37-2-7）。

表37-2-7 改良国际预后指数评分

项目	0分	1分
年龄/岁	≤60	＞60
ECOG评分	0或1	2～4
临床分期	或Ⅱ期	Ⅲ或Ⅳ期
结外受侵部位数目	＜2	≥2
LDH	正常	升高

3. 年龄调整的国际预后指数（age adjusted IPI） 年龄调整的IPI适用于年龄≤60岁的眼眶淋巴瘤患者，NKTL包含三个不良预后因素：Ⅲ～Ⅳ期、血清LDH高于正常上限和ECOG PS评分≥2。其中，0分为低危、1分为中低危、2分为中高危、3分为高危（表37-2-8）。

表37-2-8 年龄调整的国际预后指数评分

项目	0分	1分
ECOG评分	0或1	2～4
临床分期	Ⅰ或Ⅱ	Ⅲ或Ⅳ
LDH	正常	升高

（二）康复随访及复发预防

1. 总体目标 依据患者分类分期，制订个体化随访方案，施行眼科和全身随访检查，准确判断治疗效果，一旦发现复发及时治疗，提高患者生活质量。

2. 全身随访检查 包括病史、体格检查、常规实验室检查、影像学检查。随访超过1年的患者，以胸片和B超代替CT或MRI检查。①侵袭性淋巴瘤：治疗结束后的前2年，每3个月复查1次，以后每6个月复查1次至5年，每年复查1次维持终身。②惰性淋巴瘤：每3～6个月复查1次，2年后每年复查一次，终身随访。

3. 眼科随访检查 遵循无创原则，包括视力、眼球突出度、眼球运动、是否有斜视或复视、眼球位置、眼前节检查、眼底检查、视野检查。

六、典型病例

（一）病例特点

1. 患者，女性，66岁，左眼球突出伴视物重影3个月余，前来上海交通大学医学院附属第九人民医院就诊。无既往手术病史，有高血压病史。

2. 体检 左眼球突出，左眼眶区软组织肿胀，眼球水平方向运动明显受限，结膜水肿（图37-2-9）。未见明显眼前节及眼前节异常，触诊可及锁骨上淋巴结肿大，质硬，活动差，粘连。

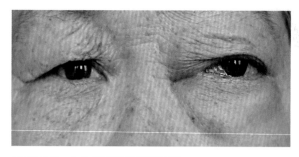

图 37-2-9　左眼眶淋巴瘤患者照片

左眼眶软组织肿胀，眼球向外上移位，球结膜水肿。

图 37-2-10　左眼眶淋巴瘤患者 MRI 影像

左眼眶鼻侧肌锥外间隙均匀异常信号影，边界不清，T_2WI 上呈稍高信号，累及内直肌压迫眼球。
A. 冠状位；
B. 水平位。

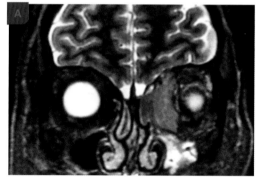
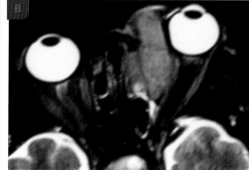

3. **实验室检查**　血常规、肝肾功能检查未见明显异常。血清 LDH 及血 β_2 微球蛋白升高。

4. **影像学检查**　MRI 检查：左眼眶鼻侧肌锥外间隙均匀异常信号影，边界不清，T_2WI 上呈稍高信号，累及内直肌压迫眼球（图 37-2-10）。B 超：左侧颈部、下颌下区见数个淋巴结回声，位于 I 区、Ⅱ区、Ⅳ区，最大淋巴结 10mm×4mm×11mm，位于Ⅱ区，淋巴门结构清。

5. **诊断**　依据患者临床表现、影像学检查结果，以及患者血清 LDH 及血 β_2 微球蛋白升高，诊断为左眼眶淋巴瘤。收入院进一步治疗。

（二）治疗经过

1. 完善各项术前检查，全麻下行左眼眶肿物切除术。病理结果：LCA（＋）、CD20（＋）、CD79a（＋）、Mum1（＋）、PAX-5（＋）、CD3（部分＋）、CD4（部分＋）、CD5（部分＋）、CD8（部分＋）、CD21（部分＋）、CD23（部分＋）、BCL2（＋）、BCL6（部分＋）、cyclinD1（少量＋）、CD10（－）、CD15（－）、CD30（－）、CK（－）、VS38C 浆细胞（＋）、Ki-67（约 75%＋）。病理诊断：左眼眶弥漫性大 B 细胞淋巴瘤。

2. **骨髓穿刺检查**　骨髓涂片显示，有核细胞增生活跃，幼稚淋巴细胞偶见。流式细胞检查结果提示，未检测到急性白血病、非霍奇金淋巴瘤及高危骨髓增生异常综合征相关免疫表型异常证据。

3. **PET/CT 检查**　淋巴瘤累及左侧筛窦、上颌窦、左侧咽旁间隙、腮腺区、颈部、锁骨区淋巴结。

4. **肿瘤分型及分期**　淋巴瘤分型为弥漫大 B 细胞淋巴瘤，TNM 分期为 $T_4N_{1b}M_{1a}$，Ann Arbor 分期为Ⅲ期。

5. **治疗方案**　R-CHOP 化疗，联合常规剂量放疗。

（三）治疗结果和随访

R-CHOP 和放疗后，患者影像学评估达到完全缓解，随访 2 年未见复发（图 37-2-11、图 37-2-12）。

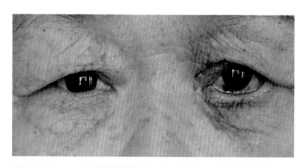

图 37-2-11　左眼眶弥漫大 B 细胞淋巴瘤患者化疗后随访照片

左眼周软组织肿胀较治疗前明显好转，眼球位正，结膜水肿好转。

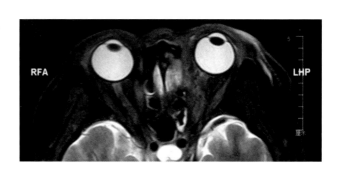

图 37-2-12 左眼眶弥漫大 B 细胞淋巴瘤患者化疗和放疗后随访半年MRI影像

左眼眶手术后改变,鼻侧不均匀信号影,T$_2$WI 上呈稍等信号,病灶范围较治疗前绝大部分消退。

第三节 眼眶浆细胞瘤

浆细胞瘤是一种起源于骨髓的原发性全身性恶性肿瘤,来源于 B 淋巴细胞,具有向浆细胞分化的性质。浆细胞瘤可表现为孤立性骨浆细胞瘤(solitary bone plasmacytoma, SBP)、髓外浆细胞瘤(extramedullary plasmacytoma, EMP)。SBP 指原发于骨髓、单个孤立的浆细胞瘤;EMP 是指原发于骨髓造血组织以外软组织的浆细胞肿瘤,是浆细胞瘤中较为罕见的一种,约占浆细胞瘤的 4%,其中 80% 的 EMP 累及头颈部,包括眼眶。眼眶浆细胞瘤的常见症状是进行性无痛性眼睑肿胀、眼球突出、复视。浆细胞瘤对放射治疗敏感。

一、病因和发病机制

(一)炎症感染

可能与病毒感染以及免疫反应有关,由于感染或慢性炎症刺激导致大量细胞聚集,浆细胞浸润及反应增生。

(二)遗传及基因异常

荧光原位杂交检测到染色体 17p、13q 的缺失和 t(4;14)与浆细胞瘤的发生进展有关。*TP53*、*CD56*、*MIB-1* 和 *CCND1* 基因突变或表达异常与 EMP 及浆细胞骨髓瘤的发生发展有关。

(三)多发性骨髓瘤

眼眶浆细胞瘤可能是多发性骨髓瘤的前兆,部分患者起病时并无多发性骨髓瘤发病证据,但逐渐发展为多发性骨髓瘤。

二、临床表现

(一)眼部表现

多发生于中老年男性,多为单侧发病,双侧罕见。主要表现为眶区疼痛、眼眶占位、眼球突出(图 37-3-1),少数患者可累及泪囊导致溢泪。患者可有复视、视力下降,病变侵犯眼外肌及提上睑肌,引起上睑下垂及眼球各方向运动受限(图 37-3-2)。

(二)影像学检查

1. CT 表现为局部软组织肿块影,边缘欠清晰,推压邻近结构致其变形、移位,较常见征象是邻近骨质破坏,在眼眶 EMP 亚型中,骨结构破坏较少(图 37-3-3)。

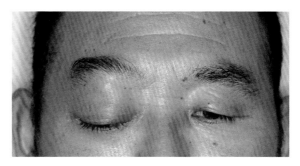

图 37-3-1 右眼眶浆细胞瘤患者照片

右侧眶软组织肿胀,右眼上睑下垂,眼球突出。

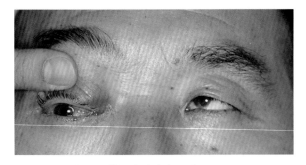

图 37-3-2　右眼眶浆细胞瘤患者照片

患者右眼上睑下垂,拉开眼睑,可见右眼向上转动受限。

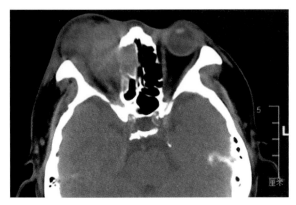

图 37-3-3　右眼眶浆细胞瘤患者 CT 影像

水平位 CT,可见右眼球后上方软组织肿块影,肿块累及邻近眼外肌,向眶尖生长,有眶内侧骨壁破坏。

2. MRI　T₁ 加权影像,肿瘤与肌肉和大脑等信号,高于脂肪信号(图 37-3-4)。T₂ 与肌肉和大脑皮质等信号(图 37-3-5),有时可见葡萄柚状分隔,可广泛累及邻近结构。增强造影可见病灶区强化信号不均匀。

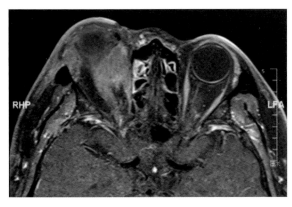

图 37-3-4　右眼眶浆细胞瘤患者 MRI 影像

T₁WI 水平位扫描,见球后眼眶内上象限病灶,密度均匀,T₁WI 稍低信号,增强扫描均匀强化,病灶向下压迫上直肌及眼球,右侧眼球向外下移位。

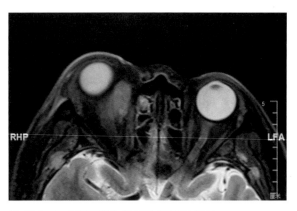

图 37-3-5　右眼眶浆细胞瘤患者 MRI 影像

T₂WI 水平位扫描,见球后眼眶内上象限病灶,密度均匀,T₂WI 稍高信号,病灶向下压迫上直肌及眼球,右侧眼球向外下移位。

三、诊断与鉴别诊断

(一)诊断要点

眼眶浆细胞瘤可能是多发性骨髓瘤的首先表现,因此须排除多发性骨髓瘤。眼眶浆细胞瘤属于髓外浆细胞瘤,诊断标准包括:①活检证实为单一骨髓外浆细胞肿瘤,有或无淋巴结受累。经骨骼影像学检查,无骨骼内病变存在,排除多发性骨髓瘤可能;②骨髓浆细胞数小于 5%;③骨髓检查正常;④病理学检查确诊。

(二)实验室检查

1. **血和尿液本 - 周蛋白检查**　15%~20% 患者有血和尿蛋白异常。

2. **血常规及血清蛋白评估**　10%~20% 患者血和尿中出现单克隆免疫球蛋白或单克隆轻链。但当发生广泛播散时,血和尿中可能出现异常增多的单克隆免疫球蛋白或其轻链。

(三)病理学检查

光镜下可见瘤细胞,有成熟浆细胞的特点,如核染色质呈轮辐状排列,胞质丰富,核可偏位,核膜相对于淋巴细胞稍厚,核周晕及核内包涵体形成等。浆细胞抗体(+)、CD38(+)、HMB45(−)、CD45(+)、CD56(−)、S-100(−)为 EMP 的重要免疫标记。

（四）鉴别诊断

1. **泪腺结节病**(lacrimal gland sarcoidosis, LGS) 双侧发病占 90%，与系统性疾病相关，如肺门腺病，5% 的病例累及全身中枢神经系统。通常不存在眼眶骨质的侵犯和破坏。

2. **继发性眼眶蜂窝织炎及眼眶脓肿** 临床表现为明显的红、肿、热、痛症状，病灶有波动触感。影像学检查可见眶内脓肿、有气体或气液平，眼眶脓肿常并发周围鼻窦感染，感染可能导致从外侧骨缘开始的骨质侵蚀。

3. **特发性眼眶炎症** 是成年人眼眶内肿块最常见的原因，表现为单眼或双眼疼痛、眼球突出、眶周肿胀、视力下降。影像学显示眶内软组织肿块边界不清，对类固醇激素治疗效果好。

4. **眼眶横纹肌肉瘤** 多见于儿童，T_2WI 影像显示信号高于眼外肌和脂肪，而浆细胞瘤与眼外肌与眶脂肪等信号。

5. **眼眶淋巴瘤** 眼眶淋巴瘤临床更为常见，当伴有全身性疾病时，淋巴结的肿大是突出特征。当眼眶浆细胞瘤变为播散性多发性骨髓瘤时，有特征性骨病改变。两者在临床及影像学上有很大相似性，需要病理检查确定诊断。

四、治疗

眼眶浆细胞瘤对于放疗敏感，单纯放疗可获得较高的控制率，放疗的剂量通常为 30Gy，最大可达 40～50Gy。对肿瘤较小、边界分明的孤立性髓外浆细胞瘤，首选手术切除。对范围较大，难以完全切除的患者，考虑减容切除后联合放疗。

五、预后

单纯放疗对于控制病情效果好，一般可缓解或控制，致死率较低。手术切除不充分，易复发。部分患者会进展为多发性骨髓瘤，可发生在确诊后 1～15 年不等，因此，需要终身随访。

参考文献

1. ANDREW N H, KEARNEY D, SELVA D. Intraorbital corticosteroid injection for orbital reactive lymphoid hyperplasia. Eye, 2013, 27(4): 561-563.

2. TALAULIKAR D, TRIDGELL D, LEONG D, et al. Novel therapeutic option for orbital atypical lymphoid hyperplasia. Clin Exper Ophthalmol, 2010, 38(9): 892-894.

3. CHEN A, HWANG T N, PHAN L T, et al. Long-term management of orbital and systemic reactive lymphoid hyperplasia with rituximab. Middle East Afr J Ophthalmol, 2012, 19(4): 432-435.

4. HARDY T G, MCNAB A A, ROSE G E. Enlargement of the infraorbital nerve: an important sign associated with orbital reactive lymphoid hyperplasia or immunoglobulin g4-related disease. Ophthalmology, 2014, 121(6): 1297-1303.

5. ANDREW N H, COUPLAND S E, PIRBHAI A, et al. Lymphoid hyperplasia of the orbit and ocular adnexa: A clinical pathologic review. Surv Ophthalmol, 2016, 61 (6): 778-790.

6. LEE G A, HESS L, GLASSON W J, et al. Topical interferon alpha-2b induced reactive lymphoid hyperplasia masquerading as orbital extension of ocular surface squamous neoplasia. Cornea, 2018, 37(6): 796-798.

7. SHI J H, ZHU T Y, ZHOU M, et al. Predicting the risk of distant and local recurrence for patients with ocular adnexal extranodal marginal zone lymphoma: A matched case-control study. Br J Ophthalmol, 2022, bjophthalmol-2022-321656.

8. SHI J H, ZHU T Y, LIN H M, et al. Proteotranscriptomics of ocular adnexal B-cell lymphoma reveals an oncogenic role of alternative splicing and identifies a diagnostic marker. J Exp Clin Cancer Res, 2022, 41(1): 234.

9. LI E Y, YUEN H K, CHEUK W. Lymphoproliferative disease of the orbit. Asia Pac J Ophthalmol (Phila), 2015, 4(2): 106-111.

10. MULAY K, HONAVAR S G. An update on ocular adnexal lymphoma. Semin Diagn Pathol, 2016, 33(3): 164-172.

11. KIM H I, LIM H, MOON A. Sex differences in cancer: Epidemiology, genetics and therapy. Biomol Ther (Seoul), 2018, 26(4): 335-342.

12. ESMAELI B, SNIEGOWSKI M. Orbital and ocular

adnexal lymphoma. Orbital Tumors. New York：Springer, 2015：145-153.

13. 中国抗癌协会淋巴瘤专业委员会, 中国医师协会肿瘤医师分会, 中国医疗保健国际交流促进会肿瘤内科分会. 中国淋巴瘤治疗指南(2021年版). 中华肿瘤杂志, 2021, 43(7)：29.

14. AHMED O M, MA A K, AHMED T M, et al. Epidemiology, outcomes, and prognostic factors of orbital lymphoma in the United States. Orbit, 2020, 39(6)：397-402.

15. STRIANESE D, TRANFA F, FINELLI M, et al. Hepatitis C virus infection in ocular adnexal lymphomas. Arch Ophthalmol, 2010, 128(10)：1295-1299.

16. WANG Q, DE LUCA A, SMITH C, et al. Chronic hepatitis B and C virus infection and risk for non-Hodgkin lymphoma in HIV-infected patients：A cohort study. Ann Intern Med, 2017, 166(1)：9-17.

17. SASSONE M, PONZONI M, FERRERI A J. Ocular adnexal marginal zone lymphoma：Clinical presentation, pathogenesis, diagnosis, prognosis, and treatment. Best Pract Res Clin Haematol, 2017, 30(1-2)：118-130.

18. AMIN M B, GREENE F L, EDGE S B, et al. AJCC Cancer Staging Manual, 8th ed. New York：Springer International Publishing, 2017.

19. REHN S, ELSAYAD K, OERTEL M, et al. Radiotherapy dose and volume de-escalation in ocular adnexal lymphoma. Anticancer Res, 2020, 40(7)：4041-4046.

20. PINNIX C C, DABAJA B S, MILGROM S A, et al. Ultra-low-dose radiotherapy for definitive management of ocular adnexal B-cell lymphoma. Head Neck, 2017, 39(6)：1095-1100.

21. SAVINO G, BATTENDIERI R, SINISCALCO A, et al. Intraorbital injection of Rituximab in idiopathic orbital inflammatory syndrome：case reports. Rheumatol Int, 2015, 35(1)：183-188.

22. SAVINO G, MANDARA E, GARI M, et al. Intraorbital injection of rituximab versus high dose of systemic glucocorticoids in the treatment of thyroid-associated orbitopathy. Endocrine, 2015, 48(1)：241-247.

23. DEMIRCI H, KAUH C Y, RAJAII F, et al. Intralesional rituximab for the treatment of recurrent ocular adnexal lymphoma. Ophthalmic Plast Reconstr Surg, 2017, 33(3Suppl1)：S70-S71.

24. BHADAURIA M, RANJAN P, MISHRA D. Primary orbital plasmacytoma mimicking lacrimal gland tumor. Orbit, 2014, 33(4)：305-307.

25. BRANNAN P A, CETINKAYA A, KIM A S, et al. Solitary orbital plasmacytoma associated with chronic hepatitis C：A case report. Orbit, 2009, 28(1)：71-73.

26. WANG S S Y, LEE M B, GEORGE A, et al. Five cases of orbital extramedullary plasmacytoma：diagnosis and management of an aggressive malignancy. Orbit, 2019, 38(3)：218-225.

27. WIRK B, WINGARD J R, MOREB J S. Extramedullary disease in plasma cell myeloma：The iceberg phenomenon. Bone Marrow Transplant, 2013, 48(1)：10-18.

38

CHAPTER

第三十八章

眼眶神经源性肿瘤

眼眶神经组织丰富，包括视神经、运动神经、感觉神经、交感神经、副交感神经和睫状神经节等中枢和周围神经组织。上述神经结构均可发生肿瘤，统称为眼眶神经源性肿瘤。常见的有神经鞘瘤、神经纤维瘤、视神经鞘脑膜瘤、视神经胶质瘤，少见的有神经母细胞瘤、颗粒细胞瘤、腺泡状软组织肉瘤、外周原始神经外胚层肿瘤、化学感受器瘤、黑色素瘤等。

第一节　眼眶神经鞘瘤

眼眶神经鞘瘤是由神经鞘细胞（即施万细胞）增殖形成的良性肿瘤，占眼眶肿瘤的 1%~2%。眶内的感觉神经（眶上神经、滑车上神经、泪腺神经、鼻睫神经、眶下神经等）、运动神经（动眼神经、滑车神经、展神经），以及交感、副交感神经、睫状神经纤维的轴突均被覆施万细胞，都可发生神经鞘瘤。视神经作为中枢神经，由少突胶质细胞形成的髓鞘覆盖，无施万细胞，不发生神经鞘瘤。

一、病因和发病机制

基因突变和信号传导通路异常与神经鞘瘤的发生密切相关，常见的有 *NF2*、*SMARCB1*、*LZTR1* 等基因突变。

1. *NF2* 基因突变　*NF2* 基因突变导致的 merlin 蛋白表达异常是神经鞘瘤病因之一。*NF2* 位于染色体 22q12.2，是一种抑癌基因，编码的 merlin 蛋白对肿瘤发生、发展起重要作用。*NF2* 错义突变使 merlin 蛋白表达下调，患者易患多种神经系统肿瘤，包括双侧前庭神经鞘瘤、其他脑神经来源的神经鞘瘤、脑膜瘤、室管膜瘤和星形细胞瘤等。

2. *SMARCB1* 基因突变　*SMARCB1* 基因位于染色体 22q11.2，编码的 SMARCB1 抑癌蛋白在表观遗传调控、细胞周期和信号通路中起关键作用。*SMARCB1* 基因突变使其蛋白表达下调、失活，可能与施万细胞增殖密切相关。40%~60% 的家族性神经鞘瘤和 10% 的散发病例中发现了 *SMARCB1* 突变，其相关发病机制有待深入研究。

3. *LZTR1* 基因突变　*LZTR1* 基因编码的亮氨酸拉链样转录调节因子 1（leucine-zipperlike transcriptional regulator 1, LZTR1）是 BTB-Kelch 超家族蛋白复合体的一员，近来认为 *LZTR1* 是遗传性多发性神经鞘瘤的易感基因。

二、临床表现

（一）症状和体征

眼眶神经鞘瘤表现与肿瘤的病程、大小、位置、起源等因素有关。早期缺乏明显症状和体征。随肿瘤增大，位于球后的肿瘤占位逐渐引起慢性渐进性眼球突出，可伴眼球移位（图 38-1-1），眼球受压可出现屈光不正和视网膜脉络膜皱褶。位于眼眶前部的肿瘤，眶缘可扪及肿块，光滑，中等硬度，实

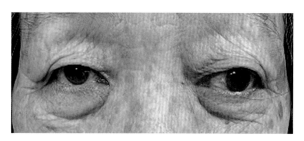

图 38-1-1　眼眶神经鞘瘤患者照片
左眼球突出并向外下方移位。

性或囊性感。位于眶尖的肿瘤，早期即压迫视神经引起视力下降和视神经萎缩，并可沿眶上裂向颅内蔓延。起源于感觉神经的肿瘤可出现自发痛和触痛，起源于运动神经的肿瘤或肿瘤压迫眼外肌，可引起眼球运动障碍和复视。

（二）病理检查

1. **大体表现** 眼眶神经鞘瘤多呈椭圆形、梭形或串珠状（图 38-1-2A），与起源神经相连。表面光滑，被覆包膜，质脆易碎，切面灰白或黄白（图 38-1-2B）。瘤体多为实性，部分囊变出血（图 38-1-2C），偶见完全囊变，仅囊壁有薄层肿瘤组织。

2. **镜下表现** 经典的神经鞘瘤由两种成分组成。Antoni A 区细胞丰富，由分化良好的梭形或纺锤形施万细胞排列成束状、旋涡状或栅栏状，可见 Verocay 小体。Antoni B 区富含疏松黏液基质，细胞稀少，排列成星芒状，常见厚壁血管，管壁透

明变性。A、B 区可混合存在（图 38-1-2D）。神经鞘瘤经常发生退行性改变，包括透明变性、间质出血、囊性变和钙化。免疫组化染色 S-100、Schiff、SOX10、p16 呈阳性。

（三）影像学检查

眼眶神经鞘瘤的影像学表现与组织学特点密切相关。

1. **CT** 用于确定肿瘤的位置和形状。神经鞘瘤边界清楚（图 38-1-3），多呈椭圆形、梭形、串珠状，若沿眼眶前后轴生长更具特征性。多数肿瘤密度不均，增强后不均匀强化，部分肿瘤密度均匀，增强后中等均匀强化，少数囊状肿瘤增强后仅见囊壁环形强化。邻近眶骨可见压迫性骨吸收。鼠尾征为特征性改变，可提示神经鞘瘤。哑铃征则见于通过眶上裂与颅内沟通的神经鞘瘤，此时眶上裂扩大、眶上裂外缘后翘。

图 38-1-2 **眼眶神经鞘瘤大体表现和病理图片**（HE 染色，×5）

A. 眼眶神经鞘瘤呈椭圆形，表面光滑，被覆包膜，质脆易碎；
B. 剖开后切面黄白色；
C. 囊性神经鞘瘤，呈紫红色圆形肿块；
D. 红色区域为 Antoni A 区，白色区域为 Antoni B 区。

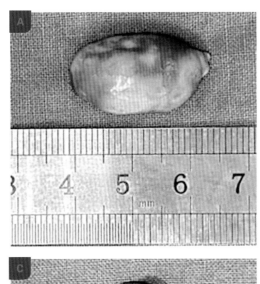

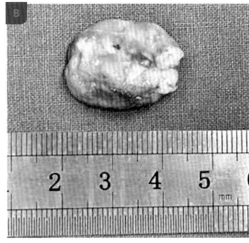

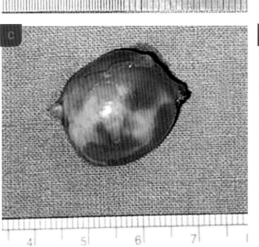

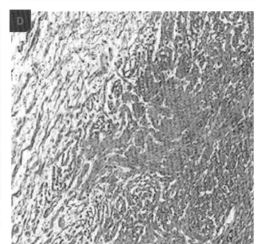

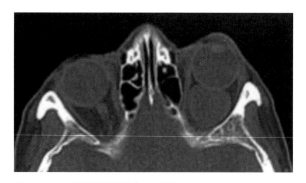

图 38-1-3　眼眶神经鞘瘤 CT 影像

左眼球后类圆形肿瘤，边界清晰。

图 38-1-4　眼眶神经鞘瘤 MRI 影像

A. 右眼眶神经鞘瘤在 T_2WI 压脂呈鼠尾征；

B. 左眼眶神经鞘瘤在 T_1WI 增强压脂上呈哑铃状，沿眶上裂侵入颅内。

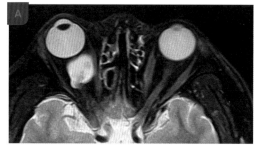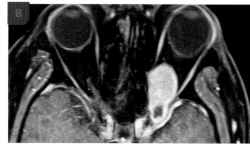

图 38-1-5　眼眶神经鞘瘤 MRI 影像

A. 左眼球后神经鞘瘤在 T_2WI 上呈混杂信号；

B. 在 T_1WI 增强压脂上，肿瘤上方中央不强化，周边及下方强化明显。

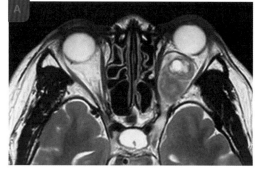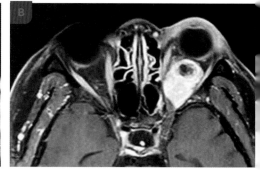

2. MRI　MRI 可清晰显示神经鞘瘤的鼠尾征特征性改变（图 38-1-4A），以及肿瘤和视神经、眼外肌的关系，哑铃征眶颅沟通性病变（图 38-1-4B）。眼眶神经鞘瘤在 T_1WI 上表现为等信号，在 T_2WI 上表现为混杂信号，增强后不均匀强化。其中 Antoni A 区在 T_2WI 为等、低信号，增强后明显强化。Antoni B 区在 T_2WI 为高信号，增强后不强化（图 38-1-5）。不强化的成分还包括陈旧出血、胶原沉积和透明间质。

三、诊断与鉴别诊断

（一）诊断

眼眶神经鞘瘤诊断要点：①慢性进行性眼球突出移位；②椭圆形或串珠状、边界清楚；③ T_2WI 上等、低信号的区域增强时明显强化，T_2WI 上高信号的区域增强时不强化，为神经鞘瘤特征性影像表现；④鼠尾征；⑤哑铃征。

（二）鉴别诊断

1. 海绵状血管瘤　在 CT 上有时难以鉴别海绵状血管瘤和神经鞘瘤。但从形状上看，海绵状血管瘤多为圆形、椭圆形，神经鞘瘤可表现为串珠状、鼠尾征、哑铃征。从密度上看，海绵状血管瘤密度均匀，神经鞘瘤多为囊实性。从 MRI 强化方式上看，海绵状血管瘤具有特征性的渐进性强化特点，而神经鞘瘤在 T_2WI 上等、低信号的区域增强时明显强化，在 T_2WI 上高信号的区域增强时不强化，为主要的鉴别特点。

2. 视神经鞘脑膜瘤　多见于中年女性，临床上早期出现视力减退、视盘水肿或萎缩、视神经睫状静脉。CT 显示视神经梭形增粗，MRI 表现为 T_1WI、T_2WI 均为等信号，增强可见轨道征等特征性改变。

3. **眼眶囊性病变** 囊性鞘瘤需要和囊性淋巴管瘤、出血囊肿等鉴别。囊性淋巴管瘤多见于儿童，形态不规则，多个囊腔，内常见液平和出血。出血囊肿可自发或外伤后出现，患者常伴眼睑结膜瘀斑。

四、治疗

（一）手术治疗

手术是主要治疗方法。神经鞘瘤一般位置较深，并与周围组织粘连紧密，因此，术野暴露良好是完整摘除肿瘤并保护正常组织的前提，多在开眶下进行手术。肿瘤位于眶深部及泪腺区时多采用外侧开眶，位于鼻侧时可采用内外侧联合开眶。肿瘤位于肌锥外、眼眶上方可采用前路开眶。肿瘤位于眶尖、内直肌鼻侧时可经鼻内窥镜摘除。肿瘤侵犯眶上裂，须与神经外科联合经颅手术。

神经鞘瘤应手术完整切除，以防复发。但若肿瘤与重要结构粘连过于紧密，完整摘除会引起严重并发症如视力丧失者，可行囊内摘除术。

（二）放射治疗

眼眶神经鞘瘤的放疗尚未达成共识和制定治疗标准。位于眶尖的神经鞘瘤与周围丰富的神经血管紧密粘连，手术风险大，放疗成为一种选择。靶向放疗、立体定向放疗、伽马刀等已逐步应用在发生于眶尖的神经鞘瘤，可使肿瘤体积缩小。

五、预后

完全切除后神经鞘瘤预后良好，患者可维持视力不再恶化。如果不伴系统性神经纤维瘤，神经鞘瘤很少复发。

少数患者术后出现眼球运动受限和上睑下垂，可随时间逐渐恢复。瞳孔散大也较常见，多由睫状神经节受损引起。

肿瘤快速增大或有疼痛表现时，应考虑恶变可能。

六、典型病例

（一）病史特点

患者女性，32岁，发现右眼球突出伴视力下降4个月。

1. **专科检查** 矫正视力 VOD 0.8，VOS 1.0，眼球突出度 16mm1$\frac{102mm}{}$1mm（图38-1-6），眼底及视野未见明显异常，眼球运动无明显受限。

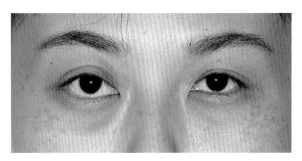

图 38-1-6 右眼眶神经鞘瘤患者照片
右眼球突出上移。

2. **影像检查** 眼眶 MRI 显示右眼眶肌锥内占位（图38-1-7），位于球后、视神经颞下方，大小约为 2cm×2cm×2cm。

3. **诊断** 依据临床和影像学表现，初步诊断为右眼眶神经鞘瘤。

（二）治疗经过

1. **手术切除** 入院后全麻下行重睑延长切口，外侧开眶，完整切除肿瘤（图38-1-8）。

2. **术中冰冻病理** 神经鞘瘤。

3. **石蜡报告** 经典型神经鞘瘤，伴间质玻璃样变性及出血。

4. **术后1个月复查** 双眼矫正视力 1.0，视野未见明显异常，眼球各方向运动正常，无复视，双眼突出度 10mm$\frac{102mm}{}$11mm。

（三）诊疗思考

1. **诊断** 患者病程久，MRI 显示肌锥内占位，边界清晰，无骨破坏，考虑眼眶良性肿瘤。结合具

图 38-1-7　右眼眶神经鞘瘤 MRI 影像

A. T₁WI 示球后肌锥内占位，界清；
B. T₂WI 示病灶内混杂信号；
C. T₁WI 增强压脂显示病灶内不均匀明显强化。

图 38-1-7　右眼眶神经鞘瘤 MRI 影像

A. T_1WI 示球后肌锥内占位，界清；
B. T_2WI 示病灶内混杂信号；
C. T_1WI 增强压脂显示病灶内不均匀明显强化。

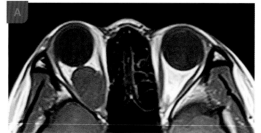
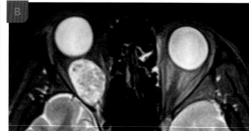
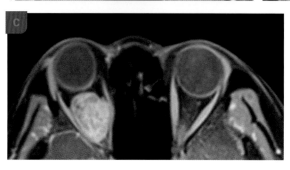

图 38-1-8　右眼眶神经鞘瘤瘤体照片

A. 瘤体约 2cm×2cm×2cm 大小，表面光滑；
B. 质脆、剖面黄红色。

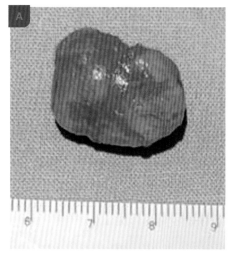
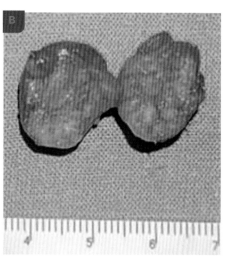

有典型的 T_1WI 低信号，T_2WI 混杂信号，以及 T_1WI 增强病灶不均匀强化的特征，倾向眼眶神经鞘瘤。

2. 治疗　入院后全麻下行重睑延长切口，外侧开眶。注意视野开阔，以便在直视下分离肿瘤与周围组织，保护神经、肌肉等组织，术中注意观察瞳孔变化。保护肿瘤包膜，尽量完整摘除。

3. 随访　嘱患者加强眼肌运动，术后 1 周拆线，1 个月复查 MRI，之后每半年复诊。

第二节　眼眶神经纤维瘤

眼眶神经纤维瘤类型与眼睑一致，也分为孤立性、丛状型和弥漫型。眼眶神经纤维瘤主要引起眶腔扩大，肿瘤经眶上裂侵犯颅内，颅眶沟通；眼球突出和移位，严重者眼球脱出眶外；视力下降，甚至视力丧失,肿瘤长期压迫眼球,导致眼球萎缩。

一、临床表现

（一）症状与体征

1. **孤立性神经纤维瘤** 又称为局限型,主要表现为眼眶占位效应,如慢性进行性眼球突出、眼球运动障碍,可伴有视力下降或复视。多发生于感觉神经,患者可出现相应支配区感觉异常、迟钝或丧失。在孤立性神经纤维瘤患者中,10%~12%的患者与NF-1相关。

2. **丛状型神经纤维瘤** 眼眶最常见,多合并神经纤维瘤病。除引起皮肤肥厚、上睑下垂等眼睑病变,丛状型神经纤维瘤往往累及眶内容、颞部、眶骨、颅面、躯干、四肢等部位。眶骨缺失是典型表现,多见于蝶骨大翼和小翼,也可见于眶顶。较大眶壁缺失可引起脑膜脑膨出,造成搏动性突眼。肿瘤长期压迫可导致眶腔扩大,再加上眶内支持系统受累,可导致眼球下移(图38-2-1)。

3. **弥漫型神经纤维瘤** 弥漫型临床表现和细胞成分与丛状型相同,主要区别在于病理:缺少明

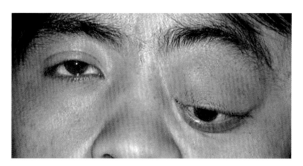

图 38-2-1 眼眶神经纤维瘤患者照片
左眼球突出并向下方移位,眼球脱出眶外。

显的神经周围鞘膜,瘤体内常混有神经、血管、脂肪等组织。

（二）影像学检查

1. **CT** ①孤立性神经纤维瘤:圆形、卵圆形或不规则状的局限型眶内占位,密度均匀,偶见钙化斑,增强后可强化。②丛状型和弥漫型神经纤维瘤:眶内弥漫性软组织占位、形态不规则、边界不清,可见钙化斑,球壁增厚、眼外肌肥大、视神经增粗、眶壁缺失、眶腔扩大,部分累及视神经管及眶上裂。骨壁缺失范围大的区域,可见脑及脑膜疝入眶内(图38-2-2)。

图 38-2-2 眼眶丛状型神经纤维瘤 CT 影像

A. 冠状位 CT,右侧眶顶缺失伴脑膜脑膨出;
B. 水平位 CT,右侧蝶骨大翼缺失伴脑膜脑膨出。

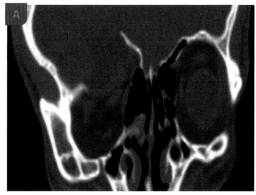
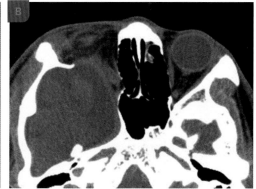

2. **MRI** ①孤立性神经纤维瘤:T_1WI中信号,施万细胞含量高时T_2WI高信号,施万细胞含量低时T_2WI中信号,增强时肿瘤轻中度强化。②丛状型和弥漫型神经纤维瘤:T_1WI和T_2WI信号均混杂斑驳,骨缺损显示为无信号区。

二、诊断与鉴别诊断

（一）诊断

眼眶神经纤维瘤诊断要点:①眶内及眶周局限性、弥漫性病变;②眶骨缺失,尤其为蝶骨大翼;③脑膜脑膨出;④全身其他部位咖啡斑等;⑤眼球

突出、移位,视力下降甚至丧失;⑥家族史。

(二)鉴别诊断

1. **神经鞘瘤** 局限型神经纤维瘤和神经鞘瘤鉴别困难。神经鞘瘤较局限型神经纤维瘤常见,特点是瘤内可见囊变,MRI增强后囊变区不强化。

2. **孤立性纤维瘤** 边缘清晰、T_1WI等信号,T_2WI等、低信号,增强后明显强化,并可见血管流空影,可资鉴别。

三、治疗

神经纤维瘤恶变罕见,治疗方法以手术为主。

(一)手术治疗

1. **孤立性神经纤维瘤** 完整切除肿瘤,术中可见瘤体质硬、边界清楚、缺乏包膜。来源于感觉神经者术后遗留相应支配区麻木。

2. **丛状型和弥漫型神经纤维瘤** 眼眶及眶周广泛浸润、边界不清、肿瘤滋养血管丰富,导致手术出血多,肿瘤组织很脆,不能钳夹止血,术中止血困难,手术难度大。对有弱视风险的儿童,可先行减容手术缩小肿瘤体积,暴露视轴,促进视力发育,矫正弱视;成年后肿瘤生长停滞,考虑根治性手术。手术范围大,包括肿瘤切除、眶骨缺损修复、眶腔重建、眼球复位、上睑下垂矫正、睑裂缩短、结膜囊成形、外眦固定等。术前根据CT影像进行三维重建,计算机辅助设计,3D打印预成型修复材料,术中在内镜导航引导下进行眶缘截骨、眶腔重建、缺损修复、眼球复位等(图38-2-3)。

图 38-2-3 眼眶丛状型神经纤维瘤患者照片、手术设计、3D 打印和 CT 三维重建

A. 术前患者照片,眼球突出、下移,眼球脱出眼眶外;

B. 术前 CT,右侧额骨、颞骨、蝶骨大翼缺损,眶腔扩大,脑膜脑膨出;

C. 术前 CT 三维重建眶腔扩大,颅眶沟通;

D. 3D 打印术前头颅模型;

E. 术前设计,依据正常侧数据,结合眼球位置、眼眶形态和眶内容物等设计手术方案;

F. 三维模型的模拟手术,眶缘截骨、移动、复位和重建;

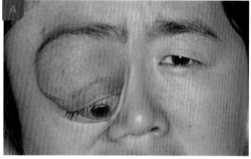
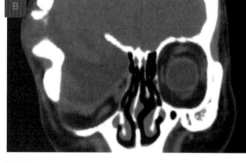
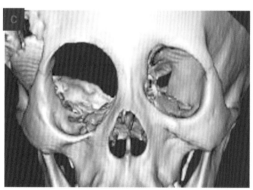
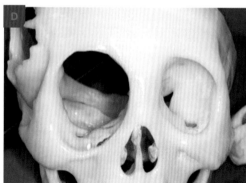
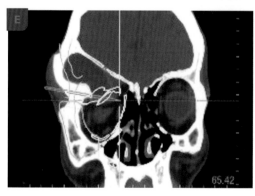
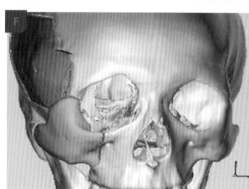

图 38-2-3（续）

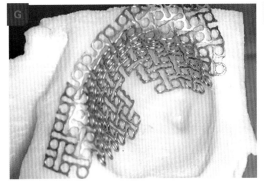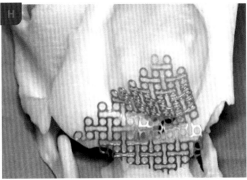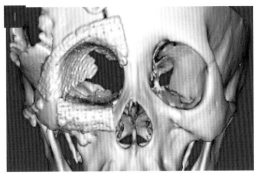

G. 在三维模型上预制钛网，修复眶顶、眶缘及外侧壁；
H. 三维模型预制钛网，修复眶下壁；
I. 术后 CT 三维重建，眶腔扩大矫正，眶壁缺损修复，眼眶重建。

（二）其他

随着神经纤维瘤发病机制的不断揭示，药物治疗方面的探索展示出鼓舞人心的效果。

选择性 MEK 1/2 激酶抑制剂，通过抑制 MEK 酶，有效抑制丛状神经纤维瘤生长，2020 年获得批准用于治疗 NF1 患儿，适应证为不能手术切除的丛状神经纤维瘤。雷帕霉素治疗进展性丛状神经纤维瘤的多中心临床研究取得满意效果，且出现严重副作用概率低，雷帕霉素对非进展性丛状神经纤维瘤无效。

局部注射抗病毒细胞因子——聚乙二醇干扰素 α-2b 和酪氨酸激酶抑制剂伊马替尼等治疗丛状神经纤维瘤取得初步效果。

四、预后

孤立性神经纤维瘤复发率低，预后好。弥漫型和丛状型眼眶神经纤维瘤广泛浸润、边界不清，手术不能完全切除肿瘤，手术效果难以令人满意。术后容易复发，须长期随访监测，必要时多次反复手术。偶有恶变。

第三节　眼眶脑膜瘤

眼眶脑膜瘤起源于蛛网膜细胞，分为原发于眼眶的脑膜瘤和继发于颅内的脑膜瘤。根据来源部位不同，原发于眼眶的脑膜瘤分为：①视神经鞘脑膜瘤，是成年人最多见的视神经鞘原发肿瘤，为包绕视神经的良性肿瘤，起源于视神经鞘蛛网膜成纤维细胞或内皮细胞；②眶骨膜脑膜瘤，多来源于蝶骨大翼和筛骨骨膜；③眼眶异位脑膜瘤，可能由先天性蛛网膜细胞移位增殖引起。

一、病因和发病机制

基因突变、激素水平、表观遗传、电离辐射和外伤等均与脑膜瘤发病有关。

1. 基因突变 位于染色体 22q 的 *NF2* 突变使 merlin 蛋白表达下调，致酪氨酸激酶 FAK 过表达，从而导致脑膜瘤细胞迁移和侵袭性增加。研究表明，*TRAF7*、*AKT*、*KLF4*、*SMO*、*PIK3CA*、*POLR2A*、*SMARCB1*、*BAP* 等基因突变触发 Wnt、MAPK、PI3K/Akt、Hedgehog 等多个信号通路，影响脑膜瘤的发展和预后。

2. 激素 女性脑膜瘤发病率高，且在黄体期和怀孕时生长迅速，提示性激素可能对脑膜瘤的发生起作用。研究表明，约 2/3 脑膜瘤组织表达孕激素受体，超过 1/3 表达雌激素受体，使用外源性激素可增加脑膜瘤风险，但抗激素治疗效果不佳。

3. 表观遗传 表观遗传因素亦参与调控脑膜瘤的发展。脑膜瘤启动子 CpG 岛的异常 DNA 甲基化促进肿瘤发展，如血小板反应蛋白和组织金属蛋白酶抑制因子 CpG 岛的甲基化可导致基因失活或沉默，使大量脑膜瘤细胞生长和转移，也是脑膜瘤恶变原因。

4. 其他 电离辐射、外伤等导致血脑屏障的局部改变，以及 VEGF、TGF-α、EGFR、GHR 等与脑膜瘤的生长和侵袭密切相关。

二、临床表现

（一）症状和体征

视神经鞘脑膜瘤约占所有眼眶肿瘤的 2%，占原发性视神经肿瘤的 20%～35%。平均发病年龄为 41～48 岁，男女比例约为 2∶3，95% 为单眼，双侧受累者多伴 2 型神经纤维瘤病。儿童脑膜瘤少见，但肿瘤的侵袭性比成人强、更易复发。

视力下降、眼球突出、慢性视盘水肿萎缩和视神经睫状静脉等称为视神经鞘脑膜瘤四联征，同时，出现四联征表明肿瘤已达晚期。

1. 视力下降 进行性无痛性视力下降是视神经鞘脑膜瘤最常见的症状，早期色觉减退或视物模糊，并伴有相对性传入性瞳孔障碍（RAPD）、生理盲点扩大和周边视野缩窄，随病情进展视力严重减退以至丧失。

2. 眼球突出 随视神经鞘脑膜瘤逐渐增大引起占位效应，出现轴性眼球突出。

3. 慢性视盘水肿萎缩 早期视盘水肿、视盘苍白，继发性视神经萎缩。

4. 视神经睫状静脉 长期压迫导致视网膜中央静脉压力增高，与脉络膜静脉之间产生侧支循环，形成视神经睫状静脉。

蝶骨脑膜瘤好发于蝶骨嵴、大翼和小翼。初始症状为慢性进行性突眼和颞窝饱满，继而随肿瘤侵犯视神经管出现视力下降。蝶骨嵴脑膜瘤引起患侧视神经萎缩，病变继续扩大压迫健侧视神经，静脉回流受阻，导致视盘水肿，发生 Foster-Kennedy 综合征。

异位脑膜瘤无视力下降或仅轻微下降，同时伴无痛性突眼。

（二）影像学表现

视神经鞘脑膜瘤可原发于眶内，向后进入视神经管、视交叉甚至颅内，肿瘤也可突破鞘膜进入眶内脂肪间隙。尽管视神经鞘脑膜瘤是良性肿瘤，但会引起进行性视力丧失，最终导致失明。因此，早期诊断和治疗非常重要。

1. CT ①形态：视神经呈管状、梭形、锥形或不规则增粗，边界清晰。若视神经硬脑膜完整，肿瘤细胞沿鞘膜间隙生长，视神经表现为管状增粗。若肿瘤细胞突破硬脑膜，肿瘤细胞偏侧生长，则表现为梭形、锥形或不规则状。②肿瘤密度：均匀，等或略高密度。③车轨征：扫描增强时，沿视神经蔓延的脑膜瘤组织强化明显，而中央视神经不强化。车轨征有助于诊断视神经鞘脑膜瘤，如与视神经胶质瘤相鉴别，但车轨征并非视神经鞘脑膜瘤的特异性表现，亦可见于视神经炎和视神经转移瘤。④钙化斑：可呈袖套状和不规则状钙化斑，出现钙化斑说明肿瘤生长缓慢。⑤视神经管改变：若肿瘤经视神经管向颅内蔓延，导致视神经管扩大，可见视神经颅内段、视交叉和视束等受累。

2. MRI 视神经鞘脑膜瘤在 T_1WI 呈中低信号，T_2WI 呈中高信号，信号均匀，增强后明显均匀强化，同时视神经不强化，车轨征表现更为明显（图 38-3-1）。磁共振是诊断视神经鞘脑膜瘤最敏感、最特异的影像学检查方法，在评估管内、颅内和/或对侧视神经鞘受累方面比 CT 更有价值。

3. 生长抑素受体显像 用放射性核素标记的生长抑素配体经静脉注射，结合在细胞表面的生长抑素受体上，从而显示靶组织受体的空间分布、密度和对生长抑素的亲和力。脑膜瘤生长抑素受体密度高、均匀分布，生长抑素吸收率显著高于眶内大部分肿瘤。脑膜瘤中生长抑素受体成像灵敏度高达 100%，特异度高达 97.2%。生长抑素受体成像可鉴别脑膜瘤和血管性病变、非霍奇金淋巴瘤、视神经胶质瘤、眼眶特发性炎性假瘤和眼眶肉瘤等病变，降低了肿瘤活检率。

图 38-3-1 左眼眶视神经鞘脑膜瘤 MRI 影像

A. T_1WI 显示，左眼眶肿瘤累及双侧筛窦、海绵窦及颅内，眼球受压变形，肿瘤中信号；

B. T_2WI 肿瘤呈中高信号，车轨征明显；

C. T_1WI 增强压脂，肿瘤明显强化。

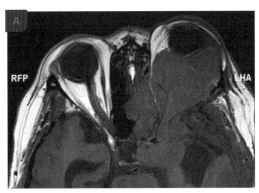
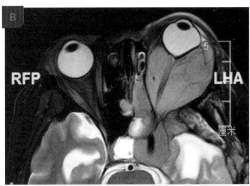
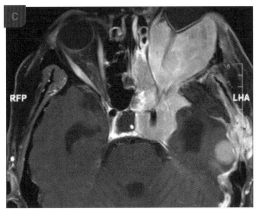

（三）病理检查

1. 大体表现 瘤体边界清楚、包膜完整，切面多呈灰白色。

2. 镜下表现 ①上皮型：最多见，可见典型脑膜上皮细胞，瘤细胞巢状排列，边界不清，合胞体状，细胞巢之间有结缔组织间隔。②纤维型：瘤细胞呈梭形，类似成纤维细胞，可见网状纤维或胶原纤维。③过渡型：即上皮型和纤维型两种的混合型。④砂粒体型：瘤细胞巢内可见不同程度钙质

沉着。

间变型脑膜瘤即恶性脑膜瘤，少见，瘤细胞呈异型性，形态不规则，可见核分裂象。

3. 免疫组化 视神经鞘脑膜瘤胞质可被上皮膜抗原（EMA）染色，据此可区分脑膜瘤和神经鞘瘤。波形蛋白和 S-100 阳性，脑膜瘤 S-100 通常局限于胞浆和核染色，而神经鞘瘤则表现为弥漫性 S-100 染色，胞核内染色强度高于胞质。脑膜瘤很少有细胞角蛋白阳性。孕酮受体在视神经鞘脑膜

瘤中也可能呈阳性。与颅内其他部位的良性脑膜瘤相比,孕酮受体表达水平更高,孕酮受体在脑膜瘤中的生长过程中起着重要作用,且与肿瘤的分级和复发有关。侵袭性脑膜瘤表现出较高比例的Ki-67染色。

4. **分级** 2016 年 WHO 脑膜瘤分类,根据有丝分裂率、有无脑侵犯以及组织学特征等将脑膜瘤分为三级:Ⅰ级为良性脑膜瘤,Ⅱ级和Ⅲ级为恶性脑膜瘤。

三、诊断与鉴别诊断

(一)诊断

视神经鞘脑膜瘤的诊断要点:①成人单眼视力进行性下降;②眼球轴性突出;③视力下降、眼球突出、慢性视盘水肿萎缩和视神经睫状静脉等四联症;④车轨征;⑤钙化斑。

活检曾是确诊视神经鞘脑膜瘤的重要方法,但易损伤视功能。随着影像学技术的不断发展,如生长抑素受体显像等,目前其已很少进行活检。

(二)鉴别诊断

1. **视神经胶质瘤** 好发于 10 岁以内儿童,成人少见,表现为视神经管状或梭形增粗,边界清晰,增强后均匀强化,肿瘤与视神经不可区分,无车轨征。

2. **视神经炎** 视神经炎泛指视神经的炎性脱髓鞘、感染、非特异性炎症等疾病。患者常表现为视力突然下降,眼球转动时疼痛,瞳孔对光反射消失。影像表现为视神经不规则弥漫性增粗,T_1WI低信号,T_2WI高信号,增强后视神经明显强化。

四、治疗

脑膜瘤治疗目标是控制肿瘤进展,保护有用视力。

(一)观察随访

视神经鞘脑膜瘤是包绕视神经的良性肿瘤,病程长,可持续数年。若视神经鞘脑膜瘤局限于视神经眶内段,且无明显视功能障碍,或视力大于 0.5,可不进行干预治疗,定期随访,观察视力、视野,增强 MRI 检查。一旦出现视力下降或肿瘤沿视神经向颅内发展,应采取治疗措施。儿童脑膜瘤侵袭性强,甚至表现为恶性行为,视力下降迅速,应及时治疗。

(二)放射治疗

精确放疗是进展期视神经鞘脑膜瘤的最佳治疗方案。精确放疗包括三维适形放疗、调强放疗、立体定向放疗等,在足量照射肿瘤的同时,最大限度减少对周围组织的损伤,从而减少并发症的发生。早期放疗可改善或稳定进展期患者视力,治疗有效的标志是肿瘤缩小或停止生长。

(三)手术治疗

视神经鞘脑膜瘤的手术治疗主要是切除肿瘤。因肿瘤包绕视神经,在切除肿瘤的同时,很容易损伤视神经,导致患者视力下降甚至视力丧失。但出现下列情况时,应考虑手术治疗:①肿瘤已导致失明,可完整切除肿瘤及受累视神经;②患眼视力严重受损、严重的眼球突出、病灶向颅内蔓延、并向对侧视神经生长;③视力迅速下降,尤其是视神经管内及其周围有肿瘤生长并向颅内蔓延时,立即进行视神经减压术,包括经颅和经鼻内窥镜视神经减压术;④颅内脑膜瘤应及时切除,防止肿瘤扩散到健侧视神经,从而保留健眼视力。

五、预后

眼眶视神经鞘脑膜瘤进展缓慢,属于良性肿瘤,不发生转移和死亡,但可造成视力下降以至失明。须每年检查视力、色觉和视野,影像学评估每 6 个月进行 1 次,持续 1~2 年,之后每年 1 次。儿童患者应缩短随访间隔。

第四节　视神经胶质瘤

视神经胶质瘤是视神经胶质细胞异常增殖形成的良性肿瘤，占所有原发性视神经肿瘤的 50%～80%，以及所有眼眶肿瘤的 1.5%～4%。胶质瘤包括星形细胞肿瘤、少突胶质细胞肿瘤等。视神经胶质瘤几乎均为星形细胞肿瘤。

一、病因和发病机制

视神经胶质瘤与环境、遗传等多种因素密切相关，但确切病因尚不明确。

1. **NF1**　视神经胶质瘤与抑癌基因 *NF1* 突变密切相关。*NF1* 位于染色体 17q11.23 编码的神经纤维蛋白可调控细胞生长。*NF1* 突变使神经纤维蛋白失活，引起 RAS/MAPK 通路失调，导致神经胶质细胞异常增殖，促使肿瘤发生。视神经胶质瘤患者可伴发 1 型神经纤维瘤病，该类患者有自发退化倾向，发病晚，病情轻。

2. **BRAF**　良性胶质瘤可见原癌基因 *BRAF* 拷贝数扩增。神经胶质瘤中染色体 7q34 区 *BRAF* 串联重复，导致 *KIAA1549-BRAF* 融合，激活 ERK/MAPK 通路，使细胞进入 G2/M 期，促进神经胶质细胞分裂。

3. **单核苷酸多态性**　DNA 修复基因的单核苷酸多态性与神经胶质瘤密切相关。当 DNA 修复基因表达减少，DNA 损伤无法完全修复，可导致基因突变频率增加。切除修复交叉互补基因 1（excision repair cross complementing 1，*ERCC1*）rs3212986，X-射线损伤修复基因 1（X-ray cross complementing gene 1，*XRCC1*）rs25487 和切除修复交叉互补基因 2（excision repair cross complementing 2，*ERCC2*）rs13181 的多态性与胶质瘤风险提高密切相关，而 O6-甲基鸟嘌呤-DNA 甲基转移酶（O6-methylguanine-DNA-methyltransferase，MGMT）rs12917 和聚（ADP-核糖）聚合酶 1［poly（ADP-ribose）polymerase 1，PARP1］rs1136410 的多态性可以使患病易感性降低。

二、临床表现

（一）症状和体征

视神经胶质瘤好发于儿童，75% 患儿小于 10 岁。女性多见，男女比例约为 1：3。视神经胶质瘤的好发部位为视神经和视交叉，也可累及视束和下丘脑。

1. **视神经受累症状**　视力障碍是最常见的首发和主要症状，随病情进展，约 60% 的患者视力最终低于 0.1。视力下降常伴随传入性瞳孔阻滞（直接对光反射消失、间接对光反射存在）、视盘水肿、视神经萎缩、视野缺损和失用性斜视。

2. **眶内占位表现**　随肿瘤生长，逐渐出现慢性进行性眼球突出（图 38-4-1）、眼球运动障碍等。若眼球突出突然加重伴视力丧失提示肿瘤内出血或囊变。

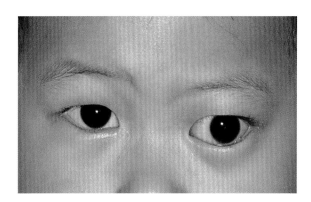

图 38-4-1　左眼视神经胶质瘤患儿照片
左眼球突出，向下向外移位。

3. **颅内受累症状**　当肿瘤向上蔓延，超过视交叉侵犯颅内时，可出现眼球震颤、头痛、抽搐、恶心、头晕，瘤体侵犯下丘脑可出现侏儒症、性早熟等。

4. 神经纤维瘤病表现 1/3 患者并发 1 型神经纤维瘤病，表现为皮肤咖啡斑、皮下质软肿物、蝶骨大翼缺损等。

（二）影像学表现

1. **CT** 视神经增粗扭曲，呈梭形、椭圆形或管状肿大，有时见外生性改变，边界清楚、密度均匀，常见低密度囊变区，偶见钙化。与脑实质相比，胶质瘤等或低密度，增强时轻中度强化，少数不强化。若肿瘤累及管内段、颅内段和视交叉，可呈哑铃状，视神经管扩大（图 38-4-2）。

2. **MRI** 可清晰显示肿瘤形态以及眶内段、管内段、视交叉和视束等肿瘤侵犯情况。胶质瘤在 T_1WI 呈等信号或稍低信号，T_2WI 高信号，增强时中等到明显强化（图 38-4-3）。蛛网膜下腔受压迫扩大时表现为与脑脊液信号相似的 T_1WI 低信号，T_2WI 高信号。

（三）病理检查

1. **大体表现** 肿瘤常为梭形、梨形或葫芦状，表面光滑，硬脑膜可因张力过大变薄，但通常完整。切面黄红色，均匀质脆，可见黄白色黏液变性区域。

2. **镜下表现** 视神经由视网膜神经节细胞发出的轴突汇聚而成，视神经胶质瘤起源于包裹于轴突外构成髓鞘的胶质细胞，沿视神经向后蔓延。儿童视神经胶质瘤通常为毛细胞星形细胞瘤，组织学形态多样，具有富含双极细胞和 Rosenthal 纤维的致密区以及疏松微囊区，或以毛细胞和 Rosenthal

图 38-4-2 右眼视神经胶质瘤 CT 影像

右眼视神经软组织占位，视神经管扩大，眼球突出。

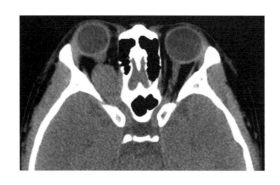

图 38-4-3 右眼视神经胶质瘤 MRI 影像

A. T_1WI 呈等信号，可见右侧球后梭形肿块，沿视神经生长，累及视神经管内段，右眼球突出；
B. T_2WI 压脂呈不均匀高信号；
C. 增强扫描瘤体明显不均匀强化。

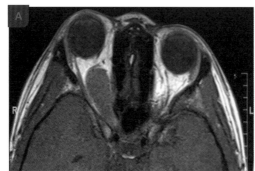
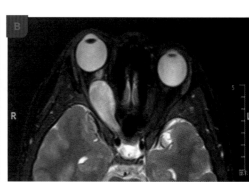
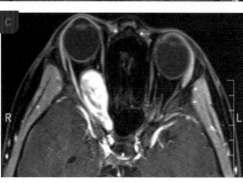

纤维为主的致密区。

3. **肿瘤分级** 2021年版WHO中枢神经系统肿瘤分类将脑胶质瘤分为1～4级：1、2级为低级别脑胶质瘤，3、4级为高级别脑胶质瘤。儿童视神经胶质瘤多为低级别、良性、分化良好、生长缓慢、很少恶变转移。

三、诊断与鉴别诊断

（一）诊断

视神经胶质瘤诊断要点：①好发于10岁以下儿童；②视神经弥漫性增粗；③CT等密度，可见囊变；④MRI在T_1WI呈等信号，T_2WI呈等、高信号，增强可见肿瘤强化。

（二）鉴别诊断

1. **视神经鞘脑膜瘤** 成人好发，儿童罕见。视力障碍多出现在眼球突出之后，车轨征为其特征性表现。

2. **视神经炎** 起病迅速、视力急剧下降，可伴眼球转动痛和眶深部胀痛。MRI表现为视神经弥漫性增粗，不形成软组织占位。

四、治疗

视神经胶质瘤属良性肿瘤，进展缓慢，治疗方案的确定取决于视力下降和视野缺损等临床症状，以及病程、进展、年龄等多种因素；建议组成眼科、放疗科等多学科团队（MDT），采取个体化综合治疗方案。治疗过程中，密切随访和全程管理，定期影像学复查，同时考虑患儿的生活、家庭和心理等因素。

（一）观察

视神经胶质瘤生长缓慢，如果视力稳定，只需进行临床和影像学观察，记录肿瘤大小和视力水平。视力稳定并不意味着肿瘤停止生长。

（二）放疗

视路胶质瘤对放疗敏感，若观察中肿瘤明显增大、视力显著减退且眼球突出加重，可采用立体定向、三维适形等精准放疗，在抑制肿瘤生长的同时减轻对周围组织的损伤。视神经的视交叉和颅内段受累，同样选择放疗。儿童放疗副作用大，有引起神经发育迟缓、垂体功能受损的风险。需要全面评估患儿病情和全身情况，限制放射总剂量并增加放疗次数，年龄大的患儿的疗效及预后优于年龄小的患儿。

（三）手术

手术主要用于肿瘤活检，以明确诊断，以及在视力丧失、严重突眼及肿瘤向视交叉和颅内侵犯时，施行视神经和肿瘤切除根治术，阻断肿瘤向颅内蔓延，缓解突眼和疼痛。手术可采用外侧开眶，切除球后至眶尖范围内的视神经和肿瘤，尽可能保留眼球和眼外肌。

（四）化疗

对疾病不断进展的患者，长春新碱＋卡铂（VC方案）化疗是一线方案。主要不良反应为过敏，无增加继发性恶性肿瘤的风险。

硫鸟嘌呤、丙卡巴嗪、洛莫司汀与长春新碱（TPCV方案）与经典的VC方案疗效相似，但有增加第二肿瘤的风险，特别是携带NF-1的患者，主要作为二线方案。其他化疗方案包括顺铂、依托泊苷和替莫唑胺，存在耳毒性。

（五）靶向治疗

血管内皮生长因子抑制剂贝伐单抗能有效地阻止视神经胶质瘤生长。其他如脑胶质瘤抗表皮生长因子受体（EGFR）尼妥珠单抗、靶向*PTPRZ1-MET*融合基因的伯瑞替尼、BRAF V600激酶抑制剂维罗非尼、抗血管酪氨酸激酶抑制剂瑞戈非尼等均在临床试验中。

五、预后

视神经胶质瘤恶变罕见。与1型神经纤维瘤病相关的视神经胶质瘤通常预后较好。许多视神经胶质瘤随时间推移几乎无进展，患者可能终身无症状。少数病例有自发消退倾向。

第五节 眼眶神经母细胞瘤

神经母细胞瘤(neuroblastoma,NB)是儿童最常见的颅外实体肿瘤,属于神经内分泌性肿瘤,可起源于交感神经系统的任意神经嵴部位,最常见的发生部位是肾上腺,但也可以发生在颈部、胸部、腹部以及盆腔的神经组织,具有高度侵袭性和转移性。发病率为1/100 000~3/100 000,占所有儿童肿瘤的6%~10%,占儿童肿瘤死亡原因的15%。眼眶神经母细胞瘤多为转移灶,10%~20%的神经母细胞瘤可转移至眼眶,病灶多发且对称。原发于眼眶者起自睫状神经节,极为罕见。

一、病因和发病机制

病因尚不明确。神经母细胞瘤大多散发,约20%存在N-MYC扩增,该基因扩增与肿瘤进展和预后相关。约1%为家族性,与遗传易感因素相关,可见ALK、PHOX2B和KIF1B基因突变。

二、临床表现

(一)症状和体征

眼眶神经母细胞瘤特点为眼部症状严重而腹部原发灶隐匿。典型症状为熊猫眼样眶周瘀斑和眼球突出,患者多因此就诊。眶周瘀斑可能由于肿瘤阻塞了眶内和周围血管引起。眼部症状还包括眶周肿胀、结膜下出血、视力丧失和眼球运动障碍;

全身症状包括全血细胞减少、贫血、腹痛、发热、呕吐和肝脾肿大,可能与肿瘤转移到骨或其他器官有关。

(二)影像学检查

1. CT 常见表现为蝶骨、颞骨、额骨、颧骨等颅骨多发骨破坏和头面部软组织肿块(图38-5-1)。部分患者可因肿瘤骨膜反应,在肿块内产生与眶骨壁垂直的针状高密度影,为特征性表现。

2. MRI 以骨髓腔为中心的异常信号影,T_1WI表现为不均匀的低信号,T_2WI高信号,增强可见明显强化(图38-5-2)。有时可见脑膜受累。

(三)病理检查

1. **大体表现** 肿瘤呈灰白色,质脆,无包膜。

2. **镜下表现** 细胞小而圆,胞浆稀少,细胞核染色较深,细胞核与细胞质比率高,染色质不成熟,核仁不明显。电镜下可见神经分泌颗粒以及微丝微管。

3. **免疫组化** 神经标志物如神经元特异性烯醇化酶、突触素通常呈阳性,而S-100和白细胞共同抗原则为阴性。

4. **骨髓穿刺** 骨髓象可见小圆蓝细胞渗入骨髓腔,形成Homer-Wright玫瑰花结。

(四)实验室检查

神经母细胞肿瘤细胞会摄取并代谢儿茶酚胺,产生的降解产物香草扁桃酸(VMA)和高香草酸(HVA)可在血清和尿液中检出,75%的患者存在该

图38-5-1 眼眶神经母细胞瘤CT影像

A. 右眼眶蝶骨大翼广泛溶骨性破坏及软组织肿块影;
B. 右眶顶及眶外侧壁广泛溶骨性破坏及软组织肿块影。

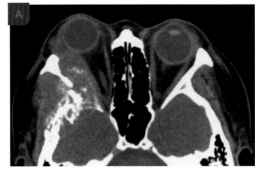
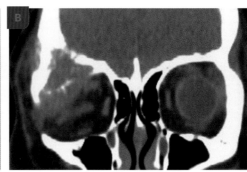

图 38-5-2　右眼眶神经
母细胞瘤 MRI 影像

A. 右眼眶颅沟通性软组织
占位影，以骨髓腔为中心，
累及颞肌，T₁WI 低信号；
B. T₂WI 呈高信号。

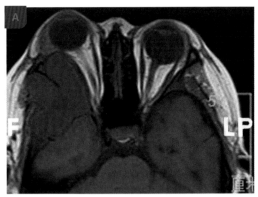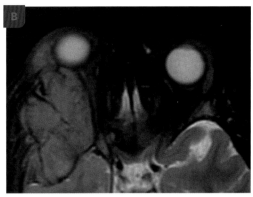

指标的升高。尿 VMA 和 HVA 水平既有助于诊断，也有助于监测疾病活动性。血清铁蛋白和乳酸脱氢酶浓度最初可升高，在治疗达临床缓解后可恢复正常，有助于判断预后。

（五）遗传学检查

检测染色体数量和质量，包括 1p、3p、4p 或 11q 缺失；1q、2p 或 17q 获得等，以及检测 *N-MYC* 基因。

（六）分期

根据神经母细胞瘤国际委员会临床分期系统（International Neuroblastoma Staging System，INSS）进行分期（表 38-5-1）。

表 38-5-1　神经母细胞瘤临床分期（INSS）

分期	定义
1	局部肿瘤完全切除，有或无微小残留灶，镜下同侧淋巴结阴性（即与原发肿瘤相连或切除的淋巴结可能是阳性的）
2A	局部肿瘤完全切除；镜下肿瘤同侧非粘连淋巴结阳性
2B	局部肿瘤完全或不完全切除，肿瘤的同侧非粘连淋巴结阳性，对侧肿大淋巴结镜下阴性
3	不能切除的单侧肿瘤超过中线，伴 / 不伴有局部淋巴结侵犯；或局限性单侧肿瘤伴对侧区域淋巴结受累；或中线肿瘤伴对侧延长浸润（不可切除）或淋巴结受累
4	转移到远处淋巴结、骨、骨髓、肝脏、皮肤或其他器官（4S 期除外）
4S	1 期或 2 期的局限性肿瘤，有肝、皮肤和 / 或骨髓等远处转移，年龄 < 12 个月；骨髓涂片或活检，肿瘤细胞应该 < 10%，间碘苄基胍（metaiodobenzylguanidine，MIBG）扫描骨髓应是阴性；若骨髓更广泛受累，则为 4 期

三、诊断与鉴别诊断

（一）诊断

神经母细胞瘤诊断要点：①多见于婴幼儿；②迅速进展的眼球突出和熊猫样眶周瘀斑，多为双侧；③溶骨性骨破坏以及软组织肿块；④放射状骨膜反应；⑤广泛骨髓异常信号，增强后明显强化；⑥腹部、纵隔或颈部原发灶。

（二）鉴别诊断

需要与其他同时伴有骨破坏和软组织肿块的疾病进行鉴别，神经母细胞瘤的实验室检查具有鉴别价值。

1. **横纹肌肉瘤**　临床表现相似，均表现为眼球突出迅速，但平均发病年龄 7 岁，大于神经母细胞瘤。

2. **原始神经外胚层肿瘤**　好发于儿童和青少

年,病情进展迅速,眼眶多为原发灶,但病变不以骨髓腔为中心,也无放射状骨针表现。

3. **绿色瘤** 为粒细胞白血病转移至眼眶。骨髓检查可见急性粒细胞白血病表现。骨破坏多表现为骨皮质边缘毛糙,和神经母细胞瘤广泛溶骨性破坏不同。

四、治疗

神经母细胞瘤是儿童时期最常见的颅外实体恶性肿瘤,治疗难度大,需要多学科联合诊疗。

眼眶神经母细胞瘤多为转移灶,先通过化疗对眼眶病灶减容,再行手术切除。若无完整切除可能,可部分切除后辅以放化疗,颈部转移灶可行广泛淋巴结清扫术。敏感的化疗药物包括卡铂、长春新碱、依托泊苷、顺铂、阿霉素(多柔比星)、环磷酰胺和异环磷酰胺等。神经母细胞瘤对放疗敏感,眼眶病灶采用分次放疗,总剂量不超过 20Gy。原发灶在相关科室进行治疗。

分子靶向药物为神经母细胞瘤提供了新的治疗手段。间碘苯甲胍(MIBG)是去甲肾上腺素的类似物,大多数神经母细胞瘤对去甲肾上腺素表现较高的亲和性和特异性。MIBG 与 ^{131}I 偶联后形成的 ^{131}I-MIBG 具有抗神经母细胞瘤的活性,II 期临床试验证实,^{131}I-MIBG 对神经母细胞瘤具有高应答率和低毒性。二唾液酸神经节苷脂(disialoganglioside, GD2)在神经母细胞瘤细胞表面高表达,而在正常组织中表达少,干扰 GD2 表达后产生明显抗肿瘤效应,使 GD2 成为神经母细胞瘤免疫治疗的靶点。此外,神经母细胞瘤组织中 *ALK* 基因存在异常激活导致高表达,也作为神经母细胞瘤的新治疗靶点进行了广泛研究。

五、预后

神经母细胞瘤的预后取决于发病年龄、疾病分期和组织学分级等许多因素。随着化疗、手术、干细胞移植和免疫治疗等多种治疗方法的发展,患儿的存活率显著提高,但伴有眼眶转移的神经母细胞瘤患者的存活率仍然很低。

第六节　眼眶颗粒细胞瘤

颗粒细胞瘤(granular cell tumor, GCT)是由 Abrikossoff 于 1926 年首次报道,可发生于皮肤、消化道、支气管、皮肤、骨骼肌等全身多个部位,发生于眼眶者罕见。

一、病因和发病机制

颗粒细胞瘤的发病机制不明。依据病理表现和免疫组化染色,如提示肿瘤神经来源的 S-100 阳性等,倾向于颗粒细胞瘤是起源于施万细胞的良性肿瘤。

二、临床表现

(一)症状和体征

眼眶颗粒细胞瘤多发生于 30~60 岁,单侧受累,女性略多见。病变通常累及眼外肌,导致眼球运动障碍和复视。眼眶占位效应引起慢性、进行性、无痛性眼球突出。视力下降、上睑下垂也是常见表现。

(二)影像学表现

1. CT　表现为类圆形或不规则的等密度或高密度病灶,边界清楚,通常与眼外肌及视神经紧密相连(图 38-6-1)。

2. MRI T₁WI 呈等信号，T₂WI 呈等信号或稍高信号，轻度均匀强化(图 38-6-2)。肿瘤位于眼外肌内时，可见肌肉肿大。

图 38-6-1 眼眶颗粒细胞瘤 CT 影像

A. 冠状位，左眼眶下方类圆形等密度病灶，与下直肌关系密切；
B. 矢状位，左眼球下方类圆形等密度肿块，累及下直肌。

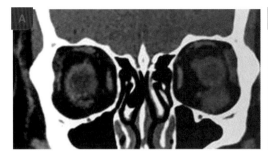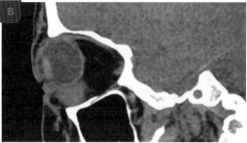

图 38-6-2 眼眶颗粒细胞瘤 MRI 影像

A. T₁WI，左眼眶下方类圆形等信号病灶，与下直肌关系密切；
B. T₂WI 呈等信号。

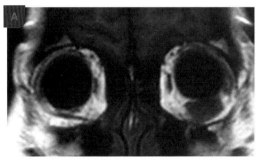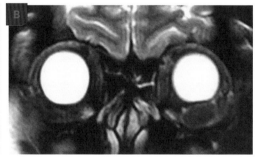

（三）病理检查

颗粒细胞呈巢状和小梁状排列，具有明显的颗粒状嗜酸性胞浆。免疫组化染色 S-100、神经元特异性烯醇化酶(NSE)、CD63 呈阳性。恶性眼眶颗粒细胞瘤特征为核深染、有丝分裂增多。

三、诊断与鉴别诊断

当眼眶占位为边界清楚、孤立、生长缓慢且位于眼外肌之内时，应考虑颗粒细胞瘤可能。注意与转移瘤相鉴别，后者也常累及眼外肌，但有原发病表现。

四、治疗和预后

首选手术治疗。手术完全切除后不易复发，预后良好。由于常累及眼外肌，即使完全切除，也无法改善眼球运动障碍和复视。

第七节 眼眶腺泡状软组织肉瘤

腺泡状软组织肉瘤(alveolar soft part sarcoma，ASPS)是一种极为罕见的软组织肉瘤，占所有肉瘤的 0.5%～1%，来源不明。临床表现多变，容易复发，常伴远处转移。肿瘤可见于任何年龄，以青少年和年轻人居多，女性容易受累，且更易发生于身体右侧。成年患者肿瘤常发生于四肢，儿童和婴幼儿好发于头颈部，尤其是眼眶，少数病例发生于肺、纵隔和骨。眼眶腺泡状软组织肉瘤罕见。

一、病因和发病机制

腺泡状软组织肉瘤以X染色体短臂1区7带与17号染色体长臂2区5带易位为特征,产生嵌合的腺泡状软组织肉瘤*CR1-TFE3*转录因子,介导细胞异常增殖,导致肿瘤发生。女性有两条X染色体,发生染色体易位、产生融合基因的概率高于男性,因此,腺泡状软组织肉瘤的发病人群以女性居多。而至今仍无法解释肿瘤倾向于发生在身体右侧的原因。

二、临床表现

(一)症状和体征

眼眶腺泡状软组织肉瘤生长迅速、病情进展快。患者主要表现为快速进行性眼球突出移位、视功能受损、眼球运动障碍、眼睑肿胀、结膜血管扩张、疼痛和复视。眼眶腺泡状软组织肉瘤也可继发于鼻窦原发灶。

眼眶腺泡状软组织肉瘤早期即可转移,大多病例以肺、骨、脑转移瘤为首发表现。与其他部位腺泡状软组织肉瘤相比,眼眶腺泡状软组织肉瘤发病人群更年轻,且由于突眼症状明显,病程通常较短,就诊时肿瘤体积较小。

(二)影像学检查

眼眶腺泡状软组织肉瘤在影像学上无典型特征。早期肿瘤局限,晚期蔓延至整个眼眶并浸润球壁。超声检查表现为低回声或高回声不均匀软组织肿块,血流明显增加。CT表现为软组织肿块影,增强后呈现明显不均匀强化,可见骨破坏。MRI表现为T_1WI等信号,T_2WI高信号,肿瘤内外可见条索状血管流空影,增强时明显不均匀强化(图38-7-1)。

图38-7-1 眼眶腺泡状软组织肉瘤MRI影像

A. T_1WI显示右眼眶肿瘤,呈椭圆形、边界清楚、等信号,眼球受压变形;病灶内可见条索状血管流空影;
B. T_2WI显示高信号、边界清楚的椭圆形占位;
C. T_1WI增强压脂时明显不均匀强化。

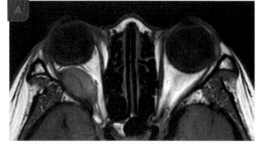
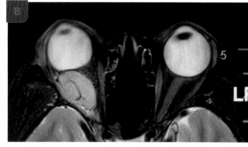
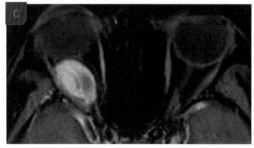

(三)病理检查

眼眶腺泡状软组织肉瘤少见,组织来源尚不明确。

1. **大体表现** 肿瘤为实性,切面均质,灰黄或灰红色,较大的肿瘤常见坏死出血区。

2. **镜下表现** 特征性巢状生长方式,在巢状结构中伴有血窦样血管裂隙,肿瘤中央可出现坏死,形成常见的假腺泡状结构。高倍镜下,肿瘤细胞大小一致,多为圆形,边界清楚。胞质丰富,呈空泡状。细胞核大小一致,圆形,核仁明显。

腺泡状软组织肉瘤的PAS染色可显示其特有的抗淀粉酶结晶结构,D-PAS染色证实PAS阳性结构并非糖原。免疫组化染色波形蛋白(vimentin)、结蛋白(desmin)、MYOD1等阳性表达。腺泡状软组织肉瘤通常对上皮标记物（EMA 和 CK）、神经内分泌标记物（突触素和嗜铬粒蛋白 A）和黑色素细胞标记物（HMB45 和 Melan A）呈阴性。

三、诊断与鉴别诊断

眼眶腺泡状软组织肉瘤罕见且临床表现无特异性，临床上容易误诊。须与血管肉瘤、颗粒细胞瘤、神经节细胞瘤、腺泡型横纹肌肉瘤、眼眶转移性肿瘤相鉴别。

四、治疗

扩大切除术是眼眶腺泡状软组织肉瘤的首选治疗方法。位于眶前部的肿瘤可在保留眼球前提下完整切除，位于眶后部者行眶内容剜除术。术后辅以放化疗以降低局部复发。放疗除用于术后辅助治疗外，还可用于复发肿瘤以及姑息治疗。腺泡状软组织肉瘤对常规化疗药物不敏感。

腺泡状软组织肉瘤的靶向和免疫治疗研究开展较多。抗血管生成的靶向药物如舒尼替尼、西地尼布和帕唑帕尼，以及免疫检查点抑制剂如帕姆单抗、德瓦鲁单抗等对腺泡状软组织肉瘤疗效明显。

五、预后

腺泡状软组织肉瘤预后不良，影响预后的因素包括确诊年龄、肿瘤大小，以及是否转移等。腺泡状软组织肉瘤随肿瘤增大转移风险增加，未发生转移的患者 5 年生存率为 60%～71%，已经有远处转移者的 5 年生存率仅为 10% 左右。

第八节　眼眶原始神经外胚层肿瘤

原始神经外胚层肿瘤（primitive neuroectodermal tumor，PNET）由 Hart 和 Earle 于 1973 年首次报道，是一种较为罕见的高度恶性的神经系统肿瘤，起源于具有多向分化潜能的较原始的神经嵴细胞，侵袭性生长，预后极差。PNET 多见于儿童青少年，成人非常罕见。组织形态学属于恶性小圆细胞肿瘤，分为中枢性和外周性，外周性相对较常见，称为外周原始神经外胚层肿瘤（peripheral primitive neuroectodermal tumors，pPNET），多发生于胸肺部，其次为头颈部，眼眶罕见。

一、病因和发病机制

pPNET 属于发生于骨外部位的尤因肉瘤家族。pPNET 来源于未分化的原始神经上皮细胞，是染色体易位导致基因调控异常。11 号染色体长臂 2 区 4 带与 22 号染色体长臂 1 区 2 带易位，导致尤因肉瘤基因 *EWSR1* 基因与 *FL1* 基因融合；21 号染色体长臂 2 区 2 带与 22 号染色体长臂 1 区 2 带易位，导致 *EWSR1* 基因与 *ERG* 基因融合，造成原始干细胞的多向分化，生成包括神经上皮源性及间叶组织源性在内的多源性肿瘤细胞。

二、临床表现

（一）症状和体征

眼眶 pPNET 的临床表现类似于横纹肌肉瘤，患者常出现视力下降、迅速进展的眼球突出和眼球运动障碍。骨破坏和眶外蔓延常见，可转移至区域淋巴结，全身转移的常见部位是骨、脑和肺。

（二）影像学表现

早期病变局限，但进展迅速，侵袭周围组织。CT 常表现为软组织肿块，呈等密度或略低密度，可见骨破坏。MRI 显示 T_1WI 呈等信号，T_2WI 呈高信号或稍高信号，密度不均匀，可见坏死、囊变或出血，钙化罕见。

（三）病理检查

1. **大体表现** 肿瘤色白、质硬，可见完整薄膜，表面光滑。

2. **镜下表现** 小圆细胞组成，细胞核深染，核质比高，胞质不明显，核分裂常见。肿瘤细胞被纤维结缔组织分割成巢状，内含 Homer-Wright 玫瑰花结，可见坏死、囊变伴出血。电镜下的超微结构显示神经分泌颗粒、细胞质膜、细胞质微管和突触样连接。

3. **免疫组化** 神经标志物呈阳性，包括神经元特异性烯醇化酶、突触素、CD99、胶质纤维酸性蛋白、神经纤维蛋白、嗜铬粒蛋白、S-100 蛋白、CD57（LEU-7/HNK-1）和波形蛋白等。

三、诊断与鉴别诊断

（一）诊断要点

眼眶 pPNET 的诊断要点：①儿童和青少年多见；②进行性眼球突出；③肿瘤形态规则；④伴有骨破坏；⑤增强不均匀强化，可见坏死、囊变区；⑥累及眼眶、眶周及颅内。

（二）鉴别诊断

pPNET 影像学表现缺乏特异性，主要依靠临床表现及病理特征进行鉴别。发生于青少年的眼眶 pPNET 须与横纹肌肉瘤、粒细胞肉瘤、神经母细胞瘤相鉴别；成人眼眶 pPNET 则还需要与淋巴瘤、其他小圆细胞肿瘤眼眶转移等相鉴别。

四、治疗

手术是眼眶 pPNET 的主要治疗手段，广泛切除可降低局部肿瘤的复发率和病死率。pPNET 对化疗敏感，术前化疗可有效缩小肿瘤体积，提高完整切除率。常用化疗方案为 CVA 方案［环磷酰胺＋长春新碱＋阿霉素（多柔比星）］和 IE 方案（异环磷酰胺＋依托泊苷），疗程一般为 6～9 个月。眼眶手术后 6～10 周内放疗，可提高患者生存率。由于小于 2 岁儿童放疗可能会影响大脑发育，并可诱发其他肿瘤，建议慎用。

生物靶向治疗如抗血管内皮生长因子、抗胰岛素样生长因子、维 A 酸衍生物等正在进行临床研究，有望为治疗提供新选择。

五、预后

pPNET 进展迅速、预后差，许多患者初诊时即发现转移，患者往往在诊断后 2 年内死亡。

参考文献

1. STEPHANIE M Y, YOON D K, GANG S J, et al. Orbital frontal nerve Schwannoma-distinctive radiological features. Am J Ophthalmol, 2018, 186: 41-46.

2. BORISLAV A A, PAULINE M C, LAWRENCE J J. Pathology of melanotic Schwannoma. Arch Pathol Lab Med, 2018, 142（12）: 1517-1523.

3. MICHELE J, RICHARD G, NEIL R, et al. Granular cell tumor of the orbit and ocular adnexae. Surv Ophthalmol, 1987, 31（6）: 417-423.

4. MASATO H, KENJI O, TOMOKO S, et al. Orbital granular cell tumor developing in the inferior oblique muscle. Am J Ophthalmol, 1997, 124（3）: 404-406.

5. KIRATLI H, BILGIĈ S, GEDIKOĞLU G, et al. Primitive neuroectodermal tumor of the orbit in an adult. Ophthalmology, 1999, 106（1）: 98-102.

6. SANG I K, MARK J L, BRADLEY N L, et al. Ancient Schwannoma of the orbit. Arch Ophthalmol, 1999, 117（2）: 262-264.

7. SONIA A C, JAN W K, SUSAN J D, et al. Malignant granular cell tumor metastatic to the orbit. Ophthalmology（Rochester, Minn.）, 2000, 107（3）: 550-554.

8. GIOVANNA R, MASSIMO D P, MILENA L S. Ocular involvement in neuroblastoma: Not always metastasis. The Lancet, 2004, 5（5）: 324.

9. SARA F T R, FERNANDO C, ANTONIO A V C. Oculomotor disturbances due to granular cell tumor. Ophthalmic Plastic & Reconstructive Surgery, 2012, 28（1）: e23-27.

10. FAUSTO J R, ANDREW L F, CATERINA G, et al. Pathology of peripheral nerve sheath tumors: Diagnostic overview and update on selected diagnostic problems. Acta Neuropathol, 2012, 123（3）: 295-319.

11. GOH A S C, KIM Y D, WOO K I, et al. Benign orbital apex tumors treated with multisession gamma knife radiosurgery. Ophthalmology, 2013, 120（3）: 635-641.

12. RYAN T S, EVAN H B. Granular cell tumor masquerading as a chalazion: A case report. Ophthalmic Plastic & Reconstructive Surgery, 2015, 31（1）: e6-8.

13. LI X F, QIAN J, YUAN Y F, et al. Orbital granular cell tumors: Clinical and pathologic characteristics of six cases and literature review. Eye（London, England）, 2016, 30（4）: 529-537.

14. DAVID Y, SALLY M, CHRIS V V, et al. Progressive orbital granular cell tumor associated with medial rectus. Orbit, 2017, 36（5）: 356-358.

15. SWEENEY A R, GUPTA D, KEENE C D, et al. Orbital peripheral nerve sheath tumors. Surv Ophthalmol, 2017, 62（1）: 43-57.

16. YAN X L. Cellular Schwannoma. Zhongguo Xian Dai Shen Jing Bing Za Zhi, 2017, 17（7）: 525.

17. SOHSUKE Y, MARI K, TSUBASA H, et al. Epithelioid Schwannoma of the skin displaying unique histopathological features: A teaching case giving rise to diagnostic difficulties on a morphological examination of a resected specimen, with a brief literature review. Daign Pathol, 2017, 12（1）: 11.

18. HOKYUNG C, SUZANNE K F, NATALIE W. Superonasal cystic orbital mass. JAMA Ophthalmol, 2018, 136（10）: 1203-1204.

19. 中国抗癌协会小儿肿瘤专业委员会, 中华医学会小儿外科学分会肿瘤外科学组. 儿童神经母细胞瘤诊疗专家共识（2019 年版）. 中华小儿外科杂志, 2015, 36（1）: 3-7.

20. 倪鑫, 马静, 王生才, 等. 儿童及青少年神经纤维瘤病诊疗规范（2021 年版）. 2021: 1-26.

21. 倪鑫, 马晓莉, 王刚, 等. 儿童脑胶质瘤诊疗规范（2021 年版）. 2021: 1-30.

22. ANGELA C C, BRAD W N, LISA C. Plexiform Schwannoma of the oral cavity: Report of eight cases and a review of the literature. Head and Neck Pathology, 2021, 15（1）: 288-297.

23. 江涛, 万经海, 邱晓光, 等. 脑胶质瘤诊疗指南（2022 年版）. 2022: 1-65.

24. TATSURO Y, ARIC V, HIROHIKO K, et al. Granular cell tumor in the medial rectus muscle: A case report. Case Reports in Ophthalmology, 2022, 13（1）: 33-36.

25. YANG J, LI Y, GAO W, et al. Proteomic analysis reveals the heterogeneity of metabolic reprogramming in lacrimal gland tumors. Exp Eye RES, 2022, 219: 109052.

26. ANTONI D, FEUVRET L, BIAU J, et al. Radiation guidelines for gliomas. Cancer/Radiothérapie, 2022, 26（1-2）: 116-128.

27. WANG Y, DU B, YANG M, et al. Paediatric orbital alveolar soft part sarcoma recurrence during long-term follow-up: A report of 3 cases and a review of the literature. BMC Ophthalmol, 2020, 20（1）: 60.

39

CHAPTER

第三十九章

眼眶肌肉组织
源性肿瘤

眼眶肌肉组织源性肿瘤由骨骼肌、平滑肌或者两者的前体细胞形成。横纹肌来源的肿瘤包括横纹肌瘤和横纹肌肉瘤，平滑肌来源的肿瘤包括平滑肌瘤和平滑肌肉瘤。其中，眼眶横纹肌肉瘤是最常见的儿童期眼眶恶性肿瘤，也是最常见的眼眶肌源性肿瘤，恶性程度高，侵犯邻近组织和远处转移。其他眼眶肌源性肿瘤发病率很低，通常需要病理活检才能明确诊断。

第一节　眼眶横纹肌瘤

横纹肌瘤（rhabdomyoma）是一种分化良好的横纹肌良性肿瘤。横纹肌瘤除心脏外也见于舌根、口底、喉和咽，不常见的部位包括软腭、悬雍垂、嘴唇、脸颊和胃。眼部横纹肌瘤非常罕见，国内外文献报道不足 10 例，绝大多数发生于婴幼儿，眼外肌受累最常见。

一、病因和发病机制

眼眶横纹肌瘤的发病率很低，病因和发病机制尚不清楚，可能与心脏横纹肌瘤的发病机制有一定相关性。心脏横纹肌瘤是最常见的小儿心脏肿瘤，是结节性硬化症（tuberous sclerosis complex，TSC）的典型心脏表现，由 *TSC-1* 或 *TSC-2* 基因突变引起 mTOR 通路过度激活，导致细胞异常增殖，诱导肿瘤生成。自噬蛋白 P62、LC3b 和凋亡蛋白 caspase-3 在心脏横纹肌瘤组织中高表达，提示自噬和凋亡在肿瘤形成和消退中的潜在作用。

二、临床表现

婴幼儿起病缓慢，通常因家长发现孩子眼球突出、眼睑闭合不全或眼球运动障碍而就诊，视力一般不受影响。

CT 影像表现为规则或不规则的肿块，骨质不受累，多位于肌锥内。MRI 检查 T_1WI 表现为等信号，T_2WI 为低信号，增强呈均匀强化。

横纹肌瘤临床病理分为四型：成人型、胎儿型、生殖器型和心脏型。肿瘤镜下见分化良好的带胶原基质的横纹肌细胞，细胞缺乏核异型性，无核分裂象，细胞间可有大量黏液基质。免疫组织化学染色 MSA、肌动蛋白、肌丝蛋白、肌红蛋白呈阳性，胶质纤维酸性蛋白、细胞角蛋白、EMA 和 CD68 染色呈阴性。

三、诊断与鉴别诊断

（一）诊断

眼眶横纹肌瘤发病罕见，表现为良性肿瘤的特点，诊断要点包括：①婴幼儿缓慢眼球突出或斜视；②CT 检查无骨质及邻近组织侵袭，MRI 检查 T_1WI 表现为等信号，T_2WI 为低信号；③病理检查分化良好的横纹肌细胞，缺乏核异型性。

（二）鉴别诊断

主要与横纹肌肉瘤相鉴别。横纹肌肉瘤多见于 10 岁以下儿童，急性起病，发展迅速，眼球突出伴结膜水肿，影像检查肿瘤边界不清，骨破坏及局部侵袭明显，病理检查可见幼稚横纹肌细胞构成，核分裂及核异型性常见。

四、治疗

肿瘤影响视功能或外观时应手术切除。肿瘤边界清楚者,可完整切除,与眼外肌或其他重要结构边界不清者,不建议局部扩大切除。术后很少复发,复发多因术中未完全切除,且复发后生长速度缓慢。手术完整切除后预后较好,但不排除恶变可能,仍须定期随访。

第二节　眼眶横纹肌肉瘤

横纹肌肉瘤(rhabdomyosarcoma)是起源于横纹肌细胞或向横纹肌细胞分化的间叶细胞的一种恶性肿瘤,为儿童软组织肉瘤中最常见的一种,很少发生于成人。男性较女性多见。横纹肌肉瘤10%发生于眼眶,眼眶横纹肌肉瘤是最常见的眼眶肌源性肿瘤,是一种高度恶性肿瘤,可侵袭邻近组织,也可血行转移至肺、肝和骨等处。眼眶横纹肌肉瘤可发生于任何年龄,70%发生于10岁以下儿童,平均发病年龄为8岁,一般发生于单侧,偶见双侧。

横纹肌肉瘤根据临床病理特征分为胚胎型、腺泡型、多形型、梭形细胞/硬化型。眼眶横纹肌肉瘤主要是胚胎型和腺泡型,胚胎型占眼眶横纹肌肉瘤的50%~70%,多见于10岁以下儿童,腺泡型为20%~30%,多见于10~25岁人群。

一、病因和发病机制

横纹肌肉瘤起源于横纹肌细胞,也可起源于中胚叶未分化的多能间充质细胞,可发生于眼眶、眼睑、结膜、眼内葡萄膜等处。横纹肌肉瘤多为散发病例,少数有家族倾向,也可因视网膜母细胞瘤放疗诱发。部分眼眶横纹肌肉瘤有外伤史。

眼眶横纹肌肉瘤的不同病理类型的发病机制不同。

(一)胚胎型横纹肌肉瘤

胚胎型横纹肌肉瘤具有复杂的遗传突变,通常发生一系列渐进和连续的突变,表现出更高的突变负荷,多样化的体细胞突变,以及更高丰度的点突变和杂合性丢失。

RAS信号通路相关基因(NRAS、KRAS、HRAS和NF1),抑癌基因CDKN2A/B、TP53、Hedgehog信号基因、PIK3CA和CTNNB.1等基因突变均参与眼眶胚胎型横纹肌肉瘤的发生。

(二)腺泡型横纹肌肉瘤

80%腺泡型横纹肌肉瘤存在以下两种基因突变。一种是t(2∶13)(q35;q14),即2号染色体上的PAX3基因与13号染色体上的FOX01基因并置;另一种是t(1∶13)(q36;q14),即1号染色体上的PAX7基因与13号染色体FOX01基因融合。两种易位产生的融合基因,能够编码生成高水平的融合蛋白,进而激活编码myogenin和MyoD转录因子的基因,由此产生高水平的myogenin和MyoD抑制细胞成熟分化。PAX3和PAX7基因在横纹肌的分化全程中表达,可阻止肌肉的恶性分化,基因融合后破坏了这一正常生理过程。

此外,腺泡型可存在其他基因融合,如FOX01-FGFR1、PAX3-FOX04、PAX3-NCOA1和PAX3-NCOA2等,这些融合基因产生的融合蛋白与此前两种融合蛋白的分子构型不同,可能参与不同的致癌机制。

(三)梭形细胞/硬化型横纹肌肉瘤

约60%发生MYOD1基因的错义突变,是此型横纹肌肉瘤最常见的基因突变。此突变会导致MYOD1基因122(L122R)位点上的亮氨酸被精氨酸替换,进而损害MYOD1的正常转录活性。

6

此外，存在 *VGLL2* 与 *NCOA2/CITED2* 基因融合，*NCOA2* 与 *TEAD1*、*SRF* 基因融合。

二、临床表现

眼眶横纹肌肉瘤主要表现为无痛性眼球突出和眼球移位，婴儿发病的眼球突出发展较快，先天性病例出生即出现严重的眼球突出，在年龄较大的儿童和成人，眼球突出发展过程往往较慢。上睑下垂是眼眶前部肿瘤的首发表现。部分病例结膜和眼睑肿胀，局部可触及肿块，疼痛较少见。视力损害常发生于肿瘤进展迅速引起视神经或眶尖侵犯，或严重眼球突出引起的暴露性角膜炎。肿瘤易向鼻窦和颅内侵犯，可引起鼻泪管阻塞和相应神经系统症状。

CT 显示边界欠清的肿物，少见钙化，与眼外肌等密度。病变进展可见骨侵蚀征象，可蔓延至鼻窦、鼻咽和颅内，通常不侵犯眼球。MRI 检查可见 T_1WI 呈中等强度信号，T_2WI 为高信号，增强明显强化。肿块通常为非囊性，局部出血或坏死可出现类似囊性病变，信号表现复杂。

组织病理学上，各个亚型有不同的特点。

（一）胚胎型

类似于胎儿横纹肌，其形态变化从胞核小的圆形或纺锤状、胞浆少的细胞，到胞浆中等、长圆形、嗜酸性的大细胞构成，当黏膜组织累及时，可出现上皮下细胞浓集现象。成熟的横纹肌母细胞具有明亮的嗜酸性胞浆和染色质密集的细胞核，表现为不同的形状：蝌蚪状、球拍状和飘带状。仅有 50%～60% 的病例可见横纹肌样结构。

（二）腺泡型

该型具有特征性的纤维血管隔，并且形成腺泡样结构，其中包含呈游离分布的未分化细胞，这些细胞具有丰富的嗜酸性胞浆，大小一致。多核巨细胞在该型中较为常见。

（三）多形型

表现为具有胚胎型和腺泡型的双重特征。

（四）梭形细胞/硬化型

瘤体由条束状排列的长梭形细胞组成，瘤细胞

小至中等大小，核深染，核仁不明显，核分裂象偶见，若见少量核染色质较深，核仁明显，具有较多量胞质红染的横纹肌母细胞，可提示本型诊断。此外大量玻璃样变的基质也是特征性表现，部分间质可呈黏液样、软骨样甚至呈骨样。

免疫组化染色是横纹肌肉瘤重要的检测方法，结蛋白、肌肉特异性肌动蛋白和肌红蛋白表达均为阳性，但在其他肉瘤中也可阳性表达，缺乏特异性。肌源性调解基因 *MyoD* 家族中 *MyoD1* 和 *myogenin* 特异性较高，在横纹肌肉瘤诊断中的应用较为广泛。

基因检测包括融合基因 *PAX-FOX01*、*VGLL2-NCOA2/CITED2*、*NCOA2-TEAD1/SRF* 等的相关检测，可协助分类病理诊断以及指导进一步的靶向治疗。

三、国际分期

美国横纹肌肉瘤联合研究组（Intergroup Rhabdomyosarcoma Study，IRS）根据活检或手术后肿瘤侵及范围将全身横纹肌肉瘤患者分为四组（表 39-2-1）。

表 39-2-1　横纹肌肉瘤分期

分期	描述
I	病变局限，手术完全切除
A	局限于原发器官和肌肉
B	浸润范围超过原发器官和肌肉，病理标本大体检查和镜下检查均完整切除，区域淋巴结未受侵犯
II	局部切除，包括三种
A	术中认为完全切除，而组织学病理检查发现标本边缘仍有肿瘤，区域淋巴结未受侵犯
B	区域淋巴结和邻近器官受侵犯，病变完全切除，镜下也未发现残余肿瘤
C	区域性病变伴淋巴结受侵犯，切除后镜下检查发现有残余肿瘤
III	手术时即发现未完全切除或仅作活检
IV	诊断时即有远处转移

四、诊断与鉴别诊断

（一）诊断

眼眶横纹肌肉瘤多发病于儿童期，进展迅速，根据病史、眼部检查、CT、MRI等影像学检查可作出大致判断，诊断要点包括：①儿童进展迅速的眼球突出；②CT显示边界不清的肿物，蔓延至鼻窦、鼻咽或颅内，MRI检查T_1WI呈中等强度信号，T_2WI为高信号，增强明显强化，局部出血或坏死可出现类似囊性病变；③病理检查发现类似于胎儿横纹肌，特征性的纤维血管隔，或横纹肌母细胞，大量玻璃样变的基质等；④免疫组化结蛋白、肌肉特异性肌动蛋白和肌红蛋白表达为阳性，MyoD1和myogenin阳性；⑤融合基因PAX-FOX01、VGLL2检测阳性。

（二）鉴别诊断

眼眶横纹肌肉瘤根据临床特征主要与以下疾病进行鉴别诊断。

1. **眼眶蜂窝织炎** 部分眼眶横纹肌肉瘤患儿表现为眼睑肿胀、眼球突出，与眼眶蜂窝织炎类似。眼眶蜂窝织炎可表现为眼球突出、发热和白细胞增多等，CT可见眶内边界不清密度影，可与额窦或筛窦相连，CT和MRI上类似横纹肌肉瘤，但一般没有骨破坏和颅内侵及。虽然眼眶蜂窝织炎远比横纹肌肉瘤常见，但肿瘤样表现相对少见，抗生素治疗有效，诊断困难者进行活检以明确诊断。

2. **眼眶静脉畸形** 眼眶静脉畸形可发生急性出血，造成急进性眼球突出，伴结膜水肿或眼睑皮下淤血，CT可误诊为横纹肌肉瘤。结合外伤或突然用力等病史，MRI图像可见液平，亚急性血肿特异性T_1WI与T_2WI反常信号可供鉴别。

3. **婴儿型纤维肉瘤** 多见于婴幼儿，典型的临床表现与横纹肌肉瘤类似，眼球突出，可有骨破坏和邻近结构侵袭，MRI检查肿块内部信号一般不均匀，实质成分T_1WI图像等信号，T_2WI高信号，主要通过病理检查鉴别，免疫组化波形蛋白（vimentin）、SMA、CD34阳性表达；S-100、结蛋白（desmin）阴性表达。融合基因检测可进一步明确，如ETV6-NTRK3融合基因阳性。

4. **白血病和淋巴瘤** 在眼眶肿瘤中，淋巴瘤和白血病占10%左右。眼眶粒细胞肉瘤和非霍奇金淋巴瘤与眼眶横纹肌肉瘤表现类似。肿块在CT上表现出与肌肉相似的密度，大多数情况下边界不清，病理活检是确诊的必要手段。

五、治疗

眼眶横纹肌肉瘤采用手术、化疗和放疗的多学科联合综合治疗。

根据影像学检查，肿瘤局限且不与眼外肌和视神经粘连时，首选手术切除。如果病理类型为胚胎型或梭形细胞型，术后只需要辅助性化疗，不需要放疗，而其他病理类型都要行化疗和放射治疗。

肿瘤累及眼外肌、视神经，或侵犯颅底、鼻窦等病变范围较大时，手术以活检明确诊断为目的，在不损伤重要组织结构前提下减容性切除肿瘤，病理诊断明确后，进行化疗联合放疗，肿瘤缩小后再进行根治性切除手术，术后辅助性化疗，同时，根据之前放疗剂量酌情应用放疗。

根据肿瘤分期和病理类型，具体治疗方案如下。

Ⅰ期，病理类型为胚胎型或梭形细胞型：只做单纯化疗。长春新碱（vincristine）和放线菌素D（actinomycin D）的VA方案化疗24周。

Ⅰ期，病理类型为腺泡型：VA方案联合化疗24周，术后1周可开始局部放疗，推荐放疗总剂量36Gy（1.8Gy/次）。

ⅡA期：长春新碱、放线菌素D和环磷酰胺（cyclophosphamide）的VAC化疗42周，联合总剂量36Gy放疗（1.8Gy/次）。

ⅡB和ⅡC期：VAC方案化疗42周，联合淋巴结区域总剂量41.4Gy放疗。

Ⅲ期：VAC方案化疗42周，联合总剂量45Gy放疗，放疗于化疗第13周开始。

Ⅳ期：强化化疗和放疗相结合的方法，VAC联

6

合异环磷酰胺（ifosfamide）+ 依托泊苷（etoposide）的 IE 方案，每 2 周交替化疗，为期 1 年，化疗第 25 周开始放疗，放疗剂量可提高至 50.4Gy。

为尽量减少放疗相关的并发症，在放疗之前施行辅助化疗，最大限度缩小肿瘤体积，减少放疗剂量。对于复发性肿瘤可施行眶内容剜除术，术后辅以放疗和化疗，也可考虑靶向治疗。目前，尚没有针对横纹肌肉瘤特定基因突变的靶向药物，临床上主要应用针对新生血管及抑癌基因的靶向药物。

眼眶横纹肌肉瘤预后取决于病理类型和分期，胚胎型横纹肌肉瘤的 5 年生存率为 94%，而腺泡型为 74%。儿童总体生存率较成人高，发生于眼眶部位较全身其他部位者高，可能与眼部症状出现较早发现、治疗相对及时有关。

随访：治疗结束后前 2 年每 3 个月门诊随访，2 年后每 6 个月门诊随访，5 年后每年随访。

六、典型病例

患儿，男性，3 岁，家长发现右眼球突出、肿胀 4 个月。4 个月前家长发现患儿无诱因出现双眼大小不一，右眼稍突出，于当地抗炎治疗，症状一直未好转并逐渐加重，同时出现眼球运动受限，眼眶磁共振检查提示右眼眶占位，求进一步诊治转到上海交通大学医学院附属第九人民院眼科就诊。

眼科检查：视力检查不配合，遮盖患儿左眼，患儿烦躁反抗。右眼睑肿胀，右眼球突出，向上移位，右眼角膜尚透明，球结膜水肿、充血，右眼球运动受限，固定外上方，余检查不配合。左眼球眼位正常，前后节均未见明显异常（图 39-2-1）。

眼眶 MRI 增强检查，右眼眶内下 1/2 象限弥漫肿物，边界欠清，局部伴未增强区，与眶内肌肉等结构边界不清，筛窦及上颌窦挤压凹陷（图 39-2-2）。

患儿发病年龄小，病情进展快，眶内弥漫浸润，全身检查未见其他部位病变，考虑为眼眶横纹肌肉瘤、组织细胞来源肿瘤等儿童期常见肿瘤。门诊以

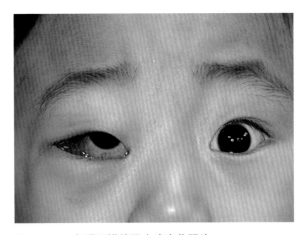

图 39-2-1　右眼眶横纹肌肉瘤患儿照片

右眼睑肿胀隆起，结膜充血水肿，眼球突出向上移位，上睑下垂。

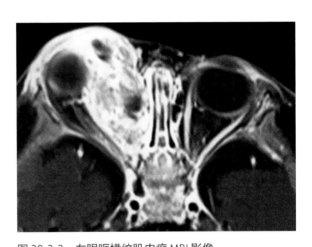

图 39-2-2　右眼眶横纹肌肉瘤 MRI 影像

右眼眶内下方肿瘤弥漫生长，伴有不增强区域，与肌肉关系密切，筛窦、上颌窦骨质凹陷。

"右眼眶占位，横纹肌肉瘤可能"收入医院治疗。

患儿入院后完善术前检查，于全麻下行右眼眶内肿物切除术，术中可见肿瘤组织边界不清，包膜不完整，累及下斜肌肌鞘及周边筋膜组织，患儿眼眶肿瘤弥漫，术中未能完全切除肿瘤。病理检查可见胎儿横纹肌，其形态变化呈胞核小的圆形或纺锤状（图 39-2-3），免疫组化 MyoD1 阳性（图 39-2-4）和 myogenin 阳性。诊断为右眼眶横纹肌肉瘤（胚胎型，Ⅲ 期）。

治疗方案为手术切除、局部放疗和全身化疗，即长春新碱、放线菌素和环磷酰胺方案化疗联合放疗 45Gy。综合治疗后患儿病情稳定，4 年随访期间未发现局部复发及全身转移。

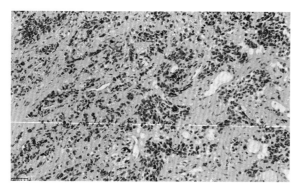

图 39-2-3　眼眶横纹肌肉瘤病理图片（HE 染色，×200）

胎儿横纹肌，其形态变化呈胞核小的圆形或纺锤状。

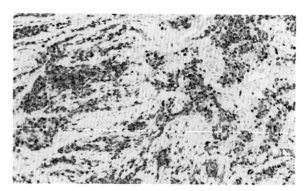

图 39-2-4　眼眶横纹肌肉瘤病理图片（×200）

免疫组化 MyoD1 阳性。

第三节　眼眶平滑肌瘤

平滑肌瘤（leiomyoma）是一种由平滑肌细胞构成的良性肿瘤，最常见于子宫和胃肠道，也可见于血管、膀胱、肾脏和皮肤。眼部平滑肌瘤较为罕见，绝大多数起源于眼部血管，可位于眼睑、结膜、泪囊、鼻泪管、睫状体、脉络膜和眼眶，其中，眼眶相对多见。眼眶平滑肌瘤平均发病年龄 30 岁，男性多见，起病缓慢。

一、病因和发病机制

眼眶平滑肌瘤通常认为起源于眼眶血管壁内平滑肌和周细胞以及眶内的 Müller 肌。周细胞的多个演化阶段，从低分化的毛细血管壁间充质细胞到分化较好的小静脉平滑肌细胞都可发生平滑肌瘤。

外伤和激素失调是可能的诱因。研究发现细胞周期蛋白 D 和 *p33cdk2* 基因的过表达，可导致子宫平滑肌瘤细胞过度增殖。眼眶平滑肌瘤也可能存在类似机制，一例眼眶平滑肌瘤病例应用戈舍瑞林，最终肿瘤消退，可能的机制是该促性腺激素释放激素直接作用于细胞内部，抑制细胞周期蛋白 D 和 *p33cdk2* 基因的表达，抑制肿瘤细胞增殖。

二、临床表现

眼眶平滑肌瘤可发生在肌锥内外、眶尖，甚至颅眶沟通部位。通常表现为无痛性眼球突出、移位，眼球运动障碍，进展缓慢。颅眶沟通患者，视力和视野可有不同程度的下降。

CT 影像表现为边界清楚的眼眶占位，密度均一。MRI 可更详细反映眼眶平滑肌瘤的内部组织特征，T$_1$WI 图像肿瘤与眼外肌、脑灰质等信号（图 39-3-1），T$_2$WI 高信号（图 39-3-2），强化中度增强（图 39-3-3）。

病理特征表现为肿瘤由大量梭形细胞组成，这些梭形细胞嵌入富含扩张的窦状毛细血管的纤维基质中。肿瘤细胞核呈卵圆形，末端钝，部分细胞核突出，无有丝分裂象和细胞异型性（图 39-3-4）。特征性 Masson 三色染色显示肿瘤细胞呈强紫红色。血管平滑肌瘤的特征是在平滑肌纤维内有内皮衬里的血管，根据血管管腔大小，分为三种类型：

6

实质型，非常小的腔；静脉型，中等大小的腔；海绵状型，大腔，中间有薄的平滑肌。免疫组化可见平滑肌肌动蛋白、结蛋白和波形蛋白染色阳性。肌球

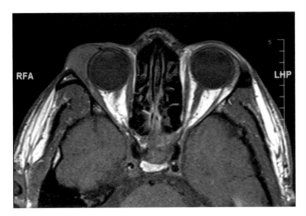

图 39-3-1　右眼眶平滑肌瘤 MRI 影像

T₁WI 图像肿瘤与眼外肌、脑灰质等信号。

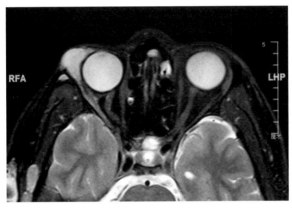

图 39-3-2　右眼眶平滑肌瘤 MRI 影像

T₂WI 图像高信号。

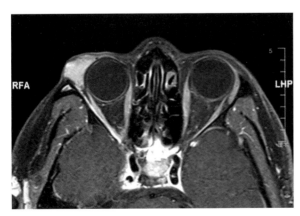

图 39-3-3　右眼眶平滑肌瘤 MRI 影像

增强中等强化。

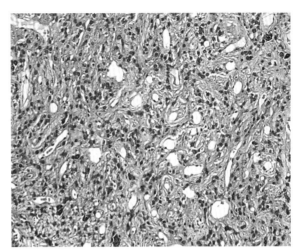

图 39-3-4　眼眶平滑肌瘤病理图片（HE 染色，×200）

肿瘤细胞呈梭形，纤维基质中富含扩张的窦状毛细血管。

蛋白、神经元特异性烯醇化酶、CD34、Leu-7、S-100和 HMB-45 呈阴性。

三、诊断与鉴别诊断

（一）诊断

眼眶平滑肌瘤发病罕见，诊断要点主要包括：①痛性眼球突出，进展缓慢；②肿瘤边界清晰，T₁WI 图像等信号，T₂WI 高信号；③平滑肌纤维内有内皮衬里的血管，无有丝分裂象和细胞异型性，免疫组化可见平滑肌肌动蛋白、结蛋白和波形蛋白染色阳性。

（二）鉴别诊断

眼眶平滑肌瘤呈良性病变，主要与海绵状血管畸形和神经鞘瘤相鉴别。

1. **海绵状血管瘤**　是一种静脉畸形，发病缓慢，边界清晰，MRI 有特征性的渐进性表现，病理为扩张充满血液的血管窦，还有平滑肌的结缔组织包绕，根据典型 MRI 表现和病理可供鉴别。

2. **神经鞘瘤**　起源于神经鞘膜的施万细胞，主要发生于感觉神经，边界清楚，瘤体内液化时，MRI 可见内部混杂信号，增强不强化，病理表现交替分布的束状区和网状区，免疫组化 S-100 强阳性

等可供鉴别。

四、治疗

手术完整切除是首选的治疗方法。肿瘤周围可能存在卫星结节,应一并切除,防止复发。眶尖及颅眶沟通的病例,充分评估风险后,选择合适的入路手术或考虑药物治疗。

戈舍瑞林(goserelin)是一种合成的促黄体生成素释放激素的类似物,长期使用可抑制垂体的促黄体生成激素的分泌,从而引起男性血清睾酮和女性血清雌二醇的下降,一例女性绝经后眼眶平滑肌瘤患者,应用该药物后肿瘤完全消退,5 年内无复发。激素治疗为眼眶平滑肌瘤的药物治疗提供了新的方向。

眼眶平滑肌瘤具有一定复发率,自然病程未发现恶变,预后良好。不完全切除后不建议放疗,防止放疗诱发肿瘤恶变。

第四节 眼眶平滑肌肉瘤

平滑肌肉瘤(leiomyosarcoma)是常见的软组织肉瘤之一,发病率仅次于脂肪肉瘤,多见于子宫,也可发生在腹膜后、皮肤、血管和骨等部位。眼部平滑肌肉瘤罕见,可发生于眶周皮下、结膜、葡萄膜,以及眼眶。眼眶平滑肌肉瘤可为原发性或转移性恶性肿瘤,也可以是放疗后的继发性肿瘤,易复发及全身转移,多见于年长女性。

一、病因和发病机制

眼眶平滑肌肉瘤起源于恶性分化的平滑肌细胞或者具有平滑肌分化潜能的间叶干细胞。免疫功能低下如 HIV 感染或长期应用免疫抑制剂、EB 病毒感染、化疗和雌激素紊乱等可能是平滑肌肉瘤的诱发因素。

平滑肌肉瘤具有复杂的细胞遗传学和分子生物学改变,基因组变异存在显著异质性,尚没有发现统一明确的体细胞突变。最常见的分子异常为 *RB1* 基因丢失,导致细胞周期紊乱,可能是形成平滑肌肉瘤的重要驱动因素,以及抑癌基因 *PTEN* 缺失,导致 PI3K/AKT 通路激活,从而引发平滑肌肉瘤。其他发现分别位于 X、10、14 和 8 染色体上的 *WAS*、*KLF6*、*AKT1* 和 *GPRI24* 基因发生突变,涉及信号转导、转录调控和血管生成的基因异常,导致肿瘤发生。

二、临床表现

原发性平滑肌肉瘤多数发生在眼眶后部,表现为眼球突出和移位,进展迅速,也可发生于前部、泪腺,甚至结膜。通常眼球突出为无痛性,伴有眼球运动障碍,部分患者可于起始阶段发现视力下降。

CT 影像表现为边界欠清,形态不规则肿块,密度不均一,可观察到局部骨破坏或邻近脑组织及鼻窦浸润。MRI 检查可见 T_1WI 为低信号或等信号,T_2WI 呈高信号,增强 T_1WI 显示边缘强化,病灶中心相对低信号,此特点可能为该肿瘤的特征性表现。

病理可见梭形细胞,胞浆丰富,细胞核大小不等,具有更多的核多形性、深染性,巨细胞和有丝分裂象,异型性明显,可有细胞坏死和黏液基质(图 39-4-1)。免疫组化检查肿瘤细胞对平滑肌特异性蛋白——钙调蛋白(CALP)阳性(图 39-4-2),平滑

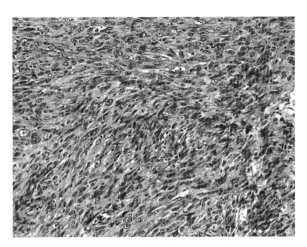

图 39-4-1 眼眶平滑肌肉瘤病理图片（HE 染色，×200）
肿瘤细胞呈梭形，细胞核大小不等。

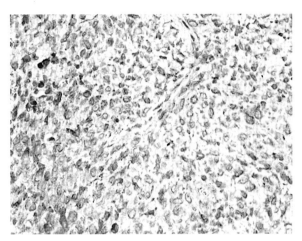

图 39-4-2 眼眶平滑肌肉瘤病理图片（×200）
免疫组化 CALP 阳性。

肌肌动蛋白、结蛋白和波动蛋白呈阳性反应，S-100
和肌红蛋白阴性。

三、诊断与鉴别诊断

（一）诊断

眼眶平滑肌肉瘤罕见，临床诊断困难，诊断要点主要有：①多见于老年女性，眼球突出，发病迅速；②肿物不规则，边界不清，骨及邻近结构被破坏，MRI 增强呈边缘强化，内部低信号；③病理检查见梭形细胞丰富，核分裂象及异型性明显，免疫组化平滑肌肌动蛋白阳性。

（二）鉴别诊断

主要与眼眶纤维肉瘤相鉴别。眼眶纤维肉瘤也可继发于放疗或全身转移，原发性眼眶纤维肉瘤多见于婴幼儿和中老年人，肿瘤边界不规则，也常有骨侵犯，实质成分 T_1WI 图像等信号，T_2WI 高信号，无边缘强化现象，瘤细胞排列成束状结构，核分裂象明显，常伴出血坏死及大片黏液基质，免疫组化 CD34 阳性表达，通过病理和免疫组化检查可与眼眶平滑肌肉瘤鉴别。

四、治疗

手术完整切除是治疗的首选方法。应尽可能将肿瘤完整切除，考虑肿瘤易于复发和远处转移，必要时行眶内容剜除术，联合游离皮瓣移植术。病变范围大难以完全切除，或术后复发的病例，可辅助放疗和化疗，但并不能提高总体生存率。放疗可缓解局部症状，放射剂量一般不超过 70Gy。复发和转移病例，应用阿霉素（多柔比星）化疗作为一线治疗，采用多柔比星/环磷酰胺与阿霉素联合化疗方案，在缩小肿瘤方面效果较好。另一种化疗方案是吉西他滨联合多西他赛，对不能手术切除或对阿霉素治疗无效的平滑肌肉瘤具有较好的疗效。针对新生血管的靶向药物帕唑帕尼及 mTOR 抑制剂地磷莫司对控制肿瘤进展有积极作用。

参考文献

1. LI Y P, NIE L, ZANG W X, et al. Rhabdomyoma of the orbit. J Pediatr Ophthalmol Strabismus, 2008, 45（2）: 113-115.

2. KWON J M, KWON J H, LEE S J. Rhabdomyoma of inferior rectus muscle manifesting as vertical eye movement limitation. Korean J Ophthalmol, 2019, 33（4）: 397-398.

3. SHIELDS J A, SHIELDS C L. Rhabdomyosarcoma: Review for the ophthalmologist. Surv Ophthalmol, 2003, 48（1）: 39-57.

4. CORTES BARRANTES P, JAKOBIEC F A, DRYJA T P. A review of the role of cytogenetics in the diagnosis of

orbital rhabdomyosarcoma. Semin Ophthalmol, 2019, 34（4）: 243-251.

5. REILLY B K, KIM A, PEÑA M T, et al. Rhabdomyosarcoma of the head and neck in children: Review and update. Int J Pediatr Otorhinolaryngol, 2015, 79（9）: 1477-83.

6. CONNEELY M F, MAFEE M F. Orbital rhabdomyosarcoma and simulating lesions. Neuroimaging Clin N Am, 2005, 15（1）: 121-136.

7. LEE Y C, HSU Y H, YANG S H, et al. Congenital eyelid rhabdomyosarcoma. Ophthalmic Plast Reconstr Surg, 2016, 32（5）: e104-106.

8. EFTEKHARI K, CHAMBERS C B, GOLDSTEIN S M, et al. Alveolar rhabdomyosarcoma masquerading as embryonal subtype: The value of modern molecular diagnostic testing. Ophthalmic Plast Reconstr Surg, 2015, 31（2）: e43-45.

9. MU X, WANG H, LI Y, et al. Magnetic resonance imaging and DWI features of orbital rhabdomyosarcoma. Eye Sci, 2014, 29（1）: 6-11.

10. SENDUL S Y, ATILGAN C U, KABUKCUOGLU F, et al. Anterior orbital leiomyoma originating from the supraorbital neurovascular bundle. SAGE Open Med Case Rep, 2017, 5: 2050313X17740991.

11. WREDE J, HELMKE B, HARTMANN M, et al. Successful hormone treatment of orbital leiomyoma. Ophthalmology, 2005, 112（7）: 1316-1318.

12. RASOOL N, LEFEBVRE D R, LATINA M A, et al. Orbital leiomyosarcoma metastasis presenting prior to diagnosis of the primary tumor. Digit J Ophthalmol, 2017, 23（4）: 22-26.

13. CHAUGULE S S, PUTAMBEKAR A, GAVADE S, et al. Primary orbital leiomyosarcoma in an adult male. Ophthalmic Plast Reconstr Surg, 2019, 35（2）: e27-e29.

第四十章

眼眶纤维结缔组织
源性肿瘤

纤维结缔组织是以纤维为主体的细胞间质成分,在体内广泛存在,与肌肉、血管等组织包绕,并且有相同的胚胎起源,这些组织发生的肿瘤临床及病理表现类似,给诊断和治疗带来一定的挑战。

眼眶纤维结缔组织源性肿瘤整体发病率很低,以孤立性纤维瘤等良性病变多见,恶性病变主要见于放疗后继发的纤维肉瘤,随着视网膜母细胞瘤治疗中放疗应用逐渐减少,以及病理分类中将一些原本归为纤维肉瘤的疾病归为恶性纤维组织细胞瘤或其他梭形细胞瘤,纤维肉瘤的发病率明显降低。

第一节　眼眶孤立性纤维瘤

孤立性纤维瘤(solitary fibrous tumor)是一种罕见的成纤维细胞肿瘤,属于良恶交界性肿瘤,其发病率为 0.1/10 万人年,最常发生于胸膜,也可累及脑膜、腹腔、躯干、四肢和头颈部。眼眶孤立性纤维瘤于 1994 年被首次报道,一般呈良性进程,较少出现眶外侵袭或远处转移。复发性眼眶孤立性纤维瘤的恶变和骨浸润是影响预后的主要因素。

一、病因和发病机制

孤立性纤维瘤起源于成纤维细胞或 CD34 阳性的树突状间叶细胞,也有人认为起源于原始间充质干细胞。2013 年第 4 版世界卫生组织(WHO)软组织和骨肿瘤分类,将血管外皮细胞瘤合并入孤立性纤维瘤,并将其归类为交界性成纤维肿瘤。

孤立性纤维瘤的发生、发展及恶变与癌基因和抑癌基因密切相关。NAB2-STAT6 融合基因是孤立性纤维瘤发生的驱动因子,是孤立性纤维瘤重要的细胞遗传学标志。孤立性纤维瘤患者约 28% 存在 TERT 启动子突变,该突变与孤立性纤维瘤的恶变相关,提示患者不良预后。此外,干细胞标志物 ALDH1、生长因子和激酶 PDGF-α、PDGF-β、PDGFR-α、PDGFR-β、IGF1R、EGFR、VEGF、IGF2、c-Met、c-kit、c-erbB2、PTEN、pAKT、pS6、p4EBPEGFR、ERBB2、FGFR1 和 JAK2 的上调可能在孤立性纤维瘤的发展中发挥作用。

二、临床表现

患者多见于中青年,无明显性别差异。肿瘤多发生于眼眶上方,主要表现为单侧无痛性眼球突出,肿瘤逐渐增大可出现眼睑水肿、眼球运动障碍、上睑下垂、视力下降等。

CT 表现为中等密度实性占位,与眼外肌密度相近,边界清楚,肿瘤内一般密度均匀。MRI 在 T_1WI 图像呈等或低信号,富含胶原纤维区域,质子运动较少,T_2WI 图像为低信号,细胞密集区呈略高或等信号,增强后瘤体明显强化(图 40-1-1)。

肿瘤大体可见包膜,质软,呈红色外观。病理特点是肿瘤由富细胞区和疏松区组成,两者交替分布,细胞密集区由梭形肿瘤细胞构成,呈束状、漩涡状、编织状或不规则排列,核无明显异型性。疏松区胶原化比较明显,富含血管。眼眶孤立性纤维瘤的免疫组化标记物包括 STAT6、CD34、波形蛋白(vimentin)、BCL-2、CD99 等,CD34 是比较敏感的标记物,但不特异,STAT6 是非特异性免疫组化指标,表现为细胞核弥漫一致强阳性,两者联合检验可提高诊断的准确率。

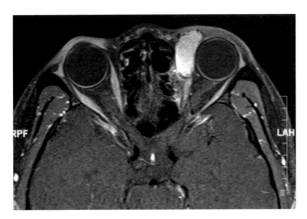

图 40-1-1　左眼眶孤立性纤维瘤 MRI 影像
左眼眶内侧占位，强化明显增强。

三、诊断与鉴别诊断

（一）诊断

眼眶孤立性纤维瘤的诊断要点包括：①生长缓慢；②CT 边界清楚，MRI 检查 T_1WI 图像呈等或低信号，T_2WI 图像为低信号，增强明显强化；③病理特点是肿瘤由富细胞区和疏松区组成，免疫组化 STAT6 和 CD34 阳性。

（二）鉴别诊断

本病主要与眼眶海绵状血管瘤和神经鞘瘤鉴别。

1. **眼眶海绵状血管瘤**　眼眶最常见良性占位性病变，生长缓慢，边界规则，MRI 检查 T_1WI 等信号，T_2WI 表现为高信号，有特征性渐进性强化表现，大体表现为红色，内含丰富血窦及血液可供鉴别。

2. **神经鞘瘤**　起源于神经鞘膜，边界清楚，MRI 检查在伴有内部坏死或囊变时，信号不均匀，强化不均匀，低信号区不强化。肿瘤大体呈黄白色，病理检查可见交替分布的束状区和网状区，免疫组化 S-100 强阳性。

四、治疗

治疗以手术切除为主，完全切除肿瘤，很少复

发。若肿瘤侵犯重要结构或范围较广、无法完整切除，或者病理检查发现异常核分裂象，则术后复发甚至转移可能性增大。对复发和恶变者，考虑再次手术扩大切除和术后辅助放疗。眼眶孤立性纤维瘤预后良好，由于存在复发甚至恶变可能，需要定期规律随访。

五、典型病例

患者男性，56 岁，左眼球突出 7 年，加重 5 个月就诊。患者左眼球缓慢突出 7 年，近 5 个月无明显诱因加重，于当地医院消炎治疗，症状一直未见好转，转诊至上海交通大学医学院附属第九人民医院眼科。

眼科检查：Vod 矫正 1.0，Vos 手动 / 眼前，矫正不提高。左眼球突出，左眼向内下方移位，眼球突出度：右眼 12mm，左眼 26mm，双眼眶距 109mm。左眼混合充血（＋＋），角膜中央及下方广泛混浊，部分角膜条带状缺失，眼睑闭合不全，可见部分角膜暴露，部分球结膜突出于睑裂外（图 40-1-2），前房中深，瞳孔圆约 3.5mm，对光反射迟钝，眼底视不清。左眼上转、外转受限。右眼球无突出，结膜无充血，角膜透明，晶状体透明，后极部视网膜平伏。

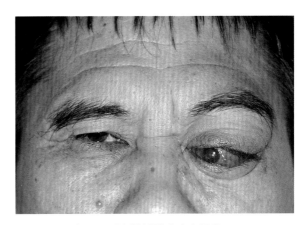

图 40-1-2　左眼眶孤立性纤维瘤患者照片
左眼球明显突出，内下移位，角膜溃疡，结膜混合充血。

眼眶 CT 检查示左眼眶内巨大占位,边界清,眶内外壁受压变形(图 40-1-3)。MRI 示 T₁WI 图像呈等信号(图 40-1-4),T₂WI 图像为等信号(图 40-1-5),增强明显强化(图 40-1-6)。

患者病程较长,但近来进程加快,眼球突出致角膜暴露,排除全身禁忌证后应尽早手术。

患者入院后积极完善相关检查,于全麻下行左眼眶肿物切除术,完整摘除肿瘤,术中可见肿瘤组织边界清。术后病理及免疫组化结果证实为眼眶孤立性纤维瘤(图 40-1-7)。

患者术后角膜溃疡逐渐痊愈,遗留斑翳,视力同术前,眼球运动大致正常,眼球轻度内陷。随访 3 年,未发现局部复发。

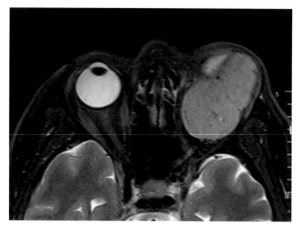

图 40-1-5　左眼眶孤立性纤维瘤 MRI 影像

左眼眶内占位 T₂WI 图像呈等信号。

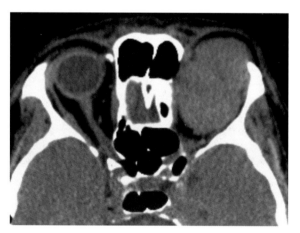

图 40-1-3　左眼眶孤立性纤维瘤 CT 影像

左眼眶内巨大占位,边界清。

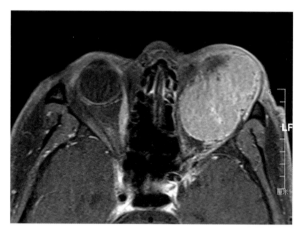

图 40-1-6　左眼眶孤立性纤维瘤 MRI 影像

左眼眶内占位增强明显强化。

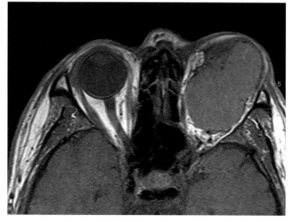

图 40-1-4　左眼眶孤立性纤维瘤 MRI 影像

左眼眶内占位 T₁WI 图像呈等信号。

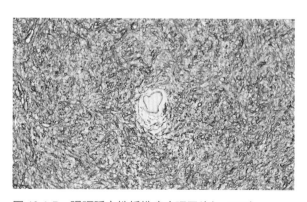

图 40-1-7　眼眶孤立性纤维瘤病理图片(×200)

免疫组化 CD34 阳性。

6

第二节 眼眶炎性肌成纤维细胞瘤

炎性肌成纤维细胞瘤(inflammatory myofibroblastic tumor)是一种罕见的间叶性肿瘤,为低度恶性或交界性肿瘤,其特征是纤维间质中存在肌成纤维细胞和炎症细胞。可发生于全身各个部位,肺最多见,眼眶、结膜下和泪囊偶有发病。

眼眶炎性肌成纤维细胞瘤多见于儿童,婴幼儿与老年人也可发病,肿瘤可同时伴有局部炎症反应,临床表现没有特殊性,给诊断和治疗带来挑战。

一、病因和发病机制

炎性肌成纤维细胞瘤可能和自身免疫反应或变态反应有关,常见的致病因素包括手术、创伤、炎症、EB 病毒感染等。超过半数的肺外炎性肌成纤维细胞瘤患者,位于染色体 2q23 上的 *ALK* 基因发生重排,包括 *CLTL-ALK*、*TPM3-ALK*、*TPM4-ALK*、*CARS-ALK*、*ATIC-ALK*、*SEC31L1-ALK* 和 *RANBP2-ALK* 等多种形式,基因的异常表现与肿瘤的复发和临床的侵袭性有关。

二、临床表现

起病缓慢,婴幼儿可急性或亚急性发病。肿瘤可发生于眼眶内任意象限,上方多见,以眼球突出和上睑下垂为首发症状,严重者甚至视力丧失,近半数病例可出现炎症体征,如结膜水肿、眼睑红肿和疼痛等(图 40-2-1)。

眼眶 CT 通常显示边界分明、边缘清晰的结节状肿块,与眼外肌等密度,骨侵蚀偶见。MRI 表现为 T₁WI 呈等信号(图 40-2-2),T₂WI 稍高信号,可见流空信号(图 40-2-3),增强扫描明显强化(图 40-2-4)。

病理表现为增生的梭形成纤维细胞和肌成纤维细胞,周围伴有淋巴细胞和浆细胞,梭形细胞通常具有轻度细胞异型但无核分裂象。病理分为

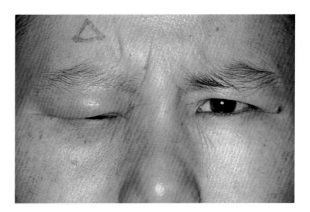

图 40-2-1　右眼眶炎性肌成纤维细胞瘤患者照片

右眼上睑下垂,眼睑轻度水肿,眼球轻度突出。

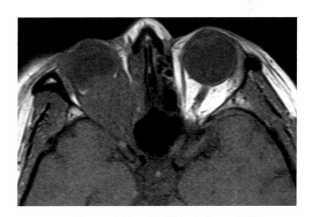

图 40-2-2　右眼眶炎性肌成纤维细胞瘤 MRI 影像

T₁WI 呈等信号,与眼外肌边界不清。

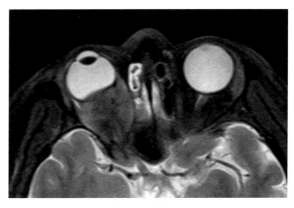

图 40-2-3　右眼眶炎性肌成纤维细胞瘤 MRI 影像

T₂WI 呈稍高信号,见流空影。

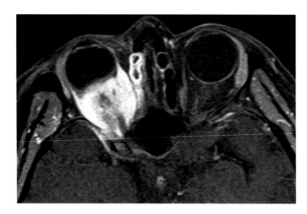

图 40-2-4 右眼眶炎性肌成纤维细胞瘤 MRI 影像
肿瘤增强强化明显。

梭形细胞型、黏液型和纤维型三种类型。免疫组化 SMA 和 ALK 特异阳性是重要标记，此外，结蛋白（desmin）、actin、calponin、CD68 和 CD30 等阳性表达，S-100、myoglobin、CD34、CD117、CD21、CD2 等阴性表达。基因检测 *ALK* 的基因重排和融合有助于诊断。

三、诊断与鉴别诊断

（一）诊断

眼眶炎性肌成纤维细胞瘤在临床表现和影像上没有特征性表现，诊断主要依靠病理检查：①免

疫组化 SMA 和 ALK 阳性；②S-100、myoglobin、CD34、CD117、CD21、CD2 阴性；③*ALK* 基因重排。

（二）鉴别诊断

主要与眼眶非特异性炎症相鉴别。两者都可有炎症表现、眼眶占位效应等相似的临床表现，但眼眶非特异性炎症主要发病于中老年，侵犯眼外肌和泪腺常见，多为双侧，影像检查表现为病变边缘不清，无骨破坏，增强明显，病理检查可见纤维组织增生，伴有大量淋巴细胞、浆细胞和淋巴滤泡增生，免疫组化 IgG4 阳性，SMA 及 ALK 阴性。

四、治疗

炎性肌成纤维细胞瘤首选手术治疗，完整切除后预后较好。不能完整切除时，可出现局部复发和远处转移，需要进行全身糖皮质激素治疗和 20Gy 的局部放射治疗。全身化疗采用多柔比星 + 环磷酰胺 + 长春新碱对部分病例有效。ALK 阳性病例，靶向药物克唑替尼的临床研究显示很好的应用前景，但仍有待进一步临床试验证实。

第三节　眼眶纤维组织细胞瘤

纤维组织细胞瘤（fibrous histiocytoma）是一种由成纤维细胞和组织细胞来源分化所构成的肿瘤，可分为良性、中间型和恶性。根据 2013 年世界卫生组织最新的软组织肿瘤分类，大多数恶性纤维组织细胞瘤重新分类为多形性平滑肌肉瘤、脂肪肉瘤、横纹肌肉瘤和其他肉瘤。10%～15% 以前被称为恶性纤维组织细胞瘤的肉瘤，仍然不能被给出精确的分类，归为未分化多形性肉瘤或仍然被称为恶性纤维组织细胞瘤。

纤维组织细胞瘤最常发生于四肢及躯干的浅表皮下和真皮层，深部组织较少累及。眼部可发生于眼睑、结膜、泪囊、角膜、角膜缘和泪腺等处，眼眶是最常受累部位，主要发生于中老年，通常发病缓慢。

一、病因和发病机制

纤维组织细胞瘤主要由原始间叶细胞向组织

细胞和成纤维细胞双向分化引起，恶性纤维组织细胞瘤可继发于眼眶放疗后，尤其是 RB 患儿接受大剂量放射治疗后。外伤史、白血病史、放疗史、类风湿性关节炎史、系统性红斑狼疮病史和多发性皮肤纤维瘤与本病有关，提示免疫改变和创伤可能是致病原因。虽然分子遗传学、免疫组织化学和临床研究等快速发展，但本病的发病机制及其相关研究尚未取得突破。

二、临床表现

缓慢无痛性眼球突出移位是最常见的临床表现，多位于内上象限，引起眼球外下移位。眶压升高可引起眼压升高，导致眼痛、头痛。病变局限于软组织内，极少侵及眼球。位于眶前部时，可触及质韧肿物。病变进展为恶性时，因肿瘤生长迅速，早期即可出现视力下降、眼睑肿胀、眼球运动障碍、自发疼痛及触痛等。

良性纤维组织细胞瘤的 CT 检查表现为边界清楚、质地均匀的占位，不伴有骨质的破坏。病变进展可见骨侵蚀征象，肿瘤边界不清，内部有出血或坏死。MRI 检查可见 T_1WI 中等强度信号，T_2WI 中高信号，纤维成分较多时为低信号，增强时明显强化。局部出血或坏死可出现类似囊性病变，其内信号混杂不均。

病理检查：良性眼眶纤维组织细胞瘤可见梭形成纤维细胞和肥大的组织细胞呈车辐状或席纹状排列，并伴有一定数量的炎症细胞、泡沫细胞和含铁血黄素性吞噬细胞（图 40-3-1）。中间型表现为瘤细胞异型性不显著，有丝分裂较少。恶性病变可见瘤细胞多形性明显，有丝分裂活跃，核分裂象及瘤巨细胞。三种类型的纤维组织细胞瘤都存在泡沫细胞。免疫组化检查肿瘤细胞波形蛋白（vimentin）呈弥漫阳性，CD68（图 40-3-2）、因子ⅧA 和 SMA 部分呈阳性，而 S-100、HMB-45、CD34 均阴性。

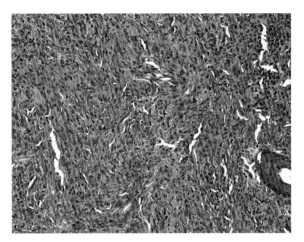

图 40-3-1　眼眶纤维组织细胞瘤病理图片（HE 染色，×200）

成纤维细胞和组织细胞呈车辐状排列。

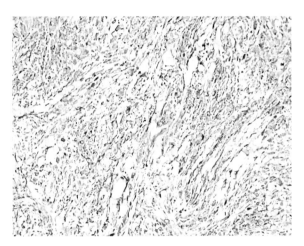

图 40-3-2　眼眶纤维组织细胞瘤病理图片（×200）

免疫组化 CD68 阳性。

三、诊断与鉴别诊断

（一）诊断

眼眶纤维组织细胞瘤的临床表现和影像学检查没有特异性，诊断比较困难。其中恶性纤维组织细胞瘤没有特异性的基因标记，主要依靠排除性诊断。诊断主要依靠病理检查：①镜下可见梭形成纤维细胞和肥大的组织细胞呈车辐状或席纹状排列；②波形蛋白（vimentin）呈弥漫阳性，CD68、因子ⅧA 和 SMA 局部呈阳性，而 S-100、HMB-45、CD34 均阴性。

（二）鉴别诊断

良性眼眶纤维组织细胞瘤与孤立性纤维瘤、海绵状血管瘤和神经鞘瘤等有类似的临床表现和影像特征，鉴别诊断主要依靠特征性病理表现。

恶性眼眶纤维组织细胞瘤与炎性肌成纤维细胞瘤、纤维肉瘤和成人黄色肉芽肿相鉴别。

1. **纤维肉瘤** 与恶性纤维组织细胞瘤在以往的分类体系内多有重叠。纤维肉瘤镜下主要为梭形纤维细胞，伴有不同程度出血坏死，以及黏液基质，基因检测可检出特征性融合基因 *ETV6-NTRK3* 等可供鉴别。

2. **成人黄色肉芽肿** 与纤维组织细胞瘤起源相近，临床症状主要表现为眼眶占位，眼睑可有黄色斑块，影像检查多见质地均一肿块，T_1WI 呈中信号，T_2WI 呈中高信号，强化明显。病理检查为特征性 Touton 细胞增多，广泛纤维化。主要依靠眼睑黄色斑块及光镜下特征性 Touton 细胞进行鉴别。

四、治疗

眼眶纤维组织细胞瘤首选手术治疗，良性者完整切除，预后良好，若切除不完全可复发，并有恶变可能。复发或恶性纤维组织细胞瘤因肿瘤生长活跃，更具侵袭性，应行扩大切除手术，如眶内容剜除术联合游离皮瓣移植，术后辅助放疗，放射剂量为 60～70Gy。全身化疗一般采用联合用药方案，即多柔比星和顺铂联合或不联合甲氨蝶呤的化疗方案。眼眶纤维组织细胞瘤预后良好，10 年生存率可达 90% 左右。

第四节 眼眶纤维肉瘤

纤维肉瘤（fibrosarcoma）起源于成纤维细胞，以成纤维细胞异常增殖为特征。随着诊断技术的发展和新概念的提出，一些过去被认为是纤维肉瘤的疾病如今被诊断为恶性纤维组织细胞瘤或其他梭形细胞瘤。因此，纤维肉瘤在软组织肉瘤中所占比例明显降低。

纤维肉瘤包含若干分类，其中隆突性皮肤纤维肉瘤和罕见转移的婴儿型纤维肉瘤为中间型肿瘤，成人型纤维肉瘤、黏液型纤维肉瘤与硬化性上皮纤维肉瘤为恶性肿瘤。纤维肉瘤多发生于四肢和躯干，原发于眼眶罕见，眼眶纤维肉瘤可由鼻窦侵犯而来，或者在眼眶放疗后发生。眼眶纤维肉瘤以婴儿型和黏液型多见。

一、病因和发病机制

纤维肉瘤的发病可能与创伤有关，放疗可诱发。

婴儿型纤维肉瘤与 *NTRK* 基因突变密切相关。*NTRK* 基因编码 TRK 激酶，是一类神经生长因子受体，85% 的婴儿型纤维肉瘤发现 t（12；15）（p13；q25）重排，即 12p13 的 *ETV6* 基因与 15q25 的 *NTRK3* 基因融合。同时，在 *ETV6-NTRK3* 阴性病例中存在 *NTRK3* 和 *NTRK1* 的其他融合，如 *LMNA-NTRK*、*EML4-NTRK3* 和 *TPM3-NTRK11*。

黏液型纤维肉瘤表现出较高的分子异质性。60% 的黏液型纤维肉瘤在染色体 5p 出现异常，主要为 *SKP2* 和 *AMACR* 基因表达上调，这两种基因具有累积效应，是肿瘤发生的潜在致癌基因。此外，*MET* 原癌基因、CD109 和 EZR 的过表达可能与肿瘤侵袭性有关。

隆突性皮肤纤维肉瘤染色体存在隐性易位突变，t（17；22）（q22；q13）导致 *COL1A1* 和 *PDGFB* 基因融合，形成 *COL1A1-PDGFB* 融合蛋白。硬化性上皮纤维肉瘤存在 t（7；16）（q32-34；p11）重排，即 *FUS-CREB3L2/L1* 基因融合，部分存在 *EWSR1* 基因重排。成人型纤维肉瘤未发现明确的基因突变。

二、临床表现

眼眶纤维肉瘤可发生于任何年龄。婴幼儿在出生时即可发病，1 岁以内最常见，5 岁以内发病者称为婴儿型纤维肉瘤。婴儿型眼眶纤维肉瘤主要表现为无痛性肿块，生长迅速，眼球突出迅速加重，可引起邻近骨质破坏。黏液型及成人型眼眶纤维肉瘤多发生于中老年人，进展缓慢。主要症状是眼球突出和移位，眼球运动受限，视力下降等。

眼眶 CT 检查：纤维肉瘤表现为不规则但边界清晰的软组织占位（图 40-4-1），继发于鼻窦者边界模糊、骨质破坏，放疗后发生的纤维肉瘤可出现眼眶隆起和颞窝充盈。MRI 检查肿块内部信号不均匀，实质成分 T_1WI 图像等信号，T_2WI 高信号，黏液区较大时表现为典型囊性变，增强不强化，肿瘤内也可见明显血管流空影。

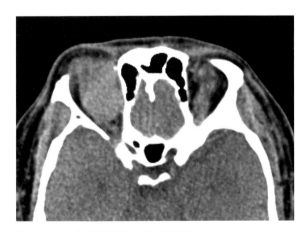

图 40-4-1　右眼眶纤维肉瘤 CT 影像
右眼眶内不规则占位，边界清。

病理检查可见致密的卵圆形及梭形瘤细胞排列成束状结构，核分裂象较明显，常伴出血坏死、慢性炎细胞浸润及黏液基质等，常见瘤巨细胞

（图 40-4-2）。免疫组化波形蛋白（vimentin）、SMA、CD34 阳性表达；S-100、结蛋白（desmin）阴性表达。融合基因检测可进一步明确亚型分类，如婴儿型 *ETV6-NTRK3* 融合基因阳性，黏液型 *SKP2* 和 *AMACR* 基因阳性，而成人型无特异性基因阳性。

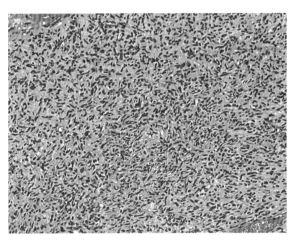

图 40-4-2　眼眶纤维肉瘤病理图片（HE 染色，×200）
梭形瘤细胞密集排列，核分裂象明显。

三、诊断与鉴别诊断

（一）诊断

眼眶纤维肉瘤的临床表现和影像学检查缺乏特异性，放射病史及鼻窦原发肿瘤可协助诊断，确切诊断需要病理及免疫组化检查。①瘤细胞排列成束状结构，核分裂象明显，常伴出血坏死及大片黏液基质；②免疫组化波形蛋白（vimentin）、SMA、CD34 阳性表达；S-100、结蛋白（desmin）阴性表达；③婴儿型 *ETV6-NTRK3* 融合基因阳性，黏液型 *SKP2* 和 *AMACR* 基因高表达。

（二）鉴别诊断

婴儿型眼眶纤维肉瘤主要与眼眶横纹肌肉瘤鉴别，其他类型需要与恶性纤维组织细胞瘤相鉴别。

眼眶横纹肌肉瘤是最常见的儿童期眼眶恶性肿瘤，平均发病年龄 8 岁，出生即发病者少见，肿瘤生长迅速，局部侵袭明显，病理形态学分为三类：胚胎型、腺泡型和多形型，免疫组化检查肌源性调

解基因 *MyoD* 家族中 *MyoD1* 和 *myogenin* 特异性较高,可与其他肉瘤相鉴别。

四、治疗

对婴儿型纤维肉瘤,手术治疗是主要方法,如果手术无法完全切除可行术前减容化疗,多采用长春新碱＋环磷酰胺＋放线菌素 D,21～28 天为 1 个化疗周期,每 2 个化疗周期进行评估,肿瘤缩小后再行手术切除。手术切除后切缘阴性患儿,病理分级低,无须后续治疗。但对恶性度高、肿瘤不能完整切除或存在远处转移的患儿,则需要多学科联合治疗,包括联合手术、放疗和化疗等。分子靶向药物如 TRK 抑制剂拉罗替尼,为婴儿型纤维肉瘤的治疗带来新希望。

对非婴儿型眼眶纤维肉瘤,首选的治疗方法是手术切除,原发肿瘤边界尚清,手术彻底切除后预后较好。复发及肿瘤分化程度低的患者,侵袭性强,应扩大切除,必要时行眶内容剜除术联合游离皮瓣移植,术后局部放疗或全身化疗。

参考文献

1. SAYIT A T, ELMALI M, GUL A, et al. Solitary fibrous tumor of the orbit: Computed tomography and histopathological findings. Cancer Res Ther, 2019, 15 (3): 719-721.

2. MITAMURA M, KASE S, SUZUKI Y, et al. Solitary fibrous tumor of the orbit: A clinicopathologic study of two cases with review of the literature. In Vivo, 2020, 34 (6): 3649-3654.

3. GUPTA S, VERMA R, SEN R, et al. Solitary fibrous tumor of the orbit. Asian J Neurosurg, 2016, 11(1): 78.

4. STRIANESE D, TRANFA F, FINELLI M, et al. Inflammatory myofibroblastic tumor of the orbit: A clinico-pathological study of 25 cases. Saudi J Ophthalmol, 2018, 32(1): 33-39.

5. HABIB L, SON J H, PETRIS C, et al. Spontaneous regression of inflammatory myofibroblastic tumor of the orbit: A case report and review of literature. Orbit, 2017, 36(3): 178-182.

6. VARMA P, WALIA S, MANGLAWAT R. Benign fibrous histiocytoma. Indian J Ophthalmol, 2014, 62(4): 464-467.

7. DALLEY R W. Fibrous histiocytoma and fibrous tissue tumors of the orbit. Radiol Clin North Am, 1999, 37(1): 185-194.

8. MILMAN T, FINGER P T, VALENZUELA A A. Diagnostic challenges in primary orbital fibrosarcoma: A case report. Clin Ophthalmol, 2014, 8: 2319-2323.

9. HUSSAIN R M, ERICKSON B P, ROSENBERG A E, et al. Recurrent orbital adult-type fibrosarcoma in a 3-year-old girl. Ophthalmic Plast Reconstr Surg, 2015, 31(1): e16-e18.

第四十一章

眼眶脂肪组织源性肿瘤

脂肪来源的肿瘤占所有间叶肿瘤的很少一部分,虽然眼眶内脂肪成分较多,但眼眶脂肪来源的肿瘤发病率很低,通常不作为第一诊断。

第一节　眼眶脂肪瘤

眼眶脂肪瘤(lipoma)罕见,多发生于成年人,单侧发病。由于肿瘤多发于肌锥外,所以眼球突出为非轴性,无明显疼痛,发病缓慢。

一、病因和发病机制

发病原因不明。过度饮酒、高脂饮食,以及生活压力大等对发病有一定作用。约60%的良性皮下脂肪瘤会出现染色体异常,最常见的是染色体12q13-15的结构异常,导致 HMGA2 基因失调,引起脂肪和间充质生成分化异常,眼眶脂肪瘤也可出现12号染色体异常。

二、临床表现

多发生于成年人,表现为无痛性眼球突出,肿瘤多位于上后方,眼球突向前下方,也可发生于眶外侧(图41-1-1)。在眼球上方者可扪及光滑质软肿块。肿瘤向眶前部生长时,翻转眼睑可发现结膜下肿物,呈淡黄色。肿瘤质软,可推动。

CT扫描显示病变边界清楚,其密度与脂肪相同或略高于脂肪。病史较长者可见骨性眶腔扩大。

MRI检查显示肿瘤边界清楚,T_1WI 和 T_2WI 均呈中高信号。如瘤体内有较多的纤维组织,则信号可呈斑驳样。

病理学检查:大体可见典型的圆形或分叶状眼眶脂肪瘤,有包膜,切面呈淡黄色(图41-1-2)。镜下可见分化成熟的脂肪组织小叶,偶见核深染,肿瘤大小与形态与正常脂肪细胞有轻微差别。

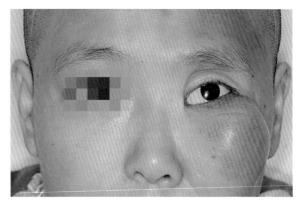

图 41-1-1　左眼眶脂肪瘤患者照片

左眼眶外下方及下睑皮下高度隆起(该患者左眼球因外伤摘除现配戴义眼片)。

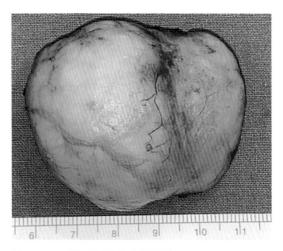

图 41-1-2　眼眶脂肪瘤瘤体图片

包膜完整,外观呈淡黄色。

三、诊断与鉴别诊断

(一)诊断

依据病史、临床表现和影像学检查作出诊断,病理学检查明确诊断。诊断要点包括：①发病缓慢，边界清楚，可呈淡黄色外观；②CT表现与正常脂肪组织类似；③病理检查可见成熟脂肪组织，无核分裂象。

（二）鉴别诊断

眼眶脂肪瘤主要与皮样脂肪瘤和眶脂肪疝相鉴别。

1. **皮样脂肪瘤** 为先天性迷芽瘤，不是真正的肿瘤，多发生于结膜，病理可见其表面覆盖上皮，内由纤维组织和脂肪组织组成，也可含有毛囊、毛发及皮脂腺、汗腺。根据病史及临床表现可供鉴别。

2. **眶脂肪疝** 由眶隔松弛引起，位于结膜下，无明显包膜，病理检查为正常脂肪组织。

四、治疗

手术切除是首选治疗方法。多数眼眶脂肪瘤有明确边界，可完整切除。肿瘤边界不清者可部分切除。手术后一般预后良好，罕见恶变为肉瘤者。

五、典型病例

患者男性，72岁，发现左眼外眦处黄白色肿物逐渐增大5年。患者无诱因出现左眼外眦处肿物，逐渐增大，伴左眼球逐渐稍突出，未给予系统诊疗，现患者为求进一步诊治来到上海交通大学医学院附属第九人民院眼科就诊。

眼科查体：矫正Vod0.8，Vos0.8，眼压右眼13mmHg，左眼14mmHg，左眼颞侧结膜下一淡黄色隆起，约1cm×1cm×1cm大小，前方界清，后方向眶内延伸，活动度可，质软（图41-1-3）。左眼外转略受限，角膜透明，晶状体轻混，视网膜平伏，视盘界清，右眼未见明显异常。

眼眶CT检查：左眼眶外上方占位，均质，与脂肪密度接近，有包膜，边界清，与眼球紧密相贴，局部骨质无明显异常（图41-1-4）。

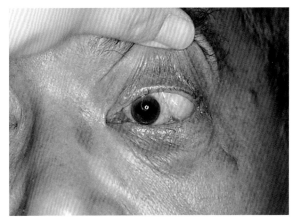

图41-1-3 左眼眶脂肪瘤患者照片

左眼颞侧结膜下一淡黄色隆起，前方界清，后方向眶内延伸。

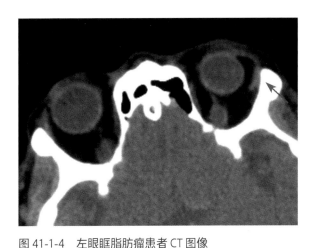

图41-1-4 左眼眶脂肪瘤患者CT图像

左眼眶外上方占位，有包膜，边界清，与脂肪密度接近（红色箭头）。

图41-1-5 眼眶脂肪瘤病理图片（HE染色，×200）

光镜下可见成熟的脂肪组织。

患者发病缓慢，症状不明显。检查显示病变局限，边界清，外观及 CT 表现首先考虑良性病变。入院后完善术前检查，于全麻下行左眼眶内肿物切除术，术中可见肿瘤组织边界清，有包膜，肿物完整切除。病理检查可见分化成熟的脂肪组织（图 41-1-5），病理诊断为左眼眶脂肪瘤。患者术后外观改善，眼球运动正常，随访 5 年，局部无复发。

第二节　眼眶脂肪肉瘤

脂肪肉瘤（liposarcoma）是一种相对常见的软组织肿瘤，占所有肉瘤的 10%～20%。通常发生在老年人，男性多于女性，常见于腹膜后和下肢。眼眶脂肪肉瘤比较罕见。

一、病因和发病机制

眼眶脂肪肉瘤通常被认为起源于原始间充质细胞，而不是成熟的脂肪细胞，外伤为潜在诱发因素。脂肪肉瘤的发病机制主要与染色体 12q13-15 和异常的环状或巨型染色体扩增引起相应的 *MDM2* 和 *CDK4* 基因过表达相关。两者的过表达在高分化和去分化的脂肪肉瘤中具有很高特异度和灵敏度。此外，在其他类型的脂肪肉瘤中也发现 *HMGA2* 基因的失调。

二、临床表现

眼眶脂肪肉瘤多见于成年人，偶见于青少年。主要临床表现是单侧眼球突出，发展较快，根据原发部位不同可出现不同的症状。位于眶尖的肿瘤早期即压迫视神经，引起视力下降，眼底检查可见视盘水肿进而萎缩。肿瘤快速增长可致眼球运动障碍，眼球轴性突出或伴有移位。原发于眶前部的肿瘤，可于眶周触及肿块，质软，光滑可移动。

眼眶脂肪肉瘤的影像学表现具有一定特征性。

CT 扫描表现为密度不均匀，主要由于瘤体内的坏死腔、纤维血管组织的存在，脂肪组织显示为负 CT 值，而纤维血管组织、液化腔可显示为正 CT 值，并可见骨破坏。MRI 检查在 T_1WI 和 T_2WI 均为高信号。

病理学检查：肉眼可见脂质和黏液样组织混合的斑驳多样化外观，常有出血和坏死区。细胞大小异型性较大，根据细胞类型，脂肪肉瘤分为高分化型、去分化型、黏液样型和多形型。多数眼眶脂肪肉瘤是高分化型和黏液样型，两者预后较好。去分化型和多形型多见于转移性眼眶脂肪肉瘤。免疫组化 S-100 和波形蛋白可呈阳性，90% 的高分化脂肪肉瘤可有 CDK4 和 MDM2 阳性。

三、诊断与鉴别诊断

（一）诊断

依据病史、临床表现和影像学检查作出诊断，病理学检查可明确诊断。诊断要点包括：①成人发病，发展较快；②CT 表现与正常脂肪组织类似的结构内出现骨坏死或新生骨，或出现异常高信号；③病理检查可见组织细胞大小不一，可见出血坏死区及骨组织，免疫组化 CDK4 和 MDM2 阳性。

（二）鉴别诊断

该病需要与皮样囊肿和脂肪瘤鉴别。

1. **皮样囊肿**　多发生于眼眶外上象限的肌锥

外圆形、椭圆形或半圆形肿块，边界清楚、锐利，邻近眶壁受压变薄，甚至病变突入颞窝，骨缺损多规则。病理检查为真皮组织成分约占囊壁的90%，可见有毛囊、皮脂腺、汗腺等组织。囊腔内为干酪样皮脂并混有角化物质、上皮碎屑、胆固醇结晶、毛发和较稠厚液体。

2. **脂肪瘤** 病史较长，临床多表现为无痛性眼球突出，CT和MRI多表现为圆形肿块，密度或信号与脂肪相同，边界清楚，一般不侵犯眶壁骨质，病理为成熟脂肪小叶，无出血坏死区。

四、治疗

眼眶脂肪肉瘤的首选治疗方法是手术切除，辅以术后放疗。部分进展期病例可能需要施行眼眶内容剜除术，术后辅以放疗或化疗。眼眶脂肪肉瘤通常很少转移，但复发常见，术后应定期密切随访。CDK4/6的抑制剂的帕博西尼和瑞博西尼治疗复发或难治性眼眶脂肪肉瘤的作用值得期待。

五、典型病例

患者男性，59岁，发现双眼视物重影2个月。患者2月余前无诱因出现双眼视物重影，伴右眼球突出，无眼痛，无头痛，无复视，在当地医院口服激素治疗后未见明显好转，为进一步诊治，患者到上海交通大学医学院附属第九人民医院眼科就诊。

眼科检查：Vod1.0，Vos1.0。右眼球突出，上下转运动部分受限，结膜无充血，角膜透明，前房清，瞳孔圆，居中，直径3mm，对光反射存在，晶状体密度增高。左眼无明显异常。眼球突出度检查：17mm——100mm——15mm（图41-2-1）。

影像学检查：MRI检查显示右眼眶内侧呈梭形占位，边界欠清，其内信号不均匀，增强明显强化（图41-2-2）。

患者男性，病程较短，肿物边界不清，增强后内部信号不均，恶性占位可能性大。患者收治入院后，

完善术前检查。全麻下施行右眼眶肿瘤切除术，肿瘤完整切除。术中冰冻及术后病理证实为眼眶脂肪肉瘤，为高分化型（图41-2-3～图41-2-5）。术后

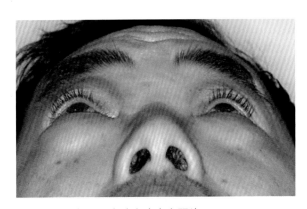

图41-2-1　右眼眶脂肪肉瘤患者照片
右眼球突出，眼睑轻微肿胀。

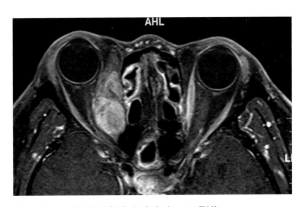

图41-2-2　右眼眶脂肪肉瘤患者MRI影像
右眼眶内侧可见梭形占位，边界欠清，其内信号不均匀，增强明显不均匀强化。

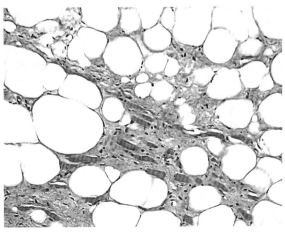

图41-2-3　眼眶脂肪肉瘤病理图片（HE染色，×200）
光镜下可见脂肪细胞大小不等。

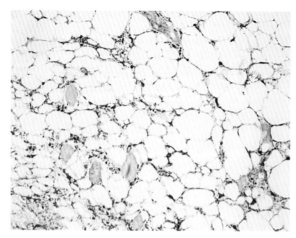

图 41-2-4　眼眶脂肪肉瘤病理图片（×200）

免疫组化 CDK4 阳性。

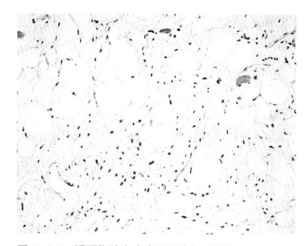

图 41-2-5　眼眶脂肪肉瘤病理图片（×200）

免疫组化 MDM2 阳性。

全身检查无转移，右眼眶局部行放射治疗 28 次，共45Gy。

患者术后随访 5 年，病情稳定，未发现局部复发及全身转移。

参考文献

1. SAYIT A T, ELMALI M, GUL A, et al. Solitary fibrous tumor of the orbit: Computed tomography and histopathological findings. Cancer Res Ther, 2019, 15（3）: 719-721.

2. DANIEL C S, BEACONSFIELD M, ROSE G E, et al. Pleomorphic lipoma of the orbit: A case series and review of literature. Ophthalmology, 2003, 110（1）: 101-105.

3. TRIPATHY D, MITTAL R. Spindle cell lipoma of the orbit. Ophthalmic Plast Reconstr Surg, 2015, 31（3）: e53-e55.

4. BORBOLLA-PERTIERRA A M, MORALES-BAÑOS D R, MARTÍNEZ-NAVA L R, et al. Orbital liposarcoma. Arch Soc Esp Oftalmol, 2017, 92（2）: 86-92.

5. KHURANA S, GUPTA A K, SEN S, et al. Primary liposarcoma of the orbit. Indian J Pathol Microbiol, 2014, 57（4）: 617-619.

6. CAI Y C, MCMENAMIN M E, ROSE G, et al. Primary liposarcoma of the orbit: A clinicopathologic study of seven cases. Ann Diagn Pathol, 2001, 5（5）: 255-266.

第四十二章

眼眶组织细胞源性肿瘤

眼眶组织细胞源性肿瘤是来源于树突状细胞、巨噬细胞和单核细胞的组织细胞异常增殖，导致器官损伤和肿瘤形成，可表现为孤立的良性病变，也可表现为多系统累及的恶性病变。1987年，美国组织细胞学会根据所涉及的组织细胞类型将该类疾病分为三组：第一组为树突状细胞性疾病，最常见的是朗格汉斯细胞组织细胞增生症（Langerhans cell histiocytosis），树突状细胞性疾病还包括罕见的非朗格汉斯细胞组织细胞病，包括幼年黄色肉芽肿（juvenile xanthogranuloma）和成人黄色肉芽肿（adult xanthogranuloma）等；第二组为巨噬细胞紊乱，主要包括噬血细胞性淋巴组织细胞增多症和Rosai-Dorfman病；第三组为恶性组织细胞增生症，包括朗格汉斯细胞肉瘤（Langerhans cell sarcoma）等。

第一节　眼眶朗格汉斯细胞组织细胞增生症

朗格汉斯细胞组织细胞增生症（Langerhans cell histiocytosis）以CD1a⁺/CD207⁺树突状细胞聚集和广泛器官受累为特征，具有炎性及肿瘤的克隆性增殖的双重特征。该病可发生于任何年龄，以儿童多见，在儿童中的发病率为3/1 000 000～5/1 000 000，成人中的发病率为1/1 000 000～2/1 000 000，男性发病多于女性。受累部位最常见为骨，其次为皮肤、耳、肺、眼部、垂体、淋巴结、口腔、中枢神经系统、鼻窦、胃肠道、纵隔、甲状腺和腮腺等。

朗格汉斯细胞组织细胞增生症以往包括嗜酸性肉芽肿、Hand-Schuller-Christian病、Letter-Siwe病和先天性自愈性朗格汉斯细胞组织细胞增生症。2009年，国际组织细胞协会按其累及单器官还是多器官重新进行分类。单系统：有1个脏器/系统受累，包括单一病灶和多病灶；多系统：有≥2个脏器/系统受累。多系统型还分为低危和高危两种形式，累及重要脏器如骨髓、肝脏和脾为高危，其余者（包括肺）为低危。而发生在颞骨、蝶骨、颅底、乳突等处的病变可能累及中枢神经系统，进而引起中枢性尿崩症或中枢神经系统退行性病变，严重影响患者预后。

颅面骨是朗格汉斯细胞组织细胞增生症的易发部位，眼眶病变通常累及额骨，也可累及颧骨、蝶骨、眶顶和翼腭窝等部位，多为单系统单病灶病变，局限于一侧眼眶，以1～4岁男童多见。

一、病因和发病机制

关于朗格汉斯细胞组织细胞增生症是炎症性疾病还是肿瘤性疾病一直存在争议。随着基因检测技术的发展，不断发现的基因突变更加支持本病是一类肿瘤性疾病，但仍不能解释部分病例自限性的临床特征。

病变部位除病理性树突状细胞外，还存在大量的炎症细胞以及细胞因子，并互相作用，形成细胞因子风暴，引起组织细胞的扩散迁移和炎症细胞的聚集。白介素-17A受体可通过诱导成骨细胞激活导致溶骨性损害，还与其他细胞因子协同作用，通过诱导促炎性细胞因子和趋化因子的释放加重组织炎症，因此，认为血清中白介素-17A升高可能与发病有关，其升高水平与疾病的严重程度相关。

朗格汉斯细胞组织细胞增生症几乎都发现有MAPK通路激活，其中 *BRAF V600E* 是最常见的突变位点，该突变会使 *BRAF* 基因持续性激活，引起髓系来源的树突状细胞前体异常分化、迁移和增殖，在病变部位聚集时分泌细胞因子，激活或活化炎症细胞导致局部组织浸润和肿瘤转移。*MAP2K1* 突变约占20%，还有少见的 *ARAF*、*MAP3K1* 突变，均提示本病是一种髓系肿瘤，由朗格汉斯细胞的增殖而引起。

此外，PI3K 通路激活可能是本病的另一驱动因素，通路相关的 *PICK1*、*PIK3R2*、*PIK3CA* 基因突变参与细胞增殖、分化、凋亡及葡萄糖转运等多种细胞功能的调节，进而引起树突状细胞异常增殖肿瘤形成。

二、临床表现

眼眶朗格汉斯细胞组织细胞增生症通常发生于单侧眼眶，为单系统单病灶，双侧眼眶发病少见，有时表现为多灶性病变。多亚急性起病，易累及额骨、颧骨和蝶骨，引起溶骨性破坏伴组织细胞浸润，表现为眼球突出移位，上睑肿胀，上睑下垂，局部可触及骨质缺失，病变向颞窝、翼腭窝和前颅窝等处蔓延。肌锥内发病少见，视力受损不常见。偶有急性起病，表现为眼睑轻度红肿，类似蜂窝织炎外观，但触痛不明显（图42-1-1）。

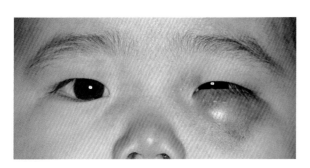

图 42-1-1　左眼眶朗格汉斯细胞组织细胞增生症患儿照片

左眼下睑肿胀伴皮下淤血，类似蜂窝织炎外观。

病变早期局限于额骨等处时，CT 影像上表现为不规则骨膨胀，当病变突破骨皮质后可发现眶骨溶骨性改变，边界不规则，骨缺损区及邻近结构软组织填充（图42-1-2）。MRI 检查在大多数病例 T_1WI 表现为等、低信号，T_2WI 表现为高、低信号混杂，增强后显著增强，或表现为病变边缘较中央区明显强化（图42-1-3）。

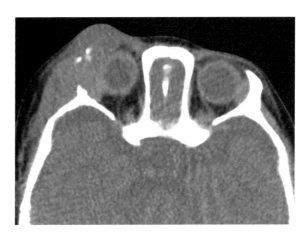

图 42-1-2　右眼眶朗格汉斯细胞组织细胞增生症 CT 影像

右侧额骨破坏伴软组织增生。

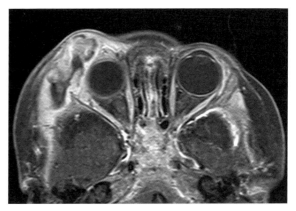

图 42-1-3　右眼眶朗格汉斯细胞组织细胞增生症 MRI 影像

右侧额骨破坏伴软组织浸润，增强后边缘区较中央明显强化。

病理学特点是朗格汉斯细胞异常增生，伴嗜酸性粒细胞和其他炎性细胞浸润，也可见不同程度的泡沫细胞和 Touton 多核巨细胞。异常增生的朗格汉斯细胞呈圆形或卵圆形，体积较大，不具备树突状凸起，核呈圆形或不规则，有核沟凹痕或分叶。

免疫组化可见朗格汉斯细胞一致性表达CD1a、CD207和S-100。CD1a是鉴定树突状细胞的最佳标志物，也是确诊的最佳标志物，但具有一定的假阴性率。Birbeck颗粒是朗格汉斯细胞独特的细胞超微结构，由朗格汉斯细胞膜表面Langerin（CD207）内化后形成，具有很重要的诊断价值，即CD207表达阳性可以代表Birbeck颗粒，灵敏度和特异度等同于CD1a。S-100属于钙结合蛋白，定位于朗格汉斯细胞细胞浆和细胞核，阳性率高，灵敏度接近100%，但特异度差。

三、诊断与鉴别诊断

（一）诊断

诊断要点包括：①幼儿发病；②影像学检查表现为溶骨性破坏伴软组织浸润；③病理检查光镜下见增生的朗格汉斯细胞；④免疫组化 CD1a 和 Langerin（CD207）染色阳性。

（二）鉴别诊断

需要鉴别的疾病包括眼眶皮样囊肿破裂、横纹肌肉瘤、转移性神经母细胞瘤和绿色瘤等。

1. **眼眶皮样囊肿破裂**　当眼眶皮样囊肿破裂引起局部炎症反应时，可表现为眼睑肿胀，CT影像可见额骨或颧骨部分骨缺损，伴有软组织影。但骨缺损表现规则，边缘光滑，压陷性改变，无溶骨性改变，手术探查可发现囊壁及内容物可供鉴别。

2. **横纹肌肉瘤**　多见于10岁以下儿童，进展迅速，CT显示边界清楚或边界不清的肿物，蔓延至鼻窦、鼻咽或颅内；MRI检查，T_1WI呈中等强度信号，T_2WI为高信号，增强明显强化；病理检查发现类似于胎儿横纹肌，特征性的纤维血管隔；免疫组化检查，结蛋白、肌肉特异性肌动蛋白和肌红蛋白表达为阳性，MyoD1和myogenin阳性。

3. **转移性神经母细胞瘤**　原发部位多发生在腹膜后和肾上腺区的神经母细胞瘤，伴有腹痛、发热或消瘦等全身病史。眼眶可双侧转移，骨破坏表现为侵袭性，进展迅速。腹部CT可发现原发肿瘤，尿中儿茶酚胺或代谢产物香草扁桃酸（VMA）、高香草酸（HVA）升高有助于诊断。

4. **绿色瘤**　由白血病细胞浸润眶骨及软组织形成，骨破坏呈虫蚀样，边界不清，病灶 T_1WI 呈低信号，T_2WI 微高信号，增强均已强化，且强化明显，通常患者全身状态差，呈贫血外观，肿瘤大体呈绿色，骨髓穿刺及外周学检查可提供鉴别诊断。

四、治疗

眼眶朗格汉斯细胞组织细胞增生症尚没有统一的治疗标准。

一般认为，病变范围较小的眶骨内单灶病变，可手术刮除病变联合病灶内激素治疗。对此类病变是否应用全身化疗，以防止病情进展发生尿崩症和神经退行性病变尚有争论。多灶性或多系统病变的标准治疗方案为泼尼松龙联合长春新碱全身治疗，该方案具体疗程为6~12周的初始治疗，之后维持治疗，总治疗时间为12个月。标准治疗方案无效时，可尝试克拉屈滨、阿糖胞苷和氯法拉滨等多药组合化疗，每疗程4周，共4或8个疗程。局部复发性病例可应用激素局部注射（甲泼尼龙），或局部低剂量放疗（400~1 000cGy）。对于难治性病例，可考虑应用针对 *BRAF* 突变和MAPK通路的抑制剂，包括广谱RAF激酶抑制剂索拉菲尼，BRAF V600E抑制剂威罗菲尼，MEK抑制剂曲美替尼，部分患者疗效显著，但有诱发鳞状细胞癌以及肝脏毒性等不良反应，并且大多数患者存在停止治疗后复发等问题，需要进一步探索。伴危险器官受累的难治性患者，国际上推荐采用自体或异体骨髓造血干细胞移植，异体造血干细胞移植疗效强于自体移植。

眼眶朗格汉斯细胞组织细胞增生症多为局限单灶性病变，复发率较低，预后良好。多系统及难治性病变一般预后较差，靶向治疗及骨髓造血干细胞移植治疗有望改善预后。

五、典型病例

患儿男性,6岁,家长发现右眼眶肿胀20余天(图42-1-4),无明显诱因,无疼痛,未经任何治疗,转诊至上海交通大学医学院附属第九人民医院眼科。查体:双眼视力1.0。右眼上睑肿胀,轻度下垂,上睑外侧触及局部骨质缺损,伴质韧软组织填充,右眼各方向运动可,余未见明显异常。

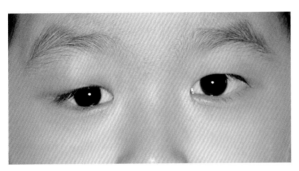

图42-1-4 右眼眶朗格汉斯细胞组织细胞增生症患儿照片

右眼球向下移位,上睑肿胀下垂。

眼眶MRI检查:右眼眶外侧壁、颧骨骨质破坏伴周围软组织占位,增强明显强化,中央见暗区(图42-1-5)。

患儿为局部眼眶病变伴眶骨破坏及新生物形成,颅脑未受侵及,全身检查未见其他部位病变。考虑发病年龄较早,诊断倾向于组织细胞来源肿

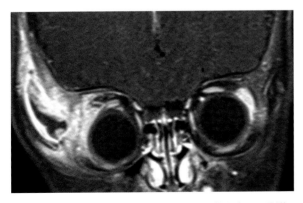

图42-1-5 右眼眶朗格汉斯细胞组织细胞增生症MRI影像

MRI增强见右眼眶外侧壁、颧骨破坏,软组织浸润强化,中央见暗区。

瘤或横纹肌肉瘤等儿童期常见肿瘤。现肿瘤局限于眼眶部位,可行肿物切除活检,尽可能全部切除肿物,根据石蜡及免疫组化结果制订进一步治疗方案。

患者入院后完善检查,于全麻下行右眼眶内肿物切除术,术中切除肿物送检,冰冻病理报告:肉眼所见组织一块,大小1cm×0.6cm×0.2cm,灰红,质软,结果(右眼上睑及眶部)见成片卵圆形及多边形细胞,及散在小多核巨细胞,部分细胞有异型,可见核分裂象,局部伴坏死,多量中性粒细胞及少量嗜酸性粒细胞浸润,首先考虑组织细胞来源肿瘤。术后免疫组化结果证实为朗格汉斯细胞组织细胞增生症(图42-1-6、图42-1-7)。

局部切除联合标准化疗方案后,患儿病情稳定。3年随访期间,未发现局部复发及全身转移。

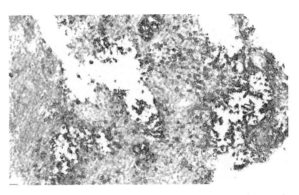

图42-1-6 眼眶朗格汉斯细胞组织细胞增生症病理图片(×200)

免疫组化CD1a阳性。

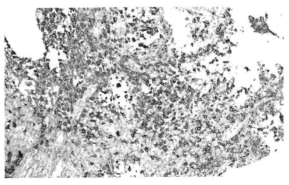

图42-1-7 眼眶朗格汉斯细胞组织细胞增生症病理图片(×200)

免疫组化CD207阳性。

第二节　眼眶幼年黄色肉芽肿

幼年黄色肉芽肿(juvenile xanthogranuloma)是一种罕见的良性肉芽肿性疾病,属于非朗格汉斯细胞组织增生病,好发于婴儿和儿童,具有自限性,偶尔发生在成人,主要累及皮肤和黏膜,表现为红黄色丘疹和结节。皮肤外也可累及脑、肺、肝和胰腺等部位,眼部受累主要见于虹膜和睫状体,而眼睑、结膜、角巩膜缘、脉络膜、视神经和眼眶受累较罕见。

幼年黄色肉芽肿与1型神经纤维瘤病和幼年型粒单核细胞白血病的发病有密切关系,幼年黄色肉芽肿可作为1型神经纤维瘤病的一个初始体征。而患有1型神经纤维瘤病和幼年黄色肉芽肿的儿童发展为幼年粒单核细胞白血病的风险,比单发幼年黄色肉芽肿高20～30倍。

一、病因和发病机制

幼年黄色肉芽肿的确切病因尚不清楚。炎性细胞和巨噬细胞聚集表明本病与炎症相关,感染或物理刺激可能为诱发因素,树突状细胞异常增殖也伴发于疾病过程。

幼年黄色肉芽肿伴有基因突变的病例十分罕见,主要为 *BRAF V600E* 和 *NF1* 基因突变,两者均与 MAPK 和 ERK 相关信号通路有关,突变导致细胞周期紊乱、原癌基因持续活化导致细胞增殖。目前所知的基因突变与系统受累无直接相关,但可使其伴发的疾病进展加快。

二、临床表现

幼年黄色肉芽肿多见于儿童,尤其是婴儿,有时在出生时就可出现,成人偶有发病。最常见的部位是皮肤,可自发消退,表现为隆起、边界清晰的丘疹或丘疹结节,可单个或多个,直径通常为2～8mm,颜色为橙色、金色或棕色。眼睑皮肤也可呈

现类似改变(图 42-2-1),但眼睑皮肤受累少见。眼部最常见受累部位是虹膜和睫状体,眼眶相对罕见。

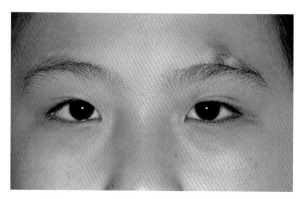

图 42-2-1　左眼眶周幼年黄色肉芽肿患者照片
左眉部皮肤棕色丘疹伴眶周肿物。

眼眶幼年黄色肉芽肿在婴儿出生时即可发生,且多不伴有皮肤病变,婴儿发病多为单侧,而成年患者多为双侧眼眶受累。最常见的症状是眼球突出或眼睑肿胀,病变可发生于眶内任意象限,其他眼部症状包括眼球运动受限、上睑下垂和局部疼痛等。

CT 检查可见肿物边界不清,密度与眼外肌相近,个别病例眶骨会有侵蚀。MRI 检查 T_1WI 图像呈等信号(图 42-2-2),T_2WI 呈等或低信号(图 42-2-3),增强扫描一般均匀强化。

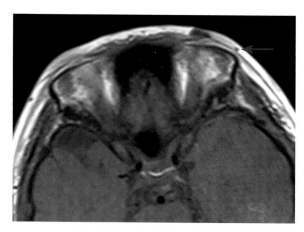

图 42-2-2　左眼眶幼年黄色肉芽肿 MRI 图像
左眶周肿物,T_1WI 图像呈等信号(红色箭头)。

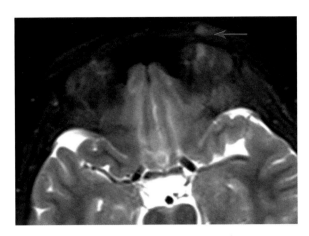

图 42-2-3　左眼眶幼年黄色肉芽肿 MRI 图像

左眶周肿物，T_2WI 图像呈等信号（红色箭头）。

病理学检查表现为泡沫细胞、Touton 巨细胞和异物巨细胞呈肉芽肿性浸润，散在淋巴细胞、嗜酸性粒细胞和浆细胞。免疫组化染色Ⅷa、CD14、CD68 通常呈阳性，而 CD1a 和 S-100 呈阴性。

三、诊断与鉴别诊断

（一）诊断

诊断要点包括：①婴幼儿发病；②可有皮肤棕色丘疹结节；③眼眶病变通常边界不清；④病理检查，光镜下见 Touton 巨细胞；⑤免疫组化，Ⅷa、CD14、CD68 呈阳性，而 CD1a 和 S-100 呈阴性。

（二）鉴别诊断

眼眶幼年黄色肉芽肿与眼眶朗格汉斯细胞组织细胞增生症均婴幼儿发病，病理检查也有相似之处，因此需要鉴别。朗格汉斯细胞组织细胞增生症的鉴别要点包括：①骨破坏常见，皮肤病变少见；②影像检查表现为溶骨性破坏伴软组织浸润，而幼年黄色肉芽肿骨破坏少见；③病理检查，光镜下见增生的朗格汉斯细胞；④免疫组化，CD1a 和 Langerin（CD207）染色阳性，而幼年黄色肉芽肿均阴性。

四、治疗

眼眶幼年黄色肉芽肿通常为孤立局限性病变，首选手术切除，完整切除后婴幼儿复发率较成人低，切除不完全可选择口服激素，或 400～700cGy 的低剂量放疗，一般均可得到良好控制。对于多系统受累患儿，一般采用糖皮质激素、长春新碱、甲氨蝶呤和依托泊苷等综合治疗，也可参考朗格汉斯细胞组织细胞增生症全身治疗方案。

幼年黄色肉芽肿有一定自限性，多数皮肤病变在 3～6 年内可自然消退或趋于稳定。眼眶幼年黄色肉芽肿呈现良性病程，手术切除联合激素治疗可有效解除病变，降低复发率。

第三节　成人眼眶黄色肉芽肿病

成人眼眶黄色肉芽肿病（adult orbital xanthogranulomatous disease）是一类罕见的非朗格汉斯细胞增殖性疾病，以泡沫样组织细胞和 Touton 巨细胞侵及眼眶和眼附属器为主要特征，同时也可累及其他器官，引起全身严重症状。根据受累部位和临床特征可分为四个亚型：成人起病的黄色肉芽肿、渐进性坏死性黄色肉芽肿，Erdheim-Chester 病和成人起病的哮喘与眼周黄色肉芽肿。其中，以渐进性坏死性黄色肉芽肿最常见，成人起病的黄色肉芽肿最少见。Erdheim-Chester 病全身表现复杂多样，诊治难度大，将在眼眶肿瘤相关综合征章节详细讨论。

一、病因和发病机制

成人眼眶黄色肉芽肿性疾病的组织细胞来源

于单核巨噬细胞系统中的游离巨噬细胞,而具体何种因素激活巨噬细胞引起病变尚不明确。

渐进性坏死性黄色肉芽肿中,80% 患者合并副蛋白血症,推测副蛋白既可作为主要的刺激因子,也可作为辅助因子,促进巨噬细胞肉芽肿特异性反应的发生。成人起病的哮喘与眼周黄色肉芽肿是一种尚不明确的全身免疫紊乱,免疫因素可能参与疾病的发生发展。基因突变引起 MAPK 通路的激活是 Erdheim-Chester 病发病的主要原因,最常见由 *BRAF* 基因 V600E 体细胞突变引起。关于成人眼眶黄色肉芽肿病的确切发病机制尚不清楚。

二、临床表现

成人起病的黄色肉芽肿为良性病变,临床罕见,双侧眼眶受累,表现为眼睑黄瘤样浸润,可伴有眼睑水肿,病变通常位于眶隔前,肌锥内累及少见,无其他器官累及。

渐进性坏死性黄色肉芽肿可累及上下睑,单侧或双侧发病,特点是亚急性皮肤损伤,表现为硬化的丘疹、结节或斑块,可为紫红色、橙红色或黄色,容易溃疡和纤维化,具有局部侵袭性,半数病例可因累及眼眶引起眼球突出。绝大多数病例合并全身免疫系统障碍,如副蛋白血症、多发性骨髓瘤、浆细胞白血病、大球蛋白血症或冷球蛋白血症等。皮肤病变一般先于血液病出现,病变不局限于眼眶,内脏器官也可能累及,但一般无明显临床症状(图 42-3-1)。

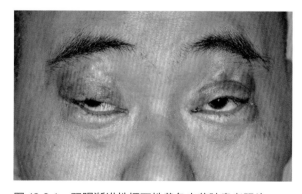

图 42-3-1 双眼渐进性坏死性黄色肉芽肿患者照片
双眼上下眼睑黄色斑块,质硬,上睑下垂。

Erdheim-Chester 病发病罕见,可累及多系统,特别是下肢长骨,也可累及心血管系统、内分泌系统、中枢神经系统、腹膜后、肺、皮肤或眼眶,几乎所有器官均可发病,通常死于心肌病、严重肺部疾病或慢性肾功能衰竭。

成人起病的哮喘与眼周黄色肉芽肿多表现为双侧眼睑黄橙色隆起伴硬化,与成人起病的黄色肉芽肿相似,病变可侵犯眶前部的脂肪、泪腺和眼外肌,不累及眶后部,因此一般无视力下降。此外还具有成人哮喘的特征,肺功能检查显示可逆性气道阻塞,因未累及肺实质,影像学检查通常为阴性表现。该类型可出现淋巴结病、副蛋白血症和血液病,包括慢性淋巴细胞白血病、小淋巴细胞淋巴瘤、多发性骨髓瘤和非霍奇金淋巴瘤。

成人眼眶黄色肉芽肿病的 CT 影像学检查可见眼睑组织增厚,眼眶内占位,形状不规则,边界可,可累及泪腺、眼外肌肥厚和眶脂等,眶骨通常不受影响。MRI 检查 T_1WI 病变为等或稍高信号,T_2WI 为等信号,增强多为中等强度,当合并坏死液化时,高低信号混杂。

成人眼眶黄色肉芽肿病的各亚型具有相同的病理学特征:大量单核泡沫组织细胞浸润轮匝肌和眼眶组织,伴有分散或聚集的淋巴细胞、浆细胞和 Touton 巨细胞,存在不同程度的纤维化。各亚型之间的细微区别在于淋巴细胞的聚集程度、Touton 巨细胞的数量、纤维化程度和细胞坏死程度。免疫组化泡沫组织细胞 CD68、CD163 呈强阳性,CD21、CD35、S-100 和 CD1a 阴性,证实起源于非朗格汉斯细胞。

三、诊断与鉴别诊断

(一)诊断

成人眼眶黄色肉芽肿病的各个亚型具有相似的眼睑黄瘤样皮肤浸润,伴眼眶不同程度累及,同时具有共同的组织病理学特征,即均有单核泡沫组织细胞增殖,伴有淋巴细胞和 Touton 巨细胞的分散或聚集，免疫组化泡沫组织细胞 CD68、CD163 呈强阳性，CD21、CD35、S-100 和 CD1a 阴性。除以上共性特征外，成人起病的黄色肉芽肿局限于皮肤及眼眶，不累及其他器官；渐进性坏死性黄色肉芽肿容易发生溃疡和纤维化，具有局部侵袭性，绝大多数病例合并全身免疫系统障碍。Erdheim-Chester 病的全身表现具有特异性，双侧干骺端和长骨骨干对称性骨硬化，胸腹主动脉鞘层的环状浸润，肾周筋膜浸润，眼眶占位等；成人起病的哮喘和眼周黄色肉芽肿的眼部表现与成人起病的黄色肉芽肿相似，此外还具有成人哮喘的特征，肺功能检查显示可逆性气道阻塞。

（二）鉴别诊断

成人眼眶黄色肉芽肿病主要与眼睑黄色瘤、结节病以及 Wegener 肉芽肿等相鉴别。

1. 眼睑黄色瘤　可合并高脂血症，眼睑黄色皮肤浸润局限于皮肤层，不累及眼眶，黄色斑块质地软。病理检查，显微镜下主要表现为泡沫样组织细胞增生及 Touton 巨细胞，无渐进性坏死灶与肉芽肿性病变相互交替的现象。

2. 结节病　90% 的病例肺部会受累，淋巴结、皮肤、眼部也是常受累的器官，非干酪样肉芽肿性疾病，多为自限性。眼部病变可累及眼睑、泪腺、眼外肌、结膜和虹膜等处，眼睑可部分或全层受累，眼睑红斑团块大小不一，可引起睫毛缺失、眼睑内外翻畸形等，眼眶累及表现为不规则肿块，边界不清。病理特征为非坏死性肉芽肿，致密的中央区充满了巨噬细胞、上皮样细胞、多核巨细胞和 CD4 阳性的 T 淋巴细胞。

3. Wegener 肉芽肿　也被称为多血管炎肉芽肿病，是一种累及中小血管的坏死性血管炎，该疾病属于抗中性粒细胞胞浆抗体（ANCA）相关血管炎。通常表现为非特异性全身症状，如发热、不适、体重减轻、关节痛、肌痛等，常累及上呼吸道、下呼吸道和泌尿系统。累及眼部的主要表现为眼睑红斑，眼眶肿块，鼻泪管阻塞，可有骨侵蚀和视神经压迫。血清炎症标志物 ANCA 高水平，病理显示肉芽肿性炎性改变，动脉壁或动脉周围或血管外区有中性粒细胞浸润。

四、治疗

成人眼眶黄色肉芽肿病尚无确切的治疗指南。治疗原则为积极控制眼部症状，有效控制全身进展。目前的治疗方案包括观察、局部和全身激素治疗、手术减容、放疗、血浆置换、免疫抑制剂应用、化疗及靶向治疗等。

成人起病的黄色肉芽肿具有自限性，病变局限，无明显外观和视功能异常可保守观察。眼睑病变影响外观可手术切除，但切除不完全者复发率较高。局部病灶内曲安奈德注射（40mg/ml）或局部 Nd∶YAG 激光治疗是治疗方法之一。全身应用激素效果较局部应用效果好，口服泼尼松 1mg/（kg·d），根据疗效逐渐减量至维持剂量。

渐进性坏死性黄色肉芽肿具有侵袭性，其治疗也颇具争议。首选全身应用糖皮质激素治疗，也可联合局部病灶内激素注射。当激素抵抗或激素依赖时，联合免疫抑制剂甲氨蝶呤、环磷酰胺或环孢素等。放疗和血浆置换疗法存在争议。

应用干扰素和靶向药物逐渐成为治疗 Erdheim-Chester 病的一线方案。对于轻度或没有中枢神经系统和 / 或心脏损害的患者，IFN-α 无禁忌，可选择的治疗方法包括阿那白滞素、英夫利昔单抗和西罗莫司（雷帕霉素）联合糖皮质激素治疗。对累及中枢神经系统和 / 或心脏的病例，BRAF 抑制剂（威罗非尼、达拉非尼、伊马替尼）单独或与 MEK 抑制剂（曲美替尼、考比替尼）联合应用，临床疗效确切。

成人起病的哮喘与眼周黄色肉芽肿的全身表现和渐进性坏死性黄色肉芽肿相似，治疗手段基本相同。

参考文献

1. GÜNDÜZ A K, TEMEL E. Histiocytic lesions of the orbit: A study of 9 cases. Saudi J Ophthalmol, 2018, 32

（1）：40-44.

2. SINGH S, KALIKI S, REDDY PALKONDA V A, et al. Langerhans cell histiocytosis of the orbit：A study of eight cases. Oman J Ophthalmol, 2018, 11（2）：134-139.

3. ESMAILI N, HARRIS G J. Langerhans cell histiocytosis of the orbit：Spectrum of disease and risk of central nervous system sequelae in unifocal cases. Ophthal Plast Reconstr Surg, 2016, 32（1）：28-34.

4. HUTTER C, MINKOV M. Insights into the pathogenesis of Langerhans cell histiocytosis：The development of targeted therapies. Immunotargets Ther, 2016, 5：81-91.

5. SAMARA W A, KHOO C T, SAY E A, et al. Juvenile xanthogranuloma involving the eye and ocular adnexa：

Tumor control, visual outcomes, and globe salvage in 30 patients. Ophthalmology, 2015, 122（10）：2130-2138

6. DAIEN V, MALRIEU ELIAOU C, RODIERE M, et al. Juvenile xanthogranuloma with bilateral optic neuritis. Br J Ophthalmol, 2011, 95（9）：1331-1332.

7. KERSTETTER J, WANG J. Adult orbital xanthogranulomatous disease：A review with emphasis on etiology, systemic associations, diagnostic tools, and treatment. Dermatol Clin, 2015, 33（3）：457-463.

8. DAVIES M J, WHITEHEAD K, QUAGLIOTTO G, et al. Adult orbital and adnexal xanthogranulomatous disease. Asia Pac J Ophthalmol（Phila）, 2017, 6（5）：435-443.

43

CHAPTER

第四十三章

眼眶骨组织
源性肿瘤

骨组织源性肿瘤在眼眶中以良性病变多见，常引起眼眶的占位效应，一般生长缓慢，严重的病例可累及骨性视神经管引起视力下降甚至丧失，或者突眼引起暴露性角膜炎。眼眶骨肉瘤罕见，通常是视网膜母细胞瘤放疗后发生的第二恶性肿瘤。

第一节　眼眶骨瘤

眼眶骨肿瘤占所有眼眶肿瘤的 2%，其中眼眶骨瘤（osteoma）相对多见。多原发于鼻窦，后侵及眼眶，也可原发于眼眶。眼眶骨瘤为良性肿瘤，可发生于任何年龄，多见于 40～50 岁，无性别差异，单侧发生，进展缓慢。眼眶骨瘤可有顽固性面部疼痛、头痛和视神经压迫等症状。

一、病因和发病机制

发育异常、外伤和慢性炎症可能是引发骨瘤的病因，但具体仍不明确。

最新发现颅面骨骨瘤患者 *CTNNB1* 基因（编码 β-catenin）存在突变，导致 WNT/β-catenin 信号通路异常，从而对成熟成骨细胞的分化和颅面骨的发育造成影响。

二、临床表现

眼眶骨瘤主要由原发于筛窦或额窦的骨瘤累及眼眶所致，原发于眼眶少见。症状与骨瘤发生部位密切相关，发生于眶顶的骨瘤可引起面部不对称和眼球向下移位，筛窦骨瘤则引起眼球向外移位和鼻泪管阻塞，蝶窦内骨瘤可压迫视神经，引起视力下降甚至丧失，上颌骨骨瘤则通常无明显症状。眶前部骨瘤可触及硬性占位，不能推动。巨大骨瘤可引起眼球突出（图 43-1-1）、暴露性角膜炎。部分眼

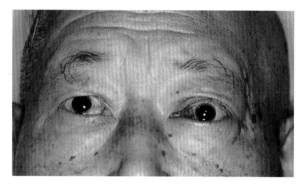

图 43-1-1　左眼眶骨瘤患者照片
左眼球突出明显，致上睑退缩，结膜充血。

眶骨瘤可引起严重的阵发性疼痛或眶周隐痛，应用阿司匹林有效。

眼眶骨瘤大多数是散发病例，但也可能与 Gardner 综合征（遗传性肠息肉综合征）相关。Gardner 综合征为常染色体显性遗传，临床表现主要包括消化道息肉、骨瘤、软组织肿瘤和先天性视网膜色素上皮增生等。由于其肠息肉恶性转化为结肠癌的发病率为 100%，因此，对眼眶骨瘤患者建议行眼底和胃肠镜检查，尽早发现相关病变。

影像学检查首选眼眶 CT 扫描，骨瘤表现为致密、边界清楚的肿块，多自鼻窦侵入眶内，密度与骨皮质接近（图 43-1-2）。颅内侵及时，行 MRI 检查判断颅脑情况。

病理检查：大体标本呈灰白色，质地坚硬，表面凹凸不平，组织学表现为致密的板层骨构成骨瘤

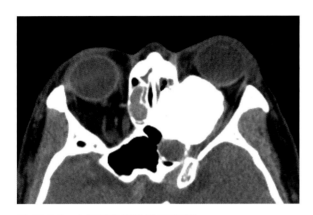

图 43-1-2　左眼眶骨瘤患者 CT 图像
左侧鼻窦及眶腔内占位，致密、边界清，密度与骨皮质接近。

的外围，松质骨位于其内，中心可见疏松的纤维间质、血管及少量未成熟骨小梁等。

三、诊断与鉴别诊断

（一）诊断

眼眶骨瘤的诊断依据主要包括：①触及质地坚硬肿物，可伴有局部疼痛；②CT 显示边界清晰，密度与骨皮质接近；③肿物大体上呈椭圆形、球形或者分叶状，红褐色至象牙色病变，与周围骨组织容易区分，病理示成熟的骨小梁和板层骨，伴有血管化的纤维组织。

（二）鉴别诊断

眼眶骨瘤主要与骨化纤维瘤、骨纤维异常增生症和蝶骨脑膜瘤相鉴别。

1. **骨化纤维瘤**　青少年发病，肿瘤发生于单一眶骨内，呈膨胀性生长，边界清楚，肿瘤外层在 CT 影像上与骨皮质密度一致，其内可因富含纤维血管基质呈低密度，病理特征是病变内纤维组织细胞丰富，骨小梁散在于肿瘤内部。

2. **骨纤维异常增生症**　是一种先天性骨发育异常，非真正肿瘤，青春期后发病减缓，累及眼眶多处骨为特征，CT 影像表现为骨皮质弥漫增厚，边界欠清，密度低于正常骨，病理特征为新生的结缔组织代替正常骨小梁或骨小梁排列紊乱，纤维组织

减少。

3. **蝶骨嵴脑膜瘤**　主要发生在眶外壁，即蝶骨大小翼，以及前床突，局限骨质增厚，边界欠清，同时可伴有眶内或颅内软组织肿瘤形成，引起眼球突出移位，当软组织肿瘤侵及海绵窦时，可出现海绵窦综合征，即眼睑结膜水肿，眼球突出，动眼神经、滑车神经、展神经和三叉神经的第一和第二分支麻痹。CT 影像表现为蝶骨大小翼骨皮质增厚，边界欠清，邻近软组织肿瘤形成，病理特征为新生骨组织，骨小梁排列紊乱，脑膜瘤具有上皮和间叶组织特征。

四、治疗

关于无明显症状的眼眶骨瘤是否应手术仍有争议。位于蝶窦附近，以及额隐窝的骨瘤，尚未出现视力下降或额窦黏液囊肿症状时，可酌情考虑手术或随访观察。

眼眶骨瘤有以下临床症状时应手术治疗：复视、眼球突出移位引起暴露性角膜炎、阻塞性鼻窦疾病、鼻窦或颅内侵及引起的慢性头痛、颜面部畸形、视力下降或视神经病变、生长迅速者等。

手术治疗的关键在于手术入路的选择、鼻窦处理，以及骨缺损的修复等。上睑重睑切口适用于眼眶中上方病变，下睑结膜入路针对眼眶中下方病变，泪阜结膜入路适用于眼眶内上方病变，肿物巨大引起眶内操作空间拥挤者或位于眶尖的骨瘤可联合外眦切开或外侧开眶，巨大的额骨骨瘤需要冠状切口以提供更大的暴露范围，经鼻内镜手术适用于筛窦或低位额窦骨瘤侵犯眶内者，经鼻入路切除筛窦及额窦内骨瘤，眶内骨瘤若较大可联合前路开眶一并切除。

眼眶骨瘤通常与正常眶壁有明确分界，术中可将肿瘤完整分离。当窦腔内骨瘤占位较多，无法完整娩出时，可将肿瘤切分成若干，逐一摘除。鼻窦内脓液应彻底清除冲洗，同时保持额窦引流通道通

畅。额窦后板层破裂脑脊液瘘者,额窦黏膜应完整去除,防止植入性囊肿及感染。

骨瘤摘除后眶骨缺损引起明显眼球内陷或外观畸形者,可行自体颅骨板层、钛网、高分子聚乙烯等人工材料修复重建眼眶。

眼眶骨瘤完整摘除后预后良好,对于不能完整切除的病例可定期随访,有 Gardner 综合征家族史者,应定期随访,尤其注意全身情况。

五、典型病例

患者男性,72 岁,发现左眼球突出 5 年,视力下降 2 个月,无全身性疾病史,曾于 3 年前分别行双眼白内障摘除和人工晶状体植入术,术后因后发性白内障视力均有下降,但左眼近 2 个月视力突然下降明显,余未给予任何治疗,现为进一步诊治,来到上海交通大学医学院附属第九人民医院眼科就诊。

眼科检查:Vod 0.2,矫正无提高,Vos 光感(颞侧),矫正视力无提高,左眼球突出,向颞下移位,外斜约 15°,眼球各方向运动受限,结膜无充血,角膜透明,人工晶状体在位,后极部视网膜平伏,视盘苍白。右眼球无突出,结膜无充血,角膜透明,人工晶状体在位,后囊膜混浊,后极部视网膜平伏。

眼眶 CT:左侧筛窦及眶内致密高密度影,密度均一,与骨皮质相近,边缘规则,形状不规则(图 43-1-3),提示左筛窦及眶内占位。

图 43-1-3　左眼眶骨瘤患者 CT 影像

A. 冠状位 CT 图像;B. 水平位 CT 图像,均可见左筛窦及眼眶内占位,与骨皮质密度相近。

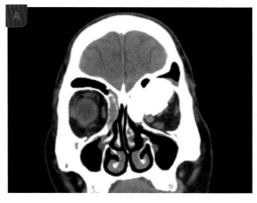
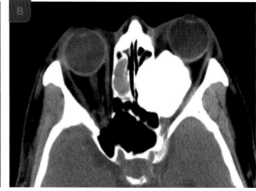

根据患者病史及眼眶 CT 检查,诊断为:左眼眶骨瘤,左眼视神经萎缩,双眼白内障超声乳化和人工晶状体植入术后,右眼后发性白内障。

患者入院后完善检查,全麻下行左眼眶内肿物切除术,术中切除肿物部分送检病理:肉眼所见组织一块,质硬,灰白色,病理可见成熟的骨小梁和板层骨(图 43-1-4),诊断为眼眶骨瘤。

术后 3 天患者眼部病情稳定,出院查体:Vos 光感同术前,左眼球大致正位,眼球内转上转受限。

术后随访 5 年,矫正视力无明显改善,眼球运动恢复正常,眼眶 CT 复查未发现骨瘤复发。

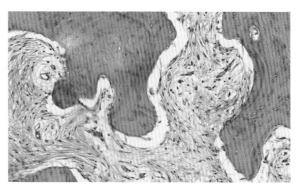

图 43-1-4　眼眶骨瘤病理图片(HE 染色,× 200)

可见成熟骨小梁结构。

第二节 眼眶骨化纤维瘤

骨化纤维瘤（ossifying fibroma）是一种累及上颌窦、下颌骨或颅面骨的良性肿瘤，特征是纤维结缔组织增生并包含有不同程度钙化组织，进而替代正常骨组织。

骨化纤维瘤根据组织类型可分为青少年小梁状骨化纤维瘤（juvenile trabecular ossifying fibroma，JTOF）和青少年沙瘤样骨化纤维瘤（juvenile psammomatoid ossifying fibroma，JPOF）。前者表现为疏松的成纤维组织，其内矿物质沉积形成编织骨小梁，后者为细胞纤维间质内包含均一圆形或椭圆形的沙瘤体样钙化。将以往命名混乱的牙骨质化纤维瘤（cementifying fibroma）、牙骨质骨化纤维瘤（cemento-ossifying fibroma）和青少年（活跃性/进展性）骨化纤维瘤［juvenile（active/aggressive）ossifying fibroma］统称为骨化纤维瘤。

眼眶骨化纤维瘤非常罕见，绝大多数为青少年沙瘤样骨化纤维瘤，多发生于16～33岁，无明显性别差异，眼眶受累多继发于筛窦和上颌窦的骨化纤维瘤，原发于眼眶的以额骨最常见。

一、病因和发病机制

发育异常和外伤可能是致病因素。家族性病例可能为 X-连锁隐性遗传。研究发现，调控 TGF-β 的活性升高，可促使间充质干细胞的成骨分化进而形成骨化纤维瘤。青少年沙瘤样骨化纤维瘤发现 SETD2 基因移码突变，可能是此类骨化纤维瘤可能的发病机制。

二、临床表现

眼眶骨化纤维瘤一般表现为缓慢、无痛性眼球突出移位。继发于筛窦或上颌窦侵犯眼眶的患者表现为眼球向外侧或上方移位，发生于额骨的病例表现为眼球下方移位，肿物增大可逐渐造成视力下降或视野损害。个别病例以眼眶的急性炎症为首发症状。

眼眶 CT 表现具有特征性，显示为边界清楚、扩大的圆形或卵圆形肿块，密度不均，肿瘤内部显示成骨区和溶骨区的混合，周围骨皮质有硬化边缘（图 43-2-1）。MRI 检查可见肿瘤内部 T_1WI 图像呈低信号，T_2WI 呈高信号，增强可见瘤体内强化区与非强化区混杂。

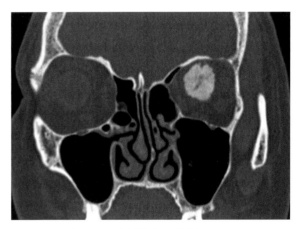

图 43-2-1　左眼眶骨化纤维瘤 CT 影像

冠状位 CT 示左眼眶内上方边界清晰高密度占位，其内密度不均。

病理检查主要特征为肿瘤由增生的纤维组织构成，可有细胞排列密集区域和无细胞的区域，骨小梁或钙化团块可以是编织骨、板层骨或均一圆形的沙瘤样体。

三、诊断与鉴别诊断

（一）诊断

骨化纤维瘤的诊断需要结合病史、CT 表现、术中所见和病理检查等综合判断。①发病缓慢；CT

影像为边界清楚的肿块，密度不均；②术中可见肿物表面骨质较薄，内含丰富纤维组织及血管；③病理检查为增生的纤维组织和排列不规则的骨小梁或钙化团块。

（二）鉴别诊断

眼眶骨化纤维瘤主要与骨纤维异常增生症及动脉瘤样骨囊肿相鉴别。

1. **骨纤维异常增生症** 累及多处颅面骨骼，边界不清，以上颌骨多见。CT影像表现为骨皮质弥漫增厚，边界欠清，密度低于正常骨。病理检查病变由细胞丰富的纤维组织构成，内含编织骨的孤立的骨小梁，无成熟的板层骨。

2. **动脉瘤样骨囊肿** 是一种假性囊肿，因病变在骨内呈膨胀的囊性改变，内含血液，故而得名。可原发也可继发于骨化纤维瘤等骨病变。多发生于20岁以下患者的长骨干骺端、椎骨或扁平骨，眼眶累及罕见，主要见于额骨。CT表现为膨胀性溶骨性病变，边界清晰，其内分隔明显。MRI可见囊内出血形成的液-液平面是其特征性表现。典型的病理表现可见由梭形细胞、炎症细胞和巨细胞组成大小不等的多发窦腔，将出血腔分隔。

四、治疗

手术完整切除是眼眶骨化纤维瘤的首选治疗方法，对侵袭明显者，需行距肿物边缘更广泛的骨质切除。根据病变部位选择合适手术入路，病变较大时可选择冠状切口或外侧开眶术。对切除后的眶壁缺损，可选择自体骨、钛网或人工材料进行修复。骨化纤维瘤术后易复发，须定期随访，放疗极易引发恶变，因此术后不可行放疗。

五、典型病例

患者女性，72岁，发现左眼球突出移位3年，视力下降1年，无全身性疾病史，于当地医院行眼眶CT检查，发现左眼眶内占位，未给予任何治疗，现为进一步诊治，来到上海交通大学医学院附属第九人民医院眼科就诊。

眼科检查：右眼矫正视力1.0，左眼矫正视力0.6，左眼球突出，向下移位，眼球各方向运动受限，左眼上睑下垂，睁眼困难（图43-2-2），结膜无充血，角膜透明，晶状体透明，后极部视网膜平伏，视盘略苍白。右眼球无突出，结膜无充血，角膜透明，晶状体透明，后囊膜混浊，后极部视网膜平伏。

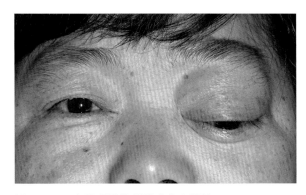

图43-2-2 左眼眶骨化纤维瘤患者照片
左眼球突出下移，上睑下垂。

眼眶CT：左眼眶内多处致密高密度影合并软组织影，密度均一，边界可，形状规则（图43-2-3）。

根据患者病史及眼眶CT检查，考虑左眼眶内良性病变，入院后完善检查，全麻下行左眼眶内肿物切除术，术中切除肿物送病理检查。病理报告：可见增生的纤维组织及排列不规则的骨小梁结构（图43-2-4），诊断为眼眶骨化纤维瘤。

术后3天，患者眼部病情稳定，出院查体：左眼矫正视力0.6，左眼上转受限。

术后随访6年，视力同前，前下方功能眼位复视不明显，眼眶CT复查见肿瘤复发。

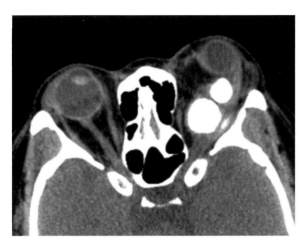

图 43-2-3　左眼眶骨化纤维瘤 CT 影像

左眼眶内多处高密度及软组织占位,边界可。

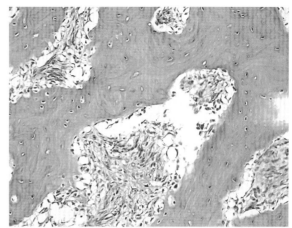

图 43-2-4　眼眶骨化纤维瘤病理图片(HE 染色,× 200)

增生的纤维组织包裹骨小梁结构。

第三节　眼眶骨肉瘤

骨肉瘤(osteosarcoma)是最常见的原发性骨恶性肿瘤,占全身恶性肿瘤的 0.2%,其定义为恶性间充质细胞产生类骨或未成熟骨,绝大多数发生于长骨的干骺端,极少数发生于骨外软组织。骨肉瘤主要发生在儿童和青少年,发病率的第二高峰是 50 岁以上成年人。

眼眶骨肉瘤发病罕见,可原发于眼眶骨或眶内软组织,通常为下颌骨或上颌骨病变继发引起,也可继发于家族性 Paget 骨病、骨纤维发育不良或局部放疗后,家族性视网膜母细胞瘤患者也可发生骨肉瘤。

一、病因和发病机制

骨肉瘤的发病与外伤、放射暴露和基因突变等相关,眼部结核病也可能与其发生相关。

遗传学在骨肉瘤的发展过程中起着决定性的作用,但确切的病理生理学机制尚不清楚。家族性 Paget 骨病患者中 *SQSTM1* 基因突变,可能与骨肉瘤的发生有关。*TP53* 基因参与骨的正常发育和生理,其发生突变可能引发骨肉瘤。*RB1* 基因在相当比例的骨肉瘤患者也有突变,其通常与视网膜母细胞瘤的发生有关,但患者可能并未罹患视网膜母细胞瘤。此外,由 RecQ DNA 解旋酶家族基因突变引起的一系列综合征患者也易患骨肉瘤。

二、临床表现

眼眶骨肉瘤最常发生在 40～50 岁,发展迅速,可在数月内明显增大,表现为眼球突出移位(图 43-3-1),复视,进而视力下降。鼻窦内可因肿瘤并发出血或脓肿形成,颅内侵及时可发生头痛、恶心等症状。

眼眶 CT 检查显示,骨肉瘤病变与正常骨质边界不清,骨破坏明显,内部伴有不同程度钙化,受累骨呈溶骨性或膨胀性改变,部分骨质周围可见针刺状骨膜反应或肿瘤骨形成。发生于眶内软组织的骨肉瘤,边界清晰,不与眶骨延续,软组织肿物内可见不同程度钙化(图43-3-2)。MRI 主要分辨肿物与眶内组织及脑组织边界,可见肿瘤内混杂的出血及液性信号,以及大小不等的囊腔等结构(图43-3-3)。

病理检查:肿瘤大体呈白到棕褐色,质地从软到韧不等。镜下可见肿瘤细胞呈高度多形性,增生及有丝分裂活跃,并由这些肿瘤细胞产生类骨或骨组织(图43-3-4)。免疫组化:SATB2 阳性,可作为成骨性肿瘤与非成骨性肿瘤的鉴别依据。

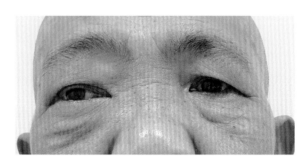

图43-3-1 右眼眶骨肉瘤患者照片

右眼球突出并向外移位。

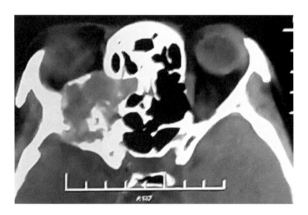

图43-3-2 右眼眶骨肉瘤 CT 影像

右眼眶内骨破坏伴瘤内钙化,边界欠清,侵犯筛窦。

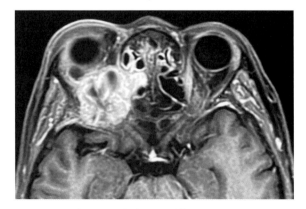

图43-3-3 右眼眶骨肉瘤 MRI 影像

右眼眶肿物强化明显,内含不增强暗区。

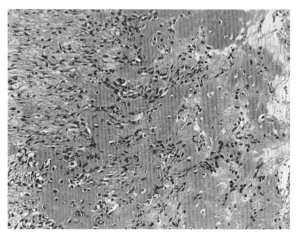

图43-3-4 右眼眶骨肉瘤病理图片(HE 染色,×200)

肿瘤细胞多形性,有丝分裂活跃,期间包含类骨组织。

三、诊断与鉴别诊断

(一)诊断

病理检查结果是骨肉瘤诊断的主要依据,镜下见恶性肿瘤细胞是诊断的关键。其他诊断依据包括:①进展迅速,短期内出现眼部症状;②CT 可见与正常骨质边界不清,骨破坏明显,内部伴有不同程度骨化现象;③病理可见肿瘤细胞增生及有丝分裂活跃,产生类骨或骨组织。免疫组化 SATB2 阳性。

(二)鉴别诊断

眼眶骨肉瘤主要与眼眶软骨肉瘤及眼眶骨化纤维瘤相鉴别。

1. **眼眶软骨肉瘤** 多见于青少年,多为鼻窦内肿瘤逐渐侵及眼眶引起。影像学检查,肿物与周围软组织边界不清,骨皮质膨隆,伴侵蚀和破坏的低密度的肿块,肿瘤内可见钙化。病理特征是骨小梁被软骨浸润,松质骨间的骨髓腔隙或骨髓脂肪由软骨替代。

2. 眼眶骨化纤维瘤　青少年发病，单一眶骨内，边界清楚，肿瘤外层在 CT 影像上与骨皮质密度一致，其内可因富含纤维血管基质呈低密度，病理特征是病变内纤维组织细胞丰富，骨小梁散在于肿瘤内部，无恶性肿瘤细胞增生。

四、治疗

手术切除是治疗的首选方法，联合放疗和化疗。早期根治性切除对预防复发至关重要，肿瘤由鼻窦侵及眶内软组织时，建议行眶内容剜除术联合游离皮瓣移植术；术后局部放疗，放疗剂量根据病变范围一般不超过 70Gy；对 40 岁以下的儿童和成人，可联合化疗，即阿霉素（多柔比星）和顺铂联合或不联合甲氨蝶呤的化疗方案。靶向治疗及免疫治疗尚处于临床前期，有效性还有待进一步探索。

眼眶骨肉瘤可引起局部肿胀或眼球突出移位，有利于早期发现，但解剖结构复杂，手术不容易彻底切除而易于原位复发。眼眶骨肉瘤可局部淋巴结及远处转移，须定期复查，推荐的随访间隔为诊断后 1～2 年，每 6 周～3 个月复诊 1 次，第 3～4 年每 2～4 个月 1 次，第 5～10 年每 6 个月 1 次，之后每 6～12 个月 1 次。

第四节　眼眶骨巨细胞瘤

骨巨细胞瘤（giant cell tumor）是一种具有局部侵袭性的良性肿瘤，起源于骨髓内的结缔组织，好发年龄为 20～40 岁，常见部位为长骨的干骺端，尤以股骨下端和胫骨上端最常见。原发于眶骨的骨巨细胞瘤十分罕见。

一、病因和发病机制

一般认为发病可能与骨损伤有关，可激活基质细胞，刺激巨细胞转化为活跃的破骨细胞从而发病。端粒相关的染色体畸变，即 11p、13p、14p、15p、19q、20q 和 21p 发生异常也可能导致肿瘤发生。

二、临床表现

眼眶骨巨细胞瘤好发于儿童和青年，蝶骨、筛骨和额骨相对多见。发病缓慢，眼球渐进性突出，根据发病部位出现眼球相应移位，可有复视、疼痛，甚至视力下降。

眼眶 CT 表现为受累眶骨溶解，骨膨胀，通常边界清晰，纤维骨性肿块无完整骨性边缘，内部可有囊变。MRI 检查肿瘤 T_1WI 图像呈等信号，T_2WI 呈高信号，其内一般无液 - 液平面，增强明显强化。

病理检查可见肿瘤大体表面血管丰富，质地韧，组织学检查显示肿瘤由均匀分布的破骨细胞样巨细胞组成，背景为圆形或梭形单核细胞，可有含铁血黄素沉着（图 43-4-1）。

三、诊断与鉴别诊断

眼眶骨巨细胞瘤的诊断要点：①发病缓慢，可有疼痛；②CT 表现为骨溶解，骨膨胀，边界清晰；③组织学检查显示肿瘤由均匀分布的破骨细胞样巨细胞组成。

主要与骨化纤维瘤和动脉瘤样骨囊肿相鉴别。前者一般有边缘清晰的骨性外层，病理检查无

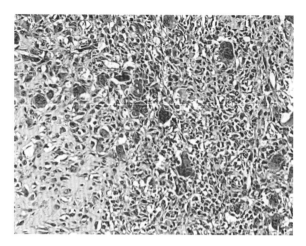

图 43-4-1　骨巨细胞瘤病理图片（HE 染色，×200）
破骨细胞样巨细胞大量分布，散在圆形或梭形单核细胞。

破骨样骨巨细胞；后者为溶骨性改变，内部多发囊腔，可有液-液平面，病理检查肿瘤内部由梭形细胞、炎症细胞和巨细胞组成大小不等的多发窦腔构成。

四、治疗

手术完整切除是眼眶骨巨细胞瘤的首选治疗方法。不能完整手术切除的病例可以放射治疗，剂量控制在 40～60Gy，但局部放疗有促使肿瘤恶变风险；也可全身应用糖皮质激素或化疗。对切除后的眶壁缺损，可选择自体骨、钛网或其他人工材料进行修复。

靶向药物狄诺塞麦（denosumab）是一种单克隆抗体，通过结合核因子 κB 受体活化因子配体（RANKL）抑制破骨细胞激活，可用于不完全切除或复发的病例，但长期疗效有待进一步观察。

参考文献

1. AFGHANI T, MANSOOR H. Types of orbital osteoma-A descriptive analysis. Orbit, 2018, 37（1）: 3-8.
2. JURLINA M, SKITARELIĆ N, PASSALI D, et al. Endonasal endoscopic resection of ossifying fibroma involving the ethmoid sinus, orbit and anterior skull base: Case report and literature review. Acta Otorhinolaryngol Ital, 2016, 36（2）: 144-148.
3. BAUMHOER D, BERTHOLD R, ISFORT I, et al. Recurrent CTNNB1 mutations in craniofacial osteomas. Mod Pathol, 2022, 35（4）: 489-494.
4. ALGHONAIM Y, ALRASHED ALHUMAID S, ARAFAT A. Aggressive ossifying fibroma of right ethmoidal sinus: A case report. Int J Surg Case Rep, 2018, 53: 513-516.
5. MACDONALD-JANKOWSKI D S. Ossifying fibroma: A systematic review. Dentomaxillofac Radiol, 2009, 38（8）: 495-513.
6. TOFERER A, TRUSCHNEGG A, KASHOFER K, et al. First presentation of a frameshift mutation in the SETD2 gene of a juvenile psammomatoid ossifying fibroma（JPOF）associated with an aneurysmal bone cyst. Diagn Pathol, 2021, 16（1）: 91.
7. SAFI A F, BEHN L, ROTHAMEL D, et al. Therapy of sinonasal malignancies invading the orbit-orbital exenteration versus preservation of the orbit plus radiotherapy. J Craniomaxillofac Surg, 2017, 45（2）: 258-261.
8. BIAZZO A, DE PAOLIS M. Multidisciplinary approach to osteosarcoma. Acta Orthop Belg, 2016, 82（4）: 690-698.
9. YIP C M, LEE H P, HSU S S, et al. Left orbital roof giant cell tumor of bone: A case report. Surg Neurol Int, 2018, 26（9）: 127.
10. TANG P H, METTU P, MALTRY A C, et al. Giant cell tumor of the frontal bone presenting as an orbital mass. Ophthalmol Ther, 2017, 6（1）: 215-220.

6

44
CHAPTER

第四十四章

**眼眶软骨组织
源性肿瘤**

软骨组织源性肿瘤是全身骨骼系统的一类常见肿瘤。眼眶缺少软骨成分，眼眶软骨源性肿瘤的发生率极低，其诊断和治疗多参考全身软骨源性肿瘤的标准。

第一节　眼眶软骨瘤

软骨瘤（chondroma）是全身骨骼系统相对常见的良性肿瘤，根据发病部位一般分为内生（髓腔性）软骨瘤、骨膜下（皮质旁）软骨瘤和软组织软骨瘤等。内生性软骨瘤发生在髓腔内，来源于透明软骨，最常见于手部；骨膜下软骨瘤起源于骨膜或骨膜下结缔组织，较少见，好发于长管状骨的干骺端；软组织软骨瘤起源于滑膜组织或者未分化的间充质干细胞，可发生在肌腱、腱鞘和关节囊附近，或其他软组织处，但均罕见。

软骨瘤以单发为主，多发较少见，伴有软骨发育障碍和肢体畸形的多发性软骨瘤称为 Ollier 病。软骨瘤合并多发性血管瘤者称 Maffuci 综合征，是一种罕见的先天性、非遗传性疾病，血管瘤多与内生软骨瘤位置相近，多为海绵状血管畸形。

眼眶软骨瘤通常发生于滑车，也可由鼻窦部位的软骨瘤累及眼眶引起相应眼部症状，但发病都十分罕见。

一、病因和发病机制

病因尚不明确。通常认为其具体表现与错构瘤相似，即软骨细胞在正常骨组织错构形成，在胚胎时期软骨骨化受到抑制，异位胚胎静止性软骨细胞的增殖，软骨成分的创伤性移位，或成纤维细胞的炎症性活化形成软骨瘤。

软骨瘤与多条染色体的形态和结构异常有关，染色体 12q13-15 重排，*HMGA2*（*HMGI-C*）基因的激活进而引起肿瘤细胞分化。半数内生软骨瘤中发现 IDH1/2 突变，最常见的突变类型是 IDH1 R132C，从细胞遗传学角度证实软骨瘤的本质是一种肿瘤性病变。

二、临床表现

在面部骨骼中，软骨瘤的好发部位依次是筛窦、上颌骨、鼻中隔、硬腭和鼻咽（包括蝶窦）和鼻翼软骨。通常认为软骨瘤不会出现在眼眶的膜性骨中，滑车是眶内唯一的软骨结构，可能是眼眶软骨瘤主要的发生部位。眼眶软骨瘤可发生在任何年龄，没有性别倾向，通常无症状，肿瘤占位引起上睑下垂或无痛性眼球突出移位。肿瘤局限于滑车部位时可触及质韧肿块、活动度差，视力及眼球运动通常不受影响。

眼眶 CT 显示边界清楚、质地均匀的软组织密度肿物，可伴有不规则钙化灶，局限骨质可有压陷。MRI 的 T_1WI 图像上肿瘤为低或等信号，在 T_2WI 图像为均匀的高信号，增强 MRI 表现为肿瘤边缘呈环形和弧形增强。当瘤体内钙化时，T_1WI 和 T_2WI 相应区域低信号，当瘤体内黏多糖成分或黏液样变内含有较多水分时，T_2WI 图像表现为明显的高信号。

病理检查可见肿瘤内透明软骨小叶成分，周围可有板层骨小梁。偶尔可见双核软骨细胞和轻度细胞增生，但软骨细胞缺乏多形性或深染性，无核分裂、坏死或浸润性生长（图 44-1-1）。免疫组化 S-100 蛋白阳性，波形蛋白呈阳性，提示良性软骨瘤。

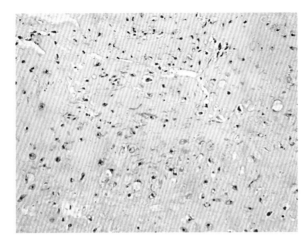

图 44-1-1　眼眶软骨瘤病理图片（HE 染色，×200）
光镜下可见透明软骨小叶成分。

三、诊断与鉴别诊断

（一）诊断

眼眶软骨瘤诊断具有一定难度，通常不作为首要诊断，诊断要点包括：①发病缓慢，可位于滑车部位，肿瘤质韧；②MRI 图像信号均匀，肿瘤表面强化；③病理检查可见软骨小叶成分，无核分裂象，免疫组化 S-100 蛋白、波形蛋白阳性。

（二）鉴别诊断

眼眶软骨瘤和软骨肉瘤、骨纤维异常增生症和动脉瘤样骨囊肿相鉴别。

1. **软骨肉瘤**　多见于青少年，起源于眶骨或眶内软组织，也可由鼻窦软骨肉瘤侵及眼眶引起，临床表现初始为间歇痛和钝痛，逐渐变为持续性痛，局部可触及质韧肿物，周围皮肤可有炎症表现，眼

球有不同程度的突出移位，影像上肿物与周围软组织边界不清，骨皮质膨隆，伴侵蚀和破坏。病理特征是骨小梁被软骨浸润，松质骨间的骨髓腔隙或骨髓脂肪由软骨替代。

2. **骨纤维异常增生症**　正常骨组织被均质的纤维组织和发育不良的网状骨小梁取代，并非真正的肿瘤。进展缓慢具有自限性，多见于青少年，颧骨蝶骨多见，表现为局部肿胀畸形，颜面部不对称，眼球突出移位，甚至视力下降或者丧失，CT 表现为骨膨胀，边界欠清，组织密度均一，与松质骨类似。

3. **动脉瘤样骨囊肿**　因影像外观与动脉瘤类似得名，可能与动静脉畸形有关，多见于中青年，多累及蝶骨及眶顶，表现为进行性疼痛和局部肿胀，多伴有眼球突出，CT 影像可见骨破坏与骨扩张，偶有液平，MRI 可有信号复杂的出血表现，肿瘤穿刺可因腔内高压，血液从穿刺处喷出。病理见血管内皮细胞、纤维组织、骨小梁。

四、治疗

软骨瘤进展缓慢，无明显临床症状可保守观察。面部骨骼的软骨源性肿瘤可表现出侵袭性，术中冰冻证实软骨瘤后，完整切除肿瘤。眼眶滑车来源的软骨瘤手术治疗后导致滑车受损，可出现斜视和复视，需要进一步斜视和复视治疗。软骨瘤一般预后良好，复发少见。软骨瘤有进展为肉瘤的趋势，应长期随访，若恶变则预后较差。

第二节　眼眶软骨肉瘤

软骨肉瘤（chondrosarcoma）是仅次于骨肉瘤的第二大骨和软骨恶性肿瘤，约占所有恶性骨肿瘤的三分之一，软骨肉瘤的形成伴随着软骨的产生，但

缺少类骨。软骨肉瘤的肿瘤异质性较大，某些类型的软骨肉瘤表现为高度恶性和侵袭性，而有些类型的软骨肉瘤恶性程度低，很少转移。

软骨肉瘤可分为以下几类：①中央软骨肉瘤，发生于骨的髓腔，最常见的是股骨近端、髂骨和肱骨近端；②继发性软骨肉瘤，起源于先前存在的软骨病变，可能发生在单发或多发性骨软骨瘤患者，或遗传性疾病的后遗症，如 Ollier 病或 Maffuci 综合征；③间叶性软骨肉瘤，高度恶性，可发生于骨或骨外组织，病理表现为丰富的幼稚小圆细胞和高分化透明软骨细胞岛结合出现；④去分化软骨肉瘤，也是高度恶性的病变，组织学上包括分化良好的骨瘤和非肉芽肿肉瘤，两者具有共同的遗传标记，最常发生在肱骨、股骨和骨盆；⑤透明细胞软骨肉瘤，是一种低级别的肿瘤，它的名字来源于光镜下可见的透明和空的细胞质，常见于长骨的骨骺；⑥骨膜软骨肉瘤，最常见于股骨干，非常少见，组织学显示分化良好，低度恶性。

眼眶软骨肉瘤主要是间叶性软骨肉瘤。间叶性软骨肉瘤多发于脑膜和下肢，眼眶是第三高发部位。眼眶软骨肉瘤以女性为主，大多数病例发生在 20～30 岁，偶可见于儿童。

一、病因和发病机制

软骨肉瘤通常为散发，但可由骨软骨瘤和内生软骨瘤恶变产生，与染色体 9p21 和 12q13-15 的基因重排密切相关。此外，软骨肉瘤的发生和代谢与 *IDH1* 和 *IDH2* 基因的突变关系密切。*COL2A1* 基因的插入、缺失和重排，破坏软骨正常分化程序，从而促进肿瘤的发生。*HEY1-NCOA2* 基因融合，可干扰间充质干细胞成骨分化，进而引起肿瘤。

一些信号通路的异常与软骨肉瘤相关：①Hedgehog 信号通路，是胚胎发生过程中细胞生长和分化的重要调节器，并通过调节干细胞的分化参与维持胚后组织的稳态。该通路诱导软骨细胞增殖，促进软骨细胞分泌 PTHRP 至软骨膜间隙。该途径异常还可影响其膜内受体 PTCH1 及其下游转录因子 *GLI*，从而引起肿瘤的发生。②肿瘤抑制因子通路，主要包括 RB1 和 p53 相关通路异常，引起肿瘤发生。③PI3K-Akt-mTOR 通路，该通路异常可影响包括细胞增殖、生长和存活在内的各种正常细胞过程。

二、临床表现

眼眶软骨肉瘤最常见的是间叶性软骨肉瘤，好发于中青年女性，也可因鼻窦软骨肉瘤突破至眼眶，以及放疗或先前存在的软骨瘤恶变引起。原发病变起病相对较急，继发病变或恶性变者相对缓慢，临床症状通常为占位效应，多位于肌锥内，表现为进行性突眼、斜视、视野缺损甚至视力下降。

眼眶 CT 显示肿瘤内部密度不均，无定形钙化或继发骨化灶，通常边界清晰，进展期眼眶骨壁可有破坏，肿瘤边界不规则（图 44-2-1）。MRI 检查未钙化的肿瘤成分在 T_1WI 图像上表现为低至中等信号强度，而在 T_2WI 图像上表现为等信号。低信号区域与 CT 图像上的钙化相一致，MRI 增强显示不均匀强化，动态增强 TIC 曲线表现为快速增强和快速洗脱。

病理检查：肿瘤由未分化的小间充质细胞和分化良好的软骨病变组成。间充质细胞体积小，圆形至梭形，细胞核深染，胞浆稀少，呈片状（图 44-2-2）。软骨区免疫组化 S-100 蛋白和波形蛋白阳性，上皮膜抗原染色阴性。相反，小细胞区波形蛋白阳性、S-100 和上皮膜抗原阴性。

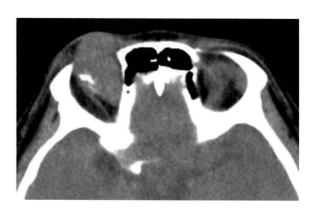

图 44-2-1 右眼眶软骨肉瘤 CT 影像
右眼眶内占位，边界清，内部可见高密度影。

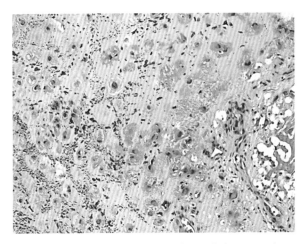

图 44-2-2 眼眶软骨肉瘤病理图片（HE 染色，×200）
光镜下可见未分化的间充质细胞和软骨病变组成。

三、诊断与鉴别诊断

（一）诊断

眼眶软骨肉瘤的发病率极低，临床症状没有特异性，诊断要点主要为：①CT 影像上肿瘤内钙化，是诊断的关键；②病理检查可见分化良好的软骨病灶，软骨区免疫组化 S-100 蛋白和波形蛋白阳性，小细胞区波形蛋白阳性、S-100 蛋白阴性。

（二）鉴别诊断

眼眶软骨肉瘤主要与以下疾病相鉴别。

1. **海绵状血管瘤** 是成人最常见的眼眶肿瘤，表现为边界清楚、同质的卵圆形肿块，且多位于肌锥内，钙化在海绵状畸形中极为罕见。

2. **血管外皮瘤** 多发于眼眶外间隙，通常没有钙化。眼眶 CT 和 MRI 检查，表现为边界清楚的肿块，具有侵犯性特征，包括浸润性边界和骨质侵蚀，动脉期明显增强，并伴有快速充盈。免疫组化 CD34 阳性，网状纤维染色示网状纤维围绕单个肿瘤细胞有助于诊断。

3. **眼眶异位脑膜瘤** 较少见，MRI 影像呈均匀等信号，明显均匀强化。骨质有不同程度增厚，以蝶骨最为常见。免疫标记 CD99 阴性，EMA 阳性。

4. **眼眶淀粉样变** 少见，典型表现为邻近骨增厚和不规则的较高密度肿块，CT 图像病灶内弥漫性散在的粗糙、条状和无定形钙化，在 T_2WI 图像上信号强度较低。

5. **尤因肉瘤和原始神经外胚叶肿瘤** 两者多发生于儿童或青少年，CT 检查缺乏软骨性肿瘤钙化表现，病理检查肿瘤内不会有高分化软骨岛，免疫标记 CD99 阳性，并有神经内分泌标记 rum2、Sox9 阳性。

四、治疗

手术治疗为主。手术完整切除肿瘤，保证切缘阴性至关重要。局部淋巴结转移的发生率较低，只在有明确转移时施行颈部淋巴结清扫。

眼眶软骨肉瘤对放疗、化疗不敏感。但肿瘤切除不完整或复发时，可考虑局部放疗，一般需要 40～60Gy 的剂量控制病情，如颅底或其他重要结构侵犯时，选择质子重离子放疗，可以更好地保护靠近肿瘤的关键结构。对侵袭性高的病例，可以考虑化疗，一般根据尤因肉瘤治疗方案，长春新碱、放线菌素 D、环磷酰胺和阿霉素单独或与异环磷酰胺和依托泊苷交替治疗。

眼眶软骨肉瘤较全身其他部位的软骨肉瘤预后较好，可能与能够更早发现病变和治疗及时有关，但仍会局部复发和远处转移，需要长期密切随访。

参考文献

1. SOMERS J, FABER L P. Chondroma and chondrosarcoma. Semin Thorac Cardiovasc Surg, 1999, 11（3）: 270-277.

2. KABRA R S, PATEL S B, SHANBHAG S S. Orbital chondroma: A rare mesenchymal tumor of orbit. Indian J Ophthalmol, 2015, 63（6）: 551-554.

3. HARRISON A, LOFTUS S, PAMBUCCIAN S. Orbital chondroma. Ophthalmic Plast Reconstr Surg, 2006, 22（6）: 484-485.

4. GELDERBLOM H, HOGENDOORN P C, DIJKSTRA S D, et al. The clinical approach towards chondrosarcoma.

Oncologist, 2008, 13(3): 320-329.

5. JEONG W, KIM H J. Biomarkers of chondrosarcoma. J Clin Pathol, 2018, 71(7): 579-583.

6. CHOW W A. Chondrosarcoma: Biology, genetics, and epigenetics. F1000Res, 2018 .

7. TUNCER S, KEBUDI R, PEKSAYAR G, et al. Congenital mesenchymal chondrosarcoma of the orbit: Case report and review of the literature. Ophthalmology, 2004, 111(5): 1016-1022.

8. KAUR A, KISHORE P, AGRAWAL A, et al. Mesenchymal chondrosarcoma of the orbit: a report of two cases and review of the literature. Orbit, 2008, 27(1): 63-67.

9. TSUCHIYA M, MASUI T, OTSUKI Y, et al. Mesenchymal chondrosarcoma of the orbit: Imaging features of CT and MRI. Br J Radiol, 2018, 91(1090): 20170579.

45

CHAPTER

第四十五章

眼眶继发性和
转移性肿瘤

眼眶继发性肿瘤是指原发于眼眶邻近组织结构，通过直接蔓延和相邻通道，或突破骨壁和球壁侵犯眼眶形成的肿瘤。眼眶转移性肿瘤是指原发于其他系统和器官的肿瘤，通过血液途径转移到眼眶形成的肿瘤。眼眶继发性肿瘤可以是恶性肿瘤，也可以是良性肿瘤或肿瘤样病变，眼眶转移性肿瘤均为恶性肿瘤。

第一节　继发于眼睑或结膜肿瘤

眼睑或结膜肿瘤可从原发部位直接向眶内蔓延，形成眼眶继发性肿瘤。大多数原发肿瘤为恶性，包括基底细胞癌、鳞状细胞癌、皮脂腺癌、淋巴瘤、黑色素瘤和梅克尔细胞癌等，少数为良性，如眼睑黄色瘤、结膜皮样脂肪瘤等。眼睑或结膜肿瘤侵犯眼眶受很多因素影响：①恶性程度，恶性程度越高、生长速度越快，越容易侵犯眼眶，如基底细胞癌发病率虽远高于鳞状细胞癌和皮脂腺癌，但侵犯眼眶的比例很低。②生长方式，如皮脂腺癌派杰样浸润、黑色素瘤多灶分布，更容易侵犯眼眶。③病理特点，如基底细胞癌中硬化型容易向眼眶浸润。④发病部位，内眦部眼睑或结膜组织肿瘤易于蔓延和侵犯眼眶。⑤复发肿瘤，眼睑或结膜的复发肿瘤侵犯眼眶比例高。眼睑或结膜肿瘤位于暴露部位，容易发现，肿瘤侵犯眼眶大多因为延迟就诊、漏诊和误诊所致。

一、主要临床表现

眼睑或结膜肿瘤侵犯眼眶从前向后发展，首先侵犯眼眶前部，以原发肿瘤相关的外观和形态改变为主，很少出现眼球突出等改变。肿瘤眼眶侵犯的特异性表现主要包括：①孤立性肿块，肉眼观察和影像检查可见深部超过眼睑或结膜范围，侵犯眼眶（图45-1-1）；②扁平弥散病变，表现为边缘不规则，与深部相邻眼眶组织缺乏明确分界；③溃疡性病灶，可观察到肿瘤侵犯眶内，甚至暴露眼眶骨组织（图45-1-2）；④恶性度高和发展迅速的肿瘤，表现为眼睑、结膜水肿，甚至可有眼球突出（图45-1-3）；⑤眼眶CT检查，主要判断肿瘤累及眼眶的范围、是否有骨组织破坏及破坏的程度；⑥眼眶MRI检查，对黑色素瘤和淋巴瘤眼眶侵犯有较高诊断价值，对比增强可了解病变精确范围和血管情况，但对大多数肿瘤缺乏特异性表现。

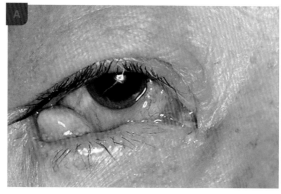
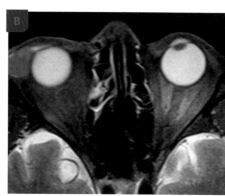

图 45-1-1　右眼睑皮脂腺癌侵犯眼眶患者外观照片和 MRI 影像

A. 右下睑外侧结膜面结节状肿物，贴着眼球壁向深部蔓延；
B. MRI 水平位 T₂ 加权像，病变中等信号，边界清楚，侵犯眼眶。

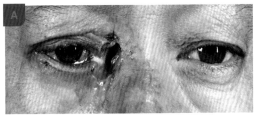
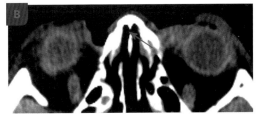

图 45-1-2　左眼睑基底细胞癌侵犯眼眶患者外观照片和 CT 影像

A. 内眦部病灶中央溃疡,内侧骨组织暴露;

B. 水平位 CT,溃疡空腔与骨相连,深入眼眶。

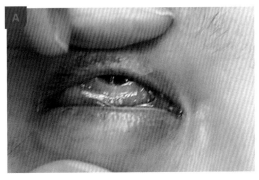
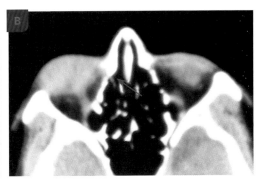

图 45-1-3　右眼结膜淋巴瘤侵犯眼眶患者照片和 CT 影像

A. 右眼下方球结膜和下睑水肿隆起,眼睑不能睁开,右眼球突出;

B. 水平位 CT,肿瘤侵犯下方眼眶和泪囊区。

二、基本治疗原则

手术是主要的治疗方法。在排除远处转移后,对大多数肿瘤给予根治手术。基底细胞癌、鳞状细胞癌、皮脂腺癌等原则上采用根治性扩大切除术,必要时术后施行放疗巩固,防止复发。对放化疗敏感的恶性肿瘤如淋巴瘤,手术主要是病理检查和病灶减容,放疗和化疗以取得最大控制效果。对黑色素瘤、梅尔克细胞癌、血管肉瘤等恶性程度高且放化疗均不敏感的肿瘤,如局部切除难以完全清除病灶,眶内容剜除术仍是需要考虑的选项。对有淋巴结转移的患者,应同时施行局部淋巴结清扫,避免患者分期手术,贻误治疗时机。对已经发生远处转移的患者,手术确定病变性质或局部根治,同时多学科协同诊疗,依据肿瘤性质和转移情况,施行原发灶和转移灶根治性切除术或化疗和生物治疗。

第二节　继发于眼内肿瘤

眼眶继发性肿瘤中,来源于眼内肿瘤的比例很少,主要为视网膜母细胞瘤,其次为葡萄膜黑色素瘤、视网膜淋巴瘤等。睫状体来源的神经上皮性肿瘤如髓上皮瘤等罕见侵犯眼眶。眼内后极部肿瘤通过视神经蔓延,周边部肿瘤通过巩膜导管或突破局部眼球壁进入眶内。

一、主要临床表现

除了原发肿瘤的临床表现,眼眶继发性肿瘤早期表现不明显,往往通过影像学检查发现,如视神经增粗(图 45-2-1)、巩膜壁增厚(图 45-2-2)、与眼球壁相连的局部眶内占位等(图 45-2-3)。随着眶内肿瘤体积增大,患者可出现眼球突出、移位和运动受限等类似原发性眼眶肿瘤的表现。肿瘤体积进一步增大可导致眶压、眼压升高,或肿瘤释放坏死物质引起炎症反应,患者表现为眼睑皮肤红肿、上睑下垂、结膜充血水肿等表现(图 45-2-4)。严重时眼球突出明显,眼睑闭合不全,眶周可扪及肿块,局部疼痛等。影像学检查可判断眶内肿瘤侵犯情

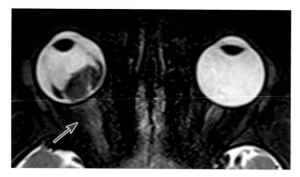

图 45-2-1　右眼视网膜母细胞瘤侵犯眼眶 MRI 影像

MRI 水平位 T_2 加权像, 右眼球内病变与视神经相连, 视神经明显增粗。

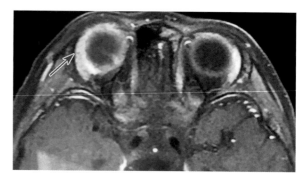

图 45-2-2　右眼视网膜母细胞瘤巩膜外侵犯 MRI 影像

MRI 水平位增强, 右眼球内病灶向外侧巩膜侵犯, 巩膜局限性增厚(红色箭头)。

图 45-2-3　左眼葡萄膜黑色素瘤侵犯眼眶 MRI 影像和瘤体外观照片

A. MRI 水平位 T_2 加权像, 左眼球内颞侧病变, 低信号, 部分突破巩膜进入眼眶, 与巩膜壁相连(红色箭头);

B. 瘤体照片, 肿瘤突破巩膜壁侵犯球外。

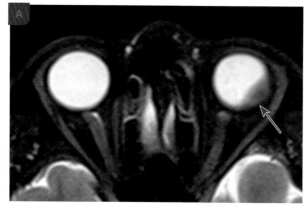
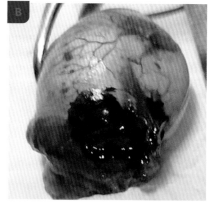

图 45-2-4　右眼葡萄膜黑色素瘤侵犯眼眶患者照片和 MRI 影像

A. 左眼球突出、上睑下垂、结膜水肿;

B. MRI 水平位 T_1 增强, 左眼球内病灶侵犯眼眶, 巩膜壁破坏明显(红色箭头)。

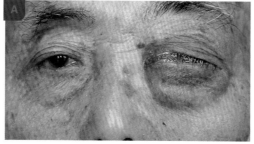
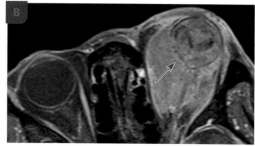

况, 还可观察原发肿瘤出现的特征性改变, 如视网膜母细胞瘤 B 超和 CT 检查的钙化斑, 葡萄膜黑色素瘤 B 超检查的挖空征和 MRI 检查的顺磁改变, 即 T_1WI 高信号, T_2WI 低信号。尤其是增强 MRI 检查, 对判断眼内肿瘤的微小隐匿性视神经或巩膜侵犯很有价值。

二、基本治疗原则

视网膜母细胞瘤一旦突破眼球, 需要施行眼球摘除术或眶内容剜除术。通过视神经浸润的视网膜母细胞瘤, 强调眼球摘除时视神经剪除要足够长, 以使视神经末端阴性, 眶内容一般不需要大范围剜除。但对经巩膜途径侵犯眼眶的患者, 根据侵犯的程度, 往往需要部分或全部眶内容剜除。葡萄膜黑色素瘤眶内侵犯以眶内容剜除术治疗为主。眼内淋巴瘤即使侵犯眼眶, 原则上仍先给予化疗、放疗等非手术治疗, 效果不佳再考虑手术治疗, 包括眼球摘除和眶内局部病灶切除, 很少需采取眶内容剜除术。对累及眼眶的其他眼内肿瘤, 如髓上皮瘤、睫状体无色素上皮腺癌等,包括眼球在内的部分眶内容剜除或全眶内容剜除是主要治疗方法。

球内肿瘤偶见淋巴结转移,此时如果患者没有发生远处转移,则淋巴结清扫术必不可少。

第三节　继发于鼻窦肿瘤

筛窦、上颌窦和额窦与眼眶关系密切,肿瘤、炎症等疾病可互相影响。鼻窦和眼眶相隔的骨壁总体较薄,尤其是眶内侧壁与筛窦、眶底内侧与上颌窦、眶顶与额窦的相隔部分骨质菲薄,病变容易穿透。侵犯眼眶的鼻窦肿瘤以上皮来源为主,约占 70%,包括鳞状细胞癌、腺癌、腺样囊性癌、黏液表皮样癌、黏液瘤等。鼻窦上皮性恶性肿瘤的 75% 可向窦外侵犯,其中近一半侵犯眼眶,是眼眶继发性肿瘤的主要来源。非上皮来源的肿瘤少见,如横纹肌肉瘤、淋巴瘤等。继发于鼻窦的眼眶占位病变也包括一些肿瘤样疾病,如黏液囊肿。

来源的眼眶肿瘤感觉异常多见,如疼痛、麻木等,一方面因为眶下神经等感觉神经易受病变累及,另一方面是鳞状细胞癌和腺样囊性癌等具有侵蚀神经的特性,这也是与非上皮来源肿瘤进行鉴别的重要特点。视功能受损一般出现较晚,此时病变已经侵犯眶尖部位,造成压迫性视神经损害。CT 检查对鼻窦继发性眼眶肿瘤有优势,可清晰显示肿瘤来源、骨质破坏程度,以及病变范围(图 45-3-1)。MRI 检查更有利于定性和判断范围(图 45-3-2)。

二、基本治疗原则

鼻窦恶性肿瘤一旦侵犯眼眶,均属于 T_3 期以后,预后明显低于眼眶未累及患者。除淋巴瘤等少数肿瘤施行放化疗,大多数继发性肿瘤均强调手术治疗。尽可能在保留眼球的前提下完全切除原发灶和侵袭灶,术后给予放疗或放化疗巩固。对范围广泛、根治困难的继发性肿瘤,可考虑术前诱导化疗,化学减容后再手术。对淋巴结转移患者,施行淋巴结清扫,双侧鼻窦肿瘤患者,可能存在双侧转移。

一、主要临床表现

来源于鼻窦的眼眶继发性肿瘤主要表现为:①占位效应和眼球位置改变;②感觉异常;③视功能损害。与眼睑结膜肿瘤侵犯眼眶的表现不同,鼻窦继发的眼眶肿瘤外观不易察觉,主要导致眼球位置改变,包括眼球突出、移位。由于病变首先侵犯肌锥外间隙,因此,眼球以非轴性突出为主,不同于眼眶原发肿瘤造成的轴性眼球突出。鼻窦

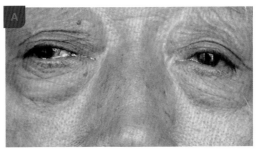
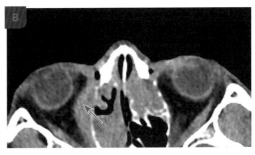

图 45-3-1　右眼眶继发性大 B 细胞淋巴瘤患者照片和 CT 影像

A. 右眼球突出,向外侧移位;
B. 冠状位 CT,右侧上颌窦、双侧筛窦、额窦病变,肿瘤侵犯右侧眼眶(红色箭头)。

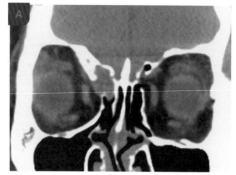
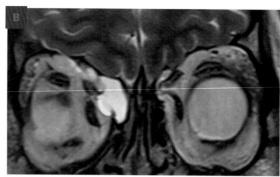

图 45-3-2　右眼眶继发性黏液囊肿 CT 和 MRI 影像

A. 冠状位 CT，右侧筛窦病变累及眼眶，病变中等密度，形态不规则，筛骨纸板和水平板破坏，病变性质不易确定；B. MRI 冠状位 T_2 脂肪抑制，病变均匀高信号，提示囊性病变可能性大；术后病理证实为黏液囊肿。

第四节　继发于颅内肿瘤

颅内肿瘤可通过颅眶之间沟通的管道如视神经管、眶上裂和眶下裂等，或破坏颅眶之间的骨质，进入眼眶形成继发性病变，以起源于蝶骨嵴和视神经管周围硬脑膜的蝶骨嵴脑膜瘤最常见。其他来源于颅内的肿瘤包括垂体腺瘤、颅咽管瘤、胶质母细胞瘤等。垂体腺瘤不直接侵犯眼眶，当肿瘤发展到直径大于 4.0cm 的巨形腺瘤，造成鞍底骨质破坏，进一步突破硬脑膜侵犯海绵窦，可延伸到眼眶内。颅咽管瘤是蝶鞍区的原发肿瘤，也不与眼眶直接接触，侵入眶内罕见。

一、主要临床表现

蝶骨嵴脑膜瘤最常见的症状是单侧非搏动性进行性眼球突出，占 80%～90%。27%～80% 的患者存在视神经病变，表现为视力下降、色觉丧失和视野缩小。眶内占位病变造成眼外肌活动受限可导致患者复视。肿瘤侵犯海绵窦或眶上裂可导致第 Ⅲ、第 Ⅳ、第 Ⅵ 脑神经麻痹和三叉神经第一支受累，见于 20%～25% 的患者。肿瘤早期压迫患侧视神经，使视神经周围的蛛网膜下腔闭塞，引起患侧视神经原发性萎缩，随后由于颅内压升高引起对侧视盘水肿，最终导致对侧视神经萎缩，称为 Foster-

Kennedy 综合征。蝶骨异常增生是 CT 检查的典型特征，病变累及范围包括前床突和蝶骨小翼、眶顶、眶外侧壁和中颅窝底部，甚至延伸至视神经管和鼻窦。MRI 显示 T_1WI 中信号，T_2WI 信号强度增高，肿瘤软组织部分可以扩散到颅外隔室，包括眼眶、颞窝和颞下窝等，强化扫描肿瘤信号明显增强，可明确软组织病变部分范围，并可见脑膜尾征（图 45-4-1）。

当垂体腺瘤累及眼眶时，早期可引起视力下降，并可导致眼球突出、眼外肌功能障碍、眼眶充血和眼压升高等表现。影像学检查以 MRI 为主，T_1 加权像表现为低信号，T_2 加权像为高信号，神经垂体在 T_1 加权像为高信号，肿瘤强化的时间依赖性很强，一般在注射药物后 5 分钟，肿瘤出现明显强化。MRI 还可显示肿瘤侵犯海绵窦情况，显示肿瘤位置和颈内动脉受累情况。有时也需要通过脑血管 CT 造影显示鞍旁颈内动脉并排除可能的动脉瘤。

颅咽管瘤侵犯眼眶的主要表现为视神经受压所致的视力障碍和视野缺损。CT 平扫通常表现为鞍上低密度囊性肿块，囊壁及实性部分为等或略高密度，钙化发生率高，儿童高达 90%，成人约 30%。MRI 检查信号变化大，主要与囊内成分有关，囊内

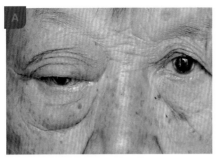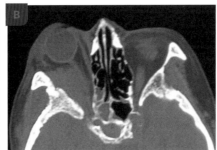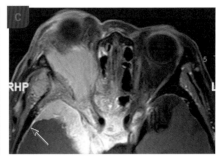

图 45-4-1　右眼眶继发性脑膜瘤患者照片和 CT、MRI 影像

A. 右眼球突出、向下移位、上睑下垂；

B. 水平位 CT，病变广泛累及眶外侧壁、眶顶，以及额窦和视神经管区域；

C. MRI 扫描，T₁增强，软组织病变部分累及中颅窝，越过中线，且可见脑膜尾征（红色箭头）。

坏死组织多呈 T_1 加权像低信号、T_2 加权像高信号，胆固醇结晶呈 T_1 加权像高信号、T_2 加权像低信号，角蛋白碎屑呈 T_1 加权像中等信号、T_2 加权像高信号，正铁血红蛋白呈 T_1 和 T_2 加权像均为高信号，实质性部分呈 T_1 加权像等信号、T_2 加权像高信号，而钙化则为低信号。增强 MRI 检查，囊壁、壁结节及实质部分呈明显强化。

二、基本治疗原则

手术切除是治疗蝶眶脑膜瘤的主要手段。由于蝶眶脑膜瘤往往弥漫浸润，完整切除肿瘤困难很大，一般在眶尖、眶上裂和海绵窦区域进行次全切除，以保留视神经功能。术后放疗可降低复发。立体定向放射外科手术（SRS）对颅底脑膜瘤控制率 5 年为 93%、15 年为 87%，可考虑用于无法手术或术后复发的蝶骨嵴脑膜瘤。

垂体腺瘤主要通过手术治疗，术后可根据情况给予放疗。对于生长激素腺瘤，单纯手术切除无法纠正激素水平，需要药物辅助治疗，包括多巴胺受体激动剂溴隐亭或卡麦角林等。

颅咽管瘤治疗主要是肿瘤完全切除术，术后放疗可防止复发，但对于儿童应尽量避免或推迟放疗，防止智力损害。

第五节　继发于口腔颌面肿瘤

口腔颌面肿瘤可通过腔隙和间隙侵犯眼眶，包括经眶下裂、破坏眼眶骨壁和眶周软组织蔓延等方式。侵犯眼眶的口腔颌面肿瘤可同时累及颅底和翼下颌间隙等，大多为晚期肿瘤，预后差。

一、主要临床表现

临床表现与原发肿瘤部位、侵犯途径有关。颌面部表浅软组织来源的肿瘤，主要表现为眼眶形态改变，如局部肿胀、隆起（图 45-5-1）。通过颌面部间隙或直接突破眶壁的肿瘤往往首先累及眼眶深部，以视力下降、眼球运动受限和复视等症状为主。口内来源的肿瘤，如硬腭腺样囊性癌，并不直接与眼眶接触，要先突破腭顶进入翼腭窝，再通过翼腭裂、眶下裂进入眼眶，病程较长。但如果是术后复发，因为缺少了骨板的屏障作用，肿瘤可以在较短

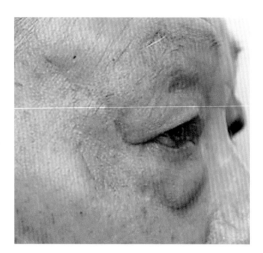

图 45-5-1　面部黏液表皮样癌复发，肿瘤侵犯眼眶患者照片

右下眶缘及其邻近部位不均匀隆起，边界不清，病理证实为黏液表皮样癌复发。

的时间内通过软组织间隙侵犯眼眶。影像学检查包括 X 线、CT、MRI 和 B 超等对原发和继发肿瘤进行评估，确定治疗方案。X 线检查可了解颌面部肿瘤骨破坏范围、侵犯上颌窦情况、牙根受累情况等，如牙源性囊肿、颌骨良恶性肿瘤等。CT 检查可判断病灶的部位、范围、骨破坏性质等（图 45-5-2），CT 增强可显示面中部软组织结构，颈部淋巴结组织，如肌肉、血管，判断病变累及范围、大小和性质、淋巴结转移情况。MRI 能充分显示病变的浸润范围，以及其与周围组织的关系（图 45-5-3）。

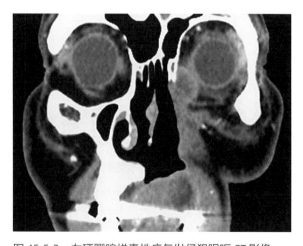

图 45-5-2　左硬腭腺样囊性癌复发侵犯眼眶 CT 影像

冠状位 CT 显示左眶内下肿物，中等密度，眶底、上颌骨、腭顶部分骨质缺失，术后病理证实眶内病变为腺样囊性癌。

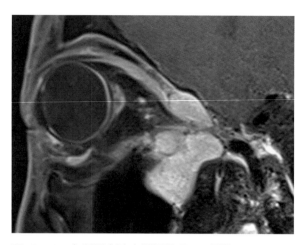

图 45-5-3　左翼腭窝肿瘤侵犯眼眶 MRI 影像

MRI 矢状位 T_1 加权增强，左翼腭窝软组织病变，累及左眶尖、颅底，病变明显强化，术后病理报告为黑色素瘤。

B 超对软组织肿瘤可以确定是实质性还是囊性，根据边界清晰度和肿瘤内光点分布初步判断肿瘤性质，以及判断颈部淋巴结转移情况，并可评估颈部血管管径、流速情况，游离皮瓣移植手术的术前检查。

二、基本治疗原则

侵犯眼眶的口腔颌面肿瘤的治疗包括手术、放疗、化疗和免疫靶向治疗。一般推荐初始采用化疗和免疫靶向治疗，观察疗效后，综合采用手术结合放化疗的治疗方法；但对皮肤、口腔黏膜、小唾液腺来源的恶性肿瘤，也可直接采用手术治疗；对大多数累及眼眶的口腔颌面恶性肿瘤，尤其是中高度恶性肿瘤，如鳞癌、腺癌、腺样囊性癌、肉瘤等，术后常常需要进行放疗，降低复发率；首选 IMRT 放疗，以便将重要组织结构的照射剂量减至最低，并对可疑或肿瘤负荷高的部位，予以加强放疗；对侵犯眼眶的上颌骨恶性肿瘤，可考虑术前诱导化疗、术后预防性化疗。抗 VEGF 及 PD-1 药物对颌面部鳞癌的治疗效果优于经典的抗 EGFR 靶向药物。如 PD-1 抑制剂对颌面晚期鳞癌的治疗有效率达 27%～35%，而 EGFR 靶向药物对头颈鳞癌的治疗有效性仅为 17%～20%。

第六节　继发于鼻咽肿瘤

鼻咽部不与眼眶直接相连，其原发肿瘤侵犯眼眶通过以下几个途径：①通过鼻腔、筛窦进入眼眶；②通过蝶腭孔、翼腭窝、眶下裂进入眼眶；③通过破裂孔、海绵窦、眶上裂进入眼眶。侵犯眼眶的鼻咽肿瘤主要包括鼻咽癌、淋巴瘤、血管纤维瘤和嗅神经母细胞瘤等。

一、主要临床表现

鼻咽癌主要见于中年人，最常见原发症状为回缩性血性鼻涕或鼻出血、鼻塞，侵犯眼眶后的症状主要表现为复视和视力下降。侵犯眼眶时，原发肿瘤大多已经广泛侵袭周围组织，患者往往表现出耳鸣、耳聋、头疼、面部麻木等其他部位侵袭的症状；CT 检查常可见肿瘤累及颅底、眼眶、口咽等区域，MRI 检查可区分肿瘤与正常组织的边界（图 45-6-1）；部分患者侵犯眼眶可能在原发肿瘤治疗以后出现（图 45-6-2）。鼻腔淋巴瘤主要为 NK/T 细胞淋巴瘤，恶性度高，病情进展快，可在较短时间内引起局部症状，包括鼻塞、鼻涕增多、涕中带血、恶臭等；眼眶受累后表现为进行性眼球突出、结膜充血水肿（图 45-6-3）。鼻咽纤维血管瘤常见症状为鼻塞和鼻出血，但以反复出血、出血量较大为特点，且患者以青少年人群为主；累及眼眶后可有眼球突出、移位、运动受限和视力下降等表现；CT 检查少见骨质改变，MRI 检查显示病变血流丰富，强化明显，并可有血管流空信号。嗅神经母细胞瘤有 10～20 岁和 50～60

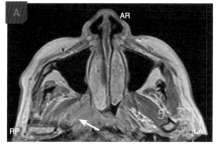
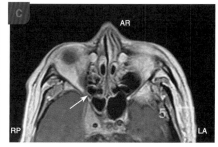

图 45-6-1　鼻咽癌侵犯眶尖患者 MRI 影像

A. T₁显示鼻咽癌侵犯右侧翼腭窝（黄色箭头）；
B. 肿瘤侵犯右侧海绵窦（红色箭头）；
C. 肿瘤累及右侧眶尖（白色箭头）。

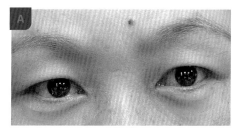
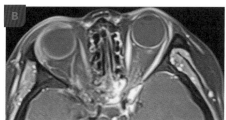
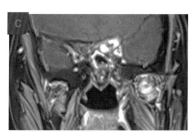

图 45-6-2　鼻咽癌复发侵犯眼眶患者照片和 MRI 影像

A. 左眼球突出、向上移位；
B. MRI 水平位 T₁增强，左侧鼻咽顶部肿物，累及海绵窦和眶尖，明显强化；
C. MRI 冠状位 T₁增强，肿瘤累及左侧海绵窦和眶尖。

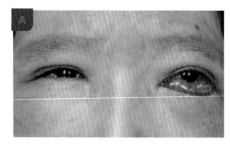
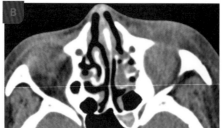
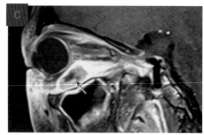

图 45-6-3　鼻腔 T 细胞淋巴瘤侵犯眶尖患者照片和影像

A. 左眼球突出、向上移位，结膜水肿脱出睑裂外；

B. CT 水平位，鼻腔鼻窦病变累及眶下区域；

C. MRI 矢状位 T_1 增强，左眼眶下方肿块，中央液化坏死区，不增强（红色箭头）。

岁两个发病高峰，起病隐匿，单侧嗅觉丧失，容易被忽视，直到出现涕中带血或鼻出血，甚至出现眼部症状如复视、眼球突出和视力下降等才到医院就诊，CT 检查可显示广泛的骨破坏，包括眶内侧壁和颅底，MRI 检查可明确肿瘤的累及范围（图 45-6-4）。

图 45-6-4　嗅神经母细胞瘤侵犯眼眶 CT 和 MRI 影像

A. 冠状位 CT，病变侵犯破坏颅底和右眼眶内侧壁骨质；

B. MRI 冠状位 T_1 增强，可见病变同时累及对侧上斜肌（红色箭头）。

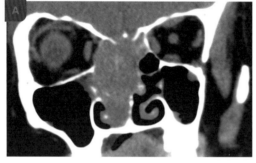
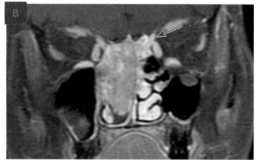

二、基本治疗原则

鼻咽癌和淋巴瘤均以非手术治疗为主。放疗是鼻咽癌最主要的治疗手段，早期病变单纯放疗治愈率可到 70% 以上，鼻咽癌累及眼眶和颅底时，在放疗基础上联合化疗。鼻腔淋巴瘤主要为 NK/T 细胞淋巴瘤，恶性度高，单纯放疗缓解率不如鼻咽癌，往往需要放化疗联合。化疗包括放疗前诱导化疗、放疗中同步化疗和放疗后预防性化疗。鼻咽纤维血管瘤多采用手术治疗，但术后复发率较高，可将栓塞和手术治疗相结合，降低复发率。嗅神经母细胞瘤以手术治疗为主，侵犯眼眶的嗅神经母细胞瘤属于晚期，转移风险大，强调术后给予放化疗，以提高手术治疗效果。

第七节　眼眶转移性肿瘤

眼眶转移性肿瘤是一种通过血液途径将其他器官和组织的肿瘤转移到眼眶的恶性肿瘤，临床少见，占眼眶恶性肿瘤的 1.4%～3.0%。眼眶转移性肿瘤虽然数量很少，但由于原发肿瘤类型多样，转移瘤来源差异大,其中乳腺癌占 28.5%～51.4%、肺癌占 4.28%～26.92%、前列腺癌占 17.14%、膀胱癌占 8.43%、神经母细胞瘤占 25%、不明原因占 11%。眼眶转移性肿瘤多发生于血液丰富的部位,如眼外肌、眶骨和眼球周隔等。发生眼眶转移的恶性肿瘤已经进展到晚期,治疗主要是化疗,对于肿物过大影响视力者可以姑息性手术治疗,放疗也有一定的作用。

一、主要临床表现

眼眶转移性肿瘤的临床表现依次为眼球突出、视力下降、眼球运动障碍、眼痛等。有患者以眼部表现首诊,全身检查时发现原发肿瘤,或既往有原发肿瘤病史。

患者同时存在原发肿瘤表现。乳腺癌患者表现为无痛性乳房肿块、乳头血性溢液、腋窝淋巴结肿大;肺癌患者可有刺激性咳嗽、血痰、胸痛;肝癌患者有长期饮酒或乙肝病史,可有黄疸、纳差、消瘦、肝区疼痛和腹腔积液等;泌尿系肿瘤患者有血尿、腰腹痛、尿路刺激等症状;结直肠癌患者可有排便习惯及大便性状改变,晚期可有腹部包块及肠梗阻症状;儿童患者的神经母细胞瘤或肾母细胞瘤等在腹膜后区可扪及肿物。

二、影像学检查

主要包括 CT、MRI 和 PET/CT 检查。眼眶转移癌 CT 显示多为中等密度,MRI 检查一般 T_1 加权像呈低信号、T_2 加权像呈等或高信号,对比增强后明显强化。常转移至眼外肌侵犯,表现为孤立的肿块(图 45-7-1),也可广泛累及眶内组织,分界不清(图 45-7-2),有时导致眼眶骨质虫咬状破坏,甚至出现大面积骨质破坏(图 45-7-3)。眼眶转移性肿瘤 PET/CT 检查主要用于寻找原发癌灶,并了解全身转移情况。

三、肿瘤标记物检查

眼眶转移性肿瘤诊断明确后,当原发肿瘤不明

图 45-7-1 眼眶转移患者外观照片和 MRI 影像

A. 患者外观,左眼球突出,向上轻度移位;
B. MRI 冠状位 T_1 增强,左眼下直肌孤立肿块,不均匀强化,边缘强化明显;
术后病理显示为胸腺癌转移。

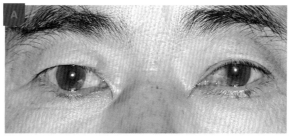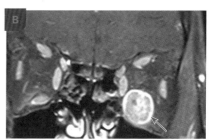

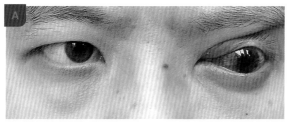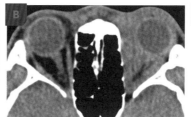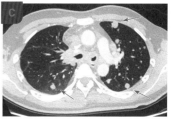

图 45-7-2 下颌下腺腺样囊性癌眼眶转移患者照片和 CT 影像

A. 左眼球突出,向下移位,结膜充血;
B. 眼眶 CT,左眼眶内弥散病变,包绕眼球,与眼外肌、视神经分界不清;
C. 肺部 CT,双肺多发性结节(红色箭头);
患者 3 年前行下颌下腺腺样囊性癌手术,眼眶和肺部活检证实为下颌下腺腺样囊性癌转移。

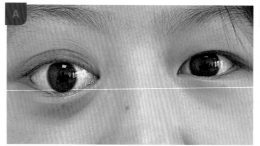
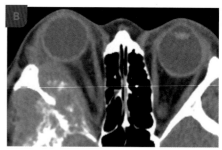

图 45-7-3　肾上腺神经母细胞瘤眼眶转移患者照片和 CT 影像

A. 右眼球突出，向下移位；
B. 眼眶 CT 水平位，右眼眶内外病变，蝶骨大翼及其相邻颞骨广泛溶骨性破坏；
患者肾上腺神经母细胞瘤手术和化疗后，眼眶病变术后病理证实为神经母细胞瘤。

时，除对全身主要器官进行影像学检查外，还可通过肿瘤标记物检测判断肿瘤起源，如血清甲胎蛋白（AFP）升高见于原发肝癌或睾丸、卵巢和后腹膜的胚胎性癌；血清癌胚抗原（CEA）升高多见于肠道肿瘤、胃癌和乳腺癌。前列腺特异性抗原（PSA）为目前早期诊断前列腺癌的最敏感指标。糖蛋白抗原如癌抗原 125（CA125）、癌抗原 199（CA199）对卵巢癌、胰腺癌等有诊断意义。人绒毛膜促性腺激素（HCG）测定可辅助诊断非精原细胞瘤及妇科肿瘤。血清乳酸脱氢酶升高及神经元特异性烯醇化酶（NSE）阳性常见于神经母细胞瘤。香草扁桃酸（VMA）升高多见于嗜铬细胞瘤和神经母细胞瘤。此外，淋巴瘤、神经母细胞瘤、视网膜母细胞瘤、横纹肌肉瘤和肾胚胎细胞瘤等骨髓转移比例较高，骨髓穿刺检查有较高的诊断价值。

四、病理学检查

除神经母细胞瘤等少数特殊类型的恶性肿瘤，以及肝细胞性肝癌和黑色素瘤等特征形态的肿瘤外，大部分眼眶转移性肿瘤的病理形态学表现与眼眶原发肿瘤并无明显特异性，仅从形态上无法鉴别，特别是未分化细胞构成转移性肿瘤时，诊断难度增加，往往需借助免疫组织化学染色或特殊染色，甚至电子显微镜检查等辅助手段，帮助判断肿瘤组织来源，进行正确的病理诊断。

五、基本治疗原则

眼眶转移性肿瘤为恶性肿瘤晚期，难以根治，

治疗以延长患者生命、减轻症状、改善生活质量为主要目的，治疗方法包括手术、放疗、化疗、靶向治疗和免疫治疗等，常需要采用多种方法进行综合治疗。

手术治疗主要用于眼眶转移瘤为孤立性病变、原发肿瘤根治、无其他脏器转移的患者，眼眶手术可延长生存期和改善视功能。如原发肿瘤尚未系统治疗，原则上眼眶转移瘤不予手术治疗。如原发肿瘤治疗无法完全缓解或存在其他器官转移，对眼部疼痛等症状明显患者，可考虑缓解症状的姑息性眼眶手术。对尚未发现原发肿瘤的患者，眼眶手术可提供组织学来源证据，便于选择原发肿瘤的检查和治疗方法。放疗主要用于改善患者局部症状，可单独进行，也可在眼眶转移性肿瘤手术前后进行。化疗、靶向治疗和免疫治疗主要用于处理原发肿瘤，对眼眶转移性肿瘤无特异性作用。

六、预后

眼眶转移性肿瘤患者的总体预后差，平均存活期仅为 15.6 个月。强调综合治疗，坚持定期复查，尽可能延长患者存活时间，改善生活质量。

参考文献

1. OVERGAARD J, HANSEN H S, SPECHT L, et al. Five compared with six fractions per week of conventional radiotherapy of squamous-cell carcinoma of head and neck: DAHANCA 6 and 7 randomised controlled trial. Lancet, 2003, 362（9388）: 933-940.

2. LEE N Y, O'MEARA W, CHAN K, et al. Concurrent chemotherapy and intensity modulated radiotherapy for

locoregionally advanced laryngeal and hypopharyngeal cancers. Int J Radiat Oncol Biol Phys, 2007, 69(2): 459-468.

3. SCHOENFELD G O, AMDUR R J, MORRIS C G, et al. Patterns of failure and toxicity after intensity-modulated radiotherapy for head and neck cancer. Int J Radiat Oncol Biol Phys, 2008, 71(2): 377-385.

4. SIDDIQUI A, CHEW N, MISZKIEL K. Unusual orbital invasion by a giant prolactinoma. Br J Radiol, 2008, 81 (971): e259-262.

5. DEMAEREL P, MOSELEY I F, SCARAVILLI F. Recurrent craniopharyngioma invading the orbit, cavernous sinus and skull base: A case report. Neuroradiology, 1993, 35(4): 261-263.

6. WLADIS E J, LEE K W, NAZEER T. Metastases of systemic malignancies to the orbit: A major review. Orbit, 2021, 40(2): 93-97.

7. AHMAD S M, ESMAELI B. Metastatic tumors of the orbit and ocular adnexa. Curr Opin Ophthalmol, 2007, 18(5): 405-413.

8. AMEMIYA T, HAYASHIDA H, DAKE Y. Metastatic orbital tumors in Japan: A review of the literature. Ophthalmic Epidemiol, 2002, 9(1): 35-47.

9. ALTUNDAG K. Orbital metastases in breast cancer patients with invasive lobular carcinoma. J Surg Oncol, 2020, 122(3): 568.

10. JOHNSON D, WARDER D, PLOURDE M E, et al. Orbital metastasis secondary to merkel cell carcinoma: Case report and literature review. Orbit, 2013, 32(4): 263-265.

46 CHAPTER

第四十六章

眼眶肿瘤相关综合征

眼眶肿瘤相关综合征通常累及全身多个系统,眼部除眼眶外,可累及眼睑、结膜和眼内。眼眶可最先发病,也可在明确综合征诊断后发病,因此病情多变,表现复杂,临床诊断困难。

第一节　Carney 综合征

Carney 综合征是一种罕见的常染色体显性遗传病,发生于 2～50 岁人群,30% 散发,70% 有家族遗传病史,以心脏、黏膜和皮肤黏液瘤、皮肤色素沉着及多种内分泌腺瘤为特征。眼部最常见的表现是眼睑痣、色素沉着、结膜或眼睑黏液瘤、颅面骨包括眼眶黏液瘤等。

一、病因和发病机制

蛋白激酶 A 的 1A 型调节亚单位(*PRKAR1A*)基因与本病密切相关。该基因位于染色体 17q22-24,是发生内分泌肿瘤信号通路上的关键基因,*PRKAR1A* 失活突变在本病的检出率为 45%～65%,合并库欣综合征的患者,检出率高达 80%。此外,位于染色体 2p16 的 *CNC2* 基因位点在发病中可能有一定作用。

二、临床表现

主要表现为皮肤病变、黏液瘤和多内分泌病变。

皮肤表现主要为色素沉着斑,好发于面部、眼睑和耳部。一类是直径为 0.2～2mm 的斑疹或稍隆起的丘疹,棕色至黑色,圆形或不规则形;另一类为直径>8mm 的半球形丘疹或结节,蓝色或黑色,与蓝痣相像。

黏液瘤多见于心房,颜面部皮肤、乳房、颅面骨、结膜和眼睑也可出现。结膜黏液瘤表现为结膜局限性隆起质韧肿块,边界清,黄白色外观。眼睑

黏液瘤可发生于皮肤表面或者皮下,在皮肤表面者可有蒂部相连。颅面骨,包括额骨、颞骨、眼眶及鼻窦等也可发生骨内黏液瘤,但较为罕见,CT 可见骨膨胀,肿瘤内低密度改变。黏液瘤病理检查可见肿瘤含有丰富黏液样物质,其间可见梭形细胞、星状细胞,周围为纤维结缔组织区(图 46-1-1)。

图 46-1-1　黏液瘤病理图片(HE 染色,×200)
丰富黏液样物质,见梭形细胞、星状细胞和纤维结缔组织区。

内分泌病变可累及肾上腺、乳腺、睾丸、垂体等。男性患者易发生睾丸肿瘤,即原发性大细胞钙化支持细胞瘤。垂体病变主要是垂体腺瘤,可见蝶鞍不同程度增大,表现为巨人症和肢端肥大症。

三、诊断与鉴别诊断

(一)诊断

诊断 Carney 综合征必须具备下列诊断标准中

的两项，或诊断标准中的一项加补充标准一项。

Carney 综合征诊断标准：

• 典型分布的（唇、结膜、内眦、外眦、阴道和阴茎黏膜）皮肤斑点状色素沉着。

• 皮肤、黏膜或心脏黏液瘤。

• 乳房黏液瘤。

• 原发性色素结节性肾上腺皮质增生，或Liddle 试验期间尿糖皮质激素对地塞米松非常规的阳性反应。

• 分泌生长激素的腺瘤所致的肢端肥大症。

• 睾丸大细胞钙化型支持细胞瘤或超声检查示睾丸特征性钙化。

• 甲状腺癌（任何年龄）或青春期前甲状腺超声显示多发性低回声结节。

• 沙状瘤性黑色素性神经鞘瘤。

• 蓝痣、多发上皮样蓝痣。

• 乳腺导管腺瘤。

• 骨软骨黏液瘤。

Carney 综合征诊断补充标准：

• 有一级亲属患病。

• PRKACA 与 PRKACB 的激活突变。

• *PRKAR1A* 基因失活突变。

（二）鉴别诊断

结膜和眼睑黏液瘤主要与淋巴瘤相鉴别，眶骨黏液瘤主要与骨化纤维瘤相鉴别。

1. 结膜及眼睑淋巴瘤　多为散发病例，无家族史及遗传病史，无全身黏液瘤、色素沉着及内分泌系统疾病。临床表现为边界不清的占位、质软，根据病理检查的特异免疫组化或基因重排可明确诊断。

2. 眼眶骨化纤维瘤　青少年发病，肿瘤发生于单一眶骨内，呈膨胀性生长，边界清楚，CT 影像与黏液瘤类似，病理特征是病变内纤维组织细胞丰富，骨小梁散在于肿瘤内部，病变内无黏液成分是与黏液瘤的主要鉴别点。

四、治疗

积极治疗全身病。眼部色素性病变通常不需要进行治疗。眼眶黏液瘤首选手术治疗，完整切除后一般预后较好，黏液瘤很少恶变。但患者的自然寿命一般不超过 50 岁，常见的死亡原因是心脏黏液瘤引起的并发症或其他系统性恶性肿瘤。

第二节　Erdheim-Chester 病

Erdheim-Chester 病（Erdheim-Chester disease，ECD）是一种罕见的非朗格汉斯细胞组织细胞增生症，属于成人眼眶黄色肉芽肿病的一种。但因其发病不仅累及眼部，更易累及多系统多器官，几乎所有器官均可发病，因而将其放在本章介绍。本病特征是泡沫组织细胞和 Touton 巨细胞的过度产生和堆积，主要发病于 50～70 岁男性。易累及下肢长骨，心血管系统、内分泌系统、中枢神经系统、腹膜后、肺、皮肤或眼眶也常累及。Erdheim-Chester 病进展缓慢，表现多样，诊断具有一定难度。

一、病因和发病机制

Erdheim-Chester 病中突变的组织细胞来源于骨髓造血干细胞和单核细胞。目前认为基因突变引起 MAPK 通路的激活是 Erdheim-Chester 病发病的主要原因，最常见由 *BRAF* 基因 V600E 体细胞突变引起，其他包括 *MAP2K1*、*ARAF*、*KRAS* 和 *ALK* 基因突变引起。此外由 *PIK3CA* 基因突变引起 PI3K-AKT 通路的激活也参与疾病的发生。Erdheim-Chester 病的器官损害通常不是由增殖机制引起的，全身和局部炎症是导致器官损害的主要因素。

二、临床表现

Erdheim-Chester 病可累及所有器官，主要发生于骨、脑、眼眶、颌面、腹膜后组织、皮肤、心血管和肺等处，因此临床表现多样，但发病缓慢，临床表现隐匿。

（一）神经系统表现

神经系统症状是 Erdheim-Chester 病的一个显著特征，小脑和锥体综合征是最常见的神经体征，其他表现包括认知障碍、感觉障碍、尿崩症、癫痫和局灶性肿块等。MRI 检查可见中枢神经系统内高信号团块，增强明显强化（图 46-2-1）。

（二）骨组织

绝大多数病患发生长骨硬化，男女无明显差别，多发生于股骨和胫骨，表现为轻度骨痛或无症状，骨扫描时对称性骨干骨硬化或四肢对称性显影是最常见的影像学表现。

（三）腹膜后和肾周筋膜浸润

超过三分之一的患者出现腹膜后受累，且通常无症状；肾周筋膜浸润。

（四）肺和心血管受累

肺部主要表现为胸膜和肺实质浸润，主要位于小叶间隔。

心脏受累的平均年龄为 60 岁，一般年轻患者没有心脏和/或胸膜心包受累。胸主动脉和腹主动

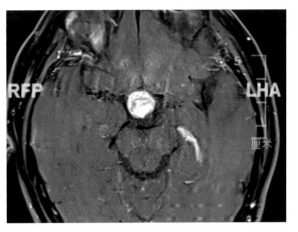

图 46-2-1　Erdheim-Chester 病脑部 MRI 影像
鞍区占位，增强明显强化，引起尿崩症。

脉受累后有一种环状外膜浸润，可延伸至主动脉主干。也可发生心包浸润，有时并发心脏压塞。也可因冠状动脉浸润，并发冠脉狭窄和心肌梗死。心脏专用 MRI 是评估心脏病情最佳的影像学检查。

（五）皮肤受累

黄色瘤是最常见的皮肤病变，主要累及腿部、背部和/或躯干，多见于老年患者。

（六）眼眶等眼部受累

眼睑或眶周皮肤黄色瘤也是眼部常见的表现。与普通黄色瘤相比，多累及网状真皮，多核或 Touton 巨细胞增多，广泛纤维化（图 46-2-2）。

眼眶受累比较常见，表现为眶内占位，1/4～1/3 发展为双侧对称性眼球突出。肿物增大可引起视盘水肿，视力下降，控制不佳将进一步发展为视神经萎缩。上述患者眼眶 CT 扫描显示，眶后软组织浸润，密度低，病变组织包绕视神经及眼外肌（图 46-2-3）。该患者 MRI 扫描，T_1WI 和 T_2WI 图像呈等信号（图 46-2-4）。

图 46-2-2　Erdheim-Chester 病患者照片

A. 双眼上睑内侧皮肤黄色瘤；
B. 双眼眶内占位，双眼球突出，右眼为重。

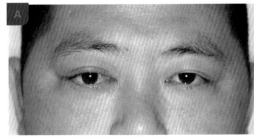
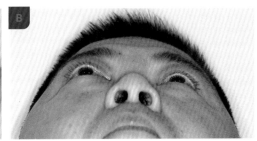

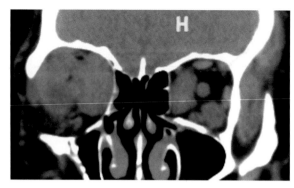

图 46-2-3　Erdheim-Chester 病患者 CT 影像
双眼眶内占位，右侧累及多条外直肌，左侧累及内、下直肌。

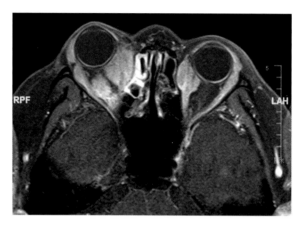

图 46-2-4　Erdheim-Chester 病患者 MRI 影像
双眼眶内占位，右侧累及肌锥，左侧累及内直肌，增强明显。

角膜和脉络膜也可发生肿瘤浸润，但发病更加罕见。

三、诊断与鉴别诊断

（一）诊断

Erdheim-Chester 病的全身表现具有特异性，诊断要点包括：①双侧干骺端和长骨骨干对称性骨硬化；②胸腹主动脉鞘层的"包被主动脉"；③肾周筋膜浸润；④眼眶占位病变、小脑齿状核受累、硬脑膜损伤、小脑和脑干多处脱髓鞘；⑤病理检查多核或 Touton 巨细胞增多，广泛纤维化，免疫组化 CD68 阳性，CD1a 阴性，S-100 阴性；⑥在缺乏典型特征的情况下，*BRAF* 基因 V600E 突变或其他 MAPK 通路改变的检测已经成为"金标准"，对诊断

Erdheim-Chester 病至关重要。

（二）鉴别诊断

鉴别诊断包括成人黄色肉芽肿（adult xanthogranuloma）、坏死性黄色肉芽肿（necrobiotic xanthogranuloma）和成人眼周黄色肉芽肿伴哮喘（adult asthma and periocular xanthogranuloma）。此三种疾病与 Erdheim-Chester 病同属于成人眼眶黄色肉芽肿病，组织学上都具有泡沫组织细胞的浸润和 Touton 巨细胞，免疫组化 S-100 和 CD1a 呈阴性，不同之处在于全身受累的程度。

1. **成人黄色肉芽肿**　局限于眼部，无其他系统累及。

2. **坏死性黄色肉芽肿**　特点是皮下病变易于溃疡和纤维化。最常见的临床表现是硬化丘疹、结节或斑块。最常见的受累部位是眶周，此外还有面部、躯干和四肢的其他部位。眶周病变可累及单侧或双侧眼睑，也可累及上下眼睑。

3. **成人眼周黄色肉芽肿伴哮喘**　病变多为于眶前部，不会造成视力损伤。在眼眶发病后的数月至数年发作成人型哮喘，而肺部通常没有影像学异常。患者常合并淋巴结病或副蛋白血症，而很少有淋巴增生性疾病或其他器官的累及。

四、治疗

随着对 Erdheim-Chester 病发生机制更深入的认知，应用干扰素和靶向药物治疗取得很好的疗效，上述患者应用干扰素联合甲氨蝶呤治疗后，双侧眼眶病变消失（图 46-2-5）。对轻度或没有中枢神经系统和 / 或心脏损害的患者，可选择的治疗方法包括阿那白滞素、英夫利昔单抗和西罗莫司（雷帕霉素）联合糖皮质激素治疗。对中枢神经系统和 / 或心脏累及的病例，BRAF 抑制剂（威罗非尼、达拉非尼、伊马替尼）单独或与 MEK 抑制剂（曲美替尼、考比替尼）联合应用，临床疗效确切。

眼睑皮肤黄色瘤影响外观，眶内肿物引起视功能障碍或眼球突出明显患者，选择手术切除，或为

6

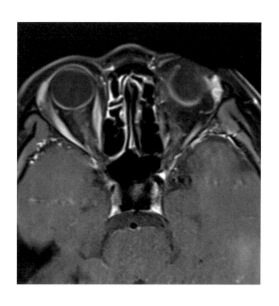

图 46-2-5　Erdheim-Chester
病患者 MRI 影像

该患者应用干扰素联合甲氨蝶
呤治疗后,双侧眼眶病变消失。

了明确诊断时,进行诊断性活检。大范围病变通常不能完整切除,术后易复发。

糖皮质激素及放疗,不能长期控制病情,目前多作为对症治疗或姑息治疗。

第三节　Kasabach-Merritt 综合征

Kasabach-Merritt 综合征(Kasabach-Merritt syndrome)是指血管性肿瘤基础上伴发血小板减少、微血管溶血性贫血和消耗性凝血功能障碍的一类临床表现,多发生于新生儿或婴幼儿,在小儿血管性疾病中,男女发病率相似。血管肿瘤可自出生即发生于眼眶或全身各处,短期内可迅速增大,病情凶险复杂。

一、病因和发病机制

具体病因和发病机制尚不明确。个例研究发现,体细胞 GNA14 基因异常激活可能是该综合征的发病机制。

二、临床表现

主要表现为迅速增长的血管肿瘤,即卡波西样血管内皮瘤(Kaposiform hemangioendothelioma, KHE)或丛状血管瘤(tufted angioma, TA),常伴有不同程度的出血及炎症样表现。

血管肿瘤多在出生时即存在,可位于皮肤、肌肉,也可位于腹膜后、纵隔、肝脾等实质脏器,以及骨骼、眼眶和颅内等。血管肿瘤可在短期内突然迅速增大并向周围扩散,表面紫红、温热,质硬有触痛,局部有瘀斑。

影像学检查:眼眶 CT 可见肿瘤呈边界不清的实质肿物。MRI 是最常用的检查,可见肿瘤侵犯多个组织平面,边界不清,在 T_1WI 图像与肌肉信号相同,T_2WI 呈高信号,常见皮肤增厚和脂肪堆积。

实验室检查:血小板明显减低,常低至 $20×10^9/L$。发生弥漫性血管内凝血时,纤维蛋白原明显降低、纤维蛋白降解产物或 D- 二聚体增高,同时有一定程度的微血管病性溶血性贫血。

病理检查:见由短梭形细胞束和裂隙样血管组

成的血管瘤样结节，或由卷曲的血管和血管周皮细胞组成类似肾小球样结构。

三、诊断与鉴别诊断

诊断要点：①根据全身自出生后发生的血管肿瘤的典型病史；②显著的出血倾向和血小板减少及相应的实验室检查；③病变活检常提示卡波西样血管内皮瘤／丛状血管瘤。

单纯发生在眼睑或眼眶的毛细血管瘤、丛状血管瘤病例需要进行全身检查，排除此类综合征的可能。

四、治疗

全身用药是首选治疗方法。一线方案为糖皮质激素和长春新碱联合应用，两者的单独用药则分列第二线方案和第三线方案，此外，糖皮质激素联合普洛萘尔、环磷酰胺、雷帕霉素等也可作为推荐方案。

本病病程凶险，患者往往因凝血功能紊乱、败血症以及重要器官的损害而预后不佳，病死率高达20%～30%。

参考文献

1. CORREA R, SALPEA P, STRATAKIS C A. Carney complex: An update. Eur J Endocrinol, 2015, 173(4): M85-97.

2. KAMILARIS C D C, FAUCZ F R, VOUTETAKIS A, et al. Carney complex. Exp Clin Endocrinol Diabetes, 2019, 127(2-03): 156-164.

3. HUANG L C, TOPPING K L, GRATZINGER D, et al. Orbital and chorioretinal manifestations of Erdheim-Chester disease treated with vemurafenib. Am J Ophthalmol Case Rep, 2018, 11: 158-163.

4. GUPTA A, YEGANEH A, ROOTMAN D, et al. Vemurafenib (BRAF inhibitor) therapy for orbital Erdheim-Chester disease. Ophthalmic Plast Reconstr Surg, 2017, 33(6): e138-e139.

5. KANAKIS M, PETROU P, LOURIDA G, et al. Erdheim-Chester disease: A comprehensive review from the ophthalmologic perspective. Surv Ophthalmol, 2022, 67(2): 388-410.

6. HALL G W. Kasabach-Merritt syndrome: Pathogenesis and management. Br J Haematol, 2001, 112(4): 851-862.

7. MAGUINESS S, GUENTHER L. Kasabach-Merritt syndrome. J Cutan Med Surg, 2002, 6(4): 335-339.

6

79